中华医学
百科全书

基础医学

医学免疫学

国家出版基金项目
NATIONAL PUBLICATION FOUNDATION

中国协和医科大学出版社

图书在版编目 (CIP) 数据

医学免疫学／曹雪涛，龚非力主编 . —北京：中国协和医科大学出版社，2018.12
（中华医学百科全书）

ISBN 978-7-5679-1019-5

Ⅰ . ①医… Ⅱ . ①曹… ②龚… Ⅲ . ①医学－免疫学 Ⅳ . ① R392

中国版本图书馆 CIP 数据核字 (2018) 第 129616 号

中华医学百科全书·医学免疫学

主　　编：曹雪涛　龚非力

编　　审：张之生

责任编辑：孙文欣

出版发行：**中国协和医科大学出版社**
　　　　　（北京东单三条九号　邮编 100730　电话 010-6526 0431）

网　　址：www.pumcp.com

经　　销：新华书店总店北京发行所

印　　刷：北京雅昌艺术印刷有限公司

开　　本：889×1230　1/16 开

印　　张：38.75

字　　数：1000 千字

版　　次：2018 年 12 月第 1 版

印　　次：2018 年 12 月第 1 次印刷

定　　价：428.00 元

ISBN 978-7-5679-1019-5

《中华医学百科全书》编纂委员会

总顾问　吴阶平　韩启德　桑国卫

总指导　陈　竺

总主编　刘德培

副总主编　曹雪涛　李立明　曾益新

编纂委员（以姓氏笔画为序）

B·吉格木德	丁　洁	丁　樱	丁安伟	于中麟	于布为
于学忠	万经海	马　军	马　骁	马　静	马　融	马中立
马安宁	马建辉	马烈光	马绪臣	王　伟	王　辰	王　政
王　恒	王　硕	王　舒	王　键	王一飞	王一镗	王士贞
王卫平	王长振	王文全	王心如	王生田	王立祥	王兰兰
王汉明	王永安	王永炎	王华兰	王成锋	王延光	王旭东
王军志	王声湧	王坚成	王良录	王拥军	王茂斌	王松灵
王明荣	王明贵	王宝玺	王诗忠	王建中	王建业	王建军
王建祥	王临虹	王贵强	王美青	王晓民	王晓良	王鸿利
王维林	王琳芳	王喜军	王道全	王德文	王德群	
木塔力甫·艾力阿吉	尤启冬	戈　烽	牛　侨	毛秉智	毛常学
乌　兰	文卫平	文历阳	文爱东	方以群	尹　佳	孔北华
孔令义	孔维佳	邓文龙	邓家刚	书　亭	毋福海	艾措千
艾儒棣	石　岩	石远凯	石学敏	石建功	布仁达来	占　堆
卢志平	卢祖洵	叶　桦	叶冬青	叶常青	叶章群	申昆玲
申春悌	田景振	田嘉禾	史录文	代　涛	代华平	白春学
白慧良	丛　斌	丛亚丽	包怀恩	包金山	冯卫生	冯学山
冯希平	边旭明	边振甲	匡海学	邢小平	达万明	达庆东
成　军	成翼娟	师英强	吐尔洪·艾买尔	吕时铭	吕爱平
朱　珠	朱万孚	朱立国	朱华栋	朱宗涵	朱建平	朱晓东
朱祥成	乔延江	伍瑞昌	任　华	华　伟	伊河山·伊明
向　阳	多　杰	邬堂春	庄　辉	庄志雄	刘　平	刘　进
刘　玮	刘　蓬	刘大为	刘小林	刘中民	刘玉清	刘尔翔
刘训红	刘永锋	刘吉开	刘伏友	刘芝华	刘华平	刘华生
刘志刚	刘克良	刘更生	刘迎龙	刘建勋	刘胡波	刘树民
刘昭纯	刘俊涛	刘洪涛	刘献祥	刘嘉瀛	刘德培	闫永平

米玛	许媛	许腊英	那彦群	阮长耿	阮时宝	孙宁
孙光	孙皎	孙锟	孙长颢	孙少宣	孙立忠	孙则禹
孙秀梅	孙建中	孙建方	孙贵范	孙海晨	孙景工	孙颖浩
孙慕义	严世芸	苏川	苏旭	苏荣扎布	杜元灏	杜文东
杜治政	杜惠兰	李龙	李飞	李东	李宁	李刚
李丽	李波	李勇	李桦	李鲁	李磊	李燕
李冀	李大魁	李云庆	李太生	李曰庆	李玉珍	李世荣
李立明	李永哲	李志平	李连达	李灿东	李君文	李劲松
李其忠	李若瑜	李松林	李泽坚	李宝馨	李建勇	李映兰
李莹辉	李继承	李森恺	李曙光	杨凯	杨恬	杨健
杨化新	杨文英	杨世民	杨世林	杨伟文	杨克敌	杨国山
杨宝峰	杨炳友	杨晓明	杨跃进	杨腊虎	杨瑞馥	杨慧霞
励建安	连建伟	肖波	肖南	肖永庆	肖海峰	肖培根
肖鲁伟	吴东	吴江	吴明	吴信	吴令英	吴立玲
吴欣娟	吴勉华	吴爱勤	吴群红	吴德沛	邱建华	邱贵兴
邱海波	邱蔚六	何维	何勤	何方方	何绍衡	何春涤
何裕民	余争平	余新忠	狄文	冷希圣	汪海	汪受传
沈岩	沈岳	沈敏	沈铿	沈卫峰	沈心亮	沈华浩
沈俊良	宋国维	张泓	张学	张亮	张强	张霆
张澍	张大庆	张为远	张世民	张志愿	张丽霞	张伯礼
张宏誉	张劲松	张奉春	张宝仁	张宇鹏	张建中	张建宁
张承芬	张琴明	张富强	张新庆	张潍平	张德芹	张燕生
陆华	陆付耳	陆伟跃	陆静波	阿不都热依木·卡地尔		陈文
陈杰	陈实	陈洪	陈琪	陈楠	陈薇	陈士林
陈大为	陈文祥	陈代杰	陈红风	陈尧忠	陈志南	陈志强
陈规化	陈国良	陈佩仪	陈家旭	陈智轩	陈锦秀	陈誉华
邵蓉	邵荣光	武志昂	其仁旺其格	范明	范炳华	林三仁
林久祥	林子强	林江涛	林曙光	杭太俊	欧阳靖宇	尚红
果德安	明根巴雅尔	易定华	易著文	罗力	罗毅	罗小平
罗长坤	罗永昌	罗颂平	帕尔哈提·克力木			
帕塔尔·买合木提·吐尔根			图门巴雅尔	岳建民	金玉	金奇
金少鸿	金伯泉	金季玲	金征宇	金银龙	金惠铭	郁琦
周兵	周林	周永学	周光炎	周灿全	周良辅	周纯武
周学东	周宗灿	周定标	周宜开	周建平	周建新	周荣斌
周福成	郑一宁	郑家伟	郑志忠	郑金福	郑法雷	郑建全
郑洪新	郎景和	房敏	孟群	孟庆跃	孟静岩	赵平

赵群	赵子琴	赵中振	赵文海	赵玉沛	赵正言	赵永强
赵志河	赵彤言	赵明杰	赵明辉	赵耐青	赵继宗	赵铱民
郝模	郝小江	郝传明	郝晓柯	胡志	胡大一	胡文东
胡向军	胡国华	胡昌勤	胡晓峰	胡盛寿	胡德瑜	柯杨
查干	柏树令	柳长华	钟翠平	钟赣生	香多·李先加	
段涛	段金廒	段俊国	侯一平	侯金林	侯春林	俞光岩
俞梦孙	俞景茂	饶克勤	姜小鹰	姜玉新	姜廷良	姜国华
姜柏生	姜德友	洪两	洪震	洪秀华	洪建国	祝庆余
祝陳晨	姚永杰	姚祝军	秦川	袁文俊	袁永贵	都晓伟
晋红中	栗占国	贾波	贾建平	贾继东	夏照帆	夏慧敏
柴光军	柴家科	钱传云	钱忠直	钱家鸣	钱焕文	倪鑫
倪健	徐军	徐晨	徐永健	徐志云	徐志凯	徐克前
徐金华	徐建国	徐勇勇	徐桂华	凌文华	高妍	高晞
高志贤	高志强	高学敏	高金明	高健生	高树中	高思华
高润霖	郭岩	郭小朝	郭长江	郭巧生	郭宝林	郭海英
唐强	唐朝枢	唐德才	诸欣平	谈勇	谈献和	陶·苏和
陶广正	陶永华	陶芳标	陶建生	黄峻	黄烽	黄人健
黄叶莉	黄宇光	黄国宁	黄国英	黄跃生	黄璐琦	萧树东
梅长林	曹佳	曹广文	曹务春	曹建平	曹洪欣	曹济民
曹雪涛	曹德英	龚千锋	龚守良	龚非力	袭著革	常耀明
崔蒙	崔丽英	庚石山	康健	康廷国	康宏向	章友康
章锦才	章静波	梁显泉	梁铭会	梁繁荣	谌贻璞	屠鹏飞
隆云	绳宇	巢永烈	彭成	彭勇	彭明婷	彭晓忠
彭瑞云	彭毅志	斯拉甫·艾白	葛坚	葛立宏		董方田
蒋力生	蒋建东	蒋建利	蒋澄宇	韩晶岩	韩德民	惠延年
粟晓黎	程伟	程天民	程训佳	童培建	曾苏	曾小峰
曾正陪	曾学思	曾益新	谢宁	谢立信	蒲传强	赖西南
赖新生	詹启敏	詹思延	鲍春德	窦科峰	窦德强	赫捷
蔡威	裴国献	裴晓方	裴晓华	管柏林	廖品正	谭仁祥
谭先杰	翟所迪	熊大经	熊鸿燕	樊飞跃	樊巧玲	樊代明
樊立华	樊明文	黎源倩	颜虹	潘国宗	潘柏申	潘桂娟
薛社普	薛博瑜	魏光辉	魏丽惠	藤光生		

《中华医学百科全书》学术委员会

主任委员　巴德年

副主任委员（以姓氏笔画为序）

汤钊猷　　　吴孟超　　　陈可冀　　　贺福初

学术委员（以姓氏笔画为序）

丁鸿才	于是凤	于润江	于德泉	马　遂	王　宪	王大章
王文吉	王之虹	王正敏	王声湧	王近中	王邦康	王晓仪
王政国	王海燕	王鸿利	王琳芳	王锋鹏	王满恩	王模堂
王澍寰	王德文	王翰章	乌正赉	毛秉智	尹昭云	巴德年
邓伟吾	石一复	石中瑗	石四箴	石学敏	平其能	卢世璧
卢光琇	史俊南	皮　昕	吕　军	吕传真	朱　预	朱大年
朱元珏	朱家恺	朱晓东	仲剑平	刘　正	刘　耀	刘又宁
刘宝林（口腔）		刘宝林（公共卫生）		刘桂昌	刘敏如	刘景昌
刘新光	刘嘉瀛	刘镇宇	刘德培	江世忠	闫剑群	汤　光
汤钊猷	阮金秀	孙　燕	孙汉董	孙曼霁	纪宝华	严隽陶
苏　志	苏荣扎布	杜乐勋	李亚洁	李传胪	李仲智	李连达
李若新	李济仁	李钟铎	李舜伟	李巍然	杨　莘	杨圣辉
杨宠莹	杨瑞馥	肖文彬	肖承悰	肖培根	吴　坤	吴　蓬
吴乐山	吴永佩	吴在德	吴军正	吴观陵	吴希如	吴孟超
吴咸中	邱蔚六	何大澄	余森海	谷华运	邹学贤	汪　华
汪仕良	张乃峥	张习坦	张月琴	张世臣	张丽霞	张伯礼
张金哲	张学文	张学军	张承绪	张洪君	张致平	张博学
张朝武	张蕴惠	陆士新	陆道培	陈子江	陈文亮	陈世谦
陈可冀	陈立典	陈宁庆	陈尧忠	陈在嘉	陈君石	陈育德
陈治清	陈洪铎	陈家伟	陈家伦	陈寅卿	邵铭熙	范乐明
范茂槐	欧阳惠卿	罗才贵	罗成基	罗启芳	罗爱伦	罗慰慈
季成叶	金义成	金水高	金惠铭	周　俊	周仲瑛	周荣汉
赵云凤	胡永华	钟世镇	钟南山	段富津	侯云德	侯惠民
俞永新	俞梦孙	施侣元	姜世忠	姜庆五	恽榴红	姚天爵
姚新生	贺福初	秦伯益	贾继东	贾福星	顾美仪	顾觉奋
顾景范	夏惠明	徐文严	翁心植	栾文明	郭　定	郭子光
郭天文	唐由之	唐福林	涂永强	黄洁夫	黄璐琦	曹仁发
曹采方	曹谊林	龚幼龙	龚锦涵	盛志勇	康广盛	章魁华

梁文权　　梁德荣　　彭名炜　　董　怡　　温　海　　程元荣　　程书钧

程伯基　　傅民魁　　曾长青　　曾宪英　　裘雪友　　甄永苏　　褚新奇

蔡年生　　廖万清　　樊明文　　黎介寿　　薛　淼　　戴行锷　　戴宝珍

戴尅戎

《中华医学百科全书》工作委员会

主任委员　郑忠伟

副主任委员　袁　钟

编审（以姓氏笔画为序）

开赛尔	司伊康	当增扎西	吕立宁	任晓黎	邬扬清	刘玉玮
孙　海	何　维	张之生	张玉森	张立峰	陈　懿	陈永生
松布尔巴图	呼素华	周　茵	郑伯承	郝胜利	胡永洁	侯澄芝
袁　钟	郭亦超	彭南燕	傅祚华	谢　阳	解江林	

编辑（以姓氏笔画为序）

于　岚	王　波	王　莹	王　颖	王　霞	王明生	尹丽品
左　谦	刘　婷	刘岩岩	孙文欣	李　慧	李元君	李亚楠
杨小杰	吴桂梅	吴翠姣	沈冰冰	宋　玥	张　安	张　玮
张浩然	陈　佩	骆彩云	聂沛沛	顾良军	高青青	郭广亮
傅保娣	戴小欢	戴申倩				

工作委员　刘小培　罗　鸿　宋晓英　姜文祥　韩　鹏　汤国星　王　玲　李志北

办公室主任　左　谦　孙文欣　吴翠姣

基础医学

总主编

刘德培　　中国医学科学院北京协和医学院

本卷编委会

主　编

曹雪涛　　南开大学

龚非力　　华中科技大学同济医学院

学术委员会主任

田志刚　　中国科学技术大学生命科学院

学术委员会副主任（以姓氏笔画为序）

王福生　　中国人民解放军第三〇二医院

巴德年　　中国医学科学院

沈倍奋　　军事医学科学院基础医学研究所

徐安龙　　北京中医药大学

高　福　　中国科学院微生物研究所

阎锡蕴　　中国科学院生物物理研究所

学术委员会委员（以姓氏笔画为序）

王小宁　　解放军总医院老年医学研究所

王全兴　　海军军医大学免疫学研究所

王笑梅　　中国农业科学院哈尔滨兽医研究所

石桂秀　　厦门大学附属第一医院

仲人前　　海军军医大学长征医院

杜　英　　郑州大学基础医学院

李柏青　　蚌埠医学院基础医学部

杨安钢　　空军军医大学基础医学部

杨晓明　　中国生物技术集团公司

沈关心　　华中科技大学同济医学院

张立煌　　浙江大学城市学院医学院

郑永唐　　中国科学院昆明动物研究所

单保恩　　河北医科大学第四医院

赵永祥　　广西医科大学

姜国胜　　山东省医学科学院

栗占国　　北京大学人民医院

唐　宏　　中国科学院上海巴斯德研究所

副主编

周光炎　　上海交通大学医学院

金伯泉　　空军军医大学

何　维　　中国医学科学院基础医学研究所

马大龙　　北京大学医学部

吴玉章　　陆军军医大学

孙　兵　　中国科学院上海巴斯德研究所

编　委（以姓氏笔画为序）

于永利　　吉林大学基础医学院

于益芝　　海军军医大学

马大龙　　北京大学医学部

王建莉　　浙江大学免疫学研究所

王福生　　中国人民解放军第三〇二医院

田志刚　　中国科学技术大学生命科学院

朱　迅　　吉林大学基础医学院

安云庆　　首都医科大学

孙　兵　　中国科学院上海巴斯德研究所

孙　汭　　中国科学技术大学生命科学院

李　一　　吉林大学基础医学院

李大金　　复旦大学妇产科研究所

李殿俊　　　哈尔滨医科大学肿瘤研究所

时玉舫　　　苏州大学

吴长有　　　中山大学中山医学院

吴玉章　　　陆军军医大学全军免疫学研究所

余　平　　　中南大学湘雅医学院

沈倍奋　　　军事医学科学院基础医学研究所

张　毓　　　北京大学医学部

张学光　　　苏州大学临床免疫学研究所

周光炎　　　上海交通大学医学院

郑德先　　　中国医学科学院基础医学研究所

赵　勇　　　中国科学院动物研究所

姚　智　　　天津医科大学

秦志海　　　中国科学院生物物理研究所

高　扬　　　中国医学科学院基础医学研究所

高　福　　　中国科学院微生物研究所

高晓明　　　苏州大学医学院

黄　波　　　中国医学科学院基础医学研究所

曹雪涛　　　南开大学

龚非力　　　华中科技大学同济医学院

章晓联　　　武汉大学医学院

阎锡蕴　　　中国科学院生物物理研究所

储以薇　　　复旦大学医学院

富　宁　　　南方医科大学基础医学院

熊思东　　　苏州大学生物医学研究院

魏海明　　　中国科技大学生命科学学院

主编助理（以姓氏笔画为序）

尹丙姣　　　华中科技大学同济医学院

张宇丝　　空军军医大学基础医学院

张纪岩　　军事医学科学院基础医学研究所

郑　芳　　华中科技大学同济医学院

徐红梅　　海军军医大学免疫学研究所

谭　政　　华中科技大学同济医学院

前　言

　　《中华医学百科全书》终于和读者朋友们见面了！

　　古往今来，凡政通人和、国泰民安之时代，国之重器皆为科技、文化领域的鸿篇巨制。唐代《艺文类聚》、宋代《太平御览》、明代《永乐大典》、清代《古今图书集成》等，无不彰显盛世之辉煌。新中国成立后，国家先后组织编纂了《中国大百科全书》第一版、第二版，成为我国科学文化事业繁荣发达的重要标志。医学的发展，从大医学、大卫生、大健康角度，集自然科学、人文社会科学和艺术之大成，是人类社会文明与进步的集中体现。随着经济社会快速发展，医药卫生领域科技日新月异，知识大幅更新。广大读者对医药卫生领域的知识文化需求日益增长，因此，编纂一部医药卫生领域的专业性百科全书，进一步规范医学基本概念，整理医学核心体系，传播精准医学知识，促进医学发展和人类健康的任务迫在眉睫。在党中央、国务院的亲切关怀以及国家各有关部门的大力支持下，《中华医学百科全书》应运而生。

　　作为当代中华民族"盛世修典"的重要工程之一，《中华医学百科全书》肩负着全面总结国内外医药卫生领域经典理论、先进知识，回顾展现我国卫生事业取得的辉煌成就，弘扬中华文明传统医药璀璨历史文化的使命。《中华医学百科全书》将成为我国科技文化发展水平的重要标志、医药卫生领域知识技术的最高"检阅"、服务千家万户的国家健康数据库和医药卫生各学科领域走向整合的平台。

　　肩此重任，《中华医学百科全书》的编纂力求做到两个符合：一是符合社会发展趋势。全面贯彻以人为本的科学发展观指导思想，通过普及医学知识，增强人民群众健康意识，提高人民群众健康水平，促进社会主义和谐社会构建；二是符合医学发展趋势。遵循先进的国际医学理念，以"战略前移、重心下移、模式转变、系统整合"的人口与健康科技发展战略为指导。同时，《中华医学百科全书》的编纂力求做到两个体现：一是体现科学思维模式的深刻变革，即学科交叉渗透/知识系统整合；二是体现继承发展与时俱进的精神，准确把握学科现有基础理论、基本知识、基本技能以及经典理论知识与科学思维精髓，深刻领悟学科当前面临的交叉渗透与整合转化，敏锐洞察学科未来的发展趋势与突破方向。

　　作为未来权威著作的"基准点"和"金标准"，《中华医学百科全书》编纂过程中，制定了严格的主编、编者遴选原则，聘请了一批在学界有相当威望、具有较高学术造诣和较强组织协调能力的专家教授（包括多位两院院士）担任大类主编和学科卷主编，确保全书的科学性与权威性。另外，还借鉴了已有百科全书的编写经验。鉴于《中华医学百科全书》的编纂过程本身带有科学研究性质，还聘请了若干科研院所的科研管理专家作为特约编审，站在科研管理的高度为全书的顺利编纂保驾护航。除了编者、编审队伍外，还制订了详尽的质量保证计划。编纂委员会和工作委员会秉持质量源于设计的理念，共同制订了一系列配套的质量控制规范性文件，建立了一套切实可行、行之有效、效率最优的编纂质量管理方案和各种情况下的处理原则及预案。

《中华医学百科全书》的编纂实行主编负责制，在统一思想下进行系统规划，保证良好的全程质量策划、质量控制、质量保证。在编写过程中，统筹协调学科内各编委、卷内条目以及学科间编委、卷间条目，努力做到科学布局、合理分工、层次分明、逻辑严谨、详略有方。在内容编排上，务求做到"全准精新"。形式"全"：学科"全"，册内条目"全"，全面展现学科面貌；内涵"全"：知识结构"全"，多方位进行条目阐释；联系整合"全"：多角度编制知识网。数据"准"：基于权威文献，引用准确数据，表述权威观点；把握"准"：审慎洞察知识内涵，准确把握取舍详略。内容"精"："一语天然万古新，豪华落尽见真淳。"内容丰富而精炼，文字简洁而规范；逻辑"精"："片言可以明百意，坐驰可以役万里。"严密说理，科学分析。知识"新"：以最新的知识积累体现时代气息；见解"新"：体现出学术水平，具有科学性、启发性和先进性。

《中华医学百科全书》之"中华"二字，意在中华之文明、中华之血脉、中华之视角，而不仅限于中华之地域。在文明交织的国际化浪潮下，中华医学汲取人类文明成果，正不断开拓视野，敞开胸怀，海纳百川般融入，润物无声状拓展。《中华医学百科全书》秉承了这样的胸襟怀抱，广泛吸收国内外华裔专家加入，力求以中华文明为纽带，牵系起所有华人专家的力量，展现出现今时代下中华医学文明之全貌。《中华医学百科全书》作为由中国政府主导，参与编纂学者多、分卷学科设置全、未来受益人口广的国家重点出版工程，得到了联合国教科文等组织的高度关注，对于中华医学的全球共享和人类的健康保健，都具有深远意义。

《中华医学百科全书》分基础医学、临床医学、中医药学、公共卫生学、军事与特种医学和药学六大类，共计144卷。由中国医学科学院/北京协和医学院牵头，联合军事医学科学院、中国中医科学院和中国疾病预防控制中心，带动全国知名院校、科研单位和医院，有多位院士和海内外数千位优秀专家参加。国内知名的医学和百科编审汇集中国协和医科大学出版社，并培养了一批热爱百科事业的中青年编辑。

回览编纂历程，犹然历历在目。几年来，《中华医学百科全书》编纂团队呕心沥血，孜孜矻矻。组织协调坚定有力，条目撰写字斟句酌，学术审查一丝不苟，手书长卷撼人心魂……在此，谨向全国医学各学科、各领域、各部门的专家、学者的积极参与以及国家各有关部门、医药卫生领域相关单位的大力支持致以崇高的敬意和衷心的感谢！

《中华医学百科全书》的编纂是一项泽被后世的创举，其牵涉医学科学众多学科及学科间交叉，有着一定的复杂性；需要体现在当前医学整合转型的新形式，有着相当的创新性；作为一项国家出版工程，有着毋庸置疑的严肃性。《中华医学百科全书》开创性和挑战性都非常强。由于编纂工作浩繁，难免存在差错与疏漏，敬请广大读者给予批评指正，以便在今后的编纂工作中不断改进和完善。

刘德培

凡　例

一、《中华医学百科全书》（以下简称《全书》）按基础医学类、临床医学类、中医药学类、公共卫生类、军事与特种医学类、药学类的不同学科分卷出版。一学科辑成一卷或数卷。

二、《全书》基本结构单元为条目，主要供读者查检，亦可系统阅读。条目标题有些是一个词，例如"炎症"；有些是词组，例如"弥散性血管内凝血"。

三、由于学科内容有交叉，会在不同卷设有少量同名条目。例如《肿瘤学》《病理生理学》都设有"肿瘤"条目。其释文会根据不同学科的视角不同各有侧重。

四、条目标题上方加注汉语拼音，条目标题后附相应的外文。例如：

yīxué miǎnyìxué
医学免疫学（medical immunology）

五、本卷条目按学科知识体系顺序排列。为便于读者了解学科概貌，卷首条目分类目录中条目标题按阶梯式排列，例如：

免疫器官 ……………………………………………………………………

　　中枢免疫器官 …………………………………………………………

　　　骨髓 …………………………………………………………………

　　　　造血干细胞 ………………………………………………………

　　　　间充质干细胞 ……………………………………………………

　　　法氏囊 ………………………………………………………………

　　外周免疫器官 …………………………………………………………

六、各学科都有一篇介绍本学科的概观性条目，一般作为本学科卷的首条。介绍学科大类的概观性条目，列在本大类中基础性学科卷的学科概观性条目之前。

七、条目之中设立参见系统，体现相关条目内容的联系。一个条目的内容涉及其他条目，需要其他条目的释文作为补充的，设为"参见"。所参见的本卷条目的标题在本条目释文中出现的，用蓝色楷体字印刷；所参见的本卷条目的标题未在本条目释文中出现的，在括号内用蓝色楷体字印刷该标题，另加"见"字；参见其他卷条目的，注明参见条所属学科卷名，如"参见□□□卷"或"参见□□□卷□□□□"。

八、《全书》医学名词以全国科学技术名词审定委员会审定公布的为标准。同一概念或疾病在不同学科有不同命名的，以主科所定名词为准。字数较多，释文中拟用简称的名词，每个条目中第一次出现时使用全称，并括注简称，例如：甲型病毒性肝炎（简称甲肝）。个别众所周知的名词直接使用简称、缩写，例如：B 超。药物名称参照《中华人民共和国药典》2015 年版和《国家基本药物目录》2012 年版。

九、《全书》量和单位的使用以国家标准 GB 3100～3102—1993《量和单位》为准。援引古籍或外文时维持原有单位不变。必要时括注与法定计量单位的换算。

十、《全书》数字用法以国家标准 GB/T 15835—2011《出版物上数字用法》为准。

十一、正文之后设有内容索引和条目标题索引。内容索引供读者按照汉语拼音字母顺序查检条目和条目之中隐含的知识主题。条目标题索引分为条目标题汉字笔画索引和条目外文标题索引，条目标题汉字笔画索引供读者按照汉字笔画顺序查检条目，条目外文标题索引供读者按照外文字母顺序查检条目。

十二、部分学科卷根据需要设有附录，列载本学科有关的重要文献资料。

医学免疫学卷缩略语表

缩略语	英文全称	中文
CH50	50% complement hemolysis	50%溶血程度
ADAM	a disintegrin and metalloproteinase	去整合素金属蛋白酶
APRIL	a proliferation inducing ligand	增殖诱导配体
AIM	absent in melanoma	黑色素瘤缺乏因子
ASIC	acid-sensing ion channel	酸敏感离子通道
ALCAM	activated leukocyte adhesion molecule	活化白细胞黏附分子
ADA-SCID	adenosine deaminase deficiency-related severe combined immunodeficiency	腺苷脱氨酶缺乏性重度联合免疫缺陷病
APL	altered peptide ligand	改造肽
AD	Alzheimer disease	阿尔茨海默病
AMPK	AMP-activated protein kinase	AMP 活化的蛋白激酶
AR	amphiregulin	双向调节素
ADEPT	antibody directed enzyme prodrug therapy	抗体导向酶解前药治疗
ASODN	antisense oligodeoxynucleotide	反义寡核苷酸
AA	aplastic anemia	再生障碍性贫血
ARIA	apoenzyme reactivation immunoassay	酶朊活化（重组）免疫测定法
APOBEC3G	apolipoprotein B mRNA-editing enzyme catalytic polypeptide-like 3G	载脂蛋白 B mRNA 编辑酶催化多肽样蛋白 3G
RGD	Arg-Gly-Asp	精氨酸-甘氨酸-天冬氨酸
AHR	aryl hydrocarbon receptor	芳香烃受体
AT	ataxia-telangiectasia	共济失调毛细血管扩张症
aHUS	atypical hemolytic uremic syndrome	非典型溶血性尿毒综合征
APECED	autoimmune polyendocrinopathy-candidiases-ectodermal dystrophy	自身免疫性多内分泌病-念珠菌病-外胚层营养不良症
APS I	autoimmune polyglandular syndronme type I	自身免疫性多内分泌腺综合征 I 型
ALPS	autoreactive lymphoproliferation syndrome	自身反应性淋巴细胞增生综合征
BTLA	B and T lymphocyte attenuator	B 细胞和 T 细胞衰减分子
BCA-1/CXCL13	B cell attracting chemokine 1	B 细胞趋化因子 1
BL-CAM	B lymphocyte cell adhesion molecule	B 淋巴细胞黏附分子
Blimp	B lymphocyte induced maturation protein	B 细胞诱导成熟蛋白
BLS	bare lymphocyte syndrome	裸淋巴细胞综合征
BTC	betacellulin	β 细胞素
BfAb	bifunction antibody	双功能抗体
BGP	biliary glycoprotein	胆汁糖蛋白
BS	Blau syndrome	布劳综合征

缩略语	英文全称	中文
BDCA	blooddendritic cell antigen	血液树突状细胞抗原
BMSC	bone mesenchymal stem cell	骨髓间充质干细胞
Bcr	breakpoint cluster region	断裂点簇集区
BOS	bronchiolitis obliterans syndrome	闭塞性细支气管炎综合征
GCV	C oxygen guanosine	丙氧鸟苷
CNR	cadherin-related neuronal receptor	钙黏蛋白相关神经元受体
CREB	cAMP-response element-binding protein	环腺苷酸应答组分结合蛋白
CFSE	carboxyflurescein diacetate succinimidyl ester	羧基荧光素二乙酸盐琥珀酰亚胺酯
CA	carcinomic antigen	癌抗原
CT-1	cardiotrophin-1	心肌营养因子-1
CLC	cardiotrophin-like cytokine	心肌营养因子样细胞因子
CHH	cartilage-hair hypoplasia	软骨-毛发发育不全
CARD	caspase recruitment domain	胱天蛋白酶募集结构域
CARD9	caspase recruitment domain protein 9	胱天蛋白酶募集域蛋白9
CAM	cell adhesion molecule	细胞黏附分子
CLF class	chemokine-like function class	趋化因子样功能类别
CAR	chimeric antigen receptor	嵌合抗原受体
CMDP	China Marrow Donor Program	中华骨髓库
CT	cholera toxin	霍乱毒素
CAD	chronic allograft dysfunction	慢性移植物失功
CANDLE	chronic atypicalneutrophilic dermatitis with lipodystrophy	非典型慢性中性粒细胞与脂肪代谢障碍性皮肤病和高温综合征
CEDIA	cloned enzyme donorimmunoassay	克隆酶供体免疫测定法
SFB	clostridium-related segmented filamentous bacterium	梭状芽孢杆菌相关的分段丝状菌
c-MPL	C-mannosylation of thrombopoitin receptor	血小板生成素受体C-甘露糖
CSA	colony stimulating activity	集落刺激活力
CDP	commondendritic cell progenitor	共同树突状细胞前体
CFP	complement fixation test	补体结合试验
CDR	complementarity-determining region	互补决定区
CFA	complete Freund's adjuvant	完全弗氏佐剂
cNK	conventional natural killer	传统自然杀伤细胞
CLR	C-type lectin receptor	C型凝集素受体
CLA	cutaneous lymphocyte associated antigen	皮肤淋巴细胞相关抗原
cAMP	cyclic adenosine monophosphate	环腺苷酸
CYP	cyclophilin	亲环素
CRD	cysteine-rich domian	富含半胱氨酸的结构域
CDK	cytidine kinase	胞苷激酶

缩略语	英文全称	中文
CRLF	cytokine receptor-like factor	细胞因子受体样因子
CTLA	cytolytic T-lymphocyte associated antigen	细胞毒性 T 细胞相关抗原
CBA	cytometric bead array system	流式微球阵列分析技术
CPE	cytopathic effect	细胞病变效应
DNGR	DCNK lectin receptor	DCNK 凝集素受体
DC-SIGN	DC-specific intercelular adhesion molecule-3-grabbing non-integrin	DC 特异性 ICAM-3 捕获的非整合素
DED	death effector domain	死亡效应结构域
DISC	death-inducing signaling complex	死亡诱导信号复合物
DCU	deep cortical unit	深层皮质单位
DTH	delayed type hypersensitivity	迟发型超敏反应
S1P	D-erythro-sphingosine-1-phosphate	神经鞘氨醇 1-磷酸
DARP	designed ankyrin repeat protein	锚蛋白重复序列蛋白
DT	diphtheria and tetanus vaccine	白喉-破伤风联合疫苗
DAI	DNA-dependent activator of IFN-regulatory factor	DNA 依赖的 IFN 调节因子激活因子
DLI	donor lymphocyte infusion	供者淋巴细胞输注
DUSP	double specificity phosphatase	双特异性磷酸酶
DARC	Duffy antigen receptor for chemokine	趋化因子 Duffy 抗原受体
DKC	dyskeratosis congenital	先天性角化不良
CD	*E. coli* cytosine deaminase	大肠埃希菌胞嘧啶脱氨酶
EIC	Ebola immune complex	埃博拉免疫复合物
EBOV	Ebola virus	埃博拉病毒
ECDGF	endothelial cell-derived growth factor	内皮细胞（源）生长因子
ED	enzyme donor	酶供体
CDEIA	enzyme donor immunoassay	酶供体免疫测定
EMIT	enzyme multiplied immunoassay technique	酶放大免疫测定技术
ER	enzyme receptor	酶受体
ECF-A	eosinophil chemotactic factor of anaphylaxis	嗜酸性粒细胞趋化因子
EPR	epiregulin	皮调节素
EBV	Epstein-Barr virus	爱泼斯坦-巴尔病毒
PHA-E	erythrohemagglutinin	红细胞凝集素
EXT	exfoliative toxin	表皮剥脱性毒素
xMHC	extended major histocompatibility complex	扩展的主要组织相容性复合体
EMMPRIN	extracellular matrix metalloproteinase inducer	细胞外基质金属蛋白酶诱导物
FCAS	familial cold autoinflammatory syndrome	家族性寒冷性自身炎症性综合征
FHL	familial haemophagocytic lymphohistiocytosis	家族性嗜血细胞性淋巴组织细胞增多症
FSA	fetal sulfoslycoprotein antigen	胚胎性硫糖蛋白抗原

缩略语	英文全称	中文
FAP-α	fibroblast activation protein-α	成纤维细胞激活蛋白 α
F-H	ficoll-hypaque	聚蔗糖–泛影葡胺
FKBP	FK506-binding protein	FK506 结合蛋白
FDA	fluorescein diacetate	二乙酸荧光素
FACS	fluorescence activated cell sorter	荧光激活细胞分选仪
Flt3	fms-like tyrosine kinase 3	Fms 样酪氨酸激酶 3
FAE	follicle-associated epithelium	滤泡相关上皮
FOB	follicular B cell	滤泡 B 细胞
Foxp3	forkhead/winged-helix transcription factor	叉头翼状螺旋转录因子
Fuc	fucose	岩藻糖
GWAS	genome wide association study	全基因组关联研究
GMSC	gingival-derived mesenchymal stem cell	牙龈间充质干细胞
GAVI	Global Alliance for Vaccine and Immunization	全球疫苗免疫接种联盟
GR	glucocorticoid receptor	糖皮质激素受体
GITR	glucocorticoid-induced tumor necrosis factor receptor	糖皮质激素诱导的肿瘤坏死因子受体
GAG	glycosaminoglycans	葡萄糖胺多糖
GPI-AP	glycosyl phosphatidy linositol-anchored protein	糖基磷脂酰肌醇锚蛋白
GPR120	G-protein coupled receptor-120	G 蛋白偶联受体 120
GMP-140	granular membrane protein 140	颗粒膜蛋白 140
GRO-α1	growth-regulated oncogene α1	生长调节癌基因-α1
HCAb	heavy-chain antibody	重链抗体
HA	hemagglutinin	血凝素
HB-EGF	heparin-binding EGF-like growth factor	肝素结合 EGF 样生长因子
VODI	hepatic veno-occlusive disease with immunodeficiency	肝静脉闭塞伴免疫缺陷
HAVCR	hepatitis A virus cell receptor	甲型肝炎病毒细胞受体
HBsAg	hepatitis B surface antigen	乙型肝炎病毒表面抗原
HCV	hepatitis C virus	丙型肝炎病毒
HSV	herpes simplex virus	单纯疱疹病毒
HSV-TK	herpes simplex virus thymidine kinase	单纯疱疹病毒胸苷激酶
HVEM	herpesvirus entry mediator	单纯疱疹病毒侵入中介体
HCgp-39	human cartilage glycoprotein 39	人软骨糖蛋白
hCG	human chorionic gonadotropin	人绒毛膜促性腺激素
pFv	human gut associated sailoprotein	人肠相关涎蛋白 Fv
IG	human immune serum globulin	人免疫血清球蛋白
HIV	human immunodeficiency virus	人类免疫缺陷病毒
HPV	human papilloma virus	人乳头瘤病毒

缩略语	英文全称	中文
HAase	hyaluronidase	透明质酸酶
HSP	hypersensitive purpura	过敏性紫癜
HGPRT	hypoxanthine-guanine phosphoribosyl transferase	次黄嘌呤-鸟嘌呤磷酸核糖转移酶
ITP	idiopathic thrombocytopenic purpura	特发性血小板减少性紫癜
ISRE	IFN stimulated response element	干扰素刺激反应元件
GAS	IFN-γ-activated site	干扰素激活位点
ISGR	IFN-stimulated gene factor	干扰素刺激基因因子
ISRE	IFN-stimulated response element	干扰素诱导应答元件
Ig-BF	Ig-binding factor	免疫球蛋白结合因子
IL-18BP	IL-18-binding protein	重组 IL-18 结合蛋白
IL-1RacP	IL-1R associated protein	IL-1 受体相关蛋白
IC	immue complex	免疫复合物
IPEX	immune dysregulation，polyendocrinopathy，enteropathy，X-linked syndrome	X 连锁多内分泌腺病、肠病伴免疫失调综合征
IMB	immune magnetic bead	免疫磁珠
IRIV	immune remodeling influenza virus	免疫重构的流感病毒颗粒
Ir gene	immune response gene	免疫应答基因
ICF	immunodeficiency with centromeric instability and facial anomalies	伴着丝粒不稳定和面部异常的免疫缺陷
IGSS	immunogold-silver staining	免疫金银染色法
ITSM	immunoreceptor tyrosine-based switch motif	免疫受体酪氨酸转换基序
IFA	incomplete Freund's adjuvant	不完全弗氏佐剂
iPS cell	induced pluripotent stem cell	诱导多能干细胞
ICOS	inducible co-stimulator	诱导性共刺激分子
iNOS	inducible nitric oxide synthase	诱导型一氧化氮合酶
INK4a	inhibitor of cyclin dependent kinase	周期素依赖性激酶抑制剂
IH2	innate helper 2 cell	2 型固有辅助细胞
IMP	innate molecular pattern	固有模式分子
BEVS	insect cell/baculovirus expression vector system	昆虫细胞/杆状病毒表达载体系统
IRS	insulin receptor substrate	胰岛素受体底物
IGF-1R	insulin-like growth factor 1 receptor	胰岛素样生长因子 1 受体
IMP	integral membrane protein	整合性膜蛋白
IKDC	interferon producing killer DC	干扰素的杀伤性树突状细胞
IRF4	interferon regulatory factor 4	干扰素调节因子 4
IL-1ra	interleukin-1 receptor antagonist	白细胞介素-1 受体拮抗蛋白
IL-1RL1	interleukin-1 receptor like-1	白细胞介素-1 受体样 1

缩略语	英文全称	中文
IUIS	International Union of Immunological Societies	国际免疫学联合会
IEL	intraepithelial lymphocyte	上皮内淋巴细胞
IVIG	intravenous immunoglobulin	静脉输注丙种球蛋白
iNKT	invariant NKT	恒定链 NK T 细胞
IRE	iron response element	铁应答元件
IRE-BP	iron response element-binding protein	铁应答元件结合蛋白
KSHV	Kaposi's sarcoma-associated herpesvirus	卡波西肉瘤相关疱疹病毒
KC	keratinocyte	角质形成细胞
KC-1	keratinocyte-derived chemokine	角化细胞来源趋化因子
LW	Landsteiner-Wiener blood group antigen	兰德斯泰纳-威纳血型抗原
LLR	Lanzhou lamb rotavirus vaccine	兰州羊轮状病毒疫苗
LMP	large multifunctional proteasome	巨大多功能蛋白酶体
LAP	latency-associated peptide	非活性状态的 TGF-β
LEC-CAM family	lectin cell adhesion molecule family	凝集素细胞黏附分子家族
LDCC	lectin-dependent cell-mediated cytotoxicity	凝集素依赖性细胞介导的细胞毒作用
LRR	leucine rich repeat	富含亮氨酸的重复序列
PHA-L	leucoagglutinin	白细胞凝集素
LIF	leukemia inhibitory factor	白血病抑制因子
LCA	leukocyte common antigen	白细胞共同抗原
LT	leukotriene	白三烯
LAM	lipoarabinomannan	脂阿拉伯甘露聚糖
LBP	lipopolysaccharide binding protein	脂多糖结合蛋白
PL	lipoprotein-associated phospholipase	脂蛋白磷脂酶
LTA	lipoteichoic acid	脂磷壁酸
LATS	long acting thyroid stimulator	长效甲状腺刺激素
LMP	low molecular weight polypeptide	低分子量多肽
LAG3	lymphocyte activation gene 3	淋巴细胞活化基因 3
LFA	lymphocyte function associated antigen	淋巴细胞功能相关抗原
LARD	lymphocyte-associated receptor of death	淋巴细胞相关死亡受体
LCMV	lymphocytic choriomeningitis virus	淋巴细胞性脉络丛脑膜炎病毒
LTi	lymphoid tissue inducer cell	淋巴组织诱导细胞
LPMP	lymphoid-primed multipotent progenitor	淋巴系预激的多能祖细胞
LAK cell	lymphokine-activated killer cell	淋巴因子激活的杀伤细胞
LIGHT	lymphotoxin-like, exhibits inducible expression and competes with HSV glycoprotein D for HVEM, a receptor expressed by T lymphocyte	
MDP	macrophage-DC progenitor	巨噬细胞-树突状细胞前体
MARV	Marburg virus	绿猴病毒

缩略语	英文全称	中文
MCP	mast cell progenitor	肥大细胞前体
MCAM	melanoma cell adhesion molecule	黑色素瘤细胞黏附分子
mIg	membrane immunoglobulin	膜型免疫球蛋白
mGluR5	metabotropic glutamate receptor 5	代谢型谷氨酸受体 5
mH	minor histocompatibility	次要组织相容性
MLSA	minor lymphocyte stimulating antigen	次要淋巴细胞刺激抗原
MAPK	mitogen-activation protein kinase	丝裂原激活蛋白激酶
MPL	modified peptide ligand	修饰肽配体
MGUS	monoclonal gammopathy of undetermined significance	意义未明的单克隆丙种球蛋白血症
MAIT	mucosal-associated invariant T cell	黏膜相关恒定链 T 细胞
MAd	mucosal addressin	黏膜地址素
MAIT	mucosal-associated invariant T cell	黏膜相关不变性 T 细胞
MALT	mucosal-associated lymphoid tissue	黏膜相关淋巴组织
MDR	multidrug resistance	多药耐药
MPELSM	multi-photon excitation laser scanning microscope	多光子激发激光扫描显微镜
MTS	multiple tumor suppersor	多肿瘤抑制基因
MSC	multipotent stem cell	多能干细胞
MDP	muramyl dipeptide	胞壁酰二肽
MAM	mycoplasma arthritis mitogen	关节炎支原体丝裂原
MBP	myelin basic protein	髓鞘碱性蛋白
MOG	myelin oligodendrocyte glycoprotein	髓鞘少突胶质细胞糖蛋白
MDS	myelodysplastic syndrome	骨髓增生异常综合征
MD	myeloid differentiation factor	髓样分化因子
MPO	myeloperoxidase	髓过氧化物酶
ManNAc	N-acetyhnannosamine	N-乙酰甘露糖胺
GlcNAc	N-acetylglucosamine	N-乙酰葡萄糖胺
NAA	natural autoantibody	天然自身抗体
NHC	natural helper cell	自然辅助细胞
NA	neuraminidase	神经氨酸酶
NRG1	neuregulin-1	神经调节蛋白 1
Nrp1	neuropilin-1	神经纤毛蛋白 1
NET	neutrophil extracellular trap	中性粒细胞外诱捕网
fMLP	N-formyl-methionyl-leucyl-phenylalanine	甲酰甲硫氨酰-亮氨酰-苯丙氨酸
NEMO	NF-κB essential modulator	NF-κB 活化关键调节因子
NADPH	nicotinamide adenine dinucleotide phosphate	还原型辅酶 II
NBS	Nijmegen breakage syndrome	Nijmegen 断裂综合征

续 表

缩略语	英文全称	中文
NBT	nitroblue tetrazolium	硝基蓝四氮唑
NFAT	nuclear factor of activated T cell	活化 T 细胞核因子
NFKBIL1	nuclear factor of kappa light polypeptide gene enhancer	NF kappa 轻链增强子
OMIM	online mendelian inheritance in man	孟德尔遗传联机系统
oGPCR	orphan G protein coupled receptor	孤儿 G 蛋白偶联受体
OPN	osteopontin	骨桥蛋白
OPG	osteoprotegerin	破骨素
PLC	peptide-loading complex	多肽装载复合物
PGN	peptidoglycan	肽聚糖
PBMC	peripheral blood mononuclear cell	外周血单个核细胞
PNAd	peripheral node addressin	外周淋巴结地址素
PPAR-α	peroxisome-proliferator-activated receptor-α	过氧化物酶体增殖物激活受体-α
PIM6	phosphatidylmyo-inositol hexamannoside	磷脂酰肌醇 6 甘露糖苷
PSR	phosphatidyl serine receptor	磷脂酰丝氨酸受体
PIG-A	phosphatidylinositolglycan-class A	磷脂酰肌醇聚糖 A
PI3K	phosphotylinosital 3 kinase	磷酸肌醇 3-激酶
PIGF	placental grouth factor	胎盘生长因子
PFC	plaque forming cell assay	溶血空斑形成试验
GPⅡbⅢa	platelet membrane glycoprotein ⅡbⅢa	血小板膜糖蛋白ⅡbⅢa
poly A∶U	poly a uridine acid	多聚腺苷酸尿苷酸
poly I∶C	poly i∶c cytidine acid	多聚肌苷酸胞苷酸
PⅡ	polyphemusinⅡ	鲎素Ⅱ
PSG	pregnance-specific glycoprotein	妊娠特异性糖蛋白
PHK	primary hamster kidney	原代仓鼠肾
PD-1	programmed death 1	程序性死亡蛋白 1
PMA	propylene glycol methyl ether acetate	丙二醇甲醚醋酸酯
PSMA	prostate specific membrane antigen	前列腺特异性膜抗原
PAP	prostatic acid phosphatase	前列腺酸性磷酸酶
PGLIA	prosthetic group-labelled immunoassay	辅基标记免疫测定法
PA	protective antigen	保护性抗原
PK	protein kinase	蛋白激酶
PLP	proteolipid protein	蛋白脂质蛋白
SP-A	pulmonary surfactant protein A	肺表面活性蛋白 A
PRP	pure capsular polysaccharide	纯化荚膜多糖
PNP	purine nucleoside phosphorylase	嘌呤核苷磷酸化酶
PAPA	pyogenic sterile arthritis, pyoderma gangrenosum, acne syndrome	化脓性无菌性关节炎-坏疽性脓皮病-痤疮综合征

缩略语	英文全称	中文
ROI	reactive oxygen intermediate	反应性氧中介物
RAGE	receptor of advanced glycation endproduct	晚期糖基化终末产物受体
RR	relative risk	相对风险率
RFLP	restriction fragment length polymorphism	限制性片段长度多态性
Rb gene	retinoblastoma gene	视网膜母细胞瘤基因
RA	retinoic acid	视黄酸
RIG	retinoic acid inducible gene	视黄酸诱导基因
RORγt	retinoid related orphan receptor γt	视黄酸相关的孤儿受体 γt
RHPA	reversed hemolytic plaque assay	反向溶血空斑试验
SRCR	scavenger receptor systein-rich	富含半胱氨酸的清道夫受体
SIDD	secondary immune deficiency disease	继发性免疫缺陷病
SIg	secreted immunoglobulin	分泌型免疫球蛋白
SSP	sequence specific primer	序列特异性引物
SEREX	serological analysis of recombinantly expressed cDNA clone	重组表达 cDNA 克隆的血清学分析技术
SCN	severe congenital neutrocytopenia	严重中性粒细胞减少症
SRBC	sheep red blood cell	绵羊红细胞
SCR	short consensus repeat	短同源重复序列
sLe^x	sialylated Lewis x	唾液酸化的路易斯糖 x
SP	side population	侧群
SIRP α	signal regulatory protein α	抑制性受体信号调节蛋白α
SLAM	signaling lymphocytic activating molecule	淋巴细胞激活信号分子
SNP	single nucleotide polymorphism	单个核苷酸多态性
SSCP	single strand conformation polymorphism	单链构象多态性
SPF	specific pathogen free	无特定病原
SDR	specificity determining residue	特异性决定残基
S1P1	sphingosine 1-phosphate receptor type 1	1 型磷酸鞘氨醇受体 1
Sf9	Spodoptera frugiperda 9	草地夜蛾
SFC	spot-forming cell	斑点形成细胞
SE	staphylococcus enterotoxin	金黄色葡萄球菌肠毒素
SARM	sterile α and HEAT/armadillo motif protein	一种含 TIR 域的接头蛋白
SK	streptokinase	链激酶
sAb	superantibody	超抗体
SDCC	superantigen-dependent cell-mediated cytotoxicity	超抗原依赖细胞介导的细胞毒作用
ST2	suppression of tumorigenicity 2	致癌抑制因子 2
SMAC	supramolecular activating complex	超分子活化复合物
SMAC	supramolecular activation cluster	超分子激活簇

缩略语	英文全称	中文
smIg	surface membrane immunoglobulin	膜表面免疫球蛋白
TAPA-1	target of the antiproliferative antibody-1	增殖抗体的靶抗原-1
TF5	thymosin fraction 5	胸腺素第5组分
TSH	thyroid stimulating hormone	促甲状腺激素
TSHR	thyroid stimulating hormone receptor	促甲状腺激素受体
TBEV	tick-borne encephalitis virus	蜱媒脑炎病毒
TRA	tissue-restricted antigen	组织限制性抗原
TAF	tumor associated fibroblast	肿瘤相关成纤维细胞
TNFRSF	tumor necrosis factor receptor superfamily	肿瘤坏死因子受体超家族
TRAF	tumor necrosis factor receptor-associated factor	肿瘤坏死因子受体相关因子
TRAPS	tumor necrosis factor receptor-associated periodic syndrome	肿瘤坏死因子受体相关周期热综合征
TWEAK	tumor necrosis factor-like weak induced apoptosis	肿瘤坏死因子样弱凋亡抑制物
TSST-1	toxic shock syndrome toxin	毒性休克综合征毒素-1
TfR	transferrin receptor	铁蛋白受体
TACI	transmembrane activator and calcium modulator and cyclophilin ligand interactor	跨膜激活物、钙调节物、亲环蛋白配体相互作用物
TDM	trehalose dimycolate	海藻糖二霉菌酸酯
TIV	trivalent inactivated influenza vaccine	三价灭活流感病毒疫苗
WSXWS	Trp-Ser-X-Trp-Ser	色氨酸-丝氨酸-X-色氨酸-丝氨酸
UC	ulcerative colitis	溃疡性结肠炎
VAPP	vaccine-associated paralytic poliomyelitis	疫苗相关瘫痪性脊髓灰质炎
VZV	varicella-zoster virus	水痘-带状疱疹病毒
VZV-TK	varicella-zoster virus nucleoside thymidine kinase	水痘-带状疱疹病毒胸苷激酶
VEGI	vascular endotheial growth inhibitor	血管内皮生长抑制物
VEEV	Venezuelan equine encephalitis virus	委内瑞拉马脑炎病毒
VLA	very late appearing antigen	迟现抗原
VSV	vesicular stomatitis virus	水疱性口炎病毒
vCK	virus chemokine	病毒趋化因子
vCKBP	virus chemokine binding protein	病毒趋化因子结合蛋白
VDEPT	virus directed enzyme prodrug therapy	病毒导向的酶解前药疗法
VNR	vitronectin alpha subunit receptor	玻连蛋白α亚单位受体
vWD	von Willebrand disease	血管性血友病
WAS	Wiskott-Aldrich syndrome	威斯科特-奥尔德里奇综合征
XGPRT	xanthine-guanine phosphoribosyl transferase	黄嘌呤-鸟嘌呤磷酸核糖转移酶
YAC	yeast artificial chromosome	酵母人工染色体
α-GalCer	α-galactosylceramide	α-半乳糖苷神经酰胺

目　录

yīxué miǎnyìxué

医学免疫学（medical immunology）

研究人体免疫系统结构和功能及其与疾病关系的学科。除植物免疫学和畜牧免疫学外，其覆盖免疫学主要研究领域，涉及人体免疫系统组织解剖、免疫应答的规律、免疫参与疾病发生的作用及机制、建立诊治和防治疾病的免疫学技术和方法等。医学免疫学分为基础免疫学、临床免疫学和应用免疫学，三部分又各自包含若干分支学科，但彼此间存在交叉和重叠。"免疫"一词来源于拉丁文 immunitas，原意指免除劳役、苛税，在医学中被引申为免于罹患疾病。随着科技的发展，对人体正常组织结构、功能及疾病发生、发展的认识逐渐深入，对"免疫"的概念有了新认识，并赋予了新内涵。免疫的现代概念是指机体识别"自己"与"非己"物质，通过产生免疫应答而排除"非己"物质，以维持自身稳定的一种生物学功能。正常情况下，机体对自身组织成分不发生免疫应答，但受某些因素影响，也可针对自身成分产生异常免疫应答，引起组织损伤。在排除"非己"物质的免疫应答过程中，若能清除有害的异物而不损害机体，属于免疫防御反应；若损害机体，甚至导致免疫性疾病，则属于免疫病理反应。因此，免疫应答既存在对机体有益的一面，也有对机体伤害的一面。

简史　免疫学经历了漫长的发展历史，已成为生命科学中一门独立的前沿学科。大致分为 3 个阶段：①经验免疫学时期（19 世纪中叶之前）：主要是一些经验性防治疾病的免疫学实践。②科学免疫学时期（19 世纪中叶～20 世纪 60 年代）：人们通过科学研究提出了多种学说并形成系统的免疫学理论。③现代免疫学时期（20 世纪 70 年代至今）：分子生物学迅速兴起，免疫学研究深入到分子和基因水平，分子免疫学成为免疫学诸多分支学科的核心与基础。

经验免疫学时期　自古以来，瘟疫都是人类社会的重大灾难，如天花、鼠疫、霍乱、黄热病及流感等传染病的流行，严重威胁人类生存。免疫学是在人类与传染病斗争过程中而逐步发展起来的。人类对免疫现象的认识及免疫防治方法的应用最初起源于中国。人们观察到传染病患者痊愈后可抵抗该病的再次侵袭，由此尝试通过人工轻度感染某种传染病以获得对该病的抵抗力，中国古代医学家称之为"以毒攻毒"，这是人类历史上最早应用预防接种的方式防治传染病。东晋医学家葛洪（283～363 年）于公元 303 年所著的《肘后备急方》中，已记载"疗猘犬咬人方"，描述了将病犬的脑髓敷于伤口以防治狂犬病。

天花是一种烈性传染病，通过呼吸道传播，人是唯一的易感宿主，历史上在欧亚大陆曾多次大流行，病死率极高。唐朝时有人观察到：患天花的幸存者此生不再罹患该病，遂即开始对这一免疫现象的认识和经验性应用，发现取天花患者痘疮痂屑置于健康人鼻孔中，幸愈者可终生不再患天花病，此即所谓的"人痘"预防天花（图 1）。宋真宗时代（998～1022 年），此法已被广泛采用，并于明朝隆庆年间（1567～1572 年）逐渐传至日本、朝鲜、俄国、土耳其、非洲及英国等西欧诸国。18 世纪末，英国乡村医生爱德华·詹纳（Edward Jenner，1749～1823 年）发现（图 2）：挤奶女工接触患牛痘的牛后，可被传染并在手臂接触部位出现类似牛痘的疱疹，并因此获得针对天花的免疫力，在天花流行时不会感染天花。这一现象启示，人工接种"牛痘"可预防天花。詹纳随之进行了如下试验：从一名患牛痘的挤奶女工患处脓疱中取出少许脓液，接种至一名 8 岁男孩手臂内。一段时间后，给这名男孩接种天花病毒，结果该男孩未感染天花，证明其已拥有针对天花感染的免疫力。由此，詹纳创立了更为安全的、通过接种牛痘而预防天花的方法，并于 1798 年发表了题为 *vaccination* 的论文（vacca 在拉丁

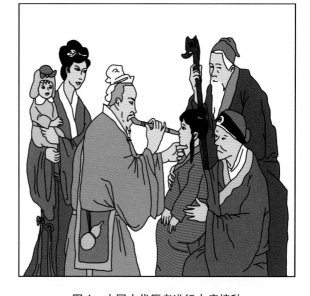

图 1　中国古代医者进行人痘接种

注：医者用竹管将天花患者痘痂皮磨成的粉末吹入受试者鼻腔

语中是牛的意思，意为接种牛痘）。由于接种牛痘并无感染天花的风险，此方法被广泛接受和使用，从而有效阻止了天花病毒的传播。历经近两个世纪，世界卫生组织（WHO）于1979年10月正式宣布，严重危害人类生命的天花已被消灭。疫苗接种这一免疫学发展史上的伟大成就对保障人类健康做出了重大贡献，也为免疫学应用于预防传染病开辟了广阔前景。

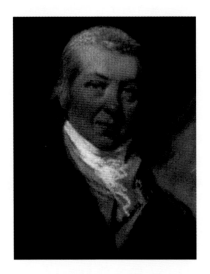

图2 英国乡村医生詹纳

科学免疫学时期 19世纪中叶，陆续分离和培养出引发某些传染病的病原微生物，为制备人工疫苗预防传染病奠定了基础。

在詹纳接种牛痘预防天花获得成功的启发下，法国微生物学家、化学家路易·巴斯德（Louis Pasteur，1822～1895年）借助理化和生物学方法，陆续制备出鸡霍乱减毒活疫苗、炭疽死疫苗及减毒狂犬病活疫苗，用于接种家禽或家畜，数周后再用强毒活菌或活病毒进行攻击，结果这些家禽或家畜均未发病而存活。此法不仅可预防家禽或家畜传染病，也避免了人畜共患病的发生。该

成果进一步完善和发展了主动免疫预防传染病的方法。德国的免疫学家埃米尔·阿道夫·冯·贝林（Emil Adolf von Behring，1854～1917年）和日本免疫学家北里柴三郎（Kitasato Shibasaburo，1852～1931年）在研究白喉杆菌致病机制时，给动物注射减毒的白喉外毒素，使血清中出现能中和毒素的抗毒素抗体，将此种抗体用于治疗白喉获得成功，开创了被动免疫疗法的新领域。此后，相继建立用于诊断某些传染病的凝集反应、沉淀反应、补体结合反应等血清学方法。

在免疫学发展过程中，对诸多免疫现象的发生机制，出现了两派不同的学术观点：以俄国动物学家和细菌学家埃利·梅契尼科夫（Élie Metchnikoff，1845～1916年）为代表的细胞免疫学派主张，机体的免疫功能主要由吞噬细胞介导；以德国免疫学家保罗·埃尔利希（Paul Ehrlich，1854～1915年）为代表的体液免疫学派则认为，血清中的抗体才是抗感染的重要因素。1903年，英国细菌学家和免疫学家阿尔姆罗思·爱德华·赖特（Almroth Edward Wright，1861～1947年）发现，抗体可作为调理素而增强吞噬细胞的吞噬、杀菌能力，证明体液免疫与细胞免疫均为机体抗感染所必需。

20世纪初，免疫学的主要进展为：埃尔利希提出关于抗体形成的侧链学说；法国生理学家夏尔·罗贝尔·里歇（Charles Robert Richet，1850～1935年）和保罗·朱尔斯·波尔捷（Paul Jules Portier）证明机体可对某些抗原产生变态反应，提示免疫应答的效应对机体具有保护和损伤两方面的作用，由此形成免疫病理的

概念；20世纪初发现人类ABO血型，其后相继发现10余种血型；20世纪20年代后，免疫化学领域取得重要进展，阐明了抗原和抗体的理化性质、抗原–抗体特异性反应的化学基础等。

20世纪40年代起，一系列重要的免疫学现象陆续被揭示，如应用免疫荧光技术发现细胞内抗原、抗体的存在；发现迟发型超敏反应可通过细胞而非血清转移至正常个体；发现主要组织相容性复合体（MHC），并确认人类白细胞抗原（HLA）系统；解析免疫球蛋白分子结构；建立放射免疫测试法，为检测体内微量生物活性分子和实验室诊断提供了新的手段。20世纪40年代后期，免疫学获得如下重要进展：1945年，美国免疫学家雷·欧文（Ray D. Owen，1915～2014年）发现异卵双生小牛体内各自存在两种红细胞血型的嵌合体，可互相接受对方的皮肤移植物而不发生排斥反应，由此提出免疫识别和自身耐受的概念；1953年，英国动物学及免疫学家彼得·布莱恩·梅达沃（Peter Brian Medawar，1915～1987年）通过将同种异型脾细胞注入新生期小鼠，成功诱导出获得性移植耐受；1957年，澳大利亚微生物学家弗兰克·麦克法兰·伯内特（Frank MacFarlane Burnet，1899～1985年）系统而完整地提出抗体形成的克隆选择学说，不仅阐明抗体形成的机制，也揭示诸多重要免疫生物学现象的本质，如免疫系统对抗原的识别、免疫记忆、自身耐受、自身免疫等，从而奠定了现代免疫学的基础。

现代免疫学时期 自20世纪60年代至今，有赖于自然科学理论和各种新技术的迅速发展，免

疫学进入飞跃发展时期。免疫学逐渐超越单纯的抗感染免疫概念，成为一门独立的学科，并形成现代免疫生物学概念，即机体可识别"自己"与"非己"，并排斥"非己"，从而维持机体稳定。鉴于免疫学飞速发展的趋势，国际免疫学联合会（IUIS）于1971年成立并召开首届国际免疫学学术大会。半个多世纪以来，取得了如下重要研究成果：

基础免疫学领域 阐明T细胞和B细胞分化、发育过程，发现诸多T细胞亚群并鉴定其功能；分析T细胞受体分子结构及其编码基因，探讨T细胞激活的分子机制；阐明免疫应答基因对免疫应答的调控作用，以及HLA与疾病易感性的关系；提出免疫网络学说，阐明独特型-抗独特型网络的调控机制；发现众多细胞因子及其受体，成功克隆相关基因并揭示其生物学活性；分析并阐明免疫球蛋白基因结构、基因重排和抗体多样性的产生；提出超抗原概念；发现抗原提呈细胞并阐明抗原提呈的机制；阐明细胞黏附分子的免疫生物学功能。

应用免疫学领域 建立杂交瘤技术并成功制备单克隆抗体，研制基因工程抗体；发现肿瘤抗原，探索抗肿瘤的免疫疗法和基因疗法；探讨免疫耐受的机制，建立人工诱导免疫耐受的方法并用于防治移植排斥反应和自身免疫病；建立和发展了基于免疫荧光技术的流式细胞术，多种现代生物学技术（如聚合酶链反应、转基因和基因敲除等）在免疫学研究领域得到广泛应用；成功研制多种具有临床应用前景的新型重组细胞因子和抗体；陆续建立多种免疫细胞过继疗法，并在临床得到应用。

研究内容 主要研究机体免疫系统的组成、结构和功能，揭示机体免疫系统识别抗原及发生免疫应答的过程及机制。

免疫系统 机体执行免疫功能的组织系统，是机体对抗原刺激产生免疫应答并发挥免疫效应的物质基础。由免疫器官和免疫细胞组成，免疫分子也被视为免疫系统的组分（表1）。

免疫器官和免疫组织 是机体产生免疫细胞和执行免疫功能的场所，包括中枢免疫器官和外周免疫器官。

免疫细胞 包括参与适应性免疫的淋巴细胞（T细胞、B细胞）、参与固有免疫的淋巴细胞［如自然杀伤（NK）细胞、NK T细胞、γδ T细胞、B1细胞等］、参与固有免疫的其他细胞（如巨噬细胞、树突状细胞、粒细胞、肥大细胞等）。免疫细胞在行使效应、调节、记忆等功能时，可进一步分化为不同功能亚群，所表达的表面标志和分泌的效应分子各异，形成相互促进和相互制约的调节网络。

免疫分子 是具有免疫功能或与免疫应答相关的分子，种类众多、结构各异、功能多样，同一分子还可具有不同异构体并呈现不同功能。按照免疫分子在体内分布，分为两大类：①可溶性分子：包括存在于体液中的抗体、补体、细胞因子等，以及存在于细胞内的免疫相关信号转导分子和转录因子、免疫相关微小RNA（miRNA）等。②免疫细胞表面的跨膜分子：包括特异性抗原受体［T细胞受体（TCR）、B细胞受体（BCR）］、CD分子、黏附分子、主要组织相容性分子、补体受体、细胞因子受体、模式识别受体、Fc受体、死亡受体等。此外，根据免疫分子的结构特点和其他生物学特征，可归纳为若干类、型、组或群。

免疫类型 分为不同类型。

按照进化过程及应答特点分类 ①固有免疫：种系进化过程中最早出现的防御能力，其特点为个体出生时即具备、作用范围广、无抗原特异性、无免疫记忆性。②适应性免疫：个体出生后通过与抗原物质（如病原微生物）接触而获得的免疫力，其针对特定的抗原物质，使机体更快、更有效地清除病原体和各种非自身成分。与固有免疫相比，适应性免疫具有特异性、多样性、记忆性、耐受性和可转移性等特点。

固有免疫和适应性免疫之间具有密切联系：固有免疫是机体抵御病原体的第一道防线，在病

表1 免疫系统的组成

免疫器官和组织		免疫细胞	免疫分子	
中枢免疫器官	外周免疫器官		膜型免疫分子	分泌型免疫分子
胸腺	脾	淋巴细胞	TCR	免疫球蛋白
骨髓	淋巴结	抗原提呈细胞	BCR	补体
	黏膜相关淋巴组织	其他免疫细胞	CD分子	细胞因子
	皮肤相关淋巴组织		MHC抗原	免疫相关信号转导分子和
			细胞因子受体	转录因子、微小RNA

原体入侵机体后首先发挥作用，并能启动和调控适应性免疫；适应性免疫所产生的免疫效应物质可进一步增强机体对病原体的抵御能力。

按照介导免疫应答的细胞分类　①细胞免疫：机体接受抗原刺激后由 T 细胞介导的免疫应答，主要通过特异性效应 T 细胞（CD4$^+$或 CD8$^+$）的细胞毒效应或释放淋巴因子而发挥作用。②体液免疫：机体接受抗原刺激后由 B 细胞介导的免疫应答，主要通过产生特异性抗体而发挥作用。两种免疫均属适应性免疫。

按照诱导机体获得免疫力的方式分类　①主动免疫：机体在天然状态下接触抗原或通过人工给予抗原刺激而获得针对该抗原的特异性免疫力，又称自动免疫。②被动免疫：通过向机体输注外源性免疫分子和活化的免疫细胞而使之获得的特异性免疫力。

按照发生免疫应答的组织解剖分类　①系统免疫：在机体外周淋巴结和脾内产生的适应性免疫应答，主要针对入侵组织或通过血液传播的抗原。②局部免疫：聚集于特定解剖部位（如体腔、皮肤、黏膜等）的免疫组织和细胞对入侵该组织的抗原产生的应答，以黏膜免疫最重要。

免疫功能　主要包括免疫防御、免疫自稳和免疫监视。正常情况下，免疫功能表现为识别并清除外来病原微生物和异物以及体内衰老、损伤、死亡或突变细胞，从而保护机体抵御外来病原微生物或异物侵害、维持机体内部环境稳定、避免疾病发生发展。但若免疫功能出现异常，可导致某些病理过程的发生发展。

免疫防御　机体抵御各类病原体和有害异物侵害的能力。若

此功能降低或缺陷，则易遭受感染而致病，严重者可因反复感染而致死。另一方面，机体清除病原体等异物过程中也可导致生理功能紊乱和组织器官损伤，从而引发超敏反应或免疫性疾病。

免疫自稳　机体清除体内衰老、损伤和死亡的细胞及成分，防止这些物质在体内蓄积而危及正常生理功能的能力。此功能涉及免疫系统严密精细的自我调节，从而控制免疫应答的强度和范围，以维持机体内环境平衡和稳定。若此功能障碍，易引发针对机体自身成分的免疫应答，损伤自身组织，导致自身免疫病。

免疫监视　机体识别、清除因体内外因素所致突变而发生恶性转化的细胞的能力。因老年、长期使用免疫抑制剂或其他原因导致此功能异常，机体易发生肿瘤。

研究方法　免疫学的知识和理论主要来源于科学观察与实验。免疫学技术历经百余年，逐渐形成从细胞到分子、从诊断到建立疾病模型的完整技术体系，大致分为经典免疫学技术和现代免疫学技术两个阶段。经典免疫学技术包括血清学检测技术和免疫化学。但经典免疫学技术存在特异性差、灵敏度低、所需样品量大、操作步骤繁琐、耗时较长等缺点，难以满足科研和临床的需要。随相关理论和技术的发展，又陆续建立了高特异性、高敏感性的现代免疫学技术，包括免疫相关基因检测、免疫分子检测、免疫细胞检测、整体水平的免疫学功能检测等。免疫学检测已成为临床和科研不可或缺的重要工具。

与邻近学科的关系　随着免疫学理论不断向医学渗透，逐渐形成诸多分支学科和交叉学科，如免疫病理学、免疫遗传学、免

疫药理学、免疫毒理学、神经免疫学、肿瘤免疫学、移植免疫学、生殖免疫学、老年免疫学、感染免疫学等，极大促进了医学发展。探讨各种病理和生理过程的机制，以及探索疾病的临床诊断与防治，均与免疫学密切相关。

现代免疫学理论直接指导和促进了临床医学研究，如感染性疾病（以艾滋病为代表）的研究已成为临床医学与免疫学之间互动关系的范例：一方面，艾滋病流行拓展了免疫学研究领域，推动了现代免疫学的飞速发展；另一方面，基础和应用免疫学研究为阐明艾滋病发病机制和寻找有效防治方案展示了良好的前景。类似的实例还包括：①免疫遗传学进展阐明了移植排斥反应的发生机制，并使组织配型技术成为临床上选择供体的重要手段；阐明免疫耐受机制，为通过人工诱导耐受延长移植物存活期展示了前景。②通过发现肿瘤特异性抗原及其他肿瘤标志物、揭示机体抗肿瘤免疫效应、肿瘤逃避机体免疫攻击的本质，为阐明肿瘤发病机制提供了重要线索。③通过探索自身免疫应答及自身耐受的机制，以及遗传因素对免疫应答的调控，为探讨自身免疫病发生机制提供了依据。

应用　近年来，转化医学受到医学专业人员高度重视，目标是促进从实验室到临床的连接，加速基础研究成果向临床应用转移。免疫学从建立之日始，所取得的每一项重要进展均对生物制品及临床应用起巨大推动作用，形成了"基础研究-临床研究-高科技开发"发展模式。最经典的实例是：免疫学创建之初，抗感染免疫研究有力推进了以疫苗研制为主的生物制品产业发展，并

使人工主动免疫和被动免疫得以被广泛应用。

在近几十年来，现代免疫学在更深层次和更广范围内推动了生物高技术产业发展，如借助细胞工程制备单克隆抗体；借助基因工程制备细胞因子、抗体及其他免疫调节药物。以细胞因子和单克隆抗体为主要产品的生物制药，已发展为具有巨大市场潜力的新兴产业。迄今已获得确切进展的转化医学成果，相当部分是免疫制剂、免疫细胞或免疫相关的防治策略，极大促进了临床医学的发展。

免疫学预防　18世纪末英国乡村医生詹纳发明牛痘苗，至1979年WHO正式宣布，全球已经消灭了天花，这是人类第一次真正消灭一种疾病，这一伟大成就表明了免疫学对人类健康的巨大贡献。此外，两百多年来一系列预防性疫苗陆续问世，有效遏止了感染性疾病对人类健康和生命的威胁。对于防治新的烈性感染性疾病，根本出路是研制高效疫苗。

免疫学诊断　抗原-抗体反应的最大特点是高度特异性。因此，免疫学技术和制剂在临床诊断中得到广泛应用，如检测多种病原体、体液中的生物活性物质（抗体、细胞因子、激素、神经递质等）、细胞组分（淋巴细胞、血细胞、肿瘤细胞等）和肿瘤标志物等；判断机体免疫功能状态等。免疫学诊断和免疫学检测已成为临床医学不可或缺的重要手段和指标。

免疫学治疗　以抗体为基础的靶向治疗、细胞因子治疗、免疫细胞过继治疗、免疫相关分子的基因治疗、分子疫苗等均已在动物实验和临床应用中获得肯定

疗效，从而为防治许多疾病展示了光明前景。

免疫学是生命科学的支柱学科之一。百余年来，有多项诺贝尔生理学或医学奖被授予给免疫学领域取得重要成果的30位科学家，从另一个侧面显示了免疫学对生命学科的重要性（表2）。

（曹雪涛　田野苹　孙卫民）

jīchǔ miǎnyìxué

基础免疫学（basic immunology）　研究免疫系统各组分（器官、细胞、分子）的化学组成和组织结构、生物学功能、相互作用以及激发免疫应答的抗原，揭示免疫应答及相关免疫学现象（免疫调节、免疫耐受、免疫记忆、免疫遗传等）规律的免疫学分支学科。其研究成果对探讨诸多免疫病理过程发生、发展及转归的机制，并对疾病进行免疫学诊断、预防和治疗，具有重要意义。基础免疫学又可进一步分为多个分支学科，其研究内容各有侧重且相互交叉。

（曹雪涛）

miǎnyì shēngwùxué

免疫生物学（immunobiology）　研究免疫现象生物学基础的基础免疫学分支学科。涉及免疫系统组成、发生、发育及其生物学特征，涉及免疫细胞识别、活化、增殖、记忆、凋亡、相互作用等的分子机制及其在免疫应答、免疫耐受、免疫调控中作用等。

免疫学发展的早期阶段（19世纪末至20世纪初），德国免疫学家保罗·埃尔利希（Paul Ehrlich，1854~1915年）开始揭示体液中的抗体和补体等生物活性分子在保护机体抵致病微生物入侵中的作用；同时，俄国动物学家和细菌学家埃利·梅契尼科夫（Élie Metchnikoff，1845~1916年）

则关注白细胞（尤其是吞噬细胞）对细菌和异物的吞噬能力，提出吞噬细胞介导机体的免疫防御功能。其后，免疫学研究进入免疫化学时期，开始研究抗体的化学结构，抗原、抗体之间的化学反应，注重用生物学普遍规律解释机体免疫现象。

20世纪中期开始，免疫生物学发展迅速，美国免疫学家雷·欧文（Ray D. Owen，1915~2014年）发现免疫耐受现象，澳大利亚微生物学家弗兰克·麦克法兰·伯内特（Frank MacFarlane Burnet，1899~1985年）提出抗体产生的克隆选择学说，英国动物学及免疫学家彼得·布莱恩·梅达沃（Peter Brian Medawar，1915~1987年）成功诱导获得性免疫耐受等。20世纪60年代，揭示了中枢免疫器官法氏囊和胸腺的作用，为免疫生物学全面发展奠定了基础。

（曹雪涛）

jìnhuà miǎnyìxué

进化免疫学（evolutionary immunology）　研究不同种属动物免疫系统及其处于不同进化阶段的结构、功能和特征的基础免疫学分支学科。免疫系统的进化可大致分为5个水平：①同种细胞或物种相聚集以竞争生存空间，见于植物、海绵体和原生动物等。②经历分化的细胞介导非特异性、非记忆性免疫识别和应答，见于腔肠动物等。③具有短暂记忆功能的细胞所介导的免疫，见于环节动物、节肢动物、棘皮动物等。④出现细胞免疫和体液免疫的协同作用和长效的免疫记忆，见于脊椎动物。⑤出现T细胞和B细胞，见于鸟类和哺乳动物。

无脊椎动物缺乏抗体和参与适应性免疫应答的淋巴细胞，其

表 2　历年获诺贝尔医学生理学或医学奖的免疫学家

年代	学者姓名	国家	获奖成就
1901	埃米尔·阿道夫·冯·贝林（Emil Adolf von Behring）	德国	发现抗毒素，开创免疫血清疗法
1905	罗伯特·科赫（Robert Koch）	德国	发现结核分枝杆菌，发明诊断结核病的结核菌素
1908	保罗·埃尔利希（Paul Ehrlich）	德国	提出体液免疫理论和抗体生成的侧链学说
	埃利·梅契尼科夫（Élie Metchnikoff）	俄国	发现细胞吞噬作用，提出细胞免疫理论
1913	夏尔·罗贝尔·里歇（Charles Robert Richet）	法国	发现过敏现象
1919	朱尔斯·博尔代（Jules Bordet）	比利时	发现补体，建立补体结合试验
1930	卡尔·兰德施泰纳（Karl Landsteiner）	美国	发现人红细胞血型
1951	马克斯·泰累尔（Max Theiler）	南非	发明黄热病疫苗
1957	达尼埃·博韦（Daniel Bovet）	意大利	抗组胺药治疗超敏反应
1960	弗兰克·麦克法兰·伯内特（Frank MacFarlane Burnet）	澳大利亚	提出抗体生成的克隆选择学说
	彼得·布莱恩·梅达沃（Peter Brian Medawar）	英国	发现获得性移植免疫耐受性
1972	杰拉尔德·莫里斯·埃德尔曼（Gerald Maurice Edelman）	美国	阐明抗体的本质
	罗德尼·罗伯特·波特（Rodney Robert Porter）	英国	阐明抗体的化学结构
1977	罗莎琳·萨斯曼·亚洛（Rosalyn Sussman Yalow）	美国	创立放射免疫测定法
1980	让·多塞（Jean Dausset）	法国	发现人白细胞抗原
	乔治·戴维斯·斯内尔（George Davis Snell）	美国	发现小鼠 H-2 系统
	巴鲁赫·贝纳塞拉夫（Baruj Benacerraf）	美国	发现免疫应答的遗传控制
1984	尼尔斯·卡伊·热尔纳（Niels Kaj Jerne）	丹麦	提出免疫网络等学说
	乔治斯·让·弗朗茨·科勒（Georges Jean Franz Köhler）	德国	建立杂交瘤技术制备单克隆抗体
	塞萨尔·米尔斯坦（César Milstein）	英国/阿根廷	单克隆抗体技术及 Ig 基因表达的遗传控制
1987	利根川进（Tonegawa Susumu）	日本	阐明抗体多样性的遗传基础
1990	约瑟夫·爱德华·默里（Joseph Edward Murray）	美国	首创人类肾移植术
	爱德华·唐纳尔·托马斯（Edward Donnall Thomas）	美国	首创人类骨髓移植术
1996	彼得·查尔斯·多尔蒂（Peter Charles Doherty）	澳大利亚	提出 MHC 限制性，即 T 细胞的双识别模式
	罗尔夫·马丁·辛克纳吉（Rolf Martin Zinkernagel）	瑞士	同上
2011	布鲁斯·艾伦·博伊特勒（Bruce Alan Beutler）	美国	发现模式识别受体（Toll 样受体）
	朱尔斯·霍夫曼（Jules Hoffmann）	美国	同上
	拉尔夫·马文·斯坦曼（Ralph Marvin Steinman）	美国	发现树突状细胞
2018	詹姆斯·艾利森（James Allison）	美国	发现抑制免疫负调节的癌症疗法
	本庶佑（Tasuku Honjo）	日本	同上

防御反应依赖固有免疫，如体腔细胞或血细胞的吞噬作用、包裹作用和结化作用等。从单细胞原生动物到多细胞原腔动物仅发现某些细胞具有吞噬行为，能形成吞噬泡。环节动物开始出现具有免疫功能的细胞。无脊椎动物依赖各种酶类（水解酶、氧化酶、抗氧化酶等）和凝集素、溶血素等免疫因子杀灭并清除入侵的病原微生物、寄生虫等。棘皮动物

已存在补体激活的旁路途径和凝集素途径，但未发现经典激活途径及其末端通路。

鱼类免疫系统由免疫器官、免疫细胞和免疫因子组成，免疫器官（组织）主要包括胸腺、肾、脾和黏膜相关淋巴组织。鱼类与哺乳动物的区别主要在于无骨髓和淋巴结，但体内已存在固有免疫和适应性免疫系统，分别由吞噬细胞、自然杀伤（NK）细胞和

体液中抗菌分子启动固有免疫应答，并由淋巴细胞启动适应性免疫应答。鱼类的淋巴细胞已包括 T 细胞和 B 细胞。

骨髓最早出现于较高等的无尾两栖类，其中爪蟾（Xenopus laevis）和美洲豹蛙（Rana piens）除淋巴结外，其他淋巴器官均已形成：胸腺分为皮质和髓质两部分，能产生 T 细胞；脾分为红髓和白髓，白髓滤泡内含 B 细胞。

两栖类已有与哺乳动物淋巴结不同的淋巴髓样结，其中聚集某些淋巴样细胞和髓样细胞。两栖类如同鱼类，肾也是主要免疫器官。鸟类出现法氏囊，是 B 细胞发育的场所，并开始出现淋巴结。

免疫系统进化的一个重要节点，是在有颌类脊椎动物基因组中插入了重组激活基因（RAG），使得软骨鱼类及更高等的脊椎动物得以通过基因重排等多种机制，产生几乎具有无限种类和不同特异性的抗体和 T 细胞受体。它们能识别自然界中已存在的几乎所有抗原及将来可能出现的新抗原，从而保证生物体在与病原体的生存竞争中始终占据优势地位。在免疫系统的种系发育中，无脊椎动物抗感染及其免疫能力仅表现为细胞吞噬作用和炎症反应；脊椎动物开始出现胸腺和淋巴组织，可产生 IgM 类免疫球蛋白；两栖类动物可产生 IgM 和 IgG。承担体液免疫的中枢器官，鸟类为法氏囊，哺乳动物则进化为骨髓。上述现象均显示，免疫系统的进化格局是：先出现固有免疫，后出现适应性免疫；先出现细胞免疫，后出现体液免疫。

（曹雪涛　陈朱波）

fāyù miǎnyìxué

发育免疫学（developmental immunology）　研究个体发育中免疫系统形成、免疫细胞分化及其与疾病关系的基础免疫学分支学科。

胚胎期　胚胎期肝主要行使造血功能，造血干细胞在胎肝内可扩增并有一定程度的分化，个体出生后造血功能由骨髓承担，但成年小鼠和人类肝仍保留造血潜能。儿童的免疫系统尚未发育成熟：在胎儿期，母体免疫球蛋白（IgG）可通过胎盘传递给胎儿；出生后，婴儿可通过乳汁获得母体 IgG，故出生后 6 个月内的婴儿患感染性疾病概率较小；1~3 岁的儿童合成 IgG 能力相当于成年人的 60%；10~12 岁儿童基本达成年人水平。儿童免疫系统的特点是：T 细胞发育相对较早，出生时功能已近完善，但辅助性 T 细胞协助 B 细胞产生抗体的能力相对较弱；单核吞噬细胞系统在胎儿期开始发育，出生后细胞数量可达（8~13）×10⁹/L；外周血中性粒细胞迁移能力及吞噬功能较差，但其杀菌功能与成年人相似。

造血干细胞　免疫细胞是由造血干细胞（HSC）分化而来。HSC 有两个特征：①多能性：可分化为几乎所有类别的免疫细胞和血细胞。②自我更新：每次分裂产生的子细胞包括一个与亲代细胞完全相同的干细胞和多能祖细胞（MPP）。MPP 可分化为 3 大类细胞：①T 细胞谱系的前体：可进一步分化为 T 细胞、自然杀伤（NK）细胞和淋巴系树突状细胞（DC）。②共同淋巴样祖细胞（CLP）：在骨髓内分化为 B 细胞和淋巴系 DC。③共同髓样祖细胞（CMP）：可分化为单核细胞、中性粒细胞、嗜碱性粒细胞、嗜酸性粒细胞和髓系 DC。外周血单个核细胞迁移至全身各组织器官，进一步分化为巨噬细胞或 DC。

T 细胞发育　骨髓产生的 T 细胞在胸腺内发育成熟。根据分化抗原 CD4 和 CD8 的表达情况，胸腺内 T 细胞发育可分为 3 个阶段，即双阴性（DN）、双阳性（DP）和单阳性（SP）。DN 细胞又可分为 4 群：①DN1 阶段：约持续 10 天。②DN2 阶段：平均持续 2 天，TCR 基因开始重排，αβ T 细胞和 γδ T 细胞也分别开始发育。③DN3 阶段：持续约 2 天，细胞经历 β 选择。④DN4 阶段：仅 1 天。在持续 2 天的 DP 阶段，细胞停止分裂，TCRα 链基因开始重排，并经历阳性选择；CD4 T 细胞和 CD8 T 细胞开始分化并进入 SP 阶段。SP 细胞在胸腺髓质区停留 7~10 天，发育为功能成熟的 T 细胞，其间通过阴性选择使绝大多数自身反应性 T 细胞发生凋亡而被清除。另外，调节性 T 细胞和 NK T 细胞的定向分化也发生于此阶段。

T 细胞在胸腺发育的全过程中，胸腺基质始终参与 T 细胞增殖、分化和 TCR 选择等，其结构和功能异常可导致免疫缺陷病和自身免疫病发生。

B 细胞发育　B 细胞在骨髓产生并发育成熟，在此过程中通过 BCR 基因重排等机制，形成 BCR 及抗体的多样性。B 细胞发育涉及如下阶段：①原 B 细胞：此阶段重链发生重排并与替代轻链一起组装为前 B 受体。②未成熟 B 细胞：此阶段随着轻链基因重排完成，轻链蛋白与重链组装成真正的 BCR。③成熟 B 细胞：未成熟 B 细胞在骨髓或迁移至脾（称为过渡 B 细胞），发育为成熟的 B1 细胞和 B2 细胞，后者再分化为滤泡 B 细胞和边缘区 B 细胞（MZ B）。B 细胞在骨髓发育过程中也经历阴性选择，导致自身反应性 B 细胞克隆凋亡或失能。

DC 发育　所有 DC 均由骨髓 MPP 分化而来，可分别来源于 CMP 和 CLP。虽然大多数完全分化的 DC 是来源于骨髓，但 DC 前体也可存在于其他免疫器官（包括胸腺、外周血、淋巴组织），在生理和某些病理情况下，上述 DC 前体在外周组织中均可分化为 DC。还有一类共同 DC 前体（CDP），其来源于巨噬细胞-树突状细胞前体（MDP），可分化为所有 DC（包括常规 DC 和浆细胞样 DC）。

（曹雪涛 陈朱波）

miǎnyì yíchuánxué

免疫遗传学（immunogenetics）

从遗传学和基因的角度研究免疫分子、免疫细胞和免疫应答的调控机制及其与疾病的关系的基础免疫学分支学科。涉及免疫相关基因的遗传特点、表达调控和基因缺陷等，属免疫学和遗传学的交叉学科。

从现代免疫学发展初期（20世纪中期）至今，主要组织相容性复合体（MHC）始终是免疫遗传学的主要研究对象，涉及 MHC 的基因组成、遗传特点、编码产物分布、表达调控、功能及与疾病发生的关系等。不同种属动物 MHC 命名各异，如小鼠为 H-2，人类为人白细胞抗原（HLA）。HLA 复合体的基因组成可分为 3 类，即经典 HLA 基因、免疫功能相关基因及免疫无关基因。HLA 复合体具有多基因性、高度多态性、共显性、单体型遗传和连锁不平衡等特点。通过调查人群中不同型别 HLA 抗原的频率，发现某些疾病与特定 HLA 抗原型别存在关联。

免疫遗传学还涉及如下研究领域：①抗体/BCR 多样性的产生机制：包括抗体 V、D、J 基因片段重排、连接多样性的产生及体细胞高频突变；TCR 与抗体/BCR 是两个独立的系统，TCR 亦具特异性和多样性，其多样性产生的遗传基础类似于抗体。②红细胞血型抗原的遗传：其中 ABO 血型系统（于 1900 年被发现）遵循经典的孟德尔遗传规律，此外，还包括其他血型系统（如 MNP 血型系统、Rh 血型系统、Lewis 血型系统和 Xg 血型系统等）。

（曹雪涛 陈朱波）

xìbāo miǎnyìxué

细胞免疫学（cellular immunology）

侧重研究免疫细胞的生物学特征、分化、发育、功能，以及免疫细胞间、免疫细胞与其他细胞和分子间相互作用，细胞免疫应答的效应机制等的基础免疫学分支学科。其研究领域与免疫生物学相关。

简史 细胞免疫学发展已历时百余年：19 世纪末，俄国动物学家和细菌学家埃利·梅契尼科夫（Élie Metchnikoff，1845~1916年）首先开展对巨噬细胞的研究；20 世纪初细胞免疫学说被提出；20 世纪 60 年代发现并确定 T/B 淋巴细胞，确认免疫应答包括体液免疫应答和细胞免疫应答；20世纪 70 年代末，各类免疫细胞陆续被发现；80 年代起开始阐明各类免疫细胞的生物学功能；90 年代至今，相继发现多种细胞表面分子、细胞因子及细胞内信号分子，通过深入研究，揭示各类免疫细胞并非均一群体，可通过其表型、细胞因子分泌谱和功能而进一步划分为不同亚群。

研究内容 免疫器官形成机制，着重探讨免疫细胞参与免疫器官形成的作用；探索新的免疫细胞类型和亚群，确认各自表型和功能特点，彼此相互作用和调节及其与免疫耐受、免疫自稳的关系；造血干细胞分化为各类免疫细胞和亚群的机制；免疫细胞参与免疫应答、免疫记忆和免疫耐受的机制；免疫细胞迁徙、调控及其生物学意义；免疫细胞死亡方式、调控机制及其生理病理意义；免疫细胞参与免疫相关疾病发生的作用及其机制等。

研究方法 有以下几种：

体外实验 包括常用的细胞生物学方法（如细胞分离和培养、免疫荧光标记及其检测、细胞化学和免疫组化等）及细胞免疫学特有研究方法（如借助混合淋巴细胞反应研究抗原提呈细胞和 T 细胞相互作用；借助体外杀伤实验研究 $CD8^+$ CTL 或 NK 细胞对肿瘤细胞或其他靶细胞的细胞毒效应等）。

动物模型 可为体外实验提供各类免疫细胞，也用于体内和整体研究，常用模式动物为近交系小鼠、各种转基因动物或基因敲除动物，以及免疫相关疾病（自身免疫病、哮喘、肿瘤、免疫缺陷病等）动物模型。

与邻近学科的关系 细胞免疫学与分子免疫学相辅相成，前者的研究进展为后者提出新课题，后者的研究结果可解释细胞免疫学涉及的某些科学现象。细胞免疫学也与临床医学关系密切，可阐明某些临床疾病（如感染、肿瘤、移植、过敏性疾病）的发病机制。细胞免疫学理论已广泛用于指导临床实践，如免疫记忆是疫苗接种预防感染性疾病的理论基础；外周血不同类别免疫细胞计数、比例和功能，有助于判断疾病类型和病情；体外修饰或培育的免疫细胞（如杀伤细胞、树突状细胞），可用于肿瘤的过继细胞治疗。

（曹雪涛 刘书逊）

fēnzǐ miǎnyìxué

分子免疫学（molecular immunology）

研究免疫应答和免疫调节分子机制的基础免疫学分支学科。主要研究各种免疫分子及其受体的化学结构、生物学活性、编码基因表达及调控，免疫分子的来源、作用方式、信号转导、生理和病理功能，阐明免疫分子结构与功能的关系以及免疫分子间相互作用及其调节，并探讨免疫应答和免疫调控的分子机制。涉及如下领域：

免疫球蛋白 具有抗体活性或化学结构与抗体相似的球蛋白，可分为两型：①分泌型免疫球蛋白：主要存在于血液、组织液和外分泌液，以抗体形式发挥体液免疫效应。②膜型免疫球蛋白：即 B 细胞受体（BCR）。

补体 一组不耐热、经活化后具有酶活性、可介导免疫应答和炎症反应的物质，包括 30 余种可溶性蛋白和膜结合蛋白，存在于人和动物的血清、组织液内或细胞表面。补体可通过若干既独立又相互交叉的途径（如经典途径、旁路途径和凝集素途径等）被激活，最终形成攻膜复合物，介导靶细胞裂解和破坏。补体激活过程及其活化产物可介导细胞裂解、调理吞噬、炎症反应和清除免疫复合物等重要生物学功能，在机体固有免疫中发挥重要作用。

T 细胞受体和 B 细胞受体 分别表达于 T/B 细胞表面、可特异性识别抗原的受体。组成 T 细胞受体（TCR）异源二聚体的跨膜链包括 α、β、γ 和 δ。参与适应性免疫的 T 细胞表达 TCRαβ，可识别抗原提呈细胞表面的抗原肽-MHC 分子复合物，启动 T 细胞应答。BCR 属膜结合型免疫球蛋白，可特异性识别抗原分子的 B 细胞表位，启动 B 细胞应答。NK 细胞受体根据其调节功能可分为活化型受体和抑制型受体。

MHC 抗原 是主要组织相容性复合体的编码产物，在抗原提呈中发挥关键作用。参与抗原提呈的 MHC 抗原包括两类：①MHC I 类分子：表达于机体所有有核细胞表面，其与内源性抗原肽结合，可供 CD8$^+$T 细胞识别。②MHC II 类分子：主要表达于专职抗原提呈细胞表面，与经加工处理的外源性抗原肽结合，可供 CD4$^+$T 细胞识别。此外，MHC 分子可限制免疫细胞间相互作用、调节免疫应答、参与免疫细胞发育成熟及中枢性自身耐受，并可调节 NK 细胞和细胞毒性 T 细胞（CTL）的杀伤功能。

CD 分子 表达于细胞膜表面的白细胞分化抗原的统称，是不同谱系白细胞在分化发育不同阶段及活化过程中出现或消失的细胞表面分子。CD 分子种类繁多，分布广泛，不仅可作为表面标志用于细胞鉴定和分离，还参与细胞生长、成熟、分化、发育、迁移、激活等过程。

黏附分子 一类介导细胞与细胞间，或细胞与细胞外基质间相互接触和黏附的分子，多属 CD 分子，参与细胞识别、活化、信号转导、增殖、分化和迁徙，主要包括选择素家族、黏蛋白样家族、整合素家族、免疫球蛋白超家族、钙黏蛋白家族、多配体蛋白聚糖家族等。

细胞因子 由免疫细胞和某些非免疫细胞经刺激后合成和分泌、具有广泛生物学功能的小分子蛋白质，是细胞间的信号传递分子，主要参与免疫应答、炎症反应、调节免疫细胞分化发育、刺激造血和组织修复等。细胞因子根据其功能分为 6 大类，即白细胞介素、干扰素、肿瘤坏死因子、集落刺激因子、生长因子和趋化因子，主要以自分泌和旁分泌方式发挥作用，具有来源及功能的多样性。细胞因子通过与相应专一性受体结合启动细胞内信号转导，从而发挥生物学功能。

模式识别受体 一类由固有免疫细胞表达、可识别某些模式分子（如病原相关模式分子、损伤相关模式分子）的受体，主要包括 Toll 样受体（TLR）、C 型凝集素受体、NOD 样受体和 RIG 样受体等。模式识别受体可分布于细胞表面、细胞内体、溶酶体膜或胞质内，通过启动信号转导而诱导相关基因表达，调控针对各种病原体的固有免疫应答和炎症反应。

免疫相关转录因子 参与免疫细胞激活及效应的一类转录因子，如 NF-κB 是介导炎症反应的主要转录因子；STAT3 是与肿瘤发生密切相关的转录因子；Foxp3 是参与调节性 T 细胞（Treg）分化和功能的关键转录因子等。

微小 RNA（miRNA） 由基因组编码、约含 22 个核苷酸、进化上保守的非编码单链 RNA。人类细胞可表达 500～1000 种 miRNA，主要参与基因转录后的表达调控。免疫应答或炎症反应中，miRNA 表达谱可发生变化，其通过与相应靶 mRNA 结合，可抑制后者的翻译并下调靶蛋白表达，从而调控免疫细胞功能。miRNA 已成为分子免疫学的重要研究内容和热点。

此外，表观遗传是现代分子生物学的重要研究进展，指 DNA 序列不发生变化、但基因表达却发生可遗传的变化，主要包括 DNA 甲基化、RNA 干扰和组蛋白修饰等。表观遗传也在免疫应答中发挥重要作用，成为分子免疫学的重要研究内容。

（曹雪涛 陈朱波）

miǎnyì huàxué

免疫化学（immunochemistry）从化学角度研究免疫分子（尤其是抗原、抗体等蛋白质）的结构、化学性状及其生物学活性的化学基础,其研究内容基本被分子免疫学所涵盖,是基础免疫学的分支学科。免疫化学的概念最早见于 1897 年德国免疫学家保罗·埃尔利希(Paul Ehrlich,1854~1915 年)提出的抗体产生侧链理论,认为抗体特异性的本质是抗体的空间化学结构,其与抗原结合的特异性是基于二者化学结构的互补。免疫化学发展的转折点是:1906 年,弗里德里希·奥伯迈尔(Friedrich Obermeyer)和厄恩斯特·彼得·皮克(Ernst Peter Pick,1872~1960 年)证明蛋白质抗原经化学修饰后,其免疫原性会发生改变,还发现人工合成的基团(半抗原)结合到蛋白质载体上可成为一种抗原决定基,从而诱导机体产生特异性抗体。由此,对抗体在生物医学中作用和意义的研究主宰了免疫化学时代。其后,免疫化学研究取得一系列进展,如美国生理学家卡尔·兰德施泰纳(Karl Landsteiner,1868~1943 年)对抗体交叉反应开展了深入研究,发现免疫血清(抗体)可区分抗原(半抗原)结构微小差异;美国免疫学家迈克尔·海德尔贝格尔(Michael Heidelberger,1888~1991 年)创建免疫化学定量技术;人工合成的半抗原被应用于抗体特异性的研究;抗原抗体结合的动力学研究等。

随着免疫学(尤其是分子免疫学)研究的进展,陆续发现许多具有重要功能的免疫分子,如补体、细胞因子、CD 分子、黏附分子、淋巴细胞抗原识别受体、模式识别受体、免疫相关信号转导分子、转录因子等。解析这些免疫分子的化学结构,有助于更深入地认识和阐明其生物学功能和免疫学特性,并以这些分子为

靶点设计临床诊断和治疗策略。

免疫化学和分子免疫学研究对象大致相同,但研究的侧重点不同:前者主要研究免疫分子的化学结构;后者注重研究相关分子的免疫学功能。免疫化学理论和成果具有重要实践意义,尤其是以抗原-抗体反应为基础并结合化学指示剂的标记技术,已被广泛应用于检测可溶性抗原及细胞表面的跨膜抗原。

(曹雪涛　陈朱波)

shénjīng-nèifēnmì miǎnyìxué
神经内分泌免疫学 (neuroendocrine immunology)
研究神经内分泌系统与免疫系统相互作用的物质基础、信号环路、调控机制及与相关疾病关系的基础免疫学分支学科。免疫系统受机体其他器官系统调节和影响,尤以神经内分泌系统的调节作用最为重要。如应激状态、精神紧张、心理压力、内分泌失调等均可直接或间接影响免疫系统功能。

机体神经内分泌系统和免疫系统间形成复杂的双向调节网络。神经内分泌系统主要通过神经纤维、神经递质和激素发挥免疫调节作用,机制为:①中枢免疫器官(胸腺、骨髓)和外周免疫器官(脾、淋巴结等)分布有交感或副交感神经,可分别抑制或增强免疫细胞分化、发育、成熟及效应。②自主神经系统分泌的去甲肾上腺素及外周神经系统释放的神经肽可调节免疫系统。③神经系统可通过调节内分泌激素释放,从而间接影响免疫系统功能。④免疫细胞表面及细胞内表达多种神经递质受体和激素受体,神经系统和内分泌系统所产生、释放的神经递质(如肾上腺素、多巴胺、胆碱、5-羟色胺等)和激素(如胰岛素、生长激素、性激

素等)可作用于免疫细胞表达的相应受体,从而发挥正向或负向免疫调节作用。

中枢神经系统与免疫系统存在密切联系,表现为:机体通过免疫学机制保护中枢神经系统免遭感染;神经-内分泌-免疫调节网络是维持机体自稳状态的重要机制;中枢神经系统功能失调可导致免疫异常并引发相关神经系统免疫性疾病(如多发性硬化、视神经脊髓炎等);中枢神经系统被视为免疫豁免区。另一方面,免疫系统主要通过细胞因子而调节神经内分泌系统,其机制为:神经内分泌系统组织细胞可表达不同细胞因子受体,免疫细胞所产生的细胞因子通过与相应受体结合而启动信号转导,调节神经、内分泌系统功能。如白细胞介素 2(IL-2)可抑制乙酰胆碱(ACh)释放;肿瘤坏死因子 α(TNF-α)可促进星形胶质细胞表达脑啡肽;白细胞介素 1 受体(IL-1R)广泛分布于中枢神经系统;许多细胞因子可上调或下调激素合成等。此外,发现免疫细胞本身也可产生和分泌多种神经递质和激素物质,通过旁分泌及自分泌形式对神经内分泌系统发挥调节作用。

上述双向调节在维持机体正常功能中发挥重要作用,双向调节紊乱可导致多种疾病。有关中枢神经系统内发生的适应性免疫应答及其调控机制,尚未被完全阐明。原因为:中枢神经系统结构极为复杂;对中枢神经系统内免疫细胞的特征及功能知之甚少;外周血循环免疫细胞迁入中枢神经系统的途径和机制不清楚。

(曹雪涛　陈朱波)

línchuáng miǎnyìxué
临床免疫学 (clinical immunology)
从免疫学角度探讨疾病发

生、发展和转归的机制，并借助免疫学理论和技术对临床疾病进行诊断、预防和治疗的医学免疫学分支学科。根据所研究病理过程的不同，又可分为感染免疫学、肿瘤免疫学、移植免疫学、生殖免疫学等，还包括免疫药理学、预防免疫学、营养免疫学、老年免疫学等。

（曹雪涛　孙卫民）

miǎnyì bìnglǐxué

免疫病理学 （immunopathology） 研究非生理状态下疾病相关免疫过程的临床免疫学分支学科。涉及各类病理过程发生、发展和转归的免疫学机制，为相关疾病的诊断、预防和治疗提供免疫学理论依据，是基础免疫学研究向临床医学过渡的桥梁。

研究内容 最初以研究病原体引发的感染性疾病为起端，随着免疫学发展，其研究范围不断拓展，包括感染、超敏反应与过敏性疾病、自身免疫与自身免疫病、免疫缺陷与免疫缺陷病、肿瘤、移植排斥等病理过程，探讨免疫系统参与此类疾病发生、发展的作用及其机制。

研究方法 免疫病理学的两大支柱是临床医学和医学免疫学，常用方法为：①临床医学实践：是免疫病理学研究的重要部分，包括对患者症状和体征进行周密细致的临床观察，并采集临床样品及活检组织等进行检测。②建立疾病动物模型：包括自发性（指自然情况下发生的疾病）和诱发性（人为造成动物组织、器官或整体出现类似于人类的病变）疾病模型。③流行病学研究：分析疾病在人群中的分布规律及影响因素，探讨病因及危险因素，阐明流行规律，制订预防、控制和消灭相关疾病的对策和措施。

④体外实验：采集体内器官、组织和原代细胞或建立可长期传代的细胞株，在体外进行研究。

与邻近学科的关系 免疫病理学从属于临床医学，是医学免疫学的重要组成部分。疾病是机体的一种病理现象，除免疫系统外，体内其他系统也参与并影响疾病发生、发展，故免疫病理学与人体解剖学、生理学、病理生理学有密切关系，其研究对象和技术手段则与细胞生物学、遗传学、生物化学、药理学、实验动物学和流行病学等存在交叉和相互联系。

（曹雪涛　刘书逊）

miǎnyì yàolǐxué

免疫药理学 （immunopharmacology） 研究作用于免疫系统的药物及其作用机制和临床应用的临床免疫学分支学科。属免疫学和药理学的交叉学科，研究领域涉及药物对免疫系统的影响、药物治疗免疫相关疾病的作用和机制、免疫分子（如抗体、细胞因子等）的药效和药理学机制等。

简史 应用免疫学制剂防治疾病由来已久，但早期的方法较简单，主要借助两种策略进行免疫干预。

主动免疫 即通过注射携带病原体或其产物的疫苗，激发人体的保护性免疫力，达到预防疾病的目的。中国自公元 16 世纪开始天花人痘接种，以及 18 世纪晚期接种牛痘疫苗，均属主动免疫。进入体内的天花病毒（人天花病毒和牛的牛痘病毒存在交叉反应性）可刺激机体产生针对天花病毒的免疫力。19 世纪晚期，法国微生物学家、化学家路易·巴斯德 （Louis Pasteur，1822～1895 年）相继成功研制狂犬病、炭疽病和禽霍乱的减毒活疫苗，接种

后可诱导人体产生针对相应病原体的免疫力。

被动免疫 即通过直接输入免疫效应细胞或免疫效应分子，使机体被动获得免疫力，如母亲通过哺乳将体内特异性 IgG 抗体传递给婴儿，即属天然被动免疫。1890 年，德国免疫学家埃米尔·阿道夫·冯·贝林 （Emil Adolf von Behring，1854～1917 年）和日本学者北里柴三郎 （Kitasato Shibasaburo，1852～1931 年）发现抗毒素抗体，在此基础上通过直接注射白喉或破伤风抗毒素血清而治疗疾病，属于最早实施的人工被动免疫。

基于预防注射而开展的免疫药理学研究始于 1942 年，美国细菌学家朱尔斯·托马斯·弗罗因德 (Jules Thomas Freund，1891～1960 年) 发现卡介苗对结核病具有免疫治疗作用而进行的实验，以探讨卡介苗的治疗机制。随着对疫苗治疗和药物诱发疾病机制的研究逐渐深入，新的理论和技术在化学类和生物类免疫活性药的开发中得到广泛应用，并从分子水平阐明了相关的免疫药理学机制，多种免疫分子和免疫细胞成为潜在的药物治疗靶点。

应用 应用高通量筛选、基于结构的药物设计和构效分析等技术，可获得具有高生物活性的小分子化学类药物，用于研究特定免疫分子的功能；借助多肽合成、重组细胞因子和人源化单克隆抗体的规模化生产技术，以及免疫细胞的基因修饰技术等，使免疫分子和免疫细胞等生物类药物的应用日益广泛。

免疫系统功能紊乱与人类疾病密切相关，故研发高效安全的免疫调节剂是免疫药理学研究的重要课题。免疫调节剂根据功能

分为 3 类：①免疫增强剂：主要用于治疗肿瘤和免疫缺陷病（如艾滋病等）。②免疫抑制剂：主要用于治疗自身免疫病、超敏反应、移植排斥反应、某些血液系统肿瘤、内分泌疾病和皮肤病等免疫功能异常增强的疾病。③免疫调节剂：其具有不确定的免疫增强或免疫抑制功能，对特定疾病具有治疗作用，如趋化因子受体 CCR5 和 CXCR4 拮抗剂，可抑制人类免疫缺陷病毒（HIV）与 T 细胞结合，用于治疗艾滋病。

随着免疫学发展，研制新型免疫调节药物已成为免疫药理学的重要内容，包括免疫信号转导阻断剂、免疫突触和远端复合体形成拮抗剂、黏附分子阻断剂、淋巴细胞归巢阻滞剂、共刺激/抑制分子阻断剂、细胞因子及其受体拮抗剂、影响生发中心形成的药物等。此外，中药免疫药理学研究也有特殊作用，中国已筛选出百余种具有不同程度免疫调节作用的中药，对其有效成分及免疫调节机制进行了较深入研究，并显示了良好的应用前景。

（曹雪涛　陈朱波）

gǎnrǎn miǎnyìxué

感染免疫学 （infection immunology）

研究机体识别入侵的病原体、产生免疫应答并清除病原体机制的临床免疫学分支学科。涉及病原体与机体间相互作用、病原体逃避宿主免疫攻击及机体抗感染所致的免疫损伤等，并探索诊断、预防和治疗感染性疾病的方法。

简史　20 世纪以来，医学微生物学发展不断融合了免疫学、分子遗传学和细胞生物学的研究方法，对进一步了解宿主细胞和微生物致病机制间的分子联系起到了极其重要作用，尤其是将免疫学的研究范围拓宽到微生物防御，并且在研究哺乳动物器官的自身调节和致病机制中发挥了积极作用。

研究内容　机体的免疫防御功能表现为：针对病原体入侵而启动固有免疫和适应性免疫应答，在清除病原体的同时，获得针对同一病原体再次感染的免疫力；隐性感染或免疫接种均可增强机体针对特定感染性疾病的免疫力；某些微生物制剂（如卡介苗）可增强机体免疫功能，辅助治疗某些慢性感染性疾病。另一方面，病原体也可通过各种机制干扰宿主免疫系统，以维持在宿主体内的生存和繁殖。多数胞内菌、病毒和寄生虫感染均可导致宿主免疫功能下降，以及组织细胞结构和功能受损。此外，病原体感染还可诱发自身免疫病、超敏反应和肿瘤。

病原体种类繁多，结构、生物活性和致病特点不同，所引发的免疫应答类型和特点各异，主要分为 4 类：

胞外菌　可致局部化脓性炎症，通过产生外毒素等直接或间接导致宿主组织细胞损伤和坏死。机体针对胞外菌的免疫防御包括皮肤黏膜屏障、吞噬杀伤作用、特异性抗体的中和及免疫调理作用、补体的直接溶菌作用等。

胞内菌　一般毒性较弱，有利于其与宿主细胞长期共存，故胞内菌感染潜伏期长，病程进展缓慢。T 细胞是宿主抗胞内菌感染的主要效应细胞，但机体针对胞内菌感染的应答也可导致病理损伤，常伴有迟发型超敏反应。

病毒　可侵入宿主细胞并在其内进行复制增殖，导致宿主细胞结构受损和功能障碍。固有免疫在病毒感染早期可干扰病毒复制，抑制病毒扩散，其中 NK 细胞和干扰素发挥关键性作用。适应性免疫参与清除病毒和防止再感染，尤以细胞毒性 T 细胞的作用最为重要。

寄生虫　具有自身结构复杂、种类多样、寄生部位各异、可在宿主体内移行、具有复杂的生活史等特点，可表现为隐性感染、慢性感染、带虫状态、重叠感染、幼虫移行症和异位寄生等。机体针对不同寄生虫感染所产生的免疫应答具有不同特点，某些寄生虫可与宿主间形成特殊的生物学动态平衡，既能维持寄生，又不危及宿主生命。

固有免疫的模式识别已成为感染免疫学研究的热点。免疫细胞通过模式识别受体识别病原体（细菌、病毒和真菌等）的病原相关模式分子，启动信号转导，激活炎性因子基因，构成免疫防御的第一道防线。

研究方法　单克隆抗体技术、酶联免疫吸附试验（ELISA）和酶联免疫斑点法（ELISPOT）；流式细胞术的荧光活性细胞分选系统、细胞分离检测、细胞因子的细胞计数分析；运用四聚体技术对抗原特异性 T 细胞应答的定量分析等技术。

有待解决的问题　感染免疫面临诸多亟待解决的理论和实践问题，如慢性感染性疾病、条件致病菌感染、耐药性病原菌感染、新的严重危害人类健康的感染性疾病［如艾滋病、牛海绵状脑病（疯牛病）、埃博拉病毒感染等］的发病机制及防治策略等。

（曹雪涛　陈朱波）

yízhí miǎnyìxué

移植免疫学 （transplantation immunology）

研究移植排斥反应的规律和发生机制、探寻防治移植排斥策略的临床免疫学分支学科。

临床器官/组织移植术的历史已逾百年，1906 年即已成功实施人角膜移植。第二次世界大战中现代热武器所致大面积烧伤，对皮肤移植的临床需求催生了现代移植免疫学，促使英国动物学及免疫学家彼得·布莱恩·梅达沃（Peter Brian Medawar，1915~1987年）研究移植排斥发生的规律和机制，移植免疫学也因此发展为临床免疫学的重要组成部分。

移植术可分为 4 类：自体移植、同系移植、同种异体移植和异种移植。其中同种异体移植指同一种属内遗传基因不同个体间的移植，是临床上最常见、研究最多的移植类型。同种异体和异种移植引起的排斥反应，本质上是受者免疫系统针对供者移植抗原所产生的免疫应答，具有特异性和记忆性。引起强烈排斥反应的移植抗原是主要组织相容性复合体（MHC）编码的产物，即人白细胞抗原（HLA）。人群中不同个体所携带的 HLA 等位基因及其编码的抗原分子各异，这是发生同种异体移植排斥的主要原因。人 ABO 血型抗原和组织特异性抗原也能介导移植排斥发生，此外，还存在可以引发程度较轻排斥反应的次要组织相容性抗原（mH抗原）。

移植物排斥反应分为两类：①宿主抗移植物反应：多见于实质器官移植，根据所发生的时相可分为超急性、急性和慢性排斥反应。②移植物抗宿主反应：多见于造血干细胞移植和其他免疫细胞移植。防治移植排斥反应的基本策略是：选择合适供者（即评估供-受者间组织相容性）、应用免疫抑制、诱导移植耐受和加强移植后免疫监测。

（曹雪涛　陈朱波）

zhǒngliú miǎnyìxué

肿瘤免疫学（tumor immunology）

研究肿瘤抗原、机体免疫系统监视肿瘤发生的原理、机体针对肿瘤的免疫应答和肿瘤逃逸免疫监视的机制，并探索借助免疫学原理诊断和防治肿瘤策略的临床免疫学分支学科。

简史 1909 年，德国免疫学家保罗·埃尔利希（Paul Ehrlich，1854~1915 年）提出肿瘤免疫的概念，但直到 20 世纪 50 年代确认肿瘤移植抗原后，肿瘤免疫学才以此突破性研究成果而被视为一门学科。半个多世纪来，肿瘤免疫学研究为人类认识和治疗肿瘤提供了重要理论依据。

研究内容 涵盖如下领域：

肿瘤抗原 细胞在癌变过程中出现的新抗原物质，研究其理化性质、产生机制及相关肿瘤疫苗的设计等。

肿瘤免疫机制 免疫系统如何识别肿瘤细胞并产生应答，涉及抗肿瘤免疫应答的类型、肿瘤的免疫微环境、免疫细胞及其亚群相互调节并参与肿瘤免疫的作用及其机制等。

肿瘤的免疫逃逸 肿瘤免疫编辑理论认为，肿瘤发生发展过程中存在免疫监视、免疫平衡及免疫逃逸，在免疫逃逸阶段，肿瘤微环境中存在的抑制性因子可抑制免疫系统并促进肿瘤生长，导致肿瘤发生，并阻碍临床抗肿瘤策略的疗效。

肿瘤的免疫诊断 即借助免疫学理论及检测肿瘤抗原，以早期诊断肿瘤、监测肿瘤进程和判断预后。

肿瘤的免疫治疗 基本原理是激发或增强机体对肿瘤的免疫识别和抗肿瘤免疫应答，或阻断肿瘤微环境的免疫抑制作用，被视为继手术、化疗和放疗后的第四种肿瘤治疗模式。

研究方法 有以下几种：

体外实验 如应用 MHC 和抗原肽五聚体，借助流式细胞仪检测肿瘤抗原特异性细胞毒性 T 细胞（CTL）；借助体外杀伤实验评估 CTL 和自然杀伤（NK）细胞杀瘤活性。

动物实验 应用自发性和诱导性肿瘤动物模型进行肿瘤免疫学研究。

临床试验 对肿瘤患者及肿瘤组织作病理学、免疫细胞浸润类型和功能检测，监测肿瘤进展及判断生物治疗疗效。

流行病学研究 分析人群中肿瘤患者的分布规律及影响因素，探讨肿瘤病因及其发病的危险因素，制订预防、控制和消灭肿瘤的对策。

同邻近学科的关系 肿瘤免疫学有赖于医学免疫学、肿瘤生物学和临床医学的发展，同时也拓展和深化了医学免疫学和临床医学理论。如研究肿瘤细胞与免疫细胞相互作用，有赖于细胞生物学、遗传学、生物化学等的理论和技术；探讨肿瘤免疫治疗策略，须以药理学、毒理学相关理论为基础。肿瘤是严重威胁人群健康的恶性疾病，攻克肿瘤还需依托基因组学、蛋白质组学、代谢组学、表观遗传学的研究成果。

（曹雪涛　刘书逊）

xuèyè miǎnyìxué

血液免疫学（blood immunology）

研究各类血型抗原相关的免疫生理和免疫病理、血液系统疾病的免疫学发病机制、临床造血干细胞移植相关的免疫学问题，以及免疫相关的防治策略的临床免疫学分支学科。是免疫学和血液学的交叉学科。

血液免疫学起源于输血配型时所出现的红细胞血型抗原-抗体反应以及出血、凝血相关的免疫学机制。研究显示：血液病病因及发病机制与免疫密切相关；免疫学理论为有效治疗恶性血液病和开展造血干细胞移植奠定了基础；多种基于免疫学的干预策略已在临床应用并初见成效。血液免疫学主要研究领域为：①红细胞免疫：体内数量巨大的红细胞在机体固有免疫中发挥重要作用（如免疫黏附、清除免疫复合物、调节补体活性等），也参与适应性免疫应答和免疫调控（如激活T细胞、促进B细胞增殖分化和产生抗体）。②造血干细胞移植：异基因造血干细胞移植后发生移植物抗宿主病、感染、原发恶性疾病复发等均与免疫密切相关。③免疫相关血液病发病机制与基于免疫学的干预策略：包括免疫相关性血细胞减少症、再生障碍性贫血、骨髓增生异常综合征、阵发性睡眠性血红蛋白尿症、特发性血小板减少性紫癜、过敏性紫癜、免疫相关出血性疾病和缺铁性贫血等。

（曹雪涛　陈朱波）

shēngzhí miǎnyìxué

生殖免疫学 （reproductive immunology）

研究免疫学与生殖医学间相互关系的临床免疫学分支学科。主要涉及如下研究领域：①生殖系统相关的免疫学现象：涉及妊娠免疫、母胎免疫调节、分娩的免疫动因等。胎儿表达50%由父方基因所表达的蛋白产物，母体免疫系统须对此类外源性异物产生免疫耐受，胎儿才能在母体子宫内正常发育，使妊娠正常进行。母胎耐受的机制十分复杂，涉及母胎界面的复杂生物学事件，如子宫内膜蜕膜化、滋养层细胞发育、胎盘形成和母胎间相互作用等。②免疫相关病理性妊娠：包括反复自然流产、先兆子痫和子痫、胎儿生长受限等。如Rh因子所致新生儿溶血症。其机制为：红细胞血型Rh阴性母体怀有Rh阳性胎儿时，会针对Rh抗原产生抗体，多次妊娠后，该抗体通过胎盘进入胎儿体内，可引发溶血反应。③女性生殖道黏膜免疫：其受抗原、细胞因子和性激素调节，并随月经周期不同而变化，功能为抵御生殖道局部病原体感染，也可对同种异体精子和胎儿产生免疫耐受。④免疫不孕：免疫性因素可致不孕（占人类不孕症的10%~30%），病因包括体内存在抗精子抗体、抗卵子抗体或抗子宫内膜抗体等，抗不孕和实施避孕均涉及借助免疫学技术控制人类生育，是生殖免疫学研究的重要内容。

此外，生殖免疫还涉及生殖系统感染免疫、生殖系统肿瘤免疫等。

（曹雪涛　陈朱波）

shénjīng miǎnyìxué

神经免疫学 （neuroimmunology）

研究神经系统的免疫学现象（如神经系统组织和组成成分诱导免疫应答的条件和特点）、神经免疫调节网络、免疫应答所致病理性损伤、神经系统免疫相关疾病的机制、免疫学诊断、治疗和预防的临床免疫学分支学科。是神经科学和免疫学的交叉学科。中枢神经系统属免疫豁免区，即血脑屏障将免疫系统与中枢神经系统相隔离，免疫细胞难以通过血脑屏障而进入中枢神经系统，从而保证这一重要部位不因免疫应答和炎症反应而受损。一旦屏障结构遭破坏，免疫系统即可能攻击神经系统而致病。两个系统虽被隔离，但生理情况下仍紧密联系、互相协调。神经内分泌系统可通过分泌神经递质和激素而调节免疫系统功能，免疫系统也可通过产生细胞因子等调节神经、内分泌功能，形成调节的网络系统，以维持机体内环境稳定。

免疫细胞分泌的促炎细胞因子可激活神经反射回路，后者可调控感染或损伤所激发的固有免疫应答。炎症反应中，免疫细胞分泌的促炎细胞因子可激活神经反射传入弧（包括可感应感染或损伤的神经），进而激活神经反射的传出弧。这种传出神经回路包括胆碱抗炎途径，所分泌的乙酰胆碱可负向调控免疫应答和炎症反应，从而抑制炎症所致损伤。

中枢神经系统存在由单核细胞分化而成的特殊巨噬细胞——小胶质细胞，后者是中枢神经系统的主要免疫效应细胞，参与多种神经系统疾病发生（如艾滋病脑病、帕金森病、阿尔茨海默病和多发性硬化等）。中枢神经系统损伤时，小胶质细胞可吞噬、清除损伤的组织细胞碎片和退化变性的神经髓鞘等，并在损伤后期分泌神经营养因子，有利于神经元恢复。

（曹雪涛　陈朱波）

zhōngyīyào miǎnyìxué

中医药免疫学 （immunology of traditional chinese medicine）

研究传统中医中药与免疫学相关的理论，并研究可调节机体免疫功能的中药有效成分及其作用机制的临床免疫学分支学科。是中医药学与免疫学的交叉学科。

研究内容　中医学强调整体观念，认为人体与自然、五脏六腑、四肢百骸均为统一的整体。人体适应自然，内外环境协调，则不易罹患疾病。体内各脏腑功能关系保持平衡，气血经络运行通畅，才能达到"正气存内，邪不可干"的状态。中医学将机体抵御、清除各种有害因素的作用归之于"正气"，将破坏机体内部及破坏机体与外界环境间相对平衡状态的各种有害因素归之于"邪气"。

与免疫学的关系 免疫学理论在某种意义上与中医学理论相呼应：免疫防御指机体抵御病原微生物入侵和感染，对应于中医的正气抗御外邪；免疫监视指机体清除突变和恶性转化的细胞，防止肿瘤发生，对应于中医的正气协调脏腑经络气血、不致形成痰积血瘀；免疫自稳指机体清除损伤或衰老的细胞，保持内环境稳定，对应于中医的正气调节阴阳，消除内邪，维持阴阳平衡。

"阴阳学说"是中医理论的总纲，贯穿于中医理论的各方面，同时也体现于免疫学理论中。人体免疫系统由免疫器官、免疫细胞和免疫分子组成，为有形之物，按中医理论属"阴"；而这些有形之物所发挥的各种免疫效应为功能性的无形之物，按中医理论属"阳"。所谓"孤阴不生，单阳不长"，免疫系统发挥功能既有赖于足够数量的免疫细胞作为功能发挥的载体（阳），也有赖于这些细胞能发挥正常功能（阴）。

人体免疫系统和免疫功能状态也同样应保持"阴阳平衡"，免疫功能过强或过弱均会导致疾病。中医的阴阳学说也体现于免疫应答过程和炎症反应，体内既存在免疫效应细胞、辅助细胞、促炎细胞因子等发挥正调节作用的细胞和分子，也存在免疫调节细胞、免疫抑制因子等具有负调节作用的细胞和分子，通过两者间相互影响、相互制约，使免疫应答维持适当的时空范围，保证免疫应答的"阴阳平衡"。

应用 借助免疫学理论和方法研究中药及其有效成分，发现部分中药可调节免疫系统功能，从而用于治疗疾病。某些"扶正"类中药可激活 T 细胞和巨噬细胞，促进细胞因子和抗体分泌，从而增强免疫力，发挥抗感染、抗病毒和抗肿瘤等作用；某些"祛邪"类中药（尤其是活血化瘀、清热解毒药物）多有免疫负调节作用，可抑制过强的病理性免疫应答而治疗相关疾病；某些中药还具有双向免疫调节作用。中医药理论和方法不仅可有效增强机体免疫力，也有助于协同攻克某些现代医学疗效欠佳的免疫性疾病（包括恶性肿瘤）。

此外，针灸对提高人体免疫力（如增加白细胞数量、增强吞噬细胞功能），调节多种免疫分子的作用也有一定帮助，从而在防治过敏性疾病、感染、炎症和肿瘤中发挥积极作用。且上述作用具有整体性和双向性的特点，与机体神经-内分泌-免疫调节网络密切相关。

（曹雪涛 陈朱波）

yìngyòng miǎnyìxué

应用免疫学（applied immunology） 依据免疫学理论，借助免疫学方法、技术和免疫制剂，应用于临床疾病的诊断、防治（免疫生物治疗）及生物医学研究的医学免疫学分支学科。

简史 应用免疫学经历了漫长的发展阶段：

抗体治疗 抗体是应用最为广泛的免疫制剂，1890 年通过注射白喉或破伤风抗毒素血清而治疗疾病（人工被动免疫），其后应用动物来源的抗血清治疗肺炎、白喉、麻疹等传染病，均获一定效果，由于人体易对异种抗血清产生过敏反应，使其临床应用受到限制。

免疫学新技术的建立 在1897~1901 年间，相继创立了沉淀反应和补体结合试验，可用已知抗原（或抗体）检测特异性抗体（或抗原）。20 世纪 50 年代，美国医学物理学家罗莎琳·萨斯曼·亚洛（Rosalyn Sussman Yalow，1921~2011 年）创建出高灵敏度（纳克至皮克级）的放射免疫检测技术。20 世纪 70 年代，德国生化学家乔治斯·让·弗朗茨·科勒（Georges Jean Franz Köhler，1946~1995 年）和英国/阿根廷生化学家塞萨尔·米尔斯坦（César Milstein，1927~2002 年）成功建立 B 细胞杂交瘤技术，开创了单克隆抗体技术的新时代。1986 年，美国食品和药品管理局（FDA）首次批准抗分化抗原 CD3 的鼠源性单抗（OKT3）用于临床治疗器官移植排斥反应。

免疫治疗新策略 20 世纪 90 年代以来，借助抗体基因克隆、诱变、重组等技术，已成功研制出众多基因工程抗体，并实现抗体的人源化改造。FDA 迄今已批准了数十种治疗性基因工程抗体，用于治疗肿瘤、自身免疫病、感染性疾病、心血管疾病和移植排斥等。

分支学科 有以下几类：

免疫诊断学 主要研究领域为借助免疫学原理和免疫学技术，对疾病（尤其是免疫性疾病、感染性疾病、肿瘤、移植物排斥等）进行诊断，并在体内外评估患者免疫状态。

免疫学检测已在临床疾病诊断中得到广泛应用，如诊断结核病的结核菌素（现在使用 PPD）

皮肤试验、诊断艾滋病的人类免疫缺陷病毒（HIV）抗体检测试验、诊断乙肝病毒感染的"两对半"试验、进行白血病分型的细胞表型分析试验、诊断原发性肝癌的甲胎蛋白检测试验、诊断消化道肿瘤的癌胚抗原检测试验等。同时，基于抗原-抗体特异性结合反应的免疫学技术也被用于生物医学研究的各个领域，成为不可或缺的一种分析技术，包括免疫沉淀、免疫凝血、凝胶扩散、免疫电泳、放射免疫、酶联免疫吸附等试验，以及流式细胞术、免疫组织化学、免疫印迹、空斑形成技术等。

免疫血清学 研究抗原-抗体反应的特点、表现形式和影响因素，以及基于抗原-抗体反应的检测方法和技术的建立和应用。

疫苗学 应用免疫学的分支学科，主要通过研究抗原及其表位，探寻具有强免疫原性的免疫分子，从而研制新型疫苗及佐剂，用于防治疾病。疫苗研制和应用的历史逾 200 年，大致分为 3 个阶段：①传统疫苗：包括灭活、减毒疫苗和亚单位疫苗。②主要是基因重组蛋白疫苗。③以基因疫苗为代表。疫苗的应用已不限于预防感染性疾病，也已逐渐用于疾病的治疗。

免疫治疗学 主要研究领域为探索新的免疫干预策略及研制新的免疫制剂（细胞、分子等），用于疾病治疗。免疫治疗是基于免疫学的干预策略，调控机体免疫系统功能，达到预防和治疗疾病的目的，主要包括两类：①主动治疗：即应用疫苗等激发机体免疫力和保护性反应。②被动治疗：即将人工制备的免疫生物制剂（如抗体、细胞因子、体外激活的免疫细胞等）过继输入患者

体内，以调节机体免疫功能。

免疫治疗的主要原理是通过干预免疫细胞分化、增殖或迁移、凋亡及细胞内信号转导等，促进免疫应答或诱导免疫抑制、免疫耐受，从而治疗临床疾病。根据靶点和对象不同，免疫治疗包括：①抗体治疗：通常借助抗体工程技术制备抗体药物，亦称单克隆抗体治疗剂，可用于肿瘤、移植排斥、免疫相关疾病等。②细胞因子治疗：包括外源性细胞因子治疗、细胞因子基因治疗、细胞因子导向疗法和细胞因子阻断/拮抗疗法等。③细胞过继治疗：转输的免疫细胞包括树突状细胞、T 细胞、造血干细胞等，如在肿瘤生物治疗中，向患者转输具有抗肿瘤活性的免疫细胞，通过直接杀伤肿瘤或激发机体抗肿瘤免疫效应，已成为基础和临床医学关注的热点。④治疗性疫苗：属特异性主动免疫治疗，如在肿瘤治疗领域，接种由处理过的肿瘤细胞（自体肿瘤、培养的肿瘤细胞或异体肿瘤）所制备的疫苗或基因工程疫苗，激发或增强患者特异性抗肿瘤免疫应答；研制治疗性疫苗已成为肿瘤和感染性疾病（如艾滋病、结核、慢性乙型肝炎）治疗的热点领域。

（曹雪涛　田野萍　陈朱波）

kàngyuán

抗原（antigen，Ag） 能刺激机体免疫系统使之产生特异性免疫应答、并能与相应免疫应答产物（抗体和致敏淋巴细胞）在体内外发生特异性结合的物质。又称免疫原。

研究过程 人类对抗原和病原的认识几乎同步：意大利医生吉罗拉莫·弗拉卡斯托罗（Girolamo Fracastoro）早在 1546 年即猜测，传染病是"由可传播的种子

样东西所引起"；19 世纪末德国细菌学家罗伯特·科赫（Robert Koch）等发现细菌并提出疾病的病原说；19 世纪 90 年代，德国免疫学家埃米尔·阿道夫·冯·贝林（Emil Adolf von Behring）等对细菌毒素、类毒素抗原的认识获重大进展，通过应用白喉类毒素、破伤风类毒素制造抗血清，建立了抗血清被动免疫治疗方法；20 世纪初进一步发现 ABO 血型、变应原及超敏反应，初步明确抗原和免疫的概念；1910 年确认病毒抗原，1917 年发现半抗原，使抗原的概念趋于成熟。

近半个世纪来，借助现代生物学技术，抗原（主要是抗原表位）的研究获得重要进展；20 世纪 70 年代对抗原-抗体复合物进行高分辨率晶体结构解析，发现抗体并非识别完整的蛋白分子，而是识别抗原分子中由 3~15 个氨基酸残基构成的连续或非连续序列，即抗原表位；借助肽扫描技术，确定表位内哪些氨基酸属必需、哪些则可替换；借助不断完善的表位鉴定积累和表位数据库，得以较准确地预测表位，结合高通量肽库技术，可在相对短的时间内（数周）确定新病原体的抗原表位组；通过解析抗原肽-MHC 分子复合物晶体结构，得以获得 T 细胞表位的结构信息，并发展出表位改造的策略和方法，为调控免疫应答奠定了基础。

随着对抗原的认识不断深入，极大地推动了临床医学进步。如 ABO、Rh 血型抗原的发现，使血型不合所致溶血得以避免；变应原的发现，阐明了变态反应的机制；20 世纪 50 年代，对同种异型抗原（HLA 抗原）的认识及相关研究，阐明了移植排斥反应的机

制，直接推进了临床器官移植术发展；20世纪50年代，澳大利亚免疫学家弗兰克·麦克法兰·伯内特（Frank MacFarlane Burnet）提出克隆选择学说，从识别自己（自身抗原）和非己（异物抗原）的角度阐明了抗体产生及获得性免疫耐受的机制。

特性　抗原一般均为有机物，具有两种重要属性，即免疫原性和反应原性。

免疫原性　抗原刺激机体免疫系统产生特异性免疫应答的能力，即抗原与特异性淋巴细胞受体结合，可使之活化、增殖、分化，最终产生免疫效应物质（抗体或致敏淋巴细胞）。抗原显示免疫原性的基础是其针对机体具有异物性，后者也是一种物质能成为抗原所必须具备的性质之一。异物的定义是：机体胚系基因编码产物之外的所有物质（分子化学结构与宿主自身成分相异），以及免疫细胞在发育中未曾接触过的物质。免疫系统具有区分"自己"和"非己"成分（异物）并排斥非己成分的能力。一般情况下，非宿主机体产生的抗原（如病原微生物）均属异物。此外，自身正常组织成分一旦发生突变或变异而出现新的成分（如肿瘤抗原），虽属宿主机体产生的抗原，但由非胚系基因编码，也被机体识别为异物。

具有良好免疫原性的抗原物质一般具备如下特性：①异物性：其化学结构与宿主自身成分相异，或机体免疫细胞在胚胎期未曾与其接触过。②具有一定的理化性状（如大分子胶体）、一定的化学组成和结构（如含芳香族氨基酸的蛋白质、某些多糖、与蛋白质载体结合的核酸等）、特定的分子构象及易接近性。

反应原性　抗原与其激发机体产生的免疫效应物质（抗体或致敏淋巴细胞）特异性结合的能力，亦称免疫反应性。抗原和抗体的结合，是这种能力的典型表现。凡具有免疫原性和免疫反应性的物质称为完全抗原，如大多数蛋白质、细菌、病毒等。仅有免疫反应性而无免疫原性的物质称为半抗原或不完全抗原。

分类　抗原种类繁多，可按如下原则分类：①根据抗原来源与机体的亲缘关系：分为异种抗原、同种异型抗原（如人类白细胞抗原、红细胞抗原等）、自身抗原、异嗜性抗原等。②根据抗原激发机体免疫应答对T细胞的依赖性：分为胸腺依赖性抗原、胸腺非依赖性抗原。③根据抗原是否来源于抗原提呈细胞：分为外源性抗原和内源性抗原。④根据抗原的功能属性：分为完全抗原和不完全抗原（即半抗原）。⑤根据抗原的化学组成：分为蛋白质抗原、脂蛋白抗原、糖蛋白抗原、多糖和核蛋白抗原等。

抗原的现代概念　随着对固有免疫及模式识别的研究逐渐深入，人们对抗原（免疫原）的概念也有所修正。病原体感染宿主后，是通过其自身所携带、与宿主截然不同的组分，分别诱导机体产生固有免疫与适应性免疫应答：①病原体的某些共有保守组分或损伤的自身细胞所释放的保守组分，通过与固有免疫细胞的模式识别受体（PRR）结合，诱导非特异性的固有免疫应答。②病原体抗原所含的特殊化学基团（表位），通过与T/B细胞表达的抗原识别受体（TCR/BCR）结合，诱导适应性免疫应答。

传统意义的抗原，仅指适应性免疫应答所针对的抗原（表位）。而按照现代免疫学概念，固有模式分子（IMP），包括病原相关模式分子/损伤相关模式分子，也参与诱导免疫应答，故与抗原一样，也应被视为"免疫原"。因此，广义上的免疫原，是指所有能启动、激发免疫应答（包括固有免疫和适应性免疫）的物质，涵盖诱导固有免疫的IMP和诱导适应性免疫的抗原。IMP与抗原不完全相同，前者仅具有免疫原性而无反应原性，其不能与固有免疫的效应产物（如细胞因子等）发生特异性结合。

（曹雪涛　吴玉章　陈建忠）

bàn kàng yuán

半抗原（hapten）　仅具有免疫反应性而无免疫原性的物质。又称不完全抗原。可与特异性抗体或致敏淋巴细胞结合，但单独不能刺激机体产生免疫应答。半抗原多为简单的小分子物质（如青霉素、磺胺等），其一旦与大分子蛋白质（载体）结合，即共同构成完全抗原，从而具有免疫原性，如青霉素本身无免疫原性，但注入机体后，青霉素的降解产物与组织蛋白结合而形成完全抗原，即可具有免疫原性，从而刺激机体产生抗青霉素抗体。一旦再次注射青霉素（半抗原），即可与体内已存在的抗青霉素抗体结合，导致超敏反应。

（曹雪涛　陈建忠）

kàng yuán zài tǐ

抗原载体（antigen carrier）　与半抗原结合可使之显示免疫原性、从而诱导机体产生免疫应答的物质。通常为大分子蛋白质。半抗原与载体结合而诱导抗体产生的现象称为半抗原-载体效应，其有赖于B细胞和T细胞间相互作用：在识别载体蛋白质而激活的T细胞辅助下，B细胞通过识别半抗原，可产生针对半抗原的特异性抗体。

（曹雪涛　陈建忠）

wánquán kàngyuán
完全抗原（complete antigen）

同时具有免疫原性和免疫反应性两种属性的物质。又称免疫原，即通常所指的抗原。

（曹雪涛　陈建忠）

gòngtóng kàngyuán
共同抗原（common antigen）

具有相同或相似抗原表位的两种抗原。又称交叉反应抗原。抗原-抗体反应中，针对一种抗原的特异性抗体，可与携带相同（或相似）表位的另一种抗原（即共同抗原）发生交叉反应。

（曹雪涛　陈建忠）

jiāochā fǎnyìng
交叉反应（cross reaction）

某一抗原诱导机体产生的抗体或免疫应答产物，可与携带相同（或相似）表位的另一抗原发生特异性结合的现象。是一种抗原-抗体反应。交叉反应可导致机体的病理损伤，也可被用于疾病预防，如A族溶血性链球菌与人肾小球基膜、心脏瓣膜等组织间存在共同抗原；感染该链球菌后刺激机体所产生的抗体，不仅可与A族溶血性链球菌结合，还可与肾小球基膜等组织结合，从而导致急性肾小球肾炎。

此外，不同种属病毒的抗原成分也可能存在共同表位，从而用于疾病预防，如牛痘病毒与人类天花病毒间存在共同抗原表位，人类接种牛痘疫苗后，所产生的抗体可与天花病毒发生交叉反应，从而预防天花。

（曹雪涛　陈建忠）

kàngyuán tèyìxìng
抗原特异性（antigenic specificity）

抗原与抗体及淋巴细胞受体专一性结合的性质。表现在两个方面：①免疫原性的特异性：指某一抗原仅能被表达特异性受体（TCR/BCR）的淋巴细胞识别，激发机体产生针对该抗原的特异性抗体和（或）致敏淋巴细胞。②反应原性的特异性：指某一抗原仅能与其诱导产生的相应抗体和（或）致敏淋巴细胞特异性结合而发生反应。特异性是免疫应答最重要的特点，也是免疫学诊断与防治的理论依据。根据抗原-抗体反应具有特异性这一特点，可借助免疫学手段区分某些甚至用精细化学方法都难以区别的物质之间的细微差异。决定抗原特异性的物质基础是抗原分子中的抗原表位。

（曹雪涛　陈建忠）

kàngyuán biǎowèi
抗原表位（antigen epitope）

抗原分子中决定抗原特异性的特殊化学基团。又称抗原决定基。抗原通过其表位与淋巴细胞表面抗原受体结合，激活淋巴细胞，产生免疫应答；抗原也通过其表位与相应抗体分子特异性结合，从而发挥免疫效应。严格意义上，抗体分子及淋巴细胞受体所识别、结合的并非完整抗原分子，而是抗原分子所携带的表位。因此，抗原表位（性质、数目和空间构象）是决定免疫应答特异性的物质基础（图）。

（曹雪涛　陈建忠）

kàngyuán jiéhéjià
抗原结合价（antigenic valence）

抗原分子中可与抗体结合的抗原表位总数。又称抗原功能价。多数天然抗原分子结构复杂，分子表面往往携带多个抗原表位，属于多价抗原。抗原结合价通常与表位数目呈正相关，如人血清白蛋白有4个表位，鸡卵清白蛋白有10个表位，牛血清白蛋白有18个表位，甲状腺球蛋白有40个表位。

可借助如下实验确定一种抗原所携带特定表位的数目：应用天然蛋白质或多糖类抗原免疫动物获得特异性抗体；在抗体中加入组成抗原表位的某些短肽或相

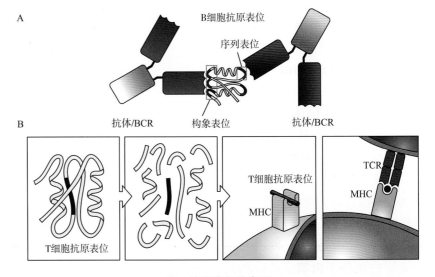

图　抗原表位的类型

注：A. B细胞表位：可被BCR或抗体直接识别，包括序列表位和构象表位；B. T细胞表位：为线性表位，通常位于蛋白抗原内部，抗原被抗原提呈细胞摄取和降解后，T细胞表位得以暴露并被TCR识别

应寡糖，使之与抗体竞争性结合；然后进行抗原-抗体反应，衡量反应被抑制的程度。

（曹雪涛　陈建忠）

miǎnyì xiǎnxìng jītuán
免疫显性基团（immunodominant group）

抗原表位的特异性由组成它的所有氨基酸残基共同决定，其中与抗体结合时比其他残基起更大作用的氨基酸残基。这些基团的大小及空间构型与相应抗体的抗原结合部位相适合。一般情况下，一个多肽表位含5~6个氨基酸残基；一个多糖表位含5~7个单糖；一个核酸半抗原表位含6~8个核苷酸。

（曹雪涛　陈建忠）

fùgàixìng biǎowèi
覆盖性表位（overlapping epitope）

以功能状态描述的抗原表位类型。抗原分子含不同表位，若一个表位与特异性抗体结合可能影响另一个表位与该抗体结合，前者即称为覆盖性表位。覆盖性表位间一般距离较近。反之，若不同表位各自结合特异性抗体而互不影响，则此类表位称为非覆盖性表位。

（曹雪涛　陈建忠）

gōngnéngxìng biǎowèi
功能性表位（functional epitope）

位于抗原分子表面、易被相应淋巴细胞受体或抗体分子识别、可直接启动免疫应答的表位。对与抗体结合而言，功能性表位既可是线性表位，也可是构象表位。

（曹雪涛　陈建忠）

yǐnbì biǎowèi
隐蔽表位（cryptic epitope）

隐藏于抗原分子内部，或密度较低，在初始免疫应答中不能被机体免疫系统识别从而不能直接激发免疫应答的表位。通过理化因素处理，可使抗原分子内部的隐蔽表位暴露，成为新的功能表位，从而激发免疫应答，此为抗原变性。如感染和创伤可使机体自身组织抗原变性，导致抗原的隐蔽表位暴露，被认为是自身免疫病的发病机制之一；某些药物作用于红细胞，可致红细胞隐蔽抗原暴露，激发机体产生针对红细胞抗原的抗体，在补体等参与下造成红细胞溶解，发生药物所致自身免疫性溶血。

此外，抗原物质被抗原提呈细胞摄取并加工、处理后，其隐蔽表位可被充分暴露而变为功能性表位，从而启动免疫应答。

（曹雪涛　高晓明　陈建忠）

T xìbāo biǎowèi
T 细胞表位（T cell epitope）

抗原分子中能被 T 细胞受体（TCR）识别的表位。简称 T 表位。一般位于抗原分子内部的疏水区，含 10~20 个氨基酸残基，多属线性表位。抗原须经抗原提呈细胞加工处理才能暴露 T 细胞表位，后者通过与 MHC 分子结合而被 TCR 识别。胸腺依赖性抗原分子可同时含有 T 细胞表位和 B 细胞表位。

（曹雪涛　陈建忠）

B xìbāo biǎowèi
B 细胞表位（B cell epitope）

抗原分子中能被 B 细胞受体（BCR）或抗体分子识别的表位。简称 B 表位。与 T 细胞表位不同，B 表位存在于抗原分子表面，BCR 或抗体可与 B 表位直接结合，而无须抗原提呈细胞对抗原进行加工、提呈及与 MHC 分子结合。B 细胞表位一般由 5~15 个氨基酸残基（多肽类）、5~7 个单糖（多糖类）或 5~7 核苷酸（核酸类）组成。绝大多数 B 细胞表位为构象（非线性）表位。构成 B 表位的氨基酸残基或单糖须形成严格的三维空间构型，才能保证 BCR 或抗体分子高变区对其的严格识别和结合。因此，B 细胞表位一般位于抗原三维大分子表面的氨基酸长链或糖链弯曲折叠处。若蛋白质抗原发生变性，其三维结构被破坏或折叠不正确，则 B 细胞表位功能即丧失。

某些情况下，B 表位也可是线性表位，如天然状态的线性表位位于蛋白质表面或呈延伸的构象，可直接被 BCR 或抗体识别。此外，简单的连续多肽序列所形成的 α 螺旋也可作为一种 B 细胞构象表位与抗体特异性结合。

（曹雪涛　陈建忠）

xiànxìng biǎowèi
线性表位（linear epitope）

由顺序相连的氨基酸残基所组成的表位。又称连续表位。主要存在于抗原分子内的疏水区，其免疫原性与抗原分子的立体构型无关。线性表位可被 T 细胞受体和 B 细胞受体识别。糖类和磷脂类抗原表位通常通过共价结构连接而成，属线性表位；蛋白抗原既有线性表位也有构象表位。位于天然蛋白质表面的线性表位易接近抗体并与之结合，但多数线性表位位于天然蛋白质内部，不易接近抗体，仅在蛋白质变性后才可与抗体结合。

（曹雪涛　陈建忠）

gòuxiàng biǎowèi
构象表位（conformational epitope）

序列不相连、依赖于蛋白质或多糖空间构象而形成的抗原表位。构象表位一般存在于抗原分子表面，又称不连续表位。加热或化学修饰可致抗原分子变性而使空间构型遭破坏，从而降低抗原的免疫原性和免疫反应性，丧失与抗体分子结合的能力。

（曹雪涛　陈建忠）

yìzhǒng kàngyuán

异种抗原 (xenoantigen)

来自于另一物种的抗原性物质。对人体而言，病原微生物及其产物、植物蛋白、用于治疗目的的动物血清及异种器官移植物等均属异种抗原。通常情况下，异种抗原的免疫原性比较强，易激发机体产生较强免疫应答。异种抗原的免疫原性与种系间进化距离有关，种系距离越远，免疫原性越强。

病原微生物及其产物对人体均有强免疫原性：①细菌、病毒等微生物：抗原结构十分复杂，是多种抗原的复合体，感染宿主后可有效诱导机体产生适应性免疫应答。②细菌外毒素和类毒素：如白喉类毒素和破伤风类毒素等，在感染中及免疫接种后均可诱导机体产生较强免疫应答。③抗毒素：是用类毒素接种动物（如马）所制备的免疫血清或精制抗体。可通过中和相应细菌毒素而发挥防治感染的作用，但也可引发超敏反应，故应用前须做皮肤过敏试验。④异嗜性抗原：指某些微生物与人体某些组织抗原具有共同表位（如溶血性链球菌与肾小球基膜、心肌组织之间；大肠埃希菌与结肠黏膜之间），可因交叉反应而引发自身免疫病。

（曹雪涛　陈建忠）

tóngzhǒng yìxíng kàngyuán

同种异型抗原 (alloantigen)

同一种属不同个体间由于等位基因差异而表达的不同抗原。又称同种抗原或同种异体抗原。某一个体（供者）的细胞或组织进入同种另一个体（受者）体内，可激发受者产生针对移植物的免疫应答。

人的同种异型抗原主要有两类：①红细胞血型抗原：已发现40余个红细胞抗原系统，包括ABO血型系统（A1、A2、B、H抗原）、Rh血型系统（D、C、E、L、W抗原）等。若进行违反临床规范的ABO血型不符的输血或实体器官移植，可发生严重的输血反应或超急性排斥反应。②人类白细胞抗原（HLA）：即人的主要组织相容性抗原，表达于机体全部有核细胞（包括白细胞）表面，是人体内最为复杂的同种异型抗原。其具有高度多态性，是导致同种异体间组织及器官移植排斥反应的主要原因。

（曹雪涛　陈建忠）

xiōngxiàn yīlàixìng kàngyuán

胸腺依赖性抗原 (thymus dependent antigen, TD-Ag)

在T细胞辅助下才能刺激B细胞分化为浆细胞而产生抗体的抗原。又称T细胞依赖性抗原。绝大多数蛋白质抗原属胸腺依赖性抗原。其特点为：分子量大，表位多，既有可被T细胞识别的T表位，也有可供B细胞识别的B表位。TD-Ag刺激机体主要产生IgG类抗体，也产生IgM，可发生抗体类别转换和亲和力成熟，诱导细胞免疫应答，并有免疫记忆。

B细胞针对TD-Ag产生抗体有赖于T细胞辅助，依据为：在半抗原-载体效应中，若缺乏T细胞识别蛋白质载体，则B细胞不能针对半抗原产生抗体。例如：高血糖素经胰蛋白酶消化后水解为2个片段，T细胞识别其C端（相当于载体），B细胞识别其N端（相当于半抗原），B细胞须在T细胞辅助下才能被激活并产生抗体。

（曹雪涛　陈建忠）

xiōngxiàn fēiyīlàixìng kàngyuán

胸腺非依赖性抗原 (thymus independent antigen, TI-Ag)

无需T细胞辅助即可刺激B细胞产生抗体的抗原。又称T细胞非依赖性抗原。包括细菌多糖（如肺炎球菌荚膜多糖、大肠埃希菌脂多糖）、聚合鞭毛素、右旋糖酐、聚乙烯吡咯酮等。特点为：抗原分子上有重复出现的同一抗原表位，降解缓慢，无载体表位故不能激活T细胞，只能激发B细胞产生IgM，通常不发生抗体亲和力成熟和类别转换，也无免疫记忆。TI-Ag可分为两型，即1型胸腺非依赖性抗原和2型胸腺非依赖性抗原。

（曹雪涛　陈建忠）

1 xíng xiōngxiàn fēiyīlàixìng kàngyuán

1 型胸腺非依赖性抗原 (type 1 thymus-independent antigen, TI-1 Ag)

胸腺非依赖性抗原的一个亚型，既含抗原表位，又含丝裂原样结构。高浓度TI-1 Ag可与相应受体〔如Toll样受体（TLR）〕直接结合而发挥丝裂原效应，不通过B细胞受体（BCR）而非特异性激活多克隆B细胞。低浓度TI-1 Ag（比多克隆激活剂量低 $10^3 \sim 10^5$）则无多克隆激活作用，其激活B细胞的作用有赖双信号：①BCR与TI-1 Ag表位结合，产生第一信号。②B细胞表面丝裂原受体与TI-1 Ag所含相应丝裂原组分结合，产生第二信号。

TI-1 Ag一般为细菌胞壁成分，典型者如脂多糖（LPS），具有强的丝裂原活性，可发挥多克隆B细胞激活剂的作用，并能激活补体旁路途径，但不介导抗体类别转换、亲和力成熟及记忆B细胞形成。B细胞对TI-1 Ag的应答在机体抵御某些胞外病原体感染中发挥重要作用，因其无需Th细胞预先致敏和克隆扩增，故产生先于针对胸腺依赖性抗原的免疫应答。

（曹雪涛　陈建忠）

2 xíng xiōngxiàn fēiyīlàixìng kàngyuán

2 型胸腺非依赖性抗原（type 2 thymus-independent antigen，TI-2 Ag）

胸腺非依赖抗原的一种亚型，其分子结构呈线性排列，含高度重复、相同的 B 表位，且在体内不易降解。分子结构呈线性排列，含高度重复、相同的 B 表位，且在体内不易降解。肺炎球菌荚膜多糖、聚合鞭毛素等均属 TI-2 Ag。TI-2 Ag 不具有 B 细胞丝裂原特性，其通过与成熟 B 细胞受体（BCR）发生广泛交联形成帽化，从而激活 B 细胞，但也可诱导成熟 B 细胞失能。TI-2 Ag 激活 B 细胞导致不同结果，可能主要取决于抗原表位的密度：密度过低，BCR 交联程度不足以激活 B 细胞；密度过高，可致 B 细胞失能（图）。

B 细胞对 TI-2 Ag 的应答具有重要生理意义：多数胞外菌含胞壁多糖成分，可抵抗吞噬细胞直接吞噬和杀伤；TI-2 Ag 通过直接激活 B 细胞，在无需 T 细胞辅助的情况下，可诱导机体迅速产生抗细菌荚膜多糖的抗体，从而促进吞噬细胞对细菌的吞噬和杀伤。

（曹雪涛　陈建忠）

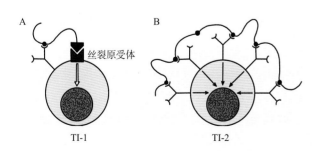

图　胸腺非依赖性抗原的类别

注：A. TI-1 Ag：含可与 BCR 结合的抗原表位，也含可与丝裂原受体结合的丝裂原样结构；B. TI-2 Ag：含多个重复 B 细胞表位，可通过交联 BCR 而激活 B 细胞

zìshēn kàngyuán

自身抗原（autoantigen）

能激发机体产生免疫应答的自身组织成分。自身组织通常对机体无免疫原性，但某些异常情况可致自身成分发生改变，使其被免疫系统视为"非己"物质，从而具有免疫原性。如某些理化因素（射线、药物）或生物因素（外伤、感染）可致自身成分结构发生改变。胚胎期未与免疫细胞接触过的隐蔽性自身成分（如眼晶体蛋白、甲状腺球蛋白、精子抗原）被释放，一旦与相应淋巴细胞接触，即被视为外来物质而产生免疫应答。这些性质发生改变的自身成分是某些自身免疫病（如自身免疫性交感性眼炎、自身免疫性溶血性贫血、类风湿关节炎等）的致病抗原。

（曹雪涛　陈建忠）

yìshìxìng kàngyuán

异嗜性抗原（heterophile antigen）

与种属特异性无关，存在于某些动物、植物、微生物等不同种属生物间的共同抗原。又称福斯曼（Forssman）抗原。由约翰·卡尔·奥古斯特·福斯曼（John Karl August Forssman）首先发现，用豚鼠肝、肾、肾上腺、睾丸及脑组织的盐水悬液免疫家兔，可产生高效价抗体，该抗体不仅可与所来源的器官发生反应，还能凝集绵羊红细胞。

特点：通常是蛋白质与脂多糖结合的复合物；一般不含硫和磷，耐热；存在于许多动物（如绵羊、马、豚鼠）红细胞表面，以及细菌（如肺炎球菌、痢疾、伤寒、副伤寒）的特定菌株中，可能构成细胞壁成分。此外，人和大鼠、兔等动物体内存在抗异嗜性抗原的天然抗体，可使绵羊、马、豚鼠红细胞凝集。异嗜性抗原是引发病理过程的免疫学因素，如溶血性链球菌的多糖和蛋白质抗原与人体心肌、心瓣膜或肾小球基膜之间可具有共同抗原（或抗原表位），机体感染溶血性链球菌并产生相应抗体，后者通过与表达相关异嗜性抗原的组织结合而导致组织损伤，临床表现为心肌炎或肾小球肾炎。大肠埃希菌 O14 型的脂多糖组分与人结肠黏膜间也存在异嗜性抗原，从而可参与溃疡性结肠炎发病。

应用：协助诊断，如由牛心肌提取的心肌类脂与梅毒螺旋体有共同抗原，利用牛心肌提取液检测患者体内抗梅毒抗体，可作为梅毒感染的诊断依据；某些立克次体与变形杆菌间有异嗜性抗原，临床上可用变形杆菌 OX19 和 OX2 株代替立克次体作为抗原，用于辅助诊断斑疹伤寒，此即外-斐（Weil-Felix）反应；引发原发性非典型肺炎的支原体与 MG 株链球菌间也存在异嗜性抗原，可用异嗜性凝集反应辅助诊断非典型肺炎是否为支原体感染。

（曹雪涛　陈建忠）

wàiyuánxìng kàngyuán

外源性抗原（exogenous antigen）

并非由抗原提呈细胞（APC）自身所产生，而是通过胞吞、胞饮和受体介导内吞等作用被 APC 摄入的抗原。其在 APC 的内体中被溶酶体酶等降解，并与 MHC Ⅱ 类分子结合，以抗原肽-MHC Ⅱ 类分子复合物的形式被提呈给 CD4[+]T 细胞。外源性抗原包括各种天然抗原（动物/植物蛋白质、微生物、同种异型抗原等）、人工抗原（与化学物质结合的天然抗原如偶氮蛋白等）、合成抗原（化学合成的高分子氨基酸聚合物）、基因工程抗原（如基因工程疫苗）等。简言之，凡进入 APC 内体加工的抗原均属外源性抗原。

（曹雪涛　陈建忠）

nèiyuánxìng kàngyuán

内源性抗原（endogenous antigen）

产生于机体有核细胞（包括非专职抗原提呈细胞）内的抗原。又称胞质溶胶抗原。包括自身隐蔽抗原、变性的自身成分、T 细胞受体（TCR）和 B 细胞受体（BCR）的独特型表位、肿瘤抗原、病毒感染细胞合成的抗原等。内源性抗原在胞质溶胶内被蛋白酶体降解，所形成的抗原肽进入内质网腔并与 MHC Ⅰ类分子结合，以抗原肽-MHC Ⅰ类分子复合物形式被提呈给 CD8[+]T 细胞。内源性抗原有别于外源性抗原，二者在细胞内加工的部位、所结合的 MHC 分子类别及发生结合的区室、加工过程中涉及的酶、抗原肽在胞内转运中所需的信号及伴侣蛋白等均各异。

（曹雪涛　陈建忠　李楠）

kēlì kàngyuán

颗粒抗原（particulate antigen）

物理形态呈颗粒状的抗原。包括完整的病原微生物和外来的细胞性抗原（包括细菌、支原体、衣原体、立克次体、红细胞等）等，其主要被巨噬细胞吞噬、加工、提呈。颗粒抗原相对较大，表面有多种不同表位，与相应抗体结合可出现颗粒物凝集现象（如红细胞凝集）。

（曹雪涛　陈建忠）

kěróngxìng kàngyuán

可溶性抗原（soluble antigen）

物理性状呈可溶性的抗原。包括蛋白质、多糖和结合蛋白（如糖蛋白、脂蛋白和核蛋白等），其免疫原性比颗粒抗原弱。蛋白质抗原是主要的可溶性抗原，在水溶液中能形成亲水胶体，通过与相应抗体结合而形成抗原-抗体复合物，在一定条件下出现肉眼可见的沉淀（称为沉淀反应）。

（曹雪涛　陈建忠）

xuèxíng kàngyuán

血型抗原（blood group antigen）

表达于红细胞表面的同种异型抗原。化学成分多为糖类、糖蛋白或糖脂。人类已确认的血型系统有 30 余种，如 ABO 血型系统、Rh（恒河猴因子）血型系统、MNS 血型系统、P 血型系统等，以前两种最为重要。血型抗原对输血具有重要意义，供-受者血型不符的输血可出现溶血反应，导致溶血性贫血、肾衰竭、休克甚至死亡。此外，血型抗原与器官移植、新生儿溶血病、自身免疫性溶血性贫血等发病密切相关，涉及人类学和遗传学研究领域。

（曹雪涛　陈建忠）

duōtáng kàngyuán

多糖抗原（polysaccharide antigen）

化学组分是糖类的抗原。多糖抗原或含多糖的抗原包括细菌荚膜、内毒素、血型物质及葡聚糖、果聚糖等，某些共同抗原（如异嗜性抗原）也属多糖抗原。多糖抗原分子须达到一定大小才能诱导免疫应答，如葡聚糖分子量大于 600kD 才能诱导免疫应答，小于 100kD 则无免疫原性。多糖抗原的表位一般由 6 个单糖组成，空间构象与抗原特性有关。多糖抗原属胸腺非依赖性抗原，一般刺激机体产生 IgM 类抗体。

（曹雪涛　陈建忠）

zhīlèi kàngyuán

脂类抗原（lipid antigen）

化学组分含脂类的抗原。一般为半抗原，常见于病原体的细胞壁、外膜、病毒包膜和脂多糖，其与多肽或多糖结合后可显示免疫原性。脂类抗原可由 CD1 分子提呈给 T 细胞：CD1b 和 CD1c 主要提呈分枝杆菌细胞壁成分，包括糖脂和磷脂（如分枝菌酸、葡萄糖单霉菌酸脂、脂阿拉伯甘露聚糖等）；CD1d 分子可提呈酰基鞘氨醇。微生物来源的脂类抗原被抗原提呈细胞吞噬、内化，在内体中与 CD1 分子结合为具有免疫原性的复合物并表达于细胞表面，供特定双阴性 T 细胞识别，如恒定链自然杀伤 T 细胞。

（曹雪涛　陈建忠）

chāokàngyuán

超抗原（superantigen，SAg）

可强烈刺激多克隆 T/B 淋巴细胞活化的物质。包括不同类别：根据来源，可分为外源性超抗原和内源性超抗原；根据其激活淋巴细胞的类型，可分为 T 细胞超抗原和 B 细胞超抗原。作用特点：可与 T 细胞受体（TCR）和 B 细胞受体（BCR）的抗原结合凹槽外部位结合，从而非特异性促进大量 T/B 细胞克隆激活和增殖。蛋白质抗原一般仅能激活机体 T 细胞库中 $1/10^6 \sim 1/10^4$ 的 T 细胞，而超抗原可激活 T 细胞库中 2%~20% 的 T 细胞。

功能：超抗原通过激活大量淋巴细胞激活并分泌多种细胞因子，发挥生物学效应：①参与某些病理过程：超抗原刺激大量 T 细胞激活及产生多种细胞因子，进而诱导巨噬细胞及其他免疫细胞激活。这种过强的应答（尤其是大量细胞因子的作用）可导致毒性效应，引起发热、体重减轻、渗透压平衡失调等，从而参与细菌性食物中毒、某些类型休克、艾滋病等的发生发展。人类免疫缺陷病毒（HIV）的 gp120 作为 B 细胞超抗原，在 HIV 致病过程中发挥重要作用。②参与自身免疫病：超抗原通过激活体内自身反应性 T 细胞和 B 细胞，或在 T 细胞 TCR Vβ 与 B 细胞表面 MHC Ⅱ 类分子间发挥桥联作用，可激活多克隆 B 细胞，产生自身抗体。如类风湿关节炎患者体内产生类风湿因子（RF）的 B 细胞有 85% 属 V_H3 家族。V_H3 特异性超抗原可作为起始因子而激发自身免疫应答。③介导免疫抑制和免疫耐受：超抗原强刺激下，T 细胞可能因过度激活而被耗竭，导致 T 细胞功能或数量失调，继发免疫抑制状态。大量微生物超抗原的长期刺激，可引起 B 细胞克隆失能或 V_H 限制性 B 细胞克隆被清除，这是中枢和外周免疫耐受的机制之一。④抗肿瘤效应：超抗原直接激活大量细胞毒性 T 细胞（CTL）及其他 T 细胞亚类，通过发挥细胞毒效应及分泌多种细胞因子而显示抗肿瘤效应。已发现，金黄色葡萄球菌肠毒素 A 或 B 能激活 CTL，杀伤 MHC Ⅰ 类抗原阳性的结肠癌细胞。

（曹雪涛　陈建忠）

wàiyuánxìng chāokàngyuán

外源性超抗原（exogenous superantigen）

由细菌分泌、具有超抗原活性的外毒素。包括金黄色葡萄球菌肠毒素（SE）、毒性休克综合征毒素 - 1（TSST-1）、表皮剥脱性毒素（EXT）、关节炎支原体丝裂原（MAM）、小肠结肠炎耶尔森菌膜蛋白等。外源性超抗原对靶细胞无直接损伤作用，

但能与抗原提呈细胞表面 MHC Ⅱ 类分子及 T 细胞表面特定 TCR Vβ 结合，通过激活大量 T 细胞（主要是 $CD4^+$ T 细胞）而介导病理性损伤。如 SEA ～ SEE 是一组对热稳定的可溶性蛋白质，可抵抗胃肠液中蛋白酶水解作用，其通过激活 T 细胞并使之释放大量的细胞因子（如 IL-1、IL-2、IFN-γ、TNF-α 等），导致全身性免疫抑制；MAM 来源于小鼠关节炎支原体，可能与风湿性疾病的发生、发展密切相关。

（曹雪涛　陈建忠）

nèiyuánxìng chāokàngyuán

内源性超抗原（endogenous superantigen）

病毒（主要是反转录病毒）感染机体（主要是小鼠）后，病毒 DNA 整合至宿主细胞 DNA 中，所表达的具有超抗原（SAg）性质的蛋白产物。小鼠乳腺肿瘤病毒侵入淋巴细胞，其 DNA 整合至淋巴细胞 DNA 中，在体内可持续表达病毒蛋白质产物，属内源性 SAg，为 Ⅱ 型跨膜蛋白（45kD），又称小鼠次要淋巴细胞刺激抗原（MLSA）。MLSA 通过激活大量 Th 细胞，可辅助 B 细胞增殖并促进病毒在 B 细胞内复制。此外，人类免疫缺陷病毒（HIV）在体内的某些表达产物属人的内源性 SAg。

（曹雪涛　陈建忠）

T xìbāo chāokàngyuán

T 细胞超抗原（T cell superantigen）

可大量激活 T 细胞（主要是 αβ T 细胞，也包括 γδ T 细胞）的超抗原。典型代表是金黄色葡萄球菌肠毒素（SE），属外源性超抗原。SE 分子由 2 个不同结构域折叠而成：N 端 β 桶状结构域可与 MHC Ⅱ 类分子结合，C 端 α 螺旋结构域可与 TCR β 链 V 区结合，从而形成 TCR Vβ-超抗

原-MHC Ⅱ 类分子复合物。超抗原一般不进入 MHC 分子的抗原结合槽，无需抗原提呈细胞（APC）对超抗原进行加工提呈。

与普通抗原相比，T 细胞超抗原具有不同特点：①强大的刺激能力：一般多肽抗原刺激机体后，仅能激活体内 T 细胞库中 $1/10^6 \sim 1/10^4$ 的 T 细胞，而超抗原在较低浓度（10^{-12} 克分子）下即可刺激大量表达 TCR Vβ 的 T 细胞增殖，被激活的 T 细胞占体内 T 细胞克隆总数的 2% ～ 20%。②无需抗原处理：典型的多肽抗原须经 APC 处理，在 APC 表面以 pMHC Ⅱ 形式被提呈。超抗原无须经 APC 处理即可被 T 细胞识别，其分子的一端直接与 APC 表面 MHC Ⅱ 类分子非多态性区域结合，另一端与 T 细胞 TCR β 链 V 区连接，从而产生激活信号（图）。③与 T 细胞相互作用无 MHC 限制性：超抗原与 APC 表面 MHC Ⅱ 类分子结合，但不受 MHC Ⅱ 类型别限制，即不论 APC 与应答 T 细胞间所表达 MHC 型别是否相同，T 细胞均能接受刺激而增殖。④选择性取用 TCR β 链 V 区：超抗原仅选择性与 TCR β 链 V 片段结合，且这种结合并非完全随机，不同超抗原仅选择性激活表达特定 TCR Vβ 链片段的 T 细胞。TCR Vβ 基因共有 64 个片段，并分为 22 个不同的家族。一种超抗原通常专一性地与某些（数个）Vβ 家族的片段结合，从而选择性激活表达相应 Vβ 链的 T 细胞。金黄色葡萄球菌肠毒素 D（SED）专一结合 Vβ12 片段，激活 Vβ12 阳性 T 细胞群；毒性休克综合征毒素 - 1（TSST-1）专一结合 Vβ2 片段。⑤与丝裂原相比有不同特点：丝裂原可直接刺激 T 细胞使之增殖，无须表达 MHC

Ⅱ类分子的 APC 存在；而超抗原须与 MHC Ⅱ类分子结合成复合物才能刺激相应 T 细胞。因此，超抗原激活 T 细胞的量比丝裂原少。

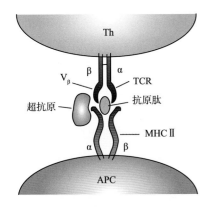

图 超抗原激活 T 细胞的机制

注：普通抗原肽结合于 MHCⅡ类分子多态样区的肽结合槽，由 TCR（α、β链 V 区）识别；超抗原直接与 MHCⅡ类分子非多态样区和 TCRβ 链 V 区结合，无 MHC 限制性

（曹雪涛 陈建忠）

B xìbāo chāokàngyuán

B 细胞超抗原（B cell superantigen）

可非特异刺激 B 细胞大量增殖及产生抗体的超抗原。主要与 B 细胞受体（BCR）及免疫球蛋白可变区重链片段的 V_H3 相互作用。V_H3 基因家族是人类 7 个 V_H 基因家族中最大的一个，人体 30%~60% 的 B 细胞均表达其产物，故 B 细胞超抗原可与高比例 B 细胞及血清免疫球蛋白结合。葡萄球菌 A 蛋白（SPA）是研究最为深入的 B 细胞超抗原，其他还包括人类免疫缺陷病毒（HIV）的 gp120 糖蛋白和人肠相关涎蛋白 Fv（pFv）、人类唾液蛋白 Fv、消化链球菌外膜蛋白 L、金黄色葡萄球菌肠毒素 D 等。

B 细胞超抗原可选择性结合重链 V_H3 基因家族的 BCR Fab 段（V_HFR3）。以 SPA 为例：人的 22 个功能性 V_H3 种系基因中，有 16 个基因能编码 SPA 的结合位点。因此，SPA 可激活外周循环中 25%~46% 的 B 细胞，而一般抗原仅能激活少于 0.1% 的静止 B 细胞。B 细胞超抗原的发现扩展了对疾病发病机制的认识，如 HIV 的 gp120 作为 B 细胞超抗原可诱导大量 B 细胞增殖、分化并产生抗体，但也可诱导 B 细胞凋亡，故 HIV 感染引发艾滋病不仅与 $CD4^+T$ 细胞减少相关，也与 B 细胞受损相关；B 细胞超抗原促进 B 细胞产生抗体，由此形成大量免疫复合物，可通过激活补体经典途径而损伤组织细胞。

（曹雪涛 陈建忠）

sīlièyuán

丝裂原（mitogen）

能在体外促进 T、B 淋巴细胞发生有丝分裂的非特异性多克隆刺激剂。又称有丝分裂原，能使某一群淋巴细胞的所有克隆均被激活。属外源性凝集素，多为植物种子中提取的糖蛋白及细菌结构成分或产物等。此外，某些抗淋巴细胞表面标志（如 CD3）的单克隆抗体也具有丝裂原样效应。丝裂原在体外可刺激静止的淋巴细胞转化为淋巴母细胞，表现为体积增大、胞质增多、DNA 合成增加、出现有丝分裂等。丝裂原刺激淋巴细胞发生扩增的机制是：静止期淋巴细胞处于 G_0 期，丝裂原可使其迅速转为 G_1 期而进入分裂周期。

T/B 细胞可分别对不同丝裂原产生反应：T 细胞丝裂原为植物凝集素（PHA）和伴刀豆球蛋白 A（ConA），均来自豆科植物；B 细胞丝裂原为脂多糖（LPS），来自革兰阴性（G^-）菌胞壁成分；美洲商陆丝裂原（PWM）也来自植物，可同时刺激 T 细胞和 B 细胞。借助淋巴细胞对丝裂原刺激产生增殖反应，可检测机体免疫系统功能状态。此外，丝裂原还可激活细胞毒性 T 细胞（CTL），启动凝集素依赖性细胞介导的细胞毒作用（LDCC）。

（曹雪涛 陈建忠）

bàndāodòuqiúdànbái A

伴刀豆球蛋白 A（concanavalin A，Con A）

从刀豆中提取的球蛋白。又称刀豆蛋白 A 或刀豆凝集素，是一种 T 细胞丝裂原，对富含甘露糖的糖类有高亲和力，故被用于分离糖蛋白各组分和作为细胞表面糖类的配体。Con A（104~112kD）为同源四聚体，每一单体含 235 个氨基酸残基，等电点 4.5~5.5。功能为：①作为植物丝裂原，可介导 T 细胞有丝分裂。②作为豆科植物凝集素家族成员，可与糖类、糖蛋白、糖脂等分子内部非还原末端的 α-D-甘露糖基团和 α-D-葡萄糖基团结合，并能凝集羊、马、犬、兔、猪、大鼠、小鼠、豚鼠等动物及人红细胞。免疫学实验中，Con A 被广泛用作 T 细胞多克隆激活剂。

（曹雪涛 陈建忠）

zhíwù níngjísù

植物凝集素（phytohemagglutinin，PHA）

从豆科植物提取的对 T 细胞有促分裂原作用的蛋白质。在红芸豆和白芸豆中含量最高，由两种紧密相关的蛋白组成：①白细胞凝集素（PHA-L）：可凝集白细胞，但不凝集红细胞，具有丝裂原活性。②红细胞凝集素（PHA-E）：可凝集红细胞，但无丝裂原活性。T 细胞表面表达一种由半乳糖、N-乙酰氨基葡萄糖和甘露糖组成的复合物，后者可直接与 PHA 结合。免疫学实验中，PHA 被广泛用作 T 细胞多克隆激活剂。

（曹雪涛 陈建忠）

měizhōu shānglù sīlièyuán

美洲商陆丝裂原（pokeweed mitogen，PWM）

从商陆科植物美洲商陆提取的可刺激 T 细胞和 B 细胞增殖的植物凝集素。PWM 是由至少 5 种具有丝裂原活性的蛋白组成的混合体（分子量 19~31kD）。高度纯化的 PWM 单独不能介导 B 细胞增殖，当其与细菌来源的脂蛋白、脂多糖或 DNA 共同作用，才能引起 B 细胞增殖。免疫学实验中，PWM 作为多克隆激活剂，主要用于体外测定 B 细胞功能。

（曹雪涛　陈建忠）

pútáoqiújūn A dànbái

葡萄球菌 A 蛋白（staphylo-coccal protein A，SPA）

来自金黄色葡萄球菌细胞壁的表面蛋白。SPA 分子（56kD）含 5 个免疫球蛋白结合结构域。多数情况下，SPA 与免疫球蛋白重链 Fc 片段结合。针对不同免疫球蛋白类别及亚类，SPA 与之结合具有选择性，如高亲和力结合人 IgG1、IgG2 及小鼠 IgG2a、IgG2b；不能与人 IgD、IgG3 及小鼠 IgM、IgA 和 IgE 结合。每个 SPA 分子可同时结合 2 个 IgG 分子，既可与识别抗原的 IgG 抗体结合，也能与标记荧光素、过氧化物酶、胶体金和铁蛋白的免疫球蛋白结合。

SPA 多用于免疫学试验：①借助 SPA 与免疫球蛋白 Fc 段的高亲和力结合，用于提纯、分析免疫球蛋白，也可在生物制药中作为良好的载体。②借助 SPA 具有双价结合力，用于免疫标记技术。③借助 SPA 的 B 细胞多克隆激活剂特性，诱导体外培养的 B 细胞增殖。此外，SPA 作为 B 细胞超抗原，可通过与人 V_H3 家族的 Fab 段结合而发挥作用。

（曹雪涛　陈建忠）

miǎnyì qìguān

免疫器官（immune organ）

免疫细胞发生、发展、成熟和产生免疫应答的场所。包括中枢免疫器官和外周免疫器官（图）。中枢免疫器官包括骨髓和胸腺，是淋巴细胞发生和分化发育的场所，由此产生的成熟淋巴细胞进入血液循环，被输送至外周免疫器官。淋巴结、脾、黏膜相关淋巴组织等共同组成外周免疫器官，是接受外来抗原刺激后产生免疫应答的场所，其中的免疫细胞可通过血循环和淋巴循环而在全身流动（即淋巴细胞再循环），使免疫细胞有更多机会接触抗原并产生免疫应答。

（张　毓）

zhōngshū miǎnyì qìguān

中枢免疫器官（central im-mune organ）

免疫细胞发生、发育、分化、成熟的场所。又称初级淋巴器官。可对外周免疫器官的发育起主导作用，包括胎肝、禽类法氏囊（腔上囊）、骨髓和胸腺等。法氏囊的功能相当于哺乳类的骨髓。哺乳动物胚胎期的主要造血器官是胎肝，随后造血功能逐渐被骨髓取代。骨髓是各类免疫细胞发源地，也是 B 细胞、自然杀伤（NK）细胞等分化和成熟的场所。胸腺是 T 细胞分化和成熟的场所。二者分别为 T 细胞和 B 细胞发育提供必不可少的微环境。在基质细胞来源的各种信号作用下，造血祖细胞逐渐丧失向其他谱系血细胞分化的潜能，转变为 T 细胞谱系或 B 细胞谱系限定的前体细胞。随后，细胞开始重排 T 细胞受体（TCR）或免疫球蛋白的编码基因。基因重排是介导适应性免疫应答的淋巴细

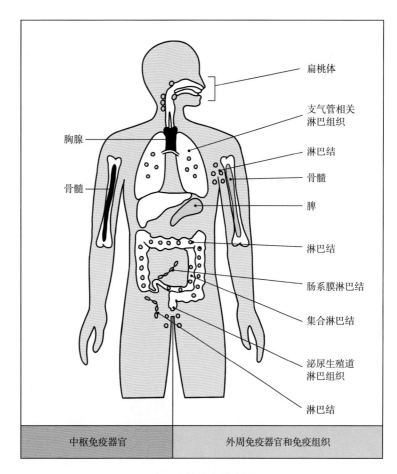

图　人体的免疫器官

胞发育中独有的事件，藉此淋巴细胞可表达高度多样性的抗原受体，以识别各种不同抗原。

由于基因重排的随机性，新产生的淋巴细胞群体必然包含部分可对自身抗原产生应答的细胞。但针对自身抗原的T细胞功能成熟前，自身抗原与其受体交联可诱导淋巴细胞凋亡，从而选择性清除自身反应性细胞，此过程即阴性选择。此外，由于TCR识别的对象是抗原肽和主要组织相容性分子（MHC）组成的复合物，而TCR并不天然具有与自身MHC的亲和性，故发育中的T细胞还需经历阳性选择，以筛选出可结合自身MHC的T细胞。

免疫细胞在个体发育中，也遵循固有免疫在前，适应性免疫在后的规律。参与固有免疫应答的细胞有NK细胞、单核/巨噬细胞、树突状细胞（DC）、粒细胞、肥大细胞、B1细胞、NK T细胞、γδ T细胞等。适应性免疫应答主要由T细胞（αβ T细胞）和B细胞（B2细胞）承担。

免疫细胞的个体发育涉及造血干细胞（HSC）及其分化而成的多能干细胞（MSC）和肥大细胞前体（MCP）。MSC可进一步分化为NK/T细胞前体、共同淋巴样祖细胞（CLP）和共同髓样祖细胞（CMP）。骨髓内NK/T细胞前体可分化为骨髓NK细胞或淋巴系DC，NK/T细胞前体一旦迁移至胸腺，则分化为成熟的T细胞、胸腺NK细胞、NK T细胞或胸腺淋巴系DC。CLP在骨髓内分化为B细胞或淋巴系DC；CMP在骨髓内分化为中性粒细胞、嗜碱性粒细胞、嗜酸性粒细胞、单核细胞、巨核细胞、红细胞或髓系DC。单核细胞在骨髓内分化成熟后进入外周血，继而进入各器官，分化为不同组织的巨噬细胞。

（张　毓）

gǔsuǐ
骨髓（bone marrow）　哺乳动物的中枢免疫器官，即骨髓腔中的软组织，是各类血细胞和免疫细胞分化发育的场所。骨髓分为红髓和黄髓，前者主要由造血组织构成，后者主要是脂肪组织。红髓和黄髓的比例随年龄增长而改变，初生时均为红髓，其后黄髓逐渐增加。成年后，红髓仅占骨髓的一半，主要位于扁骨和长骨骨骺部。严重失血时，黄髓又可转变为红髓，以产生更多血细胞。红髓的造血组织主要由基质细胞和不同发育阶段的造血细胞组成。基质细胞包括成纤维细胞、巨噬细胞、脂肪细胞、成骨细胞、破骨细胞及内皮细胞等，它们共同构成造血细胞发育分化所必需的微环境，在造血细胞更新、分化和发育中发挥重要调控作用。造血干细胞是骨髓中最原始的造血细胞，不仅可分化为不同谱系血细胞，且具有自我更新能力，从而维持一定规模的干细胞池和持续的造血功能。

在微环境信号诱导下，造血干细胞首先分化为多能祖细胞，不再保持自我更新能力，但仍维持多向分化潜能。随后，多能祖细胞分化为巨核/红细胞系祖细胞和淋巴系预激的多能祖细胞（LPMP），这是造血细胞发育中第一个分叉点。进一步，髓系和淋巴细胞系分别发育，成为单核/粒细胞系祖细胞和淋巴细胞系祖细胞。前者继续发育为单核细胞、粒细胞和髓系树突状细胞；后者则发育为T细胞、B细胞、NK细胞和淋巴系树突状细胞（图）。

T细胞后续发育过程在胸腺中进行，而其他类别免疫细胞发育均在骨髓中完成。B细胞发育过程中，淋巴系祖细胞首先在E2A、EBF、Pax5等转录因子共同作用下分化为B系定向的祖前体B细胞；完成免疫球蛋白重链基因重排后，细胞表达前B细胞受体而成为前B细胞；然后，细胞继续重排免疫球蛋白轻链基因，

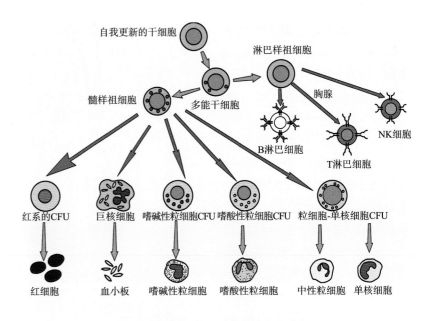

图　造血干细胞在骨髓中的分化发育

成为 sIgM⁺ 未成熟 B 细胞；最终经历阴性选择，发育为成熟的 sIgM⁺ sIgD⁺ B 细胞。

（张　毓）

zàoxuè gànxìbāo
造血干细胞 （hematopoietic stem cell，HSC）

骨髓中的干细胞。具有自我更新能力并能分化为各种血细胞前体细胞，最终生成各种血细胞成分，包括红细胞、白细胞和血小板。HSC 特征为：①多能性：可分化为包括髓系和淋巴系细胞在内的所有不同类型血细胞。②自我更新：从而保证持续的造血功能。胚胎发育过程中，永久性 HSC 最早见于主动脉-性腺-中肾轴区域，迁入胎肝后大量增殖，并最终定植于骨髓，后者成为胚胎后期及出生后主要的造血场所。

HSC 为异质性的细胞群，其成员间的表观遗传特性各异，导致自我更新和分化能力存在明显差异。基于 HSC 移植后受体外周血中淋巴系 （L） 和髓系 （M） 细胞比例 （ρ＝L/M） 不同，可将 HSC 分为 3 类，即髓系偏向 HSC （0＜ρ＜3）、淋巴系偏向 HSC （ρ＞10）、均衡性 HSC （3≤ρ≤10）。其中，髓系偏向 HSC 具有更强的自我更新能力，而偏向的形成可能与其对 IL-7 低反应性相关，后者在淋巴系的发育中发挥重要作用。

HSC 仅占造血组织中细胞总数的 1/10 000，由于缺少单一的特征性标志，其分离纯化均基于多重标志的组合：人 HSC 的表面标志主要为 CD34⁺ CD59⁺ Thy1⁺ CD38$^{lo/-}$ c-Kit⁺ Lin⁻；小鼠为 CD34$^{low/-}$ SCA-1⁺ Thy1.1$^{+/low}$CD38⁺ c-Kit⁺lin⁻。但基于上述标志分离所获的细胞，实际上仍是富含 HSC 的混合细胞群体。

（张　毓）

jiānchōngzhì gànxìbāo
间充质干细胞 （mesenchymal stem cell，MSC）

来源于间充质、具有自我更新能力和多向分化潜能的细胞。间充质是由中胚层演化而来的胚胎结缔组织，其中部分细胞可分化为造血细胞，另一部分则形成结缔组织 （其中包含 MSC）。MSC 具有很强的自我更新能力，并可分化为不同类型结缔组织细胞 （如成骨细胞、软骨细胞、脂肪细胞等），但通常不能分化为造血细胞，也不具备重建完整器官的能力。MSC 形态上类似于成纤维细胞，有 1 个较小的胞体和数个细长的胞突。MSC 表达 CD73、CD90 和 CD105，不表达 CD11b、CD14、CD19、CD34、CD45、CD79a 及 HLA-DR。MSC 的显著特征是易黏附于塑料表面，可藉此对其进行分离。但最终鉴定为 MSC，有赖于检测其是否具有分化为成骨细胞、软骨细胞和脂肪细胞的潜能。

MSC 具有很强的免疫调节作用，可调节 DC 和 T 细胞功能，以及通过分泌多种细胞因子而对微环境发挥抑制作用，并可免遭同种异体排斥作用。因此，临床通过静脉输注 MSC 可用于控制移植物抗宿主病和败血症，取得较好效果。此外，MSC 局部注射还被用于治疗炎性肠病等局限性疾病。

（张　毓）

gòngtóng línbāyàng zǔxìbāo
共同淋巴样祖细胞 （common lymphoid progenitor，CLP）

具有向 B 细胞、T 细胞及 NK 细胞分化的潜能，但不能发育为髓系细胞的淋巴细胞共同前体。特征性表型为 Lin⁻IL-7R⁺Thy1.1⁻Sca$^{-/lo}$ c-Kit$^{-/lo}$，其中 IL-7 受体被视为造血干细胞向淋巴系定向分化的重要标志。CLP 可在骨髓内发育为 B 细胞或 NK 细胞，或迁入胸腺发育为 T 细胞。

细胞因子在 CLP 产生和进一步分化中发挥重要作用，如 Fms 样酪氨酸激酶 3 （Flt3） 的配体 （Flt3L） 可促进 CLP 产生，Flt3L 缺陷可致小鼠体内 CLP 数目明显减少，而造血干细胞和髓系细胞不受影响；IL-7 可通过调控转录因子 EBF 表达而促进 CLP 向 B 系定向分化。近期发现，CLP 虽有向 T 系分化的潜能，但生理情况下更似 B 系前体，定植于胸腺的 T 系前体可能是更早期的祖细胞，如淋巴系预激的多能祖细胞 （LMPP）。后者已丧失向巨核/红细胞分化的潜能，但仍维持向淋巴系和单核/粒细胞系分化的能力。

（张　毓）

duōnéng zǔxìbāo
多能祖细胞 （multipotent progenitor，MPP）

来源于造血干细胞 （HSC） 并具有类似于造血干细胞的多能性，但缺少或仅有极低自我更新能力的一群细胞。表型如同 HSC，可高表达 c-Kit 和 Sca-1，不表达任何谱系特异性标志 （c-Kit^{hi}Sca-1⁺ Lin⁻）。MPP 还表达 Fms 样酪氨酸激酶 3 （Flt3），后者表达上调与细胞自我更新能力下降直接相关，且其表达水平可预示细胞分化的潜能。如低表达 Flt3 的 MPP 具有全能性，可分化为所有谱系血细胞；高表达 Flt3 的 MPP 则丧失巨核/红细胞分化潜能，但仍维持向淋巴系和单核/粒细胞系分化的能力。因此，造血细胞发育中首先发生的是巨核/红细胞系和其他谱系的分离，而非传统上认为是髓系和淋巴系的分叉。与此相一致，由胸腺分离所获的早期前体细胞常具有单核/粒细胞系分化潜能，但不能产生巨核细胞和红细胞。

（张　毓）

gòngtóng suǐyàng zǔxìbāo

共同髓样祖细胞 （common myeloid progenitor，CMP）

来自多能祖细胞、可分化为所有髓系细胞，而无淋巴系发育潜能的干细胞。向髓系共同祖细胞和淋巴系祖细胞分化被认为是造血细胞分化过程的第一个分叉点。CMP 随后可分化为所有类别髓系细胞（粒细胞、单核细胞、巨核细胞/血小板和红细胞）。近年认为，多能祖细胞进一步分化过程首先丧失巨核/红细胞分化潜能，转变为淋巴系预激的多能祖细胞（LMPP）。LMPP 表达多个与淋巴细胞发育相关的基因产物［如重组激活基因（RAG）和末端脱氧核苷酸转移酶（TdT）］，但仍维持向淋巴系和单核/粒细胞系分化的能力。

（张　毓）

zǔ B xìbāo

祖 B 细胞 （pro-B cell）

由骨髓共同淋巴样祖细胞（CLP）分化而来的发育早期 B 细胞。其形态较大、尚未表达 B 细胞系的特征性表面标志，也未发生免疫球蛋白基因重排，仍处于胚系基因阶段，又称原 B 细胞。CLP 虽有向 T 细胞、NK 细胞和 DC 分化的潜能，而至祖 B 细胞阶段已完成 B 系定向。CLP 转化为祖 B 细胞有赖于转录因子 E2A、EBF 和 Pax5 的协同作用：E2A 直接或间接调控众多 B 系基因（如 *Igα*、*λ5*、*Vpre-B* 及 *RAG-1/2*）表达，E2A 缺陷可致 B 细胞发育完全阻滞于 CLP 阶段；EBF 缺陷导致类似的表型，而过表达 EBF 则能阻断 E2A 缺失所致 B 细胞发育缺陷，故 E2A 主要功能可能是促进 EBF 表达；除 E2A 外，启动 EBF 转录还有赖于 IL7R/Stat5 信号；E2A 和 EBF1 启动 B 细胞定向分化，但 B 系的限定尚需 Pax5 参与，后者可激活 B 系基因（如 Ig-α、CD19 等）表达，并抑制某些非 B 系基因（包括 Notch 1）转录。

抗体多样性主要取决于 B 细胞发育过程中免疫球蛋白编码基因重排，其中重链重排发生于原 B 细胞阶段。在 RAG-1 和 RAG-2 催化下，细胞首先完成 *D-J* 片段重排，随后进行 *V-DJ* 重排。若重排后的基因维持正确读码框，则重链蛋白得以表达，并与 λ5 和 Vpre-B 构成的替代轻链及信号转导分子 Igα/Igβ 共同组装成前 BCR。由此，B 细胞发育进入下一个阶段，即前 B 细胞阶段。

（张晓明　孙兵　张晓明）

qián B xìbāo

前 B 细胞 （pre-B cell）

由祖 B 细胞分化而来的细胞，其已完成免疫球蛋白（Ig）重链基因重排，但轻链基因重排尚未开始。前 B 细胞约占成年人骨髓有核细胞的 5%，形态较大，不表达膜免疫球蛋白，可表达 CD19 分子，其特点是开始表达前 B 细胞受体（pre-BCR），并启动免疫球蛋白轻链基因（*IgL*）重排。前 B 细胞分为大前 B 细胞和小前 B 细胞。在 IL-7 和 pre-BCR 信号协同刺激下，大前 B 细胞增殖活跃。其中 pre-BCR 的表达可显著降低前 B 细胞对 IL-7 产生反应的阈值，有助于在低浓度 IL-7 的骨髓微环境中选择出表达功能性 pre-BCR 的细胞，从而淘汰大多数免疫球蛋白重链基因未能成功重排的细胞。继而，细胞发育为小前 B 细胞，进行 *IgL* 重排。为此，细胞须先退出细胞周期并停止分裂，以免同时进行染色体复制和基因重排可能损害基因组完整性。

大前 B 细胞转化为小前 B 细胞的过程受多种转录因子（如 *Ikaros*、*Aiolos*、*IRF4/8* 等）调控。其中，*IRF4/8* 可抑制替代轻链表达，下调 pre-BCR，同时促进 *Ikaros* 和 *Aiolos* 转录，最终抑制大前 B 细胞增殖，使之退出细胞周期，从而促进向小前 B 细胞过渡，最终启动 *IgL* 基因重排。

（张　毓　孙兵　张晓明）

qián B xìbāo shòutǐ

前 B 细胞受体 （pre-B cell receptor，pre-BCR）

表达于前 B 细胞表面、类似 B 细胞受体（BCR）的一种分子结构。在前 B 细胞阶段，细胞已完成免疫球蛋白（Ig）重链基因重排，而轻链基因重排尚未开始。因此，pre-BCR 是由重链、替代轻链（SLC）和 Igα/Igβ 异二聚体共同构成。Vpre-B 和 λ5 以非共价键紧密结合而组成 SLC，再通过 λ5 与重链共价连接。Igα/Igβ 异二聚体主要参与 pre-BCR 的信号转导，也可辅助新生 pre-BCR 通过高尔基复合体转运至前 B 细胞表面。

pre-BCR 表达是 B 细胞发育的重要节点，其启动的信号对前 B 细胞的进一步发育不可或缺：①维持细胞存活所必需，pre-BCR 介导的选择机制可确保唯有重链基因成功重排的前 B 细胞方能继续发育。②前 B 阶段是 B 细胞发育中的一个增殖高峰，该过程有赖于 pre-BCR 信号和 IL-7 信号协同作用。③pre-BCR 信号可能介导等位相斥，即一条染色体上的重链基因成功重排并表达后，pre-BCR 信号通过某种未知机制使另一条染色体上的等位基因永久关闭。④pre-BCR 信号参与轻链重排的启动。

（张　毓　孙兵　张晓明）

wèichéngshú B xìbāo

未成熟 B 细胞 （immature B cell）

处于前 B 细胞和成熟 B 细

胞发育阶段之间的 B 细胞。已完成免疫球蛋白（Ig）轻、重链可变区基因重排，细胞膜表达 IgM，但尚未表达 IgD。未成熟 B 细胞的特点是：首次表达具有抗原识别能力的 B 细胞受体（BCR），但尚不能对外来抗原产生有效的抗体应答。部分未成熟 B 细胞可迁出骨髓定居于脾，称为过渡性 B 细胞。未成熟 B 细胞与前 B 细胞的区别在于，前者表达结构完整的 BCR，而后者仅表达由重链和替代性轻链组成的前 B 细胞受体（pre-BCR）。

与后一发育阶段的成熟 B 细胞相比，未成熟 B 细胞表面仅表达 IgM 而不表达 IgD。更重要的是，二者对抗原刺激的反应性具有本质差别：抗原与 BCR 交联可诱导成熟 B 细胞活化与增殖，但这种交联却导致未成熟 B 细胞凋亡。上述差别形成的原因尚未完全清楚，可能与未成熟 B 细胞内蛋白激酶（PK）C 信号通路不能充分活化有关。

未成熟 B 细胞的上述特性是 B 细胞阴性选择的基础，大部分自身反应性 B 细胞通过此机制而被清除。经历阴性选择后，B 细胞 IgD、CD22、CD23 表达上调，而 CD93 和 CD24 表达下调，逐步发育为成熟 B 细胞。

（张 毓 孙 兵 张晓明）

chéngshú B xìbāo

成熟 B 细胞（mature B cell）

迁出骨髓后在脾中完成发育的一类 B 细胞。其膜表面可同时表达分泌型抗体（sIgM、sIgD）和其他多种膜标志分子（如补体受体、Fc 受体等）。包括两类：①滤泡 B 细胞：定位于滤泡区，表型为 sIgM^{lo}sIgD^{hi}CD21^{int}CD23$^+$，是机体针对胸腺依赖性抗原产生体液免疫应答的主要 B 细胞。②边缘区 B 细胞：位于小鼠和人脾白髓边缘窦，表型为 sIgM^{hi}sIgD^{lo}CD21^{hi}CD23$^-$，属固有类淋巴细胞，主要针对胸腺非依赖性抗原产生应答。

B 细胞受体（BCR）介导的信号对成熟 B 细胞发育至关重要，其中某些信号分子缺失可不同程度阻滞未成熟 B 细胞发育为成熟 B 细胞。除 BCR 信号外，B 细胞刺激因子为成熟 B 细胞提供不可或缺的存活信号。滤泡 B 细胞和边缘区 B 细胞趋异分化的机制尚不清楚。BCR 信号强度可能在其中发挥重要作用：较强信号促进滤泡 B 细胞产生，较弱信号有利于边缘区 B 细胞分化；Notch 2 信号可能为边缘区 B 细胞发育所必需。

与滤泡 B 细胞表型类似的细胞也见于骨髓内，它们主要来源于外周 B 细胞，属浆母细胞回流，可在骨髓内长期存活并持续分泌抗体。也有证据表明，未成熟 B 细胞可在骨髓中直接发育为成熟 B 细胞。

（张 毓 孙 兵 张晓明）

fǎshìnáng

法氏囊（bursa of Fabricius）

禽类的中枢免疫器官。得名于 17 世纪意大利解剖学家法布里修斯（Hieronymus Fabricius），又称腔上囊。是禽类特有的结构，位于泄殖腔后上方，囊壁充满淋巴组织，是禽类 B 细胞发育和分化的部位，也是 B 细胞命名的由来。人和哺乳动物无法氏囊，其 B 细胞来源于骨髓。

各种禽类法氏囊的基本结构相同，以细小导管与泄殖腔肛道相通。囊壁由多皱的黏膜层、薄层平滑肌和浆膜组成。内层黏膜由多达 15 个初级皱褶和 7 个次级皱褶组成。黏膜固有层含大量淋巴上皮滤泡，后者呈梨形，顶部朝向黏膜腔，在固有层中紧密排列成层。滤泡由皮质和髓质组成，中央为髓质，皮质环绕于外周。髓质来源于黏膜上皮，多突起的网状上皮细胞构成网状支架，网眼中填充淋巴细胞、巨噬细胞、少量浆细胞及粒细胞。滤泡皮质由间充质来源的网状细胞形成支架，淋巴细胞密集。法氏囊黏膜上皮分化为两种类型（图）：①滤泡相关上皮：与滤泡顶部髓质直接相连，可内吞黏膜腔中颗粒或液体成分。②滤泡间上皮：位于相邻滤泡间，可分泌黏液。法氏囊在鸟类青春期功能活跃，6 个月后功能开始减退。

法氏囊是鸟类 B 细胞分化、

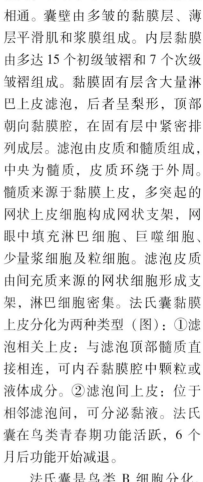

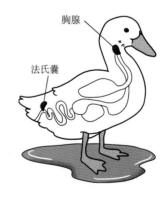

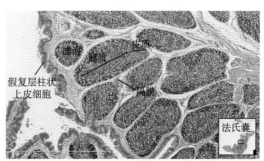

图 鸟类的中枢免疫器官——法氏囊

注：禽类法氏囊组织局部光镜图（HE ×5）

发育的场所，切除新孵出小鸡的法氏囊，可严重影响其成年后抗体产生能力。迁入法氏囊的淋巴祖细胞先分化为前 B 细胞，再发育为 IgM$^+$ B 细胞，最终形成 IgG$^+$ B 细胞。法氏囊可产生某些激素物质（如法氏囊因子、法氏囊素等），对 B 细胞分化成熟至关重要。一旦淋巴细胞迁出法氏囊，表明外周体液免疫功能建立，此时法氏囊切除对体液免疫应答的影响即减弱乃至消失。另一方面，法氏囊滤泡相关上皮具有内吞功能。通过法氏囊途径给予抗原，可使鸟类获得针对特异抗原的免疫力，表明法氏囊可能同时具有外周淋巴器官的功能。

（张　毓）

xiōngxiàn

胸腺（thymus）　中枢免疫器官，是 T 细胞分化、发育的场所，其髓质含成熟的 T 细胞和巨噬细胞，皮质富含未成熟 T 细胞。在胸腺微环境中，未成熟 T 细胞经历复杂的选择过程而发育为成熟 T 细胞。

发生与发育　种系进化中，结构完善的胸腺最早出现于有颌类脊椎动物。人的个体发生中，胸腺起源于咽囊内胚层细胞：胚胎第 9 周出现最早的胸腺原基；20 周时形成结构完整的器官。人胸腺大小和结构随年龄不同而有明显差别：新生儿期胸腺重量 15~20g；以后逐渐增大，青春期可达 30~40g，其后随年龄增长而逐渐萎缩退化；老年期胸腺明显缩小，65 岁时仅及青春期约十分之一，大部分被脂肪组织所取代。

解剖部位　胸腺位于胸骨后，心脏上方，分为左右两叶。胸腺表面覆盖的结缔组织被膜伸入实质，将其分为若干小叶，每个小叶又分为细胞密集的皮质（外层）

和细胞较为稀疏的髓质。胸腺内细胞主要包括两类：①胸腺细胞：属处于不同发育阶段的 T 细胞，占胸腺细胞总数的 95%。②胸腺基质细胞：包括上皮细胞、树突状细胞、巨噬细胞、成纤维细胞和内皮细胞等，它们通过分泌细胞因子或细胞-细胞间直接接触，在胸腺细胞发育中发挥重要作用。某种意义上，胸腺可被视为主要由胸腺上皮细胞构成的三维网络，其间充满处于不同发育阶段的胸腺细胞（图）。

胸腺微环境　胸腺基质细胞、细胞外基质及局部活性物质构成胸腺微环境，在胸腺细胞分化过程的不同环节发挥重要作用。胸腺上皮细胞是胸腺微环境的最重要组分，参与胸腺细胞分化的机制为：①分泌胸腺激素：包括胸腺素、胸腺刺激素、胸腺体液因子、胸腺生成素、血清胸腺因子等，参与胸腺细胞增殖、分化、发育。②产生多种细胞因子：通过与胸腺细胞表面相应受体结合，调节胸腺细胞发育和细胞间相互作用。③上皮细胞与胸腺细胞通过二者表面不同分子对（如黏附分子及其配体、细胞因子及其受体、抗

原肽-MHC 分子复合物与 T 细胞受体）的结合而发生相互作用。

功能　最重要的功能是作为 T 细胞分化发育的场所，在胸腺上皮细胞提供的各种信号支持下，胸腺细胞按照既定的发育程序，经历增殖、定向分化、T 细胞受体重排、阳性选择和阴性选择等复杂过程，最终发育为具有高度多样性并能有效区分"自己"与"非己"的 T 细胞库。胸腺的其他功能为：胸腺基质细胞产生多种肽类激素，不仅促进胸腺细胞分化、成熟，也参与调节外周成熟 T 细胞；皮质内毛细血管及其周围结构具有屏障作用，可阻止血液中大分子物质进入胸腺，此为血-胸腺屏障。

（张　毓）

xiōngxiàn pízhì

胸腺皮质（thymic cortex）　位于胸腺小叶外层的组织结构。在不完全分隔的胸腺小叶中，小叶外层属细胞致密、染色较深的皮质区，由外向内分别为被膜下区域、浅皮质区和深皮质区。胸腺皮质含大量较幼稚的胸腺细胞和为数不多的上皮细胞。部分上皮细胞伸出突起，环绕成团的胸腺

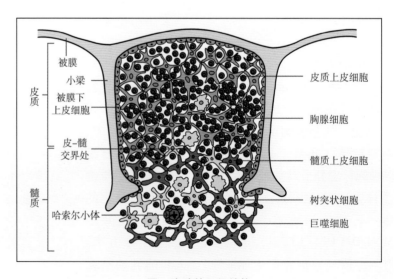

图　胸腺的组织结构

细胞，形成胸腺抚育细胞。

胸腺皮质是双阴性和双阳性细胞发育的场所。造血祖细胞从皮髓结合部进入胸腺，随即迁入皮质区。造血祖细胞由内向外移行的过程中，在上皮细胞分泌的基质细胞衍生因子（SCF）、IL-7等作用下，发生多轮缓慢增殖。同时，在上皮细胞表面 Notch 配体诱导下，造血祖细胞逐渐丧失向其他谱系分化能力，完成向 T 系定向分化。此类 T 系限定的前体细胞迁至被膜下区域，在前 T 细胞受体（pre-TCR）信号驱使下快速、大量增殖，进而发育为 CD4⁺CD8⁺双阳性细胞，后者转而向内运动。随后，胸腺细胞经历阳性选择，筛选出可以一定亲和力与自身 MHC 分子结合的细胞。该过程中，皮质区上皮细胞表达的自身肽－MHC 分子复合物发挥关键作用，其缺陷将导致胸腺细胞发育被阻滞于双阳性阶段。

（张 毓）

xiōngxiàn suǐzhì

胸腺髓质 （thymic medulla）

位于胸腺小叶内层、由上皮细胞构成的三维网络，其中疏散分布一些较成熟的胸腺细胞。胸腺髓质的特征性结构为哈索尔（Hassall）小体，由聚集的上皮细胞呈同心圆状包绕排列而成。哈索尔小体曾被认为是凋亡胸腺细胞的"坟墓"，但研究显示其为功能活跃的结构，可分泌多种细胞因子，如 IL-7、基质细胞衍生因子－1（SDF-1）、胸腺基质淋巴细胞生成素（TSLP）等，其中 TSLP 可能在调节性 T 细胞发育中发挥重要作用。

胸腺髓质是单阳性胸腺细胞分化成熟的场所。新产生的单阳性细胞在髓质上皮细胞所分泌的 CCL19 和 CCL21 的趋化吸引下，由皮质迁入髓质。在髓质区停留期间，细胞发生一系列表型变化，并逐渐获得免疫反应性，但最重要的事件是经历阴性选择。新产生的单阳性细胞中含相当数量自身反应性细胞，后者主要在胸腺髓质区通过阴性选择而被清除。在自身免疫调节因子（AIRE）作用下，髓质区上皮细胞可异位表达多种机体外周组织限制性抗原，并直接或经树突状细胞交叉提呈给胸腺细胞，诱导自身反应性细胞凋亡。由于胸腺在中枢免疫耐受中发挥不可替代的作用，故髓质区发育和功能缺陷常导致自身免疫病。

（张 毓）

xiōngxiàn xìbāo

胸腺细胞 （thymocyte）

胸腺内处于不同发育阶段的 T 细胞的总称。定植于胸腺的造血祖细胞无自我更新能力，故胸腺细胞有赖于骨髓来源的前 T 细胞不断补充。胸腺细胞依据其表面 CD4 和 CD8 分子表达可分为 4 个亚群，即 CD4⁻CD8⁻双阴性（DN）、CD4⁺CD8⁺双阳性（DP）、CD4⁺CD8⁻单阳性和 CD4⁻CD8⁺单阳性（SP）。分化过程有如下阶段：

双阴性细胞阶段：刚迁入胸腺的造血祖细胞（亦称胸腺定植细胞）仍维持向各种淋巴细胞、甚至粒细胞和单核细胞分化的潜能。在皮质上皮细胞提供的 Notch 信号作用下，它们逐渐丧失向其他谱系分化的潜能，转变为 T 系定向的前体细胞。发育早期的胸腺细胞不表达 CD4 和 CD8，被称为 DN 细胞。与此同时，胸腺细胞进行 T 细胞受体（TCR）β 链基因重排，成功重排的 TCR β 基因得以表达，并与 pre-Tα 链结合而形成前 T 细胞受体（pre-TCR）。pre-TCR 介导的信号促进细胞大量增殖，并进一步发育为双阳性（CD4⁺CD8⁺细胞）。

双阳性细胞阶段：在此阶段，DP 细胞继续重排 TCR α 基因，转录、翻译表达的 TCR α 链取代 pre-Tα，与 β 链形成完整的 TCR 复合体。新表达的 TCR 若能与皮质上皮细胞表面的自身 MHC 分子结合，其转导的信号将保护 DP 细胞免于凋亡，此为阳性选择。

单阳性细胞阶段：经历阳性选择后，在转录因子 Thpok 和 Runx3 调控下，DP 细胞分别发育为 MHC Ⅱ类分子限制性的 CD4⁺CD8⁻辅助性 T 细胞和 MHC Ⅰ类分子限制性的 CD4⁻CD8⁺杀伤性 T 细胞。在 CCR7 介导的趋化信号作用下，单阳性细胞迁入胸腺髓质区。

阴性选择阶段：进入髓质区的 SP 细胞，凡能与髓质上皮细胞或树突状细胞表面自身抗原肽－MHC 复合物高亲和力结合的自身反应性细胞，均被清除。最终形成可识别不同抗原并能有效区分"自己"与"非己"的 T 细胞库。经历上述过程而发育成熟的胸腺细胞，在 1 型磷酸鞘氨醇受体 1（S1P1）介导的趋化信号吸引下，经由皮髓区接合部迁出胸腺。

（张 毓）

xiōngxiàn jīzhì xìbāo

胸腺基质细胞 （thymic stromal cell, TSC）

胸腺内的非胸腺细胞成分。约占全部胸腺细胞的 5%，大致分为两类：①造血组织来源的 CD45⁺基质细胞：包括树突状细胞（主要位于胸腺髓质区，通过交叉提呈自身抗原而参与胸腺细胞的阴性选择）、巨噬细胞（主要位于皮质区，在清除凋亡的胸腺细胞中发挥重要作用）。②非造血组织来源的 CD45⁻基质细胞：包括细胞角蛋白阴性的间充质细胞（如成纤维细胞、被膜及间隔结缔组织细胞和血管内皮细胞）及细胞角蛋白阳性的胸腺上皮细胞。胸腺上皮细胞是基质细胞的主体，根据其解剖定位，可分为皮质胸腺上皮细胞（cTEC）和髓质胸腺上皮细胞（mTEC）。通过与胸腺细胞间直接作用及分泌可溶性因子，TEC 在胸腺细胞发育过程的各阶段均发挥不可或缺的作用，尤其是 cTEC 和 mTEC 可分别介导胸腺细胞的阳性选择和阴性选择。

（张 毓）

xiōngxiàn shàngpí xìbāo
胸腺上皮细胞（thymic epithelial cell，TEC）

组成胸腺基质的主要细胞成分。所构成的三维网络为胸腺细胞发育提供不可或缺的微环境。根据解剖定位，可分为皮质胸腺上皮细胞（cTEC）和髓质胸腺上皮细胞（mTEC），二者拥有共同祖先，即由胚胎第三咽囊内胚层衍生的胸腺上皮干/祖细胞。发育早期的胸腺上皮细胞同时表达细胞角质蛋白 5 和 8（K5$^+$K8$^+$），然后再分化为 K5$^-$K8$^+$cTEC 和 K5$^+$K8$^-$mTEC。

Foxn1 在胸腺上皮细胞发育分化调控中处于核心地位，裸鼠表型即源于该基因的突变。此外，某些转录因子可影响早期胚胎发育过程，包括咽囊形成和神经嵴迁移，从而殃及胸腺上皮细胞发育。其中，TBX1 杂合型缺失所致胸腺发育异常是人类迪格奥尔格（DiGeorge）综合征（属联合免疫缺陷病）的病理基础。

不同发育阶段的 T 细胞分布于胸腺不同区域：双阴性和双阳性细胞大量聚集于皮质，而单阳性细胞主要定位于髓质。本质上，这种物理性区隔反映 cTEC 和 mTEC 在胸腺细胞发育分化过程中具有不同功能。cTEC 的功能是：①分泌干细胞因子、IL-7 等多种可溶性因子，对发育早期前体细胞扩增至关重要。②膜表面表达多种 Notch 配体，其中 Dlk4 直接参与诱导 T 系定向分化。③拥有独特的蛋白酶体系统，经其加工而产生的肽段与自身 MHC 分子形成复合物，在胸腺细胞阳性选择中扮演关键角色。

mTEC 主要介导胸腺细胞的阴性选择。在自身免疫调节因子（AIRE）参与下，mTEC 可异位表达多种外周组织限制性抗原，直接或经树突状细胞交叉提呈给发育中的胸腺细胞，诱导自身反应性细胞凋亡，从而在建立中枢耐受中发挥重要作用。mTEC 发育和功能缺陷常与自身免疫病相伴。

（张 毓）

xiōngxiànsù
胸腺素（thymosin）

由胸腺上皮细胞产生、具有广泛生物活性的一组小分子多肽和蛋白质。早期曾认为，胸腺可能通过分泌激素样分子而参与调控免疫系统发育，故致力于从胸腺组织中分离此类生物活性成分，并发现胸腺素第 5 组分（TF5）可部分重建胸腺缺失动物的免疫功能。TF5 包含 40 余种多肽和蛋白质（分子量 1~15kD），分为 α、β 和 γ 3 类。3 类胸腺素分子结构和遗传特性各异，且可广泛存在于不同物种的多种组织中。

α1 胸腺素是第一个被测序和人工合成的胸腺素，含 28 个氨基酸残基，其前体为 α 胸腺素原，后者由 PTMA 编码。人和动物中，α1 胸腺素可促进细胞免疫应答。实际上，TF5 促进胸腺缺失小鼠免疫功能重建的活性在很大程度上有赖于 α1 胸腺素。临床已应用 α1 胸腺素治疗乙型和丙型病毒性肝炎，或作为佐剂提高疫苗效果。

β4 胸腺素是另一个序列已知的胸腺素，其编码基因为 TMSB4X。β4 胸腺素高表达于多种组织，其在细胞内可与 G-肌动蛋白结合，阻止后者聚合，从而抑制细胞微丝形成。β4 胸腺素在细胞外能与多种膜分子结合，介导多种生物效应，如促进细胞存活、细胞迁移、血管形成、干细胞成熟、抑制促炎细胞因子产生等。其在皮肤、角膜及心脏损伤修复中的应用正在研究中。

（张 毓）

xiōngxiàn jīzhì línbāxìbāo shēngchéngsù
胸腺基质淋巴细胞生成素（thymic stromal lymphopoietin，TSLP）

IL-7 样细胞因子。主要由肠道、肺和皮肤的上皮细胞以及胸腺基质细胞产生。其通过与 TSLP 受体-异源二聚体（TSLPR/IL-7 Rα）结合，发挥如下作用：参与 T 细胞、B 细胞增殖及分化；激活树突状细胞（DC），使之分泌 CCL17/TARC 和 CCL22/MDC 等 T 细胞趋化因子；上调 DC 表达 OX40 配体，诱导 Th2 细胞分化，从而参与哮喘和过敏性皮炎发生。

（黄 波）

shuāngyīnxìng xiōngxiàn xìbāo
双阴性胸腺细胞（double-negative thymocytes，DN）

不表达 CD4 和 CD8 表面标志的胸腺细胞。根据 CD44 和 CD25 表达与否，DN 细胞可分为 DN1（CD44$^+$CD25$^-$）、DN2（CD44$^+$CD25$^+$）、DN3（CD44$^-$CD25$^+$）和 DN4（CD44$^-$CD25$^-$）4 个亚群，分别代表不同发育阶段：①DN1 阶段：细胞经历缓慢而持续的分裂增殖，c-Kit 所介导的信号参与调控该过程。②DN2 阶段：细胞上调 RAG 表达，进行 T 细胞受体（TCR）γδ 位点及 β 位点基因重排，IL-7 信号对 DN2 细胞存活、增殖及 TCR 重排至关重要，其缺失导致发育阻滞。③DN3 阶段：在 Notch 信号作用下细胞分化方向完全限定于 T 系，γδ 和 αβ T 细胞的趋异分化也告完成。DN3 阶段后期，成功重排的 TCR β 基因得以表达，并与 pre-Tα 装配成前 T 细胞受体（pre-TCR），后者对细胞存活、增殖和进一步分化至关重要，其缺失可致 DN3 阶段发育阻滞，这是胸腺细胞发育早期重要节点，称为 β 选择。④DN4 阶段：经历 β 选择后，αβ T 细胞上调 CD27 并下调 CD25 表达，发育进入 DN4（亦称 pre-T）阶段；细胞继续大量分裂增殖，并同时表达 CD4 和 CD8，成为双阳性细胞。

（张　毓）

shuāngyángxìng xiōngxiàn xìbāo

双阳性胸腺细胞（double-positive thymocyte，DP）

同时表达 CD4 和 CD8 表面标志的胸腺细胞。经历 β 选择后，胸腺细胞 CD4 和 CD8 表达上调，成为 DP 胸腺细胞。该发育阶段主要发生于胸腺皮质区，在小鼠持续 1.5~2 天。在此期间，细胞经历 T 细胞受体（TCR）β 基因重排、转录和翻译。新产生的 TCRα 链取代 pre-Tα，与 TCRβ 链及 CD3 复合分子共同组成具有抗原识别功能的 αβ TCR。TCR 所识别的对象是抗原肽-MHC 复合物：凡表面 TCR 不能与自身 MHC 结合的 DP 细胞，将发生凋亡；而与自身 MHC 以适当亲和力结合的 TCR，其所启动的存活信号可使细胞免于凋亡。上述过程称为阳性选择，这是产生 MHC 限制性的基础。

DP 细胞约占胸腺细胞总数的 85%，但仅 5% 左右的细胞可通过阳性选择而继续存活和发育。经阳性选择后，DP 细胞分别发育为受 MHC Ⅱ 类分子限制的 CD4+ 辅助性 T 细胞和受 MHC Ⅰ 类分子限制的 CD8+ 杀伤性 T 细胞。T 细胞趋异分化的机制为：分化中的 CD4+ 和 CD8+T 细胞内分别专一性表达 Thpok 和 Runx3，这两种转录因子彼此抑制对方的表达，构成双向负调控环路，从而调控 T 细胞趋异分化。

（张　毓）

dānyángxìng xiōngxiàn xìbāo

单阳性胸腺细胞（single-positive thymocyte，SP）

细胞表面仅表达 CD4 或 CD8 其中之一的胸腺细胞。经历阳性选择后，双阳性细胞下调 CD8 或 CD4 表达，所发育成的单阳性胸腺细胞表型为 CD4+CD8- 或 CD4-CD8+。新产生的小鼠 SP 细胞在 CCR7 趋化信号的作用下从皮质迁入髓质，停留 4~5 天，直至最终迁出胸腺。在 SP 阶段，细胞经历一系列表型改变，并逐渐获得对 T 细胞受体（TCR）信号或丝裂原刺激的反应能力。

单阳性阶段最重要的事件之一是阴性选择。由于 TCR 基因重排的随机性，新产生的 SP 细胞中必然包括部分自身反应性 T 细胞，后者主要在胸腺髓质区通过阴性选择而被清除。其机制为：在自身免疫调节因子（AIRE）作用下，髓质区上皮细胞可异位表达多种外周组织限制性抗原，并直接或经 DC 交叉提呈给胸腺细胞，诱导自身反应性细胞凋亡。SP 阶段也与某些特定 T 细胞亚群（如调节性 T 细胞和自然杀伤 T 细胞）产生密切相关，此类细胞在 SP 阶段完成其主要发育过程。

（张　毓）

β xuǎnzé

β 选择（β selection）

T 细胞在胸腺内发育的一个阶段。在此阶段不能表达功能性 T 细胞受体（TCR）β 链的胸腺细胞将发生凋亡。双阴性胸腺细胞完成 TCR β 基因重排后，TCR β 链与 pre-Tα 链及信号转导分子 CD3 共同构成前 T 细胞受体（pre-TCR），表达于细胞表面。pre-TCR 所介导的配体非依赖信号对 DN3 细胞存活、增殖和进一步分化至关重要，不能表达功能性 TCR β 链的细胞发生凋亡而被清除。

抗原受体基因重排时，DNA 断裂点具有不确定性，且断裂后形成的末端出现加工修饰，导致 TCR β 基因经两次重排后，仅有约 1/9 维持正确读码框，故绝大多数细胞实际上是"废品"。由此，β 选择提供了一种机制，确保唯有 TCR β 链成功重排的胸腺细胞才能存活并继续发育。除保护细胞免于凋亡外，pre-TCR 信号还有其他功能，如促进胸腺细胞快速、大量增殖；终止 TCR β 链基因重排；驱使细胞向双阳性阶段发育等。

（张　毓）

T xìbāo yángxìng xuǎnzé

T 细胞阳性选择（T cell positive selection）

T 细胞受体（TCR）与自身 MHC 分子以适当亲和力结合，使 T 细胞得以避免凋亡而存活的现象。是 T 细胞在胸腺内发育过程中的一个特征性事件。TCR 识别的抗原肽由 MHC 分子提呈，故 TCR 与 MHC 分子间须具有一定亲和性。然而，TCR 基因重排有很大随机性，其所表达的 TCR 并非必然具备与自身 MHC 分子结合的能力。因此，TCR 基因完成重排并得以表达后，须测试双阳性胸腺细胞所表达

TCR 是否具有结合自身 MHC 的能力：若全无结合能力，细胞将因凋亡而被清除；若可与自身 MHC 以适当亲和力结合，TCR 转导的信号将使细胞免于凋亡，并继续发育为 CD4 或 CD8 单阳性细胞。仅约 5% 的细胞可经历阳性选择而继续存活和发育。皮质胸腺上皮细胞及其所表达的 MHC 分子在阳性选择中发挥重要的作用：MHC Ⅰ类分子缺陷可导致 CD8 细胞缺失；Ⅱ类分子缺陷则导致 CD4 细胞发育异常。

研究发现，皮质上皮细胞独特的蛋白酶体系统可对自身抗原进行特殊加工，产生某些有别于其他抗原提呈细胞的自身肽，从而介导阳性选择。

(张 毓)

T xìbāo yīnxìng xuǎnzé
T 细胞阴性选择 （T cell negative selection） T 细胞受体 （TCR） 与自身抗原肽高亲和力结合而诱导 T 细胞凋亡，使自身反应性细胞得以被清除的现象。是

T 细胞在胸腺内发育过程中的一个特征性事件，也是中枢免疫耐受形成的基础。其主要发生于胸腺髓质区和单阳性细胞发育阶段，机制为：在自身免疫调节因子 （AIRE） 调控下，胸腺髓质区上皮细胞 （mTEC） 可异位表达多种与细胞自身功能无明显关系的外周组织限制性抗原 （如胰岛素、甲状腺球蛋白、腮腺蛋白等）。这些自身抗原可被上皮细胞直接提呈给单阳性胸腺细胞，或在上皮细胞凋亡后由胸腺树突状细胞摄取而交叉提呈给胸腺细胞，进而诱导自身反应性细胞凋亡和克隆清除 （图）。

自身免疫性多内分泌腺综合征Ⅰ型是一种罕见的常染色体隐性遗传病，其发病机制为：AIRE 基因缺陷导致 mTEC 不能表达外周组织特异性抗原，相应的自身反应性 T 细胞不能通过阴性选择而被清除，得以进入外周淋巴组织并引发自身免疫病。

(张 毓)

wàizhōu miǎnyì qìguān
外周免疫器官 （peripheral immune organ） 成熟淋巴细胞定居和产生免疫应答的场所。又称次级淋巴器官。可分为两类：①系统免疫系统：包括遍布全身的外周淋巴结和脾。②区域免疫系统：除外周淋巴结和脾外，免疫组织和细胞所聚集的特定解剖部位 （如体腔、皮肤、黏膜等）。不同来源的抗原物质可诱导不同外周免疫器官产生应答。如血液中抗原主要在脾诱导免疫应答；器官以及皮肤、黏膜来源的抗原在引流淋巴结诱导免疫应答；侵入黏膜和皮肤的抗原物质主要在黏膜相关淋巴组织和皮肤相关淋巴组织诱导免疫应答。

成熟淋巴细胞离开中枢淋巴器官进入血液循环。循环中的淋巴细胞经脾动脉末端膨大而形成的边缘窦进入脾，或经高内皮细胞小静脉进入淋巴结及其他淋巴组织。不同淋巴细胞亚群表达的趋化因子受体存在差异，由此选择性迁移至不同淋巴组织。T 细胞主要定居于淋巴结副皮质区和脾动脉周围淋巴鞘；B 细胞是各种淋巴器官和组织中淋巴滤泡的主要细胞成分。

外周淋巴器官不仅是成熟淋巴细胞定居的场所，也是适应性免疫应答发生的主要部位。外来抗原被树突状细胞捕获，经加工后提呈给 T 细胞，介导 T 细胞激活。在 T 细胞辅助下，B 细胞被活化，然后迁入初级淋巴滤泡。在此，B 细胞大量增殖而形成生发中心，最终分化为记忆性 B 细胞和分泌抗体的浆细胞。

(张 毓)

línbājié
淋巴结 （lymph node） 淋巴细胞定居和适应性免疫应答产生的

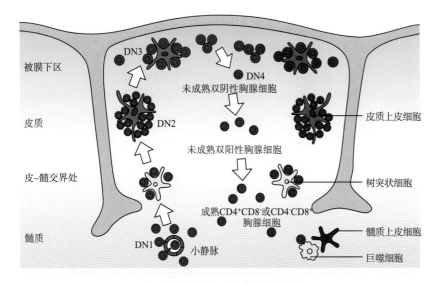

图 T 细胞在胸腺内的发育过程

注：胸腺细胞由胸腺髓质向皮髓交界处、皮质区及被膜下迁移过程中，双阴性细胞依次经历 DN1、DN2、DN3 及 DN4 发育阶段，其中能与 DC 或皮质上皮细胞表面自身抗原肽-HMC 分子结合者发育为 CD4⁺CD8⁻ 或 CD4⁻CD8⁺ 单阳性 T 细胞 （SP），后者进一步在胸腺髓质经历阴性选择

外周免疫器官。常成群聚集，广泛分布于全身淋巴管汇集处：在四肢多位于关节的屈侧；在体腔多沿血管干排列或位于器官门附近，如胸、腹、盆腔的淋巴结多位于内脏器官门和大血管周围。人体淋巴结直径为 2～10mm，全身有 500 余个。淋巴结通过彼此相连的淋巴管，构成可接受来自不同组织或器官引流淋巴液的全身性网络。

淋巴结呈豆状或肾形，隆凸一侧连接有数条输入淋巴管，凹陷一侧有输出淋巴管，并有血管和神经出入。淋巴结表面覆有被膜，被膜伸入淋巴结内形成小梁，构成淋巴结的支架，内含淋巴小叶。淋巴结实质可分两个部分：①被膜下为皮质区：由浅层皮质、副皮质区及皮质淋巴窦构成。②淋巴结中心部位为髓质区：包括由致密淋巴组织构成的髓索和髓质淋巴窦。来自输入淋巴管的淋巴液先进入并穿越被膜下淋巴窦，流向髓质淋巴窦，最后从输出淋巴管离开淋巴结。浅层皮质又称 B 细胞区，是 B 细胞定居部位。大量 B 细胞在浅层皮质区内聚集形成淋巴滤泡，可分为初级滤泡和次级滤泡。副皮质区亦称

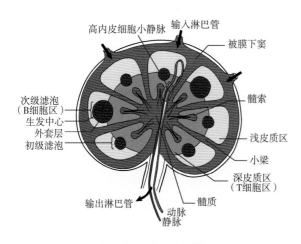

图　淋巴结组织结构

（标注：高内皮细胞小静脉　输入淋巴管　被膜下窦　髓索　浅皮质区　小梁　深皮质区（T细胞区）　髓质　次级滤泡（B细胞区）　生发中心　外套层　初级滤泡　输出淋巴管　动脉　静脉）

T 细胞区或胸腺依赖区，位于淋巴小结和髓质之间，主要由 T 细胞聚集而成（图）。

经淋巴液引流至局部淋巴结的外来抗原物质，因在淋巴窦中移动缓慢，有利于窦内巨噬细胞吞噬、杀伤和清除，从而发挥净化淋巴液、防止病原体扩散的作用。更重要的是，淋巴结是机体产生免疫应答的主要场所。已摄取外来抗原的树突状细胞进入淋巴结后，可作为抗原提呈细胞促进副皮质区的 T 细胞增殖、活化。活化的 T 细胞激活 B 细胞，后者迁入初级淋巴滤泡。伴随 B 细胞大量增殖，初级滤泡发育为含有生发中心的次级淋巴滤泡，最终产生可分泌抗体的浆细胞。

（张　毓　姚　智）

línbā lǔpào

淋巴滤泡（lymphoid follicle）

淋巴结浅皮质区内由大量 B 细胞聚集而形成的结构。分为初级淋巴滤泡和次级淋巴滤泡。淋巴滤泡位于淋巴结皮质区、脾动脉周围淋巴鞘旁侧及黏膜下淋巴组织内，直径 0.2～1.0mm，形态和结构可因抗原刺激而改变。淋巴滤泡分为两类：①初级淋巴滤泡：为处于静息状态的淋巴小结，体积较小，由均匀而密集分布的小淋巴细胞（成熟的初始 B 细胞）组成，无生发中心。②次级淋巴滤泡：由受抗原刺激的初级滤泡演化而来，活化的 B 细胞在其中迅速增殖，形成生发中心，滤泡体积增大，而滤泡内原有的、仍

处于静息态的 B 细胞被压缩至生发中心周边，形成外套层。经过生发中心反应，绝大多数 B 细胞会发生凋亡，部分 B 细胞在抗原刺激和 T 细胞辅助下继续分化发育，最终形成浆细胞和记忆性 B 细胞。

（张　毓　姚　智　熊思东）

shēngfà zhōngxīn

生发中心（germinal center, GC）

位于次级淋巴滤泡内、由 B 细胞经抗原刺激后在淋巴滤泡内所形成的结构。是 B 细胞在抗体应答中大量发生增殖、选择、成熟和死亡的部位（图）。其组成为：①迅速增殖的 B 细胞（称中心母细胞）构成生发中心暗区。②由中心母细胞分化而来的中心细胞构成生发中心亮区，其内含有滤泡辅助性 T 细胞（Tfh）和滤泡树突状细胞（FDC）。③未活化的 B 细胞被推至边缘，成为被膜区或外套层。

在抗原刺激下，生发中心发生一系列变化，称为生发中心反应，包括体细胞高频突变、抗体亲和力成熟及浆细胞和记忆性 B 细胞的分化。在暗区经历高频突变的中心母细胞转化为中心细胞后停止分裂，通过与 FDC 和 Tfh 相互作用，表达高亲和力 B 细胞受体（BCR）的 B 细胞在抗原选择下存活，其余细胞（90% 以上）则发生凋亡，并被着色体巨噬细胞清除。存活的 B 细胞进一步分化为两类细胞：①记忆性 B 细胞：参与淋巴细胞再循环，一旦再次遭遇相同抗原刺激，可快速分化为效应细胞。②浆细胞前体：迁入髓索而继续成熟为浆细胞，再通过淋巴和血循环进入骨髓、其他淋巴组织或慢性炎症部位，持续大量分泌抗体。

（张　毓　姚　智　熊思东）

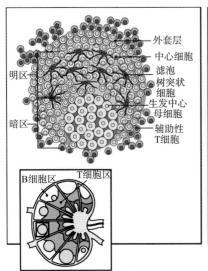
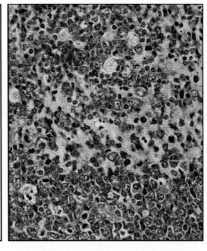

图 生发中心结构

（张 毓 姚 智）

ànqū

暗区（dark zone） 位于次级淋巴滤泡生发中心基部（内侧）的区域。由胞质嗜碱性强的增殖性 B 细胞（中心母细胞）组成，因在显微镜下细胞密度高透光率差而得名。中心母细胞表达趋化因子受体 CXCR4，暗区基质细胞可分泌相应配体 CXCL12［基质细胞衍生因子-1（SDF-1）］，二者相互作用而使中心母细胞滞留、聚集于暗区，并在该处发生体细胞高频突变。

（姚 智）

míngqū

明区（light zone） 位于次级淋巴滤泡生发中心外侧、由滤泡树突状细胞及中心细胞构成的区域。中心细胞形态较小，来自停止分裂的中心母细胞，因不再表达 CXCR4 而从暗区移向外侧形成明区。此外，明区内还有滤泡辅助性 T 细胞及着色体巨噬细胞等。在滤泡巨噬细胞所提呈抗原的作用下，中心细胞发生 B 细胞受体（BCR）亲和力成熟及抗体类别转换。同时，着色体巨噬细胞在此

区吞噬和清除低亲和力的中心细胞。继续分裂分化的中心细胞形成两类小淋巴细胞：①浆细胞：迁移至髓质、其他淋巴器官或淋巴组织等处。②记忆性 B 细胞前体：参与淋巴细胞再循环。

（姚 智）

xiōngxiàn yīlàiqū

胸腺依赖区（thymus dependent zone） 位于外周淋巴结深皮质区（浅皮质区与髓质之间）的部位，主要由 T 细胞组成，富含树突状细胞和少量巨噬细胞，即 T 细胞区。

外周淋巴器官的胸腺依赖区，主要由在胸腺中分化成熟、经血液循环迁移而来的 T 细胞构成。摘除新生小鼠胸腺后，这些部位萎缩、变薄，T 细胞空竭，故获此名。淋巴结内，此区在淋巴小结之间和皮质深层，为一片弥散的淋巴组织，又称副皮质区。该区含多个深层皮质单位（DCU），每一 DCU 包括两个区域：①中央 DCU：含大量 T 细胞和一些树突状细胞，T 细胞受抗原刺激后快速分裂，导致该区明显增大。

②外周 DCU：为包围中央区的一层较稀疏的弥散淋巴组织，含 T 细胞及 B 细胞；该区域还有许多高内皮细胞小静脉，是沟通血液循环和淋巴循环的重要通道，血液流经此段时，淋巴细胞穿越内皮细胞进入深层皮质单位周围区，再迁移至其他部位。

每一个 DCU 均与一条输入淋巴管相对应，携带外来抗原的树突状细胞经输入淋巴管进入淋巴结后，迁移定位至副皮质区，向 T 细胞提呈抗原而使之活化。

（张 毓 姚 智）

fēixiōngxiàn yīlàiqū

非胸腺依赖区（thymus independent zone） 外周淋巴结浅皮质区。周围淋巴器官中非 T 细胞聚集的部位，是 B 细胞居留的场所，大量 B 细胞聚集成淋巴滤泡，又称 B 细胞区。

（姚 智）

chūjí jùhézào

初级聚合灶（primary focus） T 细胞依赖的抗体应答中，在外周淋巴组织 T 细胞区和 B 细胞区之间所出现的 B 细胞活化的聚合灶，又称滤泡外聚合灶。其中的活化的 B 细胞可直接分化为抗体形成细胞，或迁移至淋巴滤泡而进一步分化。该部位以产生 IgM 类抗体为主，浆细胞相对短寿，不进入骨髓。

（姚 智）

wàitàocéng

外套层（mantle zone） 次级淋巴滤泡的区域。主要由不参与免疫应答的静息 B 细胞组成，形成包绕生发中心和增殖性淋巴细胞的环状区带。生发中心暗区和明区内大量增殖的 B 细胞（中心母细胞及中心细胞），将原已存在的静止细胞推向周边，特别是推向生发中心外侧而成为外套区。因

该处与明区相接，其中也含某些记忆性 B 细胞及浆细胞前体。这些细胞可迁移至髓质，或通过淋巴及血液循环进入其他淋巴器官、淋巴组织及慢性炎症灶附近的结缔组织内，转变为抗体形成细胞（浆细胞）。

（姚 智）

gāonèipíxìbāo xiǎojìngmài

高内皮细胞小静脉（high endothelial venule，HEV）　存在于淋巴组织内的特殊毛细血管后微静脉。是淋巴细胞自血液循环进入淋巴器官和淋巴组织的通道，分布于除脾外几乎所有外周淋巴组织与器官，包括淋巴结、扁桃体、派尔（Peyer）集合淋巴结和各种黏膜下淋巴小结。HEV 的血管内皮细胞与其他部位血管的扁平内皮细胞明显不同，近似立方形，胞质丰富，胞核呈椭圆或不规则形，比一般内皮细胞核大，有明显核仁而异染色质较少。HEV 的另一特点是管腔内滞留大量淋巴细胞，且由于常有淋巴细胞穿越而致内皮细胞的排列不甚整齐。

淋巴细胞经 HEV 迁移涉及多个步骤（图）：①滚动：血循环中淋巴细胞首先通过其表面 L-选择素与高内皮细胞表面地址素（如 GlyCAM 和 CD34）结合，此作用

通常较微弱，经历结合、解离、再结合，故表现为淋巴细胞沿 HEV 内皮滚动。②激活：局部趋化因子与淋巴细胞表面相应趋化因子受体结合，使淋巴细胞表面整合素（如 LFA-1）的表达增加，且构象发生改变。③黏附：淋巴细胞表面 LFA-1 与内皮细胞表面 ICAM-1 高亲和力结合，导致淋巴细胞牢固黏附于内皮细胞表面，并对生理范围的血管切应力表现较强的稳定性。④跨内皮迁移：除可通过变形穿越内皮细胞间隙，淋巴细胞还能被完整地吞入内皮细胞，形成一个大的内吞泡囊，后者逐渐移向内皮细胞对侧，通过胞吐而释出淋巴细胞。

在淋巴结内，血流中淋巴细胞穿越 HEV 或其间隙，分别进入深皮质区和浅皮质区，再迁移至髓窦，经输出淋巴管返回血流，构成淋巴细胞再循环，使淋巴细胞得以合理分布，淋巴组织内淋巴细胞不断得到补充，同时增加淋巴细胞与抗原接触的机会，产生有效的免疫应答。

（张 毓 姚 智）

línbāguǎn

淋巴管（lymphatic vessel）　淋巴系统的组成部分之一。分为毛细淋巴管、淋巴管、淋巴干和淋巴导管（图）。毛细淋巴管一端为

盲端，起始于组织细胞间隙，其管壁由一层扁平上皮细胞构成，彼此吻合成网，并逐渐汇合成愈来愈大的淋巴管。一部分组织液（包括由毛细血管透出的蛋白质）经毛细淋巴管吸收而进入淋巴管道系统，成为淋巴液。淋巴管管壁极薄，主要由内皮细胞、弹性纤维与少量平滑肌组成，故具有收缩功能，以推进淋巴液流动。淋巴管如同静脉，管腔内也存在瓣膜，可防止淋巴液倒流。淋巴液经由多条输入淋巴管导入淋巴结被膜下窦，经小梁导管到达髓窦，淋巴窦内的巨噬细胞可吞噬抗原及清除异物，并可迁入淋巴组织内协助淋巴细胞识别抗原，从而激发免疫应答。

经淋巴结滤过的淋巴液，其内的细菌及异物已基本被清除，并含较多抗体与淋巴细胞，汇入输出淋巴管而流出淋巴结。淋巴液向心脏流动，途中经过一系列淋巴结，最后汇入两条总淋巴管。双下肢、腹部及左上半身的淋巴管汇入胸导管，右上半身的淋巴汇成右淋巴导管。胸导管和右淋巴导管分别汇入左静脉角。

（姚 智）

pí

脾（spleen）　位于腹腔左上方，具有造血、滤血、清除衰老血细胞等功能的重要的外周免疫器官。是免疫应答发生的场所。脾的外层为结缔组织被膜，后者向脾内伸展而形成若干小梁（图）。小梁在脾内反复分支，形成纤维网状结构，起支撑作用。脾实质分为红髓、白髓及二者之间的边缘区。红髓分布于被膜下、小梁周围及白髓边缘区外侧的广大区域，由脾索及血窦组成，含大量红细胞、巨噬细胞及少量淋巴细胞。其中，巨噬细胞可清除衰老和有缺陷的

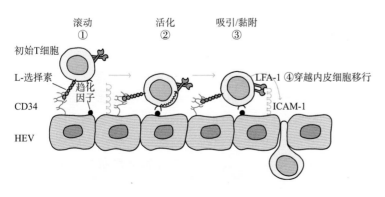

图　淋巴细胞经 HEV 迁移的过程

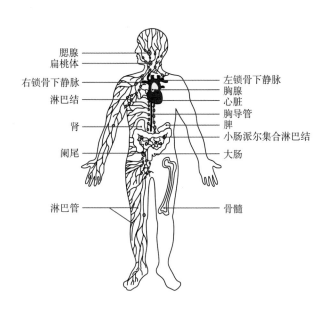

图 人体的淋巴管分布

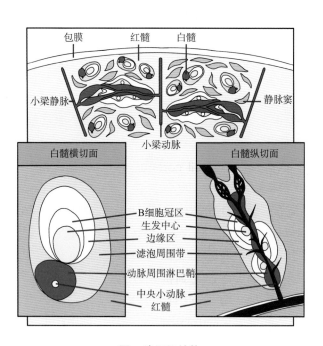

图 脾组织结构

红细胞，故其胞内常有吞入的红细胞和由血红蛋白降解而产生的含铁色素。白髓含大量淋巴细胞，它们围绕脾动脉分支，形成动脉周围淋巴鞘（PALS）。PALS包括T细胞区和B细胞区，其B细胞区构成初级淋巴滤泡，可在抗原激发下形成生发中心。

脾无引流淋巴管，淋巴细胞经脾动脉末端膨大而成的边缘窦进入脾，白髓内淋巴细胞也可进入边缘窦，参与淋巴细胞再循环。每天通过脾再循环的淋巴细胞总数高于经淋巴结再循环的细胞数。在脾内产生的免疫应答主要针对血源性抗原，后者在边缘区被并指状细胞捕获，经加工后提呈给PALS的T细胞。活化的T细胞进一步激活B细胞，后者再迁入初级淋巴滤泡，发育为生发中心（即次级淋巴滤泡），最终产生大量分泌抗体的浆细胞。

（姚 智 张 毓）

hóngsuǐ

红髓（red pulp） 位于脾白髓周围的区域。是脾实质的组成部分之一。约占脾实质的2/3，分布于被膜下、小梁周围及边缘区外侧的广大区域，因含大量红细胞、在新鲜脾切面上呈现红色而得名。红髓由两部分组成：①脾索：含网状纤维、网状细胞和巨噬细胞，以不规则的索条状组织相互连接而形成网状。②脾窦：位于脾索之间，窦壁由长杆状内皮细胞纵向排列而成，脾窦内含大量血细胞。红髓是脾进行血液滤过的主要场所，其内的巨噬细胞功能活跃，可吞噬和清除衰老或损伤的血细胞、血小板及其他血源性颗粒物质。

（姚 智 张 毓）

báisuǐ

白髓（white pulp） 脾实质的组成部分之一。由密集的淋巴细胞组成，包括T细胞区和B细胞区，在新鲜脾切面可见形成众多弥散的灰白色小点。脾动脉入脾后，先成为小梁动脉，继而分支成中央动脉。围绕中央动脉密集分布大量淋巴细胞，称为动脉周围淋巴鞘，此为白髓的组成部分，主要含T细胞，也有巨噬细胞。此区相当于淋巴结副皮质区，在细胞免疫应答时可增大变厚。

白髓的另一部分称为淋巴小结，又称为脾小体或淋巴滤泡。抗原激发免疫应答时，脾小体增多，出现于动脉周围淋巴鞘的一侧，其中含大量的B细胞及滤泡树突状细胞（FDC）。FDC是次级淋巴组织内具有独特功能的树突状细胞，不表达MHC Ⅱ类分子，但高表达Fc受体和补体受体，以抗原-抗体-补体复合物的形式捕获和提呈抗原，参与生发中心反应中对高亲和力B细胞的选择，在抗体亲和力成熟中扮演重要角色。

（姚 智 张 毓）

dòngmài zhōuwéi línbāshāo

动脉周围淋巴鞘 （periarterial lymphatic sheath，PALS） 脾白髓的组成部分，是脾中央动脉周围密集排列的淋巴组织。又称围动脉淋巴鞘。呈鞘状分布，类似于淋巴结副皮质区，由大量T细胞、少量巨噬细胞和交错突细胞构成，是脾的胸腺依赖区。细胞免疫应答活跃时，该区增大且分裂细胞增多。动脉周围淋巴鞘与淋巴小结及 B 细胞冠区共同组成白髓。

（姚 智）

bīn xìbāo guànqū

B 细胞冠区 （B cell corona）

脾白髓的组成部分。又称淋巴小结的小结帽。淋巴小结为白髓的 B 细胞区，为直径 1~2mm 的球形小体。未经抗原刺激时体积较小，称初级淋巴小结，受到抗原刺激后即增大并形成生发中心，称次级淋巴小结。生发中心着色浅淡，可分为深部的暗区和浅部的明区。生发中心周边有一层密集的小 B 细胞，尤以顶部最厚，即为 B 细胞冠区。

（姚 智）

biānyuánqū

边缘区 （marginal zone）

位于脾白髓边缘（脾白髓与红髓交界处）的狭窄区域。中央动脉分支末端在边缘区膨大而形成边缘窦，其内皮细胞间存在间隙，是淋巴细胞由血液进入脾的重要通道。从骨髓或胸腺迁入脾的初始淋巴细胞通常先聚集于此区，再迁入动脉周围淋巴鞘（PALS）或初级淋巴滤泡，而白髓内淋巴细胞也可进入边缘窦，参与淋巴细胞再循环。由于脾缺少引流淋巴管，故血源性抗原也经由边缘窦进入脾。边缘区内的淋巴细胞主要是记忆性 B 细胞和 CD4[+]T 细胞，也富含树突状细胞（DC）和巨噬细胞，可捕获抗原，并将其提呈给 PALS 中的 T 细胞。此外，边缘区还分布有执行固有免疫功能的边缘区 B 细胞，后者表达特定的表面标志，不参与再循环，主要针对胸腺非依赖性抗原产生体液免疫应答。

（姚智 张毓）

biānyuándòu

边缘窦 （marginal sinus）

脾中央小动脉分支在白髓和边缘区之间膨大所形成的小血窦。是血液和淋巴细胞进入脾白髓的重要通道，也是脾内识别、捕获抗原和诱发免疫应答的重要部位。边缘窦内皮细胞在脾组织构成和功能行使中发挥重要作用，其形态上不同于血管内皮细胞或肝窦内皮细胞，而是呈长杆状，细胞间隙较大。边缘窦内皮细胞构成血脾屏障，可阻止血液中颗粒性异物、细菌等直接进入白髓，保持白髓内微环境相对稳定，具有机械屏障和生物屏障双重作用。

（姚 智）

niánmó miǎnyì xìtǒng

黏膜免疫系统 （mucosal immune system，MIS）

由覆盖于机体管腔（如胃肠道、呼吸道、泌尿生殖道、内耳等）的表面黏膜所构成的外周免疫组织。又称为黏膜相关淋巴组织（MALT）（图）。

研究过程 经历了以下几个时期：

黏膜免疫现象的发现 黏膜免疫较晚才成为一个独立的研究领域，但通过黏膜免疫预防疾病的实践已有漫长历史。史料记载：公元 11 世纪的中国宋朝，就有关于鼻腔吸入天花痂粉预防天花的传说，此法随后相继流传至中东和英国。近代相继报道某些与黏膜免疫相关的现象：1800 年，德国微生物学家罗伯特·科赫（Robert Koch）及埃舍里希（Escherich T）证明，新生儿肠道内菌群可诱导产生对母乳的变态反应；1892 年，德国免疫学家保罗·埃尔利希（Paul Ehrlich）首次发现，母亲初乳中富含抗微生物的蛋白质（即 IgG），可通过母乳传递给婴儿，使之获得抵御这些微生物侵袭的被动免疫能力。

免疫球蛋白 A （IgA）的发现
1953 ~ 1954 年间，格拉巴尔（Grabar P）和威廉姆斯（Wiliams CA）在血清中发现 IgA；1959 ~ 1960 年，赫勒曼斯（Heremans JF）首次分离和鉴定了 IgA；1961 年，古格勒（Gugler E）和缪拉尔持（Muralt G）及汉森（Hanson LA）发现人母乳中存在大量 IgA；1963 年，托马西（Tomasi TB）在人唾液和其他分泌物中发现与血清 IgA 组成不同的 IgA，命名为分泌型 IgA （SIgA）；1980 年，发现多聚 Ig 受体及 SIgA

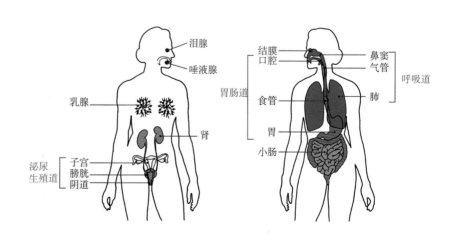

图 黏膜免疫组织分布

的分泌片，阐明了细胞内免疫球蛋白转运的方式。上述发现为证明黏膜组织具有适应性免疫保护功能提供了确切依据。

黏膜相关免疫细胞的发现及黏膜免疫理论的形成和发展 1974 年，罗伯特·欧文（Robert L. Owen）描述了肠道黏膜上皮组织中一种特化的、对抗原具有"胞吞转运"作用的上皮细胞（微皱褶细胞，即 M 细胞），从而阐明肠道内抗原物质被转运至黏膜组织内部的机制。其后，相继描述和鉴定了黏膜相关淋巴组织（MALT）、肠相关淋巴组织（GALT）、支气管相关淋巴组织（BALT）和鼻咽相关淋巴组织（NALT），同时提出共同黏膜免疫系统的理论。1986 年，克莱因（Klein JR）描述了仅存在于肠道上皮组织内、非胸腺来源的成熟 T 细胞，即上皮内淋巴细胞（IEL）。其后发现小肠可支持 IEL 在胸腺外的发育、分化及功能。

随现代免疫学理论及技术的发展，20 世纪 80 年代，美国免疫学家查尔斯·奥尔德森·詹韦（Charles Alderson Janeway）明确指出了黏膜免疫在机体免疫应答中的重要性。黏膜免疫已成为现代免疫学中一个受到高度关注并发展极快的热点领域。

特征 MIS 具有某些不同于其他外周免疫器官的特征：

覆盖面大 成年人体内覆盖于胃肠道、呼吸道、泌尿生殖道及外分泌腺（包括黏膜绒毛）的黏膜总面积超过 400m^2（为皮肤面积的 200 倍），是与外来物质（如食物、病原体、过敏原、致癌物等）直接接触的门户，人体近 50% 的淋巴组织、75% 的淋巴细胞及 80% 的抗体均分布于 MIS。

机体抗感染的第一道防线

70% 的病原体经由黏膜入侵机体。

黏膜腔内共生各类共生菌群 共生菌在黏膜表面持续存在，既对机体发挥有益的作用，也有致病的可能性。在存在大量共生菌的情况下，黏膜免疫系统通过复杂的识别、应答（固有免疫及适应性免疫）和效应机制，既维持对共生菌的耐受，也可清除病原菌，并针对某些抗原产生免疫应答。

组织学特征 存在器官化的淋巴组织（如派尔集合淋巴结、独立的淋巴滤泡、扁桃体等）及散在的淋巴组织；黏膜上皮及淋巴组织间存在密切的相互作用。

组成 MIS 包括黏膜层上皮细胞、黏膜下固有层中散在的免疫细胞、带有生发中心的器官化淋巴组织（如扁桃体、派尔集合淋巴结、阑尾等）、相关器官和组织的外分泌腺体（如泪腺、唾液腺、胰腺和泌乳期的乳腺等），是全身免疫系统的重要组成部分。按照解剖部位不同，MIS 可分为 NALT、GALT、BALT 和泌尿生殖道淋巴组织（UALT）。

MIS 包括两类组分：①器官化淋巴组织：具有一定次级淋巴组织结构，含生发中心，表面被黏膜上皮细胞覆盖，是黏膜免疫应答发生的场所，T/B 细胞在此识别抗原，并增殖、分化为效应细胞。②散在分布的免疫细胞：弥散于肠道上皮内的淋巴细胞和固有层淋巴细胞（主要为效应 T 细胞和分泌抗体的浆细胞），是黏膜免疫应答的效应部位。

分型 分布于不同器官的黏膜组织，根据所覆盖上皮细胞类型、免疫球蛋白类别及转运机制、是否存在 MALT 和局部免疫细胞的组成，分为两型：

I 型黏膜组织 分布于肠道、

肺、子宫颈内膜与子宫，由单层柱状上皮细胞覆盖，上皮下有 MALT，并有 M 细胞。树突状细胞（DC）分布于 MALT 中，可在局部提呈抗原，或迁移至引流淋巴结提呈抗原。此型黏膜组织所产生的保护性抗体主要是 SIgA，由上皮细胞表面多聚体免疫球蛋白受体（pIgR）转运至黏膜腔。

II 型黏膜组织 分布于口腔、食管、角膜及外宫颈和阴道，由复层鳞状上皮细胞覆盖，缺乏 MALT 结构。DC 位于复层鳞状上皮内或上皮下，须迁移至引流淋巴结提呈抗原。此型黏膜组织所产生的保护性抗体主要是 IgG，由上皮细胞表面（FcRn）转运。

细胞学 MIS 的细胞组成有别于全身免疫系统，主要包括：①黏膜上皮细胞、M 细胞、杯状细胞、帕内特（Paneth）细胞、IEL、NK/NK T 细胞等。②分布于固有层中的 DC、淋巴细胞（如黏膜相关恒定链 T 细胞等）。此外，不同部位 MIS 也存在差异，其中 IEL 行使重要功能。

MIS 淋巴细胞的再循环及选择性归巢具有自身特点，以 GALT 为例：正常情况下，位于黏膜淋巴结（如 PP）的初始 T/B 细胞表达均 CCR7 及 L-选择素；抗原刺激可下调 CCR7 及 L-选择素表达，而 CD45RO、整合素 α4β7 及 CCR9 表达显著升高。这些受抗原刺激的 T 细胞离开 PP，经肠系膜淋巴结进入胸导管，最终经血液迁移而回到肠道黏膜固有层或上皮层。

黏膜组织中 PP 及固有层高内皮细胞小静脉（HEV）主要表达黏膜地址素细胞黏附分子 1（MAdCAM-1），而肠上皮细胞还可表达 CCL25。血液中来自黏膜、经抗原刺激的淋巴细胞通过其表

面整合素 α4β7 及趋化因子受体 CCR9，与黏膜组织表面 MAd-CAM-1 及 CCL25 结合，可定位于小肠黏膜固有层。另外，IEL 表面 CCR9 及整合素 α4β7 可与上皮细胞表面 CCL25 及上皮钙黏蛋白结合，定位于肠上皮层。由于对局部抗原具有特异性应答能力的效应性 T 细胞和浆细胞均聚集于肠黏膜固有层聚集，故该部位被视为黏膜免疫的效应部位。

功能 MIS 通过产生固有免疫和适应性免疫应答，对抵御病原体感染、维持黏膜局部免疫稳态、调控共生菌菌种及其平衡等均发挥极为重要的作用。MIS 的免疫应答具有与全身免疫系统不同的特征，表现为：M 细胞参与抗原转运和提呈；淋巴细胞分化及应答的局部调控以 Th2 型细胞因子为主；主要产生 IgA 类抗体；肠道固有层 T 细胞中，γδ T 细胞发挥重要作用等。

此外，黏膜免疫与临床疾病发生密切相关。目前黏膜感染性疾病（如痢疾、急性呼吸道感染、肺结核、麻疹、百日咳等）仍是严重威胁人群健康的公共卫生问题，每年导致上千万儿童（主要 5 岁以下）死亡，且至今缺乏有效的预防性疫苗。因此，对黏膜免疫系统及其防御机制的研究具有重要的理论和临床意义。

（姚智 吴励）

niánmó miǎnyì

黏膜免疫（mucosal immunity）

由黏膜免疫系统启动和参与的局部免疫。包括固有免疫和适应性免疫。

免疫机制 黏膜组织表面积巨大，其与外界抗原直接接触，是机体与环境进行交流的场所及许多病原体侵入机体的重要门户，也是机体抗感染的第一道防线。

以肠道相关淋巴组织（GALT）为例：在免疫应答急性期，受抗原刺激的 T/B 细胞离开派尔集合淋巴结（PP）而进入血液；PP 高表达某些地址素，可诱导再循环的 T/B 细胞返回黏膜固有层，在该处分化为浆细胞和效应 T 细胞；浆细胞产生的分泌型 IgA（SIgA）被分泌至肠腔，发挥抗感染效应；黏膜上皮内淋巴细胞（IEL）具有抑制黏膜超敏反应及分泌淋巴因子等功能。

特点 黏膜免疫具有如下显著特点：

共同黏膜免疫系统 指黏膜局部受抗原刺激而产生的抗原特异性 T/B 细胞，可从局部免疫应答起始部位迁出，最终归巢至体内不同黏膜效应部位，如经口腔、鼻腔或肠道等不同途径接种抗原，可在全身不同黏膜部位发挥免疫效应。共同黏膜免疫系统现象的提出，为黏膜疫苗的设计和研发提供了新思路。

分泌型 IgA 是黏膜免疫系统中占主导地位的抗体类型 B 细胞在 PP 和肠系膜淋巴结中受抗原刺激而活化，并分化为浆细胞，受 TGF-α 调控而发生 IgA 类别转换。正常人肠道约有 75 000 个能分泌 IgA 的浆细胞，每天分泌 3~4g IgA。此外，在无病原体感染的情况下，黏膜局部 B 细胞通过识别肠道栖息菌抗原也可持续合成大量 IgA。二聚体 IgA 分布于上皮下部位，通过与肠道隐窝基部未成熟上皮细胞表面多聚体免疫球蛋白受体（pIgR）高亲和力结合，被转吞至肠腔侧，经酶切后释放至肠腔，成为 SIgA。分泌至肠腔的 SIgA 发挥如下功能：①抑制微生物黏附于上皮组织，阻止病原体入侵肠道黏膜，发挥屏障作用。②参与维持宿主和栖息菌群间稳态和平衡。③中和微生物所产生的酶、毒素以及上皮细胞所接触或已进入黏膜固有层的细菌脂多糖和病毒，所形成的 IgA－抗原复合物被排出体外。④参与诱导肠黏膜对食物成分产生耐受。

共生菌与黏膜免疫 人体的共生菌包括聚集于皮肤、消化道、呼吸道、泌尿生殖道黏膜及结膜表面的数百种（总数达 10^{14} 个）具体特征性分布的栖息菌群，其中大多数存于肠道黏膜表面。栖息菌群对人体具有诸多有益的功能，以肠道菌为例：①某些菌类对宿主维生素的生物合成具有重要作用。②共生菌的代谢产物（如短链脂肪酸、丁酸等）可作为能量被宿主利用。③黏膜栖息菌群可通过与肠道上皮细胞 Toll 样受体（TLR）相互作用，参与上皮组织的自身稳定，并诱导黏膜产生某些保护性因子，如 IL-6、角化细胞来源趋化因子（KC-1）和热休克蛋白等，从而维持上皮组织屏障完整性，并阻止病原菌入侵和聚居于肠道。④参与肠道免疫系统成熟与功能，如促进 PP 及独立淋巴滤泡形成，促进淋巴细胞向肠黏膜固有层迁移，诱导 B 细胞合成 SIgA，调节效应 T 细胞亚群分化等。

正常情况下，黏膜表面虽然栖息大量共生菌，但 MIS 并不针对这些细菌产生对机体有害的免疫应答。机制为：①栖息菌通常致病性较弱，且其存在于黏膜表面而不侵入黏膜组织，故不能诱发炎症反应和适应性免疫应答。②栖息菌与病原菌所携带病原相关模式分子（PAMP）的分子结构存在差异，虽与同一模式识别受体（PRR）结合，但所启动的信号转导通路及细胞反应各异。

③栖息菌可主动抑制 NF-κB 活化所介导的炎症反应。④少数可能穿过上皮细胞层的栖息菌，其致病性弱，不能抵御吞噬细胞的吞噬、杀伤和清除。

某些情况下，栖息菌进入黏膜组织可刺激黏膜免疫系统对其产生异常免疫应答，导致组织损伤，如肠道黏膜完整性遭到破坏，则通常无害的栖息菌可穿过黏膜而进入血流，引起严重、甚至致死性的全身感染；正常栖息菌也可导致免疫缺陷患者全身感染；某些对肠道正常栖息菌群易感的个体，可对这些菌群抗原产生异常免疫应答，从而导致炎性肠病；长期大量使用抗生素可造成菌群失调，为肠道易感性致病菌提供增殖环境，引发肠道感染性疾病。此外，肠道菌群失调还参与糖尿病、肥胖症、代谢综合征及自身免疫病等发生。

(姚 智 吴 励)

gòngtóng niánmó miǎnyì xìtǒng

共同黏膜免疫系统 （common mucosal immune system）

黏膜免疫应答中，免疫效应跨越不同区域黏膜的现象。经口腔、鼻腔或肠道等不同免疫途径接种抗原，可诱导全身性黏膜免疫效应。机制为：所有黏膜血管内皮细胞均表达地址素 MAdCAM-1，某一黏膜局部受抗原刺激而产生的抗原特异性 T/B 细胞，可从局部免疫应答起始部位迁出，并最终归巢至体内其他黏膜效应部位。

共同黏膜免疫系统为黏膜疫苗设计提供了新思路：在黏膜组织［如肠相关淋巴组织（GALT）］接种疫苗，可诱导其他黏膜组织（如呼吸道、泌尿生殖道和泌乳乳腺）产生保护性免疫。研究证实：通过鼻黏膜途径免疫可在泌尿生殖道显示针对人类免疫缺陷病毒（HIV）的免疫效应；通过肠黏膜途径口服疫苗，可使乳腺产生 IgA，利于婴儿从乳汁中被动获取抗体，从而获得保护性免疫。

(姚 智 吴 励)

cháng xiāngguān línbā zǔzhī

肠相关淋巴组织 （gut-associated lymphoid tissue，GALT）

分布于肠道的黏膜相关淋巴组织。

组织学 GALT 由位于小肠壁的派尔集合淋巴结（PP）、散在分布于整个肠道的独立淋巴滤泡和肠系膜淋巴结、阑尾、咽淋巴环［瓦尔代尔（Waldeyer）环］（位于口腔后部消化道及呼吸道入口处，由腭扁桃体、腺样体和舌扁桃体共同组成的结构）以及上皮内淋巴细胞（IEL）、固有层中弥散分布的各种免疫细胞等组成（图）。PP 和独立淋巴滤泡经淋巴管与引流的肠系膜淋巴结相连。肠系膜淋巴结是体内最大的淋巴结，在启动针对肠道抗原的免疫应答中起至关重要的作用。PP、独立淋巴滤泡及肠系膜淋巴结是肠黏膜免疫细胞识别抗原和受抗原刺激而活化的部位，被视为黏膜免疫应答的"诱导部位"。

肠道的效应性 T 细胞主要存在于黏膜上皮及黏膜固有层。后二者仅被一层基膜分开，但免疫相关的组织学存在很大差异：小肠上皮主要分布 CD8$^+$T 细胞；黏膜固有层则含有多种细胞（如大量 CD4$^+$和 CD8$^+$T 细胞、产生 IgA 的浆细胞、具有记忆细胞表型的淋巴细胞、巨噬细胞、DC、少数嗜酸性粒细胞和肥大细胞等）。

功能 抵御侵入肠道的病原微生物，如肠上皮细胞间可通过密封蛋白、紧密连接蛋白等形成紧密连接，阻止直径大于 0.6～1.2nm 的肠腔内抗原物质进入；肠道黏膜上皮组织分泌大量黏液并在上皮表面形成黏液层，黏液中所含黏蛋白可阻止微生物附着于上皮；肠道上皮细胞分泌 α-防御素、β-防御素、溶菌酶、脂蛋白磷脂酶 A2、过氧化物酶和乳铁蛋白等；位于小肠隐窝区基底部的帕内特细胞可分泌隐窝素和 α-防御素；肠蠕动是清除病原微生物的重要机制之一。

特点 GALT 相关的黏膜免疫具有如下特点：

肠系膜淋巴结是诱生和聚集调节性 T 细胞（Treg）的主要场所 肠道抗原主要被位于黏膜固有层、可产生视黄酸（RA）的 CD103$^+$DC 所捕获，然后迁移至肠系膜淋巴结，在此诱生可返回肠道的 Treg 细胞。其产生 TGF-β，发挥免疫负调节作用及诱导 IgA 类别转化，从而参与口服耐受形

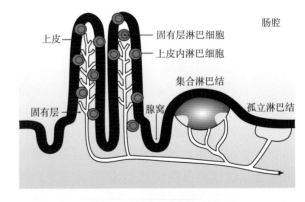

图 肠相关淋巴组织分布

注：集合淋巴结、孤立淋巴滤泡均由黏膜上皮细胞包被；肠道引流淋巴结（系膜淋巴结）通过输入淋巴管与集合淋巴结、孤立淋巴滤泡和肠黏膜相连；集合淋巴结和系膜淋巴结含 T 细胞区（蓝色）和淋巴滤泡（黄色），孤立淋巴结主要含 B 细胞

成，并抑制针对食物蛋白的炎症反应。

与肠道共生菌相互作用 肠道栖息大量共生菌，但 GALT 并不针对这些细菌产生有害的免疫应答，通过二者相互密切作用而维持肠道共生菌平衡及局部免疫自稳。

食物对 GALT 黏膜免疫的影响 饮食可影响肠道菌群组成和代谢，也是影响 GALT 的重要因素。食物中的营养成分（如糖类、蛋白质、脂肪、维生素及食物纤维等）的摄入量、类型及平衡，对肠道栖息菌群具有重要影响，从而调节肠道免疫细胞发育、分化及功能。

配体激活的核受体被视为介导食物成分调控免疫细胞发育与功能的重要分子。免疫细胞可表达多种核受体，其与相应配体（如激素、脂类及维生素等）结合，通过激活参与免疫细胞发育及功能的转录因子（如 T-bet、GATA3、Foxp3、Ror-γt、Bcl-6 等），可发挥调控作用，如食物中维生素 A 的代谢产物 RA 通过与核受体 RXR-RAR 异源二聚体或 RXR-RXR 同源二聚体结合，再与胞核内 RA 反应片段（RARE）结合，可诱导肠道细胞表达归巢受体及 T/B 细胞（如 iTreg、Th2 细胞、产生 IgA 的 B 细胞及记忆性 B 细胞等）分化，并直接、间接抑制 Th1 细胞和 Th17 细胞分化，从而参与维持肠道免疫稳态。

脂类食物的消化产物脂肪酸也参与调节免疫应答和炎症反应，如饱和脂肪酸通常促进炎症反应，而不饱和脂肪酸则具有促炎或抑炎的双向作用；多元不饱和脂肪酸 Omega3 和 Omega6 是前列腺素的前体，后者是很强的炎症调节因子；Omega3 还可激活炎性巨噬细胞表面 G 蛋白偶联受体 120（GPR120），通过抑制 TLR 及细胞因子相关的信号转导而发挥显著的抗炎效应，并间接影响肠道淋巴细胞组成。

GALT 相关炎症性疾病

①急性炎症性疾病：是消化系统常见病，病因常为病毒、细菌、寄生虫等感染，或与食物中毒及食物过敏有关，发病快，病因明确，治疗及时可获痊愈。②慢性炎症性疾病：可由微生物感染、变态反应等所致，也可能由多种因素造成或原因不明，其发病缓慢、病程长、呈反复发作。

炎性肠病（IBD）是一种典型的肠道慢性炎症性疾病，包括克罗恩（Crohn）病和溃疡性结肠炎。克罗恩病可发生在肠道的所有部位，而溃疡性结肠炎只局限于结肠及直肠。炎性肠病病因有两种：①遗传因素：已鉴定出 300 余个炎性肠病相关的易感基因，它们的编码产物参与淋巴细胞活化、细胞因子产生及宿主对细菌感染的反应性。②环境因素：包括饮食、感染、抗生素等。

遗传和环境因素所致肠道菌群失衡，可能在 IBD 发病中起重要作用，机制为：遗传易感个体内，肠道菌群变化可能导致肠道黏膜屏障完整性受损和通透性增强，使得病原菌易于穿过黏膜上皮屏障，导致固有免疫细胞和效应性 T 细胞亚群（如 Th1 细胞、Th17 细胞）异常激活，产生大量促炎症细胞因子，通过打破免疫耐受，最终导致肠道炎症反应发生。近期还发现，NOD2、IL-10 及胱天蛋白酶募集域蛋白 9（CARD9）组成的网络可造成肠道菌群谱及功能紊乱，从而参与炎性肠病发病。

（姚 智 吴 励）

lánwěi

阑尾 （vermiform appendix）

人体外周淋巴组织之一。又称蚓突。是从盲肠下端后内侧壁向外延伸的细管状器官，外形酷似蚯蚓。阑尾是盲管，位于腹部右下方，根部连于盲肠后内侧壁，远端游离并闭锁。阑尾管壁由内向外分为黏膜层、黏膜下层、肌层及外膜，腔面无绒毛和皱襞。黏膜层可分为上皮层、固有层和黏膜肌层。上皮层为单层柱状上皮，含较多杯状细胞；固有层结缔组织内肠腺较少，淋巴小结和弥散淋巴组织发达；黏膜下层则有丰富的淋巴组织。

阑尾淋巴组织在出生后开始出现，12~20 岁达高峰，此时期阑尾凭借发达的淋巴组织，可传输有免疫活性的淋巴细胞，发挥局部免疫作用。同时，阑尾可吸收肠道内抗原（如食物、药物、细菌或病毒）并产生应答。成年后，阑尾的免疫功能被全身淋巴结和脾所代替。

（姚 智）

Pài'ěr jíhé línbājié

派尔集合淋巴结 （Peyer's patch，PP）

分布于小肠（尤其是回肠）黏膜下的淋巴细胞聚集体。又称派尔（Peyer）斑。其在胚胎期发育形成，人小肠中有 100~200 个。PP 是器官化的外周淋巴组织，位于黏膜固有层上皮下的拱区，呈椭圆形或圆形，富含 DC、T 细胞及 B 细胞。B 细胞聚集于 PP 的淋巴滤泡内，每个 PP 含有比其他外周淋巴组织更多的 B 细胞。滤泡间和滤泡底部分布着较小的 T 细胞区域。PP 肠腔侧覆盖一种特化的肠上皮细胞，称微皱褶细胞（M 细胞）。M 细胞可通过吸附、胞饮和内吞等方式，将肠道内病原微生物转运给

PP 内的抗原提呈细胞（DC、巨噬细胞），后者进一步激活 T 细胞和 B 细胞，B 细胞再分化为浆细胞并产生抗体。

PP 是启动肠道免疫应答的极为重要的部位，肠黏膜固有层浆细胞主要产生 IgA 类抗体（由 J 链聚合成二聚体），与该处上皮细胞所分泌的多聚 Ig 受体（pIgR）结合而成为分泌型 IgA，通过胞吞而由固有层的上皮细胞转运至肠腔。IgA 二聚体参与胃肠道体液免疫应答。

（姚智 吴励）

shàngpí nèi línbā xìbāo

上皮内淋巴细胞（intraepithelial lymphocyte，IEL）

分布于不同上皮组织内（如皮肤、肠道、胆管、口腔、肺、上呼吸道及生殖道等）的淋巴细胞。是黏膜免疫系统的特征性细胞。最大的 IEL 群体位于肠道的柱状上皮层内。IEL 为非胸腺来源，小肠可支持其在胸腺外发育、分化，具有如下特点：①数量大，占人体小肠上皮细胞总数的 10%～15%，而黏膜表面积巨大，故 IEL 是体内最大的淋巴细胞群。②与上皮细胞联系紧密，发生广泛的相互作用。③几乎全部为 T 细胞，但异质性高，以小肠 IEL 为例，多属 CD8αβ T 细胞（占 80%），小鼠 IEL CD8αα 同源二聚体和 αβ 异源二聚体各占 50%；IEL 是已接触过抗原的 T 细胞，但不表达 CD25，多表达 NK 细胞的活化型或抑制型受体。

IEL 分两型：①A 型 IEL：又称诱导型 IEL（iIEL），小肠 A 型 IEL 多为 CD8αβ⁺ TCRαβ⁺ 效应或记忆性 T 细胞，主要存在于黏膜固有层，具有抗原特异性，其 T 细胞受体（TCR）多样性有限，可对重复感染迅速产生应答。②B 型 IEL：又称天然 IEL（nIEL），主要分布于小肠黏膜上皮，包括 TCRαβ⁺IEL 和 TCRγδ⁺IEL。

IEL 的功能为：①由肠道上皮细胞和 IEL 共同形成致密的保护层，构筑黏膜防御屏障，并借助所表达的黏附分子发挥屏障作用。②即使在无病原体感染的情况下，IEL 也处于活化状态，可通过释放活性介质而行使效应功能。③某些亚群（如 B 型 CD8 IEL）可识别非经典 MHC I 类分子提呈的抗原，并对病原体发挥杀伤作用。④人 γδ T 细胞（即 γδ IEL）仅取用 γδ TCR 基因的 Vδ1 片段和识别 MICA、MICB 分子，一旦活化即可分泌多种细胞因子（如 IFN-γ、TNF-α 等）并产生穿孔素、颗粒酶等，杀伤感染的靶细胞。⑤分泌角质形成细胞生长因子，参与修复损伤的黏膜组织，行使黏膜保护功能。

（姚智）

gùyǒucéng línbā xìbāo

固有层淋巴细胞（lamina propria lymphocyte，LPL）

分布于肠黏膜固有层的淋巴细胞。由于肠道黏膜表面持续接受非病原性抗原（主要是食物、共生菌等）刺激，黏膜固有层存在众多、活化的效应性淋巴细胞，呈现慢性炎症状态，这对稳定宿主与肠道栖息微生物的共生关系十分重要。LPL 分两类：①CD4⁺ LPL：约占全部 LPL 的 75%，包括所有 CD4⁺ T 细胞功能亚群（Th1、Th2、Th17 和调节性 T 细胞等），分别发挥相应效应。②CD8⁺ LPL：激活后具有杀伤活性，也可产生细胞因子，从而参与炎症反应和介导针对病原体的保护性免疫应答。

在诸多 CD4⁺LPL 中，对 Th17 细胞的研究较为深入。Th17 细胞仅分布于结肠及回肠，其分化依赖于栖息菌，如梭状芽胞杆菌相关的分段丝状菌（SFB）在诱导 Th17 细胞分化中发挥关键作用。Th17 细胞的功能为：调控中性粒细胞相关的炎症反应；维护上皮屏障完整性；通过分泌 IL-17 和 IL-22，促进上皮细胞间紧密结合小体形成，黏液分泌，产生抗菌肽，参与黏膜上皮损伤后的修复和再生。

此外，正常黏膜固有层内还存在某些特殊的"自然"效应性淋巴细胞，包括 CD1 限制性 NK T 细胞及黏膜相关恒定链 T 细胞（MAIT）。此类 T 细胞表达不变 TCR α 链（如人 TCRVα7.2-Jα33 和小鼠 TCRVα19-Jα33），可识别 B 细胞表面非经典 I 类分子（MR1）提呈的抗原。MAIT 还可被栖息菌来源的抗原活化，产生不同细胞因子。

（姚智 吴励）

niánmó zǔzhī tèyǒude shùtūzhuàng xìbāo

黏膜组织特有的树突状细胞（specific dendritic cell of mucosal tissue）

存在于黏膜组织、具有特征性表型及功能的树突状细胞（DC）。相关研究多来自小鼠模型，黏膜组织内存在数目众多的 DC，广泛分布于淋巴组织或散在分布于黏膜表面。

派尔集合淋巴结（PP）的 DC 其中一群 DC 分布于 PP 内拱区的黏膜下，具有如下特征：表型多为 CD11b⁺ CD8α－CCR6⁺；依赖 M 细胞获取抗原；摄取抗原后产生 IL-10，可防止 T 细胞活化及分化为效应 T 细胞；致病菌感染时，可被 CCL20 快速招募至 PP 的上皮细胞层，被细菌及其产物激活并上调共刺激分子表达，进而激活特异性初始 T 细胞，使之分化为效应 T 细胞。另一群 PP 内

DC 的特征为：表达 CD8αα，不表达 CD11b 和 CCR6；分布于 PP 的 T 细胞区；通过产生 IL-12 而促进炎症反应。

黏膜固有层 DC 包括 CD103⁺ 和 CD103⁻ CX3CR1⁺ 亚群，多为前者。CD103⁺ DC 摄取抗原后离开黏膜，通过传入淋巴管迁移至肠系膜淋巴结 T 细胞区，在此与初始 T 细胞相互作用，诱导后者归巢肠道黏膜局部并分化为效应性 T 细胞。CD103⁺ DC 可通过不同方式摄取抗原：①肠腔内可溶性抗原（如食物蛋白）直接穿越上皮或经上皮细胞间隙被转运给 DC。②肠腔内物质与抗体结合为复合物，由表达 FcRn 的上皮细胞摄取而转运给 DC。③通过吞噬含抗原物质的凋亡上皮细胞而获取抗原。④DC 的树突状结构穿越上皮细胞间隙而捕获肠腔内抗原。

CD103⁺ DC 的功能特征：①对病原相关模式分子（PAMP）反应性很弱。②可产生 IL-10、吲哚胺 2,3 双加氧酶（IDO）等抑制性介质，但不产生 IL-12，或在黏膜局部的胸腺基质淋巴细胞生成素（TSLP）、前列腺素 E₂（PGE₂）和 TGF-α 等作用下成为未成熟 DC，从而诱导 CD4⁺ T 细胞分化为调节性 T 细胞（Treg）。③DC 迁移至肠系膜淋巴结，淋巴结基质细胞所产生的视黄酸（RA）可显著增强其免疫调节功能，从而维持肠道对无害食物蛋白的耐受及栖息菌稳态。

（吴 励）

nián mó shàng pí zǔ zhī

黏膜上皮组织（mucosal epithelial tissue） 由黏液层和上皮层构成、覆盖于肠道表层的组织结构。组成为：①黏液层：由黏膜分泌的黏液构成，覆盖于黏膜表面。②肠上皮层：由上皮细胞组成，包括肠细胞、肠内分泌细胞、杯状细胞、微皱褶细胞（M 细胞）和帕内特（Paneth）细胞等。黏膜上皮组织在黏膜固有免疫中发挥重要作用，并可直接对小肠共生菌群的组成进行调控，从而有助于维持机体免疫自稳。

（吴 励）

cháng shàng pí xì bāo

肠上皮细胞（enterocyte） 组成肠道黏膜上皮组织的细胞，即黏膜上皮细胞。具有重要的生理屏障作用，并参与肠道的固有免疫及适应性免疫应答。其具有如下免疫相关的功能：

跨细胞运送作用 肠上皮细胞通过内吞作用而摄取肠腔黏膜表面的分子和颗粒成分，并将其以囊泡形式转运至细胞基底面，再释放到细胞外空间；或将细胞基底面的蛋白以同样方式转运至黏膜表面并释放到黏液中。此过程称为转吞作用，依赖于以下两类受体：①多聚免疫球蛋白（Ig）受体（pIgR）：可从细胞基底面向黏膜面单向运送聚合体形式的 IgA（pIgA）和 IgM（pIgM），并释放至黏液中，从而阻止病毒感染。②IgG Fc 受体：在新生儿期的表达较多，亦称新生儿 Fc 受体（FcRn），成年人也有表达，其可通过与 IgG 抗体结合，双向转运 IgG，有助于 IgG 抗体的稳定分布。

维持局部免疫自稳 肠上皮细胞表达多种模式识别受体（PRR），可识别肠道栖息菌或致病菌所携带的病原相关模式分子（PAMP），如 Toll 样受体 2（TLR2）识别革兰阳性菌的肽聚糖；TLR3 识别病毒双链 RNA；TLR4 识别革兰阴性菌脂多糖；TLR5 识别细菌鞭毛素；TLR9 识别微生物 CpG DNA 等。此外，肠上皮细胞还可通过胞内受体（如 NOD1 和 NOD2）识别、调控帕内特（Paneth）细胞释放 α-防御素。通过上述机制，肠上皮细胞可严密调控小肠栖息菌群的组成。另一方面，PRR/PAMP 信号既可通过诱导肠上皮细胞产生促炎症细胞因子（如 IL-1α、TNF-α、IL-15、IL-1β、IL-6 等）和炎性趋化因子，诱发黏膜炎症反应，也可诱导某些抑炎介质［如 TGF-β、胸腺基质淋巴细胞生成素（TSLP）、PGE₂ 等］产生，从而发挥抑制炎症作用。

由此，肠上皮细胞通过 PRR 介导的信号，在免疫监视和维持局部免疫自稳中起重要作用。然而，若大量共生菌侵入黏膜上皮及黏膜基底层，或出现病原菌入侵，则会打破自稳状态并导致局部 DC 激活及成熟，诱导效应 T 细胞分化，产生抗原特异性免疫应答。

抗原提呈作用 肠上皮细胞可通过经典和（或）非经典途径向 T 细胞提呈抗原，如肠上皮细胞恒定表达 MHC Ⅰ类分子，具有向 CD8⁺ T 细胞提呈内源性抗原的能力；来自肠上皮细胞的内源性抗原还可被 DC 捕获，交叉提呈给引流淋巴结中 CD8⁺ T 细胞；小肠上皮细胞也可表达 MHC Ⅱ类分子（尤其在 γ 干扰素等刺激下），从而将抗原提呈给 CD4⁺ T 细胞；肠上皮细胞还可表达 MHC I 相关分子（如 CD1d、MICA/B、HLA-E 等），从而向 NK T 细胞等提呈（脂类）抗原。

（吴 励）

wēi zhòu zhě xì bāo

微皱褶细胞（microfold cell，M cell） 覆盖于派尔集合淋巴结的特化的黏膜上皮细胞。简称 M 细胞。位于滤泡相关上皮（FAE），后者覆盖于黏膜淋巴滤泡，将黏膜相关淋巴组织与肠腔分隔开。M细胞形态不规则，核大，染色浅，胞质少。与其他肠上皮细胞不同，M细胞的肠腔面有短小而不规则的微皱褶，但缺少由微绒毛形成、紧密排列的典型刷状缘，且不能分泌消化酶或黏液，缺乏表面糖萼，直接暴露于肠腔内。微皱褶间有较大内吞区域，形成容纳免疫细胞的独特袋形囊腔（M细胞分化完全的标志）。

M细胞游离面呈微皱褶，可主动摄取并转运抗原或病原体，使之从肠道进入机体，对抗原发挥胞吞转运作用。M细胞可通过吸附、胞饮和内吞等方式，高效摄取肠腔内抗原性异物并跨细胞转运（而非加工、处理和提呈）至黏膜固有层，尤其是转运颗粒性抗原至其下方的组织（主要是派尔集合淋巴结），或以囊泡形式转运给凹腔内巨噬细胞和树突状细胞，由它们将抗原提呈给淋巴细胞，从而诱发黏膜免疫（图）。

此外，人腭和鼻咽部的扁桃体及增殖腺由鳞状上皮覆盖，其隐窝较深部位也有M细胞存在，在将呼吸道抗原物质转运给局部免疫细胞过程中起重要作用。但是，由于M细胞独有的结构特点

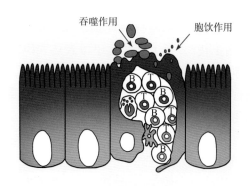

图　M细胞功能示意

并可表达某些微生物受体（如大肠埃希菌吸附因子、侵袭素等），也可能为相应病原体（如鼠伤寒沙门菌、痢疾杆菌、耶尔森菌、朊病毒等）的侵入提供通道。

鉴于M细胞转运抗原是诱导肠黏膜免疫应答的第一步，疫苗经乳胶球体包被后，可通过与M细胞黏附而被转运，将疫苗和抗原输送至黏膜免疫系统，从而进行免疫干预。

（姚智　吴励）

Pànèitè xìbāo

帕内特细胞（Paneth cell）　位于小肠腺底部（又称肠隐窝）的特征性细胞。即肠腺嗜酸细胞，又称潘氏细胞。细胞锥形胞体的顶部胞质充满粗大的嗜酸性分泌颗粒，富含α-防御素、溶菌酶、磷脂酶（PLA2）等，对肠道微生物具有杀伤功能。一旦遭遇病原菌侵犯，帕内特细胞通过TLR的MyD88依赖性途径而被激活，可将上述抗菌物质分泌至肠腔，发挥对病原菌的防御屏障功能。

（姚智　吴励）

bí-yān xiāngguān línbā zǔzhī

鼻咽相关淋巴组织（nasal-associated lymphoid tissue, NALT）　分布于鼻咽部的黏膜相关淋巴组织。由鼻腔上皮固有层和黏膜下区的咽扁桃体、腭扁桃体、舌扁桃体及鼻后其他淋巴组织共同构成咽淋巴环［瓦尔代尔（Waldeyer）环］，主要功能是在上呼吸道抵御经空气传播的病原微生物（图）。

NALT包括淋巴滤泡和弥散的淋巴组织，其

表面覆盖上皮细胞，但无结缔组织被膜，滤泡边缘和滤泡间无输入淋巴管、输出淋巴管和高内皮小静脉。在鼻咽黏液及纤毛作用下，进入上呼吸道的病原微生物或抗原物质被吸附于黏膜上皮细胞的腔面，由微皱褶细胞（M细胞）通过吸附、胞饮和内吞作用，将病原微生物和抗原物质运送至淋巴滤泡。淋巴滤泡主要由B细胞组成，受抗原刺激后增殖而形成生发中心。由活化B细胞分化而来的浆细胞分布于鼻咽相关淋巴组织深处的结缔组织，主要产生分泌型IgA，在上呼吸道发挥效应。

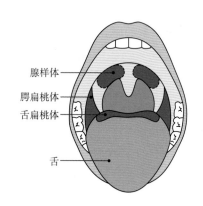

图　鼻咽相关淋巴组织

（姚智）

zhìqìguǎn xiāngguān línbā zǔzhī

支气管相关淋巴组织（bronchial-associated lymphoid tissue, BALT）　分布于肺叶支气管、细支气管的黏膜相关淋巴组织。由淋巴组织、散在的抗原提呈细胞和淋巴细胞组成，结构与派尔集合淋巴结相似，但少见微皱褶细胞（M细胞）。BALT沿支气管、细支气管分布，尤其是呼吸道分叉及比邻动脉之处。抗原提呈细胞以巨噬细胞为主，树突状细胞较少。淋巴组织无明显的T细胞区和B细胞区（图）。

（姚智）

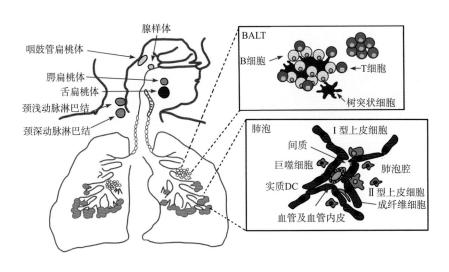

图 支气管相关淋巴组织

mìniào-shēngzhídào línbā zǔzhī

泌尿生殖道淋巴组织（uro-genital-associated lymphoid tissue，UALT）

分布于泌尿生殖道的黏膜相关淋巴组织。主要针对经局部黏膜表面入侵机体的病原微生物产生应答，在局部免疫中发挥重要作用。阴道上皮含朗格汉斯细胞，上皮下含树突状细胞和巨噬细胞。泌尿生殖道缺乏黏膜相关淋巴组织，但含 B 细胞和 T 细胞，免疫应答发生于黏膜引流淋巴结。生殖道主要含 IgG 抗体，由生殖道黏膜的浆细胞产生，或来自血循环。

（姚　智）

pífū xiāngguān miǎnyì xìtǒng

皮肤相关免疫系统（skin-associated immune system）

外周免疫器官组成部分。具有固有免疫的屏障功能，并参与对入侵抗原的适应性免疫应答。

研究过程　1970 年，卡尔–埃里克·菲希留斯（Karl-Erik Fichtelius）提出皮肤是第一线淋巴样器官。1986 年詹·博斯（Jan D. Bos）等进一步提出皮肤相关淋巴组织（SALT）的概念，认为皮肤组织内含多种免疫细胞，参与皮肤相关免疫应答。

分类　包括 3 类：①生理状态下常驻的细胞：角质形成细胞、成纤维细胞、血管和淋巴管内皮细胞、肥大细胞、巨噬细胞、T 细胞、朗格汉斯细胞（LC）等。②病理状态下（如炎症、损伤、肿瘤等）募集的细胞：单核细胞（转化为巨噬细胞）、粒细胞、T 细胞和 B 细胞等。③参与再循环的细胞：主要是各类淋巴细胞。

角质形成细胞、成纤维细胞、肥大细胞、单核/巨噬细胞、各种粒细胞主要参与固有免疫应答；LC、T 细胞主要参与适应性免疫应答。另外，皮肤组织在生理和病理状态下均含多种免疫相关分子，如免疫球蛋白（尤其是分泌型 IgA）、细胞因子、黏附分子、补体、趋化因子和神经肽等。角质形成细胞是表皮的主要细胞，其表达 MHC Ⅱ类抗原，能吞噬、摄取和降解抗原，可产生多种细胞因子（如 IL-1、IL-6、IL-7、IL-8、IL-10、IL-12、TNF-α、CSF、VEGF、血小板活化因子、内皮素、脂皮素－1、血小板反应素－1、胰岛素样生长因子结合蛋白和其他生长因子等），并参与皮肤固有免疫或适应性免疫应答。在不同抗原刺激下，角质形成细胞可选择性产生 IL-10 或 IL-12，从而参与诱导 T 细胞亚群分化并介导局部病理过程（如银屑病、特应性皮炎）。

皮肤中还分布其他免疫细胞，包括：①朗格汉斯细胞：属一种未成熟树突状细胞，占表皮细胞 5%～10%，能摄取、处理侵入表皮的抗原，并迁移至引流淋巴结，将抗原提呈给 Th 细胞诱导适应性免疫应答，也可通过分泌某些细胞因子而参与免疫调节，并调控角质形成细胞的角化过程。②参与适应性免疫应答的淋巴细胞：其中 B 细胞数量极少，主要是 CD4⁺T 细胞和 CD8⁺T 细胞，分布于真皮乳头内毛细血管后小静脉丛周围，经再循环而进入皮肤组织，发挥免疫效应或介导迟发型超敏反应。③γδ T 细胞：通过细胞毒作用而杀伤肿瘤细胞；小鼠皮肤还含大量被称为树突状表皮 T 细胞的 γδ T 细胞，表达单一的 Vγ3Vδ1 TCR，参与皮肤创伤修复。④肥大细胞：主要位于真皮乳头血管周围，表皮中极少，表达高亲和力的 IgE Fc 受体（FcεRI），与 IgE 结合后使机体处于致敏状态，可被过敏原激活，释放过敏介质，介导皮肤过敏反应；其他刺激（如寒冷）也可激活肥大细胞，诱发皮肤过敏反应。⑤巨噬细胞：位于真皮浅层，吞噬和清除抗原、提呈抗原及产生细胞因子，参与调节免疫应答，并在皮肤炎症和创伤愈合中起关键作用。⑥血管内皮细胞：介导血液中抗体和免疫细胞进入局部组织：高内皮细胞小静脉的内皮细胞表达地址素，介导淋巴细胞再循环，使淋巴细胞返回皮肤；皮肤感染可激活内皮细胞，促进其黏附分子表达及募集免疫细胞到皮肤局部；接受刺激后的内皮细胞表达 Fc 受体和 C3b 受体，利于免疫复合物黏附，参与 III 型超敏反应。

（曹雪涛 孙卫民）

píngzhàng jiégòu

屏障结构 （barrier structure）

机体为抵御外界因素侵犯和防止疾病发生而形成的保护性结构。主要的屏障结构包括皮肤与黏膜屏障（包括物理、化学、生物屏障）、滤过屏障（如脾和淋巴结）、体内局部屏障（包括血脑屏障、血胎屏障、血-胸腺屏障等）。此外，自然界不同种属间还存在物种屏障。

（姚 智）

pífū yǔ niánmó píngzhàng

皮肤与黏膜屏障 （skin mucous membrane barrier） 由皮肤和黏膜上皮细胞及其附属成分构成的天然屏障。是机体防御病原微生物的第一道防线，又称体表屏障。

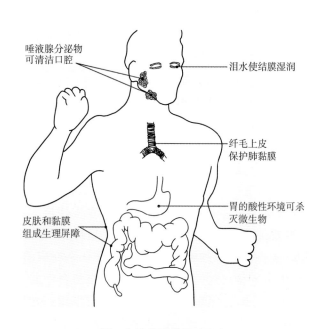

唾液腺分泌物可清洁口腔

泪水使结膜湿润

纤毛上皮保护肺黏膜

胃的酸性环境可杀灭微生物

皮肤和黏膜组成生理屏障

图 皮肤和黏膜屏障示意

功能为：①物理屏障作用：可机械性阻挡和排除病原体。②化学屏障作用：通过分泌多种化学物质而发挥杀菌、抑菌作用。③微生物屏障作用：正常菌群可拮抗某些病原菌的定居和生长（图）。

（姚 智）

wùlǐ píngzhàng

物理屏障 （physical barrier）

由人体体表及管腔表面覆盖的皮肤和黏膜所构成的屏障结构。可对病原微生物等抗原异物发挥机械阻挡和排除作用。

皮肤覆盖于整个人体表面，总面积约 $1.8m^2$，由表皮和真皮组成，借助皮下组织与深部组织相连。表皮构成皮肤的表层，为角化的复层扁平细胞组成，可对病原体等外来抗原发挥机械阻挡作用。皮肤具有由表皮衍生的附属器（如毛、指/趾甲、皮脂腺和汗腺等），可阻挡异物和病原微生物入侵并防止体液流失。

黏膜覆盖于全部消化道、呼吸道、泌尿生殖道等管腔，总面积大于 $200m^2$，主要由单层柱状细胞组成，其机械阻挡作用不如皮肤，物理屏障的作用较弱。但黏膜上皮细胞可迅速更新，且黏膜有多种附件和分泌液可发挥屏障作用。如呼吸道黏膜上皮细胞的纤毛定向摆动及黏膜表面分泌液的冲洗作用，均有利于清除黏膜表面的病原体；口腔唾液的吞咽和肠蠕动，有利于将滞留于黏膜

表面的病原体驱除至体外。

亦有人将物理屏障分为两类：①全身屏障：即上述皮肤和黏膜组织。②局部屏障：指器官组织内血液与组织细胞间进行物质交换的多层屏障结构，包括血脑屏障、血胎屏障、血睾屏障等。

（姚 智）

huàxué píngzhàng

化学屏障 （chemical barrier）

由皮肤、黏膜分泌的某些化学物质所构成的屏障结构。具有抑制、杀伤病原微生物的作用，如眼和口腔黏膜产生的溶菌酶、皮肤产生的脂肪酸、肠道黏膜产生的隐窝素、呼吸道黏膜产生的防御素以及泌尿生殖道黏膜产生的阴道酸性分泌物，均具有抑菌和杀菌活性，可有效防止酵母菌类、厌氧菌和革兰阴性菌和阳性菌定居和繁殖。

（姚 智）

shēngwù píngzhàng

生物屏障 （biological barrier）

主要由皮肤和黏膜局部共生的正常菌群所构成的屏障结构。又称微生物屏障。是在进化过程中逐渐形成，功能为维持机体正常活动并阻止或抵御外来异物入侵。随着生物由低级向高级不断进化，生物屏障也不断完善。高等动物中，非致病性微生物可在黏膜表面上皮细胞层形成菌落，构成微生物区系。

消化道、呼吸道和泌尿生殖道黏膜均寄生有众多共生菌群，可抑制外来微生物定居和繁殖，共生菌分泌的抗菌物质还可形成不利于外来菌群繁殖的微环境。口腔唾液链球菌产生过氧化氢，可杀死脑膜炎奈瑟菌、金黄色葡萄球菌、白假丝酵母菌等；咽喉部甲型溶血性链球菌能抑制肺炎链球菌。哺乳动物肠道内存在 500

余种菌，数量达 10^{14}，功能为：与病原微生物竞争营养及栖息之地；某些正常菌从可产生乳酸等抗菌物质，或刺激表皮细胞产生抗菌肽，从而加强屏障作用。菌群间及菌群与机体间存在动态平衡，对保持内环境稳定有重要意义。临床上滥用抗生素（尤其是广谱抗生素），可打破菌群平衡，引发菌群失调，导致耐药菌株感染。

（姚　智）

lǜguò píngzhàng

滤过屏障（filtration barrier）

机体某些组织器官通过杀菌或清除异物抗原而建立的屏障结构。

脾：体内约 90% 的循环血液流经脾，脾内巨噬细胞和树突状细胞可吞噬和清除血液中病原微生物、衰老的红细胞和白细胞、免疫复合物及其他异物，从而发挥过滤净化作用。临床上已发现，脾切除术后可导致脓毒血症发病率增高。

淋巴组织：淋巴结位于淋巴回流通路上，人体器官或组织的淋巴液均通过淋巴管引流至局部淋巴结。从回流区进入淋巴结的淋巴液通常携带抗原物质（如微生物及其毒素、癌细胞或大分子物质等）。由于淋巴窦的容积明显增大，淋巴液流速变缓，淋巴液中抗原成分在迂回流动时，可与窦内的巨噬细胞充分接触，使绝大多数致病性物质被清除或局限于淋巴结内，从而有效防止其对机体造成损害。

细菌毒力和宿主免疫力等因素可影响淋巴结过滤功能，如结核分枝杆菌感染所致免疫功能降低或缺失的动物，其淋巴结内巨噬细胞虽能吞噬病原菌，但无法消灭细菌，后者在巨噬细胞内长期存活，造成病程迁延。

（姚　智）

júbù píngzhàng

局部屏障（local barrier）

器官、组织内血液与组织细胞间进行物质交换所经过的屏障性多层结构。根据所在部位不同，体内局部屏障分为血脑屏障、血胎屏障、血-胸腺屏障、血睾屏障、气-血屏障、血脾屏障等。此类屏障结构在防御病原体入侵和维持内环境稳定中发挥重要作用。

（姚　智）

xuè-nǎo píngzhàng

血脑屏障（blood-brain barrier）

位于血管和脑组织之间的物理屏障，由介于血循环与脑实质间的软脑膜、脉络丛的脑毛细血管壁和包于壁外的胶质膜所组成，能阻挡病原生物和其他大分子物质由血循环进入脑组织和脑室。血脑屏障是由无窗孔的毛细血管内皮细胞、细胞间紧密连接、基膜、小胶质细胞足突和极狭小的细胞外隙共同组成的复合体，能阻挡病原生物及其他大分子物质由血循环进入脑组织和脑室，从而保持脑组织内环境稳定，对维持中枢神经系统正常生理状态具有重要意义。

结构特征为：①与一般毛细血管不同，脑组织毛细血管缺少壁孔（或仅有少而小的壁孔），且管壁内皮细胞彼此重叠覆盖、连接紧密，可有效地阻止大分子物质通过。②内皮细胞被一层连续的基膜所包围。③基膜之外，许多星形胶质细胞组成血管周足（终足），包绕于脑毛细血管表面，形成脑毛细血管的多层膜性结构，从而对脑组织发挥防护性屏障作用（图）。

功能：①阻止某些物质（多为有害物质）由血液进入脑组织。②运送脑组织必需的营养物质，并将脑内代谢产物排至血液。③保持脑组织内环境基本稳定。④维持中枢神经系统正常生理状态。⑤调节体液平衡，在血管性脑水肿等病理情况下，内皮细胞间紧密结合处开放，内皮细胞因肿胀而使重叠部分消失，大量大分子物质可随血浆滤液渗出至毛细血管，从而破坏脑组织内环境稳定，导致脑组织损伤。

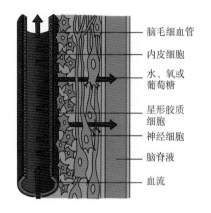

脑毛细血管
内皮细胞
水、氧或葡萄糖
星形胶质细胞
神经细胞
脑脊液
血流

图　血脑屏障

（姚　智）

xuè-tāi píngzhàng

血胎屏障（blood placental barrier）

由子宫内膜基蜕膜和胎儿绒毛膜滋养层细胞所组成的界面，在胎盘和母体血循环之间形成局部物理屏障（图）。血胎屏障不影响母胎间物质交换，但通常可阻止母体内病原菌进入胎儿体内，使胎儿免受感染。血胎屏障的功能状态与妊娠期有关：妊娠 3 个月内的胎盘发育尚不完善，母体内病原体（如风疹病毒、巨细胞病毒等）、药物等有可能通过胎盘而侵犯胎儿，干扰其正常发育，造成畸形甚至死亡。因此，怀孕期（尤其是早期）应尽量防止感染，并尽量不用或少用副作用较大的药物。

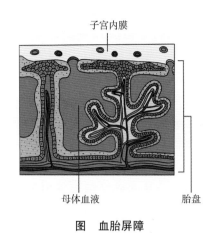

图　血胎屏障

（姚　智）

xuè-xiōngxiàn píngzhàng

血-胸腺屏障（blood-thymus barrier）　分布于胸腺的一种局部性物理屏障。由连续分布的毛细血管、内皮周围连接的基膜、含巨噬细胞的血管周隙、上皮基膜和连续排列的胸腺上皮细胞共同组成（图）。胸腺外层有结缔组织包膜，胸腺皮质内血管壁外有密集的上皮网状细胞包围，可防止

血液中病原体及抗原物质穿越血管壁而进入胸腺实质，功能为：避免引发胸腺炎症、组织增生及胸腺瘤；避免引发针对胸腺组织的自身免疫应答，如产生抗胸腺内神经与肌肉交接处乙酰胆碱受体的自身抗体。

（姚　智）

xuè-gāo píngzhàng

血睾屏障（blood-testis barrier）　位于睾丸间质毛细血管腔和精曲小管腔之间的局部性物理屏障。属一种紧密连接，主要由相邻的精曲小管支持细胞［即塞托利（Sertoli）细胞］，基底部、血管内皮基膜、结缔组织和精曲小管基膜牢固的紧密连接而组成，可防止精子与免疫系统接触（图）。塞托利细胞分布于各期生精细胞之间，形态学特点为：呈锥体状，底部较宽，贴附于基膜，顶部狭窄，伸入管腔；细胞顶部和侧壁形成许多凹陷，其中镶嵌着生精细胞；细胞核呈不规则状，染色浅，核仁明显；相邻的支持细胞基部以侧突相接，连接紧密，可阻挡大分子物质穿过精曲小管上皮细胞间的间隙进入管腔，从而发挥屏障作用。

血睾屏障具有参与生精细胞和精子成熟，合成雄激素结合蛋白等功能，并可发挥免疫屏障作用：①精子蛋白是具有免疫原性的隐蔽抗原，血睾屏障可屏蔽精

子，阻断机体针对精子产生自身免疫应答。②阻止有害物质干扰精子发生及损害已形成的精子。③阻止某些物质进出生精上皮，形成并维持有利于精子发生的微环境。

（姚　智）

xuè-pí píngzhàng

血脾屏障（blood-spleen barrier）　位于脾边缘区、环绕白髓而存在的局部物理屏障。由窦周边血管内皮细胞及其基膜、巨噬细胞、网状细胞和网状纤维（网状组织）、胶原纤维等组成。功能及机制为：通过细胞间较致密结合，发挥机械屏障作用；通过巨噬细胞吞噬异物，发挥抗原滤过作用，维持白髓内环境稳态。血脾屏障细胞间的连接不如血脑屏障紧密，表现为：边缘区脾窦扩张时，窦内皮细胞间存在 $0\sim15\mu m$ 的间隙；内皮细胞本身也有 $2\sim3\mu m$ 的窗孔，且基膜不完整。由于组成血脾屏障的细胞类型较多，其阻挡和吞噬异物的作用较强。

（姚　智）

wùzhǒng píngzhàng

物种屏障（species barrier）　物种间遗传及生物学特性具有种属特异性，从而形成动物和人类对特定病原体产生应答及抵御的能力出现差异的现象。如人类免疫缺陷病毒（HIV）、肝炎病毒等仅感染灵长类动物和人类，其原因可能是宿主细胞是否表达相应病毒受体。但近年发现的某些病原体（如高致病性 H5N1 型禽流感病毒等）可跨物种而感染人类。病原体跨种间屏障而传播的分子机制尚有待阐明。

（姚　智）

miǎnyì qiúdànbái

免疫球蛋白（immunoglobulin, Ig）　由 B 细胞接受抗原刺激分化

上皮网状细胞层
毛细血管周围结缔组织 ｝血-胸腺屏障
毛细血管壁

巨噬细胞

发育中的T细胞

Ⅰ型上皮网状细胞

基膜

内皮

血管周细胞

图　血-胸腺屏障纵切面

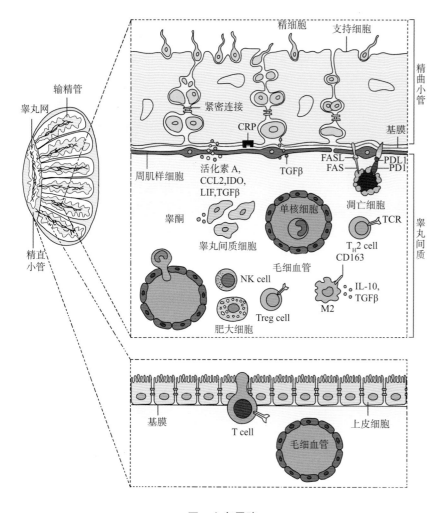

图　血睾屏障

而成的抗体形成细胞（浆细胞）所分泌，活性或化学结构相似的一种糖蛋白。又称抗体，是最重要的免疫分子，其研究历史已逾百余年，取得了诸多开创性成果。诺贝尔奖迄今历时 110 余年，有 8 届生理学或医学奖被授予从事抗体研究的科学家，时间跨度长达 90 年，足见该领域受到的持续关注，研究成果的意义获得学术界公认。

研究过程　1890 年，德国免疫学家埃米尔·阿道夫·冯·贝林（Emil Adolf von Behring）和日本免疫学家北里柴三郎（Kitasato Shibasaburo）将脱毒的白喉毒素或破伤风毒素免疫动物后，在动物血清中发现一种可中和毒素的物质，将其称为抗毒素，可用于治疗相应毒素所引发的疾病。贝林由于这一突破性研究成果于 1901 年获诺贝尔生理学或医学奖。其后，相继发现凝集素、沉淀素等可与相应"毒素"发生特异性反应的物质，并将这些物质统称为抗体，而将诱导抗体产生的物质称为抗原。

基本结构
Ig 是由两条相同的重链和两条相同的轻链借助链间二硫键连接而成的四肽链结构。又称免疫球蛋白单体。以 IgG 为代表，Ig 分子基本结构是 Y 型四肽链（图）。

存在形式　以两种形式存在于体内：

分泌型免疫球蛋白（SIg） 即抗体，存在于脊椎动物血液、分泌液和其他体液内，可与相应抗原（表位）特异性结合，具有中和毒素、调理吞噬、抗体依赖细胞介导的细胞毒作用（ADCC）等生物学活性，是体液免疫应答中最重要的效应分子。

膜表面免疫球蛋白（SmIg） 是一种表达于 B 细胞表面的抗原识别受体，其化学本质为膜型 IgM 单体和 IgD 单体，又称膜型免疫球蛋白（mIg）。mIg 也是 B 细胞分化发育成熟的标志：未成熟 B 细胞仅表达 mIgM；成熟 B 细胞同时表达 mIgM 和 mIgD；经抗原刺激而活化的 B 细胞和记忆 B 细胞，其表面 mIgD 消失，出现 mIgG 或其他类别 mIg。

产生机制　从 19 世纪末至 20 世纪中叶，陆续提出了阐述抗体生成的理论。

侧链学说　于 1897 年由德国免疫学家保罗·埃尔利希（Paul Ehrlich）提出，要点为：细胞表面存在许多不同侧链，它们可分别与进入体内的抗原特异性结合，

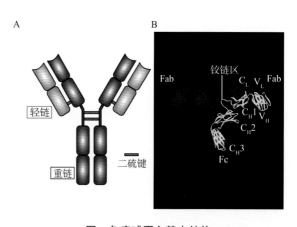

图　免疫球蛋白基本结构

注：A. Ig 基本结构是由两条相同的重链和两条相同的轻链以二硫键连接而成的四肽链结构，呈 Y 形；B. Ig 分子的 X 线衍射图

刺激细胞产生更多侧链；侧链可由细胞表面脱落至体液中，即为抗体。侧链学说为其后的选择学说奠定了理论依据，但该学说无法解释抗体种类的多样性。

模板学说 弗里德里希·布赖因（Friedrich Breinl）、费利克斯·豪罗威兹（Felix Haurowitz）于1930年，澳大利亚微生物学家弗兰克·麦克法兰·伯内特（Frank MacFarlane Burnet）于1941年分别提出抗体产生的直接和间接模板学说，认为抗原如同铸模，抗体信息直接来源于抗原，由此决定抗原–抗体反应的特异性。但该学说难以解释体内何以存在天然抗体；为何抗原消失后抗体仍可持续生成；为何同一抗原可激发机体产生再次免疫应答。

克隆选择学说 1955年，丹麦免疫学家尼尔斯·卡伊·热尔纳（Niels Kaj Jerne）提出自然选择学说，从新的角度"复活"了侧链学说。受此启发，1957年，伯内特提出了抗体产生的克隆选择学说，认为淋巴细胞成熟过程中形成数量繁多、表达不同抗原识别受体的细胞克隆，某一抗原与相应克隆表面受体结合，可选择性激活该克隆，使之扩增并产生大量抗体，后者的特异性与被选择细胞的抗原受体相同。

抗体化学 围绕抗体分子结构，众多学者开展了深入研究。埃尔利希于1897年即提出，免疫反应的特异性是由抗原和抗体分子活性区域的立体结构所决定，并引入亲和力及抗体分子功能性结构域的概念。1917年，奥地利生理学家卡尔·兰德施泰纳（Karl Landsteiner）发现，抗原特异性是由抗原分子表面特定化学基团所决定，从而开拓了免疫化学研究领域。1937年，瑞典生化

学家阿尔内·蒂塞利乌斯（Arne Tiselius）和美国生化学家埃尔文·亚伯拉罕·卡巴特（Elvin Abraham Kabat）证明抗体属γ球蛋白，并建立了分离纯化抗体球蛋白的方法。

20世纪50年代后期，英国生化学家罗德尼·罗伯特·波特（Rodney Robert Porter）用木瓜蛋白酶和胃蛋白酶水解抗体分子，将抗体分解为重链和轻链；美国生化学家杰拉尔德·莫里斯·埃德尔曼（Gerald Maurice Edelman）证明抗体球蛋白是由多肽链组成，并明确了IgG轻链的氨基酸序列；1969年，波特和埃德尔曼共同阐明了免疫球蛋白的四肽链结构和氨基酸序列，并发现抗体可变区和恒定区，为其后阐明抗体多样性形成的机制奠定了理论基础。由于在抗体结构研究中做出的杰出贡献，他们共同获得1972年诺贝尔生理学或医学奖。以上述研究为基础，得以解析抗体（免疫球蛋白）的分子结构：

一级结构 是由两条相同的重链和两条相同的轻链通过二硫键连接而成的四肽链（呈Y型）。肽链N端（可变区）与抗原结合的功能域具有较高变异性，其他结构域（恒定区）相对保守。

空间结构 20世纪70年代借助X线晶体衍射技术，解析了免疫球蛋白的晶体结构，发现其4条肽链分别由多个结构相似但功能不同的结构域组成，并形成独特的折叠方式。其后发现，其他许多膜型和分泌型分子也含有这类独特的折叠结构。这些分子在DNA水平和氨基酸序列上与免疫球蛋白有较高相似性，被统称为免疫球蛋白超家族。

类型 根据抗体恒定区结构（氨基酸组成和排列顺序）及免疫

原性的不同，可将其分为不同类型：①同一种属所有个体内，根据抗体重链恒定区结构及免疫原性不同，分为μ、γ、α、δ和ε 5类。②同一类抗体，根据其重链恒定区氨基酸组成的较小差异，以及二硫键位置、数目不同，分为不同亚类。③同一种属所有个体内，根据抗体轻链恒定区结构及免疫原性差异，分为κ和λ两型。④根据λ链恒定区个别氨基酸残基的差异，分为4个亚型。

生物学功能 抗体V区及C区分别执行其功能。

抗体V区功能 ①特异性识别、结合抗原（表位）：可中和毒素、阻断病原体入侵，且介导Fc段变构，使后者发挥相应生物学作用。②位于V区的独特型表位：可诱导自身产生抗独特型抗体，二者组成独特型网络，在机体免疫调节中发挥重要作用。③某些抗体具有超抗体活性：其V区除可与特异性抗原结合外，还可与核苷酸及超抗原等配体结合，兼具自身聚合作用及化学催化作用，从而发挥多种功能，并可能参与抗感染、抗肿瘤免疫及自身免疫病发生。

抗体C区功能 ①激活补体：如IgG1~3和IgM与相应抗原结合后，可因构型改变而暴露其C_H2/C_H3功能区内的补体结合位点，从而激活补体经典途径；IgG4、IgA和IgE的凝聚物则可激活补体旁路途径。②不同类别抗体Fc段通过与不同细胞表面Fc受体结合，可产生不同效应：如IgE Fc段与肥大细胞和嗜碱性粒细胞表面IgE Fc受体1（FcεRI）高亲和力结合，可通过触发细胞脱颗粒而导致Ⅰ型超敏反应；IgG Fc段与吞噬细胞、自然杀伤（NK）细胞、B细胞表面Fc受体

结合，可分别介导调理作用、抗体依赖细胞介导的细胞毒作用（ADCC）、胞饮抗原等。③人类母体内 IgG Fc 段通过与胎盘组织细胞表面 Fc 受体结合，可被转移至胎儿体内。

制备 抗体在疾病诊断和防治中发挥重要作用，可通过不同方法人工制备抗体。

多克隆抗体 应用抗原直接免疫动物而获得抗血清，是制备多克隆抗体的主要方法，并沿用至今。

单克隆抗体 1975 年，德国生化学家乔治斯·让·弗朗茨·科勒（Georges Jean Franz Köhler）和英国/阿根廷生化学家塞萨尔·米尔斯坦（César Milstein）将小鼠骨髓瘤细胞与免疫的小鼠脾细胞融合为杂交瘤细胞，后者具有骨髓瘤细胞无限繁殖的特性，也具有 B 细胞分泌特异性抗体的能力，从而成功制备针对单一抗原表位、高度均质性的特异性抗体，即单克隆抗体，二人因此于 1984 年获诺贝尔生理学或医学奖。

抗体库技术 1989 年，英国生化学家格雷格·温特（Greg Winter）和美国生化学家理查德·艾伦·勒纳（Richard Alan Lerner）借助聚合酶链反应（PCR）技术克隆出 B 细胞全部抗体基因，并将其重组于原核表达载体中构成组合抗体库，从而可用标记的抗原筛选相应抗体。其后建立了噬菌体抗体库技术：将抗体基因与单链噬菌体外壳蛋白基因融合，使抗体表达于噬菌体表面；再以固相化抗原吸附相应噬菌体抗体，经数轮"吸附—洗脱—扩增"获得所需抗体。该技术可不经免疫而制备抗体，为获得人源抗体开辟了新途径。

转基因小鼠技术 阿雅·雅各博维奇（Aya Jakobovits）于 1997 年采用同源重组技术敲除小鼠胚胎干细胞中的内源性 *Ig* 基因组，再将人 *Ig* 基因导入上述胚胎干细胞相应部位后植入小鼠胚胎，通过筛选而获得免疫后可产生人源抗体的转基因小鼠。

应用 抗体研究进展迅速，并在临床、科研及生物制品领域得到广泛应用。

免疫学检测 基于抗体可与抗原高特异性结合，已建立多种免疫学检测方法，如免疫荧光、免疫双扩散、免疫沉淀、免疫电泳等。尤其是 1961 年美国医学物理学家罗莎琳·萨斯曼·亚洛（Rosalyn Sussman Yalow）建立了放射免疫分析法，将放射性核素的灵敏性和免疫反应的特异性相结合，可用于超微量测定，并因此获得 1977 年诺贝尔生理学或医学奖。临床上已广泛将抗体用于检测病原微生物、肿瘤抗原、细胞及其亚群等，以及检测激素或细胞因子等微量生物活性物质。

科学研究 基于单克隆抗体可与相应抗原表位特异性结合的特点，将抗体固定于层析柱，通过亲和层析可从复杂的抗原混合物中分离、纯化出特定抗原成分。用荧光物质或酶标记的单克隆抗体作为探针，可检测相应抗原分子在细胞内的定位和分布等。

抗体药物 19 世纪末，动物来源的抗血清已被用于肺炎、白喉、麻疹等传染病的早期治疗，但毒副作用较大（尤其是异源蛋白可致过敏反应），之后随着磺胺类药物和各种抗生素陆续问世，抗血清治疗逐渐被废弃。1975 年 B 细胞杂交瘤技术问世，开创了抗体应用的新时代。1982 年，美国人罗纳德·利维（Ronald Levy）制备了 1 株针对 B 细胞淋巴瘤患者瘤细胞的抗独特型单克隆抗体，并在临床获得明显疗效。但其后研制的抗肿瘤和抗移植排斥反应的单抗均无明显效果，且鼠源单抗用于人体的毒副作用也严重限制了其临床应用。

20 世纪 90 年代以来，随着分子生物学技术发展，通过对鼠源单抗进行人源化改造，或直接制备人源抗体，并根据需要改造抗体的亲和力及功能，使抗体药物展示了令人瞩目的应用前景。至 2017 年，美国食品和药品管理局（FDA）批准的治疗性抗体药物超过 71 个（其中 2017 年新批准 5 个），主要用于治疗肿瘤（如肿瘤导向治疗和放射免疫显像等）、自身免疫病、感染性疾病、心血管疾病等。抗体药物已成为生物技术药物中发展最快的分支。

（阎锡蕴 沈倍奋 张纪岩）

bǐngzhǒng qiúdànbái
丙种球蛋白（gamma globulin）

哺乳动物血清蛋白的组分，因血清电泳图中位于球蛋白第三主峰而得名。又称 γ 球蛋白。1937 年，瑞典生化学家阿尔内·蒂塞利乌斯（Arne Tiselius）和美国生化学家埃尔文·亚伯拉罕·卡巴特（Elvin Abraham Kabat）借助电泳方法，将血清蛋白区分为白蛋白和 α1、α2、β、γ 球蛋白，发现具有抗体活性的组分主要存在于 γ 球蛋白区，并建立了分离纯化抗体球蛋白的方法。基于上述发现，相当长一段时间内抗体又被称为丙种球蛋白。丙种球蛋白含有针对多种病原体（如病毒和细菌等）的 IgG/IgM 类抗体，可用于紧急预防病毒性疾病（如麻疹、脊髓灰质炎和甲型肝炎等），也可用于治疗先天性丙种球蛋白缺乏症等免疫缺陷病。

（张纪岩）

miǎnyì qiúdànbái chāojiāzú

免疫球蛋白超家族（immuno-globulin superfamily，IgSF）

与免疫球蛋白结构相似（含 V、C_H1 和 C_H2 样结构域）、编码基因具有同源性（可能均从同一祖先基因进化而来）的蛋白分子。美国免疫学家威廉·欧文·保罗（William Erwin Paul）于 20 世纪 80 年代初首先提出 IgSF 的概念，相应的编码基因称为免疫球蛋白基因超家族。IgSF 主要以膜蛋白形式存在于细胞表面，具有识别及传递信号的功能。

成员 数目众多，已发现近百个 IgSF 成员，包括：①免疫球蛋白。②淋巴细胞抗原识别受体：T 细胞受体复合体（TCRC）、B 细胞受体复合体（BCRC）。③抗原提呈相关分子：MHC Ⅰ 类分子及 MHC Ⅰ 类样分子、MHC Ⅱ 类分子及 MHC Ⅱ 类样分子、β_2 微球蛋白；CD1 类分子。④黏附分子：依赖 MHC 分子发挥作用的黏附分子（CD4、CD8）；不依赖 MHC 分子发挥作用的黏附分子［CD 分子：CD2、CD7、CD19、CD22、CD28、CD33、CD44、CD48、CD80、CD86、CD96；黏附分子及其配体：CTLA-4、LFA-3、ICAM、VCAM-1、PECAM（CD31）、NCAM（CD56）、髓鞘相关糖蛋白（MAG）、髓鞘糖蛋白（PO）］。⑤免疫球蛋白受体：Ig FcR、多聚免疫球蛋白受体（Poly Ig-R）。⑥细胞因子受体：IL-1R、IL-6R、PDGF-R、CSF-1R、FGF-R、SCF-R、VEGF-R。⑦其他 IgSF 成员：CD147、CD90、CD7、某些病毒受体、血型分子（B-G）、α-1B 蛋白等。

分子结构特征 最普遍的特点是拥有至少 1 个 Ig 样结构域（IgV 或 C 样结构域），从而赋予它们共同的结构特征。一般而言，IgSF 成员均含 1～7 个 Ig 样结构域，第 1 个 Ig 样结构域含 70～110 个氨基酸残基。结构域二级结构是由 3～5 股反平行 β 折叠股各自形成 2 个平行 β 片层的平面，每个反平行 β 折叠股由 5～10 个氨基酸基组成，β 片层内侧的疏水性氨基酸可稳定 Ig 折叠。多数结构域含 1 个二硫键，垂直连接两个 β 片层；形成二硫键的两个半胱氨酸间有 55～75 个氨基酸残基，使之成为一个球形结构。根据 IgSF 分子结构域中肽链的折叠方式，以及 2 个半胱氨酸间氨基酸残基的数目、与 Ig V 区或 C 区同源性的程度，可将 IgSF 功能区分为 3 组：①V 组：2 个半胱氨酸间含 65～75 个氨基酸残基，有 9 个反平行 β 折叠股。②C1 组：2 个半胱氨酸间含 50～60 个氨基酸残基，有 7 个反平行 β 折叠股。③C2 组：介于 V 组和 C1 组之间，2 个半胱氨酸间含 50～60 个氨基酸残基，有 7 个 β 折叠股，但其结构域的氨基酸排列顺序与 V 组类似。

主要依据两个指标判断一个分子是否属 IgSF：①是否具有典型折叠的 Ig 样结构域，但与典型 Ig 比较，某些 IgSF 成员的结构域已发生变异（如丢失某段氨基酸序列，失去二硫键的连接，失去形成环形结构的能力）。②具有 Ig 样结构域的蛋白分子，其氨基酸序列是否与 Ig 结构域有一定同源性。

组成 绝大多数 IgSF 成员为膜蛋白，由 3 部分组成：

胞外区 不同免疫球蛋白家族成员的胞外区长短不一，可含 1 个或数个 Ig 样结构域。该区有识别功能，可选择性接受微环境的刺激信号。

跨膜区 由疏水性氨基酸组成，将 IgSF 分子锚着于胞膜脂质双层中。某些 IgSF 分子可以盐桥形式与附属蛋白稳定连接，形成功能完整的复合体型膜蛋白结构；某些 IgSF 成员仅与胞膜呈松散联络，并易从膜上脱落，从而以可溶性形式游离于体液中。

胞内区 其肽段主要传递胞外区输入细胞内的信号，引起细胞内代谢改变，从而发挥细胞功能。某些成员无胞内区，或胞内区肽链很短（仅含 3 个氨基酸残基）；某些成员的胞内区肽链很长，含 700 余个氨基酸残基，结构复杂，或具有酶活性。

功能 IgSF 的功能是以识别为基础，故又称为识别球蛋白超家族。IgSF 最早可能起源于原始的、编码产物具有黏附功能的基因，通过复制和突变衍生而形成可识别抗原、细胞因子受体、IgFcR、细胞间黏附分子及病毒受体等的不同结构域。IgSF 识别的基本方式为：①IgSF 与 IgSF 间相互识别，如 Fc 受体识别 IgG 的 Fc 段。②IgSF 与整合素相互识别，如 ICAM-2 与 IFA-1 相互识别。③IgSF 与其他分子相互识别，如 TCR 识别抗原肽－MHC Ⅰ 类或 Ⅱ 类分子复合物。

IgSF 成员种类繁多，功能各异：①MHC Ⅱ／Ⅰ 类分子参与抗原提呈细胞（APC）对抗原的转运和提呈。②BCR-Igα/Igβ 复合体及 CD19-CD21-CD81 复合体参与提供 B 细胞活化第一信号；（B 细胞表面）CD40、ICAM-1 等与（$CD4^+$ Th 细胞表面）CD40L、LFA-1 等结合，参与提供 B 细胞活化第二信号。③TCR-CD3 复合受体及 CD4/CD8 参与提供 T 细胞活化第一信号；（T 细胞表面）CD28/LFA-1 等与（APC 表面）

B7/ICAM-1 等结合,参与提供 T 细胞活化第二信号。④(吞噬细胞或 NK 细胞表面)Fc 受体与 IgG Fc 段结合,可分别介导调理作用及抗体依赖细胞介导的细胞毒作用(ADCC)。⑤(肥大细胞和嗜碱性粒细胞表面)FcεRⅠ与 IgE Fc 段结合,可介导细胞脱颗粒,引发Ⅰ型超敏反应。⑥作为细胞因子受体,通过与相应配体结合,调节免疫细胞分化、增殖、合成与分泌。⑦作为黏附分子,通过与其他细胞膜表面相应配体结合,介导细胞间黏附,参与免疫细胞激活、分化与移行、归巢、定居。

IgSF 基因缺陷及突变可导致免疫功能紊乱,引发免疫相关性疾病。

(阎锡蕴)

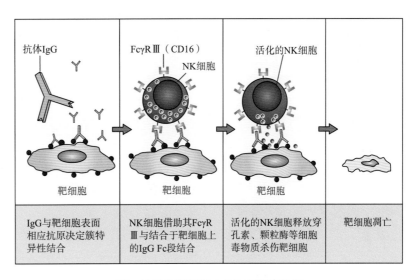

图 抗体依赖细胞介导的细胞毒作用

内文字:
抗体IgG　FcγRⅢ(CD16)　NK细胞　活化的NK细胞
靶细胞　靶细胞　靶细胞

IgG与靶细胞表面相应抗原决定簇特异性结合 | NK细胞借助其FcγRⅢ与结合于靶细胞上的IgG Fc段结合 | 活化的NK细胞释放穿孔素、颗粒酶等细胞毒物质杀伤靶细胞 | 靶细胞凋亡

kàngtǐ yīlài xìbāo jièdǎo de xìbāodú zuòyòng

抗体依赖细胞介导的细胞毒作用(antibody-dependent cell-mediated cytotoxicity,ADCC)

抗体参与介导的细胞毒效应。机制为:IgG 类抗体(Fab 段)与靶细胞(如病毒感染细胞、肿瘤细胞)表面特异性抗原结合,IgG Fc 段与细胞毒性细胞(如自然杀伤细胞等)表面 IgG Fc 受体结合,从而触发效应细胞对靶细胞的杀伤或破坏(图)。

(阎锡蕴)

tiáolǐ zuòyòng

调理作用(opsonization)

某些物质(称为调理素)促进吞噬细胞(如巨噬细胞、中性粒细胞)摄取和降解抗原的作用。调理一词来源于德语,指"为吃某物做准备"。机制为:①抗体介导的调理作用:IgG 类抗体(Fab 段)与相应抗原(如病原菌等)特异性结合,IgG Fc 段与吞噬细胞表面 IgG Fc 受体结合,即通过 IgG 抗体将抗原与吞噬细胞"桥联",从而促进效应细胞摄取、消化和降解相应抗原。②补体介导的调理作用:补体裂解片段 C3b/C4b 通过其断裂端与抗原(病原菌等)结合,被表达 C3b/C4b 受体(CR1)的吞噬细胞识别和结合,即通过 C3b/C4b 将抗原与吞噬细胞"桥联",从而促进效应细胞摄取、消化和降解相应抗原(图)。

(阎锡蕴)

zhōnghé zuòyòng

中和作用(neutralization)

抗体与侵入机体的病原体(如病毒等)或病原体产物(如细菌外毒素)结合,从而阻断病原体感染宿主细胞或使毒素分子丧失毒性的作用。是抗体的重要生物学作用之一。具有中和作用的抗体称为中和抗体。中和作用的机制是:①抗体与病原体特异性结合,可通过干扰/封闭病原体表面的侵袭性相关分子,使病原体丧失侵入或感染机体的能力。②针对细菌外毒素的抗毒素抗体通常为 IgG 类抗体,此类抗体(Fab 段)与相应外毒素结合而形成免疫复合物,抗体的 Fc 段可被表达 IgG Fc 受体的吞噬细胞识别,将其摄入胞内使之消化降解。③有包膜的病毒表面抗原与中和抗体结合,可通过激活补体使病毒溶解。

(阎锡蕴)

cèliàn xuéshuō

侧链学说(side chain theory)

1897 年由德国免疫学家保罗·埃尔利希(Paul Ehrlich)提出的阐述抗体生成机制的理论。学说要点为(图):产生抗体的细胞表面天然表达一种称为"侧链"的结构,可与构型互补的抗原结合,诱导细胞复制大量相同的侧链,

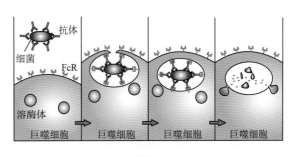

图 抗体的调理作用

内文字:
抗体　细菌　FcR　溶酶体　巨噬细胞

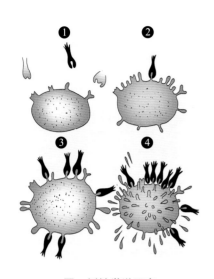

图 侧链学说示意

注：①细胞表面存在许多不同侧链；②可分别与进入体内的相应抗原特异性结合；③刺激细胞产生更多侧链；④侧链由细胞表面脱落至体液中，即为抗体

后者从细胞表面脱落进入血液即为抗体。侧链学说解释了抗原和抗体分子间相互作用，以及细胞受体与抗体的关系，与现代免疫学观点相当接近，被视为日后选择学说的先驱，具有惊人的预见性。由于在免疫学领域取得的杰出成就，埃尔利希获得1908年诺贝尔生理学或医学奖。

但侧链学说难以解释某些实验结果，如动物进化过程中未接触过的物质也可成为抗原，机体细胞表面针对这些物质的受体从何而来。按侧链学说理论，机体能形成无限种类的抗体，则细胞表面须表达无限种类的相应受体，似乎不合逻辑。鉴于侧链学说不能回答上述质疑，科学家们继而提出抗体生成的模板学说。

（张纪岩）

múbǎn xuéshuō

模板学说 （template theory）

阐述抗体生成机制的理论。又称诱导学说或指令学说。模板学说认为抗原作为模板指导抗体合成（图），包括两种学说：

直接模板学说 于1930年由弗里德里希·布赖因（Friedrich Breinl）、费利克斯·豪罗威兹（Felix Haurowitz）首先提出，要点为：抗原分子作为模板而存在于免疫活性细胞内，抗体则是按此模板而合成、在空间构型上与抗原分子具有互补性的新蛋白质分子；按照模板而塑造的抗体分子，具有与抗原相适应的结合部位，可与抗原发生特异性结合。换言之，抗体的产生是以抗原分子或其信息（DNA）的持续存在为前提。该学说单纯从化学角度阐述抗体产生的机制，而未考虑生物学因素的影响，不能解释如下现象：①若抗体的形成有赖于抗原的持续存在，抗原从体内消失后为何机体仍能继续合成抗体。②机体如何识别"自己"和"非己"，即正常机体为何不对自身抗原产生免疫应答。

间接模板学说 由澳大利亚微生物学家弗兰克·麦克法兰·伯内特（Frank MacFarlane Burnet）于1941年提出，认为抗原可能诱导合成免疫球蛋白所需酶的适应性修饰，从而导致特异性抗体生成。随着对核酸在遗传中重要作用的认识，伯内特和弗兰克·芬纳（Frank Fenner）于1949年进一步修正该理论，认为抗原作用于细胞内，可与产生抗体或与免疫活性细胞识别因子相关的核糖核酸相结合，这种改变了核糖核酸的细胞称为定型的免疫活性细胞，它具有产生抗体或介导细胞免疫的能力。

长达30年的时间内，模板学说成为阐述抗体生成机制的主流学说，但随着DNA双螺旋结构被发现、中心法则的建立及蛋白质生物合成机制的阐明，最终认识到遗传信息流动的方向是由核酸到蛋白质，蛋白质高级结构亦被这一遗传信息所严格控制，以抗原为模板指导抗体合成的学说显然存在重大缺陷和局限。

（张纪岩）

zìrán xuǎnzé xuéshuō

自然选择学说 （natural selection theory）

阐述抗体生成机制的理论。早期的侧链学说及模板学说均以抗原及抗体的化学分子为中心，但忽视了免疫细胞的作用。丹麦免疫学家尼尔斯·卡伊·热尔纳（Niels Kaj Jerne）于1955年提出自然选择学说，认为动物在胚胎时期即已合成种类繁多的"天然抗体"，任何外来抗原进入体内均能与相应的特定"天然抗体"结合，并将抗原-抗体复合物转运至抗体产生细胞，使其增殖，并以"天然抗体"为模板，产生大量具有相同结构特征的抗体。自然选择学说明确了抗原的选择作用和体内"天然抗体"的

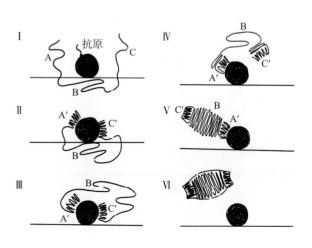

图 模板学说示意

存在，但对抗体产生细胞的认识存在误区。

（张纪岩）

kèlóng xuǎnzé xuéshuō

克隆选择学说（clonal selection theory）

阐述适应性免疫应答及抗体生成机制的重要理论。澳大利亚微生物学家弗兰克·麦克法兰·伯内特（Frank MacFarlane Burnet）受丹麦免疫学家尼尔斯·卡伊·热尔纳（Niels Kaj Jerne）提出的自然选择学说的启示，在侧链学说有关抗原选择的基础上，于1957年提出了该理论（图）。

内容　核心论点为：

抗体结构多样性的形成　抗体多样性由体细胞突变产生：进化和个体发育过程中，淋巴细胞发生多种多样的突变，导致机体产生千百万种不同突变类型的淋巴细胞克隆；每个已分化的淋巴细胞克隆仅表达一种相同的特异性抗原受体（BCR），仅能识别一种相应的抗原（表位）。

抗原的选择作用　由抗原在数量庞大的淋巴细胞库中进行选择，通过与淋巴细胞表面特异性抗原结合而启动适应性免疫应答。

换言之，抗原的作用是作为一种选择因素，而非一种指令或模板。

天然免疫耐受的形成　胚胎早期，自身抗原可选择体内表达特异性抗原受体的未成熟淋巴细胞克隆，与其结合并使之被清除或成为禁忌克隆，故个体出生后对自身抗原形成天然免疫耐受。凡不能或未能与自身抗原结合的淋巴细胞克隆，即发育成熟为可识别非自身抗原并产生免疫应答的淋巴细胞克隆。一旦禁忌克隆复活或出现突变，则可能转变为可与自身抗原发生反应的克隆，由此打破自身耐受并产生自身免疫应答。

特异性抗体的产生　个体出生后，进入体内的外来抗原能从众多成熟淋巴细胞克隆中选择出表达相应抗原识别受体的淋巴细胞，与其特异性结合，使之发生克隆扩增并分化为可产生特异性抗体的浆细胞和记忆细胞。同一克隆的淋巴细胞仅产生一种特异性抗体，而种类繁多的抗原几乎均可在体内选择出与之互补的淋巴细胞受体，并产生特异性抗体。

意义　克隆选择学说的提出，被视为现代免疫学发展史上的里程碑式。最初用于阐述B细胞应答（即抗体产生）的机制，其后被扩展到T细胞介导的免疫应答，同时阐明了诸多重要免疫生物学现象（如抗原识别、免疫记忆形成、自身耐受建立及自身免疫应答等）的本质，被免疫学界广泛接受，并极大促进了现代免疫学发展。伯内特因此于1960年获得诺贝尔生理学或医学奖。1975年，德国生化学家乔治·让·弗朗茨·科勒（Georges Jean Franz Köhler）和阿根廷生化学家塞萨尔·米尔斯坦（César Milstein）将小鼠致敏淋巴细胞与骨髓瘤细胞融合，进行单克隆细胞培养，成功获得仅识别一种特异性抗原表位、仅合成并分泌一种同源特异性抗体（即单克隆抗体）的淋巴细胞株，从而证实了伯内特克隆选择学说所提出"一个细胞克隆产生一种特异性抗体"的预见。

局限性　不能圆满解释抗体多样性产生、诱导性免疫耐受等重要免疫学现象。

（秦志海　郑德先　张纪岩）

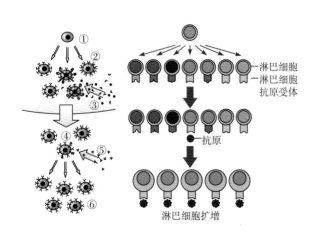

图　克隆选择学说示意

注：体内存在随机形成的多样性免疫细胞克隆，同一克隆的细胞均表达相同的特异性受体；抗原进入体内，选择表达特异性受体的免疫细胞与之反应；识别（并结合）抗原的细胞克隆扩增，产生大量子代细胞，合成大量具有相同特异性的抗体

qīngliàn

轻链（light chain）

免疫球蛋白（Ig）四肽链结构中分子量较小（约25kD）的肽链。含211～217个氨基酸残基，属糖蛋白。每条轻链分为恒定区与可变区。根据恒定区氨基酸序列不同，轻链可分为κ型和λ型。不同种属中，Ig分子两型轻链的比例各异，如正常人血清中Ig轻链κ与λ的比例约为2：1，而小鼠则为20：1。轻链κ与λ比例失衡反映机体免疫系统异常，如λ链激增提示可能为B细胞肿瘤。

（阎锡蕴）

zhòngliàn

重链（heavy chain）

免疫球蛋白（Ig）四肽链结构中分子量较大（50～75kD）的肽链。含有450～550个氨基酸残基，属糖蛋白。每条重链也分为恒定区与可变区。根据恒定区氨基酸序列不同，重链分为μ、α、δ、γ及ε5类，它们与相应轻链组成的完整免疫球蛋白分子分别为IgM、

IgA、IgD、IgG 及 IgE。

（阎锡蕴）

kěbiànqū

可变区（variable region，V区）

位于 T 细胞受体（TCR）和 B 细胞受体（BCR）远膜端以及免疫球蛋白重链和轻链氨基端的结构域（约 110 个氨基酸残基），其氨基酸组成及排列顺序随特异性不同而有所变化，故得名。轻链可变区（V_L）占轻链分子的 1/2，重链可变区（V_H）占重链分子的 1/4 或 1/5。抗体可变区是与抗原（表位）特异性结合的结构基础（图）。

（阎锡蕴）

gāobiànqū

高变区（hypervariable region，HVR）

免疫球蛋白（Ig）或 T 细胞受体/B 细胞受体（TCR/BCR）可变区中由 10 个左右氨基酸残基组成、高度可变的多肽环状结构。V_H 和 V_L 各有 3 个 HVR（轻链第 24~34、50~60、89~97 位和重链第 30~35、50~63、95~102 位）。又称超变区。HVR 实际上是抗体与抗原（表位）结合的部位。可变区大部分序列并不直接与抗原接触，而是形成稳定的抗原接触面，称为 Ig 的裂隙，由轻链和重链各 3 个高变区形成的 3 个环状结构所组成。由于高变区与抗原表位在空间结构上互补，故又称互补决定区。不同特异性抗体中，HVR 氨基酸序列高度可变，由此决定抗体的特异性。此外，Ig 的独特型决定基主要也在该区域。

因此，Ig 高变区、Ig 的抗原结合部位和 Ig 独特型决定基（独特位）这 3 个不同概念，实际上建立在同一结构基础上，即 Ig 分子可变区球形顶端凹陷的立体结构。

（阎锡蕴 沈关心）

kuàngjiàqū

框架区（framework region，FR）

免疫球蛋白（Ig）轻链和重链可变区中高变区之外的结构区域。其氨基酸组成及序列相对较稳定，又称骨架区。由框架区形成的 β 片层和 β 桶状结构具有维持可变区空间构象的支架作用。Ig 重链和轻链的可变区各含 3 个超变区，分别被 4 个框架区（FR1、FR2、FR3 和 FR4）所分隔。

（阎锡蕴）

héngdìngqū

恒定区（constant region，C区）

位于 T 细胞受体（TCR）和 B 细胞受体（BCR）近膜端以及免疫球蛋白（Ig）重链和轻链羧基端的结构域，其氨基酸组成、排列顺序及含糖量均较恒定，故得名（见可变区图）。轻链恒定区（C_L）占轻链的 1/2，重链恒定区（C_H）占重链的 3/4 或 4/5。不同型 Ig 其 C_L 长度基本一致，但不同类 Ig 其 C_H 长度不一，如 IgA、IgD、IgG 含 3 个 C_H 结构域（C_H1、C_H2 和 C_H3），而 IgE 和 IgM 含 4 个 C_H 结构域（C_H1、C_H2、C_H3 和 C_H4）。同一种属个体，由不同抗原刺激所产生的同一类别 Ig，其 C 区氨基酸组成和排列顺序较恒定（即免疫原性相同），但 V 区各异。

抗体恒定区参与介导多种生物学效应，如激活补体；穿过胎盘和黏膜屏障；与细胞表面 Fc 受体结合，介导抗体依赖细胞介导的细胞毒作用（ADCC）和 I 型超敏反应等。

（阎锡蕴）

miǎnyì qiúdànbái jiégòuyù

免疫球蛋白结构域（immunoglobulin domain）

免疫球蛋白（Ig）多肽链分子内，由链内二硫键连接的两个 β 片层所组成的区域（图）。又称功能域。Ig 重链恒定区结构域为 C_H1、C_H2、C_H3、

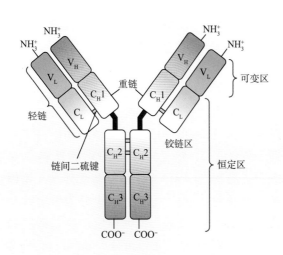

图 免疫球蛋白分子结构

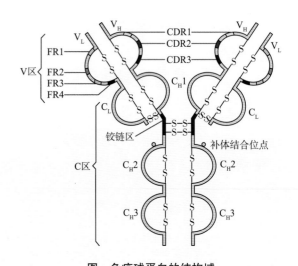

图 免疫球蛋白的结构域

注：CDR. 互补决定区（高变区）；FR. 框架区

C_H4；轻链恒定区结构域为 C_L；重链和轻链可变区结构域分别为 V_H 和 V_L。IgG、IgA 和 IgD 重链由 4 个结构域（V_H、C_H1、C_H2、C_H3）组成；IgM 和 IgE 重链由 5 个结构域（V_H、C_H1、C_H2、C_H3、C_H4）组成。

Ig 各结构域的功能为：①V_H 和 V_L 是与相应抗原表位结合的部位。②C_H 和 C_L 具有部分同种异型的遗传标志。③IgG 的 C_H2 和 IgM 的 C_H3 含补体 C1q 结合位点，参与启动补体激活的经典途径。④IgG 的 C_H3 可与单核细胞、巨噬细胞、中性粒细胞和自然杀伤（NK）细胞表面 IgG Fc 受体结合，分别介导抗体依赖细胞介导的细胞毒作用（ADCC）和调理作用。⑤IgE 的 C_H2 和 C_H3 可与肥大细胞和嗜碱性粒细胞表面 IgE Fc 受体结合，介导 I 型超敏反应。

（阎锡蕴）

jiǎoliànqū

铰链区（hinge region） 位于免疫球蛋白（Ig）G、A 和 D 重链 C_H1 尾部和 C_H2 头部之间的小段肽链。由约 30 个氨基酸残基及 2~5 个链间二硫键组成，其分子结构特点为：含丰富的脯氨酸，具有较好柔曲性；对蛋白酶敏感，易被水解，经蛋白酶处理的 Ig 多在此区被切断。功能为：Ig 与抗原结合时，该区可转动，有利于 Ig 分子 2 个可变区的抗原结合部位尽量与不同位置的 2 个抗原表位配合，起弹性和调节作用；利于 Ig 分子变构，暴露 Ig 恒定区的补体结合位点。

（阎锡蕴）

liánjiēliàn

连接链（joining chain，J 链） 由浆细胞合成、富含半胱氨酸的多肽链。在浆细胞内，J 链可通过二硫键与免疫球蛋白（Ig）重链共价结合，将 2 个或多个 Ig 单体连接为多聚体，并使之稳定。J 链可将 2 个单体 IgA 连接为 IgA 二聚体；将 5 个单体 IgM 连接为 IgM 五聚体。IgG、IgD 和 IgE 通常为单体，无 J 链。

（阎锡蕴）

fēnmìpiàn

分泌片（secretory piece） 参与组成分泌型免疫球蛋白 A（IgA）的辅助成分。是由黏膜上皮细胞合成的含糖多肽链，又称分泌成分。IgA 在浆细胞内合成并连接为二聚体。二聚体 IgA 由浆细胞分泌，在穿越黏膜上皮细胞的过程中，与上皮细胞所合成的分泌片以非共价形式结合，形成分泌型 IgA（图）。分泌片的功能为：介导 IgA 二聚体从黏膜下穿越黏膜细胞层而转运至黏膜表面；保护分泌型 IgA 的铰链区免受黏膜表面蛋白水解酶降解，从而有效发挥黏膜免疫作用。

（阎锡蕴）

miǎnyì qiúdànbái piànduàn

免疫球蛋白片段（immunoglobulin fragment） 免疫球蛋白 G（IgG）被某些蛋白酶水解后所形成的一组片段。例如：木瓜蛋白酶可将 IgG 于重链链间二硫键近氨基端处切断，水解为 2 个相同的 Fab 片段（即抗原结合片段）和 1 个 Fc 片段（即可结晶片段）；胃蛋白酶可将 IgG 于重链链间二硫键近羧基端切断，水解为 1 个大片段 F（ab'）$_2$ 和若干多肽碎片（pFc'）。F（ab'）$_2$ 具有双价抗体活性，而 pFc' 无任何生物学活性（图）。

（阎锡蕴）

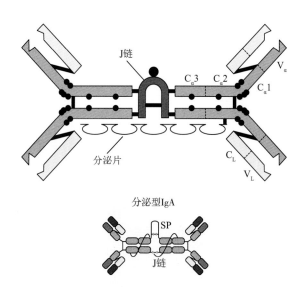

图 免疫球蛋白的连接链及分泌片

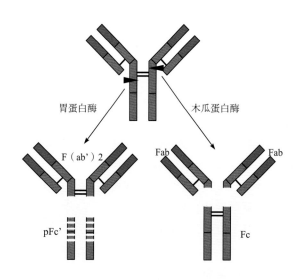

图 免疫球蛋白的水解片段

kějiéjīng piànduàn

可结晶片段（crystallizable fragment，Fc fragment） 木瓜蛋白酶水解免疫球蛋白 G（IgG）铰链区二硫键近 N 端氨基酸所形成的片段之一。因其可形成结晶而得名，又称 Fc 段。是 IgG 重链铰链区断裂后形成的两条重链（包括 C$_H$2 和 C$_H$3 功能区），通过铰链区链间二硫键连接组成。该片段无抗原结合活性，但有固定补体和结合 Fc 受体等功能。

（阎锡蕴）

kàngyuán jiéhé piànduàn

抗原结合片段（fragment of antigen binding，Fab fragment） 木瓜蛋白酶水解免疫球蛋白 G（IgG）铰链区二硫键近 N 端氨基酸后所形成的两个结构相同的片段。因其能与相应抗原表位结合而得名，简称 Fab 片段。每一 Fab 片段含 1 条完整的轻链和部分重链（即 Fd 段，包括 V$_H$ 和 C$_H$1 结构域），由链间二硫键连接而成。Fab 段为具有抗体活性的部分，是抗体特异性识别抗原的结构基础。

（阎锡蕴）

Fab'2 piànduàn

F（ab'）$_2$ 片段［F（ab'）$_2$ fragment］ 胃蛋白酶水解免疫球蛋白 G（IgG）铰链区二硫键近 C 端所形成的片段。由二硫键相连的 2 个 Fab 段及铰链区组成，可同时结合 2 个抗原表位，能发生凝集反应和沉淀反应。若 F（ab）$_2$ 片段的重链间二硫键断裂，可形成 2 个 Fab 片段。白喉或破伤风抗毒素经胃蛋白酶消化后精制提纯的制剂可减少超敏反应发生，原因即在于去除了重链的 Fc 段，仅保留 Fab 段。

（阎锡蕴）

miǎnyì qiúdànbái zhédié

免疫球蛋白折叠（immunoglobulin folding） 免疫球蛋白（Ig）多肽链（包括轻链和重链）反复折叠而形成的数个桶状结构（每个约含 110 个氨基酸残基），是 Ig 分子的一种二级结构。其由数股多肽链折叠而成的 2 个反向平行的 β 片层，2 个 β 片层中心的 2 个半胱氨酸残基通过 1 个链内二硫键呈垂直连接，从而形成稳定的 β 桶状或 β 三明治结构（图）。体内存在种类繁多的具有 Ig 折叠结构的分子，它们组成庞大的免疫球蛋白超家族。

（阎锡蕴）

β piàncéng

β 片层（β sheet） 一种常见于免疫球蛋白（Ig）及免疫球蛋白超家族成员的二级结构，由 2 条或多条几乎完全伸展的多肽链平行或反平行排布，相邻肽链间形成有规则的氢键。

（阎锡蕴）

β tǒngzhuàng jiégòu

β 桶状结构（β barrel） 免疫球蛋白（Ig）分子内，两个 β 片层由中心的半胱氨酸残基由 1 个链内二硫键垂直连接而成、具有稳定功能的桶形结构。又称 β 折叠桶、β 三明治。是 Ig 的一种二级结构。β 桶状的形成可稳定 Ig 分子结构。已发现体内许多膜型和分泌型分子均含这种独特的 β 桶状结构，此类分子均归于免疫球蛋白超家族。

（阎锡蕴）

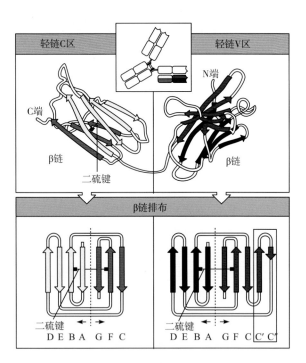

图 IgG 分子的二级结构

miǎnyì qiúdànbái lèibié

免疫球蛋白类别（immunoglobulin class） 根据免疫球蛋白（Ig）重链恒定区结构（氨基酸组成和序列）及免疫原性不同而进行的区分，包括 IgG、IgM、IgA、IgD 和 IgE 5 类。每一 Ig 分子内，其重链的类别相同，如 IgM 五聚体的 10 条重链、分泌型 IgA 双聚体的 4 条重链及各类 Ig 单体的 2 条重链均相同。同一类的免疫球蛋白具有相似的效应功能（图）。

B 细胞所表达的 Ig 可发生类别转换：①识别同一表位的抗体分泌细胞（ASC）通过 Ig 类别转换，可从最初分泌 IgM 类抗体，转换为分泌 IgG 等其他类别抗体。②成熟的初始 B 细胞表达膜型 IgM 和 IgD，离开骨髓被特异性抗原激活后，膜型 Ig 可转换为 IgG、IgA 或 IgE，并合成、分泌相应类别的可溶性免疫球蛋白（抗体）。

（阎锡蕴）

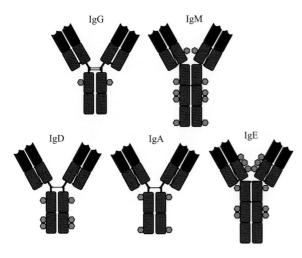

图 5 类免疫球蛋白的基本结构

miǎnyì qiúdànbái G

免疫球蛋白 G （immunoglobulin class G，IgG）

由 γ 重链与相应轻链组成的免疫球蛋白（见免疫球蛋白类别图）。分子量 150kD，主要存在于血液和组织液中，人体内含量最高（占血清抗体总量的 75% ~ 80%），半衰期较长（约 21 天）。IgG 是再次体液免疫应答产生的主要抗体，是机体抗感染的主力军。按照 IgG 重链恒定区（尤其是 C_H1 和 C_H3）氨基酸序列不同，人 IgG 可再分为 4 个亚类（IgG1 ~ 4），它们在人体血清内的浓度依次降低。

功能为：IgG1 ~ 3 可穿过胎盘屏障，在新生儿抗感染免疫中发挥重要作用；IgG1 ~ 3 与相应抗原结合后，可暴露重链 C_H2 所含补体 C1q 结合位点，从而激活补体经典途径；IgG1 ~ 3（Fab 段）与病原体等相应抗原结合后，可通过其 Fc 段与吞噬细胞（如巨噬细胞、中性粒细胞）或杀伤细胞（如 NK 细胞等）表面 Fc 受体结合，分别介导调理作用及抗体依赖细胞介导的细胞毒作用（AD-CC）等；IgG1 ~ 4 能与相应病毒和毒素结合而发挥中和作用，并

参与引发 Ⅱ、Ⅲ型超敏反应。此外，IgG 可通过其 Fc 段与葡萄球菌 A 蛋白（SPA）可逆性结合，据此可制备 SPA 亲和层析柱用于纯化 IgG 类抗体。

（阎锡蕴）

miǎnyì qiúdànbái M

免疫球蛋白 M （immunoglobulin class M，IgM）

由 μ 重链与相应轻链组成的免疫球蛋白（见免疫球蛋白类别图）。有两种形式：①膜型 IgM：为单体，作为 B 细胞受体（BCR）而表达于 B 细胞表面。②血清型 IgM：是由 5 个 IgM 单体通过二硫键和 J 链连接而组成的五聚体，是分子量最大的免疫球蛋白（950kD），又称巨球蛋白，占血清总 Ig 的 5% ~ 10%。血清型 IgM 的特点是：含 10 个 Fab，抗原结合价高，具有很强抗原结合能力；含 5 个 Fc 段，比 IgG 更易激活补体经典途径。

感染早期，初始活化和分化的 B 细胞主要产生 IgM 类抗体，具有高效中和病毒、毒素及杀菌、促进吞噬等作用，是机体抵御病原体或其毒素通过血液向全身扩散的"第一抗体"。另外，血清型 IgM 在胚胎发育晚期即可产生，故新生儿脐带血中 IgM 升高提示胎儿曾有宫内感染；血清型 IgM 在感染早期即可产生，故检测病原体特异性 IgM 水平可用于传染病的早期诊断。

（阎锡蕴）

miǎnyì qiúdànbái A

免疫球蛋白 A （immunoglobulin class A，IgA）

由 α 重链与相应轻链组成的免疫球蛋白（见免疫球蛋白类别图）。人 IgA 根据铰链区不同，可分为两型：

血清型 IgA：分子量 160kD，为 IgA 单体，其铰链区含大量糖链，可抵抗蛋白酶水解，占血清 Ig 总量的 10% ~ 15%，具有一定的抗感染免疫作用。

分泌型 IgA（SIgA）：分子量 400kD，是由黏膜相关淋巴组织中浆细胞产生的同源二聚体 IgA（由 2 个单体 IgA 通过 J 链连接）与黏膜上皮细胞产生的分泌片非共价结合而组成。SIgA 产生及分泌的过程为：①呼吸道、消化道、泌尿生殖道等处黏膜固有层的浆细胞产生单体 IgA，并由 J 链连接为同源二聚体。②IgA 二聚体被浆细胞分泌后，在穿越黏膜上皮细胞的过程中，与上皮细胞所合成的分泌片以非共价形式结合，形成完整的 SIgA，释放至分泌液。分泌液中的 SIgA 与上皮细胞紧密黏连，主要分布于呼吸道、消化道、泌尿生殖道黏膜或浆膜表面及其分泌液和乳汁、唾液、泪液、胃液、汗液中。SIgA 是存在于分泌性体液中最主要的免疫球蛋白类别，其含量多，且不易被局部蛋白水解酶降解破坏，可通过阻抑病原体与黏膜上皮细胞黏附、溶解细菌、介导抗体依赖细胞介导的细胞毒作用（ADCC）、中和病毒及毒素等机制，发挥局部黏膜免疫功能，成为机体抗感染、抗过敏的重要免疫屏障。

分泌型 IgA 是参与黏膜局部抗感染免疫的主要抗体，为机体抵御病原体侵入黏膜层的第一道防线。新生儿和婴儿可因 IgA 合成不足而易患呼吸道和（或）消化道感染，但从母亲初乳中可被动获得抗感染所需的 SIgA，故应提倡

母乳喂养。

(阎锡蕴)

duōjù miǎnyì qiúdànbái shòutǐ

多聚免疫球蛋白受体 （polymeric immunoglobulin receptor, pIgR）

表达于黏膜上皮细胞内层的基膜表面、可与多聚免疫球蛋白（尤其是IgA二聚体）结合的受体。参与组成分泌型IgA（SIgA）的分泌片，实际上是pIgR的降解产物，其形成过程及作用机制为：浆细胞分泌的IgA二聚体在转运过程中与黏膜上皮细胞内层基膜表面pIgR结合；IgA二聚体-pIgR复合物经细胞内吞而被摄入胞内，形成转运小体；小体内的蛋白水解酶使pIgR降解，其中大片段即为分泌片，可与IgA二聚体连接形成SIgA。SIgA通过胞吐作用分泌至黏膜上皮细胞表面及其分泌液中，发挥局部免疫作用。

(阎锡蕴)

bāotūn zhuǎnyùn

胞吞转运 （transcytosis）

细胞摄取并转运胞外物质的一种行为。机制为：①细胞通过内吞作用摄取腔道黏膜表面的分子或颗粒成分，继而将这些分子或颗粒以囊泡形式转运至细胞基底面，再释放至细胞外空间。②细胞将基底面的蛋白分子以同样方式转运至黏膜表面，并释放至黏液中。在免疫学领域，分泌型IgA的胞吞转运，特指多聚免疫球蛋白受体（pIgR）与IgA同源二聚体复合物穿越黏膜上皮细胞而形成分泌型IgA，并分泌至黏膜腔表面（及其分泌液）的过程。

(阎锡蕴)

miǎnyì qiúdànbái D

免疫球蛋白D （immunoglobulin class D，IgD）

由δ重链与相应轻链组成的免疫球蛋白（见免疫球蛋白类别图）。有两种类型：①血清型IgD：含量很低，约占血清Ig总量的0.3%，半衰期约为3天，其生物学功能尚不清楚。②膜型IgD（mIgD）：是B细胞分化发育成熟的标志，未成熟B细胞仅表达mIgM，成熟初始B细胞同时表达mIgM和mIgD，活化的B细胞或记忆B细胞表面mIgD逐渐消失。

(阎锡蕴)

miǎnyì qiúdànbái E

免疫球蛋白E （immunoglobulin class E，IgE）

由ε重链与相关轻链组成的免疫球蛋白（见免疫球蛋白类别图）。又称反应素或亲细胞抗体。是血清中浓度最低（仅占血清Ig总量的0.02%）、半衰期最短（约2.5天）的一类抗体，但在过敏性疾病和某些寄生虫感染患者血清中，特异性IgE含量显著升高。IgE由分布于呼吸道和消化道黏膜固有层的浆细胞产生，分布于这些黏膜组织、外分泌液及血清中。

IgE为亲细胞性抗体，其Fc段可与肥大细胞和嗜碱性粒细胞表面FcεRI结合，当致敏的效应细胞再次与相应变应原结合，可通过脱颗粒而释放一系列活性介质，引发I型超敏反应。另外，IgE也参与抗寄生虫感染。IgE不能激活补体，也无调理作用。

(阎锡蕴)

miǎnyì qiúdànbái yàlèi

免疫球蛋白亚类 （immunoglobulin subclass）

在同一类免疫球蛋白（Ig）中，根据其重链C区的结构（氨基酸组成和序列、二硫键数目和位置）及免疫原性不同而进行的区分。如人的IgG可分为4个亚类（IgG1、IgG2、IgG3和IgG4）；IgA分为2个亚类（IgA1和IgA2）；IgM分为2个亚类（IgM1和IgM2）；IgD、IgE尚未发现亚类。

(阎锡蕴)

miǎnyì qiúdànbái xíngbié

免疫球蛋白型别 （immunoglobulin type）

同一种属所有个体内，根据免疫球蛋白（Ig）轻链C区结构（氨基酸组成和排列顺序）及免疫原性不同而进行的区分。轻链可分为κ链、λ链，与此对应的Ig为κ型和λ型。

(阎锡蕴)

miǎnyì qiúdànbái yàxíng

免疫球蛋白亚型 （immunoglobulin subtype）

同一型免疫球蛋白（Ig）中，根据其轻链恒定区N端氨基酸排列的差异而进行的区分。人λ型轻链根据其恒定区个别氨基酸的差异，分为4个亚型（λ1、λ2、λ3和λ4），κ链尚未发现亚型。

(阎锡蕴)

miǎnyì qiúdànbái tóngzhǒngxíng

免疫球蛋白同种型 （immunoglobulin isotype）

同一种属所有个体的免疫球蛋白（Ig）分子共有的抗原特异性标志（即存在于同种抗体分子中共有的抗原表位），为种属型遗传标志（图）。同种型遗传标志（同种型抗原表位）主要存在于免疫球蛋白C区（包括C_H和C_L），如重链的类（μ、α、δ、γ及ε）、亚类（IgG1~4、IgA1~2、IgM1~2）和轻链的型（κ、λ）、亚型（λ1~4）。

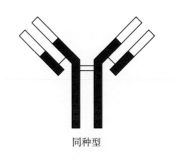

图 抗体分子的同种型标志

不同种属来源的抗体分子其同种型各异，对异种动物均具有免疫原性，可刺激机体产生针对相应同种型遗传标志的抗体，即第二抗体。

（阎锡蕴）

miǎnyì qiúdànbái tóngzhǒng yìxíng
免疫球蛋白同种异型（immunoglobulin allotype）

同一种属不同个体间免疫球蛋白（Ig）分子所具有的抗原特异性标志（图）。主要存在于 Ig C 区（包括 C_H 和 C_L）（同种异型抗原表位广泛存在于 Ig C 区），其决定同种不同个体间 Ig 的免疫原性差异，可引起不同个体间的免疫应答。目前仅在 IgG1～3 和 IgA2 重链恒定区和 κ 型轻链恒定区内发现有同种异型抗原标志，分别称为 Gm 因子、Am 因子和 Km 因子。

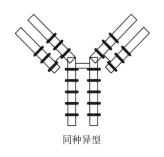

图　抗体分子的同种异型标志

（阎锡蕴）

miǎnyì qiúdànbái dútèxíng
免疫球蛋白独特型（immunoglobulin idiotype，Id）

同一种属不同个体或同一个体内，不同 B 细胞克隆产生的抗体分子，其可变区（高变区和相邻框架区）所具有的抗原特异性标志，为细胞型遗传标志（图）。由于每一种特异性抗体分子均具有各自的独特型，导致不同的特异性抗体其分子结构各异，呈现不同的免疫原性，可刺激异种、同种异体和自

体产生相应抗体（即抗独特型抗体）。Ig 独特型不仅存在于抗体分子可变区，也存在于 B 细胞受体（BCR）和 T 细胞受体（TCR）分子的可变区。

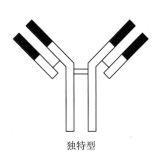

图　抗体分子的独特型标志

（阎锡蕴）

dútèwèi
独特位（idiotope）

组成免疫球蛋白独特型的一类抗原表位。位于抗体可变区（包括高变区和相邻框架区）。每一个抗体的独特型由若干（5～6 个）独特位所组成，独特位完全相同的抗体分子属同一独特型（图）。

（阎锡蕴）

kàngdútèxíng kàngtǐ
抗独特型抗体（anti-idiotype antibody）

在异种、同种异体或自体内所产生、针对免疫球蛋白（Ig）或 B 细胞受体/T 细胞受体（BCR/TCR）分子可变区独特型的

特异性抗体。包括两类：①针对 Ig（或 BCR/TCR）高变区（互补决定区）独特位的 β 型抗独特型抗体。②针对 Ig（或 BCR/TCR）框架区独特位的 α 型抗独特型抗体。

（阎锡蕴）

kàngyuán nèiyǐngxiàng
抗原内影像（internal image of antigen）

针对抗体 1（Ab1）高变区独特位的 β 型抗独特型抗体，其与诱导 Ab1 产生的抗原具有相同（或相似）的抗原表位，可模拟相应抗原刺激特异性 B 细胞克隆产生 Ab1，故得名，又称为 Ab2β。

（阎锡蕴）

dútèxíng-kàngdútèxíng wǎngluò
独特型-抗独特型网络（idiotype/anti-idiotypic network）

免疫球蛋白（Ig）及淋巴细胞抗原受体（TCR、BCR）通过独特型-抗独特型抗体的相互作用而彼此识别和制约，由此形成的一种调节网络。

20 世纪 70 年代，丹麦免疫学家尼尔斯·卡伊·热尔纳（Niels Kaj Jerne）提出网络学说，用于阐述机体免疫调节的机制。该学说在肯定克隆选择学说的基础上，强调机体免疫系统内各淋巴细胞克隆并非处于封闭状态，它们可

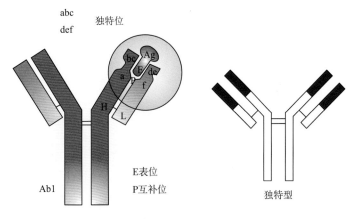

图　免疫球蛋白的独特型和独特位

连锁发生一系列自我识别过程，通过相互刺激、相互制约而形成一个动态平衡的网络。

形成过程　该网络构成的物质基础是独特型和抗独特型抗体。免疫球蛋白及 TCR、BCR 的独特型表位（独特位）具有自身免疫原性，体内也存在能识别自身独特位的淋巴细胞克隆。机体尚未启动免疫应答时，各种淋巴细胞克隆通过相互作用而维持平衡状态。抗原一旦入侵，即打破这种平衡，机体启动一系列事件以调控免疫应答，其过程为：机体接受外来抗原刺激时，能特异性识别外来抗原（表位）的淋巴细胞克隆首先被激活和增殖，并产生相应抗体；特异性抗体（及 TCR、BCR）的独特位数量增多，使得能识别此独特位的第 2 个克隆被激活；依此类推还可有第 3 个、第 4 个……克隆被激活。

机制　有以下几方面（图）：

特异性 Ab1 的产生　外来抗原 A 进入体内，刺激相应 B-1 细胞克隆活化和增殖，并产生大量特异性 Ab1。

抗独特型抗体 Ab2 的产生　Ab1 及 B-1 细胞 BCR 的可变区独特型作为抗原，又可刺激相应 B-2 细胞克隆活化和增殖，并产生抗独特型抗体（Ab2）。

Ab1 产生的调控　Ab2 中针对 Ab1 超变区独特位的 β 型 Ab2（抗原内影像），可模拟抗原 A 刺激 B-1 细胞克隆活化和增殖，促进 Ab1 产生。Ab2 中针对 Ab1 框架区独特位的 α 型 Ab2，可封闭抗原 A 对 B-1 细胞克隆的激活作用，从而抑制 Ab1 产生。

Ab3 及后续抗体的产生　Ab2 及 B-2 细胞 BCR 又可通过其可变区独特型刺激 B-3 细胞克隆活化和增殖，产生 Ab3。依次类推，还可产生 Ab4、Ab5……等。

在独特型-抗独特型网络调节过程中，随着每一轮抗体的产生，其相应抗原的浓度逐渐降低，最终可因抗体的独特位浓度不足而终止应答。

应用　独特型-抗独特型网络是机体免疫调节的重要机制之一。人们已尝试以抗独特型抗体代替相应抗原，作为疫苗用于疾病防治，如对某些不易获得其抗原成分的病原体或难以精确分离、纯化抗原的肿瘤组分，研制抗独特型疫苗具有重要意义。在自身免疫病防治中，将自身反应性淋巴细胞克隆灭活后体内注射，可诱生一组相当于 Ab2 的调节性 T 细胞克隆，从而清除体内自身反应性 T 细胞。

（阎锡蕴　沈关心　雷萍）

kàngtǐ duōyàngxìng

抗体多样性（antibody diversity）　针对自然界所存在数量巨大、特异性各异的抗原（表位），机体可相应产生数量巨大、分子结构和特异性各异的抗体的现象。体液免疫的关键问题之一是抗体特异性的来源，即抗体多样性的机制。20 世纪 70 年代，日本学者利根川进（Tonegawa Susumu）通过研究 B 细胞分化发育过程中抗体基因结构的变化，揭示了机体对种类繁多的抗原（表位）产生特异性应答的分子基础，并因此于 1987 年获得诺贝尔生理学或医学奖。

抗体多样性机制为：①多基因片段：生物在长期进化过程中形成数量众多、尚未重排的胚系免疫球蛋白（Ig）基因片段。Ig 轻链和重链基因定位于不同染色体，其 V 区和 C 区分别由多个不连续基因片段所编码：编码人 Ig 重链的功能基因片段包括 V_H（超过 50 个）、D_H（约 30 个）、J_H（6 个）、C_H（9 个）；编码人 λ 型轻链的功能基因片段包括 Vλ（约 30 个）、Jλ-Cλ（4 个）；编码人 κ 型轻链的功能基因片段包括 Vκ（约 50 个）、Jκ（5 个）和 Cκ（1 个）。②基因重排：数量众多的 *V*、*D*、*J* 基因片段随机组合发生重排，使不同基因片段相连，从而可编码大量不同特异性的抗体。③连接多样性：*V-D-J* 重排时可出现不同连接点，也可在同一连接点上发生核苷酸缺失、插入和倒位，使同一套 *V*、*D*、*J* 基因在它

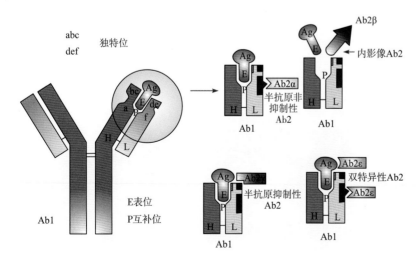

图　免疫球蛋白的独特型-抗独特型网络

们的连接处也会编码不同氨基酸序列，由此进一步增加抗体的多样性。④体细胞突变：抗体产生后期，经抗原再次刺激和Tfh细胞辅助，滤泡生发中心内B细胞已重排的Ig基因，可能发生若干核苷酸的高频率替换突变，从而扩大抗体多样性。⑤H链和L链随机配对：Ig分子的抗原结合部位（Fab）是由H和L两条链的V区共同组成，故二者的随机配对也有助于增加多样性（图）。

通过上述机制，机体可产生种类极其繁多、具有不同序列、不同特异性的抗体。据推算：V区基因组合数达1.9×10^6；连接多样性达3×10^7；Ig多样性总计约5×10^{13}。数量有限的Ig基因片段通过重排可产生数量巨大的不同Ig分子，这一理论对发现T细胞受体（TCR）基因结构和重排也产生了重要影响。

（张纪岩）

qiánzài duōyàngxìng

潜在多样性（potential diversity）

对各种机制（不同基因片段组合、核苷酸插入和丢失、轻-重链组合、体细胞突变等）所形成抗体多样性的可能性估计。即使不包括激活B细胞的体细胞高频突变，仅初始B细胞所能产生的抗体多样性，其估计值可达10^{11}。但实际上，仅已获表达的抗体分子才构成真正的抗体库，此即为实际存在的多样性。

（张纪岩）

kàngtǐkù

抗体库（antibody repertoire）

体内B细胞受体（BCR）基因重排所形成的抗体分子多样性或抗体编码基因多样性的总称。又称BCR库或B细胞克隆库。

组成 B细胞内抗体分子的合成是由编码抗体的基因所控制。人B细胞有3个抗体基因库，即重链（H）基因库及轻链κ和λ

基因库。基因库中的胚系基因处于被隔离状态，编码一条Ig多肽链的基因是由多个被分隔的DNA片段经剪接、重排而获得转录功能。人类H链基因库包括：

先导序列（L）基因 每个V_H基因片段5′端均有L基因，其编码先导肽，可引导H链穿越内质网膜上的通道而进入内质网腔，随后先导肽被内质网膜上的先导肽酶水解，故内质网中已装配的Ig肽链N端无先导肽。

可变区基因（V_H） 其编码V_H功能区N端约100个氨基酸残基，已鉴定出的人V_H基因片段超过100个，其中具有开放阅读框、可进行重排转录表达的功能性V_H基因片段超过50个。

多样性基因（D_H） 人类约有30个功能性D_H基因片段，每个D_H基因片段可编码5~9个氨基酸残基，Ig重链基因重组时D_H与J_H先重排，再进行V_H-D_H-J_H的重排。

连接基因（J_H） 人类有9个J_H基因片段，其中6个是功能性J_H基因，每个J_H基因片段编码15~17个氨基酸残基。

恒定区基因（C_H） 人类C_H基因群由9个C_H基因组成，从5′端起依次为μ、δ、γ3、γ1、α1、γ2、γ4、ε和α2；除δ基因外，其他8个基因5′端均有一段无编码功能的特殊碱基序列，称为转换区（S区），后者是重组酶识别的部位，在抗体类别转换中起重要作用。

人类κ轻链基因库约有85个$V\kappa$基因片段（其中50个为功能性）、5个$J\kappa$基因片段及1个恒定区基因$C\kappa$。$V\kappa$基因与$J\kappa$基因重排后再与$C\lambda$基因片段重排，构成编码κ链的基因。人类λ轻链基因库有50~100个$V\lambda$基因（其中

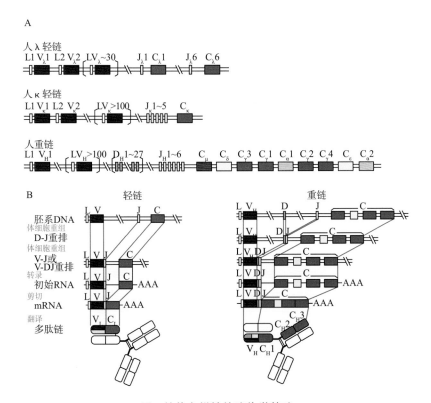

图 抗体多样性的遗传学基础

注：A. 人体Ig重链和轻链胚系基因结构；B. 抗体基因重排

功能基因 30 个），7 个 Jλ-Cλ 基因组构成 Jλ-Cλ 位点，其中 4 个基因组有转录功能。Vλ 基因与 Jλ 基因重排后再与 Cλ 基因片段重排，构成编码 λ 链的基因。

功能　人体抗体库多样性幅度约为 5×10^{13}，这些抗体在结构及功能上既相似又有差别，尤其在决定抗原特异性的可变区互补决定区结构域内，其氨基酸序列呈现高度变异性，从而决定这些抗体可结合不同的抗原。抗体库的发育和完善使人体可对自然界所存在千变万化的异物抗原产生应答并清除之，从而在体液免疫层面得以保证人体免疫系统履行其防御功能。

（熊思东　张纪岩）

duōkèlóng kàngtǐ

多克隆抗体（polyclonal antibody）　应用天然抗原（如病原体等）免疫机体（多为动物）所产生的抗体混合物。通常情况下，天然抗原均含多种表位（抗原决定基），用其免疫机体（动物体）时，不同抗原表位分别激发相应 B 细胞克隆增殖和产生抗体，故血液中所出现抗体是针对不同表位的多种抗体混合物，即多克隆抗体。临床上可将这种抗体用于免疫学实验以诊断疾病，也可用于预防和治疗某些疾病。

制备多克隆抗体所选择的动物主要是哺乳动物（如家兔、绵羊、山羊、马、骡、豚鼠及小鼠等）和禽类，一般采用适龄的健康雄性动物。动物的选择通常根据多克隆抗体的用途和所需剂量而定，也与抗原性质有关，如制备大量抗体，多选择大型动物；制备用于间接标记的诊断用抗体（第二抗体），须选择不同种属的动物；针对难以获得的抗原，且抗体需要量少，可选择纯系小鼠；

实验室制备多抗，多选择兔和羊。对可溶性抗原而言，为增强其免疫原性或减少抗原用量等目的，常联合应用佐剂，以刺激机体产生较强免疫应答，获取高效价多克隆抗体（图）。

（沈倍奋　冯健男）

B xìbāo zájiāoliú

B 细胞杂交瘤（B-cell hybridoma）　由免疫动物（小鼠）的 B 细胞与同品系动物（小鼠）骨髓瘤细胞融合而成。可在体外长期生长、繁殖并稳定分泌特异性抗体的杂交瘤。

研究过程　20 世纪 60~70 年代，瑞士巴塞尔免疫学研究所的英国/阿根廷生化学家塞萨尔·米尔斯坦（César Milstein）为探讨抗体多样性产生的机制，需要大量特异性抗体作为实验材料。由于可产生抗体的致敏 B 细胞难以在体外存活和培养，米尔斯坦最初应用可在体外长期存活、增殖的骨髓瘤（一种恶性浆细胞瘤）细胞作为产生抗体的来源，但所

获抗体均无生物学活性；其后又尝试用骨髓瘤细胞与突变的体细胞融合，但也未能获得具有生物学活性的特异性抗体。德国生化学家乔治斯·让·弗朗茨·科勒（Georges Jean Franz Köhler）于 1974 年到米尔斯坦实验室进行博士后研究。在充分掌握相关领域最新进展的基础上，科勒向米尔斯坦建议，将可产生特异性抗体的 B 细胞与米尔斯坦课题组前期所应用的骨髓瘤细胞融合，以期获得永生化、能分泌特异性抗体的杂交瘤细胞。

制备方法　在米尔斯坦支持下，科勒做了如下研究：①用绵羊红细胞作为抗原免疫小鼠，获得致敏动物脾细胞（内含可产生特异性抗体的 B 细胞）。②成功建立将小鼠脾细胞与骨髓瘤细胞株融合的技术。③借助尼尔斯·卡伊·热尔纳（Niels Kaj Jerne）建立的 B 细胞斑点实验，检测可分泌抗绵羊红细胞特异性抗体的杂交瘤细胞（由浆细胞与骨髓瘤细

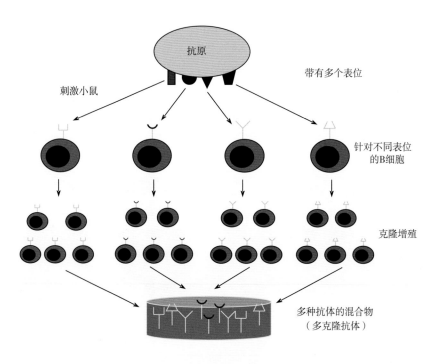

图　多克隆抗体的制备

胞融合而成）。④通过选择培养条件，使只有融合的杂交瘤细胞才能在培养体系中生存和增殖。⑤借助有限稀释法，成功分离出可持续分泌特异性抗体的杂交瘤细胞。由于该杂交瘤细胞克隆所分泌抗体为单一表位特异性，故被称为单克隆抗体。

科勒仅花费一年时间（1974～1975年）即建立了杂交瘤技术。彼时（1974年），建立 B 细胞杂交瘤及制备单克隆抗体的条件已基本齐备：①理论上：其原理是基于热尔纳提出的抗体生成的自然选择学说（1955年）和弗兰克·麦克法兰·伯内特（Frank MacFarlane Burnet）提出的克隆选择学说（1957年）。②方法学上：热尔纳已改进斑点溶血实验，可凭肉眼观察而测定产生抗体的 B 细胞数目；亨利·孔克尔（Henry Kunkel）于 1955 年发现骨髓瘤细胞可产生成分单一的免疫球蛋白；迈克尔·波特（Michael Potter）于 1962 年证明，小鼠体内可诱生出这种浆细胞肿瘤，后者在体外能够无限制增殖。

特点　B 细胞杂交瘤技术有如下创新：

选择 B 细胞杂交瘤的亲本细胞　免疫小鼠的脾淋巴细胞，其中含可分泌特异性抗体的 B 细胞。同一品系小鼠的多发性骨髓瘤细胞（属 B 细胞系恶性肿瘤），其具备稳定传代、易培养、自身不分泌完整免疫球蛋白、融合率高等特性，且为次黄嘌呤鸟嘌呤磷酸核糖基转移酶（HGPRT）缺陷株，便于应用选择性培养基进行筛选。

杂交瘤细胞的筛选　B 细胞杂交瘤的细胞融合过程是一个随机过程，所获得的是高度异质性的细胞群，包括未融合的骨髓瘤细胞和脾细胞，以及 3 种融合细胞（骨髓瘤细胞－骨髓瘤细胞、脾细胞－脾细胞、骨髓瘤细胞－脾细胞）。

制备原理　为筛选出所需要的 B 细胞杂交瘤，他们巧妙地应用由次黄嘌呤（H）、氨基蝶呤（A）、胸腺嘧啶核苷（T）组成的 HAT 选择性培养基，实现了突破。其原理是：①用氨基蝶呤阻断细胞正常合成 DNA，使 HGPRT 缺陷的骨髓瘤细胞（以及骨髓瘤细胞－骨髓瘤细胞的融合细胞）无法存活。②脾细胞（以及脾细胞－脾细胞的融合细胞）不能在体外长期存活，也将死亡。③B 细胞杂交瘤细胞（骨髓瘤细胞－脾细胞的融合细胞）虽然其骨髓瘤细胞内 DNA 正常合成被阻断，但可从脾细胞获得 HGPRT，通过这一 DNA 合成的替代途径，使 B 细胞杂交瘤细胞得以在含大量次黄嘌呤和胸腺嘧啶脱氧核苷的培养基中存活。存活的细胞克隆即为 B 细胞杂交瘤克隆。继而通过筛选和多次克隆化，获得可分泌针对特定抗原（表位）单克隆抗体的 B 细胞杂交瘤（图）。

意义　科勒和米尔斯坦所获得的突破性科研成果，以"能分泌预期特异性抗体的融合细胞的连续培养"为题在《自然》杂志发表（1975年），引起学术界极大关注。B 细胞杂交瘤的建立及单克隆抗体问世，是免疫学领域具有里程碑意义的事件，极大促进了生物医学学科和相关产业发展。成功建立 B 细胞杂交瘤和单克隆抗体技术，也证实了伯内特在克隆选择学说中提出 1 个 B 细胞克隆产生 1 种特异性抗体的预见。由于科勒和米尔斯坦的杰出贡献，他们于 1984 年获诺贝尔生理学或医学奖。

（沈倍奋　冯健男）

dānkèlóng kàngtǐ

单克隆抗体（monoclonal antibody）　由 1 个 B 细胞克隆所产生、仅针对单一抗原表位、高度均质性的特异性抗体。早期制备单克隆抗体的方法是借助 B 细胞杂交瘤技术或 EB 病毒（EBV）转化技术，使产生特异性抗体的 B 细胞永生化，通过克隆化的方

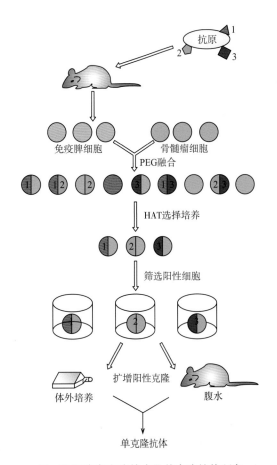

图　B 细胞杂交瘤技术及单克隆抗体制备

法分离出仅分泌针对单一抗原表位的 B 细胞克隆，然后将可产生特异性抗体的单克隆杂交瘤进行培养，或注入亲本动物腹腔使之以腹水型方式生长，从而在培养液或腹水中分离、获取大量单克隆抗体（见 B 细胞杂交瘤图）。

单克隆抗体具有纯度高、专一性强、效价高、来源稳定等特点，用于临床诊断可避免不同细胞及微生物种间或株间血清学交叉反应，从而极大提高特异性及敏感性。另外，单克隆抗体在科研中可用于检测细胞表面标志、提纯可溶性抗原、研究抗体的结构和功能等。鼠源性单抗还可作为抗体药物用于治疗某些人类疾病，但仍存在如下缺陷：不能有效激活相应效应系统；异种抗原的强免疫原性可诱导机体产生人抗鼠抗体（HAMA）；异源蛋白半衰期短等。

（沈倍奋　冯健男）

rénkàngshǔ kàngtǐ
人抗鼠抗体 （human anti-mouse antibody，HAMA）

鼠源性单克隆抗体（同种型抗原表位）激发人体免疫应答而产生的抗抗体。可对鼠源性单克隆抗体起中和作用而降低其疗效，并可能引发过敏反应。通常患者接受鼠源单克隆抗体 7~15 天后，机体发生 HAMA 反应，产生人抗鼠 IgM/IgG 类抗抗体。HAMA 的产生使临床上应用鼠源单克隆抗体治疗疾病受到限制，可通过给予免疫抑制剂克服此类反应或应用人源抗体。

（沈倍奋　冯健男）

kàngtǐ gōngchéng
抗体工程 （antibody engineering）

应用细胞生物学或分子生物学手段在体外进行遗传学操作，通过改变抗体的遗传特性和生物学特性，以获得具有适合人们需要、有特定功能的新抗体，或稳定地大量制备高质量抗体的生物学技术。原理为：借助重组 DNA 和蛋白质工程技术，对抗体基因进行加工改造和重新组装，经转染适当受体细胞而表达抗体分子，或借助细胞融合、化学修饰等技术改造抗体分子。抗体工程是随现代生物技术发展及完善应运而生，在生物技术领域占有重要地位，其经历 B 细胞杂交瘤技术、基因工程抗体技术、抗体库技术 3 个阶段。

经抗体工程手段改造的抗体被称为基因工程抗体，是按设计而重新组装的新型抗体分子，其保留（或增加）天然抗体的特异性和主要生物学活性，同时去除（或减少、替代）无关结构，故比天然抗体应用更广泛。

（沈倍奋　冯健男）

jīyīn gōngchéng kàngtǐ
基因工程抗体 （genetic engineering antibody）

借助 DNA 重组和蛋白质工程技术，在基因水平对免疫球蛋白分子进行突变、切割、拼接或修饰，重新组装成的新型抗体分子。此类抗体保留了天然抗体的特异性，去除或减少了副作用，并可获得某些新的生物学活性。

1984 年，第一个基因工程抗体人-鼠嵌合抗体诞生，其后新型抗体不断出现，包括人源化抗体、小分子抗体（Fab、单链抗体、单域抗体、双链抗体、三链抗体等）、特殊类型抗体（双特异性抗体、抗原化抗体、细胞内抗体等）及抗体融合蛋白（免疫毒素、免疫黏连素）等。自 1994 年美国食品和药品管理局（FDA）批准嵌合抗体阿昔单抗（Abciximab，ReoPro）上市，迄今已有 40 多个基因工程抗体获准临床应用，用于治疗肿瘤、自身免疫病、移植排斥、感染性疾病、心血管疾病以及某些罕见病，如卡斯尔曼（Castleman）病等。

制备方法　根据拟改造抗体的目的不同，主要采取以下方法制备基因工程抗体（图）：

人源化抗体　借助分子生物学技术对鼠源性单克隆抗体进行人源化改造所制备的抗体。例如：①人-鼠嵌合抗体，是通过将鼠抗体可变区基因片段连接到人抗体恒定区基因所制备，嵌合抗体在临床应用中已被证明其安全性，但不能完全消除人抗鼠抗体（HAMA）反应。②通过互补决定区（CDR）移植、表面重塑、特异性决定残基移植、框架区移植、框架改组、去免疫原等技术，进一步对抗体进行人源化改造，降低抗体免疫原性。

人源化抗体与鼠源性单克隆抗体相比，其引发 HAMA 反应的能力相对较弱，半衰期相对较长，疗效相对较好。

人源抗体　人源化抗体不能完全消除鼠源性抗体的免疫原性，故人源抗体成为治疗性抗体药物研究的热点。抗体库技术和转基因鼠技术是制备人源抗体的最常用技术，美国 FDA 批准的人源抗体多借助这两种方法制备。随着结构生物学、计算生物学、生物信息学、计算机科学迅速发展，可基于抗原-抗体复合物的立体结构信息而设计人源抗体。

小分子抗体　是借助基因工程技术而制备、具有生物学活性的抗体片段。其具有分子量小、穿透性强、免疫原性弱、易于进行基因工程操作、可在原核系统表达等优点。小分子抗体种类较多且发展迅速，研究较多或应用

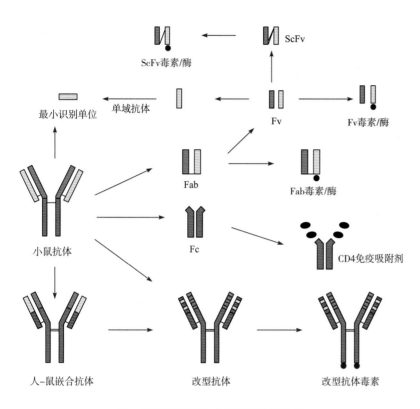

图　基因工程抗体种类及其分子片段

前景较明确的为 Fab 段、Fv 段、单链抗体（scFv）、双价小分子抗体、微抗体等。其中，双价小分子抗体和微抗体的分子量适中且具有双价结构，用于免疫显像等领域优于完整抗体及其他小分子抗体。

提高抗体亲和力和增强抗体效应功能　抗体与抗原高亲和力结合对提高检测灵敏度、延长半寿期、降低药物剂量、增强药物疗效等极为重要。基因工程改造所获抗体往往亲和力较低，需经体外亲和力成熟才能满足临床应用的需要。抗体体外亲和力成熟的方法很多，如 CDR 随机或定向突变、链替换、分子展示、计算生物技术等。

制备原理　抗体发挥生物学作用的主要机制为：①抗体 Fab 段与抗原特异性结合，可阻断、中和靶分子生物学活性；借助抗体的靶向性将细胞毒性物质导向靶部位；抗体与细胞膜抗原结合而启动细胞内相关的信号转导等。②抗体 Fc 段与靶细胞表面相应 Fc 受体结合，通过介导抗体依赖细胞介导的细胞毒作用（ADCC）、调理作用和补体依赖的细胞毒性（CDC）而发挥效应。

根据上述机制，可针对性地改造治疗性抗体，以提高其效应功能：以抗体作为导向载体，通过偶联放射性核素、药物或毒素而制备免疫结合物；将抗体基因与细胞因子基因连接，通过表达而制备免疫细胞因子；偶联针对 2 个不同抗原（表位）的抗体结合部位，制备双特异性抗体；制备定位于细胞内的抗体；改进抗体 Fc 段、Fc 受体或抗体与补体的结合能力，增强抗体的 ADCC 及 CDC 效应等。

表达系统　主要有两类：

原核表达系统　主要是大肠埃希菌，特点是表达水平高、操作简便、周期短、易于大规模高密度培养、成本低；缺点是不能进行糖基化等翻译后修饰，且表达产物多为包涵体，复性困难，导致得率低，抗体活性也可能受影响，仅用于抗体片段的表达。

真核表达系统　包括酵母、昆虫、植物、哺乳动物细胞系统等，适用于表达完整抗体分子。前 3 种细胞由于其糖基化方式和类型与人类不同，不适用于制备治疗性抗体；哺乳动物细胞表达系统可正确组装多亚基蛋白，所表达抗体与天然抗体的结构、糖基化类型和方式几乎相同。经过驯化的哺乳动物细胞能以悬浮培养方式在无血清培养基中高密度、大规模培养，故均采用哺乳动物细胞表达系统制备治疗性抗体。

优点　基因工程抗体与鼠源单克隆抗体相比具有如下优点：①免疫原性显著降低，可降低、甚至消除人体对抗体的排斥反应。②分子量较小，有利于穿透血管壁进入病灶核心部位，从而提高疗效。③可根据临床需求而制备或改造相应抗体。④可采用原核细胞、真核细胞和植物等多种表达方式大量表达抗体分子，从而明显降低生产成本。

抗体药物（尤其是人源抗体）发展极为迅速，已占据整个生物制药销售额的 1/3。今后的研发趋势是：探寻新的抗体作用靶点；设计更为有效的新型抗体分子；扩大抗体药物的临床适应证；发现新的分子生物标记，指导抗体的个体化治疗。

（沈倍奋　沈关心）

rényuánhuà kàngtǐ

人源化抗体（humanized antibody）　借助分子生物学技术对鼠源性抗体进行人源化改造所制备的抗体。

制备策略 将鼠抗体可变区基因片段连接至人抗体恒定区基因所获得的嵌合抗体，人源化程度可达 70%，可明显降低鼠源性抗体的免疫原性，克服鼠源单抗的某些缺点，如引发人抗鼠抗体（HAMA）反应；不能有效激活人体免疫系统；异源蛋白半衰期短等，并在临床应用中证明了安全性。美国食品和药品管理局（FDA）批准的阿昔单抗（Abciximab）、利妥昔单抗（Rituximab）、英夫利昔单抗（Infliximab）、巴利昔单抗（Basiliximab）、帕利珠单抗（Palivizumab）和西妥昔单抗（Cetuximab）等均为嵌合抗体。嵌合抗体仍保留约 30% 的鼠源成分，并不能完全消除 HAMA 反应。借助于结构生物学、生物信息学和计算生物学等技术，可进一步实现抗体的人源化改造。已采取的策略有：

互补决定区（CDR）移植 指将小鼠抗体分子的 CDR 序列移植到人类抗体可变区框架中。其人源化程度可达 90% 以上，但抗体亲和力通常会明显降低。因此，在移植 CDR 的同时，也应移植某些可支撑 CDR 构象的框架区氨基酸残基，以期保持亲本鼠源抗体的亲和力及特异性。

表面重塑 指鼠抗体框架区表面氨基酸的人源化。原理为：首先将鼠源抗体可变区置于人抗体可变区数据库中，进行立体构象叠合比对，找到合适的人抗体模板；然后将鼠 Fv 段表面框架区氨基酸残基中与人 Fv 表面框架区不同的氨基酸残基改造为人的氨基酸，从而实现鼠 Fv 表面框架区氨基酸残基的人源化。该法可降低 Fv 段的免疫原性，但不影响 Fv 段的整体空间构象，所获抗体仍保留与相应抗原结合的能力。

框架改组 首先将鼠抗体中 6 个 CDR 融合至人免疫球蛋白（Ig）胚系相关框架区中，构建成抗体库；然后用相应抗原从上述抗体库中筛选出相应的抗体框架区，可获得与抗原相匹配的 CDR 序列和结构。此种人源化抗体具有与相应抗原特异性结合的能力。

特异性决定残基（SDR）移植 免疫学中 SDR 通常指在抗原-抗体相互作用中发挥至关重要作用的互补决定区残基，是单克隆抗体识别抗原及异种抗体人源化的关键性结构基础。SDR 移植适用于晶体结构已被解析的抗原，其原理为：通过分析抗原-抗体复合物三维结构，确定抗体高变区中与抗原结合的关键氨基酸；然后将上述决定特异性的关键氨基酸移植到与其相匹配的人抗体相应位置，从而获得能与相应抗原特异性结合的人源化抗体。

应用 经不同人源化方法改造的抗体，如达利珠单抗（Daclizumab）、曲妥珠单抗（Trastuzumab）、吉妥珠单抗（Gemtuzumab）、阿伦单抗（Alemtuzumab）、奥马珠单抗（Omalizumab）、依法珠单抗（Efalizumab）、贝伐单抗（Bevacizumab）、那他珠单抗（Natalizumab）和托珠单抗（Tocilizumab）等已被用于临床。

（沈倍奋 吕 明）

rén-shǔ qiànhé kàngtǐ

人-鼠嵌合抗体（human-mouse chimeric antibody）

分子结构中同时含人抗体和鼠源抗体序列的人源化抗体。1984 年，谢莉·莫里森（Sherie Morrison）首次将鼠抗体可变区基因片段与人抗体恒定区基因连接，通过表达而获得全分子人-鼠嵌合抗体，由此开创了抗体人源化改造的先河。

构建嵌合抗体时，须根据目的抗体介导生物学效应的作用机制，选择合适的恒定区类型。IgG1 具有较强活化补体及与 Fc 受体结合而介导抗体依赖细胞介导的细胞毒作用（ADCC）的能力，若拟通过 ADCC 及补体依赖的细胞毒性（CDC）效应而杀伤靶细胞，宜选择含 IgG1 亚类恒定区的嵌合抗体；若拟避免 Fc 段所介导的生物学效应，则宜选择含 IgG4 亚类恒定区的嵌合抗体。

嵌合抗体优点：保留了鼠源单抗的可变区，具有鼠源单抗的特异性及亲和力；去除了鼠源性单抗的恒定区，从而明显降低鼠源抗体的免疫原性及人体内应用所诱发的人抗鼠抗体（HAMA）；可延长半衰期；含人抗体的 Fc 结构域，可有效介导 ADCC 和 CDC 等效应。临床应用已证明嵌合抗体的安全性和有效性，获美国食品和药品管理局（FDA）批准的阿昔单抗（Abciximab）、利妥昔单抗（Rituximab）、英夫利昔单抗（Infliximab）、巴利昔单抗（Basiliximab）、帕利珠单抗（Palivizumab）和西妥昔单抗（Cetuximab）等均为嵌合抗体，可用于治疗肿瘤、感染、自身免疫病等。但人-鼠嵌合抗体仍保留鼠源抗体的完整可变区，具有一定免疫原性，不能完全消除 HAMA 反应。

（沈倍奋 吕 明）

xiǎofēnzǐ kàngtǐ

小分子抗体（small antibody）

借助基因工程技术而制备、具有生物学效应的抗体片段。具有分子量小、穿透性强、免疫原性低、可在原核系统表达并易于借助基因工程技术操作等优点。此类抗体种类较多，如单域抗体、最小识别单位、Fv 段、二硫键固定的 Fv 段、单链抗体、抗体 Fab 段、抗体 F（ab'）$_2$ 段、双价小分子抗体、微抗体等。其中，单域抗体和最小识别单位不含完整的抗原结合位点，故特异性和亲和力较弱，其他各类小分子抗体均具有完整的抗原结合位点。

（沈倍奋 吕 明）

dānyù kàngtǐ

单域抗体（single domain antibody，sdAb）

已知可结合抗原的最小抗体单位。又称纳米抗体。阿梅尔-卡斯特曼（Hamers-Casterman C）于 1993 年首次报道，骆驼的功能性抗体天然缺失轻链，被称为重链抗体（HCAb）。HCAb 由 1 个重链可变区（VHH）和 2 个常规 CH2 与 CH3 区组成。此类重链抗体如同正常抗体一样可与抗原结合，且单独克隆表达的 VHH 也具有良好结构稳定性和抗原结合活性。sdAb 具有分子量小、水溶性好、稳定性强、抗原识别能力强、易于制备等优点，且可作为载体用于构建免疫融合蛋白、双特异性小分子抗体、免疫结合物等，在生物技术、医学诊断、临床治疗等领域具有良好应用前景，已有多种 sdAb 类药物进入临床试验。

（沈倍奋 吕 明）

dānliàn kàngtǐ

单链抗体（single chain Fv，scFv）

由免疫球蛋白重链可变区（V_H）和轻链可变区（V_L）通过连接肽连接而成的小分子抗体。用于制备 scFv 的连接肽须具有足够柔韧性，以保证 V_H 和 V_L 可自由折叠，使抗体结合区域具有正确构型。常用的连接肽为（Gly_4Ser）$_3$，其可位于 V_HC 端和 V_LN 端之间，也可位于 V_LC 端和 V_HN 端之间。

scFv 是具有完整抗原结合结构域的最小抗体片段，用于放射性显影等领域具有如下优势：

①分子小：易进入实体瘤周围的微循环。②半衰期短：在血循环和全身清除快。③无 Fc 段：不与表达 Fc 受体的非靶细胞结合。④T/NT 比值高：在肿瘤定位诊断时图像清晰等。scFv 还可用于构建双特异性抗体，或与毒素、前体药物转化酶、放射性核素、细胞因子等效应分子构建基于 scFv 的生物制剂。

（沈倍奋 吕 明）

zuìxiǎo shíbié dānwèi

最小识别单位（minimal recognition unit，MRU）

含有完整轻重链可变区 Fv 段的小分子抗体，早期被视为抗体的最小识别单位。实际上，某些更小的抗体片段也具有抗原识别活性：①单域抗体：指单独的重链可变区，具有一定程度抗原识别活性。其分子量小，与抗原结合的亲和力低于 Fv 段，且由于与轻链可变区相互作用的疏水区被暴露，故水溶性降低、非特异性吸附增强，导致使用价值受限。②某些抗体单独的互补决定区（CDR3）：也具有一定抗原结合能力，被称为最小识别单位。但这些寡肽亲和力低、稳定性差，须经特定修饰和改造才有应用价值。

（沈倍奋 吕 明）

shuāngjià xiǎofēnzǐ kàngtǐ

双价小分子抗体（diabody）

在单链抗体（scFv）基础上，通过分子间相互作用力而形成的、具有 2 个抗原识别位点的抗体。原理为：在单链抗体的连接肽长度及柔性可满足 V_L 和 V_H 配对的条件下，可形成具有抗原识别位点的单链抗体；在连接肽过短而存在空间位阻的情况下，同一个 V_L-连接肽-V_H 的 V_L 和 V_H 不能配对，而通过与另一个 V_L-连接肽-V_H 结构中 V_H、V_L 分别配对，

则可形成具有 2 个抗原识别位点的双价小分子抗体。

这种通过分子间相互作用力所形成的双价小分子抗体稳定性较差。若在 V_L-连接肽-V_H 单体结构中引入半胱氨酸，则可在 2 个单体间形成二硫键，从而以共价键形式获得稳定性较好的双价小分子抗体。双价小分子抗体的肿瘤穿透性强，其缺乏 Fc 段，免疫原性弱且副作用小，在临床诊断、肿瘤靶向治疗等领域具有广泛应用前景。

（沈倍奋 吕 明）

wēikàngtǐ

微抗体（minibody）

在单链抗体（scFv）基础上构建的双价小分子抗体。制备原理为：在单链抗体 C 端融合铰链区和重链 C_H3 结构域，形成 scFv-hinger-C_H3 的单体结构，再通过如下方式形成双价微抗体：①2 个 scFv-hinger-C_H3 单体通过 C_H3 结构域间相互作用而形成双价微抗体，其稳定性较差。②分别对 2 个 scFv-hinger-C_H3 单体中的 C_H3 结构域进行改造，使 2 个铰链区的 C_H3 结构域形成"杵臼"结构，从而成为双价微抗体。③对天然抗体铰链区进行改造，使 2 个铰链区半胱氨酸间形成二硫键，以共价键方式结合为双价微抗体，其结构稳定，且柔性增强。

微抗体分子的特点为：大小适中、组织渗透性好，在肿瘤靶向诊断和治疗中有良好应用前景；微抗体分子结构中不含 C_H1 和 C_H2 结构域，故在保持双价结构的同时，不具备激活补体及与 Fc 受体结合的功能。例如：抗 CD3 双价微抗体具有抗 CD3 抗体的生物学活性，而其丝裂原活性明显比后者降低。

（沈倍奋 吕 明）

bāonèi kàngtǐ

胞内抗体（intrabody）

借助基因工程而制备、仅在细胞内表达并仅作用于胞内靶分子的抗体或其片段。多为单链抗体（scFv），其制备原理为：在 scFv 片段的 N 端连接定位信号肽，引导 scFv 进入特定细胞的亚细胞结构（如胞质、线粒体、内质网或细胞核等）；在 C 端连接滞留信号肽，使 scFv 滞留在该亚细胞结构内。

胞内抗体提供了研究分子功能的独特方法，如将 scFv 基因置于可诱导的启动子控制下，使之特异性、可控地"敲除"某个分子，以用于研究后者功能。基于此原理，胞内抗体可抑制病毒复制、抑制生长因子受体或癌基因产物表达，故具有临床应用前景。如在细胞内表达抗 HIV-1 gp120 的 scFv，可使 gp120 滞留于胞内而不能向细胞表面转移，从而减弱 gp120 介导的细胞感染效应。

（沈倍奋　吕　明）

shuāngtèyìxìng kàngtǐ

双特异性抗体（bispecific antibody，BsAb）

分子结构中所含 2 个抗原结合部位可分别针对 2 种不同抗原表位的抗体。又称双功能抗体，可同时与 2 种抗原（表位）发生反应并使之交联，从而产生如下效应：①同时结合双靶点，从而阻断相关的双信号通路。②2 个不同的抗原结合部位分别与效应细胞表面标志及肿瘤细胞表面抗原结合，可作为肿瘤细胞与免疫细胞间的"桥梁"，定向引导效应细胞对肿瘤细胞发挥胞毒作用。

BsAb 可通过化学偶联法、细胞融合、基因工程、双细胞系表达结合体外装配等技术而制备。BsAb 在肿瘤治疗中已显示良好应用前景，如针对上皮细胞黏附分子（肿瘤表面抗原）和 CD3（T 细胞特征性标志）的双特异性抗体，即卡妥索单抗（Catumaxomab），已于 2009 年被欧盟批准用于治疗 EpCAM 阳性肿瘤所致的恶性腹水；美国食品和药品管理局（FDA）已批准抗 HER-2 × 抗 FcγRI 的双特异性抗体用于治疗乳腺癌。

（沈倍奋　吕　明）

cuīhuà kàngtǐ

催化抗体（catalytic antibody）

借助化学和免疫学相结合的方法，将经过特殊设计而合成的有机分子作为半抗原，借助杂交瘤技术所制备的具有某种特异性催化作用的单克隆抗体。又称抗体酶。由于催化抗体可变区被赋予酶活性，故同时具有抗体的特异性和酶的催化功能，可选择性催化相应底物。作用原理为：以酶促反应过渡态类似物为半抗原，由其诱导而产生的单克隆抗体与该类似物具有互补的分子构象，此类抗体通过与相应底物结合，诱导底物进入过渡态构象，从而发挥催化作用。催化抗体可被视为一种模拟酶，与天然酶相比，更能按照人们意愿和目的发挥对底物的催化功能，甚至能"创造"出生物体内天然不存在的催化功能，并且具有更好的专一性、稳定性。

优点：①可特异性、立体选择性、高亲和性地与底物可逆性结合，加速催化特定反应，其反应速度比非催化反应快 $10^4 \sim 10^8$ 倍，某些反应已接近天然酶促反应速度，且具有与天然酶相近的米氏方程动力学及 pH 依赖性等。②鉴于理论上可获得针对任一抗原的高特异性催化抗体，使其具有单纯酶所难以比拟的高度多样性。③借助该技术筛选特异性催化抗体仅需数周时间，而酶的天然选择须经历长达数百万年的进化过程，故人工构建的催化抗体具有天然酶所难以比拟的可操作性。催化抗体的出现，为开发新型生物催化剂提供了新的可能，临床上可用于某些代谢性疾病（如尿酸症等）的替代疗法、肿瘤的前体药物治疗等。

（沈倍奋　吕　明）

Fc rónghé dànbái

Fc 融合蛋白（Fc fusion protein）

借助基因工程技术，使目的基因与免疫球蛋白 Fc 段（包括 C_H2、C_H3 和铰链区）编码基因相连，将其导入真核或原核细胞中表达所制备的融合蛋白（表）。

特征和应用：①Fc 结构域（C_H2 和 C_H3）能与 ProteinA/G 可逆性结合，从而用于相关蛋白分子的亲和纯化。②Fc 结构域（C_H2 和 C_H3）可与某些免疫细胞表面相应 Fc 受体和补体受体结合，从而介导抗体依赖细胞介导的细胞毒作用（ADCC）、补体依赖的细胞毒性（CDC）效应并发挥免疫调节作用。③应用抗 Fc 抗体，借助流式细胞术和免疫组化技术，可对相关蛋白分子进行检测、示踪和组织定位等。④某些 Fc 融合蛋白作为一类新型生物药品，已被用于临床治疗感染、自身免疫病等，如肿瘤坏死因子受体-Fc 融合蛋白（依那西普，Etanercept）已获美国食品和药品管理局（FDA）批准，用于治疗类风湿关节炎、银屑病等自身免疫病。

（沈倍奋　吕　明）

Fab/Fv rónghé dànbái

Fab/Fv 融合蛋白（Fab/Fv fusion protein）

借助基因工程技术，将目的蛋白与免疫球蛋白 Fab（Fv）段编码基因相连，将其导入真核或原核细胞中表达所制备的

表　已获 FDA 批准的 Fc 融合蛋白

通用名	靶点	适应证	研发公司	批准年份
依那西普（Elanercept）	肿瘤坏死因子受体 TNFR-Fc 融合蛋白	类风湿关节炎、银屑病等自身免疫病	安进（Amgen）	1998
阿法赛特（Alefacept）	LFA-3 胞外段-FC 融合蛋白	中重度银屑病	百健艾迪（Biogen Idec）	2003
阿巴西普（Abatacept）	CTLA-4 胞外段-FC 融合蛋白	中度至重度活动性类风湿关节炎	百时美施贵宝（BMS）	2005
利洛纳塞（Rilonacept）	IL-1R 胞外段-FC 融合蛋白	12 岁以上儿童及成人的 2 种冷吡啉相关的周期性综合征（CAPS）疾病：家族性寒冷性自身炎症性综合征（FCAS）和穆-韦综合征（MWS）	再生元（Regeneron）	2008
罗米司亭（Romiplostim）	促血小板生成素结合肽-FC 融合蛋白	对常用药无应答的免疫性血小板减少性紫癜（ITP）	安进（Amgen）	2008
贝拉西普（Belatacept）	修饰的 CTLA-4 胞外段-FC 融合蛋白	预防成年人肾移植受者发生急性排斥反应	百时美施贵宝（BMS）	2011
艾诺凝血素 α（Eftrenonacog α）	重组凝血因子Ⅸ-Fc 融合蛋白	B 型血友病	百健艾迪（Biogen Idec）	2014
长效重组Ⅷ因子	重组凝血因子 FⅧ-IgG1 Fc 融合蛋白	A 型血友病	百健艾迪（Biogen Idec）	2014

融合蛋白。其具有特异性识别相应抗原的功能，可以将参与融合的活性蛋白导向特定部位而发挥效应。

（沈倍奋　吕　明）

kàngtǐ-xìbāo yīnzǐ rónghé dànbái

抗体-细胞因子融合蛋白（antibody-cytokine fusion protein）　借助基因工程技术使特异性抗体（或单链抗体的 N 端、C 端）基因与细胞因子基因相连，将其导入真核或原核细胞中表达所制备的融合蛋白。又称免疫细胞因子。此类融合蛋白借助抗体可与相应抗原特异性结合而发挥导向作用，使细胞因子聚集于靶部位，降低单纯细胞因子体内应用可能出现的全身性毒副作用，如给予抗体-IL-2 融合蛋白，可使小鼠模型肿瘤缩小，并降低肿瘤转移。

（沈倍奋　吕　明）

kàngyuánhuà kàngtǐ

抗原化抗体（antigenized antibody，AgAb）　借助构建人源化抗体的技术，将编码抗原表位的核苷酸片段插入免疫球蛋白重链互补决定区（CDR3 或 CDR2）编码序列中进行表达，所产生的具有天然抗原表位构象和免疫原性的新型抗体（图）。由于天然抗原结构复杂且纯化困难，而人工制备的肽段存在免疫原性弱、结合力弱、结构稳定性差、半寿期短、生物学活性降低甚至丧失等缺陷，使得对抗原的研究和应用受到限制。抗原化抗体既具有抗体分子基本特性，又含有在免疫原性和生物学活性方面与天然蛋白相同（或相近）的外源寡肽，能有效克服天然抗原和人工合成抗原肽所存在的缺陷。

作用特点和应用为：①在免疫球蛋白 V 区的三维折叠结构内表达寡肽，使后者具有与相应天然蛋白相似的稳定构象，从而增强其诱导机体对天然蛋白抗原产生应答的能力。②使免疫应答局限于抗原或受体所选定的部位，减缓对抗原功能无关部分所产生的不良应答，并可防止产生针对

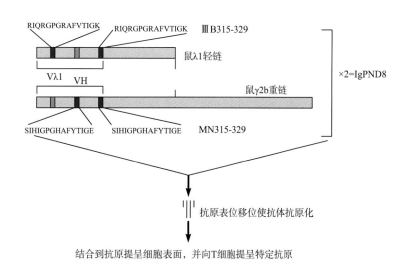

图　抗原化抗体的原理

相邻区域的抗体，从而避免后者对空间构象的位阻效应。③模拟天然抗原分子的寡肽表位，诱导机体产生特异性体液免疫应答，从而用于制备针对特定寡肽表位的抗体。④通过 Fc 段与免疫细胞表面 Fc 受体结合，从而介导外源寡肽内吞，促进抗原提呈细胞摄取、加工、提呈抗原肽－MHC 分子复合物，诱导细胞免疫应答。⑤将 AgAb 基因转染 B 细胞系，用于制备可特异性激活细胞毒性 T 细胞（CTL）的新型疫苗。⑥作为一种安全有效、副作用小的新型免疫疫苗，诱导构象依赖性抗体产生，用于攻击病原体、中和毒素或阻断异常的免疫应答。

（沈倍奋 吕 明）

chóngzǔ duōkèlóng kàngtǐ

重组多克隆抗体 （recombinant polyclonal antibody）

借助基因工程技术制备的多克隆抗体。1994 年，萨兰托普罗斯（Sarantopoulos S）首次提出重组多克隆抗体的概念，其模拟天然多克隆抗体的产生过程，可克服抗血清和单克隆抗体的缺点，成为治疗某些免疫相关疾病（如感染性疾病、肿瘤、自身免疫病等）的安全有效制剂。研制重组多克隆抗体取决于两个关键技术：

全人源抗体库的构建、筛选 已建立多种技术（如在噬菌体、酵母或核糖体上展示抗体，然后用抗原进行筛选）用于克隆和分离抗原特异性人源抗体。这些方法均有赖于抗体重链可变区与轻链可变区的随机组合，故获得高亲和力抗体须筛选大量克隆，且筛选过程中可能出现偏向性。2002 年建立的 Symplex™ 技术，通过从人抗体产生细胞获取抗原特异性抗体库，可以高通量方式在单细胞水平进行多重重叠延伸

聚合酶链反应（PCR），所获得的抗体轻、重链均天然配对，且库容和抗体多样性高于常规噬菌体展示抗体库技术。该技术已用于分离针对病毒（如流感病毒、天花病毒、呼吸道合胞病毒）及肿瘤抗原的抗体库。

位点特异性整合技术 通过重组酶（如 FRT/FLP 重组酶系统、Cre/lox 和 Φre/重组酶系统）识别基因组中特异性位点的特殊 DNA 序列，催化具有同源 DNA 序列的基因插入此特异位点。由于每次转染后使抗体基因整合于同一染色体的同一位置，可显著降低随机整合的位置效应。该技术的特点为：抗体基因表达水平和细胞生长速率稳定，避免表达某些抗体的细胞在生产过程中生长过度，每个抗体基因的遗传稳定性保证了批间一致性，从而使重组多克隆抗体有可能符合"一批"制备的要求。

重组多克隆抗体类似于机体产生的天然多抗，具有多样性、安全性、可重复性、基因可操作性。与针对单一抗原表位的单克隆抗体相比，其亲和力及疗效较强，可针对特定病原体多个抗原或同一抗原的多个表位，且可能对表位发生改变的抗原同样有效，故具有良好临床应用前景。

（沈倍奋）

kàngtǐ lèisìwù

抗体类似物 （antibody analogue）

借助基因工程技术所制备、具有类似抗体分子结构中特异性抗原结合位点的生物技术药物。抗体作为治疗药物存在如下缺点：分子量大；分子结构复杂；组织摄入率低；须在真核细胞系统中表达；制备过程优化耗时、费钱。实际上，并非只有抗体才可与抗原特异性结合。借助基因

工程技术，可使某些非免疫球蛋白（Ig）分子具有类似于抗体的特异性结合位点。现已有 50 个以上不同的骨架蛋白被用于替代 Ig 分子的框架，如人纤维连接蛋白 3（FN3）、设计的锚蛋白重复序列蛋白（DARPin）等。这些蛋白骨架均为人体内存在的天然蛋白，亲水性好、无免疫原性。以它们为支架构建的结合蛋白具有分子量小、组织穿透力强、稳定性好、易于制备等优点。

抗体类似物 MP0112 ［以 DARPin 为支架，结合血管内皮细胞生长因子（VEGF-A）］ 已进入临床试验。该药眼内注射治疗糖尿病所致黄斑水肿，可降低房水中 VEGF-A 水平，稳定和改善视敏度，缓解视网膜水肿，药效维持 12～16 周，且安全性良好。

（沈倍奋）

rényuán kàngtǐ

人源抗体 （human antibody）

借助基因工程技术将人类编码抗体的基因转移至转基因动物而制备的抗体。鉴于人源化抗体虽较好保留了母本抗体的特征，降低了免疫原性，在人体内半衰期和功能均更接近于人抗体，但其仍残存 5%～10% 的异源性。因此，人源抗体成为研制治疗性抗体的发展趋势。人源抗体的制备涉及 4 种技术：EB 病毒转化人 B 淋巴细胞、人×人杂交瘤技术、抗体库技术和转基因动物。前两种技术有一定局限性，目前常借助抗体库（噬菌体抗体库、合成抗体库和核糖体展示抗体库等）和转基因小鼠技术制备人源抗体。

20 世纪 90 年代以来，随着结构生物学、计算生物学、生物信息学、计算机科学迅速发展，依据已有的抗原/抗体序列和结构信息，通过抗原－抗体相互作用模式

分析，可合理确定功能抗体识别的靶位（即抗体药物识别的抗原表位），进而借助计算机辅助分子设计理论和高通量虚拟筛选等技术，开展人源抗体的设计。此法规避了杂交瘤技术、抗体人源化技术、抗体库技术等的专利限制，具有良好的应用前景。

（沈倍奋）

shìjūntǐ zhǎnshì jìshù

噬菌体展示技术（phage display technology）

以噬菌体为载体而表达外源基因编码产物的技术。1985 年，由美国的乔治·史密斯（George Smith）首先建立，其原理为：以噬菌体（如丝状噬菌体、λ 噬菌体、T4 噬菌体等）为载体，将编码外源蛋白或多肽［如随机肽段、单链抗体（scFv）或抗体 Fab 片段等］的 DNA 序列定向插入噬菌体外壳蛋白的编码基因区，使外源基因编码产物随外壳蛋白的表达而呈现于噬菌体表面，通过富集、筛选而获得表达特异性蛋白质或多肽的噬菌体（图）。

主要的噬菌体展示技术及其原理有：①噬菌体呈现随机肽库：是将编码肽的基因插入并呈现于噬菌体表面所建立的肽库。考虑作用位点、亲和力及空间构象等因素，一般长的随机肽库优于短的肽库，但过长的随机肽库可能难以包含所有的序列。此外，可利用环肽库筛选出模拟活性配基。②呈现功能蛋白结构域的噬菌体库：可用于研究蛋白与配基相互作用，并可通过呈现蛋白突变体的文库进行蛋白修饰，或提高蛋白结合能力或催化能力。③噬菌体抗体库技术：噬菌体在一定意义上相当于一个人 B 细胞克隆，将 B 细胞全套可变区基因克隆出来，与噬菌体 DNA 相连，导入细菌体内使之表达，从而制备人全套抗体，此即噬菌体抗体库。然后用不同抗原对噬菌体抗体库进行筛选，获得携带特异抗体基因的克隆，可大量制备相应特异性抗体。该技术的优点是：不经免疫而获得抗体，为制备人源抗体开辟了新途径；可表达特异性抗体片段（如单个重链的可变区、scFv 或 Fab 片段等）。④制备疫苗：展示表位短肽的噬菌体无须加入佐剂即可成功诱导机体产生免疫应答，如从随机肽库中筛选出的乙肝病毒表面抗原（HbsAg）模拟物，可诱导小鼠产生抗HBsAg 抗体。⑤检测蛋白与蛋白相互作用：将拟检测的蛋白分别连接于 pⅢ蛋白（是噬菌体感染细菌所必需）的 2 个结构域末端，若 2 个蛋白发生相互作用，即可产生 1 个具有感染力的噬菌体，此方法与酵母双杂交体系相似；构建多价杂交体系，用于目的蛋白及其结构域的筛选，或利用 cDNA 文库对功能基因进行筛选。

（沈倍奋　乔春霞）

shìjūntǐ kàngtǐ

噬菌体抗体（phage antibody）

借助噬菌体呈现技术，将抗体Fab 段基因或 Fv 基因与噬菌体外壳蛋白（pⅢ或 pⅧ）基因连接，以融合蛋白形式表达于噬菌体表面的抗体。常用于抗体片段表达的是丝状（fd）噬菌体的 pⅢ及pⅧ系统，此外 T4、λ、T7 等噬菌体也可用于噬菌体抗体的表面展示。丝状噬菌体是一种丝状、带有单链环状 DNA 的噬菌体，其基因组长约 6500bp，编码 10 个蛋白，包括 5 个衣壳蛋白（pⅢ、pⅥ、pⅦ、pⅧ和 pⅨ）、3 个DNA 合成必需蛋白（pⅡ、pV 和pX）及 2 个组装蛋白（pⅠ和pⅣ）。pⅢ蛋白为次要外壳尾丝蛋白，是噬菌体感染所必需的。

制备融合噬菌体抗体的原理为：将外源抗体基因插入衣壳蛋白（如小衣壳蛋白 pⅢ或大衣壳蛋白 pⅧ），使嵌合产物表达于噬菌体表面。目前使用的噬菌体载体，多数是在 pⅢ或 pⅧ基因区通过定点突变引入酶切位点，同时在其下游插入抗性基因，用于噬菌体抗体库的构建和筛选。

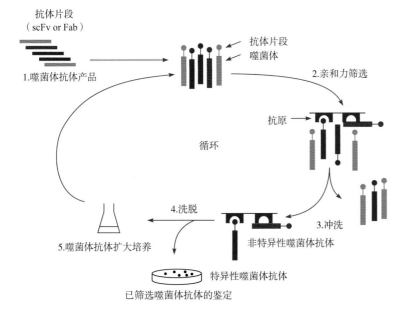

抗体片段
（scFv or Fab）

1.噬菌体抗体产品

抗体片段噬菌体

2.亲和力筛选

抗原

循环

4.洗脱

3.冲洗

5.噬菌体抗体扩大培养

非特异性噬菌体抗体

特异性噬菌体抗体

已筛选噬菌体抗体的鉴定

图　噬菌体展示技术的原理

pⅢ呈现系统的主要缺点是拷贝数不高，在1个噬菌体颗粒中仅有4~5个pⅢ蛋白拷贝。pⅧ呈现系统可产生高密度嵌合体，每个噬菌体颗粒中有2700多个拷贝，但因此可能筛选出亲和力较低的抗体。此外，也有应用pⅥ呈现系统的报道，但其呈现效率通常低于pⅢ和pⅧ系统。

(沈倍奋　乔春霞)

shìjūntǐ zhǎnshì wénkù

噬菌体展示文库（phage display library）

将随机肽段与噬菌体衣壳蛋白融合表达于噬菌体表面，通过多轮富集筛选而获得的功能性多肽噬菌体库。广义上，噬菌体展示文库包括噬菌体肽库和抗体库，狭义上仅指噬菌体肽库。杰米·斯科特（Jamie Scott）于1990年首次将随机肽与丝状噬菌体表面蛋白融合展示于噬菌体表面，建立了噬菌体展示随机肽库。噬菌体展示文库中插入的肽段，一般以线性形式展示于噬菌体表面，长度已由最初的6肽、7肽发展至9肽、15肽，甚至38肽、40肽。噬菌体展示文库通过与特定靶标反应，可筛选出展示特定肽段的噬菌体，经序列测定而获得相应结构和功能信息，从而实现高通量筛选。展示文库插入的肽段越长，所需库容越大。但过长的肽库存在如下不足：建库中DNA电转化率仅能达到$10^9 \sim 10^{10}$DNA；易丢失序列多样性；密码子出现表达偏性；较长的肽链易发生随机折叠。

噬菌体展示文库技术发展迅速，在生命科学领域（如抗原表位筛选、免疫学诊断、疫苗研制、药物筛选和开发）得到广泛应用：①筛选抗原表位：应用抗体可从随机肽库中直接筛选出相应的抗原线性表位或构象表位，而无需预先确定蛋白质氨基酸序列或空间结构。即使所筛选的抗原表位可能与天然表位的氨基酸顺序不尽一致，仍可模拟天然配体的结合特性，故免疫动物后可诱导产生特异性识别天然抗原表位的抗体。迄今已借助噬菌体肽库筛选出数百个抗原（如P2内啡肽、IL-21、bFGF、乙酰胆碱受体等）的表位，并在肿瘤相关抗原表位和感染性疾病研究中得到应用。②制备多态疫苗：丝状噬菌体具有良好免疫原性，可作为载体与抗原模拟肽融合，获得多肽疫苗。③筛选和制备功能肽段：噬菌体展示文库技术可直接筛选出模拟天然蛋白（如EPO、TPO）的功能肽段，且可以功能性靶分子为受体，简便快速地获得相应的高亲和力特异性肽序列作为候选药物。该技术已被广泛用于药物研究和开发，并已筛选出大量受体拮抗剂及酶抑制剂。

(沈倍奋　乔春霞)

kàngyuán biǎowèi dìngxiàng xuǎnzé

抗原表位定向选择（epitope guided selection，EGS）

应用噬菌体抗体库技术制备人源化单克隆抗体的方法。EGS由杰斯珀斯（Jespers LS）于1994建立，基本过程为：首先克隆鼠杂交瘤抗体基因，将小鼠免疫球蛋白轻链可变区基因与人重链可变区基因的文库重组，构建成"鼠-人"杂合抗体库；用特异性抗原筛选有结合活性的克隆，所获得的杂合抗体片段含人重链可变区基因；将所获人重链可变区基因与人轻链可变区基因文库组合，构建成人抗体库，再次用抗原进行筛选，即可获得特异性与亲本鼠单抗完全相同的人单抗。

同样，也可以用鼠单抗的重链可变区基因作为最初模板进行定向选择，筛选得到人的轻链基因，再以该轻链基因去定向选择人的重链，最终获得人抗体。其优点在于：可确保所筛出的人源抗体与亲本鼠抗体是针对同一抗原表位；较互补决定区（CDR）移植简便快速，所获抗体是完全的人源抗体，不含鼠源序列。

(吴玉章　王书峰)

rénzǔhé kàngtǐkù

人组合抗体库（human combinational antibody library，HuCAL）

克隆全套抗体重链和轻链可变区基因，其表达产物涵盖全部抗体的总和。是一种构建抗体库的方法。HuCAL由彼得·帕克（Peter Pack）于1997年提出并建立，其基本原理为：抗体可变区虽具有高度特异性和多样性，但不同抗体分子结构上存在某些共同规律。来源于不同种、属的抗体其可变区折叠方式相似，框架区具有相对保守性，即使高度多样性的互补决定区（CDR），除重链高变区（V_H）的CDR3外，其余CDR也仅取用若干有限的结构。对抗体结构进行聚类分析，探寻可变区一致性的框架区、CDR1、CDR2，共同组成主架序列，再加上多样性的CDR3，从而构建抗体库。

构建人组合抗体库的抗体基因有两种来源，即已知的成熟抗体基因和人胚系抗体基因。通过对成熟抗体基因进行分析，可提供某些规律性、保守性的序列，而人胚系抗体基因可保持针对特异性抗原的突变能力，是抗体多样性的基础。HuCAL将人抗体库归纳为49个抗体主架，而结构多样性并未减少，从而满足"以尽可能少的序列，覆盖人抗体的重要特征"这一目标。此外，由于CDR两侧含特有的酶切位点，故

CDR 的替换非常方便，使抗体库的构建、筛选变得容易，从而使抗体工程简便易行。

（吴玉章　王书峰）

biǎowèi wénkù

表位文库（epitope library） 以噬菌体为载体而构建、可表达上亿种不同短肽的 DNA 文库。这些短肽以融合蛋白形式呈现于噬菌体表面，可模拟抗原表位而与抗体结合。

原理 将编码外源短肽的基因插入含噬菌体 pⅢ 或 pⅧ 蛋白的载体，利用简并碱基构建成包含某一长度短肽全部（或绝大部分）可能序列的肽库，如 NNK 和 NNS（N 代表 A/T/G/C；K 代表 G/T；S 代表 G/C），可指导合成全部 20 种氨基酸，从而筛选出特异性结合的肽段。肽库长度已由最初 6 肽、7 肽发展至 9 肽、12 肽、15 肽乃至 20 肽、30 肽和 38 肽库等。

应用 可用于抗体表位分析、配体及受体相互作用研究、拮抗肽设计、抑癌分子筛选、疫苗和药物设计等。以单克隆抗体为例：将单抗固定后，加入表位文库充分反应，经洗涤−洗脱−扩增获得富集的噬菌体，通过 3 轮筛选即可获得能与单抗特异性结合的一系列噬菌体克隆，借助 DNA 测序、分析，推导出可能的核心表位序列，用于进一步研究。

利用噬菌体表位文库已分别获得可被抗 HCV、HBsAg、HSV-1 等抗体识别的表位肽序列。这些表位肽与相应抗原某些肽段序列高度一致，可能是抗体识别的重要位点，可刺激小鼠产生抗体，并可能作为潜在的疫苗。此外，多克隆抗血清也可用于筛选肽库并获得表位信息，如应用抗人类免疫缺陷病毒（HIV）的多克隆抗体，可通过筛选表位文库而分

析 HIV 表位。但由于抗血清成分复杂，有可能筛选出无关的配基，故筛选时需用野生噬菌体预吸附，并于筛选后将阳性克隆分别与抗血清（阳性结合）及免疫球蛋白（阴性结合）反应，以鉴定发生特异性结合的阳性克隆。

特点 具有成本低、可扩增、筛选快等优点。缺点是：载体对氨基酸密码子具有选择性；氨基酸密码子简并性导致各种短肽表达不均衡；噬菌体本身可能会影响短肽结构和功能等。随着该技术不断成熟，有望筛选和鉴定出更多功能肽段，从而为抗体功能表位分析、疫苗研制、新药开发等提供更多理想的候选分子。

（沈倍奋　乔春霞）

shìjūntǐ kàngtǐkù

噬菌体抗体库（phage antibody library） 借助噬菌体呈现技术，将不同抗体 Fab 或 Fv 编码基因与噬菌体外壳蛋白如 pⅢ 或 pⅧ 基因连接，以融合蛋白形式分别表达于噬菌体表面所获得的噬菌体库（常用载体为丝状噬菌体）。自乔治·史密斯（George Smith）于 1985 年首次建立噬菌体展示技术以来，抗体分子是噬菌体表面表达的第一个具有其天然蛋白功能的蛋白分子。噬菌体抗体库是基于聚合酶链反应（PCR）技术、抗体分子在大肠埃希菌的功能性表达及噬菌体展示技术的发展而建立。实际操作中，常依据不同类别抗体可变区基因序列设计引物，用于扩增抗体 Fab 基因或 Fv 基因。

分类 ①天然噬菌体抗体库：从人或动物血液、骨髓、脾中分离 B 细胞，提取 RNA，借助 RT-PCR 扩增抗体可变区基因后，将其克隆至噬菌体表达载体，并通过辅助噬菌体将抗体基因展示于

噬菌体表面，获得天然噬菌体抗体库。②半合成抗体库：基于天然抗体库框架区及 CDR1 和 CDR2，通过随机合成扩增 CDR3（决定抗体特异性和亲和力的重要结构域）的 DNA 序列，获得半合成抗体库。③人工合成抗体库：指通过抗体基因信息而设计、合成的纯人工抗体库。

质量 体内抗体多样性主要来源于 3 方面：①胚系 B 细胞因遗传所固有的多样性（约为 4.5×10^6）。②B 细胞个体发生过程中因 CDR3 变化所形成的多样性（约为 10^{14}）。③B 细胞接触抗原后基因突变所产生的多样性。通常认为，10^7 个特异性抗体分子即可识别 99% 的抗原表位，而天然抗体库多样性最多可达 10^{12}（人）或 5×10^8（小鼠），故机体所产生的抗体几乎可有效识别可能接触的所有抗原。

噬菌体抗体库的质量主要体现在库容量和多样性。理论上，人工合成抗体库的多样性可达 $10^{13}\sim10^{14}$，故在筛选条件合适情况下，几乎可从抗体库中筛选出任何一种特异性抗体。实际上，抗体库库容达 10^8 时，即可获得针对任意抗原的特异性抗体，但所获得的抗体亲和力可能较低。因此，为筛选出高亲和力抗体，所构建的抗体库应具有尽量大的库容和多样性。

通过反复连接和转化，所获抗体库容量可达 10^{10}，利用 Cre-loxP 重组系统可构建 10^{11} 以上的大容量抗体库。相对于经典杂交瘤细胞系统，噬菌体抗体库技术具有如下优点：可不经免疫而直接获得人源抗体；可进行鼠源单克隆抗体的人源化改造；可在体外对抗体性能进行改良，如筛选出具有特定功能的未知结构抗体、

优化抗体结构、提高抗体表达量、增强抗体特异性、通过与低拷贝数外壳蛋白Ⅲ基因融合而筛选出较高亲和力的抗体及进行体外亲和力成熟等。

（沈倍奋　乔春霞）

zhuǎnjīyīn xiǎoshǔ jìshù

转基因小鼠技术（transgenic technology in mice）　通过建立转基因小鼠而制备全人源化抗体的技术。原理为：①培养小鼠胚胎干细胞（ESC）。②敲除灭活小鼠内源性免疫球蛋白重链（*IgH*）和轻链（*Igκ*）基因。③构建Ig-酵母人工染色体（YAC）文库，筛选出人*IgH*和*Igκ*基因，获得含完整人Ig-YAC的克隆。④将人Ig-YAC克隆导入ESC。⑤将含人Ig-YAC克隆的ESC植入小鼠胚胎。⑥含人Ig-YAC ESC的小鼠胚胎重新植入小鼠体内进行嵌合，产生纯合小鼠并进行鉴定。⑦借助纯合小鼠制备特异性的全人源化抗体。

（龚非力　沈关心）

bǔtǐ

补体（complement，C）　存在于人或脊椎动物体液和某些细胞膜表面，由血浆补体成分、可溶性和膜型补体调节蛋白、补体受体等糖蛋白组成，具有精密调控机制的蛋白质反应系统。可通过数条既相对独立又相互联系的途径被激活，从而发挥调理吞噬、裂解细胞、介导炎症、免疫调节和清除免疫复合物等多种生物学效应，又称补体系统。不仅是机体固有免疫系统的重要组成部分，在适应性免疫应答中也发挥重要作用。补体缺陷、功能障碍或过度活化与多种疾病的发生发展密切相关。

发现　补体系统是生物体内最古老的防御系统之一，其发生距今已6亿~7亿年。1895年，比利时免疫学家朱尔斯·博尔代（Jules Bordet）和保罗·埃尔利希（Paul Ehrlich）发现血浆和新鲜血清具有溶菌作用，遂将相应血清成分命名为杀菌素。1894年，理查德·弗里德里希（Richard Friedrich）、约翰内斯·法伊弗（Johannes Pfeiffer）发现新鲜霍乱弧菌免疫血清能使霍乱弧菌溶解，并将免疫血清中能使细菌溶解的物质称为溶菌素（即抗体）。1895年博尔代重复上述实验，发现将新鲜免疫血清加热至55℃作用30分钟可使之丧失溶菌活性，据此提出新鲜免疫血清中含有两种与溶菌作用密切相关的物质：一种是对热稳定的溶血素，即抗体；另一种是对热不稳定、可辅助抗体介导溶菌作用的物质。

埃尔利希（1899年）认为，上述存在于正常血清中、对热敏感的成分是抗体发挥溶菌或溶细胞作用所必需的补充条件，遂将其命名为补体。其后，博尔代等陆续建立补体相关的实验体系，如依据抗动物红细胞抗体联合补体可导致红细胞溶解，建立了免疫性溶血系统EAC（羊红细胞+抗羊红细胞抗体+补体），成为补体功能研究的经典实验系统；免疫血清预先与其他抗原-抗体系统作用，则丧失其溶血活性，由此建立补体结合实验。博尔代是补体学领域的开拓者，并于1919年获诺贝尔生理学或医学奖。

组成　补体系统包括30多种可溶性蛋白和膜结合蛋白，可分为3类组分：

补体固有成分　存在于体液中、参与补体激活级联反应的补体成分，包括：①参与经典途径的C1q、C1r、C1s、C4和C2。②参与凝集素途径的甘露糖结合凝集素（MBL）、纤维胶原素和某些MBL相关丝氨酸蛋白酶。③参与旁路途径的B因子、D因子和备解素。④参与3条激活途径的共同成分C3，以及参与3条激活途径共同末端通路的C5、C6、C7、C8和C9。

补体调节蛋白（CCP）　可通过调节补体激活途径中的关键酶而控制补体活化的强度和范围，包括有：①血浆中可溶性因子：如H因子、I因子、C1抑制物（C1INH）、C4结合蛋白（C4bP）、S蛋白、簇集素等。②细胞表面膜分子：如衰变加速因子（DAF）、膜辅因子蛋白（MCP）、CD59、同源限制因子（HRF）等。

补体受体（CR）　表达于不同细胞膜表面，能与补体激活过程中所形成的活性片段相结合，从而介导多种生物效应，包括CR1、CR2、CR3、CR4、CR5及C3aR、C4aR、C5aR、C1qR、C3dR、HF受体等。

激活　生理条件下，绝大多数补体固有成分处于无活性状态，在抗原-抗体复合物（免疫复合物）、多种微生物及其他外源性或内源性物质作用下，可通过不同的酶促级联反应途径而被激活，从而发挥生物学作用。补体激活途径主要有3条，即经典激活途径、旁路激活途径和凝集素激活途径。此外，还有补体激活的备解素途径和蛋白酶解途径。

补体系统是具有精密调控机制的复杂蛋白质反应系统。补体激活受一系列调节机制严格控制，这种调控作用主要通过CCP而实现。CCP的种类众多，包括体液中可溶性（液相）调控蛋白和细胞表面膜型调节蛋白，可分别调控补体激活途径中各关键环节，如C3转化酶（C4b2a和C3bBb）

和攻膜复合物（C5b6789 复合物）等。

生物学作用　补体作为固有免疫效应分子不仅参与机体抗感染免疫等防御功能，也对固有免疫和适应性免疫应答发挥重要调节作用。补体系统激活产生的功能性裂解片段和攻膜复合物可介导多种生物学效应。

溶解细胞及溶菌和溶解病毒作用　循不同的补体激活途径，最终均可在靶细胞表面形成攻膜复合物（MAC）并介导细胞溶解，此即补体依赖的细胞毒性。

调节固有免疫　①补体激活过程中产生的 C3b、C4b 和 iC3b 均为调理素，它们固定于细菌或其他颗粒性物质表面，可通过与吞噬细胞表面相应补体受体（CR1、CR3 或 CR4）结合（即通过调理作用），促进吞噬细胞对病原体等抗原的吞噬作用，增强机体抗细菌/真菌感染的免疫保护作用。②补体活化过程中产生多种具有炎症介质作用的活性片段（如 C5a、C3a 和 C4a 等），通过与靶细胞表面相应受体结合，可触发靶细胞脱颗粒、释放组胺和白三烯等生物活性物质，引起血管扩张、毛细血管通透性增高、平滑肌收缩、炎性细胞趋化募集等作用，从而介导局部炎症反应。③循环免疫复合物（CIC）活化补体后，能与补体裂解片段 C3b 结合形成 C3b-IC 复合物，后者能与表达 C3bR（CR1）的红细胞/血小板结合而形成较大聚合物（即发生免疫黏附），通过血循环将免疫复合物运送至肝和脾内，被巨噬细胞吞噬清除。

调节适应性免疫应答　①补体裂解片段 C3b 介导的调理作用，可促进抗原提呈细胞（APC）对抗原的摄取、加工和提呈，从而启动适应性免疫应答。②补体裂解片段 C3d 与抗原结合形成的抗原-C3d 复合物，可通过与 B 细胞受体（BCR）和 BCR 辅助受体（CD19/CD21/CD81 复合体）中的 CD21（C3dR/CR2）交联结合，从而触发 B 细胞应答。③滤泡树突状细胞可通过表面 C3bR（CR1）/C3dR（CR2）而将抗原-抗体-C3b/C3d 复合物长期滞留于细胞表面，从而产生并维持 B 细胞免疫记忆。

补体与疾病　正常情况下，CCP 可使补体系统适时、适度地激活，从而既发挥重要生理功能，也避免补体成分过度消耗和对自身组织造成损伤。补体缺陷或过度激活与多种疾病的发生和发展密切相关。某些情况下，组织损伤、补体活化、免疫攻击之间形成恶性循环，导致炎症持续或失控。

补体与自身免疫病　1959 年，菲利普·弗里德曼（Philip Freedman）发现狼疮性肾炎的肾组织中有补体沉积；1962 年，彼得·朱利叶斯·拉赫曼（Peter Julius Lachmann）等应用免疫荧光技术发现狼疮性肾炎、亚急性肾小球肾炎等肾组织切片中沉积大量 C3 和 IgG，由此开启补体与疾病关系的研究。补体活性异常可致免疫复合物和凋亡/死亡细胞清除障碍、适应性免疫应答失调，从而引发系统性红斑狼疮、类风湿关节炎、肾炎等自身免疫病。

补体缺陷性疾病　1968 年，切斯特·阿尔珀（Chester A. Alper）发现 C3 多态性；1972 年该小组报道 2 例 C3 缺陷患者，此后陆续发现多种补体成分缺陷。已知几乎所有补体成分均可能发生遗传性缺陷，多为常染色体隐性遗传，少数为显性遗传，另有个别成分（如 P 因子）缺陷属 X 连锁隐性遗传。补体缺陷病的主要临床表现是：补体激活受阻而易感染病原体；IC 清除障碍而出现相关自身免疫病。少数补体成分缺陷表现特殊，如 C1 INH 缺陷可引起遗传性血管神经性水肿（HAE）；DAF 或 CD59 缺陷导致阵发性睡眠性血红蛋白尿症（PNH）；H 因子、I 因子、B 因子或 MCP 缺陷与非典型溶血性尿毒综合征（aHUS）相关。

遗传性补体缺陷病的发病机制仍不清楚，原因为：除少数单基因疾病（如 PNH 和 HAE）外，一种补体缺陷病通常与一种以上补体基因突变/多态性有关，而同一基因或数个基因缺陷也可出现于若干不同疾病；非遗传风险因素也参与此类疾病发生、发展，迄今对遗传-环境因素协同参与疾病发生的机制了解甚微。

补体与炎症性疾病　20 世纪 90 年代至今，补体相关炎症性疾病逐渐成为补体学研究的热点。现已发现，补体异常激活（程度和发生部位）参与多种炎症性疾病发生和发展，包括肾脏疾病（如肾炎）、呼吸系统疾病（如急性呼吸窘迫综合征）、神经系统疾病（如阿尔茨海默病）、局部缺血再灌注损伤、全身性炎症反应综合征、严重创伤和烧伤、血液暴露于异物（如心肺旁路术、血液透析后反应）等。

补体相关炎症性疾病的发病机制极为复杂，表现为：①补体相关疾病一般为多因素所致，且补体在疾病中通常发挥双向效应。②补体与免疫、凝血、纤溶、激肽等系统间存在极为复杂的相互作用。③此类疾病虽具有某些共同规律，但在不同疾病中，补体激活的触发因素、部位、动力学及程度可能各异。④即使同一疾病，不同个体的补体型、免疫功能状态及体内外环境也不尽相同，从而导致补体参与疾病发生的机制各异。

补体与感染性疾病　补体是机体抵御病原体感染的重要因素，补体功能异常可影响感染性疾病的发生发展。另一方面，病原体（尤其是病毒）经长期进化，可通过多种机制逃避补体系统攻击：①某些病毒可编码、表达与CCP功能相似的蛋白，从而保护有包膜病毒或病毒感染的细胞免遭补体系统攻击。②某些病原体能将宿主细胞的CCP整合至表面，或与CCP结合，或上调其感染细胞表面CCP表达，从而逃避补体系统攻击。③某些病毒可表达某些蛋白，通过干扰补体与IC结合而抑制补体经典途径激活，使病毒得以逃避抗体依赖的补体裂解作用。④多种病原体能以靶细胞表面的补体受体或CCP作为受体或辅助受体，从而入侵宿主细胞（如人类B细胞表面CR2是EB病毒识别结合的受体，故EB病毒可选择性感染人类B细胞）。

补体与肿瘤　补体对肿瘤的作用具有双向性：①补体参与机体抗肿瘤的免疫效应机制。②肿瘤细胞可高表达CCP（如MCP、DAF、CD59），并通过释放可溶性CCP至微环境及血液，使肿瘤逃避补体攻击。③某些肿瘤模型中，补体激活并释放C5a可促进免疫细胞亚群分化和（或）血管生成，形成利于肿瘤生长的微环境。

基于补体的干预策略　随着研究不断深入，如发现补体系统新功能、证明补体与免疫-炎症反应存在密切联系并阐明其机制、不断发现新的补体相关疾病，使得补体成为免疫调节和抗炎的重要靶点。基于补体的治疗主要涉及抑制或阻断补体的异常激活：①应用重组CCP（如C1INH、CR1、DAF、MCP、CD59）控制补体系统激活。②应用阻断性抗体（如抗C5、C5a抗体）抑制补体活化或中和相应补体片段的活性。③应用补体受体拮抗剂（如C5aR拮抗剂）阻断相应受体活化。④应用补体阻断性多肽抑制某些补体组分的功能。

应用　已有补体靶向药物获准用于临床治疗：①纯化或重组C1INH：主要适应证是HAE，也可治疗其他补体相关疾病（如心肌梗死、移植排斥、1型糖尿病等），并可减轻创伤和肾移植后血栓性炎症。②抗C5抗体（艾库组单抗，Eculizumab）：可阻断C5激活产生C5a和形成MAC，最初获准用于治疗阵发性睡眠性血红蛋白尿症，可高效防止血管内溶血，适应证已扩展至aHUS等。

（安云庆　陈政良）

bǔtǐ jīhuó

补体激活（complement activation）　内源性或外源性物质通过引发补体级联酶促反应而使之激活的过程。通常情况下，绝大多数补体固有成分以无活性或酶原形式存在于体内。病原体等进入体内或体内形成抗原-抗体复合物（免疫复合物）后，可促使补体固有成分活化而引发级联酶促反应，激活过程所产生的某些补体裂解片段和补体成分可发挥调理吞噬、介导炎症反应、参与免疫调节、清除免疫复合物和溶解细胞等多种生物学效应。

种类　体内主要存在3条补体激活途径，按其发现顺序依次为经典激活途径、旁路激活途径和凝集素激活途径（图）：

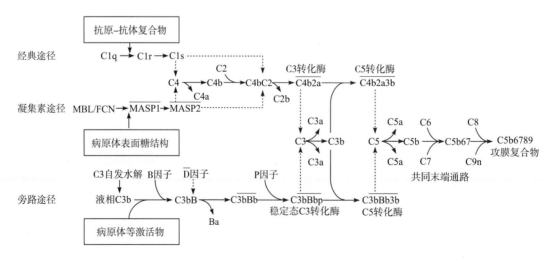

图　补体3条激活途径

经典激活途径 激活物主要是抗原（如病原体等）与相应抗体结合所形成的免疫复合物。参与前端反应的补体成分是 C1（C1q、C1r、C1s）、C4、C2、C3。此途径的 C3 转化酶是 C4b2a，C5 转化酶是 C4b2a3b。

旁路激活途径 激活物主要是革兰阴性菌、真菌、脂多糖、酵母多糖和葡聚糖等。参与前端反应的补体成分是 C3、B 因子、D 因子、P 因子。此途径的 C3 转化酶是 C3bBbP，C5 转化酶是 C3bBb3b。

凝集素激活途径 激活物主要是表面含甘露糖或乙酰化低聚糖等糖类物质的病原体。参与前端反应的补体成分是甘露糖结合凝集素（MBL）、纤维胶原素（FCN）、MBL 相关的丝氨酸蛋白酶（MASP）、C4、C2、C3。此途径的 C3 转化酶是 C4b2a，C5 转化酶是 C4b2a3b。

上述 3 条补体激活途径具有相同的末端反应通路，即从 C5 转化酶裂解液相 C5 开始启动，C5b 与液相 C6、C7 在病原体或靶细胞表面结合为 C5b67 复合物，继而与液相 C8 结合并介导 C9 分子在靶细胞聚合，形成 C5b6789n（即攻膜复合物）此外，近年还发现了补体激活的备解素途径和蛋白酶解途径。

作用 补体系统是生物在长期种系发育和进化过程中逐渐形成的一种抵御病原体感染的固有免疫系统。上述 3 条补体激活途径在种系发育过程中出现的顺序依次为旁路途径、凝集素途径和经典途径。它们在抗感染过程中发挥作用的顺序各异：旁路途径和凝集素途径通常分别在感染初期和早期发挥作用，对机体防御早期感染具有重要意义；经典途

径的启动依赖针对病原体的特异性抗体，通常在感染中晚期或持续感染中发挥作用。

（安云庆）

sī ānsuān dànbáiméi/sī ānsuān dànbáiméiyuán

丝氨酸蛋白酶/丝氨酸蛋白酶原（serine protease/proenzyme）

通过其活性中心一组氨基酸残基（其中必含丝氨酸）的变化而被激活，可使大分子蛋白质的肽键断裂，生成多个小分子蛋白质片段的蛋白酶家族。多种补体固有成分（如 C1r、C1s、MASP1、MASP2、C2、B 因子和 D 因子）属丝氨酸蛋白酶原，以非活化形式存在于血浆中，一经活化即具有丝氨酸蛋白酶活性，可激活后续补体组分而启动级联酶促反应。补体丝氨酸蛋白酶或酶原的氨基酸序列具有高度同源性，也与其他非补体类丝氨酸蛋白酶（如胰蛋白酶、糜蛋白酶等）具有高度同源性。

C1r（85kD）和 C1s（85kD）为 C1 大分子复合体（C1qC1r$_2$C1s$_2$）的重要组分，均是由 700 余个氨基酸残基组成的单肽链分子。二者 C 端含相同的丝氨酸蛋白酶结构域；N 端均含表皮生长因子（EGF）样结构域、CUB 结构域和补体调节蛋白（CCP）结构域。活化的 C1s 的第一个底物是液相 C4 分子，第二个底物是 C4b2 复合物中的 C2 分子。

MASP1 和 MASP2 是分别由 699 和 686 个氨基酸残基组成的单肽链分子，其氨基酸组成和结构与 C1r/C1s 高度同源；二者 C 端均含丝氨酸蛋白酶结构域，N 端均含 EGF、CUB 和 CCP 结构域。MASP1/2 主要以 MBL-MASP1/2 和 FCN-MASP1/2 复合物形式存在于血浆；其中活化的 MASP2 作用

的底物与活化的 C1s 相同，也是 C4 和 C2。

C2 和 B 因子均为单肽链糖蛋白，也分别是活化的 C1s 和 D 因子作用的底物。但液相 C2 及 B 因子不能直接被 C1s/D 因子裂解，当二者与固相 C4b 或固相 C3b 结合而形成固相 C4b2 或固相 C3bB 复合物时，才能被 C1s/D 因子裂解，形成固相 C4b2a（经典/凝集素途径 C3 转化酶）或 C3bBb 复合物（旁路途径 C3 转化酶）。

此外，I 因子（属 CCP）通常以活化形式存在于血浆，亦属丝氨酸蛋白酶。I 因子与 H 因子、C4 结合蛋白、膜辅因子蛋白和补体受体 1 等 CCP 协同作用，可有效裂解和灭活液相 C3b/C4b 或正常组织细胞表面固相 C3b/C4b，对补体活化发挥负调节作用，从而保护病原体相邻的正常组织。

（安云庆）

bǔtǐ yīlài de xìbāo dúxìng

补体依赖的细胞毒性（complement dependent cytotoxicity, CDC）

补体系统激活后，在病原体、肿瘤细胞或自身组织细胞膜上形成攻膜复合物（MAC）所致的细胞溶解破坏作用。机制为：①插入局部磷脂双层膜的 MAC 可形成亲水性的穿膜孔道，使细胞内外渗透压失衡，最终导致细胞溶破。②细胞膜上大量形成的 MAC 与磷脂结合可引起脂质双层膜全面崩解，此效应是裂解有包膜病毒的重要机制。机体借助 CDC 效应，可杀伤侵入人体的病原菌（尤其是革兰阴性菌）、某些有包膜的病毒（如流感病毒、人类免疫缺陷病毒），或杀伤某些肿瘤细胞。病理情况下，CDC 可损伤某些自身组织细胞，引发自身免疫病。

（安云庆）

经典激活途径（classical pathway，CP） 最早发现的，以抗原-抗体复合物（免疫复合物）为主要激活物，使补体固有成分 C1（C1q、C1r、C1s）、C4、C2、C3 依次活化形成 C3/C5 转化酶（C4b2a/4b2a3b）后，启动共同末端反应通路形成攻膜复合物（C5b6789n），从而产生一系列生物学效应的补体激活途径。

研究过程 补体发现初期，人们认为血清中补体是一种单一物质，其溶菌、溶细胞作用依赖抗体存在，任何抗原-抗体复合物均可激活补体。其后逐渐发现，补体并非单一组分：1907 年，发现补体成分包括优球蛋白（补体第一成分，即 C1）和假球蛋白（补体第二成分，即 C2）；1912 年，证实眼镜蛇毒因子和酵母菌可使新鲜血清丧失溶血活性，但并非作用于 C1 或 C2，从而提出存在 C3；1926 年，发现耐热但可被氨破坏的 C4。

20 世纪 50 年代，发现特异性抗体致敏的绵羊红细胞被豚鼠新鲜血清溶解时，可消耗 C1、C2、C4 和所谓"经典 C3"分子，确定补体组分的反应顺序为 C1→C4→C2→C3，此即最初的补体经典激活途径。20 世纪 60 年代，缪勒-埃伯哈德（Müller-Eberhard HJ）及尼尔森（Nilsson UR）陆续获得如下研究进展：发现早期的"C3"实际上包括 C3、C5、C6、C7、C8 及 C9；C3 在 CP 中发挥枢纽性作用；阐明由 C5 到 C9 形成攻膜复合物的过程；发现 C1 是由 C1q、C1r、C1s 组成的复合体；CP 前端部分为酶促级联反应，C1r、C1s、C4 及 C2 均是酶蛋白。至此，基本阐明经典激活途径的主要环节。

反应过程 激活物（抗原-抗体复合物等）与 C1q 结合，依次活化 C1r、C1s、C4、C2、C3，形成 C3 转化酶和 C5 转化酶，最终形成攻膜复合物。CP 激活过程可分为识别活化引发级联酶促反应和启动末端反应通路形成攻膜复合物两个阶段。

第一阶段 C1 活化和 C3/C5 转化酶形成，其过程为（图 1）：①IgG/IgM 类抗体与抗原异物（病原体等）特异性结合，使抗体构象改变而暴露其 C_H2/C_H3 的补体结合点。②C1 大分子中 C1q 通过 2 个或 2 个以上球形识别功能区与上述抗体分子中相应补体结合点结合而"桥联"，使 C1q 构象改变，导致与之相连的 C1r 和 C1s 相继活化。③活化的 C1s 具有丝氨酸蛋白酶活性，可依次裂解 C4 和 C2，形成固相 C4b2a 复合物（即经典途径 C3 转化酶）。④C3 转化酶可裂解 C3 产生 C3a 和 C3b，其中小片段的液相 C3a 具有过敏毒活性，大片段 C3b 可与固相 C4b2a 复合物结合，形成固相 C4b2a3b 复合物（即经典途径 C5 转化酶）。⑤C5 转化酶可将 C5 裂解为 C5a 和 C5b，小片段液相 C5a 具有过敏毒素和趋化活性，大片段 C5b 是组成攻膜复合物的第一个补体组分。

第二阶段 从 C5 转化酶裂解液相 C5 至攻膜复合物形成（图 2）：①C5b 首先与液相 C6、C7 结合为 C5b67 复合物，继而通过上述复合物中亲脂性 C7 与相邻病原体或细胞膜结合，形成固相 C5b67 复合物。②液相 C8 与固相 C5b67 复合物高亲和力结合，形成固相 C5b678 复合物，继而促进 C9 在病原体或细胞表面聚合，形

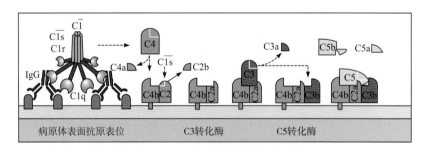

图 1 C1 活化和 C3/C5 转化酶形成

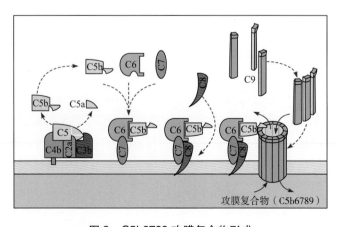

图 2 C5b6789 攻膜复合物形成

成 C5b6789n，使上述病原体或其他靶细胞溶破。

特点 抗原-抗体复合物（即免疫复合物，IC）为主要激活物；C1q 通过与 IC 中抗体 C_H2/C_H3 补体结合点结合而启动 CP 活化；参与 CP 活化的丝氨酸蛋白酶是 C1r、C1s 和 C2；C3 转化酶和 C5 转化酶分别是 C4b2a、C4b2a3b；在感染后期（或恢复期）发挥作用。

（安云庆　陈政良）

bǔtǐ chéngfèn 1

补体成分 1（complement component 1，C1）

补体经典途径激活的起始组分。包括 C1q、C1r 和 C1s 3 个亚单位，在钙离子存在下按 1∶2∶2 组成五聚体大分子复合物（C1qC1r$_2$C1s$_2$）。

C1q 三聚体组成 C1q 亚单位（单体），一个完整的 C1q 分子由 6 个相同的、呈郁金香花束样排列的亚单位组成。分子结构为：C 端球形功能区是与 IgG 重链 C_H2/IgM 重链 C_H3 所含补体结合位点结合的部位；中间颈部为 α-螺旋区，是与链状排列的 C1s-(C1r)$_2$-C1s 四聚体结合的部位；N 端柄部为胶原样区，是与某些细胞表面 C1q 受体识别结合的部位。C1r 和 C1s 是组成和结构非常相似的单链分子。二者均为丝氨酸蛋白酶原，C 端 250 个氨基酸残基含丝氨酸蛋白酶结构域；N 端 450 个氨基酸残基含表皮生长因子（EGF）样结构域、CUB 结构域和补体调节蛋白（CCP）结构域。其中 EGF 样结构域是与 Ca^{2+} 结合的部位，CUB 结构域是与 C1q α-螺旋区结合的部位。C1r 和 C1s 单体分子构型极为相似，电镜下均呈哑铃状；C1r 通过哑铃末端相互结合形成 C1r 二聚体（C1r）$_2$。在 Ca^{2+} 存在条件下，2 个 C1s 单体分别与 C1r 二聚体两端结合，形成呈链状排列的 C1s-(C1r)$_2$-C1s 四聚体。

C1 是由 1 个 C1q 分子与 C1s-(C1r) 2-C1s 四聚体连接而成的大分子复合物（分子量约 750kD）（图）。构成 C1 大分子复合物（C1qC1r$_2$C1s$_2$）的不同组分各司其职：C1q 具有识别作用；C1r 和 C1s 均为丝氨酸蛋白酶原，活化后具有丝氨酸蛋白酶活性。C1 大分子复合物启动补体经典激活途径的主要环节为：C1q 与抗原-抗体复合物（免疫复合物）中抗体的补体结合位点"桥联结合"，可因构象改变而使 C1r 活化；活化的 C1r 进一步裂解与之相连的 C1s 而使之活化；活化的 C1s 具有丝氨酸蛋白酶活性，可依次裂解 C4 和 C2。

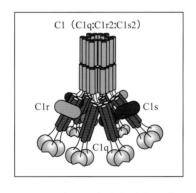

图　C1 大分子复合物结构组成

（安云庆）

bǔtǐ chéngfèn 4

补体成分 4（complement component 4，C4）

参与补体经典激活途径的血浆糖蛋白（约 205kD），是活化的 C1s 所作用的第一个底物。由 α（90kD）、β（78kD）和 γ（33kD）链通过二硫键连接而成。C4α 链含 1 个在半胱氨酸与谷氨酸残基间形成的内硫酯键（Cys-S-Co-Glu），α 链近 N 端有丝氨酸蛋白酶（活化

C1s）作用位点。

液相 C4 参与补体激活的机制为：① 在活化的 C1s 作用下，C4α 链近 N 端第 76 位精氨酸与第 77 位丝氨酸肽键处断裂，形成 C4b 和 C4a。② 小片段 C4a（9kD）释放至液相，具有较弱过敏毒素活性，大片段 C4b（195kD）因构象改变而导致 α 链环状内硫酯键水解断裂，使羰基（—C=O）暴露。③ 新生 C4b 通过 α 链上形成的羰基与其相邻病原体或细胞表面蛋白的氨基（—NH_2）或糖分子的羟基（—OH）共价结合，形成稳定的固相 C4b，为经典途径 C3 转化酶（C4b2a）和 C5 转化酶（C4b2a3b）形成奠定基础。

新生 C4b 通过 α 链上形成的羰基与水分子（H_2O）发生水化反应，可生成无共价结合能力的羧基而使其迅速失活。此外，C4b 与病原体或细胞等抗原结合，可被表达 C4b 受体的吞噬细胞所识别，从而促进吞噬（非特异性调理作用）。

（安云庆）

bǔtǐ chéngfèn 2

补体成分 2（complement component 2，C2）

参与补体经典激活途径的单链血浆糖蛋白（110kD），是活化的 C1s 作用的第二个底物。属丝氨酸蛋白酶原，含 723 个氨基酸残基。在 Mg^{2+} 存在条件下，液相 C2 能与病原体、细胞或免疫复合物表面固相 C4b 结合并发生构象改变，其肽链近 N 端第 223 位精氨酸与 224 位赖氨酸残基间形成酯键而被活化的 C1s 识别，进而将 C4bC2 复合物中的 C2 裂解为 C2a 和 C2b。

大片段 C2a（75kD）由 C2 的 C 端 509 个氨基酸残基组成，具有丝氨酸蛋白酶活性，可与激活物（如病原体等）或细胞表面固

相 C4b 结合，形成 C4b2a 复合物（即经典途径和凝集素途径 C3 转化酶）。C2a 也是经典途径和凝集素途径中 C5 转化酶（C4b2a3b）的核心组分。

小片段 C2b（35kD）存在于液相，在活化的 C1s 作用下，可进一步降解为 C2 激肽。C2b 由 C2 的 N 端 223 个氨基酸残基组成，内含 3 个短同源重复序列，是 C2 分子中介导 C2 与固相 C4b 结合的部位。C1 抑制物缺陷患者不能有效抑制 C1 活化，导致 C4 和 C2 持续过度裂解，产生大量液相 C2b 及其裂解产物 C2 激肽，后者为血管活性物质，可使患者局部皮肤、黏膜组织发生水肿，严重者可因会厌和咽喉水肿而窒息死亡。

（安云庆）

bǔtǐ chéngfèn 3

补体成分 3（complement component 3，C3）

由 α（118kD）和 β（75kD）两条肽链通过链间二硫键连接而成的异二聚体糖蛋白，在补体激活过程中起枢纽作用，也是旁路激活途径的关键起始分子。分子量 195kD，是人体血清补体固有成分中含量最高的组分（0.55～1.2mg/ml）。C3 与 C4 相似，其 α 链也含 1 个在半胱氨酸与谷氨酸残基间形成的环状内硫酯键（Cys-S-Co-Glu）。在 C3 转化酶的作用下，C3 可以从其 α 链近 N 端第 77 位精氨酸与第 78 位丝氨酸肽键处断裂，形成 C3b 和 C3a。

液相的大片段 C3b（186kD）可与病原体等靶细胞表面 C4b2a 复合物结合，形成经典/凝集素途径 C5 转化酶（C4b2a3b）。液相 C3b 对病原体和循环免疫复合物（CIC）具有调理和免疫黏附作用，机制为：新生液相 C3b 通过

N 端 α 链亚稳定结合部位与相邻病原体或 CIC 结合，再通过其 C 端稳定结合部位与表达 C3bR（CR1）的吞噬细胞或红细胞/血小板结合，从而调理吞噬细胞的吞噬功能并发挥免疫黏附作用，促进机体清除病原体和 CIC。此外，C3b 构象改变可导致 α 链中环状内硫酯键断裂，暴露羰基（—C=O）。在旁路激活途径，新生 C3b 通过暴露的羰基与相邻病原体等激活物或细胞表面蛋白的氨基（—NH$_2$）或糖分子的羟基（—OH）共价结合，形成稳定的固相 C3b，为旁路途径 C3 转化酶（C3bBb）和 C5 转化酶（C3bBb3b）的形成奠定基础。

在无激活物（如病原体等）存在的条件下，新生的液相 C3b 有两个转归：①由于未能及时与相邻病原体等靶细胞结合，可被液相 H 因子和 I 因子迅速裂解为 iC3b，后者在 I 因子和其他蛋白酶作用下可裂解为 C3c 和 C3dg；C3dg 在某些蛋白酶作用下，进一步裂解为 C3d 和 C3g；其中 C3d 与病原体等抗原或免疫复合物结合所形成的抗原-C3d 复合物，可有效刺激 B 细胞活化。②绝大多数新生液相 C3b 通过其 α 链上形成的羰基与水分子（H$_2$O）迅速发生水化反应，生成无共价结合能力的羧基而失活。

小片段 C3a（9kD）存在于液相，属过敏毒素，可与肥大细胞和嗜碱性粒细胞表面 C3aR 结合，直接触发上述效应细胞脱颗粒而释放活性介质（如组胺、酶类物质及产生白三烯、血小板活化因子等），引发过敏性炎症反应。

（安云庆）

guòmǐn dúsù

过敏毒素（anaphylatoxin）

补体系统激活过程中所产生、可引

发过敏反应的活性片段，包括液相 C3a、C5a（以及 C4a）等。过敏毒素与肥大细胞或嗜碱性粒细胞表面相应受体（C3aR、C5aR、C4aR 等）结合，可触发细胞脱颗粒，释放组胺、酶类物质，并产生白三烯、前列腺素 D$_2$、血小板活化因子等活性介质，引发过敏性炎症反应。C5a 的过敏毒素活性最强，约为 C3a 的 50 倍；C4a 也有微弱过敏毒素作用，约为 C5a 的 1/2500。大量过敏毒素随血流扩散至全身，可直接激活毛细血管周围结缔组织的肥大细胞及嗜碱性粒细胞，引发全身过敏性休克样反应。血清羧肽酶 N 具有羧肽酶活性，可去除 C3a/C5a C 端的精氨酸残基而使之丧失活性。此外，C5a 对表达 C5aR 的中性粒细胞具有很强趋化作用并显著增强后者的吞噬、杀菌功能。

（安云庆）

jīngdiǎn tújìng C3 zhuǎnhuàméi

经典途径 C3 转化酶（C3 convertase of classical pathway）

补体经典激活途径中所形成、具有丝氨酸蛋白酶活性的复合物。此外，凝集素激活途径的 C3 转化酶与经典途径完全相同。C3 转化酶形成的过程为：① C1 被抗原-抗体复合物（免疫复合物）激活，可将液相 C4 裂解为 C4a 和 C4b。②大片段 C4b 通过其 α 链的羰基（—C=O）与相邻激活物（如病原体等）或细胞表面蛋白的氨基（—NH$_2$）或糖分子的羟基（—OH）共价结合，形成稳定的固相 C4b。③液相 C2 与固相 C4b 结合，形成固相 C4bC2 复合物。④与 C4b 结合的 C2 其肽链近 N 端第 223 位精氨酸与 224 位赖氨酸残基间因构象改变而形成酯键，可被活化的 C1s 识别并将 C2 裂解为 C2a 和 C2b。⑤大片段 C2a 具

有丝氨酸蛋白酶活性，可与病原体等激活物或细胞表面 C4b 结合，形成固相 C4b2a 复合物，此即经典途径 C3 转化酶。

C3 转化酶发挥酶解作用，可将液相 C3 裂解为 C3a 和 C3b：小片段液相 C3a 具有过敏毒素活性；大片段 C3b 参与组成 C5 转化酶。

（安云庆）

jīngdiǎn tújìng C5 zhuǎnhuàméi
经典途径 C5 转化酶（C5 convertase of classical pathway）

补体经典激活途径中所形成、具有丝氨酸蛋白酶活性的复合物，可以 C5 为底物，发挥酶解作用。此外，凝集素激活途径的 C5 转化酶与经典途径完全相同。C5 转化酶形成的过程为：①C3 转化酶（C4b2a）中的 C4b 可与液相 C3 结合，进而 C2a 丝氨酸蛋白酶将 C3 裂解为 C3a 和 C3b。②大片段 C3b 可与病原体等激活物或细胞表面 C4b2a 复合物结合，形成固相 C4b2a3b 复合物，此即经典途径 C5 转化酶。C5 转化酶可将液相 C5 裂解为 C5a 和 C5b：小片段液相 C5a 具有过敏毒素活性和趋化作用；大片段 C5b 是组成攻膜复合物（C5b6789n）的第一个补体组分。

（安云庆）

níngjísù jīhuó tújìng
凝集素激活途径（lectin pathway, LP）

继补体经典途径和旁路途径后发现的补体激活途径，其以病原体表面甘露糖或乙酰化低聚糖等糖类物质为主要激活物，分别与血浆中甘露糖结合凝集素（MBL）或纤维胶原素结合，使补体固有成分 MASP 1/2、C4、C2、C3 依次活化形成与经典途径相同的 C3/C5 转化酶，从而启动共同末端通路形成攻膜复合物，产生生物学效应。

研究过程 1978 年，川崎（Kawasaki T）发现 MBL，其结构与 C1q 同源；20 世纪 80 年代后期，发现 MBL 可激活经典途径和旁路途径；1990 年，证实 MBL 激活经典途径无需 C1q 和抗体参与；1992 年，鉴定了第一个 MBL 相关丝氨酸蛋白酶（MASP1），并于 1994 年阐明其分子特性与 C1r、C1s 相似；1996 年，发现 MASP2；1997 年，解析 MASP 分子结构，比较了 MASP1、MASP2 与 C1r、C1s 的同源性，并分析 C1q、MBL 复合体；1998 年，证实 MBL 介导的补体依赖性溶血有赖 C4、C2 及旁路途径参与。

LP 的基本框架及反应顺序：MBL 与 MASP1、MASP2 结合成类似 C1 的复合物；通过识别并结合多种病原体表面以甘露糖（Man）、N-乙酰甘露糖胺（ManNAc）、N-乙酰葡萄糖胺（GlcNAc）、岩藻糖（Fuc）等为末端糖基的糖结构，导致 MBL 构象改变，继而分别激活 MASP1 和 MASP2；活化的 MASP2 依次裂解 C4、C2，循经典途径继续反应；活化的 MASP1 能直接裂解 C3 产生 C3b，循旁路途径继续反应。此外，MASP1 可直接激活 D 因子，从而解答了"AP 中活化 D 因子来源"这一悬而未决的问题。上述补体激活途径不消耗 C1，而与 MASP 活化密切相关，故称凝集素激活途径。

此外，日本学者一条秀宪（Hidenori Ichijo）于 1991～1993 年在猪子宫内膜中克隆并鉴定出两种新的转化生长因子-β1 结合蛋白，均含 1 个由胶原样和纤维蛋白原样功能区组成的特殊结构，故命名为纤维胶原素（FCN），其分子结构与 C1q 相似。其后，在人体检出 3 种不同类型 FCN，包括表达于单核细胞等表面的 FCN-3，以及存在于体液中的 FCN-1 和 FCN-2。

FCN 分子结构与 MBL 相似，但其配体主要是乙酰化物质（包括乙酰化糖类）。FCN-2 和 FCN-3 也能与 MASP 组成类似 MBL-MASP 的复合体，通过识别表达葡糖胺、半乳糖胺等糖基的病原体而激活 LP。FCN 具有凝集素活性，可与病原体表面乙酰化低聚糖结合，继而以与 MBL 完全相同的方式激活补体系统，也归于凝集素激活途径。

识别对象 血浆中存在 MBL 或 FCN，可识别/结合病原体表面以 Man、Fuc、ManNAc、GlcNAc 等为末端糖基的糖结构。MBL 和 FCN 能以游离形式存在，但更多以与 MASP1/2 结合为复合物（MBL-MASP1/2、FCN-MASP1/2）的形式存在。

哺乳动物 MBL 的糖类识别功能区对自身成分无或仅有极低亲和力，但可高亲和力结合病原体，机制是：①哺乳动物细胞表面罕见含末端 Man、ManNAc、GlcNAc、Fuc 等糖基的糖结构（通常被唾液酸所覆盖）。②细菌、真菌、寄生虫等病原体表面的糖结构通常均含上述糖基，且以规律重复的间隔出现，因而能与 MBL 的多个糖结合位点相互作用，成为 MBL 的识别靶点。

反应过程 病原体等激活物进入体内可启动 LP，其过程为（图）：①MBL 或 FCN 通过 C 端 2 个以上球形糖类识别功能区或纤维蛋白原样功能区与病原体表面相关糖结构交联结合，可使 MBL 或 FCN 构象发生改变，相继激活与之相连的 MASP1 和 MASP2。②活化的 MASP2 具有丝氨酸蛋白酶活性，可依次裂解 C4、C2，形成 C3 转化酶（C4b2a）。③C4b2a

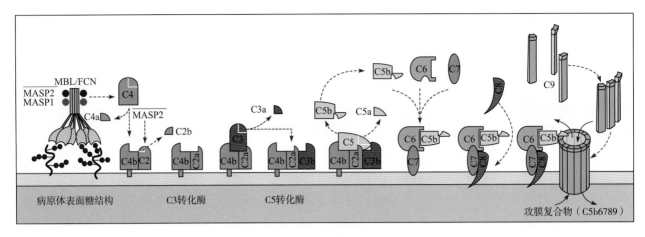

图　凝集素途径激活过程

裂解 C3 并形成 C5 转化酶（C4b2a3b），启动末端反应通路。④形成攻膜复合物（C5b6789n），使病原体等靶细胞溶解破坏。换言之，活化的 MASP1 和 MASP2 其作用类似于活化的 C1，二者激活补体级联酶促反应的过程完全相同。此外，活化的 MASP1 也能有限裂解 C3，所产生的 C3b 可启动或促进补体旁路激活途径。

特点　激活物广泛，包括表面末端糖基为 Man、ManNAc、GlcNAc、Fuc 等糖结构的各种病原体及病毒感染细胞等；MBL 和 FCN 与病原体或其感染细胞表面相关糖结构结合，可启动 LP 活化；参与 LP 活化的丝氨酸蛋白酶包括 MASP、C2、B 因子及 D 因子；C3 转化酶和 C5 转化酶分别是 C4b2a/C3bBb 和 C4b2a3b/C3bBb3b；无需抗体和 C1 参与，可直接激活补体；对经典途径和旁路途径具有交叉促进作用；在感染早期或未免疫宿主体内发挥抵御病原体感染的作用。

（安云庆　陈政良）

gānlùtáng jiéhé níngjísù

甘露糖结合凝集素（mannose-binding lectin，MBL）　由肝产生的钙离子依赖的凝集素。

属急性期蛋白，其分子中的糖类识别区可识别并结合某些病原微生物表面以 N-氨基半乳糖、甘露糖等为末端糖基的糖结构，从而参与固有免疫应答，具有激活补体、调节炎症、促进调理吞噬和清除凋亡细胞等功能。MBL 通常以低浓度存在于血浆中，感染时其血浆浓度显著升高。MBL 单体是组成 MBL 分子的基本单位，分子结构为（图）：①C 端球形结构域是具有糖类识别功能的区域，可识别、结合病原体表面糖结构。②中间颈部为 α-螺旋区，是与两个 MASP1-MASP2 复合物结合的部位。③N 端柄部为胶原样区。MBL 三聚体是组成 MBL 分子的亚单位，一个完整的 MBL 分子由

2～6 个相同的 MBL 三聚体组成。

（安云庆）

xiānwéijiāoyuánsù

纤维胶原素（ficolin，FCN）　含纤维蛋白原样区（fibrinogen-like domain）和胶原样区（collagen-like region）的蛋白质，取二者英文词头缩写为 ficolin。FCN 分子结构与甘露糖结合凝集素（MBL）相似。脊椎动物（包括人类）FCN 有 3 类，即 L-纤维胶原素（FCN-2）、M-纤维胶原素（FCN-1）和也具有凝集素活性的 H-纤维胶原素（FCN-3）。FCN-1 和 FCN-2 主要来源于肝，存在于血浆；FCN-3 作为吞噬受体，表达于单核细胞表面。

FCN 单体是组成 FCN 分子的

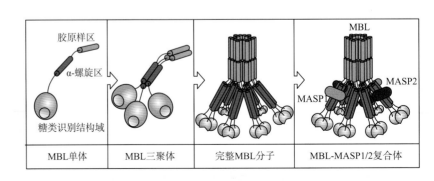

图　MBL 和 MBL-MASP1/2 复合体结构

基本单位，其分子结构为（图）：①C端是球形的纤维蛋白原样区：可选择性识别病原体表面的N-乙酰葡糖胺、N-乙酰半乳糖胺等乙酰化低聚糖，该活性不依赖于Ca^{2+}。②中间颈部为α-螺旋区：是与2个甘露糖结合凝集素相关丝氨酸蛋白酶（MASP1-MASP2）复合物结合的部位，可激活凝集素途径。③N端柄部为胶原样区。FCN三聚体是组成FCN分子的亚单位，一个完整FCN分子由2~6个相同的FCN三聚体组成。

（安云庆）

gānlùtáng jiéhé níngjísù xiāngguān sīānsuān dànbáiméi

甘露糖结合凝集素相关丝氨酸蛋白酶（MBL-associated serine protease，MASP）

参与补体凝集素激活途径的丝氨酸蛋白酶。包括 MASP1、MASP2、MASP3 和非酶蛋白 Map19 4 个成员，其中 MASP1 和 MASP2 分别与 C1r 和 C1s 具有高度同源性。

MASP1 和 MASP2 均为丝氨酸蛋白酶原，其 C 端含丝氨酸蛋白酶结构域；N 端含有可与 Ca^{2+} 结合的表皮生长因子（EGF）样结构域、可与 MBL 或纤维胶原素（FCN）的 α-螺旋区结合的 CUB 结构域以及补体调节蛋白（CCP）结构域。MASP1/2 能以游离形式存在，但多以与 MBL、FCN 结合

为复合物（MBL-MASP1/2 和 FCN-MASP1/2）的形式存在于血浆。MBL-MASP1/2 或 FCN-MASP1/2 复合物借助 MBL/FCN 分子 C 端球形糖类识别功能区与病原体表面甘露糖或乙酰化低聚糖等糖类分子结合，可使 MBL/FCN 构象改变，从而激活与之相连的 MASP1/2。活化的 MASP2 具有丝氨酸蛋白酶活性，可裂解 C4、C2 形成固相 C4b2a 复合物（C3 转化酶），进而裂解 C3 并形成固相 C4b2a3b 复合物（C5 转化酶），最终启动补体末端通路。活化的 MASP1 可有限裂解 C3，所产生的 C3b 可参与和促进补体旁路激活途径。

（安云庆）

pánglù jīhuó tújìng

旁路激活途径（alternative pathway，AP）

以细菌、真菌、脂多糖、酵母多糖、葡聚糖为主要激活物，直接激活 C3 或与液相 C3b 结合后，在 B 因子、D 因子和备解素参与下，形成 C3 转化酶（C3bBb）和 C5 转化酶（C3bBb3b），启动共同末端反应通路形成攻膜复合物，产生一系列生物学效应的补体激活途径。是继补体经典途径后发现的，又称替代激活途径。

研究过程 AP 的发现及确认历时半个多世纪：1912 年，发现

眼镜蛇毒因子（CVF）或酵母菌可使新鲜血清丧失溶血活性；皮勒莫（Pillemer L）于 20 世纪 50 年代初发现，酵母多糖可通过消耗"经典 C3"分子（而不消耗 C1、C2 和 C4 分子）的途径激活补体系统；1954 年，皮勒莫在血清中发现一种非抗体成分，命名为备解素（即 P 因子），其可绕过补体前端成分 C1、C4、C2 而直接活化 C3，并据此提出备解素系统补体激活模式，并认为这是有别于抗体依赖性 CP 的第二条补体激活途径，而 CVF 或酵母菌对新鲜血清的灭活作用，是由于无抗体存在的条件下补体被直接激活而耗竭；1968 年，彭斯基（Pensky J）从血清中检出 P 因子；20 世纪 60 年代末~70 年代初，B 因子及 D 因子相继被分离和鉴定，并在 C1、C4 缺陷动物发现"备解素系统"能有效激活补体系统，该补体激活模式得以被确认，将其命名为补体旁路或替代（激活）途径，并基本阐明 AP 级联反应的顺序。

激活物 主要是某些病原菌、真菌、脂多糖、酵母多糖和葡聚糖等。正常情况下，体内某些蛋白酶类可非特异性裂解 C3（所谓自发水解），产生低水平的液相 C3b，其转归为：多数液相 C3b 被液相中的补体调节蛋白裂解而迅速失活；少量 C3b 结合于自身组织细胞表面，可被细胞膜表面的补体调节蛋白降解。病原体侵入人体后可立即与液相 C3b 结合，并因病原体表面缺乏补体调节蛋白而使与之结合的 C3b 不被降解，形成结合稳定的固相 C3b，从而启动旁路激活途径。

反应过程 ①固相 C3b 与血浆 B 因子结合，形成 C3bB 复合物。②D 因子具有丝氨酸蛋白酶

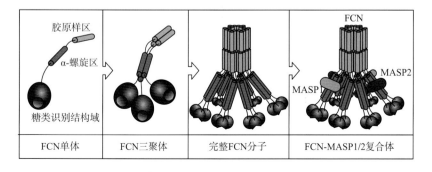

图　FCN 和 FCN-MASP1/2 复合体结构

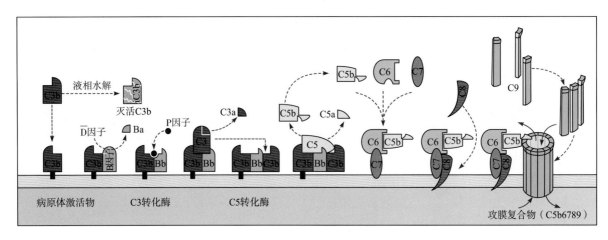

图　旁路途径激活过程

活性，可将 C3bB 复合物中 B 因子裂解为 Ba 和 Bb，小片段 Ba 释放至液相，大片段 Bb 与固相 C3b 结合，形成固相 C3bBb 复合物（旁路途径的初始 C3 转化酶）。③C3bBb 复合物不稳定，但可与 P 因子（备解素）结合为稳定态 C3 转化酶（C3bBbP）。④稳定态 C3 转化酶将 C3 裂解为 C3a 和 C3b，小片段液相 C3a 具有过敏毒素活性，部分大片段 C3b 与固相 C3bBb 结合，形成固相 C3bBb3b 复合物（旁路途径 C5 转化酶）。⑤C5 转化酶裂解液相 C5，启动补体末端反应通路，形成攻膜复合物 C5b6789n（图）。

此外，C3 转化酶将 C3 裂解为 C3a 和 C3b 后，部分 C3b 可再与病原体等激活物结合，在 B 因子、D 因子和 P 因子参与下产生新的 C3bBbP 复合物（C3 转化酶），由此形成旁路激活途径的正反馈放大环路。

特点　细菌、真菌、病毒感染等为主要激活物；绕过 C1、C4、C2，直接激活 C3；参与 AP 活化的丝氨酸蛋白酶是 B 因子和 D 因子；C3 转化酶和 C5 转化酶分别是 C3bBb 和 C3bBb3b；存在正反馈放大回路；在感染早期或

初次感染即可发挥防御作用，从而为不具有免疫力的个体提供抵抗病原体感染的能力。

（安云庆　陈政良）

yèxiāng C3 zhuǎnhuàméi

液相 C3 转化酶（fluid-phase C3 convertase）　补体激活过程中形成的中间产物。形成过程为（图）：①生理状态下，血浆 C3 可自发水解而形成 C3（H$_2$O）。②Mg^{2+} 存在的条件下，C3（H$_2$O）可与血浆 B 因子结合，形成 C3（H$_2$O）B 复合物。③血浆中活化 D 因子可将 C3（H$_2$O）B 复合物中的 B 因子裂解为 Ba 和 Bb。④小片段 Ba 释放至液相中迅速失活，大片段 Bb 具有丝氨酸蛋白酶

活性，能与 C3（H$_2$O）结合，形成 C3（H$_2$O）Bb 复合物，此即旁路途径液相 C3 转化酶。

液相 C3 转化酶数量有限且极不稳定（易被液相 H 和 I 因子灭活），但足以催化血浆中一定量 C3 裂解为液相 C3b 和 C3a。绝大多数液相 C3b 迅速水解失活，少量液相 C3b 可与进入体内的病原体等激活物共价结合，形成稳定结合的 C3b，继而引发后续的补体旁路激活途径。此外，液相 C3b 与相邻自身组织细胞共价结合后，可被表达于组织细胞表面的补体调节蛋白（如 DAF、MCP 和 I 因子等）迅速降解灭活。

（安云庆）

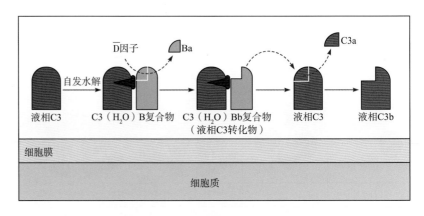

图　液相 C3 转化酶和液相 C3b 形成

B yīnzǐ

B 因子（factor B，Bf）

参与旁路激活途径的补体固有成分，其可被 D 因子裂解为 Ba 和 Bb，后者具有丝氨酸蛋白酶活性，参与形成旁路途径 C3 转化酶和 C5 转化酶。B 因子分子量 93kD，是由 733 个氨基酸残基组成的单链血浆糖蛋白，结构和功能与 C2 相似。B 因子是存在于血浆的丝氨酸蛋白酶原，也是活化 D 因子作用的底物，但不能被 D 因子直接识别和裂解。

Mg^{2+} 存在的条件下，液相 B 因子能与病原体等颗粒表面固相 C3b 高亲和力结合，形成固相 C3bB 复合物，其中的 B 因子构象发生改变，在其肽链近 N 端第 234 位精氨酸与第 235 位赖氨酸残基间形成酯键，从而可被 D 因子识别，并将其裂解为两个片段：小片段 Ba（30kD）释放至液相；大片段 Bb（63kD）具有丝氨酸蛋白酶活性，能与病原体等颗粒表面固相 C3b 结合，形成固相 C3bBb 复合物（即旁路途径 C3 转化酶），同时 Bb 也是旁路途径 C5 转化酶（C3bBb3b）的重要组分。

（安云庆）

D yīnzǐ

D 因子（factor D，Df）

参与旁路激活途径的补体固有成分，是存在于血浆中的一种丝氨酸蛋白酶，可将 B 因子裂解为 Ba 和 Bb。D 因子为单肽链分子，可以两种形式存在于血浆内：①非活化形式（约 27kD）：由 239 个氨基酸残基组成，属丝氨酸蛋白酶原。②活化形式（约 25kD）：由 222 个氨基酸残基组成，属丝氨酸蛋白酶，可由甘露糖结合凝集素相关丝氨酸蛋白酶（MASP1）裂解 D 因子而来。

B 因子是 D 因子作用的底物，但 D 因子不能直接裂解液相 B 因子，仅当液相 B 因子与病原体等颗粒表面 C3b 分子共价结合形成固相 C3bB 复合物时，活化的 D 因子才能将此复合物中 B 因子裂解为 Ba 和 Bb。大片段 Bb 具有丝氨酸蛋白酶活性，能与病原体等颗粒表面 C3b 分子结合形成固相 C3bBb 复合物，即旁路途径的初始 C3 转化酶。

（安云庆）

bèijiěsù

备解素（properdin）

参与旁路激活途径的补体固有成分，可稳定旁路途径 C3 转化酶并延缓其衰变，从而增强 C3 转化酶裂解 C3 的作用，对旁路途径起正调节作用。又称 P 因子（Pf）。存在于血浆中，为二聚体、三聚体或四聚体形式的糖蛋白，其中由 4 个单体 P 因子（55kD）通过非共价键连接而组成的四聚体（220kD）活性最强。P 因子能与旁路途径 C3 转化酶（C3bBb）和 C5 转化酶（C3bBb3b）高亲和力结合，通过构象改变而加固 C3b 与 Bb 间的结合力，从而延长旁路途径 C3 转化酶和 C5 转化酶半衰期。此外，P 因子还可阻抑 H 因子和 I 因子对 C3 转化酶和 C5 转化酶的裂解/灭活作用，从而促进补体旁路途径的级联酶促反应。

（安云庆）

mòduān tōnglù

末端通路（terminal pathway）

补体 3 条激活途径（经典途径、旁路途径、凝集素途径）前端反应的共同后续反应。又称终末途径，即 C5 转化酶将 C5 裂解为 C5a 和 C5b，C5b 依次与 C6、C7、C8 和 C9 结合，形成 C5b6789n 攻膜复合物（MAC），产生细胞裂解效应。过程为：①3 条补体激活途径前端反应产生的 C5 转化酶，可将液相 C5 裂解为 C5a 和 C5b。②大分子 C5b 片段依次与液相 C6、C7 结合形成 C5b67 复合物，并通过 C7 将上述复合物插入靶细胞膜内。③C8 与膜表面 C5b67 高亲和力结合，并插入细胞膜内形成结合稳固的 C5b678 复合物。④上述复合物与 12～18 个 C9 分子结合而形成 MAC，可使病原体等靶细胞溶解破坏。

（安云庆）

bǔtǐ chéngfèn 5

补体成分 5（complement component 5，C5）

参与末端反应通路的补体固有成分，可被 C5 转化酶裂解为 C5a 和 C5b，后者可与 C6 结合为稳定的 C5b6 复合物，继而自发与 C7、C8、C9 结合为 C5b6789n 攻膜复合物。C5 分子量约 190kD，为血浆糖蛋白，由 α 链（110kD）和 β 链（75kD）通过链间二硫键连接而成。C5 与 C3 的分子结构类似，其 α 链近 N 端第 74 位精氨酸残基与第 75 位亮氨酸残基是 C5 转化酶的作用部位。在经典或凝集素途径 C5 转化酶（C4b2a3b）和旁路途径 C5 转化酶（C3bBb3b）作用下，C5 分子可从其 α 链近 N 端处裂解而产生 C5b 和 C5a。

大片段 C5b（174kD）是形成攻膜复合物的第一个补体组分，可与液相 C6 结合，形成可被液相 C7 分子识别/结合的 C5b6 复合物，为形成膜结合 C5b67 复合物奠定基础。小片段 C5a（11kD）存在于液相，也属过敏毒素，可与肥大细胞和嗜碱性粒细胞表面 C5aR 结合，通过直接触发效应细胞脱颗粒而引发过敏性炎症反应。除致炎作用外，C5a 还可趋化、募集中性粒细胞，并使之活化而显著增强其吞噬杀菌能力。血清羧肽酶 N 具有羧肽酶活性，可去除 C3a/C5a C 端的精氨酸残基，使其丧失过敏毒素活性。

(安云庆)

bǔtǐ chéngfèn 6/7

补体成分 6/7（complement component 6/7，C6/C7）

参与末端反应通路的补体固有成分，参与形成 C5b678 复合物。C6（128kD）和 C7（121kD）均为单肽链糖蛋白，其中 C6 肽链近 C 端含短同源重复序列，借此能与 C5b 非共价结合而形成 C5b6 复合物。

C5b6 复合物中的 C6 可因构象改变而被液相 C7 识别/结合，并使 C7 分子的疏水功能区暴露，从而将 C5b67 复合物插入细胞膜脂质双层。新生的亚稳定 C5b67 生存期仅 100 微秒，若未与病原体等细胞结合，随即丧失膜结合活性。C5b67 锚定于病原体等靶细胞膜上，为形成 C5b678 复合物奠定基础。

(安云庆)

bǔtǐ chéngfèn 8

补体成分 8（complement component 8，C8）

参与末端反应通路的补体固有成分，可与 C5b67 和 C9 结合为 C5b6789n 攻膜复合物。C8 分子量约 150kD，为血浆糖蛋白，由 α（64kD）、β（64kD）、γ（22kD）3 条肽链组成：α 链与 γ 链以二硫键共价结合；α 链与 β 链以非共价键结合；α 链和 β 链第 157~501 位氨基酸残基区域含穿孔素同源结构域。

C8 通过其 β 链与膜结合 C5b67 复合物中的 C5b 结合后，可因构象改变使其 α 和 γ 链内疏水功能区暴露，从而使 C8 深深插入细胞膜脂质双层，形成直径约为 1.6nm 的微小穿膜孔道，使病原体等靶细胞膜出现损伤，但未被溶解破坏。C5b678 复合物为进一步形成 C5b6789n 攻膜复合物奠定了基础。

(安云庆)

bǔtǐ chéngfèn 9

补体成分 9（complement component 9，C9）

参与末端反应通路的补体固有成分，可通过与 C5b678 聚合而形成固相 C5b6789n 攻膜复合物。C9 分子量约 71kD，为存在于血浆中的单链糖蛋白，也是形成攻膜复合物的最后一种补体组分，其分子结构与穿孔素高度同源。C9 属两性分子：近 C 端半数以上氨基酸残基为疏水性氨基酸；近 N 端氨基酸残基则为亲水性氨基酸。

C9 具有缓慢自发聚合的作用，37℃ 条件下需 3 天才能完成；在膜结合 C5b678 复合物中 C8 诱导下，10 分钟内即可完成 C9 分子聚合。在上述复合物中 C8 分子 α 链和 γ 链作用下，12~18 个液相 C9 分子以其 N 端亲水性氨基酸残基与靶细胞表面 C5b678 结合，以其 C 端疏水氨基酸残基嵌入靶细胞膜脂质双层而形成固相 C5b6789n 攻膜复合物，在靶细胞膜上可形成直径约为 10nm 的亲水性穿膜孔道。

(安云庆)

gōngmó fùhéwù

攻膜复合物（membrane attack complex，MAC）

通过启动补体共同末端反应通路而在病原体等靶细胞表面形成、具有细胞溶破作用的 C5b6789n 复合物。形成的主要环节是：C5b 依次结合液相 C6、C7，在病原体等靶细胞表面形成固相 C5b67 复合物，再与液相 C8 结合形成固相 C5b678 复合物后，使 12~18 个 C9 分子嵌入靶细胞膜脂质双层，形成以 C9 聚合体组成的、内径约为 10nm 的穿膜孔道。该孔道外侧是与脂质双层接触的疏水性氨基酸残基，而内侧是由亲水性氨基酸残基组成，故为亲水性孔道。鉴于胞内胶体渗透压较胞外高，因此，水和电解质可通过上述亲水孔道进入胞内，使细胞逐渐肿胀、最终溶解破坏（图）。

(安云庆)

bèijiěsù tújìng

备解素途径（properdin pathway，PP）

不同于经典途径、凝集素途径和旁路途径（AP）的补体激活途径。特点为：表达于组织局部巨噬细胞、外周血单个核细胞、肥大细胞等表面的 P 因子可直接激活补体。旁路途径与

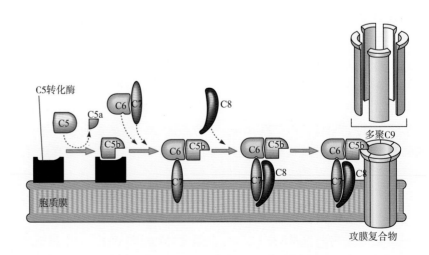

图 补体激活末端反应所形成的攻膜复合物

PP 的 C3 转化酶均为 C3bBbP，但其装配过程不同：旁路途径无识别分子，新生成的 C3b 非特异性共价结合于靶表面，作为起始步骤启动补体激活；P 因子是 PP 的识别分子，其特异性、非共价地结合于靶细胞表面，通过招募体液中 C3b 和 B 因子而启动补体激活（图）。

（陈政良　龚非力）

蛋白酶解途径（proteolytic pathway，PIP）

dànbáiméijiě tújìng

血液中其他级联反应系统（凝血、纤溶、激肽系统）的某些蛋白酶或因子直接激活补体的途径。机制为：①凝血酶能直接裂解 C3 和 C5，产生 C3a、C5a，并刺激不能形成 C5 转化酶的 C3 缺陷小鼠体内局部产生 C5a。②F X a、F XI a、F XII a、纤溶酶及激肽释放酶可裂解 C3 和 C5。上述效应在全身炎症性疾病发生发展中起关键作用。激活 PIP 的另一方式是巨噬细胞（诱导性）

和外周血单个核细胞（组成性）表达膜型丝氨酸蛋白酶，从而可裂解 C3 和 C5，在调节 T 细胞应答中发挥重要作用。已发现，浸润至气道的巨噬细胞和外周血单个核细胞可释放丝氨酸蛋白酶，通过裂解 C3、C5 而产生 C3a 和 C5a，这是哮喘和急性呼吸窘迫综合征患者支气管灌洗液中 C3a 和 C5a 水平增高的原因。

（陈政良　龚非力）

补体调节蛋白（complement control protein，CCP）

bǔtǐ tiáojié dànbái

可调节补体活化过程中关键酶及攻膜复合物形成、从而控制补体活化强度和范围的蛋白分子。属补体系统组分，其通过调控补体系统激活，使之既可有效发挥抗感染作用，也使正常组织细胞（包括血细胞）免遭补体激活所致的溶破作用。

研究过程 1953 年，尼尔森（Nilsson UR）发现细胞表面存在

补体受体（CR），其中某些具有免疫调节作用。拉特诺夫（Ratnoff OD）于 1957 年发现了第一个补体调节因子——C1 抑制物（C1INH），此后陆续鉴定出多个 CCP，并陆续阐明它们的结构与功能（表）。20 世纪 60～70 年代发现补体效应的同源限制性，即 CCP（尤其是膜型 CCP）可防止补体攻击自身细胞。

类型 按照 CCP 分布，分为可溶性和膜型（表）。

可溶性补体调节蛋白 ①C1 抑制物：可使活化的 C1 或活化的 MASP1/2 解离失活，从而控制经典/凝集素途径过度活化。②液相 C4bp 和 H 因子：可通过与液相 C2/B 因子竞争结合激活物表面 C4b/C3b，或在 I 因子协助下使液相 C4b/C3b 裂解，从而抑制 C3 转化酶（C4b2a/C3bBb）形成，还可通过从 C3 转化酶中置换 C2a 或 Bb，加速 C3 转化酶衰变、失活。③S 蛋白：可与正常组织细胞竞争性结合 C5b67 复合物，从而抑制后者锚定于靶细胞表面。④簇集素：其与 S 蛋白协同，可将 C5b6789n 攻膜复合物（MAC）从正常组织细胞膜上解离，使之丧失细胞溶破作用；簇集素还可通过与膜相关 C5b678 复合物中 C8 分子结合，抑制该复合物锚定于正常组织细胞表面。

膜型补体调节蛋白 ①CR1、膜辅因子蛋白（MCP）和衰变加速因子（DAF）：可与同一组织细胞表面固相 C4b/C3b 结合，在不依赖 I 因子的情况下，使固相 C4b/C3b 裂解或衰变失活，从而抑制 C3 转化酶形成；CR1 和 DAF 可置换同一组织细胞表面固相 C4b2a 或 C3bBb 复合物中的 C2a 或 Bb 片段，使已形成的 C3 转化酶衰变、失活。②C8bp 和 CD59：

A

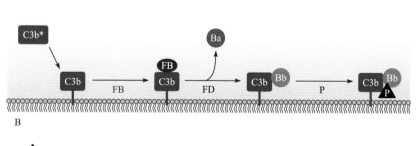

B

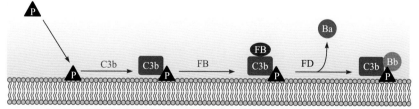

图　旁路途径和备解素途径 C3 转化酶的形成

注：A. AP 的 C3 转化酶 C3bBbP 装配：血浆 C3 持续"慢转"→形成初生 C3b（C3b*）→非特异性共价结合于靶表面→与 BF 结合形成 C3bB→在 DF 作用下形成 C3bBb（但半衰期极短）→PF 与之结合→形成稳定的 C3 转化酶 C3bBbP；B. PP 的 C3 转化酶 C3bBbP 装配：PF 特异性识别→非共价结合于靶表面→招募体液中 C3b 和 BF→形成 C3bBP→在 DF 作用下生成 C3bBbP

表 补体调节蛋白及其功能

调节蛋白	CD编号	功能
可溶性调节蛋白		
C1INH		抑制C1r、C1s和MASP活性，阻断C4b2a形成
C4bp		抑制C4b2a和C4b2a3b形成及活性
I因子		抑制C4b2a、C3bBb、C4b2a3b、C3bBb3b形成及活性
H因子		抑制C3bBb和C3bBb3b形成及活性
P因子		稳定C3bBb
VN		抑制MAC形成
簇集素		抑制MAC形成
膜型调节蛋白		
CR1	CD35	抑制C4b2a、C3bBb、C4b2a3b、C3bBb3b形成及活性
DAF	CD55	抑制C4b2a、C3bBb、C4b2a3b、C3bBb3b形成及活性
MCP	CD46	抑制C4b2a、C3bBb、C4b2a3b、C3bBb3b形成及活性
MIRL	CD59	抑制MAC形成
HRF		抑制MAC形成

可与同一组织细胞表面固相C5b678复合物中C8结合，通过抑制C9与膜相关C5b678复合物结合及C9在细胞膜上聚合，阻止正常组织细胞表面形成MAC，从而阻抑溶破作用。

病原体表面缺乏膜型CCP，故其侵入体内后，可因补体激活而被破坏。按照CCP的作用机制，可分为补体活化调节因子和攻膜复合物抑制因子两类。

(安云庆)

bǔtǐ huóhuà tiáojié yīnzǐ

补体活化调节因子（regulator of complement activation, RCA） 主要参与调控C3转化酶和C5转化酶的补体调节蛋白。包括C4bp、H因子、衰变加速因子以及CR1、CR2等，它们的编码基因紧密连锁于染色体1q32。RCA家族成员均含类似的一级结构单位，即短同源重复序列（SCR），又称补体调节蛋白重复单位。每个SCR由60~70个氨基酸残基组成，内含2个二硫键使其保持环形结构。SCR间同源性达20%~40%。此外，C1抑制物、

I因子、膜辅因子蛋白（MCP）的功能类似于RCA，主要是调控C3转化酶和C5转化酶。

(陈政良)

H yīnzǐ

H因子（factor H, Hf） 可抑制旁路途径C3转化酶在细胞表面形成及加速其衰变，并可辅助I因子裂解C4b和C3b，防止补体旁路途径激活、放大及后续的补体消耗的可溶性补体活化调节因子。其分子量155kD，为存在于正常人血浆中的单链糖蛋白，由1213个氨基酸残基组成，其N端含3个短同源重复序列，可介导H因子与C3b结合。

功能为：①与液相C3b或非激活物表面的固相C3b结合，通过改变C3b分子构象，明显增强I因子与C3b结合的亲和力，并使C3b被裂解、灭活。②对液相C3b有较高亲和力，可通过与B因子竞争性结合液相C3b，从而抑制旁路途径C3转化酶（C3bBb）形成。③可从C3bBb复合物中置换Bb，使旁路途径C3转化酶衰变失活。

(安云庆)

C4 jiéhé dànbái

C4结合蛋白（C4 binding protein, C4bp） 存在于血浆中的可溶性补体活化调节因子。分子量550kD，为糖蛋白，由7条相同的α链和1条β链通过C端链间二硫键连接而成，每条α链N端含8个短同源重复序列（SCR），β链含3个SCR。通过上述SCR可使C4bp与液相C4b和液相S蛋白结合。

C4bp与液相C4b和激活物表面的固相C4b有较高亲和力，从而影响经典/凝集素途径C3转化酶（C4b2a）形成，机制为：①通过与液相C4b结合，可显著增强I因子与液相C4b分子结合的亲和力，并使其α链迅速裂解而致C4b灭活。②通过与液相C2竞争结合激活物表面C4b，从而抑制经典/凝集素途径C4b2a形成。③通过从C4b2a复合物中置换C2a，加速经典/凝集素途径C4b2a衰变、失活。S蛋白通过与C4bpβ链所含3个SCR结合，可显著延长血清中C4bp的半衰期。

(安云庆)

shuāibiàn jiāsù yīnzǐ

衰变加速因子（decay accelerating factor, DAF） 膜型补体调节蛋白，因其可促进C3转化酶衰变失活而得名，即CD55。DAF是一种糖基磷脂酰肌醇（GPI）锚固型膜蛋白，属单链跨膜糖蛋白，由381个氨基酸残基组成，广泛表达于正常人外周血细胞、内皮细胞和黏膜上皮细胞表面（另在血浆、尿液、唾液、泪液等分泌液中还存在可溶性DAF）。

DAF分子N端短同源重复序列（SCR）是与膜表面固相C4b/C3b或C3转化酶（C4b2a/C3bBb）中C4b/C3b结合的部位；其C端疏水性氨基酸残基是与细

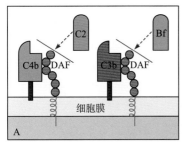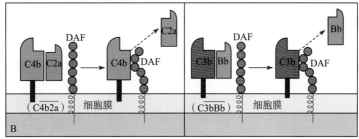

图　DAF 抑制 C3 转化酶形成和促进 C3 转化酶衰变失活

胞膜结合的部位。DAF 的功能为：①通过与自身组织细胞表面的固相 C4b/C3b 分子结合，可阻止液相 C2/B 因子与细胞表面固相 C4b/C3b 结合，从而抑制 C3 转化酶（C4b2a 或 C3bBb）形成（图 A）。②通过与同一细胞表面固相 C4b2a 或 C3bBb 复合物中的 C4b/C3b 结合，使复合物中具有丝氨酸蛋白酶活性的 C2a 或 Bb 片段快速解离，导致 C3 转化酶衰变失活（图 B）。

DAF 表达于正常组织细胞表面而不表达于病原体表面，故可保护正常组织细胞免遭补体系统激活所致的损伤作用。

（安云庆）

C1 yìzhìwù

C1 抑制物（C1 inhibitor, C1INH）

可溶性补体活化调节因子，存在于正常人血浆的单链糖蛋白（104kD）。属丝氨酸蛋白酶抑制剂超家族，功能为（图）：①活化

的 C1 可使 C1INH 裂解而产生功能性片段，后者可与活化的 C1 大分子中 C1r2-C1s2 四聚体共价结合而形成稳定的复合物，并使 C1r2-C1s2 四聚体与 C1q 解离，导致 C1 大分子解聚、失活，抑制经典途径 C3 转化酶（C4b2a）形成。②C1INH 与活化的 MASP1/2 结合，使之失活，从而抑制凝集素途径 C3 转化酶（C4b2a）形成。③C1INH 可抑制ⅩⅡa 和ⅩⅠa 因子、激肽释放酶和纤溶酶，从而在调节凝血、激肽及纤溶系统中发挥重要作用。

C1INH 缺陷患者可因活化的 C1 持续过度裂解 C4 和 C2，产生大量 C2b 及 C2 激肽，从而引发遗传性血管性水肿。

（安云庆）

I yīnzǐ

I 因子（factor I, If）

可溶性补体活化调节因子，属 β 球蛋白。曾称 C3b/C4b 灭活因子。分子量

约 88kD，是由一条轻链（38kD）和一条重链（50kD）通过链间二硫键连接而成的异源二聚体。I 因子重链具有富含半胱氨酸的清道夫受体结构域和低密度脂蛋白受体结构域，可识别并结合 C3b 和 C4b；轻链具有丝氨酸蛋白酶活性，可选择性裂解 C3b 和 C4b。

I 因子通常以活化形式（即作为丝氨酸蛋白酶）存在于血浆，在 H 因子、C4 结合蛋白、膜辅蛋白（MCP）和补体受体 1（CR1）等补体调节蛋白协助下，I 因子对液相 C3b/C4b 或病原体相邻正常组织细胞表面固相 C3b/C4b 的裂解灭活作用显著增强，从而抑制正常组织细胞表面形成 C3 转化酶和 C5 转化酶。

（安云庆）

mófǔ yīnzǐ dànbái

膜辅因子蛋白（membrane cofactor protein, MCP）

辅助 I 因子裂解 C4b、C3b，协助 I 因子调节补体活化，从而保护自身细胞免遭补体攻击的膜型补体调节蛋白。即 CD46，为单链跨膜糖蛋白，由 383 个氨基酸残基组成，主要表达于正常人外周血细胞、上皮细胞、内皮细胞和成纤维细胞表面。MCP 分子 N 端所含短同源重复序列（SCR）是与膜表面固相 C4b/C3b 结合的部位。MCP 能与自身组织细胞表面 C4b/C3b 结合，并协助液相 I 因子使组织

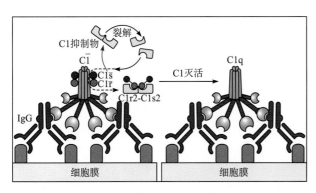

图　C1 抑制物对活化 C1 的灭活

细胞表面 C4b/C3b 裂解灭活，从而抑制 C3 转化酶（C4b2a 和 C3bBb）形成，使正常组织细胞免遭补体激活所致破坏作用（图）。病原体表面缺乏 MCP 等膜结合补体调节蛋白，故侵入人体后可被补体激活所致的效应（包括溶菌作用）杀伤。

（安云庆）

gōngmó fùhéwù yìzhì yīnzǐ

攻膜复合物抑制因子（membrane attack complex inhibitor factor，MACIF）

可抑制攻膜复合物（C5b6789n）形成的补体调节蛋白。包括血浆中玻连蛋白（VN）、簇集素及表达于正常组织细胞和血细胞表面的膜反应性溶破抑制物（MIRL，CD59）、C8 结合蛋白（C8bp）等。

功能为：①血浆 VN 和簇集素可与正常组织细胞或血细胞竞争结合 C5b67 复合物，抑制 C5b67 复合物锚定于靶细胞表面。②簇集素能与膜相关 C5b678 复合物中 C8 结合，阻止攻膜复合物形成及锚定于正常组织细胞或血细胞表面。③簇集素与玻连蛋白协同，可将 C5b6789（攻膜复合物）从正常组织细胞表面解离，使之丧失溶破细胞的作用。④CD59 或 C8bp 与同一组织细胞或血细胞表面固相 C5b678 复合物中 C8 结合，可抑制 C9 与膜相关 C5b678 复合

物结合及 C9 在细胞膜上聚合，阻止攻膜复合物形成，保护细胞免遭溶破。

（安云庆）

bōliándànbái

玻连蛋白（vitronectin，VN）

存在于血浆中的可溶性补体活化调节因子。属黏性糖蛋白家族，又称 S 蛋白。VN 以单体和二聚体形式分布于血清、内皮细胞表面、内皮细胞下基膜和血小板 α 颗粒内。单体由 75kD 的单链构成，二聚体则由 65kD 和 10kD 两条肽链以二硫键相连而构成。VN 基因定位于 17q11。

分子结构：N 端是生长调节素 B 结构域，可与纤溶酶原激活物抑制剂 1（PAI-1）结合；中央和 N 端含精氨酸-甘氨酸-天冬氨酸（RGD）序列和结合胶原结构域，可与某些整合素结合；C 端含肝素和（或）硫酸乙酰肝素结合结构域，可与凝血酶-抗凝血酶 Ⅲ 复合体结合。

功能为：①调节补体激活：单链 S 蛋白（83kD）与 C5b67 复合物有较高亲和力，二者结合可形成亲水性 SP-C5b67 复合物，通过与靶细胞竞争结合 C5b67 复合物，从而抑制膜结合 C5b67 复合物和攻膜复合物形成，故又称攻膜复合物抑制因子（MACINH）。此外，VN 通过与血浆 C4 结合蛋

白（C4bp）结合，可使后者半衰期显著延长，从而有效增强 C4bp 对补体激活的负调控作用。②介导细胞黏附：VN 属细胞外基质蛋白，通过与某些整合素分子结合，可参与细胞黏附、伸展、增殖、形态调节和移动。③参与某些病理过程：如在伤口愈合和肿瘤生长、转移中发挥重要作用；肝硬化时 VN 的血清水平、糖基化位点及与胶原结合力均有改变；多种纤维化相关疾病（包括膜性肾病、动脉硬化、中枢神经系统退行性疾病）及坏死区域可检出 VN 沉积。④其他：VN 参与调控细胞骨架重组、细胞内离子转运、血液凝固、血纤维蛋白溶解及脂质代谢等。

（安云庆　储以微）

cùjísù

簇集素（clusterin）

通过使攻膜复合物发生疏水-亲水转换，形成非膜结合型的 C5b6789n 复合物，从而调节攻膜复合物组装的可溶性补体调节蛋白。又称群集素。是由 1 条 α 链（40kD）和 1 条 β 链（40kD）通过链间二硫键连接而成的异二聚体糖蛋白，又称 SP40/40。群集素的功能与玻连蛋白相似：①与正常组织细胞竞争结合 C5b67 复合物，抑制病原体相邻正常组织细胞表面形成膜相关 C5b67 复合物。②与膜相关 C5b678 复合物中 C8 分子结合，抑制病原体相邻正常组织细胞表面形成 C5b6789n 复合物。③与玻连蛋白协同，使 C5b6789n 攻膜复合物从正常组织细胞膜解离，使之丧失细胞溶破作用。

（安云庆）

C8 jiéhé dànbái

C8 结合蛋白（C8-binding protein，C8bp）

通过干扰 C9 与 C8 结合而阻止 C9 插入细胞膜的膜型

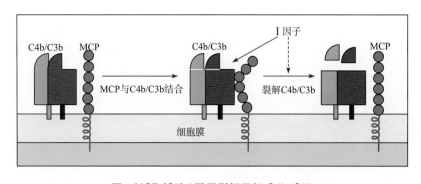

图　MCP 辅助 I 因子裂解固相 C4b/C3b

补体调节蛋白。分子量 65kD，为单链跨膜蛋白，表达于正常人红细胞、中性粒细胞、单核细胞、淋巴细胞和血小板表面。C8bp 可抑制攻膜复合物形成，使血细胞免遭补体激活而溶解，机制为：①干扰液相 C9 与血细胞表面 C5b678 复合物结合及 C9 在细胞膜上的聚合，从而抑制 C5b6789n 攻膜复合物形成。②C5b678 复合物一旦锚定于血细胞表面，表达于同一血细胞表面的 C8bp 可通过与复合物中的 C8 结合，抑制 C5b6789n 攻膜复合物形成。

（安云庆）

mófǎnyìngxìng róngpò yìzhìwù

膜反应性溶破抑制物 （membrane inhibitor of reaction lysis, MIRL） 膜型补体调节蛋白，即 CD59（分子量 18kD）。为单链跨膜糖蛋白，广泛表达于正常组织细胞和血细胞表面。MIRL 可抑制攻膜复合物形成，作用机制为：①通常液相 C8 和 C9 分子中能与 CD59 结合的部位处于隐蔽状态，一旦液相 C8 与正常组织和血细胞表面固相 5b67 复合物结合，即使其 CD59 结合位点暴露，并被同一细胞表面 CD59 识别结合，从而抑制 C5b6789n 攻膜复合物形成。②通过干扰 C9 分子聚合，抑制 C5b6789n 攻膜复合物形成。

（安云庆）

tóngyuán xiànzhì yīnzǐ

同源限制因子 （homologous restriction factor, HRF） 参与补体效应同源限制性的补体调节蛋白。主要包括衰变加速因子（DAF）、膜辅因子蛋白（MCP）、CR1、膜反应性溶破抑制物（MIRL，CD59）及 C8 结合蛋白。同源限制性指靶细胞与补体来源于同一种属时，可使补体系统的溶细胞效应受到抑制，从而保护机体组织细胞免受自身补体系统的攻击。

HRF 广泛分布于多种组织和细胞，功能为：①高表达于感染或炎症反应时最易遭受补体攻击的细胞（如血细胞、血管内皮细胞及腔道上皮细胞等），使之免遭自身补体破坏。②精子和精液高表达 CD59 和 DAF，可保护精子免受女性生殖道中抗精子抗体和补体的损伤。③胎盘滋养层上皮细胞表达 MIRL、DAF 及 MCP，可保护胎儿免遭来自母体或胎血的补体攻击。

（陈政良）

yǎnjìngshédú yīnzǐ

眼镜蛇毒因子 （cobra venom factor, CVF） 眼镜蛇毒所含的可激活补体的 β-糖蛋白。又称为眼镜蛇抗补体蛋白。分子量为 149kD，是由 α 链（68.5kD）、β 链（48.5kD）和 γ 链（32kD）组成的三聚体糖蛋白，其与人或哺乳动物 C3b 的作用类似，可与液相 B 因子结合为 CVF-B 复合物。CVF 结合的 B 因子可被液相 D 因子裂解为 Ba 和 Bb，大片段 Bb 与 CVF 结合所形成的 CVF-Bb 复合物具有丝氨酸蛋白酶活性，其既可将液相 C3 裂解为 C3a、C3b，也可将液相 C5 裂解为 C5a、C5b，故被称为 C3/C5 转化酶。

CVF 与人或哺乳动物 C3 具有高度同源性，二者晶体结构也大致相同。CVF 可能是眼镜蛇 C3 的裂解产物，即眼镜蛇毒所含 C3b。与人或哺乳动物血浆 C3b 不同，它们可抵抗 H 因子和 I 因子的裂解破坏作用。因此，CVF 与 Bb 结合所形成的 CVF-Bb 复合物（C3/C5 转化酶）比人或哺乳动物的 C3bBb 复合物（旁路途径 C3 转化酶）更加稳定。据此，可通过给予 CVF 而建立补体耗竭动物模型，用于相关基础研究。

（安云庆）

bǔtǐ shòutǐ

补体受体 （complement receptor, CR） 能识别、结合补体激活过程中所产生活性片段的膜分子。包括 CR1、CR2、CR3、CR4、CR5 及 C3aR、C4aR、C5aR、C1qR、C3dR 等，表达于不同细胞的膜表面，通过与不同的补体裂解片段结合而介导多种生物学效应。

（安云庆）

I xíng bǔtǐ shòutǐ

I 型补体受体 （type 1 complement receptor, CR1） 可识别并高亲和力结合补体裂解片段 C3b 和 C4b 的单链跨膜糖蛋白。分子量 160~250kD，主要表达于单核/巨噬细胞、中性粒细胞、红细胞、嗜酸性粒细胞、T 细胞、B 细胞和滤泡树突状细胞表面。功能为：①作为非特异性调理素受体，可增强吞噬细胞对已结合 C4b 或 C3b 的病原体等抗原异物的吞噬杀伤和清除。②红细胞和血小板通过表面 CR1 与抗原-抗体-C3b/C4b 复合物（循环免疫复合物）中的 C3b/C4b 结合，可发挥免疫黏附作用，参与和促进循环免疫复合物的清除。③作为膜型补体调节蛋白，通过与同一细胞表面固相 C4b 或 C3b 结合，阻止 C3 转化酶形成，并协同液相 I 因子迅速裂解及灭活细胞表面 C4b 或 C3b（图 A）。④可置换、取代同一细胞表面 C4b2a 或 C3bBb 复合物中的 C2a 或 Bb 片段，使已形成的 C3 转化酶衰变失活（图 B），从而阻断补体激活所致溶破效应。

此外，体外培养的中性粒细胞、单核细胞和淋巴细胞可产生分泌型 CR1，正常人外周血也可检出一定水平分泌型 CR1。血液

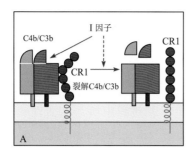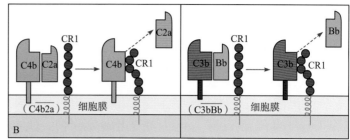

图　CR1 协助 I 因子灭活 C4b/C3b 并促进 C3 转化酶衰变失活

中分泌型 CR1 水平的临床意义为：①晚期肾衰竭和肝硬化患者外周血可检出高水平分泌型 CR1。②肾移植和肝移植患者分泌型 CR1 水平降低。

(安云庆)

miǎnyì niánfù

免疫黏附（immune adherence）补体裂解片段 C3b 和 C4b 介导循环免疫复合物与红细胞/血小板结合而形成较大聚合物的现象。是一种补体介导的免疫学效应。是机体清除循环免疫复合物的主要途径之一，其机制为：可溶性抗原-抗体复合物（循环免疫复合物）激活补体，产生 C3b 和 C4b 等裂解片段；C3b/C4b 通过其 N端 α 链亚稳定结合部位而与循环免疫复合物非特异性结合，再通过其 C 端稳定结合部位与表达 C3bR/C4bR（CR1）的红细胞和血小板结合，使循环免疫复合物与红细胞/血小板结合而形成较大聚合物（即发生免疫黏附）；继而通过血循环将免疫复合物转运至肝和脾，使之被巨噬细胞有效吞噬和清除。

(安云庆)

II xíng bǔtǐ shòutǐ

II 型补体受体（type 2 complement receptor，CR2）可识别并高亲和力结合补体 C3b 裂解产物 C3d 和 C3dg 的单链跨膜糖蛋白。又称 C3d 受体（C3dR），即

CD21。分子量为 145kD，主要表达于 B 细胞、滤泡树突状细胞（FDC）和鼻咽部上皮细胞表面，功能为：①作为 BCR 辅助受体（CD19/CD21/CD81 复合物）的组分，通过与抗原-C3d 复合物中 C3d 结合而介导 BCR 与 BCR 辅助受体交联，导致 CD19 胞质区相关酪氨酸激酶活化，可增强 B 细胞活化的第一信号，降低 B 细胞的抗原刺激阈值。②外周免疫器官淋巴滤泡中的 FDC 通过膜表面 CR2 与抗原-抗体-C3d 复合物或抗原-C3d 复合物中的 C3d 结合，可使抗原长期滞留于 FDC 表面而不被内吞，从而 B 细胞能长期接触抗原，有助于记忆 B 细胞形成和维持。③作为 EB 病毒受体，可介导 EB 病毒感染 B 细胞和鼻咽部上皮细胞，与伯基特淋巴瘤和鼻咽癌发生相关。

(安云庆)

III xíng bǔtǐ shòutǐ

III 型补体受体（type 3 complement receptor，CR3）可识别并结合 iC3b 的跨膜糖蛋白。属整合素家族 β2 组成员，是由 α链（165kD/CD11b）和 β 链（95kD/CD18）以非共价键连接而成的 CD11b/CD18 异二聚体，因最初是用抗巨噬细胞-1 单克隆抗体在白细胞中被检出，故又称 Mac-1。CR3 主要表达于中性粒细胞、单核/巨噬细胞、肥大细胞和

某些淋巴细胞表面，还可识别并结合细胞间黏附分子 1（ICAM-1）、纤维蛋白原、细菌脂多糖和酵母菌细胞壁上的葡聚糖等。CR3 与相应配体结合有赖于二价阳离子存在，其功能为：①调理作用：可增强中性粒细胞和单核/巨噬细胞吞噬杀伤与 iC3b 结合的病原体等抗原异物。②参与炎症反应：血管内白细胞表面 CR3 与血管内皮细胞表面 ICAM-1 结合，可促进白细胞黏附于血管内皮细胞，进而穿越血管壁并迁移至炎症部位。③巨噬细胞通过膜表面 CR3 直接识别/结合表面含脂多糖或葡聚糖的病原体：可有效发挥吞噬杀菌作用。

CR3 β2 链基因突变可致白细胞 CR3 表达缺陷，使白细胞不能与血管内皮细胞表面 ICAM-1 结合，无法迁移至炎症部位，从而引起白细胞黏附缺陷症（LAD）。LAD 的临床特征为反复发生难以治愈的感染（尤其是严重的化脓性细菌和真菌感染），表现为皮肤感染经久不愈并形成溃疡。

(安云庆)

IV xíng bǔtǐ shòutǐ

IV 型补体受体（type 4 complement receptor，CR4）可识别并结合 iC3b 和 C3dg 的跨膜糖蛋白。是由 α 链（150kD/CD11c）和 β 链（95kD/CD18）以非共价键连接而成的 CD11c/CD18 异二

聚体，属整合素家族 β2 组成员。其细胞分布、配体及功能均与 CR3 相似。CR4 主要表达于中性粒细胞、单核/巨噬细胞和血小板表面，其与配体结合有赖于二价阳离子存在。CR4 具有调理作用，可促进吞噬细胞对 iC3b 结合的病原体等抗原异物的吞噬杀伤和清除，亦可介导细胞间黏附作用。

（安云庆）

bǔtǐ chéngfèn C5a shòutǐ

补体成分 C5a 受体 （complement component C5a receptor, C5aR）

可识别并结合 C5a 的单链跨膜糖蛋白。分子量 40kD，由 350 个氨基酸残基组成，为 7 次跨膜受体超家族或 G 蛋白偶联受体超家族成员，主要表达于血管内皮细胞、中性粒细胞、巨噬细胞、肥大细胞和嗜碱性粒细胞表面。

功能为：①血管内皮细胞表面 C5aR 接受 C5a 刺激，可促进多种黏附分子（如 P-选择素、ICAM-1 和 CR3 等）表达，介导中性粒细胞或单核细胞与血管内皮细胞黏附，并导致血管通透性增强，促进吞噬细胞穿越血管壁而进入炎症部位。②炎症部位产生的 C5a 可趋化表达 C5aR 的中性粒细胞，使之向炎症局部聚集。③肥大细胞和嗜碱性粒细胞通过膜表面 C5aR 接受 C5a 刺激，可触发脱颗粒，释放组胺、酶类物质和产生白三烯、血小板活化因子等活性介质，介导过敏反应。④液相 C5a 与巨噬细胞表面 C5aR 结合，可增强巨噬细胞 CR1 所介导、对与 C3b/C4b 结合的病原体等颗粒的吞噬杀伤和清除作用。⑤可诱导单核细胞分泌 IL-1、IL-6、IL-8 及 TNF-α 等细胞因子，促进 T 细胞生存、增殖及 B 细胞产生抗体。

（安云庆）

bǔtǐ chéngfèn C3a shòutǐ

补体成分 C3a 受体 （complement component 3a receptor, C3aR）

可识别并结合 C3a 的单链跨膜糖蛋白。分子量 54kD，由 482 个氨基酸残基组成，属 7 次跨膜受体超家族或 G 蛋白偶联受体超家族成员，主要表达于血管内皮细胞、肥大细胞、嗜碱性粒细胞和巨噬细胞表面。

功能为：①血管内皮细胞通过表面 C3aR 受 C3a 刺激，可表达 P-选择素、ICAM-1 和 CR3 等黏附分子，介导中性粒细胞和单核细胞与血管内皮细胞黏附，导致血管通透性增强，促进吞噬细胞穿越血管壁而进入炎症部位。②肥大细胞或嗜碱性粒细胞通过表面 C3aR 受过敏毒素 C3a 刺激，可脱颗粒释放组胺、酶类物质和产生白三烯、血小板活化因子等血管活性介质，介导过敏性炎症反应。③巨噬细胞通过表面 C3aR 受 C3a 刺激，可显著增强其吞噬杀菌能力及分泌多种炎性介质，从而促进炎症反应和增强机体固有免疫应答。

（安云庆）

bǔtǐ chéngfèn C1q shòutǐ

补体成分 C1q 受体 （complement component 1q receptor, C1qR）

可识别并结合 C1q 的单链跨膜糖蛋白。分子量 68kD，由 652 个氨基酸残基组成，其胞外区含 1 个 C 型凝集素识别结构域、5 个表皮生长因子（EGF）样结构域和 1 个黏蛋白样结构域。还能与凝集素家族的甘露糖结合凝集素（MBL）和肺表面活性蛋白 A（SP-A）结合，故又称胶原凝集素受体。C1q 与 MBL 或 SP-A 分子结构类似，三者 C 端球形结构域是与免疫复合物或病原体表面糖类分子结合的部位，N 端聚集

成束的胶原样区是被固有免疫细胞表面 C1qR 识别、结合的部位。

C1qR 主要表达于各类免疫细胞及血小板、内皮细胞、成纤维细胞表面，功能为：①促进吞噬细胞的吞噬作用和抗体依赖细胞介导的细胞毒作用（ADCC）效应，刺激吞噬细胞氧化爆发，促进 B 细胞产生抗体，发挥免疫调节作用。②游离 C1q 可抑制胶原诱导的血小板聚集和 5 羟色胺（5-HT）释放，而多聚 C1q 可诱导血小板聚集和 5-HT 释放，从而调节血小板功能。③诱导成纤维细胞趋化、DNA 合成及细胞增殖，促进伤口愈合。

（安云庆）

zhènfāxìng shuìmiánxìng xuèhóngdànbáiniàozhèng

阵发性睡眠性血红蛋白尿症 （paroxysmal nocturnal hemoglobinaria, PNH）

造血干细胞磷脂酰肌醇聚糖 A（PIG-A）基因突变所致的补体缺陷病。属获得性免疫缺陷病。化学药物、放射线或病毒感染等可诱导 PIG-A 基因突变，使糖基磷脂酰肌醇锚蛋白（GPI-AP）合成障碍，导致衰变加速因子（DAF）和膜反应性溶破抑制因子（MIRL）等补体调节蛋白因缺乏糖基磷脂酰肌醇（GPI）连接而不能锚定于血细胞，无法有效抑制或阻断攻膜复合物（C5b6789n）在血细胞表面形成，使血细胞被溶破。PNH 临床表现主要是血红蛋白尿、慢性溶血性贫血和血细胞减少。

（安云庆）

quánshēnxìng yánzhèng fǎnyìng zōnghézhēng

全身性炎症反应综合征 （systemic inflammatory response syndrome, SIRS）

机体促炎-抗炎自稳失衡所致、伴有免疫

防御功能下降及持续失控性炎症反应的综合征。发病与损伤相关模式分子（DAMP）/病原相关模式分子（PAMP）的强烈刺激有关。补体参与发病，机制为：①创伤及创伤后缺血再灌注损伤可触发广泛而强烈、补体参与的瀑布式炎症反应，导致 SIRS。②严重感染可摧毁补体和 Toll 样受体等构建的防御屏障，引发脓毒症。③早期 PAMP 诱导高炎症应答，在补体激活、细胞因子风暴及凝血障碍等共同作用下引发 SIRS，C5a 信号在其中起主要作用。

（陈政良）

xìbāo yīnzǐ

细胞因子（cytokine，CK） 具有广泛生物学活性，参与免疫细胞间信息传递，在免疫应答和调节、免疫细胞分化和发育、组织修复、炎症反应、造血中发挥重要功能，并广泛参与机体其他生理功能和某些病理过程的蛋白质或小分子多肽。

体内多种细胞可产生细胞因子，包括免疫细胞（如 T 细胞、B 细胞、NK 细胞、单核/巨噬细胞）、非免疫细胞（如血管内皮细胞、表皮细胞及成纤维细胞）以及某些肿瘤细胞（如白血病、淋巴瘤、骨髓瘤细胞）。免疫细胞（尤其是激活的 T 细胞等）是细胞因子的主要来源。抗原、有丝分裂原、感染、炎症等多种因素均可刺激上述细胞产生细胞因子，各细胞因子间也可相互诱生。

研究过程 因具有独特的生物学活性和重要的临床意义，细胞因子一直受到免疫学界高度关注。对细胞因子结构、功能的认知和应用，反映了 20 世纪后叶生物学、免疫学飞速发展的进程。

干扰素的发现和应用 1957 年，英国病毒学家阿利克·艾萨克斯（Alick Isaacs）和瑞士病毒学家让·林登曼（Jean Lindenmann）发现，向鸡胚注射灭活流感病毒后，鸡胚细胞膜产生一种可"干扰"相邻细胞内流感病毒复制的物质，遂将其称为干扰素（IFN），这是首个被发现的细胞因子。IFN 可通过阻碍病毒 mRNA 功能而抑制病毒蛋白合成，还具有抑制肿瘤细胞生长和免疫调节作用。1979 年后，IFN-α、IFN-β、IFN-γ 受体和 IFN-α 受体分别被克隆。1986 年，重组 IFN-α 成为第一个细胞因子药物，获美国食品和药品管理局（FDA）批准用于治疗毛细胞型白血病，继而被用于治疗疣状病毒感染所致的尖锐湿疣、丙型肝炎和乙型肝炎。IFN-β 于 1993 年获准用于治疗多发性硬化。其后，还陆续发现了不同干扰素型别及亚型。

白细胞介素的发现 继干扰素后，发现淋巴细胞还可分泌多种具有不同生物学活性、可在细胞间传递信号的小分子，并于 1974 年将这些小分子统称为细胞因子。1979 年，第二届淋巴因子国际会议上，将一类由白细胞分泌、介导白细胞间相互作用的细胞因子命名为白细胞介素（IL），并按照发现顺序，以阿拉伯数字依次排列。至 2013 年，白细胞介素家族成员已达 38 个。此外，其他细胞因子（如集落刺激因子、转化生长因子等）也不断被发现。

重组细胞因子的研制和应用 20 世纪 80 年代前，主要通过加刺激物的细胞培养，从培养液中提取、纯化天然细胞因子，但产量低、成本高、纯度差，限制了细胞因子的研究与应用。至 20 世纪 80 年代，随基因工程、蛋白质工程、微生物发酵工程、细胞工程等技术发展，IFN-β 的 cDNA 被首先克隆成功，其后数十种细胞因子 cDNA 陆续被克隆，并研制出相应重组细胞因子。1986 年，重组 IFN-α2a 和 IFN-α2b 首先被用于临床，其后 IFN-γ1b、促红细胞生成素（EPO）、粒细胞集落刺激因子（G-CSF）、粒细胞-巨噬细胞集落刺激因子（GM-CSF）也相继获准进入临床应用。

20 世纪 90 年代起，借助分子生物学技术对已有细胞因子进行改造，构建活性更强的融合细胞因子，此即第二代重组细胞因子。GM-CSF 和 IL-3 融合蛋白的造血调控作用比二者单独应用的效应强 20 倍，可显著促进中性粒细胞和血小板恢复。2003 年，改良的重组 GM-CSF 首次被用作黑色素瘤疫苗的佐剂，可更持久、有效地增强肿瘤疫苗的免疫效应。

细胞因子功能 细胞因子种类繁多，通过彼此诱生、受体表达及生物学效应等的相互影响，在体内形成复杂的调节网络。该网络对维持机体免疫自稳发挥重要作用，其功能失衡参与多种人类疾病的发生发展。

1988 年，林德克内希特（Rinderknecht）提出炎性介质学说，认为白细胞通过释放大量细胞因子，形成复杂的炎症级联反应，从而将细胞因子与炎症反应相联系。根据在炎症过程中的作用，将细胞因子分为促炎细胞因子（如 IL-1、TNF-α、IL-6、IL-17、IL-23 等）和抑炎细胞因子（如 IL-10、TGF-β、IL-1Ra、IL-37 等）。促炎细胞因子的研究深化了对炎症发生机制的认识，同时极大推进了细胞因子在临床诊断和治疗中的应用。

分类 已发现的 200 余种人类细胞因子，可按照其来源、功能、分布形式、受体结构特征等进行分类。

按细胞来源分类 如主要由淋巴细胞产生的淋巴因子、主要由单核/巨噬细胞产生的单核因子、主要由脂肪细胞产生的脂肪因子等。

按主要功能分类 ①IL：主要由白细胞产生，参与白细胞间信息交流。②IFN：可干扰病毒复制，参与免疫应答和免疫调节，也是重要的促炎细胞因子。③TNF：可直接杀伤肿瘤细胞并具致炎作用，其家族成员约30个，主要成员为 TNF-α 和 TNF-β。④ CSF：是一组可选择性刺激造血祖细胞增殖、分化并形成某一谱系细胞集落的细胞因子。⑤GF：是一组可介导不同类型细胞生长和分化的细胞因子，根据其功能和所作用靶细胞不同，其命名各异。⑥趋化因子：是对不同靶细胞具有趋化效应的一个细胞因子家族，已发现50余个成员。

随着对细胞因子生物学功能认识不断深化，进行了新的分类：①按细胞因子在炎症级联反应中的作用分为促炎细胞因子、抑炎细胞因子。②按照细胞因子对免疫系统的影响，分为主要调控固有免疫及主要调控适应性免疫的细胞因子。③按照调节不同免疫细胞生长的作用，可分为促进 T 细胞、B 细胞和造血细胞生长的细胞因子。④参与胚胎发育的细胞因子。⑤参与组织修复/愈合的细胞因子。

按细胞因子在体内分布的形式分类 ①分泌型细胞因子：细胞因子通常均属此类。②膜结合型细胞因子：一般为分泌型细胞因子的前体，经某些水解酶作用或 mRNA 不同剪接而成为分泌型细胞因子。

按细胞因子受体结构特征及信号转导通路分类 细胞因子与相应受体结合，通过启动胞内信号转导而发挥功能。基于细胞因子所结合受体的分子结构及所启动的细胞内信号传导途径，可分为 5 个家族（表1）。

共同特点 细胞因子一般是分子量为 8~25kD 的多肽或糖蛋白，生物半衰期极短，其成熟分泌型分子所含氨基酸残基多在 200 个以内。多数细胞因子是单链，少数以二聚体（如 IL-5、IL-12、M-CSF、TGF-β）或三聚体（如 TNF）形式存在。不同细胞因子各有其独特的分子结构、理化特性及生物学功能，但也具有共同特点：

分泌特点 ①多细胞来源，一种细胞因子可由不同类型细胞产生，一种细胞也可产生多种细胞因子。②一般无前体状态的储存，细胞受刺激后即启动细胞因子基因转录，该过程通常十分短暂，且细胞因子 mRNA 极易降解，故细胞因子合成具有自限性。

作用特点 ①通过与靶细胞表面相应受体结合而发挥效应，且二者的亲和力极高，故极微量细胞因子（pmol/ml）即可发挥明显生物学效应。②作用的多样性：可介导和调节免疫应答、炎症反应，或作为生长因子促进靶细胞增殖、分化，并刺激造血、促进组织修复等。③生物学效应的复杂性：表现为多效性、重叠性、拮抗性、协同性、双向性、网络性等。

表 1 细胞因子家族

细胞因子家族	成员	分子结构特征	受体特征	信号转导通路
Ⅰ型细胞因子家族	IL-2 亚家族：IL-2、4、7、9、13、15、21；IL-3、5、GM-CSF IL-6 亚家族：IL-6、11、27、30、31 IL-12 亚家族：IL-12、23、27、35 其他成员：IL-14、16、32、34；G-CSF	三维结构有四束 α 螺旋	穿膜区具有 WSXWS 序列特征，胞外区含 FN3 型结构域	JAK/STAT 信号通路 RAS/RAF/MAP/PI3K
Ⅱ型细胞因子家族	IFN 亚家族：IFN-α（13 个成员），IFN-β；IFN-γ IL-10 亚家族：IL-10、19、20、22、24、26、28、29		同源二聚体，胞外区 2~4 个 FN3 型结构域	JAK/STAT 信号通路
TNF 家族	TNF-α、TNF-β、CD40、FasL；多个 TNF 配体超家族成员	同源三聚体；胞内 Toll 样/IL-1 受体结构域	胱天蛋白酶（caspase） JNK-p38；AP-1、NF-κB
IL-1 家族	IL-1、18、33；IL-36α/β/γ；IL-37	12 链 β 折叠桶	免疫球蛋白超家族；胞内 Toll 样/IL-1 受体结构域	MAPK；NF-κB
IL-17 家族	IL-17A、B、C、D、F、IL-25（IL-17E）	同源二聚体或异源二聚体	胞外区 FN3 型结构域，胞内区 SERIF 结构域	MAPK；NF-κB

作用方式 细胞因子可以不同方式作用于表达相应受体的靶细胞。多数以自分泌或旁分泌形式发挥效应（图）。

旁分泌 细胞所产生的分泌型细胞因子，与邻近细胞表面相应膜受体结合而发挥效应。例如：外周淋巴器官 T 细胞区的树突状细胞，可通过产生 IL-12，作用于邻近表达 IL-12R 的 T 细胞，使之分化。

自分泌 细胞所产生的细胞因子，可与细胞自身所表达的相应受体结合而发挥效应，如激活的 T 细胞产生 IL-2，可刺激自身（T 细胞）生长和分化。

近分泌 细胞表面的膜结合型细胞因子，可通过与邻近细胞表面的膜型受体结合而发挥效应。此概念于 1990 年由西班牙肿瘤生物学家霍安·马萨格·索莱（Joan Massagué Solé）首先提出，其发现膜型 TGF-α 可与邻近细胞表面的膜型表皮生长因子受体（EGFR）结合（TGF-α 与 EGF 的分子结构和生物学特性相似），从而发挥效应。

反分泌 可溶型细胞因子受体与相应膜结合型细胞因子结合，可诱导表达膜配体的细胞产生效应，如可溶性 TNFR 与膜结合型 TNF-α 结合可激活表达 TNF-α 的细胞。

内分泌 较高水平的细胞因子进入血循环，可对远处靶细胞发挥效应，如高浓度 TNF-α 可对全身多处靶细胞发生作用，由此参与某些疾病发生。

生理与病理作用 免疫细胞间信号联络有两种形式：细胞表面分子间相互作用；细胞分泌的细胞因子与靶细胞表面相应受体作用。细胞因子是使众多免疫细胞功能彼此协调、产生整体效应的主要信号分子，是免疫细胞相互联系的"语言"。细胞因子生物学作用广泛而复杂，主要为介导炎症反应、参与和调节免疫应答以及刺激造血。

致炎作用 免疫系统主要通过细胞因子参与炎症反应，促炎细胞因子和抑炎细胞因子分别介导炎症的发生和消退，机制为：①通过上调血管内皮细胞和白细胞表达黏附分子，可增强白细胞与血管内皮细胞间黏附，进而介导炎症细胞渗出、趋化、迁移至炎症灶。②激活炎症细胞（如单核/巨噬细胞、中性粒细胞），增强其吞噬、杀伤及释放炎症介质。③促进肝细胞合成急性期蛋白，有利于机体抵御病原微生物感染。④参与炎症病理性损伤，如 IL-1、TNF-α 和 IL-6 均为内源性致热原；可刺激内皮细胞和白细胞释放炎性介质，影响凝血功能并导致组织损伤；多种细胞因子可促进成纤维细胞增殖，参与慢性炎症的纤维性病变。

参与免疫应答和免疫调节 包括促进（如 IFN-γ 等）和抑制（如 IL-10 等）抗原提呈；促进 T 细胞、B 细胞活化、增殖和分化（如 IL-2、IL-4、IL-5、IL-6 等）；负调节免疫应答（如 TGF-β、IL-10 等）；介导免疫效应，如抑制病毒复制（IFN-γ），募集中性粒细胞至炎症部位（如 IL-17），促进巨噬细胞活化并增强其吞噬、杀伤活性（如 TNF-α、IFN-γ、GM-CSF 等），发挥胞毒作用（如淋巴毒素和 TNF-α 等）；诱导不同免疫细胞（如 CD4+T 细胞）及其亚群分化。

刺激造血 如刺激多能干细胞、多种祖细胞增殖与分化（如 IL-3）；促进粒细胞、巨噬细胞等增殖与分化（如 GM-CSF、G-CSF、M-CSF）；促进红细胞生成（如 EPO）。

参与疾病发生 细胞因子网络失衡可导致多种疾病和病理过程发生发展：①多种细胞因子具有直接或间接抗肿瘤作用；某些肿瘤可高表达 IL-6、M-CSF、EGF，促使细胞增殖失控，参与肿瘤的发生发展。②TNF-α 等促炎细胞因子可杀伤胰岛细胞并介导局部炎症反应。③细胞因子异常参与多种免疫性疾病（如免疫缺陷病、超敏反应性疾病、自身免疫病、移植排斥反应）发生。

细胞因子药物 细胞因子及其受体的药物已在临床得到广泛应用。

重组细胞因子 ①白细胞介素类：IL-2（治疗肿瘤）、IL-11（造血障碍性疾病）、IL-12（肿瘤、艾滋病和丙型肝炎）、IL-1 受体拮抗剂（IL-1Rα）（败血症）。②干扰素类（IFN-α）：治疗病毒性肝炎、白血病、多发性骨髓瘤、原发性血小板增多症、肾癌等。③集落刺激因子类：GM-CSF 和 G-CS（中性粒细胞减少）、GM-CSF（动员骨髓中造血干细胞进入外周血）、EPO（贫血相关疾

图 细胞因子的作用方式

病）。④趋化因子类：CCR5 抑制剂［马拉维若（Maraviroc），治疗 HIV-1 感染］、CXCR4 抑制剂［普乐沙福（Plerixafor，AMD3100），治疗高表达 CXCR4 的乳腺癌］等（表2）。

靶向细胞因子及其受体的抗体药物 至2017年，全球已上市的 71 个单克隆抗体药物中，有23个以细胞因子及其受体为靶点：①中和 TNF-α 的抗体：如英夫利昔单抗（Infliximab）、阿达木单抗（Adalimumab）、赛妥珠单抗（Certolizumab）和戈利木单抗（Golimumab）用于治疗类风湿关节炎、银屑病等自身免疫病。②中和 VEGF 的抗体：如贝伐单抗（Bevacizumab）和兰尼单抗（Ranibizum）用于治疗肿瘤。③中和 IL-1β 的抗体：如卡那津单抗（Canakinumab）和抗 IL-12/23 抗体，用于治疗自身免疫病。④封闭 IL-6R 的抗体：如托珠单抗（Tocilizumab）和抗 EGFR 的抗体西妥昔单抗（Cetuximab）、帕尼单抗（Panitumumab）。

（于永利）

细胞因子网络（cytokine network）

体内众多细胞因子及其受体通过相互促进、相互制约而形成的复杂调节网络。作用特点及复杂性表现为：①一种细胞可产生多种细胞因子，而不同细胞可产生一种或数种相同的细胞因子。②一种细胞因子可由多种细胞产生，如 IL-1 可由单核/巨噬细胞、B 细胞、NK 细胞、成纤维细胞和内皮细胞产生。③一种细胞因子可作用于不同靶细胞，产生不同生物学效应，如 γ 干扰素（IFN-γ）能刺激抗原提呈细胞上调 MHC Ⅰ类和Ⅱ类分子表达，也可激活巨噬细胞和 NK 细胞。④数种不同细胞因子可作用于同一种靶细胞，产生相同或相似的生物学效应，如 IL-2、IL-4、IL-7 和 IL-15 等均可刺激 T 细胞增殖。⑤一种细胞因子可抑制其他细胞因子的功能，如 IL-4 可抑制 IFN-γ 诱导 Th0 细胞向 Th1 细胞分化的作用，IFN-γ 可抑制 IL-4 诱导 Th0 细胞向 Th2 细胞分化的作用。⑥一种细胞因子可增强另一种细胞因子的功能，如 IL-3 可协同多种集落刺激因子，刺激造血干/祖细胞分化和成熟。

细胞因子网络在免疫应答、免疫调节中发挥重要作用，其功能失衡可参与某些免疫性疾病（如自身免疫病、超敏反应性疾病、肿瘤）的发生发展。

（于永利）

细胞因子风暴（cytokine storm）

在致病因子（如病原体等）的作用下，机体产生大量促炎细胞因子［如肿瘤坏死因子（TNF-α），白细胞介素（IL-1、IL-6、IL-8、IL-12），干扰素（IFN-α、IFN-β、IFN-γ），单核细胞趋化蛋白-1（MCP-1）］的现象。

莫斯曼（Mosmann TR）于 1989 年最先提出：细胞因子网络主要通过诱导免疫细胞分化和活化而发挥调节作用，如 CD4$^+$T 细胞在不同抗原刺激和微环境细胞因子作用下，可极化为不同功能亚群，后者通过产生细胞因子而调控免疫应答；生理情况下，细胞因子网络和细胞亚群极化受到严格而精细的调控，以维持免疫自稳；一旦细胞因子网络调控异常，某些致病因子（如病原体）可诱导机体产生高水平、不同种类的细胞因子，出现所谓"细胞因子风暴"，从而导致超急性炎症反应，并参与某些免疫病理过程（如急性呼吸窘迫综合征、严重感染、移植物抗宿主反应等），甚至引发多器官衰竭。

（何 维）

细胞因子信号抑制物（suppressor of cytokine signaling, SOCS）

对细胞因子信号通路具有负反馈调节作用的蛋白分子。

组成 SOCS 于 1997 年被首次发现，其家族至少包括 8 个成员，即细胞因子诱导的 SH2 蛋白（CIS）和 SOCS 1~7。SOCS 家族成员由 198~581 个氨基酸残基组成，结构相近，均含 3 个结构域：①SH2 结构域：其极为保守，负责 SOCS 蛋白分子特异性识别并结合相应靶分子的磷酸化基序。②N 端扩展的 SH2 结构域：序列

表2 已用于临床治疗的重组细胞因子

名称	效应	临床用途
IFN-α	抗病毒、抗增殖	慢性丙型肝炎、艾滋病相关卡波西肉瘤、黑色素瘤
IFN-β	抗病毒、抗增殖	缓解多发性硬化所致间歇性疼痛
IFN-γ	免疫刺激、抗病毒	慢性肉芽肿病、恶性骨硬化病
IL-2	免疫刺激	肾细胞癌、转移性黑色素瘤
IL-11	血小板生长因子	化疗后引起的低血小板症
EPO	促红细胞生成	慢性肾功能衰竭的贫血、化疗后引起的贫血等
G-CSF	促粒细胞生成	化放疗后的粒细胞减少症
GM-CSF	促粒细胞、单核/巨噬细胞生成	化放疗后的粒细胞减少症

较可变，有助于 SCOS 分子与其靶蛋白间的物理性接触。③C 端 SOCS 盒：位于肽链 C 端，含 40 个氨基酸残基，可与 elongin B、elongin C、cullin5、RBX2（RING-box-2）组成的复合体结合，并募集 E2 泛素转移酶，导致靶蛋白泛素化，进而被蛋白酶降解；SOCS 盒还可稳定 SOCS 分子，保护其免遭蛋白酶体破坏，并避免 SOCS 分子间的相互干扰。

调控机制　SOCS 是 JAK-STAT 信号通路中重要的负调控因子，并参与调控 MAPK、JNK/p38 等信号转导通路（图）。以 JAK-STAT 信号通路为例，SOCS 调控细胞因子信号转导的基本过程是：干扰素、白细胞介素和生长因子与细胞表面相应受体结合→激活受体胞质区所结合的 JAK 激酶，介导其自身磷酸化→STAT 蛋白与磷酸化的受体结合，并被 JAK 磷酸化→磷酸化的 STAT 发生同源或异源二聚化，转位至细胞核内，启动 STAT 靶基因转录。

以 CIS、SOCS1 和 SOCS3 为例，负调控细胞因子信号转导的机制为：①SOCS1 和 SOCS3 分子 N 端含较小的激酶抑制域（KIR），后者与 JAK 家族的假底物抑制区序列具有极高同源性，故可模拟 JAK 的底物与 JAK 蛋白活性环结合，从而抑制 JAK 的催化活性。②SOCS 通过 SH2 结构域竞争性结合细胞膜受体上被磷酸化的位点，封闭信号途径下游 STAT，使之不能与膜受体的磷酸化位点结合，从而不能被 JAK 活化。③SOCS 分子的 SOCS 盒结构域介导 SOCS 的靶蛋白泛素化，从而被蛋白酶体降解。通过上述机制，SOCS 可阻止转录因子复合体形成、入核，最终抑制目的基因表达。

生物学功能　正常状态下，SOCS 基因通常呈低表达，产物半衰期较短；一旦受细胞因子刺激，SOCS 基因即迅速转录与表达。其功能为：参与多种细胞因子、生长因子和激素的信号调节；与造血功能紊乱、自身免疫、炎症反应及肿瘤等有关。

（高福 吴莹 张福萍）

xìbāo yīnzǐ yìzhìwù

细胞因子抑制物（cytokine suppressor）　可抑制或阻断细胞因子功能的因子或制剂。体内存在多种天然细胞因子抑制物，包括抗细胞因子自身抗体、可溶型细胞因子受体、细胞因子诱饵受体（如 TNF 诱饵受体、IL-13Rα2 亚单位、IL-1 Ⅱ型受体）、天然细胞因子抑制物（如 IL-1 抑制物）、细胞因子受体抑制物（如 IL-1ra）、细胞因子信号抑制物等。

作用　正常人或某些自身免疫病、感染性疾病患者血清可检出抗细胞因子自身抗体。此类抗体对机体具有双重作用：①生理状态下：低浓度抗细胞因子抗体不干扰细胞因子活性，而是作为细胞因子的载体，使之免遭蛋白水解酶降解，从而延长半寿期和活性。②病理状态下：抗细胞因子抗体可中和细胞因子活性，可能缓解细胞因子所致病理损害，但也可能因此干扰细胞因子的防御作用（如抗 IFN 抗体可抑制 IFN 的抗病毒和抗肿瘤活性）。

应用　以抗细胞因子的中和抗体为例。

抗 TNF-α 抗体　是最早被批准进入市场的抗细胞因子生物制剂。1997 年美国食品和药品管理局（FDA）批准 TNF-α 嵌合抗体治疗类风湿关节炎、克罗恩病、银屑病性关节炎、溃疡性结肠炎和强直性脊柱炎。2001 年，人源化抗 TNF-α 单克隆抗体被批准用于治疗克罗恩病和类风湿关节炎。

抗 VEGF 抗体　可抑制肿瘤组织血管形成，使肿瘤细胞缺乏赖以生存扩张的营养物质，从而遏制肿瘤细胞生长。2004 年，美国 FDA 批准抗血管内皮细胞生长

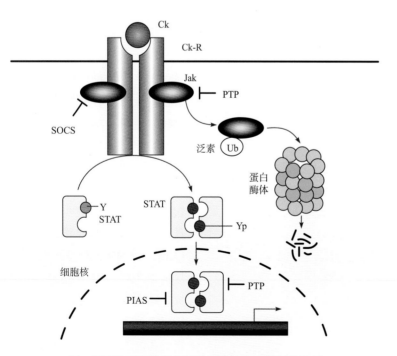

图　SOCS 对细胞因子信号通路的负反馈调节作用

因子（VEGF）人源化单克隆抗体治疗转移性结肠癌。2006 年，美国 FDA 批准抗 VEGF 人源抗体治疗年龄相关的视网膜黄斑变性。

抗 IL-1β 生物制剂　IL-1β 是促发急性痛风关节炎的致病因子，其机制为：尿酸盐结晶通过激活 NLRP3 炎性小体而刺激巨噬细胞产生 IL-1β；IL-1β 以自分泌形式诱导巨噬细胞产生更多 IL-1β，以旁分泌形式刺激邻近吞噬细胞、内皮细胞和关节滑膜细胞产生炎症因子，募集单核/巨噬细胞和中性粒细胞至关节炎症部位，促进关节的炎性损伤。卡那津单抗（Canakinumab）是一种全人源化抗 IL-1β 单克隆抗体，通过中和 IL-1β 生物学活性，可用于治疗急性痛风关节炎，并可显著改善糖尿病患者 β 细胞功能。

此外，抗 IL-12/IL-23 抗体对银屑病显示明确疗效。

（于永利）

línbā yīnzǐ

淋巴因子（lymphokine）　由淋巴细胞产生的细胞因子。包括白细胞介素（IL-2、IL-3、IL-4、IL-5、IL-6、IL-9、IL-10、IL-12、IL-13、IL-14、IL-16、IL-17）、干扰素（IFN-γ）、肿瘤坏死因子（TNF-β）和粒细胞-巨噬细胞集落刺激因子（GM-CSF）等。淋巴因子于 20 世纪 70 年代末被定义，其后陆续发现，所谓淋巴因子也可由非淋巴细胞产生，故已较少使用此命名。最初认为 IL-2 和淋巴毒素属典型的淋巴因子，现将二者分别归于细胞因子的 IL-2 家族和肿瘤坏死因子超家族。

（于永利）

dānhé yīnzǐ

单核因子（monokine）　由单核/巨噬细胞产生的细胞因子。包括白细胞介素（IL-1、IL-6、IL-8、IL-10）、肿瘤坏死因子（TNF-α）、粒细胞集落刺激因子（G-CSF）和巨噬细胞集落刺激因子（M-CSF）等。单核因子于 20 世纪 70 年代末被定义，其后发现，非单核/巨噬细胞也可产生单核因子，如 TNF-α 主要由单核/巨噬细胞产生，曾被称为单核因子，但 T 细胞、自然杀伤（NK）细胞等其他细胞也可产生。因此，单核因子名称已较少使用。

（于永利）

mójiéhéxíng xìbāo yīnzǐ

膜结合型细胞因子（membrane-bound cytokine）　以天然膜结合形式表达于细胞膜表面的细胞因子。又称跨膜型细胞因子。具有与分泌型细胞因子类似的功能，但其发挥作用有赖于细胞间直接接触，如膜结合型 IL-1α（mIL-1α）表达于单核细胞和 B 细胞表面，具有分泌型 IL-1α 的生物活性，该活性可被抗 IL-1α 抗体阻断。已发现多种细胞因子具有膜结合型，如白细胞介素（IL-1、IL-15）、巨噬细胞集落刺激因子（M-CSF）、Flt3L、肿瘤坏死因子（TNF-α）、淋巴毒素（LT-α）、CX3CL/fractalkine、转化生长因子（TGF-β、TGF-α）、干细胞因子、干扰素（IFN-γ）、表皮生长因子、肝素结合生长因子、神经鞘瘤生长因子等。

膜结合型细胞因子的作用方式为：①近分泌形式：即通过与邻近细胞的膜型受体结合，在相互作用的局部发挥效应。②反分泌形式：即可溶性受体与相应膜配体作用，诱导表达膜配体的细胞产生效应。③膜结合型细胞因子（如膜型 TNF-α）在其胞外端水解后，所余片段的胞内结构域可被胞内相关酶水解，这种胞内结构域可转移至细胞核内发挥效应，促进其他细胞因子表达。

针对多种表达膜结合型细胞因子（如 mGM-CSF、mM-CSF、mIL-2、mIL-4、mIL-12、mIL-12p35、mTNF-α、mFlt3-L、mFractalkine 和 mIFN-γ）的肿瘤细胞制备肿瘤疫苗，并在动物实验中取得了明显效果。此外，某些膜结合型细胞因子（如 mIL-18、mSCF）可借助聚糖与内皮细胞和基质细胞等结合，使相应细胞因子保持较高浓度，从而参与炎症的发生和促进造血功能。

（于永利）

cùyán xìbāo yīnzǐ

促炎细胞因子（proinflammatory cytokine）　参与引发炎症反应的细胞因子。又称炎性细胞因子，分为两类：①急性促炎细胞因子：如白细胞介素（IL-1、IL-6、IL-11、IL-8、IL-18）、肿瘤坏死因子（TNF-α）等。②慢性促炎细胞因子：包括主要介导体液免疫应答的 IL-4、IL-5、IL-6、IL-7、IL-13 和主要介导细胞免疫应答的 IL-2、IL-3、IL-4、IL-7、IL-9、IL-10、IL-12、干扰素（IFN-α）和转化生长因子（TGF-β）等。某些细胞因子（如 IL-1）既参与急性炎症也参与慢性炎症。

急性促炎细胞因子与脓毒血症休克、类风湿关节炎和炎性肠病等疾病发生密切相关。机体接触内毒素后数分钟即开始合成 TNF-α，数小时内达高峰；机体接触内毒素 24 小时后 IL-1 水平达高峰。这两种细胞因子有重叠的生物学活性，如降低血压、增加血管通透性、促进白细胞穿过血管壁、发热、促进蛋白分解等。对动物给予外源性 TNF-α 和 IL-1，可引起发热、炎症、组织破坏、休克、甚至死亡；抑制 IL-1、IL-6或 TNF-α 活性的生物制剂，可用于治疗多种炎症性疾病。

固有免疫应答的主要效应机制是产生促炎细胞因子。固有免疫细胞通过其模式识别受体识别病原体相关模式分子或损伤相关模式分子，可促进相关基因转录，产生促炎细胞因子，后者招募多种免疫细胞到达发生固有免疫应答的部位并发挥效应。炎症是抵御病原微生物的防御反应，炎症反应缺陷的个体易受微生物感染。

近期新定义的一组自身炎症性疾病，是由固有免疫所介导、临床表现以异常增高的炎症反应为特征、具有明显宿主遗传易感性的免疫性疾病。促炎细胞因子（如 IL-1β）在该病发生中起重要作用。

（于永利　尹丙娇）

xìbāo yīnzǐ shòutǐ

细胞因子受体 （cytokine receptor）

通过与相应细胞因子（配体）特异性、高亲和力结合而发挥生物学作用的蛋白质。多数细胞因子有相应特异性受体，但某些细胞因子可共用同一受体，如肿瘤坏死因子（TNF-α）和淋巴毒素（LT-α）共用 TNFR；IL-19、IL-20 和 IL-24 共用 IL-20R；IL-28A、IL-28B 与 IL-29 共用 IL-28R。

分子结构　多数细胞因子受体为跨膜分子，由胞外区、跨膜区和胞质区组成。细胞因子和细胞因子受体结合可启动胞内信号转导，从而调节细胞功能。某些细胞因子受体可通过蛋白酶水解作用而脱落，或通过 RNA 水平的不同剪接，形成可溶型细胞因子受体。多数细胞因子受体由 2 条链（或称亚单位）或多条链组成，按肽链功能分为两类（图）：

细胞因子受体私有链　细胞因子受体分子中专司与特异性配体（即相应细胞因子）结合的肽链，又称私有亚单位或结合链，如 IL-2R 和 IL-15R 各有其特异性结合配体的 α 亚单位，分别为两种受体的私有链。

细胞因子受体公有链　细胞因子受体分子中负责介导结合配体后信号转导的肽链，又称转导链。若干细胞因子可共同使用同一受体公有链，是某些细胞因子功能相似或重叠的结构基础。例如：①IL-4R、IL-7R、IL-9R、IL-15R 和 IL-21R 有相同的 γ 链［含色氨酸-丝氨酸-X-色氨酸-丝氨酸（WSXWS）结构］，是负责转导信号的公有链。②IL-3R、IL-5R、GM-CSFR 有相同的公有链，即 β 链（KH97）。③IL-6R、IL-11R、白细胞移动抑制因子受体、抑瘤素受体（OSMR）及睫状神经营养因子受体负责转导信号的公有链是 gp130。

信号转导　细胞因子与相应细胞因子受体结合，可启动多条不同信号转导通路，从而发挥效应。其中，Janus 激酶（JAK）和信号转导及转录激活因子（JAK-STAT）是转导细胞因子刺激信号的基本途径，存在于多数动物细胞内。

JAK-STAT 途径主要包括 3 个重要组分：①多种细胞因子受体信号转导链。②JAK：属非受体型酪氨酸蛋白激酶，哺乳动物 JAK 家族包括 4 个成员，即 JAK1～3 和 TYK2，其分子结构不含 SH2、SH3，C 端含 2 个相连的激酶区。③信号转导及转录激活因子（STAT）：是 JAK 的底物，具有 SH2 和 SH3 两类结构域。

JAK-STAT 信号途径的主要步骤为（图）：配体与受体结合，导致受体二聚体化或三聚体化（如 IL-2R、IL-15R）→二聚体化或三聚体化受体激活 JAK→JAK 将 STAT 磷酸化→STAT 形成同源或异源二聚体，暴露入核信号，进入核内与靶基因结合，促进相关基因转录和表达。

哺乳动物细胞有 7 个 STAT 基因（STAT1～7），所编码的每一个 STAT 分子结合不同 DNA 序列。JAK-STAT 途径活化可激活细胞增殖、分化、迁移和凋亡，从而在造血、免疫应答（以及乳腺腺体发育和泌乳、脂肪生成等）中发挥决定性作用。JAK-STAT 途径的发现始于对干扰素的研究，TYK2、

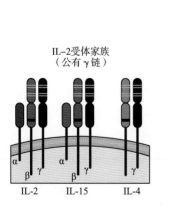
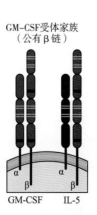
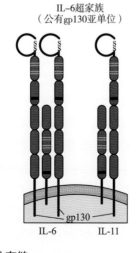

图　细胞因子受体的私有链和公有链

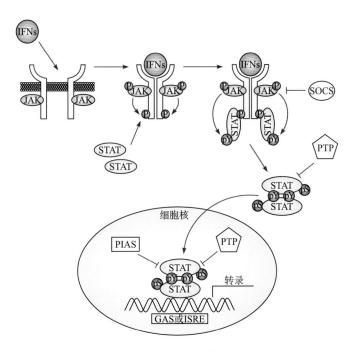

图　JAK-STAT 信号转导途径

JAK1 以及 STAT1、STAT2 和 IRF9 是细胞对 Ⅰ 型干扰素产生反应所必需。STAT 可调节多种基因，如 STAT3 可调节 IL-6 诱导的急性期蛋白表达；STAT5 介导催乳素诱导的多种基因表达；STAT6 是 IL-4 诱导的抗体类别转换、MHC Ⅱ 类抗原与免疫球蛋白受体等上调所必需。

　　JAK-STAT 途径与其他信号转导途径存在错综复杂的联系，如细胞因子信号抑制因子可通过结合或抑制 JAK，或通过与 STAT 竞争细胞因子受体的磷酸酪氨酸结合位点，从而抑制 STAT 的磷酸化。JAK-STAT 信号途径发生障碍，可导致免疫缺陷症状和肿瘤发生等。

　　　　　　　（于永利　高　福）

xìbāo yīnzǐ shòutǐ chāojiāzú

细胞因子受体超家族（cytokine receptor superfamily）　根据细胞因子受体分子胞外区氨基酸残基序列同源性和结构特征而进行的归类。家族成员分 4 型：

①Ⅰ型：其成员分子胞外区含 4 个位置保守的半胱氨酸和 1 个近细胞膜色氨酸–丝氨酸–X–色氨酸–丝氨酸（WSXWS）基序（其中 X 代表其他任意氨基酸残基）。②Ⅱ型：其成员分子胞外区仅由 3 型纤连蛋白（Fn3）结构域组成，而无 WSXWS 基序。③Ⅲ型：其成员分子胞外区有数个富含半胱氨酸结构域。④Ⅳ型：其成员分子胞外区仅由数个免疫球蛋白（Ig）结构域组成。

　　某些细胞因子受体分子胞外区可同时含两种不同受体超家族的结构，如 IL-6R 既含 Ig 样功能区，也含 WSXWS 构型；巨噬细胞集落刺激因子受体（M-CSFR）既属Ⅳ受体超家族，又属Ⅱ型受体超家族。

　　　　　　　　　　（于永利）

Ⅰ xíng xìbāo yīnzǐ shòutǐ jiāzú

Ⅰ型细胞因子受体家族（cytokine receptor family type Ⅰ）

细胞因子受体超家族成员之一。又称造血因子受体家族。家族成员胞外区与配体结合部位均含由 200 个氨基酸残基组成的同源区，后者的 N 端有 4 个位置保守的半胱氨酸，C 端有 1 个色氨酸–丝氨酸–X–色氨酸–丝氨酸（WSXWS）基序（其中 X 代表其他任意氨基酸残基）。

　　该家族是最大的细胞因子受体家族，成员包括白细胞介素（IL-2、IL-3、IL-4、IL-5、IL-6、IL-7、IL-9、IL-11、IL-12、IL-13、IL-15、IL-21、IL-23、IL-27）、促红细胞生成素（EPO）、巨噬细胞–粒细胞集落刺激因子（GM-CSF）、粒细胞集落刺激因子（G-CSF）、抑瘤素 M（OSM）、白血病抑制因子（LIF）等的受体。此外，生长激素、神经肽和催乳素的受体也属该家族。

　　Ⅰ型细胞因子受体主要启动 JAK-STAT 信号转导途径，其成员普遍存在共用亚单位的现象，例如：① IL-2、IL-4、IL-7、IL-9、IL-15 和 IL-21 受体共用相同的 γ 链（γc，CD132），γc 基因突变的个体，所有依赖 γ 链转导信号的细胞因子其功能均发生障碍，又称 X 连锁重症联合免疫缺陷病（γc 基因位于 X 染色体），导致重度联合免疫缺陷病。② IL-3、IL-5 和 GM-CSF 受体有共同的 β 链（CD131）。③ IL-6R、IL-11R、IL-12R、LIFR 和 OMR 受体有共同的 gp130（CD130）。

　　　　　　　　　　（于永利）

Ⅱ xíng xìbāo yīnzǐ shòutǐ jiāzú

Ⅱ型细胞因子受体家族（cytokine receptor family type Ⅱ）

细胞因子受体超家族成员之一。又称干扰素受体家族。家族成员分子的胞外区仅由 3 型纤连蛋白（Fn3）结构域组成、无色氨酸–丝氨酸–X–色氨酸–丝氨酸（WSXWS）基序。该家族成员包括Ⅰ型、Ⅱ型、Ⅲ型干扰素受体和IL-10家族受体等，它们主要启动JAK-STAT信号转导途径。

(于永利)

Ⅲ型细胞因子受体家族（cytokine receptor family typeⅢ）

xíng xìbāo yīnzǐ shòutǐ jiāzú

细胞因子受体超家族成员之一。属肿瘤坏死因子受体超家族（TNFRSF）或神经生长因子受体超家族。家族成员（表）的胞外区有多个由40个氨基酸残基组成、富含半胱氨酸（Cys）的结构域。TNFRSF约有28个成员（包括TNFRⅠ、TNFRⅡ、CD40、CD30、CD27、Fas和LT-βR等），多以同源三聚体形式发挥作用，所识别的配体是肿瘤坏死因子超家族（TNFSF）成员。该受体家族主要启动NF-κB信号通路。

(于永利)

OX40

OX40（Oxford 40） 肿瘤坏死因子受体超家族（TNFRSF）成员。即CD134，又称TNFRSF4。人OX40含277个氨基酸残基（50kD），为Ⅰ型跨膜糖蛋白，编码基因定位于染色体1p36。OX40主要表达于活化的CD4$^+$和CD8$^+$T细胞表面，而初始T细胞和多数记忆T细胞不表达，故被视为T细胞活化标志之一。此外，OX40还表达于活化的调节性T细胞（Treg）、NK T细胞、NK细胞和中性粒细胞表面。

OX40的配体是OX40L，又称CD252、TNFSF4，属肿瘤坏死因子超家族，表达于成熟的抗原提呈细胞（如B细胞、树突状细胞和巨噬细胞）表面，也可诱导性表达于朗格汉斯细胞、上皮细胞、平滑肌细胞、肥大细胞和NK细胞等表面。OX40L胞外区C端可形成同源三聚体结构，其与OX40结合，可促使OX40胞质区与肿瘤坏死因子受体相关因子（TRAF2、3、5）及PI3K结合，激活下游PI3K/PKB及NF-κB等信号通路。

OX40L/OX40的功能为：①参与T细胞与其他淋巴细胞、非淋巴细胞间相互作用。②作为共刺激分子，促进效应CD4$^+$和CD8$^+$T细胞增殖和存活。③阻断Treg细胞对T细胞活化的抑制作用。④抑制Treg细胞生成。⑤促进、维持CD4$^+$和CD8$^+$记忆性T细胞的生成和存活。⑥调控记忆性CD4$^+$T细胞亚群的分化。⑦维持记忆性CD4$^+$T细胞对刺激物的反应性。

鉴于OX40L/OX40信号系统在T细胞分化、成熟中发挥重要

表 TNFRSF超家族成员

基因名	又称	染色体定位
TNFRSF1A	TNFR1, TNF-R, TNFAR, TNFR60, TNF-RⅠ, CD120a, TNF-R55	12p13.2
TNFRSF1B	TNFBR, TNFR80, TNF-R75, TNF-RⅡ, p75, CD120b	1p36.22
TNFRSF3	LTBR, D12S370, TNFCR, TNFR-RP, TNFR2-RP, TNF-RⅢ	12p13
TNFRSF4	TXGP1L, ACT35, OX40, CD134	1p36
TNFRSF5	CD40, p50, Bp50	20q12-q13.2
TNFRSF6	Fas, CD95, APO-1	10q24.1
TNFRSF6B	DcR3, DCR3, TR6, M68	20q13.33
TNFRSF7	CD27, S152, Tp55	12p13
TNFRSF8	CD30, D1S166E, KI-1	1p36
TNFRSF9	ILA, CD137, 4-1BB	1p36
TNFRSF10A	DR4, Apo2, TRAILR-1. CD261	8p21
TNFRSF10B	DR5, KILLER, TRICK2A, TRAIL-R2, TRICKB, CD262	8p22-p21
TNFRSF10C	DcR1, TRAILR3, LIT, TRID, CD263	8p22-p21
TNFRSF10D	DcR2, TRUNDD, TRAILR4, CD264	8p21
TNFRSF11A	PDB2, LOH18CR1, RANK, CD265, FEO	18q22.1
TNFRSF11B	OPG, OCIF, TR1	8q24
TNFRSF12A	FN14, TweakR, CD266	16p13.3
TNFRSF13B	TACI, CD267	17p11.2
TNFRSF13C	BAFFR, CD268	22q13.1-q13.3
TNFRSF14	HVEM, ATAR, TR2, LIGHTR, HVEA, CD270	1p36.32
TNFRSF16	NGFR, CD271, p75NTR	17q21-q22
TNFRSF17	BCMA, BCM, CD269, TNFRSF13A	16p13.1
TNFRSF18	AITR, GITR, CD357	1p36.3
TNFRSF19	TAJ-alpha, TROY, TAJ, TRADE	13q12.11-q12.3
TNFRSF19L	RELT, FLJ14993	11q13.2
TNFRSF21	DR6, CD358	6p21.1
TNFRSF25	DR3, TRAMP, WSL-1, LARD, WSL-LR, DDR3, TR3, APO-3, TNFRSF12	1p36.2
TNFRSF27	EDA2R, XEDAR, EDA-A2R	Xq11.1

作用，可能成为抑制自身免疫病的新靶点。阻断 OX40L/OX40 信号系统可下调效应性 T 细胞激活，减缓异常免疫应答所致的病理损伤。此外，针对 OX40L/OX40 相关信号系统的药物可能用于防治移植排斥和肿瘤。

（高福　刘长振　高斌）

Ⅳ xíng xìbāo yīnzǐ shòutǐ jiāzú

Ⅳ型细胞因子受体家族（cytokine receptor family type Ⅳ）

细胞因子受体超家族成员之一。属免疫球蛋白受体超家族（IgRSF）。该家族成员包括 IL-1R Ⅰ（CD121a）、IL-1R Ⅱ（CD121b）、IL-6Rα 链（CD126）、粒细胞集落刺激因子受体（G-CSFR，CD114）、巨噬细胞集落刺激因子受体（M-CSFR，CD115）、干细胞因子受体（SCFR，CD117）和血小板生长因子受体（PDGFR）等。家族成员胞外区含 1 个或数个免疫球蛋白（Ig）样结构域，胞质段与 Toll 样受体（TLR）家族相同，E3 泛素连接酶依赖的 NF-κB 通路转导信号。

依据胞外区所含 Ig 样结构域数量及信号转导途径不同，该家族又可分为不同类型：①Ⅰ型细胞因子受体：如 IL-6Rα 胞膜外区 N 端含 1 个 C2 结构域，在靠近细胞膜侧含 1 个造血因子受体超家族结构域，胞外区还含数个 3 型纤连蛋白（Fn3）结构域。②IL-1R Ⅰ 和 IL-1R Ⅱ 等：其胞外区含 3 个 C2 样结构，受体胞质区丝氨酸/苏氨酸磷酸化可能与受体介导的信号转导有关。③ M-CSFR、SCFR 和 PDGFR 等：胞外区含 5 个 Ig 样结构域，其中靠近胞膜区为 1 个 V 样结构域，其余 4 个为 C2 样结构域，受体通常以同源二聚体形式与相应同源二聚体配体结合，通过胞质区本身所含蛋白酪氨酸激酶转导信号。

（高福　刘军）

kěróngxíng xìbāo yīnzǐ shòutǐ

可溶型细胞因子受体（soluble cytokine receptor，sCKR）

游离于体液中的细胞因子受体。与相应膜型受体胞外区氨基酸残基序列同源，仅缺少跨膜区和胞质区，多数可与相应配体特异性结合，但亲和力一般低于膜型受体。产生机制为：膜结合型细胞因子受体被蛋白酶切割而脱落；细胞因子受体 mRNA 的变异剪接；微囊泡分泌等。

功能为：①保留配体结合活性，可与膜结合型细胞因子受体竞争性结合细胞因子，从而中和或调节细胞因子的生物学活性。②作为细胞因子载体，将细胞因子转运至机体特定部位，并稳定细胞因子分子结构，防止其被蛋白酶降解，维持并延长体内低水平细胞因子的生物学活性。③某些病毒（如痘病毒）的基因可编码 sCKR 同源类似物（如 sTNFR 类似物、sIFN-γ 受体类似物、sIL-1R 类似物等），后者可抑制相应细胞因子活性，从而使病毒逃逸免疫系统攻击。

检测外周血 sCKR 水平有助于某些疾病的诊断及对病程和病情的判断，如心肌梗死、莱姆（Lyme）病、新生儿脓毒血症、重症肌无力、类风湿关节炎、非小细胞肺癌、结肠癌、乳腺癌、卵巢癌、急性 T 淋巴细胞白血病/淋巴瘤患者，血清 sIL-2R 水平显著升高；慢性淋巴细胞白血病患者疾病进展期，体内 sCD27 水平显著升高，经治疗病情缓解后其水平可显著下降；活动性霍奇金淋巴瘤患者体内 sCD30 水平显著升高；多发性骨髓瘤患者体内 sIL-6R 水平显著升高。

sCKR 具有特异性强、亲和力高和免疫原性低等特点，可用于防治细胞因子异常升高所致病理过程，如 sTNFR 通过中和 TNF-α，可缓解后者在类风湿关节炎及克罗恩病中所致的病理损害，并缓解内毒素性休克症状。sTNFR 和人 IgG1 Fc 段的重组融合蛋白（依那西普，Etanercept）已获准用于治疗类风湿关节炎，另 sIL-1R-Fc、sgp130-Fc 等也已获准用于临床治疗。

（于永利）

yòu'ěr shòutǐ

诱饵受体（decoy receptor）

可高亲和力、特异性结合细胞因子（配体）、但不能启动相关胞内信号转导的受体。此类受体通过竞争性结合相应的细胞因子，可阻断后者与功能性受体结合，通过扮演"诱饵"而发挥负调控作用（图）。已发现，某些肿瘤坏死因子受体超家族（TNFRSF）成员［诱饵受体 1（DcR1）、诱饵受体 2（DcR2）、诱饵受体 3（DcR3）］、免疫球蛋白受体超家族（IgRSF）成员（IL-1 Ⅱ 型受体，IL-1R Ⅱ）及非典型趋化因子受体（如 Duffy 和 D6）均为诱饵受体。属肿瘤坏死因子受体超家族的诱饵受体有 3 种：

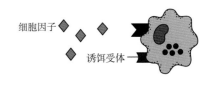

图　细胞因子诱饵受体作用

DcR1 即 TNFRSF10C、CD263，又称肿瘤坏死因子相关凋亡诱导配体受体 3（TRAIL-R3）。成熟 DcR1（65kD）由 190 个氨基酸残

基组成，是一种糖基磷脂酰肌醇连接的分子，其胞外区含 3 个 N-连接糖基化位点。DcR1 广泛表达于 T 细胞、B 细胞、NK 细胞、单核/巨噬细胞、粒细胞及某些非免疫细胞。DcR1 的配体是 TRAIL，后者与胞质区含死亡结构域的 TRAIL-R1（DR4）、TRAIL-R2（DR5）结合，触发胱天蛋白酶（caspase）级联反应并介导靶细胞凋亡。DcR1 缺乏胞质区，其与 TRAIL 结合不能启动信号转导。因此，DcR1 可通过与 TRAIL-R1 或 TRAIL-R2 竞争性结合 TRAIL，从而阻断 TRAIL 介导的细胞凋亡效应。

DcR2 即 TNFRSF10D、CD264，又称肿瘤坏死因子相关凋亡诱导配体受体 4（TRAIL-R4）。成熟 DcR2 分子（35kD）由 331 个氨基酸残基组成，其胞外区含 2 个 N-连接糖基化位点，可与相应配体（TRAIL）结合，胞质区含 1 个不完整的死亡结构域（DD）。DcR2 基因定位于人 8p21。DcR2 广泛表达于 T 细胞、B 细胞、NK 细胞、单核/巨噬细胞、粒细胞及某些非免疫细胞。DcR2 与配体 TRAIL 结合不能启动胞内信号转导，也不能诱导细胞凋亡。DcR2 通过与 TRAIL-R1 或 TRAIL-R2 竞争性结合 TRAIL，可阻断 TRAIL 介导的细胞凋亡。

DcR3 即 TNFRSF6B（32kD），由 300 个氨基酸残基组成，编码基因定位于人 20q13.3。DcR3 是一种可溶性受体，可由多种细胞产生，某些肿瘤细胞可高表达。DcR3 可与多种配体［如 LIGHT（TNFSF14，CD258）、TNFSF15、FasL 等］结合，从而抑制这些配体所介导的细胞凋亡和其他生物学作用。肿瘤细胞通过上调 DcR3 表达，可阻断 FasL 与肿瘤细胞表面 Fas 结合所致的凋亡，从而发生免疫逃逸。

（储以微）

细胞因子受体抑制物（suppressor of cytokine receptor）

可抑制或阻断细胞因子受体功能的因子或制剂。

某些细胞因子受体抑制物已获准用于治疗临床疾病：①IL-1 受体（IL-1R）拮抗蛋白：属 IL-1 家族成员，又称 IL-1 抑制物。可高亲和力结合 IL-1 受体Ⅰ（IL-1RI），竞争性阻断 IL-1α 或 IL-1β 与 IL-1RI 结合，从而有效缓解 IL-1 介导的炎症反应。重组 IL-1 受体拮抗蛋白（阿那白滞素，Anakinra）于 1998 年获准用于治疗类风湿关节炎，以及系统性幼年特发性关节炎、顽固性成年人斯蒂尔（Still's）病和某些系统性和局部炎症性疾病等。②重组 IL-1 Trap（利洛纳塞，Rilonacept）：是 IL-1βR1 胞外段和连接有 IgG1 Fc 段的 IL-1R 辅助蛋白所组成的二聚体融合蛋白，其通过受体结构"捕获"可溶性 IL-1α 和 IL-1β，使后者不能与相应受体结合。利洛纳塞已获准用于治疗某些自身炎症性疾病，如家族性寒冷性自身炎症性综合征（FCAS）、穆-韦（Muckle-Wells）综合征等。③其他细胞因子受体抑制物：TNFR-Fc 融合蛋白由 TNFR 与人 IgG1 Fc 段融合而成，可中和 TNF-α，用于治疗类风湿关节炎等疾病；抗上皮细胞生长因子受体嵌合抗体，可用于治疗转移性结肠直肠癌和头颈部肿瘤；抗 IL-2 受体 α 链（CD25）人源化抗体，可用于预防肾移植急性排斥反应；重组 IL-18 结合蛋白（IL-18BP），可用于治疗类风湿关节炎和斑块状银屑病；天然产生的 IL-18BP，可与 IL-18 竞争性结合 IL-18 受体。

（于永利）

白细胞介素（interleukin，IL）

由白细胞（或其他细胞）产生、参与白细胞间相互作用、相互调节的多肽类细胞因子。IL 通过与细胞表面相应受体结合，可启动胞内信号转导，调控免疫细胞的活化、增殖、分化及效应，从而参与机体的免疫应答，也参与炎症反应及某些免疫病理过程。

分子生物学特征 1979 年在第二届淋巴因子国际会议上，首次提出白细胞介素的概念，以对一类参与白细胞间相互作用、结构明确的多肽类细胞因子进行统一命名，并以阿拉伯数字排序，迄今已发现 IL-1~IL-38（表）。IL 为分泌型糖蛋白，多数为单链结构，某些为同源二聚体或异源二聚体结构。不同 IL 分子的氨基酸残基序列存在很大差异，但它们的基因调控序列却有许多共同之处，表明这些基因的表达受某些共同因素所调节。某些 IL 基因的染色体定位存在连锁，如人 IL-3、IL-4、IL-5、IL-9、IL-13 等基因均位于第 5 对染色体长臂，这些基因缺失与某些白血病及造血功能不良相关。

来源及功能 主要由活化的免疫细胞合成和分泌。免疫细胞遭遇外来抗原或病原体刺激而被激活，通过产生多种 IL，可激发机体固有免疫应答和适应性免疫应答，最终达到清除异物、维持自身稳定的目的。

IL 的功能：①调控各种免疫细胞（包括淋巴细胞、单核/巨噬细胞、树突状细胞及各种粒细胞），促进抗感染和抗肿瘤免疫，并参与免疫调节。②作用于造血干细胞和各系造血祖细胞，促进

表　人白细胞介素及其受体和功能

名　称	基因名称	基因标识号	染色体定位	功能性受体及亚基	主要功能
IL-1α	IL1A	3552	2q14	IL-1R1 和 IL-1RAcP	调节免疫应答，致热，参与炎症反应；警报素
IL-1β	IL1B	3553	2q14	IL-1R1 和 IL-1RAcP	调节免疫应答，致热，参与炎症反应
IL-1ra	IL1RN	3557	2q14.2	IL-1R1 与 IL-1RacP	IL-1 受体拮抗剂，阻断 IL-1 生物学效应，抑制炎症
IL-2	IL2	3558	4q26-q27	IL-2RA，IL-2RB 和 IL-2RG	刺激 T 细胞、B 细胞增殖与分化；激活并增强 NK、CTL、LAK、巨噬细胞等杀伤能力
IL-3	IL3	3562	5q31.1	IL-3RA 和 CSF2RB	多集落刺激因子，刺激多能造血干细胞向多种血细胞分化和增殖
IL-4	IL4	3565	5q31.1	IL-4R 和 IL-2RG	促进 B 细胞增殖及 IgE 类别转换，促进 Th2 细胞及 M2 型巨噬细胞分化
IL-5	IL5	3567	5q31.1	IL5-RA 和 CSF2RB	诱导嗜酸性粒细胞分化、增殖，促进 B 细胞分化为浆细胞
IL-6	IL6	3569	7p21	IL-6R 和 gp130（IL6ST）	调节 T 细胞、B 细胞功能，诱导急性期反应
IL-7	IL7	3574	8q12-q13	IL-7R 和 IL-2RG	刺激 T 细胞、B 细胞前体细胞生长发育
IL-8	IL8	3576	4q13-q21	CXCR1 或 CXCR2	趋化并激活多种免疫细胞，促进血管生成
IL-9	IL9	3578	5q31.1	IL-9R 和 IL-2RG	促进胚胎造血，诱导和维持肥大细胞生长和增殖，刺激 T 细胞增殖
IL-10	IL10	3586	1q31-q32	IL-10RA 和 IL-10RB	刺激 B 细胞、胸腺细胞和肥大细胞增殖，抑制炎症和细胞免疫
IL-11	IL11	3589	19q13.3-q13.4	IL-11RA 和 gp130	刺激造血前体细胞增殖，促进巨核细胞集落及血小板生成
IL-12A	IL12A	3592	3q25.33	IL-12RB1 和 IL-12RB2	IL-12A 与 IL-12B 形成异源二聚体，可诱导 Th1 细胞分化，刺激 T 细胞和 NK 细胞产生 IFN-γ，增强 NK 细胞活性
IL-12B	IL12B	3593	5q31.1-q33.1		
IL-13	IL13	3596	5q31	IL-13RA1 和 IL-4R	协同刺激 B 细胞增殖和活化，诱导 B 细胞抗体类别转换
IL-14	TXLNA*	200081	1p35.1	ND	细胞骨架蛋白（已不再列入 IL 规范命名内）
IL-15	IL15	3600	4q31	IL-15RA，IL-2RB 和 IL-2RG	刺激 T 细胞、B 细胞增殖，刺激 B 细胞分泌抗体，促进 NK 细胞发育和活化
IL-16	IL16	3603	15q26.3	CD4；CD9（肥大细胞）	介导 Th 细胞、单核细胞及嗜酸性粒细胞趋化，调节造血干细胞分化，抑制 HIV 感染 CD4⁺ 细胞
IL-17	IL17A	3605	6p12	IL-17RA 和 IL-17RC	诱导促炎细胞因子表达，招募和活化中性粒细胞，调节血管生成
IL-18	IL18	3606	11q22.2-q22.3	IL-18R1 和 IL-18RAP	促进 Th1 细胞分化，增强 NK 细胞活性，促进血管生成
IL-19	IL19	29949	1q32.2	IL-20RA 和 IL-20RB	诱导促炎细胞因子和活性氧产生，趋化中性粒细胞并保护其免于发生凋亡
IL-20	IL20	50604	1q32	IL-20RA 和 IL-20RB；IL-22RA1 和 IL-20RB	调节炎症反应，促进多能造血祖细胞增殖，调节血管生成，诱导角质细胞增殖
IL-21	IL21	59067	4q26-q27	IL-21R 和 IL-2RG	促进 T、B 细胞增殖，诱导 Th17 细胞分化，活化并增强细胞毒性 T 细胞、NK 细胞和巨噬细胞功能
IL-22	IL22	50616	12q15	IL-22RA1 和 IL-10RB	诱导促炎细胞因子及抗菌肽表达，参与急性期反应及肠道组织损伤修复过程，促进上皮细胞、肝细胞等存活
IL-23	IL23A	51561	12q13.3	IL-23R 和 IL-12RB1	IL-12 家族成员，由 IL-23A 和 IL-12B 形成异源二聚体。促进 T 细胞增殖，增强 CTL 和 NK 细胞活性，维持 Th17 细胞稳态，调节粒细胞和 Tn 细胞生成
IL-24	IL24	11009	1q32	IL-20RA 和 IL-20RB；IL-22RA1 和 IL-20RB	促进肿瘤细胞凋亡，调节多种细胞因子分泌
IL-25	IL25	64806	14q11.2	IL-17RA 和 IL-17RB	诱导促炎细胞因子表达，诱导 Th2 型应答

续 表

名 称	基因名称	基因标识号	染色体定位	功能性受体及亚基	主要功能
IL-26	IL26	55801	12q15	IL-20RA 和 IL-10RB	诱导细胞因子和黏附分子表达，调节细胞增殖和细胞凋亡
IL-27A	IL27	246778	16p11	IL-27RA 和 gp130	IL-12 家族成员（即 IL-30），与 IL-27B 形成异源二聚体，即 IL-27。调节 CD4$^+$T 细胞分化与增殖，协同刺激造血干细胞分化、增殖和早期分化，调节细胞因子分泌及抗肿瘤
IL-27B	EBI3	10148	19p13.3		
IL-28A	IFNL2	282616	19q13.13	IL28-RA 和 IL-10RB	抗病毒，促进 NK、NK T 等细胞毒作用，抑制肿瘤血管生成
IL-28B	IFNL3	282617	19q13.13	IL28-RA 和 IL-10RB	抗病毒，促进 NK、NK T 等细胞毒作用，抑制肿瘤血管生成
IL-29	IFNL1	282618	19q13.13	IL28-RA 和 IL-10RB	抗病毒，促进 NK、NK T 等细胞毒作用，抑制肿瘤血管生成
IL-30	246778			IL-27RA 和 gp130	即 IL-27A
IL-31	IL31	386653	12q24.31	IL-31RA（gp130 同源分子）和 OSMR（IL-31RB）	诱导促炎细胞因子及金属基质蛋白酶表达
IL-32	IL32	9235	16p13.3		诱导促炎细胞因子表达，诱导单核细胞分化，调节内皮细胞功能，参与破骨细胞形成
IL-33	IL33	90865	9p24.1	ST2L（IL-1RL1）和 IL-1RAcP	诱导促炎细胞因子表达，调节肥大细胞发育和功能，趋化 Th2 细胞，调节血管生成、骨代谢及维持嗜酸性粒细胞存活
IL-34	IL34	146433	16q22.1	CSF1R（M-CSFR）	促进髓系细胞分化、增殖，维持其存活，促进单核/巨噬细胞增殖和分化，参与骨代谢调节
IL-35				IL-12RB2 和 gp130	IL-12 家族成员，由 IL-12A 和 IL-27B 组成的异源二聚体。抑制促炎细胞因子表达，促进调节性 T 细胞生长和增殖，抑制 Th17 细胞发育及功能
IL-36α	IL36A	27179	2q12-q14.1	IL-1RRP2 和 IL-1RAcP	参与炎症反应
IL-36β	IL36B	27177	2q14	IL-1RRP2 和 IL-1RAcP	参与炎症反应
IL-36γ	IL36G	56300	2q12-q21	IL-1RRP2 和 IL-1RacP	参与炎症反应
IL-36ra	IL36RN	26525	2q14	IL-1RRP2 和 IL-1RAcP	抑制炎症反应
IL-37	IL37	27178	2q12-q14.1	IL-18R1 和 IL-18RAP	抑制促炎细胞因子表达，作为核内因子参与调控基因转录
IL-38	IL1F10	84639	2q13	IL-1R1 与 IL-1RAcP	调节免疫应答

* IL-14 又称 taxilin alpha（taxilin-α），缩写 taxilin 源自 a syntaxin's friend（friend is philin in Greek），其编码基因为 *TXLNA*

造血功能。③作为炎症介质，介导炎症反应，参与清除异物，也可导致机体自身组织损伤。④参与调节某些非免疫系统（如心血管系统、神经内分泌系统、骨骼系统等）的功能。

临床应用 ①某些疾病（尤其是免疫相关疾病）可出现 IL 缺陷或过度表达，检测其表达水平是判断机体免疫功能状态的重要指标，临床上可用于对疾病进行辅助诊断、病情和疗效判断以及疗效监测等。②某些重组 IL 蛋白可作为生物制剂增强机体免疫功能，已批准上市的 IL 药物有 IL-2（治疗肿瘤）、IL-11（治疗血小板减少症）等，多种重组 IL 药物已进入临床或临床前试验，用于治疗肿瘤、感染、造血功能障碍、原发或继发性免疫缺陷症等。③某些 IL 抑制剂已获准用于治疗类风湿关节炎（如重组 IL-1 受体拮抗剂、IL-1 受体融合蛋白、抗 IL-1 抗体、抗 IL-6 抗体、抗 IL-6 受体抗体）、银屑病（如抗 IL-12/IL-23 p40 抗体）。

（马大龙　王平章）

báixìbāojièsù-1 jiāzú

白细胞介素-1 家族（interleukin-1 family，IL-1F）　分子结构与 IL-1 具有同源性的细胞因子。特点是一级结构均含 IL-1 标签序列，其编码基因在染色体上常成簇排列。已发现 11 个 IL-1 家族成员，包括 IL-1F1～11，其中 IL-1F1～3 即 IL-1α、IL-1β 和 IL-1ra

（IL-1 受体拮抗剂）；IL-1F4 即 IL-18；IL-1F5 即 IL-36ra（IL-36 受体拮抗剂）；IL-1F6、IL-1F8 和 IL-1F9 即 IL-36α、IL-36β 和 IL-36γ；IL-1F7 即 IL-37；IL-1F10 即 IL-38；IL-1F11 即 IL-33（表）。IL-1 家族成员分子结构多缺乏信号肽，有赖于蛋白水解酶的作用而加工成熟，它们多为促炎细胞因子，少数为抑炎因子（如 IL-1ra、IL-36ra 和 IL-37）。IL-1 家族成员的受体也包含多个成员，其胞质区含 Toll 样受体（TLR）/IL-1 受体（TLR/IL-1R，TIR）结构域，与 TLR 胞质区结构域同源，共同构成 TLR/IL-1R 家族。

IL-1 家族成员通过与相应受体结合而介导生物学效应，是体内调节免疫应答和炎症反应的主要介质，并参与内分泌、神经和免疫系统多种生理和病理过程。IL-1 家族细胞因子、相应单克隆抗体及受体拮抗剂已被用于治疗炎症和自身免疫病等，如临床上应用重组 IL-1ra 治疗类风湿关节炎等疾病。

（马大龙 王平章）

báixìbāojièsù-1

白细胞介素-1（interleukin-1，IL-1）

重要的促炎细胞因子，包括序列同源、功能类似的 IL-1α、IL-1β。人 IL-1α 和 IL-1β 编码基因均定位于 2 号染色体。IL-1 可由多种细胞合成和分泌，以活化的单核细胞/巨噬细胞分泌为主。正常情况下多数细胞并不合成 IL-1，但细胞因子（如 IFN-α、IFN-γ 等）、微生物及其产物、内源性因子（如补体片段）及外源性因子（如钙离子载体）等可显著诱导 IL-1 表达。已发现两类 IL-1 受体，即功能性受体（由 IL-1R1 和 IL-1RAcP 组成）和诱饵受体（由 IL-1R2 和 IL-1RAcP 组成），前者可介导 IL-1 的生物学效应，后者则可抑制 IL-1 的作用。

IL-1 的功能为：广泛的免疫调节作用；促进多种免疫细胞功能；致热；参与炎症反应；促进造血细胞发育；对其他系统发挥重要调节作用（如调节睡眠、内分泌激素分泌及某些神经递质释放）；抗肿瘤作用。多种疾病（如炎症、自身免疫病、感染性疾病、骨髓移植及阿尔茨海默病等）患者血清 IL-1 水平升高，并参与相关病理效应。重组 IL-1 拮抗剂（IL-1ra）、抗 IL-1 抗体和 IL-1 受体融合蛋白已被批准应用于治疗类风湿关节炎。

（马大龙 王平章）

báixìbāojièsù-1 shòutǐ fǔzhù dànbái

白细胞介素-1 受体辅助蛋白（IL-1 receptor accessory protein，IL-1RAcP）

IL-1 受体的 β 链。又称 IL-1RAP、IL-1R3，属 IL-1 受体家族成员。表达于机体多个组织（如肝、皮肤、胎盘、胸腺、肺等），为单次跨膜蛋白，胞外区含 3 个免疫球蛋白样结构域，胞质内含 1 个 Toll 样受体/IL-1 受体（TLR/IL-1R）结构域，可启动细胞内信号转导。IL-1 功能性受体由 α 和 β 两条链组成，α 链（即 IL-1R1）单独存在时与 IL-1 结合能力较弱，一旦与共受体 IL-1RAcP 形成受体复合物，其亲和力明显增加，从而介导 IL-1 的生物学效应。

IL-1RAcP 缺陷的细胞株不对 IL-1 产生反应。IL-1RAcP 也可与

表 白细胞介素-1 家族成员、受体和功能

名称	别称	基因标识号	染色体定位	功能性受体及亚基	主要功能
IL-1α	IL1F1	3552	2q14	IL-1R1 和 IL-1RAcP	调节免疫应答，致热，参与炎症反应
IL-1β	IL1F2	3553	2q14	IL-1R1 和 IL-1RAcP	调节免疫应答，致热，参与炎症反应
IL-1ra	IL1F3	3557	2q14.2	IL-1R1 与 IL-1RAcP	拮抗 IL-1 受体，阻断 IL-1 生物学效应，抑制炎症
IL-18	IL1F4	3606	11q22.2-q22.3	IL-18R1 和 IL-18RAP	促进 Th1 细胞分化，增强 NK 细胞活性，促血管生成
IL-33	IL1F11	90865	9p24.1	ST2L（IL-1RL1）和 IL-1RAcP	诱导促炎细胞因子产生，调节肥大细胞发育和功能，趋化 Th2 细胞，调节血管生成、骨代谢及维持嗜酸性粒细胞存活
IL-36α	IL1F6	27179	2q12-q14.1	IL-1RRP2 和 IL-1RAcP	参与炎症反应
IL-36β	IL1F8	27177	2q14	IL-1RRP2 和 IL-1RAcP	参与炎症反应
IL-36γ	IL1F9	56300	2q12-q21	IL-1RRP2 和 IL-1RAcP	参与炎症反应
IL-36ra	IL1F5	26525	2q14	IL-1RRP2 和 IL-1RAcP	IL-36α、36β 和 IL-36γ 的拮抗剂，抑制炎症反应
IL-37	IL1F7	27178	2q12-q14.1	IL-18R1 和 IL-18RAP	抑制促炎细胞因子表达，作为细胞核内因子参与调控基因转录
IL-38	IL1F10	84639	2q13	IL-1R1 与 IL-1RAcP	调节免疫应答

IL-1 的诱饵受体（IL-1R2）结合，但不启动信号转导，IL-1R2 通过竞争性结合 IL-1，可抑制 IL-1 的功能。此外，IL-1RAcP 作为共受体，参与构成 IL-33 和 IL-36 受体复合物的 β 链。

（马大龙　王平章）

báixìbāojièsù-1 shòutǐ jiāzú

白细胞介素-1 受体家族（IL-1 receptor family）

可与 IL-1 家族成员特异性结合从而参与调节免疫应答和炎症反应的细胞膜分子。属Ⅳ型细胞因子受体家族。

IL-1 受体家族均为单次跨膜蛋白，胞外区至少含 1 个免疫球蛋白样结构域，胞质内含 1 个 Toll 样受体/IL-1 受体结构域，是家族成员的共同结构特征。该家族共包括 10 个成员，即 IL-1R1（CD121a）、IL-1R2（CD121b）、IL-1RAcP（IL-1RAP、IL-1R3）、ST2L（IL-1RL1、IL-1R4）、IL-1RrP（IL-18RA、IL-1R5、IL-18R1、IL-1RRP、CD218a）、IL-1Rrp-2（IL-1RRP2、IL-1RL2、IL-1R6）、IL-18RAcP（IL-18RAP、IL-1R7、IL-18RB、CD218b）、IL-1RAPL1（IL-1RAPL、IL-1R8、TIGIRR-2）、IL-1RAPL2（IL-1R9、TIGIRR-1）和 SIGIRR。

IL-1 受体家族成员可以不同组合方式形成异源二聚体，通过与相应配体（即 IL-1 家族成员）结合而介导生物学效应。IL-1RrP 与 IL-18RAP 组成 IL-18（即 IL-1F4）和 IL-1F7（即 IL-37）的受体；IL-1Rrp-2 和 IL-1RAcP 异源二聚体是 IL-1F5（IL-36ra）、IL-1F6（IL-36α）、IL-1F8（IL-36β）和 IL-1F9（IL-36γ）的共用受体；ST2L 和 IL-1RAcP 组成 IL-1F11（IL-33）的受体。

IL-1 受体家族及其配体在调节免疫应答和炎症反应中起重要作用，也参与内分泌、神经和免疫系统诸多生理和病理过程。

（马大龙　王平章）

báixìbāojièsù-1 shòutǐ jiékàngjì

白细胞介素-1 受体拮抗剂（interleukin 1 receptor antagonist，IL-1ra）

可阻断 IL-1 与 IL-1 受体结合的糖蛋白。又称 IL-1 抑制物。人 IL-1ra 最初从单核细胞白血病患者尿中纯化而获得，分子量为 23~25kD，分子特征为：N 端为含 25 个氨基酸残基的典型信号序列，成熟蛋白由 152 个氨基酸残基组成，含 1 个糖基化位点；氨基酸残基序列与 IL-1α、IL-1β 分别有 19% 和 26% 的同源性；编码基因与 IL-1α 和 IL-1β 基因连锁，均定位于人 2 号染色体。

IL-1ra 本身无生物学效应，但可通过与 IL-1 受体结合而阻止 IL-1 与受体的结合，有效阻断 IL-1 的生物学效应。IL-1ra 可用于减缓某些 IL-1 相关疾病（如关节炎、移植排斥反应、糖尿病、哮喘等）的病情。重组 IL-1ra 已获准用于治疗类风湿关节炎。

（马大龙　王平章）

báixìbāojièsù-1 shòutǐ xiāngguān dànbái

白细胞介素-1 受体相关蛋白（IL-1 receptor related protein，IL-1RrP）

IL-18 受体的 α 链。又称 IL-18RA、IL-18R1、IL-1R5、IL-1RRP 或 CD218a，属 IL-1 受体家族。表达于机体多个组织（如脾、胸腺、胎盘、心脏、肠、肝、肺、前列腺等），在脑、骨骼肌、胰腺及肾无或极微量表达。IL-1RrP 与其他 IL-1 受体家族成员[IL-1R1、IL-1R2、IL-1RRP2（IL-1Rrp-2、IL-1RL2）、ST2（IL-1RL1）、IL-18RacP]的编码基因紧密连锁，定位于人 2 号染色体。

IL-1RrP 为单次跨膜蛋白，胞外区含 3 个免疫球蛋白样结构域，胞质内含 1 个 Toll 样受体/IL-1 受体结构域。IL-1RrP 与 IL-18 受体 β 链（IL-18RAcP、IL-18RB、IL-18RAP）结合组成高亲和力受体，与 IL-18 结合后可介导其生物学效应。IL-1RrP 与 IL-18RAP 组成的异源二聚体也是 IL-37 的受体，可与分泌型 IL-37 结合而介导其生物学功能。

（马大龙　王平章）

báixìbāojièsù-33

白细胞介素-33（interleukin-33，IL-33）

白细胞介素-1 家族细胞因子。人 IL-33 含 270 个氨基酸残基，小鼠 IL-33 含 266 个氨基酸残基，具有 55% 同源性。IL-33 分子 N 端含染色质结合基序，C 端含 IL-1 样细胞因子结构域，由 12 个 β 片层组成。IL-1β 和 IFN-α 可诱导人皮肤和肺成纤维细胞、支气管平滑肌细胞高表达 IL-33。IL-33 前体蛋白无信号肽，需在蛋白酶作用下加工为成熟蛋白。IL-33 具有双重功能：①生理状态下：IL-33 组成性表达于多种细胞（如上皮细胞、内皮细胞、成纤维细胞、平滑肌细胞等）胞核内，作为核因子发挥转录调节作用，即通过与 NK-κB 结合而调控基因转录，或通过与组蛋白 H2A 及 H2B 结合而调控染色质构象。②病理状态下：受损伤细胞其核内 IL-33 可被动或主动释放至细胞外，发挥警报素和细胞因子的作用。

IL-33 受体是由 ST2 和 IL-1 受体辅助蛋白（IL-1RAcP）组成的异源二聚体，均属 IL-1 受体家族成员。其中 ST2 又称 IL-1 受体样 1（IL-1RL1）或 IL-1R4，具有两种变异体，即可溶性 ST2（sST2）和跨膜型 ST2（又称 ST2L）。多种免疫细胞（如 Th2 细胞、肥大细胞、巨噬细胞、NK 细胞等）及非免疫细胞（如成纤维细胞、上皮细胞和内皮细胞等）可表达 ST2/IL-1RAcP 受体。

全长 IL-33 和蛋白酶切割释放的 C 端 IL-1 样结构域具有促炎细胞因子活性，通过与膜受体（ST2L）结合，可激活 NK-κB 和 MAPK 信号通路，促进多种炎症相关因子表达。应用 sST2 可阻断 ST2L 效应。

IL-33 的功能为：如趋化 Th2 细胞至炎症部位并产生多种促炎细胞因子，从而维持慢性炎症；调节肥大细胞发育，诱导肥大细胞产生促炎细胞因子和趋化因子，增强其功能活性；抑制血管紧张素 Ⅱ 及苯肾上腺素（血管收缩剂）诱导的心肌细胞肥大和纤维化；调节血管生成和骨代谢；维持嗜酸性粒细胞存活等。临床发现，自身免疫病（类风湿关节炎、系统性红斑狼疮等）、变态反应性疾病（哮喘、过敏性鼻炎等）、心肺疾病（如心力衰竭）等疾病患者血浆和受累组织高表达 IL-33，提示 IL-33 在免疫炎症中发挥重要作用。

（马大龙　王平章　郑　芳）

báixìbāojièsù-2 jiāzú
白细胞介素-2 家族（interleukin-2 family）

以共用链 γ 亚基作为共受体而启动细胞信号转导的一组细胞因子。又称共用 γ 链细胞因子，包括 IL-2、IL-4、IL-7、IL-9、IL-13、IL-15 和 IL-21 共 7 个成员（表）。共用链 γ（即 IL-2RG）或 CD132，与 IL-2 家族成员各自特异性的 α 亚基组成高亲和力的受体复合物，启动胞内信号转导。人 γ 链基因突变可致免疫细胞对此类细胞因子无反应或发育不全，发生重度联合免疫缺陷病（SCID）。

IL-2 家族成员在调节 T 细胞、B 细胞发育和功能中发挥重要作用，并与多种临床病理过程（如炎症、自身免疫病、变态反应、肿瘤、移植排斥反应等）密切相关。重组 IL-2 已被批准用于治疗肿瘤（如黑色素瘤、肾细胞癌、非霍奇金淋巴瘤等），并有可能作为免疫佐剂以增强某些疫苗的免疫原性。

（马大龙　王平章）

báixìbāojièsù-2
白细胞介素-2（interleukin-2, IL-2）

白细胞介素-2 家族细胞因子。曾称 T 细胞生长因子。主要由活化的 T 细胞（少量由活化的 NK 细胞）产生，其通过与 IL-2R 结合而发挥效应。3 种多肽链参与构成不同的 IL-2R：①α 链（CD25）单独构成低亲和力受体，其不能转导信号，但对形成高亲和力受体有重要意义。②β 链（CD122）和 γ 链（CD132）共同构成中等亲和力受体，为 IL-2 信号转导所必需。③αβγ 链三聚体构成高亲和力受体。此外，γ 链亦是其他 IL-2 家族成员（如 IL-4、IL-7、IL-9、IL-13、IL-15、IL-21等）受体的重要组成亚基，而 β 链则是 IL-15R 的组成单位。人 IL-2Rγ 链基因突变可致免疫细胞对此类细胞因子无反应或发育不全，导致重度联合免疫缺陷病（SCID）。

IL-2 的功能为：促进 T 细胞活化、增殖和分泌细胞因子；直接和间接促进 B 细胞增殖、分化及抗体生成；促进 NK 细胞、细胞毒性 T 细胞（CTL）和淋巴因子激活的杀伤细胞（LAK）等分化和功能；激活巨噬细胞，增强其对肿瘤的杀伤能力。IL-2 水平升高与多种临床疾病［如炎症、自身免疫病、人类免疫缺陷（HIV）感染、肝肾移植及某些肿

表　白细胞介素-2 家族成员、受体和功能

名称	基因名称	基因标识号	染色体定位	功能性受体及亚基	主要功能
IL-2	IL2	3558	4q26-q27	IL-2RA，IL-2RB 和 IL-2RG	刺激 T 细胞、B 细胞增殖、分化、活化，增强 NK 细胞、CTL、LAK、巨噬细胞等杀伤能力
IL-4	IL4	3565	5q31.1	IL-4R 和 IL-2RG	促进 B 细胞增殖及 IgE 类别转换，调节 T 细胞及单核细胞系生长和发育
IL-7	IL7	3574	8q12-q13	IL-7R 和 IL-2RG	刺激 T 细胞、B 细胞前体细胞生长发育
IL-9	IL9	3578	5q31.1	IL-9R 和 IL-2RG	促进胚胎造血，诱导、维持肥大细胞生长和增殖，刺激 T 细胞增殖
IL-13	IL13	3596	5q31.1	IL-13Rα1 和 IL-4Rα	诱导 M2 型巨噬细胞活化，诱导 B 细胞增殖、分化和抗体类型转换
IL-15	IL15	3600	4q31	IL-15RA，IL-2RB 和 IL-2RG	刺激 T 细胞、B 细胞增殖，刺激 B 细胞分泌抗体，促进 NK 细胞发育和活化
IL-21	IL21	59067	4q26-q27	IL-21R 和 IL-2RG	促进 T 细胞、B 细胞增殖，诱导 Th17 细胞分化、活化，增强 CTL、NK 细胞和巨噬细胞功能

瘤］发生相关。

重组 IL-2 与 LAK 肿瘤浸润淋巴细胞联合，已被批准用于治疗某些肿瘤（如黑色素瘤、肾细胞癌、非霍奇金淋巴瘤等）。重组 IL-2 还可作为佐剂，增强某些疫苗的免疫原性。

（马大龙　王平章）

báixìbāojièsù-4

白细胞介素-4（interleukin-4, IL-4）

白细胞介素-2 家族细胞因子。又称 B 细胞生长因子 1。主要由活化的 Th2 细胞产生，肥大细胞及某些 T 细胞克隆也可产生一定水平 IL-4。成熟的人 IL-4 分子（约 15kD）由 129 氨基酸残基组成。在体外，IL-4 对几乎所有从造血干细胞分化衍生的细胞有作用，如诱导 B 细胞增殖，促进 B 细胞产生 IgE 抗体的类别转换；促进 Th2 细胞分化和增殖；抑制 Th1 细胞活性；刺激单核细胞、肥大细胞增殖，增强其功能和活性；促进嗜酸性粒细胞聚集浸润；增强免疫应答；具有广泛的抗肿瘤作用（包括对某些免疫原性很弱、甚至无免疫原性的癌细胞）。

多种临床疾病，如变态反应（支气管哮喘、过敏性鼻炎等）、自身免疫病（类风湿关节炎、多发性硬化、系统性红斑狼疮等）、慢性肝炎、某些肿瘤和白血病、器官（肝、肾）移植后、慢性阻塞性肺疾病等，患者体内 IL-4 水平升高。

（马大龙　王平章）

báixìbāojièsù-6 jiāzú

白细胞介素-6 家族（interleukin-6 family）

以糖蛋白 130（gp130）或其同源分子作为共用受体而启动胞内信号转导的细胞因子。包括 IL-6、IL-11、IL-31，以及非白介素类细胞因子，如白血病抑制因子（LIF）、睫状神经营养因子（CNTF）、抑瘤素 M（OSM）、心肌营养因子-1（CT-1）、心肌营养因子样细胞因子（CLC）等（表）。

IL-6 家族成员可特异性结合细胞表面的多种双链受体：受体的 α 链专司结合配体，不同配体其相应受体的 α 链各异；受体的 β 链（gp130）参与配体（细胞因子）刺激的信号转导。除 IL-31R 外，IL-6 家族成员均使用共同的 β 链 gp130。IL-6 家族生物学功能广泛，在调节免疫应答、调节造血系统和促进肿瘤细胞生长等方面发挥重要作用，也对心血管系统、神经内分泌系统等具有调节作用。该家族成员 IL-11 已获准用于治疗放化疗所致血小板减少症；抗 IL-6 受体和抗 IL-6 的抗体用于治疗类风湿关节炎。

（马大龙　王平章）

báixìbāojièsù-6

白细胞介素-6（interleukin-6, IL-6）

白细胞介素-6 家族细胞因子。又称 B 细胞分化因子或 B 细胞刺激因子-2。主要由活化的单核细胞、成纤维细胞和内皮细胞产生，此外多种刺激剂可诱导 T 细胞、B 细胞、粒细胞、平滑肌细胞、肥大细胞等分泌 IL-6。人 IL-6 成熟肽（21.5～28kD）是含 184 个氨基酸残基的糖蛋白，不同细胞来源 IL-6 的成熟肽其 N 端氨基酸残基存在一定差异。IL-6 受

表　白细胞介素-6 家族成员、受体和功能

名称	基因标识号	染色体定位	功能性受体及亚基	主要功能
IL-6	3569	7p21	IL-6R 和 gp130（IL6ST）	调节 T 细胞、B 细胞功能，诱导急性期反应
IL-11	3589	19q13.3-q13.4	IL-11RA 和 gp130	刺激造血前体细胞增殖，促进巨核细胞集落及血小板生成
IL-31	386653	12q24.31	IL-31RA（gp130 同源分子）和 OSMR	诱导促炎细胞因子及金属基质蛋白酶表达
LIF	3976	22q12.2	LIFR 和 gp130	诱导髓系白血病细胞向终末分化，抑制胚胎干细胞分化，调节胚胎、神经和造血系统发育
CNTF	1270	11q12.2	CNTFR、LIFR 和 gp130 三聚体	神经营养因子，维持神经细胞存活，促进神经轴突生长和神经递质合成
OSM	5008	22q12.2	LIFR 和 gp130，或 OSMR 和 gp130	调节细胞生长和分化，抑制肿瘤细胞生长，参与胎肝发育与再生，调节 IL-6、G-CSF 和 GM-CSF 分泌
CTF1（CT-1）	1489	16p11.2	LIFR 和 gp130	促进胚胎心肌细胞增殖，维持心肌细胞存活，参与调节神经细胞功能
CLCF1（CLC）	23529	11q13.3	CNTFR、LIFR 和 gp130 三聚体	与 CRLF1* 形成异源二聚体而发挥功能，为神经营养因子，维持神经细胞存活，调节神经内分泌，促进 B 细胞增殖与分化，调节抗体产生

＊ CRLF1：细胞因子受体样因子 1

体属 IL-6 受体家族成员，由 α 链和 gp130 共同组成：α 链专司与配体结合；gp130 可启动信号转导，发挥 IL-6 的生物学效应。IL-6 的功能为：刺激多种细胞（如 T 细胞、造血干细胞、B 细胞杂交瘤、浆细胞瘤等）增殖；促进 B 细胞分化、抗体产生和再次免疫应答；促进杀伤细胞分化并增强其功能；增强单核细胞和中性粒细胞功能；和转化生长因子 β（TGF-β）是诱导初始 CD4$^+$T 细胞分化为 Th17 亚群的主要细胞因子；调节肿瘤细胞生长和分化等。

IL-6 与多种临床疾病相关：自身免疫病（如类风湿关节炎）、心脏黏液瘤及艾滋病、移植排斥反应等患者体内 IL-6 水平升高；IL-6 与多种造血系统肿瘤发生密切相关；炎症时 IL-6 水平升高，可作为监测机体炎症状态的指标。

抗 IL-6 受体的人源化单克隆抗体——塔西单抗（Tocilizumab），已于 2005 年经美国食品和药品管理局（FDA）批准用于治疗类风湿关节炎；同类药物 Sarilumab 和抗 IL-6 的人源化单克隆抗体正在进行Ⅲ期临床试验。

（马大龙　王平章）

báixìbāojièsù-11

白细胞介素-11（interleukin-11，IL-11）

白细胞介素-6 家族细胞因子。人 IL-11 成熟肽是由 178 个氨基酸残基组成的单体，主要由骨髓基质细胞产生，其他如人胚胎成纤维细胞、胚胎滋养层细胞、成骨细胞、黑色素瘤细胞、甲状腺癌细胞、巨核母细胞系等也可产生。与其他多数 IL 不同，IL-11 为碱性蛋白，等电点 11.7，在碱性环境中稳定，而在酸性环境中易被水解而失活。IL-11R 属 IL-6 受体家族成员，由特异性 α 链和负责信号转导的 gp130 共同组成。

IL-11 的功能为：与多种其他细胞因子协同支持造血前体细胞长期生长；刺激多能造血前体细胞、淋巴造血前体细胞、髓样造血前体细胞和红细胞系前体细胞增殖；协同 IL-3 促进巨核细胞集落及血小板生成；对非造血细胞增殖、分化及功能发挥重要调节作用，如抑制脂肪细胞分化、诱导肝细胞产生急性相蛋白、促进破骨细胞发育及促进小肠黏膜上皮细胞增殖等。

重组 IL-11 蛋白已获准用于治疗放化疗所致血小板减少症，可增加外周血血小板数量，是治疗癌症患者大剂量放化疗所致血小板减少症的首选药物。

（马大龙　王平章）

báixuèbìng yìzhì yīnzǐ

白血病抑制因子（leukemia inhibitory factor，LIF）

白细胞介素-6 家族的多功能细胞因子。最初因发现可诱导髓样白血病细胞终末分化、抑制其持续增殖而得名。由活化的 T 细胞、单核细胞、骨髓基质细胞等产生。成熟 LIF 分子由 180 个氨基酸残基组成，高度糖基化后分子量 37～62kD，通过与 LIFR 和 gp130 组成的高亲和力受体结合而发挥多重作用。

人 LIF 由单拷贝基因编码。基因定位于染色体 22q12.1-22q12.2，与小鼠 LIF 具有高度同源性（>79%），3 个外显子形成 3 种剪接形式，即外分泌的弥散型 LIF-D、基质型 LIF-M 和胞内截断型 LIF-T，三者在胚胎发育及成体细胞内通过独立的途径调控各自表达。

LIF 具有多种生物学活性，与其广泛的细胞来源及受体分布有关。早期的研究集中于 LIF 对干细胞及生殖、发育的作用和机制，如向胚胎提供宫内的免疫耐受环境，并与泌乳后乳腺萎陷相关。LIF 还具有重要的免疫调节作用，如调控调节性 T 细胞（Treg）功能，从而诱导移植耐受；参与 *p53* 表达和相关信号通路；维持胸腺上皮细胞功能，有助于 T 细胞成熟；参与造血干细胞生成。

LIF 及其受体异常表达与肿瘤发生（如乳腺癌）和转移（如横纹肌肉瘤）有关。另外，肿瘤细胞产生 LIF 和 IL-6 等细胞因子，可诱导单核/巨噬细胞细胞转变为具有高度免疫抑制作用的肿瘤相关巨噬细胞。

（高　福　张华堂）

yìliúsù M

抑瘤素 M（oncostatin M，OSM/OM）

由中性粒细胞、巨噬细胞、树突状细胞及活化的 T 细胞所分泌的糖蛋白。属白细胞介素-6 家族成员。由扎林（Zarling JM）于 1986 年发现并命名。成熟 OSM 分子（约 28kD）由 196 个氨基酸残基组成，其前体蛋白去掉 N 端、C 端各 25 和 31 个残基后，形成高度稳定的活性蛋白。人 OSM 与白血病抑制因子（LIF）基因紧密连锁于 22 号染色体，二者有类似的启动子元件和内含子结构，由端粒向中心粒方向同向转录。根据序列和结构分析，OSM 与 IL-6 等家族成员（尤其是 LIF）可能起源于同一祖先基因，经基因拷贝的复制和进一步衍化而成。OSM 有两种受体，分别由 LIFR/gp130 和 OSMR/gp130 组成，可启动 JAK/STAT、MAPK 和 PI3K/AKT 等信号通路。

OSM 可直接作用于多种组织来源的肿瘤细胞（黑色素瘤、胶质瘤、肺癌、乳腺癌等），导致形态变化和生长抑制；也能促进卡波西肉瘤、多发性骨髓瘤、前列腺癌、卵巢癌等生长，并促进上皮－间充质转化（EMT）和乳腺癌骨转移。OSM 可通过自分泌和旁分泌途径，刺激肿瘤细胞产生 IL-6 和血管内皮细胞生长因子（VEGF）等细胞因子，并可直接促进内皮细胞生长，调控其产生 IL-6、粒细胞集落刺激因子（G-CSF）、粒细胞－巨噬细胞集落刺激因子（GM-CSF）等。

OSM 还具有其他功能，如参与胸腺外 T 细胞发育；维持造血干细胞自稳态；促进骨形成；抑制胎肝造血功能及肝发育、再生；抑制新生血管生成和心肌重塑；不同条件下，可分别发挥抗炎和促炎效应；在类风湿关节炎、银屑病、多发性硬化、动脉粥样硬化等炎性疾病中表达增高，诱导多种趋化因子和 P-选择素等的表达，亦能影响多种蛋白水解酶和蛋白酶抑制剂表达；可能有助于糖尿病慢性溃疡愈合。

（高福 张华堂）

jiézhuàngshénjīng yíngyǎng yīnzǐ

睫状神经营养因子（ciliary neurotrophic factor，CNTF）

由神经系统胶质细胞产生的神经细胞因子，属白细胞介素－6 家族，因最初在鸡胚睫状神经节存活实验中发现其具有神经保护活性而得名。在小鼠和大鼠的坐骨神经中分离、纯化 CNTF，并得以克隆其编码基因。天然内源性 CNTF 无经典的分泌肽，细胞损伤后被释放而发挥作用。CNTF 对感觉、运动、交感等各类神经元，以及少突细胞、肌细胞、肝细胞、胚胎干细胞和骨髓间质干细胞等具有保护作用。CNTF 受体为异源三聚体，由配体结合亚基 CNTFα、LIFRβ 和 gp130 组成，可启动 JAK/STAT、MAPK 和 PI3K/AKT 等信号通路。

CNTF 被视为新药研制的重要靶点：重组人 CNTF 可替代瘦素作用于下丘脑，通过抑制食欲、减少摄食量而明显减轻体重，成为肥胖症药物研究的重要分子；CNTF 可影响脂肪细胞功能和代谢，调控脂肪生成和分布，并提高胰岛素敏感性、降低血糖和甘油三酯（均不依赖于瘦素途径），从而成为干预 2 型糖尿病的靶点；CNTF 的神经保护作用在亨廷顿病治疗中备受关注。

（高福 张华堂）

báixìbāojièsù-10 jiāzú

白细胞介素－10 家族（Interleukin-10 family）

在结构上与 IL-10 具有同源性的细胞因子，包括 IL-10、IL-19、IL-20、IL-22、IL-24 和 IL-26（表），均以同源二聚体形式存在，通过与靶细胞膜表面特异性受体结合而发挥作用。IL-10 家族成员的受体属 Ⅱ 型细胞因子受体家族，为异源二聚体，由 α、β 两条链组成，其中：IL-19、IL-20 和 IL-24 共用受体 α 链（IL-20RA）和 β 链（IL-20RB）组成的复合物；IL-20、IL-24 还可与 IL-22RA1 和 IL-20RB 形成的受体复合物结合；IL-10、IL-22、IL-26 仅共用受体 β 链（即 IL-10RB）。此外，Ⅰ 型和 Ⅱ 型干扰素的受体也属 Ⅱ 型细胞因子受体家族。

IL-10 家族成员的功能为：调节免疫应答、炎症反应和细胞凋亡；抗肿瘤；与自身免疫病（如银屑病、类风湿关节炎、克罗恩病、系统性红斑狼疮等）发生密切相关。

（马大龙 王平章）

báixìbāojièsù-10

白细胞介素－10（interleukin-10，IL-10）

白细胞介素－10 家族细胞因子。又称细胞因子合成抑制因子。人成熟 IL-10 含 160 个氨基酸残基，以非共价连接的同源二聚体形式发挥功能。IL-10 是 Th2 细胞的特征性细胞因子，其他多种细胞，如某些调节性 T 细胞（Treg）亚群和调节性 B 细胞（Breg）、活化的 CD8[+]T 细胞、肥大细胞、单核/巨噬细胞等，也可产生 IL-10。

IL-10 是 Tr1 细胞发挥免疫抑制作用的主要细胞因子，也是 Foxp3[+]Treg、Breg 发挥负调节作用

表　白细胞介素-10 家族成员、受体和功能

名称	基因标识号	染色体定位	功能性受体及亚基	主要功能
IL-10	3586	1q31-q32	IL-10RA 和 IL-10RB	刺激 B 细胞、胸腺细胞和肥大细胞增殖，抑制炎症和细胞免疫应答
IL-19	29949	1q32.2	IL-20RA 和 IL-20RB	诱导促炎细胞因子和活性氧产生，趋化中性粒细胞并保护其免于凋亡
IL-20	50604	1q32	IL-20RA 和 IL-20RB；IL-22RA1 和 IL-20RB	调节炎症反应，促进多能造血祖细胞增殖，调节血管生成，作为自分泌性细胞因子诱导角质形成细胞增殖
IL-22	50616	12q15	IL-22RA1 和 IL-10RB	诱导促炎细胞因子表达和急性期反应
IL-24	11009	1q32	IL-20RA 和 IL-20RB；IL-22RA1 和 IL-20RB	促进肿瘤细胞凋亡，调节多种细胞因子分泌
IL-26	55801	12q15	IL-20RA 和 IL-10RB	诱导细胞因子和黏附分子表达，调节细胞增殖和细胞凋亡

的重要细胞因子。IL-10 受体是由 α 链（IL-10R1/IL-10RA）和 β 链（IL-10R2/IL-10RB）组成的异源二聚体，其中 α 链与 IL-10 结合，β 链启动胞内信号转导。IL-10 具有多种功能：抑制 Th1 细胞、NK 细胞、单核/巨噬细胞及肥大细胞等；抑制 MHC Ⅱ类分子、共刺激分子表达及多种促炎细胞因子产生，从而抑制炎症和细胞免疫应答；是胸腺中成熟和未成熟 T 细胞发育的辅助生长因子；促进前 B 细胞增殖、抗体分泌，促进 IgG4 类别转换。

IL-10 与多种疾病相关，如淋巴瘤患者 IL-10 水平显著升高，肺、胃肠道和肾肿瘤治疗过程中，IL-10 升高预示疗效不佳或预后不良；IL-10 基因多态性与自身免疫病（类风湿关节炎、系统性红斑狼疮、炎性肠病、银屑病等）和变态反应性疾病（如哮喘）密切相关；系统性红斑狼疮患者血清 IL-10 显著升高，并与疾病发生相关；IL-10 可有效阻断促炎细胞因子产生，从而缓解炎症性疾病；临床试验中，重组 IL-10 蛋白可用于治疗炎症、自身免疫病（如类风湿关节炎、银屑病等）。

（马大龙　王平章）

báixìbāojièsù-24

白细胞介素-24（interleukin-24，IL-24）

白细胞介素-10 家族细胞因子。又称黑色素瘤分化相关基因 7（MDA-7）。可由单核/巨噬细胞、巨核细胞、T 细胞、B 细胞和 NK 细胞等产生，以同源二聚体形式发挥生物学效应。正常的黑色素细胞和早期黑色素瘤细胞可高表达 IL-24，随肿瘤的恶性程度增加而表达水平逐渐降低，转移性黑色素瘤细胞几乎不产生 IL-24。

IL-24 具有较广泛的抗肿瘤作用，可抑制肿瘤细胞生长、诱导肿瘤细胞凋亡、抑制肿瘤血管形成、抑制肿瘤转移和侵袭，并可增强患者对放疗的敏感性。IL-24 抑制的肿瘤种类包括黑色素瘤、乳腺癌、肺癌、肠癌、肝癌、卵巢癌、神经胶质瘤、胰腺癌等，而对正常细胞无任何作用。IL-24 具有重要的免疫调节作用，可促进多种细胞因子分泌，如诱导外周血单个核细胞产生 IL-6、肿瘤坏死因子（TNF-α）、干扰素（IFN-γ）、IL-12、IL-1β、粒细胞-巨噬细胞集落刺激因子（GM-CSF）等。临床试验中，重组 IL-24 已用于治疗多种肿瘤（如黑色素瘤、乳腺癌、胰腺癌、肝癌、肺癌等）；IL-24 与放疗、化疗等有协同作用，可增强肿瘤对放疗及化疗药物（如他莫昔芬）的敏感性。

（马大龙　王平章）

báixìbāojièsù-17 jiāzú

白细胞介素-17 家族（interleukin-17 family）

分子结构与白细胞介素-17 密切相关的细胞因子。包括 6 个成员，即 IL-17A（IL-17）、IL-17B、IL-17C、IL-17D、IL-17E（IL-25）和 IL-17F。目前对 IL-17A 和 IL-17F 的研究较深入，二者以同源二聚体（IL-17A/A 和 IL-17F/F）或异源二聚体（IL-17A/F）的形式发挥生物学效应（表）。

IL-17 是 Th17 细胞产生的特征性细胞因子，此外其他 T 细胞亚群（如 CD8+T、γδT）、NK T 细胞、某些固有免疫细胞（如中性粒细胞、单核细胞）及非免疫细胞（如上皮细胞）也可产生 IL-17A 和 IL-17F。IL-17 主要介导炎症反应，可诱导上皮细胞、内皮细胞、成纤维细胞和基质细胞分泌促炎细胞因子，在抗胞外细菌、抗真菌感染中发挥重要作用。临床试验中，IL-17 异常表达与多种自身免疫病（如类风湿关节炎、多发性硬化、银屑病、炎性肠病、1 型糖尿病等）、移植排斥反应及肿瘤发生密切相关。

（马大龙　王平章）

báixìbāojièsù-17

白细胞介素-17（interleukin-17，IL-17）

白细胞介素-17 家族细胞因子。又称细胞毒性 T 细

表　白细胞介素-17 家族成员、受体和功能

名称	基因标识号	染色体定位	功能性受体及亚基	主要功能
IL-17A（IL-17）	3605	6p12	IL-17RA 和 IL-17RC 异源二聚体	诱导促炎细胞因子表达，募集和活化中性粒细胞，调节血管生成
IL-17B	27190	5q33.1	IL-17RB	诱导促炎细胞因子表达，募集和活化中性粒细胞
IL-17C	27189	16q24	IL-17RE	诱导促炎细胞因子表达
IL-17D	53342	13q11		诱导促炎细胞因子表达，体外抑制髓系祖细胞集落形成
IL-17E（IL-25）			IL-17RA 和 IL-17RB	诱导促炎细胞因子表达，诱导 Th2 细胞应答
IL-17F	112744	6p12	IL-17RA 和 IL-17RC	诱导促炎细胞因子表达，募集中性粒细胞，抑制血管生成

胞抗原 8、IL-17A。主要由活化的 T 细胞和记忆性 T 细胞产生，IL-17A 是 Th17 细胞的特征性细胞因子。IL-17 的活性形式是由 IL-17A 通过二硫键结合而成的同源二聚体，或由 IL-17A 与 IL-17F 组成的异源二聚体。IL-17 受体即 CD_W217，其表达广泛。

IL-17 的功能为：①强致炎因子，可诱导上皮细胞、内皮细胞、成纤维细胞和基质细胞分泌促炎细胞因子和趋化因子，并与这些因子协同作用而放大炎症反应。②T 细胞介导炎症反应的早期启动因子，对中性粒细胞有很强激活和招募作用，可在感染早期动员中性粒细胞，增强机体对胞外菌的清除，发挥抗感染作用。③调节机体产生多种具有直接抗感染作用的活性分子（如防御素类、钙粒蛋白和黏蛋白等），在肺、皮肤及胃肠道等部位发挥天然抗感染作用。④在抗真菌感染中发挥重要作用。

IL-17A 与临床疾病密切相关，如参与多种自身免疫病（如多发性硬症、系统性红斑狼疮、急性系统性血管炎、银屑病、免疫性肝炎、类风湿关节炎等）发病；促进血吸虫病、白色念珠菌感染及其他慢性感染的疾病进展；器官（肺、心、肝等）移植急性排斥反应（尤其是早期）患者血清 IL-17A 浓度明显增高。

研究证明：IL-17 缺失或应用抗体中和 IL-17，可有效缓解某些自身免疫病的病理损伤；给予 IL-17 抑制物干预类风湿关节炎动物显示明显疗效。应用针对 IL-17A 的人源化或全人源单克隆抗体药物治疗某些自身免疫病（银屑病、类风湿关节炎），已进入Ⅲ期临床试验。

(马大龙　王平章)

gānrǎosù

干扰素（interferon，IFN）

宿主被某些病原体（尤其是病毒）感染后所产生、具有抗病原体活性的一类糖蛋白。因其具有干扰病毒复制的作用而得名。

发现过程　干扰素是第一个为人类发现和应用的细胞因子。1954 年，日本病毒学家长野泰一（Nagano Yasuichi）和小岛保彦（Kojima Yasuhiko）在研究天花疫苗时发现，接种 UV–灭活病毒的家兔睾丸和某些皮肤区域存在一些可抑制病毒增殖的因子。1957 年，英国病毒学家阿利克·艾萨克斯（Alick Isaacs）和瑞士病毒学家让·林登曼（Jean Lindenmann）将灭活的流感病毒接种于鸡胚细胞，发现这些鸡胚细胞分泌一种可抑制和干扰流感病毒复制的可溶性物质，遂将其命名为干扰素。

表达调控　干扰素的产生依赖于宿主细胞对病原及病原代谢物的识别。某些病原体特有的分子（如病毒糖蛋白和 RNA、细菌内毒素、CpG 毒力岛等）可刺激细胞产生干扰素。宿主细胞通过模式识别受体（如 Toll 样受体、RIG-I 和 MDA5 等）感知病原及其代谢产物，激活下游信号通路，刺激被感染细胞表达和分泌干扰素。许多细胞因子（如白介素和肿瘤坏死因子等）可增强干扰素产生。

功能及作用机制　干扰素不能直接灭活病毒，主要通过诱导细胞合成抗病毒蛋白而发挥效应。干扰素与细胞表面相应受体结合，启动信号转导，活化转录因子（如 STAT 等），从而诱导基因合成抗病毒蛋白。主要的抗病毒蛋白为：①2′-5′ 寡腺苷酸合成酶：可通过合成寡聚腺苷酸而激活 RNA 水解酶 L，降解病毒 RNA。②蛋白激酶 R：可干扰和抑制病毒蛋白合成。③MxGTPase：可通过与病毒核酸结合而阻止病毒基因转录。④ISG15：可通过泛素化途径调节多种蛋白水平及功能，从而发挥抗病毒效应。

此外，干扰素还具有广泛的免疫调节功能：抑制细胞（尤其是肿瘤细胞）增殖；增强自然杀伤（NK）细胞的活性；激活单核/巨噬细胞；诱导 MHC 分子表达等。

分类及与疾病的关系　依据干扰素分子结构及受体类型不同，可分为Ⅰ型、Ⅱ型和Ⅲ型。三型干扰素均具有广谱抗病毒活性，Ⅰ型和Ⅱ型干扰素也在抗胞内细菌感染和抗寄生虫等宿主防御中发挥重要作用，如一种先天性抗分枝杆菌免疫缺陷病，与 IFN-γ 受体缺失和信号通路受阻有关；一种原发性Ⅰ型干扰素免疫缺陷病，是由于Ⅰ型干扰素产生障碍或机体对干扰素的反应性缺失所致，表现为对病毒高度易感。

(高　福　逯光文　严景华)

Ⅰ xíng gānrǎosù

Ⅰ型干扰素（interferon type Ⅰ）

属干扰素家族的一种细胞因子。哺乳动物体内已发现的Ⅰ型干扰素为 IFN-α、IFN-β、IFN-κ、IFN-δ、IFN-ε、IFN-τ、IFN-ω、IFN-ν 和 IFN-ζ，其中 IFN-α、-β、-κ、-ε 和 -ω 存在于人类。所有Ⅰ型干扰素分子均结合相同受体（IFN-α/βR），是由 IFN-αR1 和 IFN-αR2 亚基组成的异源二聚体，属Ⅱ型细胞因子受体家族，表达于单核/巨噬细胞、粒细胞、B 细胞、T 细胞、血小板、上皮细胞、内皮细胞与肿瘤细胞等表面。人Ⅰ型干扰素的编码基因簇集于 9

号染色体。

产生过程 IFN-α 和 IFN-β 为最常见的 I 型干扰素：IFN-α 主要由单核/巨噬细胞产生，另 B 细胞和成纤维细胞也能产生；IFN-β 主要由成纤维细胞产生。IFN-α 现已发现 13 种不同亚型（IFN-α1、-α2、-α4、-α5、-α6、-α7、-α8、-α10、-α13、-α14、-α16、-α17 和-α21）；后者主要由成纤维细胞产生，包括 IFN-β1 和 IFN-β2 两种亚型。IFN-α 和 IFN-β 均具有广谱抗病毒活性。

病毒囊膜蛋白、双链 RNA 及很多其他病原体代谢产物均可刺激细胞产生 I 型干扰素。I 型干扰素与受体结合，可启动多条不同信号转导通路，从而发挥效应。以经典 JAK-STAT 通路为例，其过程为：通路活化可磷酸化 STAT1 和 STAT2，二者进一步与干扰素调控因子 9 形成转录复合物干扰素刺激基因因子 3；该复合物入核，与靶基因的干扰素诱导应答元件结合，起始基因转录；活化的 STAT 分子异源或同源二聚化后，可直接作用于靶基因启动子的干扰素激活位点，启动基因表达。此外，I 型干扰素还可通过活化 p38 MAP 激酶或 PI3K 信号通路而诱导抗病毒蛋白基因的表达。

生物学功能 ①抑制病毒复制。②上调 T 细胞表面 CD69 表达及下调 S1PR1 的表达，使 T 细胞滞留于淋巴结接受抗原刺激。③促进 NK 细胞和 CD8⁺T 细胞的胞毒作用，促进 Th1 细胞分化。④上调 HLA I 类分子表达，促进病毒感染的细胞被 CD8⁺CTL 识别和杀伤。

此外，IFN-κ（表皮角质细胞产生）、IFN-ω 和 IFN-τ（子宫基蜕膜产生）也可抑制病毒复制和抗肿瘤，尤其是子宫基蜕膜干扰素在保护胎儿免遭母体排斥中发挥重要作用。

临床应用 I 型干扰素已获准用于治疗多种临床疾病。IFN-α 用于治疗疣状病毒感染所致尖锐湿疣、乙型肝炎和丙型肝炎；IFNα-2a 应用治疗丙型肝炎和乙型肝炎；IFN-β 用于治疗多发性硬化。此外，I 型干扰素可抗肿瘤细胞增殖和诱导凋亡，并激活树突状细胞、T 细胞、NK 细胞等，从而可被用于抗肿瘤治疗。

（高 福 遆光文 严景华）

Ⅱ xíng gānrǎosù

Ⅱ型干扰素 （interferon type Ⅱ）

属干扰素家族的一种细胞因子。又称 γ 干扰素（IFN-γ）。成熟的 IFN-γ 分子为反平行的同源二聚体，主要由激活的 Th1 细胞、CD8⁺T 细胞和自然杀伤（NK）细胞产生。不同于 IFN-α 和 IFN-β，病毒感染并不直接诱导细胞产生 IFN-γ。抗原、葡萄球菌肠毒素 A（SEA）等刺激剂可诱导 T 细胞和 NK 细胞等表达和分泌 IFN-γ。人 IFN-γ 编码基因定位于 12 号染色体。IFN-γR 是由 IFN-γR1（CDw119）和 IFN-γR2 组成的异源二聚体，分布于（除成熟红细胞外）几乎所有细胞表面。

IFN-γ 介导的转录激活依赖于靶基因启动子区域的干扰素激活位点（GAS），过程为：IFN-γ 与受体结合活化 JAK1 和 JAK2 激酶，进一步磷酸化下游的 STAT1 分子，促进其同源二聚化和核转运，结合 GAS，从而启动靶基因表达。与 I 型干扰素不同，IFN-γ 不能诱导 ISGF3 转录复合物形成而激活含 ISRE 元件的基因表达，但也可活化 PI3K 信号通路。IFN-γ 功能为：①激活单核/巨噬细胞的关键细胞因子，参与抵御胞内感染。②调节 B 细胞增殖和抗体产生（促进 IgG 产生，抑制 IgE 产生）。③促进 Th0 细胞分化为 Th1 细胞，并抑制 Th2 和 Th17 细胞分化。④促进抗原提呈相关分子（如 HLA Ⅱ 类及 I 类分子、TAP、HLA-DM、B7 等）表达。⑤抗肿瘤。

IFN-γ 已被用于抗病毒和抗寄生虫病等治疗，对多发性关节炎、慢性肉芽肿等也有一定疗效。

（高 福 遆光文 严景华）

Ⅲ xíng gānrǎosù

Ⅲ型干扰素 （interferon type Ⅲ）

属干扰素家族的一种细胞因子。包括 IFN-λ1（IL-29）、IFN-λ2（IL-28A）和 IFN-λ3（IL-28B）。3 个成员所识别的共同受体为 IL-28R，是由 IL-10R2 和 IFNLR1 组成的异源二聚体，仅表达于上皮细胞和少数免疫细胞表面。人 Ⅲ 型干扰素基因位于 19 号染色体。该基因含多个外显子，不同于 I 型干扰素是由单一外显子所编码。Ⅲ 型干扰素与 I 型干扰素及 IL-10 家族成员的分子结构相关，但与 IFN-α 分子序列同源性仅为 15% ~ 19%，所识别的受体也不同于 I 型干扰素。

Ⅲ 型和 I 型干扰素表达的调控机制及生物学功能有很多相似之处，如 Ⅲ 型干扰素也可由病毒感染或双链 RNA 所诱导产生；结合受体后，通过 JAK-STAT 信号转导通路，激活含 ISRE 转录元件的基因表达，从而启动细胞抗病毒效应。此外，IFN-λ 还可增强 MHC I 类分子表达，具有免疫调节功能。

（高 福 遆光文 严景华）

zhǒngliú huàisǐ yīnzǐ chāojiāzú

肿瘤坏死因子超家族 （tumor necrosis factor superfamily, TN-FSF）

以肿瘤坏死因子为代表、

介导细胞凋亡并调节细胞增殖、分化和存活的细胞因子。

20世纪70年代，发现肿瘤坏死因子（又称TNF-α）和淋巴毒素α（LT-α，曾称TNF-β），其后陆续发现LT-β、CD40L、CD27L、CD30L、FasL、4-1BBL、OX40配体（OX40L）、肿瘤坏死因子相关凋亡诱导配体（TRAIL）、血管内皮生长抑制物（VEGI）、肿瘤坏死因子样弱凋亡抑制物（TWEAK）、LIGHT、核因子κB受体活化因子配体（RANKL）、增殖诱导配体（APRIL）、B细胞激活因子（BAFF）、糖皮质激素诱导的肿瘤坏死因子受体配体（GITRL）和外异蛋白A（EDA）18个成员（表）。成员间氨基酸残基序列同源性为15%～25%。TNFSF为Ⅱ型跨膜蛋白，多形成同源三聚体或异源三聚体（LT-α和LT-β），并分别被相应受体识别。

TNFSF的受体为肿瘤坏死因子受体超家族（TNFRSF），通过单体间强氢键相互作用而形成三聚体，三聚体的中间区域由单体分子β片层结构组成。TNFSF除膜结合形式外，多数成员可通过蛋白水解作用形成可溶型细胞因子。膜型和可溶型TNFSF成员均具有生物学活性，与相应受体结合后，可启动NF-κB和MAPK信号通路，介导细胞凋亡或调节细胞增殖、分化和存活。

TNFSF与多种疾病（如肿瘤、感染性休克、病毒感染、骨吸收、类风湿关节炎、糖尿病和其他炎症性疾病）的发生相关。拮抗TNF的生物制剂（如中和抗体、TNFR-Fc融合蛋白）已获准用于治疗某些自身免疫病；抗RANKL的中和抗体已用于治疗绝经后骨质疏松症。

（高福 施一）

zhōngliú huàisǐ yīnzǐ-α

肿瘤坏死因子-α （tumor necrosis factor α，TNF-α）

参与全身性炎症反应并可刺激急性期反应的细胞因子。属肿瘤坏死因子超家族（TNFSF）。

来源 TNF-α主要由激活的单核/巨噬细胞产生，其他免疫细胞（如CD4[+]T细胞、NK细胞等）、内皮细胞、成纤维细胞、表皮细胞、角质细胞、平滑肌细胞、星形胶质细胞、成骨细胞和神经元细胞等也能产生。

人*TNF-α*基因编码前体蛋白，其信号肽将前体蛋白固定于细胞膜表面，成为具有活性的膜结合型TNF-α（26kD）。后者经酶切去除信号肽，形成17kD的可溶型TNF-α；所余跨膜片段的胞质段可被信号肽酶水解，转移至核内，促进IL-12等基因表达。NK细胞等可组成性表达膜结合型TNF-α，并参与其杀伤活性。

受体 肿瘤坏死因子受体（TNFR）表达于所有体细胞（除红细胞外）和多种肿瘤细胞表面，包括55kD的TNFRⅠ（CD120a）和75kD的TNFRⅡ（CD120b），

表 肿瘤坏死因子超家族成员

被批准的同义词	被批准的命名	曾用名	同义词
CD40LG	CD40 L	HIGM1，IMD3，TNFSF5	CD40L，TRAP，gp39，hCD40L，CD154
CD70	CD70分子	CD27LG，TNFSF7	CD27L
EDA	外异蛋白A	ED1，EDA2，ODT1	EDA1，XLHED，HED，XHED，ED1-A1，ED1-A2，EDA-A1，EDA-A2
FASLG	FasL（TFNSF6）	APT1LG1，TNFSF6	FasL，CD178
LTA	淋巴毒素-α	TNFB	TNFSF1，LT
LTB	淋巴毒素-β（TFNSF3）	TNFC	p33，TNFSF3
TNF	肿瘤坏死因子	TNFA	TNFSF2，DIF，TNF-alpha
TNFSF4	TNF超家族成员4	TXGP1	OX40L，gp34，CD252
TNFSF8	TNF超家族成员8	CD30LG	CD153
TNFSF9	TNF超家族成员9		4-1BB-L
TNFSF10	TNF超家族成员10		TRAIL，Apo-2L，TL2，CD253
TNFSF11	TNF超家族成员11		TRANCE，RANKL，OPGL，ODF，CD254
TNFSF12	TNF超家族成员12		TWEAK，DR3LG，APO3L
TNFSF13	TNF超家族成员13		APRIL，CD256
TNFSF13B	TNF超家族成员13B	TNFSF20	BAFF，THANK，BLYS，TALL-1，TALL1，CD257
TNFSF14	TNF超家族成员14		LIGHT，LTg，HVEM-L，CD258
TNFSF15	TNF超家族成员15		TL1，VEGI，TL1A，VEGI192A，MGC129934，MGC129935
TNFSF18	TNF超家族成员18		AITRL，TL6，hGITRL

分别由不同基因编码。两型 TNFR 胞外区结构相似，但胞内区结构差别很大，提示其信号转导存在差异。TNF-α 与 -β 均能与两型受体结合，但亲和力不同。此外，在肝还发现第三类 TNFR，其仅能与 TNF-α 结合，而不能与 TNF-β 结合。

TNF-α 与相应受体（TNF-RI、TNF-RII）结合，通过激活 NF-κB 和 MAPK 信号通路而发挥生物学作用，包括诱导细胞凋亡、参与炎性反应和免疫应答、抑制肿瘤发生和病毒复制等。以 TNF-α-TNFRⅠ的信号转导为例（图）。肿瘤坏死因子受体相关死亡结构域蛋白（TRADD）是一种参与 TNFRⅠ相关信号转导的重要接头蛋白。TRADD 分子 N 端含肿瘤坏死因子受体相关因子 2（TRAF2）结合结构域，C 端含 1 个与 TNFRI 胞质区类似的死亡结构域（DD）。TRADD 通过 DD 分别与

TNFRI 和 FADD 的 DD 结合，所形成的复合物可启动下游胱天蛋白酶（caspase）8 凋亡途径，同时通过 N 端与 TRAF2 结合，通过 DD 与 RIP 结合，从而启动 NF-κB 信号途径，延长细胞生存时间。因此，TNFRI 所介导的两种效果截然相反的信号途径，均通过 TRADD 而传递和调控。

与临床联系 TNF-α 参与多种病理过程（如内毒素性休克、动脉硬化、静脉血栓形成、脉管炎、阿尔茨海默病、抑郁症、肠炎等）的发生发展。此外，TNF-α 是一种内源性致热原，其分泌紊乱可引起发热及恶病质。

TNF-α 重组蛋白可与抗肿瘤药物他索纳明联合用于治疗癌症。TNF-α 拮抗剂是药物开发成功的范例之一，被视为自身免疫病治疗领域的划时代革命。TNF-α 是参与类风湿关节炎（RA）炎症反应最重要的促炎细胞因子，已有 5

种 TNF-α 拮抗剂获准用于治疗 RA：即依那西普（Etanercept，人 TNF-αR 和 Fc 的融合蛋白）及 4 种抗人 TNF-α 单克隆抗体（英夫利昔单抗，Infliximab；阿达木单抗，Adalimumab；戈利木单抗，Golimumab）和赛妥珠单抗（Certolizumab）。临床研究显示，TNF-α 拮抗剂不仅可有效阻止中晚期 RA 患者的炎症进程，且对早期患者可有根治疗效，同时还可用于强直性脊柱炎、银屑病等疾病的治疗。

（高　福　于永利　施　一）

línbā dúsù

淋巴毒素（lymphotoxin，LT）

由淋巴细胞产生的肿瘤坏死因子超家族（TNFSF）成员。包括两型：①分泌型（为 LT-α 同源三聚体）：即 LT-α，又称 TNF-β，由活化的 CD4+ 和 CD8+ T 细胞、NK 细胞、B 淋巴母细胞样细胞、骨髓瘤细胞等产生，可与两型 TNF 受体结合，生物学作用是免疫调节、参与炎症反应、抗病毒、参与次级淋巴器官发育、诱导细胞凋亡等。②膜结合型：即 LT-β，又称 TFNSF3，表达于活化的 T 细胞、B 细胞和淋巴因子激活的杀伤细胞（LAK 细胞）表面，包括两种形式的异源三聚体，即 LT-α1β2（占多数，与 LT-βR 结合）和 LT-α2β1（占少数，与两型 TNFR 结合），其参与调节炎症反应和淋巴组织发育。

LT 与 TNF-α 的细胞来源不尽相同，且核苷酸同源性仅 28%，但二者生物学性质和作用极其相似。LT-α 如同 TNF-α，也可趋化和激活中性粒细胞，促进黏附分子表达，但其不参与内毒素性休克等病理过程。LT-α 基因敲除小鼠外周淋巴结消失，提示其在外周淋巴器官发育中发挥重要

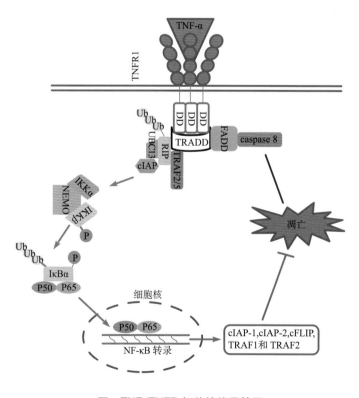

图　TNF/TNFR 相关的信号转导

作用。

（高福 施一）

héyīnzǐ κB shòutǐ huóhuà yīnzǐ pèitǐ

核因子κB受体活化因子配体（receptor activator for nuclear factor-κB ligand，RANKL）

肿瘤坏死因子超家族（TNFSF）成员。又称TNFSF11、TRANCE、OPGL、ODF和CD254等。为跨膜蛋白，主要表达于成骨细胞、活化T细胞等表面，以同源三聚体形式存在。RANKL的功能性受体是核因子κB受体活化因子（RANK），也是一种跨膜蛋白，表达于破骨细胞及树突状细胞表面，属肿瘤坏死因子受体超家族成员。RANK分子胞质区含肿瘤坏死因子受体相关因子（TRAF）1、2、3、5、6的结合区域，其与RANKL结合后，可募集TRAF并激活其下游的NF-κB、JNK、ERK、p38、NFATc1及AKT/PKB信号通路。

RANKL或RANK基因缺陷小鼠可出现骨硬化症，同时伴T细胞、B细胞分化障碍及乳腺发育缺陷，表明RANKL/RANK在调节骨组织代谢及免疫系统、乳腺发育中发挥重要作用。骨组织代谢过程中，成骨细胞表面RANKL与破骨细胞表面RANK结合，可促使破骨细胞分化成熟，导致骨组织被吸收，并由成骨细胞产生新的骨组织补充，维持骨组织新陈代谢平衡。绝经、衰老及激素药物等因素可促进RANKL过表达，使破骨细胞异常活化，导致一系列骨相关疾病（如骨质疏松、类风湿关节炎等）。

针对RANKL的人源化中和抗体（狄诺赛麦，denosumab）已获准用于治疗绝经后妇女骨质疏松症和骨折高危风险男性的骨质疏松症。

（高福 刘长振 高斌）

zhǒngliú huàisǐ yīnzǐ xiāngguān diāowáng yòudǎo pèitǐ

肿瘤坏死因子相关凋亡诱导配体（TNF-related apoptosis-inducing ligand，TRAIL）

肿瘤坏死因子超家族（TNFSF）成员。又称TNFSF10、APO2L，属II型跨膜蛋白。广泛表达于多种组织器官，其胞外区C端可被细胞膜表面金属蛋白酶酶切而释放，形成可溶型TRAIL。膜型和可溶型TRAIL均可有效诱导肿瘤细胞凋亡。TRAIL具有TNFSF成员典型的同源三聚体结构，可同时结合3个受体分子，使受体分子胞质区相互靠近而活化。

人的TRAIL的凋亡相关受体为DR4（TRAIL-R1）和DR5（TRAIL-R2），它们与TRAIL结合可介导caspase 8依赖性细胞凋亡。TRAIL还有另外3种受体：①护骨素（OPG）和DcR1：属诱饵受体，可竞争性抑制TRAIL与凋亡功能受体结合。②DcR2：其与DR4和DR5相比具有截短的胞质区，不能激活细胞凋亡信号通路，但可激活NF-κB信号通路，从而拮抗TRAIL启动的细胞凋亡信号通路。

TRAIL具有免疫监视及免疫调节作用，机制为：①高度选择性地诱导肿瘤细胞凋亡，而对正常组织和细胞影响不大，且杀瘤谱广泛，对骨髓造血系统肿瘤及乳腺癌、肠癌、黑色素瘤等的作用尤其明显。②通过介导免疫细胞凋亡而发挥免疫调节作用，并维持免疫自稳。③通过致凋亡作用参与胸腺细胞的阴性选择，清除自身反应性T细胞，抑制自身免疫病发生。④通过介导成熟T细胞、终末分化浆细胞及抗原提呈细胞凋亡，防止潜在的自身免疫性损伤。某些情况下，TRAIL及其受体可影响自身免疫病病程，如TRAIL表达上调可加重自身免疫性甲状腺疾病和系统性红斑狼疮病情。

（高福 刘长振 高斌）

tángpízhìjīsù yòudǎo de zhǒngliú huàisǐ yīnzǐ shòutǐ pèitǐ

糖皮质激素诱导的肿瘤坏死因子受体配体（glucocorticoid-induced TNF receptor-related protein ligand，GITRL）

肿瘤坏死因子超家族（TNFSF）成员。又称TNFSF18、AITRL。主要表达于抗原提呈细胞和内皮细胞，其分子胞外区C端可形成同源三聚体结构。GITRL受体为GITR（TNFRSF18），主要表达于T细胞和NK细胞表面，为I型跨膜蛋白。其胞膜区N端含可与GITRL结合的结构域。三聚体GITRL与GITR结合后，通过GITR胞质区的TNFR相关因子（TRAF）结合区域与TRAF结合，激活下游NF-κB等信号通路。GITR胞质区不含死亡结构域（DD），但可与含DD的Siva分子结合，并促使细胞凋亡。

GITRL/GITR途径主要功能是参与调控T细胞活化，作用机制为：作为共刺激信号通路，协同激活T细胞；下调调节性T细胞（Treg）对活化T细胞的抑制作用；介导效应性T细胞或Treg细胞对树突状细胞的反馈信号刺激；促进巨噬细胞和NK细胞活化，上调巨噬细胞产生IFN-γ、COX2、PGE$_2$、MMP-2、MMP-9、TNF-α、IL-6等细胞因子，上调NK细胞产生IFN-γ；促进上皮细胞表达ICAM-1、P－选择素和E－选择素等黏附分子。

GITRL/GITR信号系统已成为治疗自身免疫病、移植排斥、感染和肿瘤等的靶点之一。

（高福 刘长振 高斌）

B xìbāo jīhuó yīnzǐ

B 细胞激活因子（B-cell-activating factor belonging to the TNF family，BAFF）

肿瘤坏死因子超家族（TNFSF）成员。又称 TNFSF13B。由 *TNFSF13B* 基因编码，是含 285 个氨基酸残基的跨膜糖蛋白。BAFF 跨膜部分可从胞膜剪切下来，形成可溶性片段而被释放。BAFF 表达于多种细胞（如单核细胞、树突状细胞和骨髓间质细胞）表面。BAFF 的受体为 3 种非典型 TNFR，即 TNFRSF13B/TACI、TNFRSF17/BCMA 及 TNFRSF13C/BAFFR。BAFF 与 3 种受体的亲和力不尽相同，其中 TACI 与 BAFF 的亲和力最弱，易被与 BAFF 分子结构相似的增殖诱导配体（APRIL）竞争结合。BAFF 是一种强的 B 细胞刺激因子，可促进成熟 B 细胞存活、增殖和抗凋亡能力，在维持机体免疫功能中发挥重要作用。BAFF 水平下降可致机体 B 细胞激活不足，抗体产生减少，导致免疫缺陷。BAFF 水平过高则可引发自身免疫应答，参与某些自身免疫病（如系统性红斑狼疮、类风湿关节炎等）发生。

（黄 波）

jíluò cìjī yīnzǐ

集落刺激因子（colony-stimulating factor，CSF）

能刺激骨髓造血细胞增殖、分化和集落形成的细胞因子。20 世纪 70 年代，体外研究造血干细胞时，发现细胞培养上清液中存在某些因子，可刺激不同造血干细胞在半固体培养基中形成细胞集落，遂将此类因子命名为 CSF。

分类 CSF 通过与造血前体细胞表面受体结合而启动胞内信号转导，促进造血细胞增殖和分化。不同种类 CSF 可分别刺激骨髓造血祖细胞向特定细胞谱系方向分化，据此可将 CSF 分为粒细胞集落刺激因子（G-CSF）、巨噬细胞集落刺激因子（M-CSF）、粒细胞-巨噬细胞集落刺激因子（GM-CSF）、多集落刺激因子（IL-3）、干细胞因子（SCF）、促红细胞生成素（EPO）和血小板生成素（TPO）等（表）。此外，IL-5 能刺激骨髓造血细胞分化为嗜酸性粒细胞并增强成熟嗜酸性粒细胞功能，曾被称为嗜酸性粒细胞 CSF（Eo-CSF）；IL-1、IL-6、IL-11、FLT3L 等也参与骨髓造血细胞增殖和分化，可归于广义的 CSF。

CSF 可由免疫细胞（巨噬细胞、B 细胞、T 细胞等）及非免疫细胞（骨髓基质细胞、内皮细胞、脑星形细胞、成纤维细胞等）产生。炎症、抗原刺激及某些细胞因子等可诱导 CSF 的产生。

功能 刺激骨髓中特定谱系免疫细胞分化，还可增强分化成熟的免疫细胞的功能，如 M-CSF 促进单核/巨噬细胞增殖和分化，并激活成熟单核/巨噬细胞；G-CSF 主要刺激中性粒细胞谱系造血细胞活化、增殖和分化；GM-CSF 刺激中性粒细胞、单核/巨噬细胞、嗜酸性粒细胞祖细胞集落形成；SCF 可协同其他造血细胞因子刺激多个谱系免疫细胞增殖和分化；EPO 主要刺激红细胞产生；TPO 是巨核细胞生长和发育因子，主要刺激血小板生成。

临床应用 多种重组 CSF 已获准用于临床治疗造血障碍相关疾病。G-CSF 和 GM-CSF 可明显提升循环血中白细胞数量，可用于治疗自身骨髓移植、大剂量肿瘤化疗所致粒细胞减少症、再生障碍性贫血、骨髓增生异常综合征等，并用于提升人类免疫缺陷病毒（HIV）感染者外周血粒细胞和单核细胞数量；EPO 可用于

表 集落刺激因子及其受体和功能

名称	别称	基因标识号	染色体定位	功能性受体及亚基	主要功能
G-CSF	CSF3	1440	17q11.2-q12	CSF3R（G-CSFR，CD114）	刺激中性粒细胞生长和分化，促进成熟中性粒细胞存活及功能
M-CSF	CSF1	1435	1p13.3	CSF1R（M-CSFR，CD115）	刺激骨髓多能造血干细胞向单核/巨噬细胞方向增殖和分化，促进成熟的单核/巨噬细胞功能
GM-CSF	CSF2	1437	5q31.1	CSF2RA/CSF2RB，CD116/CD131	刺激多种造血细胞谱系增殖和分化，促进成熟粒细胞和单核/巨噬细胞的功能
EPO		2056	7q22	EPOR	刺激骨髓红细胞样集落形成，促进红细胞分化、成熟
TPO	MGDF，THPO	7066	3q27	MPL（TPOR，CD110）	刺激巨核祖细胞增殖、分化，促进血小板生成
SCF	Kitl	4254	12q22	KIT（SCFR，CD117）	与其他造血因子协同，刺激多能造血干细胞分化为不同谱系血细胞，调节肥大细胞活性
IL-3	multi-CSF	3562	5q31.1	IL-3RA/CSF2RB，CD123/CD131	多集落刺激因子，刺激多能造血干细胞向多种血细胞谱系增殖和分化

治疗慢性肾衰竭所致贫血，还可用于类风湿关节炎、多发性骨髓瘤、非霍奇金淋巴瘤、艾滋病、化疗等所致贫血；IL-11 和 TPO 受体激动剂已获准用于治疗多种原因所致血小板减少症。

（马大龙　王平章）

jíluò cìjī yīnzǐ shòutǐ

集落刺激因子受体（colony-stimulating factor receptor, CSFR）

各种集落刺激因子受体的总称，包括粒细胞-巨噬细胞集落刺激因子（GM-CSF）受体、粒细胞集落刺激因子（G-CSF）受体、巨噬细胞集落刺激因子（M-CSF）的受体、促红细胞生成素（EPO）受体、血小板生成素（TPO）受体、干细胞因子受体（SCFR）和 IL-3R 等。主要表达于造血前体细胞及部分成熟免疫细胞表面，此外非免疫细胞（如内皮细胞、滋养层细胞、成纤维细胞、小胶质细胞及某些肿瘤细胞系等）也可表达 CS-FR。不同 CSFR 的分子结构各异，如 GM-CSFR 由两条链组成，α 链为配体结合链，β 链为信号转导链；G-CSF 受体以同源二聚体形式与 G-CSF 高亲和力结合；M-CSF 受体属受体酪氨酸激酶家族，以同源二聚体形式与 M-CSF 结合。

CSF 与相应 CSFR 结合，可启动细胞内信号转导，介导 CSF 的生物学效应：刺激血细胞生成；诱导多能造血干细胞向各种类型免疫细胞（包括中性粒细胞、单核/巨噬细胞等）定向分化；激活已分化成熟的免疫细胞。

G-CSF 及 GM-CSF 已获准用于治疗粒细胞减少症、放化疗所致血细胞减少、骨髓增生异常综合征及贫血等。

（马大龙　王平章）

jùshìxìbāo jíluò cìjī yīnzǐ

巨噬细胞集落刺激因子（macrophage colony-stimulating factor, M-CSF）

可诱导造血干细胞向单核/巨噬细胞方向增殖和分化的细胞因子。又称集落刺激因子 1（CSF1），主要由单核细胞、粒细胞、内皮细胞和成纤维细胞产生，平滑肌细胞、骨髓基质细胞、脑星形细胞、成骨细胞、活化的 T/B 细胞及某些肿瘤细胞也可产生。IL-1α、TNF-α、IFN-γ、GM-CSF 和佛波酯（PMA）等可诱导和促进 M-CSF 合成，而前列腺素、糖皮质激素、TGF-β 等可通过提高细胞内环腺苷酸（cAMP）水平而抑制 M-CSF 合成。

M-CSF 包括膜结合型和分泌型糖蛋白及蛋白多糖（PG-M-CSF），以共价链连接的同源二聚体形式发挥生物学效应。M-CSFR（CD115）由 FMS 原癌基因编码，是同源二聚体，为高亲和力受体，分布于单核/巨噬细胞及相应细胞系表面。M-CSF 功能为：刺激多能造血干细胞向单核/巨噬细胞方向增殖和分化；激活成熟的单核/巨噬细胞，增强其能抗原提呈能力、抗体依赖细胞介导的细胞毒作用（ADCC）及分泌细胞因子的能力，发挥抗感染作用并参与炎症反应；M-CSF 联合 IL-12 具有抗肿瘤效应。

重组人 M-CSF 已获准用于临床，功能为：改善儿童慢性粒细胞减少症相关的骨髓抑制；促进骨髓移植后造血重建；加速大剂量化疗后骨髓抑制的恢复，促进中性粒细胞和血小板数量增加。

（马大龙　王平章）

lìxìbāo jíluò cìjī yīnzǐ

粒细胞集落刺激因子（granulocyte colony-stimulating factor, G-CSF）

可促进骨髓多能造血干细胞向粒细胞（尤其是中性粒细胞）谱系分化及集落形成的细胞因子。以单链蛋白形式发挥生物学功能，主要由活化的单核/巨噬细胞和中性粒细胞产生，另外，成纤维细胞、内皮细胞、脑星形细胞、骨髓基质细胞、某些白血病细胞及肿瘤细胞系也可产生。G-CSF 受体（CD114）含色氨酸-丝氨酸-X-色氨酸-丝氨酸（WSXWS）结构，为高亲和力受体，分布于造血祖细胞、中性粒细胞、内皮细胞、髓样白血病细胞株（如 HL-60）等。

G-CSF 的功能为：促进骨髓多能造血干细胞向粒细胞（尤其是中性粒细胞）谱系分化，刺激中性粒细胞集落形成；促进成熟中性粒细胞存活；活化中性粒细胞，促进其吞噬功能和抗体依赖细胞介导的细胞毒作用（ADCC）；对人粒细胞、单核细胞、成纤维细胞、平滑肌细胞及成肌纤维细胞具有趋化作用。

重组人 G-CSF 已获准用于临床治疗白细胞减少症（尤其是肿瘤放化疗所致血细胞减少、再生障碍性贫血和骨髓增生异常综合征等）。

（马大龙　王平章）

lìxìbāo-jùshìxìbāo jíluò cìjī yīnzǐ

粒细胞-巨噬细胞集落刺激因子（granulocyte-macrophage colony-stimulating factor, GM-CSF）

可刺激粒细胞、巨噬细胞及其他造血细胞谱系增殖、分化、集落形成的细胞因子。以单链蛋白形式发挥作用，可介导中性粒细胞、巨噬细胞、嗜酸性粒细胞祖细胞集落形成。GM-CSF 由活化的 T 细胞和巨噬细胞产生，另 B 细胞、肥大细胞、内皮细胞、成纤维细胞等在某些炎症刺激剂、抗原刺激和细胞因子诱导下也可产生。

人 GM-CSF 受体由含色氨酸－丝氨酸－X－色氨酸－丝氨酸（WSXWS）的 α 链（CD116）及 β 公有链组成（IL-3R、IL-5R 公用）。GM-CSFR 主要分布于中性粒细胞、单核细胞、嗜酸性粒细胞及嗜碱性粒细胞表面。GM-CSF 的功能为：刺激多种造血细胞谱系增殖和分化，介导中性粒细胞、巨噬细胞、嗜酸性粒细胞祖细胞集落形成；刺激红系和巨核细胞祖细胞分化；GM-CSF 联合 TNF-α 可促进 CD34+ 造血祖细胞分化为树突状细胞；与 IL-4、TNF-α 协同，可诱导外周血单核细胞分化为树突状细胞；刺激活化成熟的粒细胞和单核/巨噬细胞的功能，提高其吞噬和杀伤病原体能力。

重组人 GM-CSF 蛋白已获准用于治疗多种血液系统疾病，主要适应证为：骨髓移植、肿瘤放化疗所致血细胞减少；提高艾滋病患者外周血中性粒细胞、单核细胞和嗜酸性粒细胞等数量；骨髓增生异常综合征、再生障碍贫血等。

（马大龙　王平章）

báixìbāojièsù-3

白细胞介素-3（interleukin-3, IL-3）

可刺激多能造血干细胞增殖及向髓系祖细胞分化的细胞因子。又称多集落刺激因子。以单链蛋白形式发挥生物学功能，主要由活化的 CD4+Th1 和 Th2 细胞产生，另活化的 NK 细胞、肥大细胞、内皮细胞及单核细胞等也可产生一定水平 IL-3。IL-3 高亲和力受体由 α（CD123）、β 两条链组成。β 链为公有链，可分别与 IL-5R 和 GM-CSFR 的 α 链组成相应受体。IL-3R 分布于骨髓多能干细胞和多种定向祖细胞、肥大细胞、单核细胞及 T 细胞表面。

IL-3 的功能为：刺激多能造血干细胞增殖及向髓系祖细胞分化；与 IL-7 协同，刺激多能造血干细胞向淋巴祖细胞方向分化；与其他细胞因子（如 EPO、GM-CSF 或 IL-6）协同，刺激粒细胞、单核细胞和树突状细胞增殖。

临床上曾尝试将 IL-3 用于治疗某些血液病，如骨髓增生异常综合征（MDS）及化疗所致骨髓衰竭患者，但由于副作用较大，已停止临床实验。

（马大龙　王平章）

gànxìbāo yīnzǐ

干细胞因子（stem cell factor, SCF）

可刺激多能造血干细胞分化为不同谱系血细胞（包括肥大细胞）的细胞因子。又称肥大细胞生长因子、KIT 配体（KITLG）等。可由多种细胞（如骨髓基质细胞、成纤维细胞、凝血酶活化的内皮细胞等）产生，其以同源二聚体形式发挥生物学作用。体内 SCF 存在分泌型和跨膜型两种形式，前者可通过膜型 SCF 水解脱落及 mRNA 水平的不同剪接而产生。干细胞因子受体（SCFR）即 C-kit（CD117），表达于多种干细胞和肥大细胞表面。

SCF 的功能为：与其他造血因子协同，可刺激多能造血干细胞分化为不同谱系血细胞（如联合 EPO，促进红样细胞成熟和集落形成；联合 IL-3、GM-CSF 诱导巨核细胞集落形成；联合 IL-7 促进前 B 细胞的增殖）；诱导骨髓或脐带血造血干细胞分化为肥大细胞；促进肥大细胞增殖、活化、成熟及功能（如脱颗粒、释放组胺，促进黏附和趋化等）。

人重组 SCF 蛋白已获准用于治疗外周血干细胞移植的患者。

（马大龙　王平章）

cùhóngxìbāoshēngchéngsù

促红细胞生成素（erythropoietin, EPO）

可特异性刺激红细胞生成、集落形成的细胞因子。90% 以上由肾小球基膜外侧肾小管周围毛细血管内皮细胞产生，缺氧可促进肾分泌 EPO，另肝细胞、肝库普弗（Kupffer）细胞及骨髓巨噬细胞也可产生。

EPO 可与幼红细胞表面促红细胞生成素受体（EPOR）结合为二聚体，通过 JAK/STAT 和 Ras/MAP 激酶等信号转导途径调节红系增殖和分化。EPO 是体内促进红细胞生成的主要调节因子，可特异性作用于红细胞样前体细胞，刺激骨髓红细胞样集落形成，促进红细胞分化、成熟，而对其他细胞谱系无作用。

临床上，EPO 水平过高见于原发性红细胞增多症和继发性红细胞增多症（如高原居住者、发绀型心脏病、血友病性贫血、局限性肾脏缺氧等），EPO 水平过低主要见于肾功能衰竭或晚期肾病所致的贫血、慢性感染、类风湿关节炎、艾滋病、肿瘤所致贫血及其他原因引起的贫血等。再生性障碍贫血、缺铁性贫血、珠蛋白生成障碍性贫血、巨幼细胞性贫血等患者 EPO 水平反而升高。重组人 EPO 已被批准用于治疗慢性肾衰竭、癌症或癌症化疗、失血、艾滋病等所致贫血。

（马大龙　王平章）

xuèxiǎobǎn shēngchéngsù

血小板生成素（thrombopoietin, TPO）

可介导巨核细胞谱系发育的细胞因子。又称巨核细胞生长和发育因子、mpl 配体（ML）。主要产生于肝和肾，与 EPO 有较高同源性。TPO 产生受外周血小板数量的影响，与血小板计数呈负相关。TPO 受体为 c-

MPL（血小板生成素受体 C-甘露糖）。TPO 与 c-MPL 结合，可通过 JAK/STAT 信号转导途径促进巨核细胞增殖、分化及血小板形成。TPO 可特异性刺激巨核祖细胞增殖、分化，是介导巨核细胞谱系发育的主要因子，通过促进巨核细胞成熟而促进血小板生成。TPO 与 EPO 联合使用，可协同促进红细胞生成。

再生障碍性贫血患者血清 TPO 明显升高，而急性白血病、骨髓增生异常综合征（MDS）、肝硬化、特发性血小板减少性紫癜患者 TPO 水平降低。TPO 与血小板疾病关系密切，检测其水平有助于血小板减少或增多性疾病的鉴别诊断。体内应用 TPO 可增加血小板数量，TPO 受体激动剂已被美国食品和药品管理局（FDA）批准用于治疗血小板减少症。

（马大龙　王平章）

shēngzhǎng yīnzǐ

生长因子（growth factor，GF）

可促进相应细胞生长和分化的细胞因子。GF 种类较多，包括转化生长因子（TGF）、表皮生长因子（EGF）、血管内皮细胞生长因子（VEGF）、成纤维细胞生长因子（FGF）、神经生长因子（NGF）、血小板生长因子（PDGF）等。

（马大龙　王平章）

biǎopí shēngzhǎng yīnzǐ

表皮生长因子（epidermal growth factor，EGF）

具有强丝裂原效应的生长因子，因能促进表皮增厚和角质化而得名。美国生化学家斯坦利·科恩（Stanley Cohen）和意大利神经生物学家丽塔·莱维-蒙塔尔奇尼（Rita Levi-Montalcini）于 1962 年从小鼠下颌下腺分离并纯化 EGF，因此于 1986 年获诺贝尔生理学或医学奖。

EGF 分子量约 6kD，由 53 个氨基酸残基组成，含 3 个分子内二硫键。EGF 家族有 10 余个成员，包括肝素结合 EGF 样生长因子（HB-EGF）、转化生长因子 α（TGF-α）、双向调节素（AR）、上皮调节素（EPR）、Epigen、β 细胞素（BTC）、神经调节蛋白 1~4（NRG1~4）等。家族成员的分子结构均含 1 个或多个高度保守的特征性重复序列（CX$_7$CX$_{4~5}$CX$_{10~13}$CXCX$_8$GXRC），其中 6 个半胱氨酸残基形成链内 3 个二硫键的三环状构型，是各成员与受体结合的基本结构基础。

人 EGF 编码基因位于 4 号染色体，其启动子具有非经典 TATA 序列和多个转录因子结合序列，已发现数十个（>60）单核苷酸多态性位点，其启动子区结构、转录调节及信号通路的改变，与 EGF 表达、细胞增殖能力及肿瘤发生密切相关。除唾液外，EGF 低水平存在于血小板、巨噬细胞、乳汁、尿液、血浆和多种组织。EGF 与其受体结合，通过 RTK/Ras/MAPK、PI3K/Act/mTOR 等信号通路，可促进 DNA 合成，促进细胞分裂、增殖，维持细胞分化和长期存活，并参与创伤修复、组织再生及肿瘤发生发展和转移。

EGF 家族均有跨膜型和分泌型，并有共同的 EGF 受体。不同 EGF 家族成员其功能有异，如 EGF 可促进上皮细胞、成纤维细胞、间质和内皮细胞增殖，促进血管形成、加速伤口愈合及促进肿瘤生长；肝素结合 EGF 样生长因子作为强丝裂原，可刺激成纤维细胞、血管平滑肌细胞、角质细胞和肝细胞增殖；双向调节素可双向调节细胞生长。

（高福　张华堂）

chéngxiānwéixìbāo shēngzhǎng yīnzǐ jiāzú

成纤维细胞生长因子家族 [fibroblast growth factor（FGF）family]

可结合肝素、有丝分裂原活性的多肽。由 24 个成员组成，一般含 150~300 氨基酸残基，分子量 17~34kD。结构特征为：肽链中段约 120 个氨基酸残基正反平行排列，12 个 β 片层形成三叶状核心结构。1939 年，即发现 FGF 具有丝裂原活性。1974 年，从牛脑垂体和脑组织中分离纯化出原型分子 FGF-1 和 FGF-2，此后陆续从培养细胞中分离获得相关蛋白。人和哺乳类通常表达 22 种 FGF，其中 FGF-15/19 是互不兼有的异种同源体：人类无 FGF-15；小鼠无 FGF-19；最新发现的 FGF-24 仅见于斑马鱼。

FGF 家族成员广泛表达于中胚层和神经胚层来源的器官和肿瘤，按照结构相关性及等电点（PI），可分为两类：①酸性 FGF（aFGF）：主要来源于脑、视网膜、骨基质和骨肉瘤。②碱性 FGF（bFGF）：主要来源于神经组织、垂体、肾上腺皮质、黄体和胎盘。此外，根据 FGF 在体内存在形式，可分为分泌型 FGF（包括 FGF1/3/5、2/4/6、7/10/22、8/17/18 及 9/16/20 5 个亚家族）、胞内型 FGF（iFGF，包括 FGF-11~14）和激素型 FGF（hFGF，包括 FGF15、19、21、23）。

FGF 通过与相应 FGF 受体家族成员结合而发挥效应，参与细胞分化、增殖、迁徙及胚胎发育。不同型 FGF 成员的生物学功能各异：分泌型 FGF 参与细胞增殖、分化、血管生成和免疫调节等，从而调节机体对损伤的应答；胞内型 FGF 可调控离子通道和细胞膜电兴奋；激素型 FGF 对细胞代谢具有内分泌样调节作用，是维持自身稳态的基本因子。

FGF 家族与人类疾病关系密切：FGF-1、2 可影响肿瘤血管生成；FGF 基因突变和信号转导异常可导致遗传性疾病、副肿瘤综合征及多种代谢性疾病。

（高 福 张华堂）

xuèxiǎobǎn shēngzhǎng yīnzǐ

血小板生长因子 （platelet-derived growth factor，PDGF）

储存于血小板 α 颗粒内的生长因子。为碱性低分子丝裂原，主要由血小板崩解时释放，另损伤的细胞亦能释放。人 PDGF 基因定位于不同染色体，由于编码 N 端和 C 端的外显子其长短和剪接形式不同，不同 N 端有赖于胞内或胞外蛋白水解酶处理方能活化，而 C 端的差异与基质结合或弥散能力有关。PDGF 是由 α 和 β 肽链通过二硫键共价结合而形成的同源或异源二聚体，可以 5 种形式存在，即 PDGF-AA、AB、BB、CC 和 DD。PDGF 与血管内皮生长因子（哺乳类动物编码的 VEGF-A、B、C 和 D；病毒编码的 VEGF-E；蛇毒中的 VEGF-F）、胎盘生长因子（PlGF）及某些无脊椎动物相应分子等共同组成 PDGF/VEGF 家族，其所有成员均含 1 个保守的 PDGF/VEGF 同源区域，参与二硫键和二聚体形成。

PDGF 通过与 PDGFR 家族成员结合而发挥作用：胚胎早期，可诱导未分化的间质和干细胞分裂和增殖，其后参与细胞分化和形态发生；成体中，可促进多种间质细胞增殖、分化和迁徙；PDGF 家族、其他血管生成因子及神经营养因子等，共同形成对神经、内分泌、血管、免疫和代谢网络的交互调控。此外，PDGF 还具有如下功能：促进细胞趋化；

促使 G_0/G_1 期的某些细胞进入细胞增殖周期；加速创伤愈合；参与胚胎发育、创伤修复、组织重建及新生血管形成。

PDGF/PDGFR 与某些病理过程相关：人和动物胰岛 B 细胞 PDGFR 表达下降与年龄、胰岛素分泌及血糖调节密切相关；PDGF/PDGFR 通路与动脉粥样硬化、多器官纤维化和恶性肿瘤生长相关。PDGF 是干预相关疾病的新靶点，重组人 PDGF（rhPDGF）已获准用于糖尿病晚期肢端溃疡的清创与修复等，另在重度烧伤、骨齿缺损及关节修复等方面的应用研究亦取得进展。

（高 福 张华堂）

xuèxiǎobǎn huóhuà yīnzǐ

血小板活化因子（platelet activating factor，PAF）

由多种细胞产生、可诱导血小板活化、促进粒细胞募集和脱颗粒、介导超敏反应的生长因子。1972 年，法国免疫学家雅克·邦弗尼斯特（Jacques Benveniste）首先发现，致敏家兔的嗜碱性粒细胞可释放一种能使血小板活化和聚集的可溶性磷脂类分子，遂将其命名为血小板活化因子。PAF 是介导细胞间和细胞内炎性反应和应激反应的重要信使分子。

PAF 在生理条件下鲜有表达，但在缺氧、应激和抗原刺激下，多种血细胞（如肥大细胞、嗜酸性粒细胞、嗜碱性粒细胞、中性粒细胞、单核/巨噬细胞、血小板）和内皮细胞等均可大量产生。此外，肺、肝、肾等实质器官组织细胞也可产生。产生机制为：活化细胞膜上磷脂酶 A2 通过分解其底物羟基化磷脂，可生成 lyso-PAF，乙酰水解酶可使 lyso-PAF 水解而产生 PAF。

PAF 的功能为：①激活血小

板：使之释放组胺、5-羟色胺等血管活性介质，导致局部毛细血管扩张、通透性增强，参与和促进过敏性炎症反应。②趋化、募集中性粒细胞：使其活化并产生前列腺素和白三烯等炎性介质，促进并放大局部过敏性炎症反应。③趋化、募集嗜酸性粒细胞：使其活化并释放毒性蛋白、酶类物质和脂类炎性介质，对寄生虫和某些病原体产生杀伤作用，并可导致局部组织损伤或扩大/增强局部过敏性炎症反应。④募集、激活单核/巨噬细胞：显著增强其吞噬杀菌能力及产生多种趋化因子、促炎细胞因子，参与和促进局部炎症反应。

PAF 是参与哮喘、过敏性休克、化脓性休克、动脉粥样硬化、心脑卒中等疾病的重要介质，机制为：介导血小板聚集、粒细胞脱颗粒等快速反应；通过与胞膜和胞内 PAF 受体直接作用，介导内皮细胞、平滑肌和心肌细胞、淋巴细胞、角膜上皮细胞等产生和释放大量活性氧、白三烯、组胺、缓激肽、促炎细胞因子（IL-1、IL-4、IL-6、IL-8、TNF-α 等）等，导致多器官（如心、肝、肺、肾等）广泛损伤。近期发现，PAF 可能通过介导淀粉样蛋白的细胞毒性，参与帕金森病、阿尔茨海默病的发生和发展。

（高 福 张华堂）

xuèguǎn nèipí xìbāo shēngzhǎng yīnzǐ

血管内皮细胞生长因子（vascular endothelial growth factor，VEGF）

通过与血管内皮细胞表面相应受体结合而发挥作用的生长因子。最初特指 1989 年分离纯化的 VEGF-A。迄今已发现的家族成员为 VEGF-A、B、C、D、E、F，其中 VEGF-E 由病毒编码，VEGF-F 存在于蛇毒中。VEGF-

A～F 与 PDGF、胎盘生长因子（PlGF）等均归于 PDGF/VEGF 家族。

VEGF-A 由含 8 个外显子的单基因编码，通过 6a、6b 和第 7 外显子的不同剪接，可形成至少 5 种剪接体（VEGF121、145、165、189 和 206 等），从而决定其分泌与否、基质间弥散以及与肝素和辅助受体神经纤毛蛋白的结合能力。此外，第 8 外显子编码尾部的不同剪接，可决定其产物发挥促血管生成抑或抗血管生成的作用。VEGF 是高度保守的同源二聚体，通过与受体（VEGFR1、2、3）结合而作用于内皮细胞。其功能为：促进胚胎期最原始的血管生成并促进出生后从已有血管芽生的新生毛细血管形成；促进内皮移动，增加血管通透性，导致水肿，故又称血管通透因子；可通过促进一氧化氮（NO）释放而扩张血管。

VEGF 主要作用为增强血管通透性、促进血管形成，从而与肿瘤发生、发展密切相关。20 世纪 70 年代初，美国哈佛大学教授福尔克曼（Folkman）提出肿瘤血管生成理论，极大推动了 VEGF 及一系列促血管生成因子的研究。已确认，调控肿瘤微环境中 VEGF、VEGFR 表达或相互作用，是具有应用前景的抗肿瘤生物治疗策略。首个抗 VEGF 单克隆抗体药物于 2004 年获准用于治疗恶性肿瘤和视网膜黄斑变性。

VEGF 还具有其他功能：①VEGF-A 可作用于单核/巨噬细胞、肿瘤细胞和肾小管上皮等细胞，促进细胞迁徙和趋化，发挥免疫调节功能，可抑制 T 细胞介导的移植物抗宿主反应，并在肿瘤免疫监视与逃逸、自身免疫病发生和造血干细胞移植中发挥作用；参与心肌组织新血管生成。②VEGF-C 主要作用于淋巴管内皮细胞，促进淋巴管新生。③VEGF-D 主要参与肺内围绕气管的淋巴管网络形成。

VEGF 主要在细胞缺氧时由缺氧诱导因子（HIF-1α、HIF-1β）等诱导转录而产生。除促进肿瘤血管生成外，VEGF 与肉芽组织生成、类风湿关节炎、糖尿病视网膜病变、年龄相关的黄斑退行性变、肾小球肥大等多种病理过程相关。VEGF 水平增高对妊娠高血压综合征可能有预警作用，血管肉瘤患者血清 VEGF-D 明显升高。

（高 福 张华堂）

shénjīng shēngzhǎng yīnzǐ

神经生长因子（nerve growth factor，NGF）

对周围和中枢神经元发育、分化、生长、再生和功能具有明显调控作用，可促进轴突生长及神经突触形成和可塑性的生长因子。

是神经营养因子家族的原型分子，由 α、β、γ 亚单位和锌离子构成。其活性部位位于 β 亚单位，是由 2 条各含 118 个氨基酸残基的肽链所组成的非共价二聚体，α 亚单位的功能尚不清楚，γ 亚单位则具有蛋白酶活性。1986 年，美国生化学家斯坦利·科恩（Stanley Cohen）和意大利神经生物学家丽塔·莱维-蒙塔尔奇尼（Rita Levi-Montalcini）因分别发现 NGF 和 EGF 而获诺贝尔生理学或医学奖。

NGF 具有低亲和力（p75NTR）和高亲和力（Trk）两种受体。NGF 与受体结合后形成内吞小泡，在轴突中沿微管逆行至神经元胞体，经过信号转导级联反应而发挥作用，是维持各类神经元生存、生长的"存活因子"，并与各种神经退行性疾病及精神分裂症等心理和认知障碍发生、发展有密切关系。NGF 对多种免疫细胞及 HIV-1 感染、复制具有重要调节功能，并参与神经系统和免疫系统相互作用。

（高 福 张华堂）

nèipí shēngzhǎng yīnzǐ

内皮生长因子（endothelial growth factor）

由内皮细胞（及其他组织细胞）分泌，可刺激内皮细胞等生长，并有趋化作用的生长因子。于 20 世纪 80 年代初被发现，曾称内皮细胞（源）生长因子（ECDGF），其后发现包括 PDGF/VEGF 家族及非 PDGF 家族的多种因子。目前已统一命名为内皮生长因子。其可与肝素结合，并促进内皮细胞、成纤维细胞和平滑肌细胞增殖。

（高 福 张华堂）

zhuǎnhuà shēngzhǎng yīnzǐ

转化生长因子（transforming growth factor，TGF）

最初发现的可在软琼脂层中以锚着不依赖性方式刺激正常细胞生长的生长因子。

分类 包括两类结构和功能截然不同的分子，即 TGF-α（与表皮生长因子结构同源）和 TGF-β（属转化生长因子-β 超家族）。

TGF-α 多种癌细胞、转化的细胞系及某些非转化细胞（如垂体细胞、角质形成细胞、巨噬细胞、肝细胞和血小板等）均可表达 TGF-α。TGF-α 由 50 个氨基酸残基组成，其前体蛋白为含 160 个氨基酸残基的 Ⅰ 型跨膜蛋白，在 ADAM17/TACE 作用下水解、加工、成熟。大鼠、小鼠和人的 TGF-α 有很高同源性。TGF-α 和表皮生长因子 EGF 密切相关，亦被称为表皮生长因子样转化生长因子。二者均与相同的表皮生长因子受体结合，具有相似的生物学活性。

TGF-β 是由不同基因编码的一组分子，包括 TGF-β1、TGF-β2 和 TGF-β3 3 个亚型，以同源或异源二聚体形式发挥作用。其中，TGF-β1 为同源二聚体，主要由 CD4$^+$ 调节性 T 细胞（Treg）、活化的巨噬细胞和其他细胞合成、分泌。

TGF-β 是由其前体蛋白在弗林蛋白酶（furin）作用下加工而成，成熟的 TGF-β 与延迟相关蛋白（LAP）和 TGF-β 结合蛋白（LTBP）等结合而形成复合体（LLC），TGF-β 需在 αVβ8 整合素等作用下从 LLC 复合体中释放才能发挥作用。TGF-β 受体包括 TGF-βR1 和 TGF-βR2。TGF-β 与 TGF-βR 结合，主要通过启动 SMAD 信号通路而发挥效应。

功能 TGF-α 被认为是一种胎儿形式的表皮生长因子，其主要功能可能是参与表皮发育及肝组织再生等。TGF-β 的功能为：调节细胞生长、分化及凋亡；参与多种生理和病理过程（如胚胎发育、癌变）；促进调节免疫应答等。TGF-β 是机体发挥免疫负调控功能的关键细胞因子：①抑制 T 细胞增殖和效应，抑制 M1 型巨噬细胞活化。②Treg 细胞功能亚群分化，如参与 Foxp3$^+$Treg 细胞分化，协同 IL-1、IL-6 参与 Th17 细胞分化。③诱导抗体类别转换，刺激 IgA 抗体产生。④局部免疫和炎症反应中，刺激巨噬细胞和成纤维细胞合成胶原及产生基质调节酶，并刺激血管形成，从而参与组织修复和纤维化。

（高　福　周旭宇）

qūhuà yīnzǐ

趋化因子（chemokine）可介导免疫细胞（如中性粒细胞、淋巴细胞、单核细胞等）趋化运动的小分子细胞因子。由多种细胞产生，如单核/巨噬细胞、T 细胞、B 细胞、血小板、成纤维细胞和内皮细胞等。一种细胞可产生多种趋化因子，不同细胞也可产生相同的趋化因子。其通过与相应受体结合而发挥作用。大多数趋化因子均有一种以上受体，而同一受体通常可识别多种配体，由此导致趋化因子的生物学活性具有复杂性和广泛性。

研究过程 趋化运动指细胞循刺激物浓度差、由低浓度趋向高浓度方向的定向运动。对趋化运动和趋化因子的研究已历经百余年。直至 1991 年证明趋化因子属细胞因子家族的一个亚群，由此成为现代免疫学的研究热点。

趋化性及其检测 早在 1884 年，德国植物学家威廉·普费弗（Wilhelm Pfeffer）即提出趋化性或趋化运动的概念，用于描述细胞在化学物质作用下的定向运动（图 1）。此后很长时间，因受制于实验技术，对趋化运动的机制、趋化剂的本质等研究未能取得明显进展。

1962 年，斯蒂芬·博伊登（Stephen Boyden）建立了体外观察白细胞趋化运动的装置，其原理为：由一层微孔膜分割出 2 个小室，上层加入细胞，下层放待测的趋化物，依据趋化细胞的种类而选择不同孔径的微孔膜，通过显微镜下观察并计算微孔膜下层表面黏附的细胞数量而分析趋化作用强度。借助此技术，鉴定了大量具有趋化作用的物质（如动物血清因子、细菌代谢产物、致敏淋巴细胞提取物、中性粒细胞提取物等）。

趋化剂的发现及命名 介导趋化运动的活性介质称为趋化剂，曾被给予不同命名，如趋化素、趋化性因子、趋化物、趋化剂或引诱剂等。

1968 年发现，血清中补体裂解片段 C5a 对白细胞具有趋化作用，这是首个在高等动物被鉴定出的天然趋化剂。其后发现，N 甲酰肽类物质（1975 年）、血小板因子 4（PF4）（1981 年）等具有趋化活性。1987 年发现，IL-8（CXCL8）可特异性介导中性粒细胞趋化运动，并于 1988 年克隆出 *IL-8* 的全长 cDNA。此后又陆续发现，单核细胞趋化蛋白-1（MCP-1）、T 细胞激活性低分泌因子（RANTES）、巨噬细胞炎性蛋白-1α（MIP-1α）等具有趋化活性的因子。

1991 年发现，细胞因子 IL-8 通过与受体 CXCR1 和 CXCR2 结合而发挥趋化作用，证明了趋化因子属细胞因子家族的一个独立亚群。迄今，已发现 47 个人类趋化因子和 18 个趋化因子受体，是已知细胞因子家族中最大的亚群。

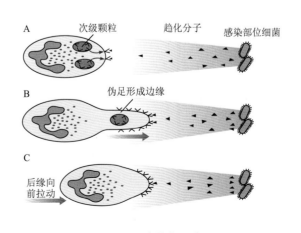

图 1　细胞趋化运动

这些新的趋化因子与之前发现的经典趋化剂如甲酰甲硫氨酰-亮氨酰-苯丙氨酸（fMLP）、C5a、血小板活化因子（PAF）、脂氧素A4（LXA4）、白三烯B4（LTB4）等不同，它们在结构上更为相似，均含4个保守的半胱氨酸，可形成两对二硫键，且在趋化谱上呈现明显的细胞特异性。

1992年召开的第三届趋化因子国际研讨会，将具有趋化活性的细胞因子统称为chemokine，是由chemoattractant和cytokine两个单词合并而来。鉴于早期发现的趋化因子多根据来源、靶细胞、结构特征而命名，由此造成某些混乱。1999年，国际人类基因命名委员会根据趋化因子的分子结构（主要是肽链中含半胱氨酸基序的结构特征）对其进行统一分类和命名，即用CXCLn、CCLn、XCLn、CX3CLn分别代表CXC、CC、C和CX3C亚族的不同成员，其中L为配体，n为数字序号。

趋化因子受体　1991年发现了IL-8（CXCL8）的2个独立受体CXCR1和CXCR2，这是最先被发现的趋化因子受体，由此确认存在一类具有趋化活性的新细胞因子及其受体。其后，MIP-lα、RANTES、MCP-1等一批趋化因子的受体相继被克隆。趋化因子受体属7次跨膜的G蛋白偶联受体超家族，其命名规则与趋化因子相似，根据所结合配体类别不同（CXCL、CCL、CX3CL、XCL），分为CXCR、CCR、CX3CR及XCR亚族。

分类　趋化因子可依据其分子结构特点、功能和表达特定等进行分类（图2，表）。

依据趋化因子结构特点分类　大部分趋化因子成熟肽含有4个保守的半胱氨酸（Cys或C），根据多肽链（N端）一级结构中第一、二个保守Cys的数目及排列方式，将趋化因子分为4个亚族，即CC（CCL1～28）、CXC（CXCL1～16）、CX3C（CX3CL1）和C（XCL1～2）。

按照趋化因子功能和表达特点分类　①自稳性趋化因子：主要表达于胸腺、淋巴结、脾等，其表达水平稳定，主要参与淋巴细胞（包括初始T细胞、胸腺细胞和记忆细胞等）成熟、归巢和再循环，以及维持淋巴系统自身稳定等。②促炎趋化因子：多数趋化因子属此类，其在组织炎症和损伤情况下被诱导性高表达，炎症消退即在转录水平出现沉默。

经典与非经典趋化因子　具有细胞因子特征的趋化因子通常称经典趋化因子；某些具有趋化作用的蛋白质，它们与经典趋化因子在结构上存在较大差异，被归于非经典趋化因子。

功能　趋化因子主要由炎症因子诱导产生，是重要的促炎细胞因子，在炎症过程中可募集血液中单核细胞、中性粒细胞、淋巴细胞等进入感染部位，以清除病原体。某些趋化因子为组成性表达，主要参与淋巴细胞成熟、归巢和再循环，以维持免疫系统自身稳定。

趋化因子在机体免疫应答中发挥重要作用，并与慢性炎症性疾病、自身免疫病、变态反应性疾病、艾滋病等密切相关。病毒感染、IL-1、TNF及脂多糖（LPS）等可刺激机体产生大量趋化因子，趋化大量白细胞聚集于感染部位，并激活白细胞，从而在抗感染及炎症反应中发挥重要作用；趋化因子可诱导某些肿瘤细胞移动并黏附于血管内皮细胞，从而参与肿瘤扩散、浸润和转移。

临床应用　趋化因子与疾病发生密切相关，已成功研制出多种靶向趋化因子及其受体的治疗药物。

重组趋化因子及其衍生物　N端修饰的RANTES（去除RANTES肽链N端的信号转导功能但保留其与CCR5结合功能），包括

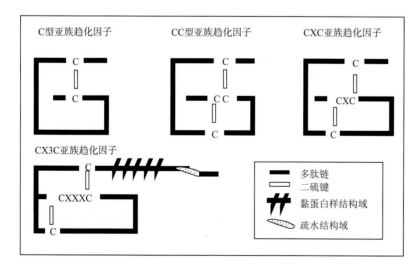

图2　依据趋化因子结构特点进行分类

注：C亚家族. 多肽链N端有1个胱氨酸（C），仅有1个分子内二硫键；CC亚家族. N端有2个相邻的C；CXC亚族. N端2个C之间被1个氨基酸残基隔开；CX3C亚家族. N端2个C之间被3个氨基酸残基隔开，C端跨细胞膜，含黏蛋白样结构域和疏水结构域

表 已发现的趋化因子

趋化因子	别名	受体	主要功能
CXCL1	GROα，MGSA，小鼠 KC	CXCR2	中性粒细胞迁徙
CXCL2	GROβ，MIP-2α，小鼠 MIP2	CXCR2	中性粒细胞迁徙
CXCL3	GROγ，MIP-2β	CXCR2	中性粒细胞迁徙
CXCL4	PF4	?	促凝
CXCL5	ENA-78，小鼠 LIX	CXCR2	中性粒细胞迁徙
CXCL6	GCP-2（小鼠无）	CXCR1，CXCR2	中性粒细胞迁徙
CXCL7	NAP-2	CXCR2	中性粒细胞迁徙
CXCL8	IL-8（小鼠无）	CXCR1，CXCR2	中性粒细胞迁徙
CXCL9	Mig	CXCR3	Th1 细胞应答；Th1、CTL、NK 迁徙
CXCL10	IP-10	CXCR3	
CXCL11	I-TAC	CXCR3	
CXCL12	SDF-1	CXCR4	骨髓归巢
CXCL13	BLC，BCA-1	CXCR5	B 细胞和 Tfh 细胞在淋巴结内定位
CXCL14	BRAK	?	巨噬细胞向皮肤归巢（人类）
CXCL15	Lungkine（仅小鼠）	?	?
CXCL16		CXCR6	NKT 细胞和 ILC 移动、生存
CCL1	I-309，小鼠 TCA3	CCR8	Th2 细胞和 Treg 细胞迁徙
CCL2	MCP-1，小鼠 JE	CCR2	炎性单核细胞迁徙
CCL3	MIP-1α	CCR1，CCR5	单核/巨噬细胞移动；T 细胞-DC 相互作用
CCL4	MIP-1β	CCR5	单核/巨噬细胞移动；T 细胞-DC 相互作用
CCL5	RANTES	CCR3，CCR5	单核/巨噬细胞移动；T 细胞-DC 相互作用
CCL6	C-10，MRP-2（仅小鼠）	未知	?
CCL7	MCP-3，小鼠 Fic 或 MARC	CCR2，CCR3	单核细胞动员
CCL8	MCP-2	CCR1，CCR2，CCR3，CCR5（人）；CCR8（小鼠）	Th2 细胞应答；皮肤归巢（小鼠）
CCL9/10	MIP-1γ，MRP-2（仅小鼠）	未知	?
CCL11	Eotaxin-1	CCR3	嗜酸性粒细胞和嗜碱性粒细胞移动
CCL12	MCP-5（仅小鼠）	CCR2	炎性单核细胞迁徙
CCL13	MCP-4（小鼠无）	CCR2，CCR3，CCR5	Th2 细胞应答
CCL14	HCC-1（小鼠无）	CCR1	?
CCL15	白细胞诱素-1，HCC-2，MIP-5（小鼠无）	CCR1，CCR3	?
CCL16	HCC-4，NCC-4，LEC	CCR1，CCR2，CCR5（小鼠无）	?
CCL17	TARC	CCR4	Th2 细胞应答；Th2 细胞迁徙；Treg 细胞向肺和皮肤归巢
CCL18	PARC，DC-CK1（小鼠无）	CCR8	Th2 细胞应答；皮肤归巢
CCL19	ELC，MIP-3β	CCR7	T 细胞和 DC 向淋巴结归巢
CCL20	MIP-3α，LARC	CCR6	Th17 细胞应答；B 细胞和 DC 向肠道相关淋巴结组织归巢
CCL21	SLC，6CKine	CCR6，CCR7	T 细胞和 DC 向淋巴结归巢
CCL22	MDC	CCR4	Th2 细胞应答；Th2、Treg 细胞移动

续　表

趋化因子	别名	受体	主要功能
CCL23	MPIF-1，MIP-3（小鼠无）	未知	？
CCL24	Eotaxin-2，MPIF-2	CCR3	嗜酸性粒细胞和嗜碱性粒细胞移动
CCL25	TECK	CCR9	T 细胞向肠道归巢；胸腺细胞移动
CCL26	Eotaxin-3	CCR3，CX3XR1	嗜酸性粒细胞和嗜碱性粒细胞移动
CCL27	CTAK	CCR10	T 细胞向皮肤归巢
CCL28	MEC	CCR3，CCR10	T 细胞和 IgA 类浆细胞向黏膜归巢
XCL1	LT-α，SCM-1α	XCR1	CD8$^+$DC 交叉提呈抗原
XCL2	LT-β，SCM-1β	XCR1（小鼠无）	CD8$^+$DC 交叉提呈抗原
CX3CL1	fractalkine	CX3CR1	NK 细胞、单核细胞和 T 细胞移动

甲硫氨酸 RANTES、aminooxypentane（AOP）-RANTES、n-nonanoyl（NNY）-RANTES、C1C5-RANTES 等，具有拮抗剂作用，已用于艾滋病、哮喘等的治疗。

小分子抑制剂　①针对 CCR5 的小分子抑制剂马拉韦罗（maraviroc）于 2007 年获美国食品和药品管理局（FDA）批准，用于治疗人类免疫缺陷病毒（HIV-1）感染。②针对 CXCR4 的小分子抑制剂普乐沙福（Plerixafor，AMD3100）于 2008 年获 FDA 批准，其与粒细胞集落刺激因子（G-CSF）联合用药，可增加非霍奇金淋巴瘤和多发性骨髓瘤患者血液中干细胞数量，从而缩短采集足够数量干细胞的时间；普乐沙福还被用于乳腺癌、胰腺癌、神经母细胞瘤等的治疗。

肽类抑制剂　鲨素Ⅱ（PⅡ）是一种针对 CXCR4 的肽类抑制剂，已发现 PⅡ 及其衍生物对 HIV 具有抑制作用。

单克隆抗体　针对 CCR5 的单克隆抗体（如 HGS004 和 PRO 140），在临床前和临床Ⅰ期试验中均显示良好的抗 HIV 作用，有望成为治疗艾滋病的新药。

（马大龙　王平章）

qūhuàxìng

趋化性（chemotaxis）　细胞循某些化学介质的浓度差、由低浓度部位向高浓度部位定向运动的现象。又称趋化运动。介导细胞趋化运动的化学介质统称为趋化剂，曾先后被称为趋化素、趋化性因子、趋化物、趋化剂或引诱剂等。补体裂解片段 C5a 是在高等动物血清中发现的首个天然趋化剂，对白细胞具有趋化作用。其后又陆续发现 N 甲酰肽类物质、血小板因子 4（PF4）等具有趋化活性。1987 年，发现 IL-8（CXCL8）可特异性介导中性粒细胞趋化运动，证明趋化因子属细胞因子家族的一个独立亚群。

趋化因子（趋化剂）通过与免疫细胞表面相应受体结合而介导趋化运动，从而在免疫细胞分化和发育、淋巴细胞再循环、免疫细胞浸润病灶局部组织等过程中发挥重要作用，并参与某些炎症及免疫相关疾病（如感染、肿瘤、自身免疫病）的发生发展。

（马大龙　王平章）

qiānxǐ

迁徙（migration）　免疫细胞穿越血管内皮而出入（中枢、外周）免疫器官以及浸润病灶组织局部的过程。迁徙涉及免疫细胞在血管内的滚动、激活、捕获和穿越血管内皮等阶段，从而与免疫细胞分化发育、免疫应答和炎症反应密切相关，包括：淋巴细胞再循环并在全身各脏器分布及定位；T/B 细胞在中枢免疫器官的分化和成熟；抗原提呈细胞捕获抗原进入引流淋巴结；炎症细胞向病灶局部浸润等。

黏附分子和趋化因子/趋化因子受体在免疫细胞迁徙过程中发挥关键作用：黏附分子介导免疫细胞"锚定"于血管及淋巴管壁；趋化因子及其受体介导免疫细胞定向运动。除组成性表达的趋化因子受体外（如 CXCR4 表达于几乎所有免疫细胞亚群），多数趋化因子受体呈诱导性表达，从而对细胞迁徙过程进行精确调控。

不同类型免疫细胞所表达趋化因子受体谱不同，故它们对微环境各种趋化因子的反应性也不同，由此决定了各类免疫细胞迁徙至不同器官及组织：①皮肤局部：CCL27-CCR10 可诱导记忆性 T 细胞向局部皮肤组织聚集，参与皮肤炎症反应；可募集骨髓来源的角质前体细胞浸润损伤部位，促进损伤修复；皮肤肿瘤细胞的

CCL27 产生下调，可减少淋巴细胞向肿瘤灶浸润，有利于肿瘤逃逸。②黏膜局部：CCL25-CCR9 可诱导表达 α4β7 整合素的 T 细胞浸润小肠黏膜固有层，参与克罗恩（Crohn）病发生。③外周淋巴器官：CCL21、CCL19-CCR7 介导 T 细胞进入 T 细胞聚集区，CXCL13-CXCR5 介导 B 细胞进入 B 细胞聚集区。④骨髓：CXCL12-CXCR4 介导造血干细胞迁移等。

（马大龙）

zìwěnxìng qūhuà yīnzǐ

自稳性趋化因子（homeostatic chemokine）

参与维持淋巴系统自身稳定的趋化因子。又称组成性趋化因子。主要由胸腺、淋巴结、脾等产生，其表达水平稳定，主要参与淋巴细胞（包括初始 T 细胞、胸腺细胞和记忆细胞等）成熟、归巢和再循环，维持淋巴系统自身稳定等。不同的自稳性趋化因子功能各异：① CCL19、CCL21（相应受体为 CCR7）可介导免疫细胞从外周组织进入淋巴器官，参与免疫细胞发育和抗原提呈。② CCR9、CCR10、CXCR5 和 CXCR4 等，又称细胞地址密码，可介导不同类型免疫细胞分别归巢至特定组织，如 CCR9 介导 T 细胞迁移至小肠黏膜固有层；CCR10 介导 T 细胞迁移至皮肤组织；CXCR5 介导 B 细胞迁移至淋巴滤泡；CXCR4 介导造血干细胞进入骨髓等。

自稳性趋化因子的受体具有相对专一性，即一种受体仅可与 1～2 种配体结合。因此，任一自稳性趋化因子或其受体缺陷，均可影响特定细胞的趋化性。

（马大龙）

cùyán qūhuà yīnzǐ

促炎趋化因子（inflammatory chemokine）

具有致炎效应的趋化因子。机体产生的多数趋化因子（如 CCL2、CCL3、CCL5 和 CXCL1、CXCL2、CXCL8 等）属此类。生理状态下，正常机体并不表达促炎趋化因子及其受体，但在组织炎症和损伤情况下，受促炎细胞因子（IL-1、IFN-γ、TNF-α）或脂多糖（LPS）等刺激，可被诱导性高表达，继而募集单核细胞、中性粒细胞、淋巴细胞等至炎症和损伤组织局部。一旦炎症消退，随即在转录水平出现沉默。

促炎趋化因子及相应受体缺乏专一性，即一种受体可与多种配体结合，一种配体也可与多种受体结合。小鼠实验中，缺失任一促炎趋化因子或其受体，均显示部分重叠表型，难以确定单一趋化因子的作用。某些自稳性趋化因子也可诱导性表达，如 STCP-1（CCL22）；特定微环境中（如肿瘤灶），某些诱导表达的趋化因子也可组成性表达。这些趋化因子又称为双功能趋化因子。

（马大龙）

fēijīngdiǎn qūhuà yīnzǐ

非经典趋化因子（non-classical chemokine）

可介导白细胞定向运动、但不属经典趋化因子家族的活性介质。又称趋化因子样功能类别、高度非常规趋化因子。趋化因子代表一类具有典型结构特征、专职行使趋化功能的细胞因子，概念上有别于早期发现的经典趋化剂（如 C5a、fMLP、PAF、LTB4 等）。但实际上，具有趋化功能的化学物质远非限于经典的趋化因子。随着 20 世纪 90 年代末发现高迁移率族蛋白 B1（HMGB1），使得不具有典型趋化因子结构、但具有趋化活性的趋化剂重新受到重视。

非经典趋化因子的分子结构及作用机制有别于经典趋化因子，来源及构成更为复杂，特点是：①化学组成：可以是脂类物质（如 PAF、LTB4 等）、多肽（如 C5a、fMLP 等）或蛋白质（如 HMGB1 等）。②来源：可以是外源性物质（如微生物代谢产物及其组分）或内源性物质（即人体自身细胞的产物）。③性质：可以是分泌蛋白（如巨噬细胞移动抑制因子、巨噬细胞集落刺激因子、血管内皮生长因子）、胞内蛋白及其降解产物（如 HMGB1）、细胞外基质降解产物如［N－乙酰基－脯氨酸－甘氨酸－脯氨酸（N-acetyl Pro-Gly-Pro）多肽］等。

非经典趋化因子的种类远多于经典趋化因子，部分非经典趋化因子可通过与经典趋化因子的受体结合而介导细胞趋化：MIF 可与 CXCR2、CXCR4 结合；细胞外泛素蛋白可与 CXCR4 结合；β-防御素 2 可与 CCR6 结合，趋化未成熟 DC 和记忆性 T 细胞；气道感染时，N-acetyl Pro-Gly-Pro（PGP）可与 CXCR1、CXCR2 结合，募集中性粒细胞。此外，某些非经典趋化因子可通过与未知受体结合而介导趋化，包括孤儿 G 蛋白偶联受体（oGPCR）及非 GPCR 的受体（如生长因子受体等）。

非经典趋化因子的功能还具有如下特点：不仅介导免疫细胞趋化，还可介导其他类型细胞（包括肿瘤细胞）迁移；介导趋化的作用多为兼职，通常还具有其他重要功能。以 HMGB1 为例：其定位于细胞核，可参与维持核小体结构，并调控基因转录和调节类固醇激素受体的活性；HMGB1 释放至细胞外，通过与 RAGE、Toll 样受体（如 TLR2、TLR4、TLR9）结合，可发挥致炎效应；

胞外 HMGB1 与 CXCR4 结合，可介导细胞趋化。

（马大龙）

jùshìxìbāo yídòng yìzhì yīnzǐ

巨噬细胞移动抑制因子（macrophage migration inhibition factor, MIF）

可抑制巨噬细胞随机运动的细胞因子。最初因能够抑制豚鼠巨噬细胞随机移动而得名。MIF 单链多肽含 115 个氨基酸残基（约 12.5 kD），同源三聚体为生物活性形式。多种细胞（如 T 细胞、巨噬细胞和树突状细胞等）可产生 MIF。

MIF 的功能为：促进中性粒细胞、嗜酸性粒细胞和嗜碱性粒细胞脱颗粒；诱导多种细胞产生 IL-1、TNF-α 等促炎细胞因子，参与急慢性炎症、自身免疫病（类风湿关节炎、银屑病、动脉粥样硬化、炎性肠病等）发生；抑制肿瘤细胞凋亡并促进肿瘤血管生成；通过 CD74/CD44 复合物而调控细胞迁徙；对抗糖皮质激素的免疫抑制作用；生理情况下，MIF 可调节胰岛素分泌，病理条件下，参与介导 β 细胞凋亡和肿瘤形成。

（高 福 张华堂）

CXC yàzú

CXC 亚族（CXC motif subfamily）

肽链 N 端含 C-X-C［即 2 个半胱氨酸（Cys）间被 1 个其他氨基酸残基隔开］的趋化因子（见趋化因子图 2）。又称 α 亚族。主要由激活的单核细胞、内皮细胞、成纤维细胞及巨核细胞等产生，主要趋化粒细胞、T 细胞、自然杀伤（NK）细胞等至炎症部位，发挥抗感染作用。已发现 17 个 CXC 亚族成员（CXCL1～17），典型代表是 IL-8（CXCL8）。人类多数 CXC 亚族趋化因子的编码基因分布于 4 号染色体，某些成簇排列。

（马大龙 王平章）

CXCL1

CXCL1（CXC motif ligand 1）

CXC 亚族趋化因子。又称生长调节癌基因-α1（GRO-α1）。此外，GRO 还包括 GRO-β（即 GRO2 或 CXCL2）和 GRO-γ（即 GRO-γ 或 CXCL3）。人 *Gro* 基因和其他 CXCL 亚家族基因成簇定位于 4 号染色体。

CXCL1 最初在黑色素瘤细胞被发现，后发现巨噬细胞、中性粒细胞和上皮细胞也可产生。CXCL1 通过与 CXCR2 特异性结合而发挥作用：趋化中性粒细胞并调节炎症反应；参与脊髓发育、血管生成、创伤愈合等；促进肿瘤细胞增殖、侵袭、转移及血管生成，在某些肿瘤（如黑色素瘤、卵巢癌、结直肠癌、胃癌等）发生发展中起重要作用。

（马大龙 王平章）

gānrǎosù yòudǎo dànbái-10

干扰素诱导蛋白-10（interferon-inducible protein-10, IP-10）

CXC 亚族趋化因子，即 CXCL10。主要以二聚体形式存在。人成纤维细胞、单核细胞、巨噬细胞、T 细胞、内皮细胞、树突状细胞、肝实质细胞、角质形成细胞等均可产生 IP-10。IFN-γ、I 型干扰素、TNF-α、双链 RNA、脂多糖及某些病毒等可诱导 IP-10 产生。其受体是 CXCR3。

IP-10 的功能为：对多种免疫细胞（如单核/巨噬细胞、NK 细胞、T 细胞、B 细胞、树突状细胞、嗜碱性粒细胞）具有趋化作用；调节免疫细胞表达黏附分子和细胞因子；抑制多种造血因子对造血祖细胞的集落刺激作用；抑制新生血管形成，调节血管重塑。

临床上，艾滋病、霍奇金淋巴瘤、鼻咽癌、系统性红斑狼疮、类风湿关节炎、肺结核、急慢性肝病等患者血清 IP-10 水平升高。Th1 细胞亚群高表达 IP-10 的受体 CXCR3，提示 IP-10 可能参与 Th1 型炎症反应性疾病。

（马大龙 王平章）

báixìbāojièsù-8

白细胞介素-8（interleukin-8, IL-8）

CXC 亚族趋化因子，即 CXCL8。可由单核/巨噬细胞、内皮细胞、成纤维细胞、淋巴细胞、中性粒细胞及某些肿瘤细胞系等产生。IL-8 成熟肽有 70、77、69 和 72 个氨基酸残基等不同形式，功能也有所差别。IL-8 受体为 CXCR1 和 CXCR2，均属 G 蛋白偶联受体家族。IL-8 功能为：选择性趋化中性粒细胞、嗜碱性粒细胞、T 细胞及 IL-2 活化的 NK 细胞，促进这些细胞浸润；激活中性粒细胞和嗜碱性粒细胞，促进其功能发挥；可诱导肿瘤血管生成，与肿瘤侵袭有关；调节炎症反应和免疫应答。

临床上，自身免疫病、囊性纤维化、败血症休克、内毒素血症、脑膜炎、输血溶血反应、HIV 感染及心脑血管等疾病患者 IL-8 水平增高。动物模型中，应用抗 IL-8 的中和抗体可改善肿瘤的治疗效果。

（马大龙 王平章）

jīzhì xìbāo yǎnshēng yīnzǐ-1

基质细胞衍生因子-1（stromal cell derived factor-1, SDF-1）

CXC 亚族趋化因子，即 CXCL12。包括 SDF-1α、SDF-1β、SDF-1γ、SDF-1δ 等多种变异剪切体，其中 SDF-1α 发挥主要作用。机体多个器官组织（如骨髓、胸腺、脾、心、肺、肝、肾）可分泌 SDF-1。SDF-1 通过与相应受体 CXCR4 或 CXCR7 结合而发挥效应，CXCR7 还可与 CXCR4 形成异源二聚体，对 CXCR4 介导的生物学效应起调节作用。SDF-1 的功能为：趋化造血干/祖细胞、树突状细胞、单核细胞、血小板、T 细胞、前 B 细胞等，参与免疫细胞迁移、募集、归巢等生理过程；作为受体激动剂，通过复杂的细胞内信号转导过程，启动某些基因转录，在血细胞生成、白细胞发育与迁移、胚胎发育等生理过程中发挥重要作用。

CXCR4 是肿瘤细胞表达的常见趋化因子受体，与肿瘤发生、增殖和转移相关。CXCR4 作为人类免疫缺陷病毒（HIV-1）的共受体，在介导 HIV-1 感染中发挥重要作用。针对 CXCR4 受体的小分子阻断剂普乐沙福（Plerixafor，AMD3100）已被批准与粒细胞集落刺激因子联合用药，可增加非霍奇金淋巴瘤和多发性骨髓瘤患者血循环中干细胞数量，缩短采集足够数量干细胞的时间并用于随后的造血干细胞自体移植。

（马大龙　王平章）

CC yàzú

CC 亚族（CC subfamily）

肽链 N 端含 C-C［即 2 个半胱氨酸（Cys）间无其他氨基酸残基隔开］的趋化因子。又称 β 亚族。CC 亚族成员分子结构中前两个 Cys 紧密相连，在 N 端 2 个相邻的 Cys 与另外 2 个 Cys 形成 2 对二硫键。CC 亚族至少包括 28 个成员（CCL1～28），代表成员是单核细胞趋化蛋白-1（MCP-1，即 CCL2）。其编码基因多定位于 17 号染色体，成簇排列。CC 亚族趋化因子主要由活化 T 细胞产生，对单核细胞、嗜酸性粒细胞、嗜碱性粒细胞、T 细胞、树突状细胞、NK 细胞均有趋化作用。

（马大龙　王平章）

dānhé xìbāo qūhuà dànbái

单核细胞趋化蛋白（monocyte chemotactic protein，MCP）

CC 亚族趋化因子。包括一组结构相似的成员，即 MCP-1（CCL2）、MCP-2（CCL8）、MCP-3（CCL7）、MCP-4（CCL13）和 MCP-5（CCL12），人类缺乏 MCP-5。成员彼此间存在较高同源性，编码基因定位于 17q11.2-q12。多种细胞（如单核/巨噬细胞、内皮细胞、平滑肌细胞、NK 细胞等）可产生 MCP。

MCP 的功能为：激活和趋化单核/巨噬细胞；MCP-2～MCP-4 对嗜酸性粒细胞有趋化性；MCP-4 还可趋化 T 细胞；MCP-1 可促进 NK 细胞增殖活化。MCP 参与感染性疾病（如口腔炎症）、超敏反应性疾病（如 IgA 肾病）、心血管疾病（如动脉粥样硬化、心力衰竭）、自身免疫病（如强直性脊柱炎）及肿瘤的发生发展。

（马大龙　王平章）

shìsuānxìng lìxìbāo qūhuà yīnzǐ

嗜酸性粒细胞趋化因子（eotaxin）

CC 亚族趋化因子，因其在体内外试验中可选择性趋化嗜酸性粒细胞而得名。已发现 3 个成员，即 eotaxin-1（CCL11）、eotaxin-2（CCL24）和 eotaxin-3（CCL26），三者功能相似。多种细胞（如上皮细胞、成纤维细胞、平滑肌细胞、软骨细胞、浆细胞、巨噬细胞、嗜酸性粒细胞等）可产生 eotaxin。其受体为 CCR3，后者在嗜酸性粒细胞高表达，故 eotaxin 可选择性趋化嗜酸性粒细胞，是已知作用最强、选择性最专一的嗜酸性粒细胞趋化因子。eotaxin 对 CD34$^+$ 造血祖细胞也具有趋化作用，且能诱导脐血 CD34$^+$ 造血祖细胞分化为嗜酸性粒细胞。

eotaxin 在哮喘、过敏性鼻炎等发病中起重要作用。哮喘患者体内，eotaxin 主要来源于支气管内皮细胞和肺泡巨噬细胞，与哮喘的气道炎症（主要特征为气道高反应性和嗜酸性粒细胞浸润）密切相关。CCR3 拮抗剂可显著抑制 eotaxin 对嗜酸性粒细胞及其他炎症细胞的趋化作用，并阻断变态反应性疾病发生。

（马大龙　王平章）

jùshìxìbāo yánzhèng dànbái-1α

巨噬细胞炎症蛋白-1α（macrophage inflammatory protein，MIP-1α）

CC 亚族趋化因子，即 CCL3。由激活的 T 细胞、B 细胞、单核/巨噬细胞、中性粒细胞、内皮细胞、成纤维细胞、平滑肌细胞等产生。与其他大部分趋化因子不同，MIP-1α 属酸性蛋白（等电点 4.5），结合的受体为 CCR1、CCR5，其中 CCR5 也是人类免疫缺陷病毒（HIV）感染靶细胞的辅助受体。

MIP-1α 具有多细胞来源并作用于多种细胞，发挥复杂多样的生物作用，如趋化淋巴细胞、单核/巨噬细胞、嗜酸性粒细胞、肥大细胞等，并可激活这些细胞及促进其功能（如分泌炎性介质、增强黏附、吞噬功能等），从而参与炎症反应、调节机体自稳，并与某些炎症性疾病（如病毒性心肌炎、类风湿关节炎、哮喘、特发性肺纤维化、结节病、牙髓炎、肺毛细血管渗出性炎症、子宫内膜异位症）的发生相关。

（马大龙　王平章）

T xìbāo jīhuóxìng dīfēnmì yīnzǐ

T 细胞激活性低分泌因子（regulated upon activation normal T cell expressed and secreted factor，RANTES）

CC 亚族趋化因子，即 CCL5，由正常 T 细胞表达和分泌，T 细胞活化后生成减少。主要表达于炎症组织，而几乎不表达于正常组织。T 细胞、NK 细胞、血小板、巨噬细胞、内皮细胞、肾小管上皮细胞、肾小球系膜细胞、成纤维细胞等可产生 RANTES，存在单体、二聚体、三聚体、四聚体等多种形式。RANTES 的受体包括 CCR1、CCR3、CCR4、CCR5、CCR9 和 CCRl0，其中 CCR1 和 CCR5 是高亲和力受体。

RANTES 对多种白细胞（包括单核/巨噬细胞、T 细胞、嗜酸性粒细胞、嗜碱性粒细胞、肥大细胞等）具有趋化作用，并可调节单核细胞、T 细胞、嗜酸性粒细胞和肥大细胞活性（如增加黏附、促进炎性介质释放等）。

RANTES 的产生是炎症反应的特征之一，多种炎症性疾病（如异体移植排斥反应、动脉粥样硬化、关节炎、2 型糖尿病、特应性皮炎、哮喘、IV 型超敏反应、肾小球肾炎、子宫内膜异位症、阿尔茨海默病和某些恶性肿瘤）患者体内 RANTES 水平均升高。由于 RANTES 可与 HIV 的受体 CCR5 结合，故在一定程度上可抑制 HIV 侵入靶细胞。通过对 RANTES 的 N 端进行修饰，去除其信号转导功能但保留其与 CCR5 结合的能力，可发挥拮抗剂作用。甲硫氨酸 RANTES、Aminooxypentane（AOP）-RANTES、n-nonanoyl（NNY）-RANTES、C1C5-RANTES 等拮抗剂已用于艾滋病、哮喘等疾病的临床试验研究。

（马大龙　王平章）

C yàzú

C 亚族（C subfamily）

肽链 N 端仅含 1 个半胱氨酸（Cys）残基的趋化因子。又称 γ 亚族。该亚家族已发现 2 个成员：淋巴细胞趋化因子 α（LTNα），即 XCL1；淋巴细胞趋化因子 β（LTNβ），即 XCL2。二者的编码基因定位于 1 号染色体，主要趋化成熟 T 细胞（尤其是 $CD8^+$ T 细胞）和 NK 细胞。

（马大龙　王平章）

CX3C yàzú

CX3C 亚族（CX3C subfamily）

肽链前 2 个半胱氨酸（Cys）残基间有 3 个其他氨基酸残基的趋化因子（见趋化因子图 2）。该家族仅发现 1 个成员，即 CX3CL1。又称分形因子。其编码基因定位于 16 号染色体。多数器官（如肝、肾、心和脑等）组织细胞均表达，主要分布于内皮细胞和上皮细胞表面。与其他趋化因子不同的是，CX3CL1 分子量较大，是由 397 个氨基酸残基组成的糖蛋白，兼有趋化因子和黏蛋白两类结构域。

CX3CL1 与其他趋化因子的最大区别在于存在两种形式：①膜结合型 CX3CL1：位于内皮细胞表面，具有黏附作用。②可溶型 CX3CL1：可趋化 NK 细胞、细胞毒性 T 细胞、单核/巨噬细胞。因此，CX3CL1 既有趋化作用又有黏附功能，从而参与白细胞向炎症组织聚集并发挥抗感染作用。神经系统中，CX3CL1 作为"找到我"信号分子可募集小神经胶质细胞，继而吞噬凋亡的神经细胞。

CX3CL1 参与多种疾病（如动脉粥样硬化、肾小球肾炎、类风湿关节炎、病毒性肝炎、移植排斥反应等）的发生发展，也在肿瘤发生过程中发挥重要作用。

（马大龙　王平章）

qūhuà yīnzǐ shòutǐ jiāzú

趋化因子受体家族（chemokine receptor family）

通过与趋化因子结合而启动胞内信号转导并发挥生物学效应的膜受体。包括两类成员，即经典趋化因子受体和非经典趋化因子受体。一般情况下，趋化因子受体家族均指经典趋化因子受体。根据受体相应配体（趋化因子）所属亚族，将其分别命名为 CXCR、CCR、XCR 和 CX3CR。已发现 18 种功能性趋化因子受体，即 CCR1~10、CXCR1~6、CX3CR1 和 XCR1。此外，迄今已发现 5 种非经典趋化因子受体，包括 Duffy 抗原趋化因子受体（DARC）、D6、CXCR7、CCRL1、CCRL2（CCR11 及 CXCR7）。

分子特征　经典趋化因子受体家族均属 7 次跨膜的视紫红质样 G 蛋白偶联受体（GPCR），其 N 端位于细胞外侧，较短，富含酸性氨基酸残基；经 7 次穿膜后，C 端位于细胞内侧，结合 G 蛋白，与细胞信号转导有关（图）。趋化因子作用于 GPCR 受体，可促进 G 蛋白活化，Gα 亚基与 βγ 二聚体解离，各自均具有转导信号的能力，通过一系列酶促级联反应，介导细胞趋化、靶基因表达及生物活性物质释放。

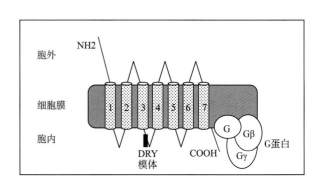

图　趋化因子受体分子结构

表达 趋化因子受体主要表达于白细胞表面，不同类型的白细胞所表达的趋化因子受体谱各异，如中性粒细胞（CXCR1、CXCR2）、嗜酸性粒细胞和嗜碱性粒细胞（CCR3）、单核细胞（CCR1、CCR2、CCR5）、未成熟DC（CCR1、CCR6）、成熟DC（CCR7）、pDC（CXCR3、CCR2、CCR5）、自然杀伤（NK）细胞（CXCR3、XCR1、CX3CR1）、NK T细胞（CXCR3、CXCR6）、皮肤γδT细胞（CCR8）、B细胞（CXCR4、CXCR5）、初始T细胞（CXCR4、CCR7）、记忆性T细胞（CXCR6、CCR9、CCR10）、Th1细胞（CXCR3、CCR6）、Th2细胞（CCR4、CCR8）、Th17细胞（CCR4、CCR6、CXCR3）、Tfh细胞（CXCR5）、CTL（CXCR1、CXCR3）、调节性T细胞（CCR4、CCR7、CCR8、CXCR3）等。

配体结合特点 与其他细胞因子受体相比，趋化因子的受体具有如下特点：

受体与配体结合的非专一性 同一趋化因子受体往往可结合多个配体，同一配体也可与多种受体结合。多数趋化因子受体可与多种配体结合，同一配体也可与多个受体结合，称为共享性趋化因子受体，其配体多属同一趋化因子亚族，通常不能跨亚族与配体结合（如CC亚族CCL4、CCL5共用CCR5；CXC亚族CXCL1、CXCL2、CXCL5、CXCL6、CXCL8共用CXCR2）。少数趋化因子受体仅能结合一种配体（如CXCR4仅能结合CXCL12），称为特异性趋化因子受体。

某些配体可能是相应受体的拮抗剂 趋化因子与相应受体结合并非必然发挥正向生物学效应。少数趋化因子可跨亚族或结合同一亚族的其他受体而成为其天然拮抗剂，如CXCL9～11是CXCR3的激动剂，却是CCR3的拮抗剂；CCL11是CCR3的激动剂，却是CXCR3的拮抗剂。由于CXCR3主要表达于Th1细胞，CCR3主要表达于Th2细胞和嗜酸性粒细胞，二者配体的相互拮抗提示趋化因子可对免疫应答发挥调节作用。

某些趋化因子与病毒共用受体 如CXCR4、CCR5是HIVgp120的共受体；CX3CR1是呼吸道合胞体病毒（RSV）糖蛋白G的共受体。

功能 趋化因子受体主要表达于白细胞、内皮细胞和某些上皮细胞来源的肿瘤细胞表面。不同生理、病理状态下，同一类别白细胞所表达的趋化因子受体谱可发生改变，故可作为免疫细胞表面标志，用于判断细胞的发育、分化、成熟和活化状态。

趋化因子受体通过与相应配体结合而发挥作用，如介导白细胞趋化运动，在炎症过程中募集血液中单核细胞、中性粒细胞、淋巴细胞等进入感染部位，以清除病原体；参与淋巴细胞成熟、归巢和再循环，维持免疫系统自身稳定。

生理与病理意义 趋化因子及其受体参与多种疾病（炎症、自身免疫病、肿瘤、艾滋病等）的发生发展。针对趋化因子及其受体的生物制剂已进入临床试验：CCR5、CXCR4是人类免疫缺陷病毒（HIV-1）感染靶细胞所必需的共受体，相应拮抗剂可阻断HIV-1感染；肿瘤细胞高表达某些趋化因子受体，后者与肿瘤的转移、增殖及血管的生成密切相关，相应拮抗剂可望为肿瘤治疗提供新策略。

（马大龙　王平章）

CXC qūhuà yīnzǐ shòutǐ 4

CXC 趋化因子受体 4（CXC receptor 4）

趋化因子基质细胞衍生因子-1（SDF-1）的特异性受体。属7次跨膜G蛋白偶联受体家族。广泛表达于机体大部分组织和器官，是肿瘤细胞表面常见的趋化因子受体。SDF-1是CXCR4的唯一配体，二者结合可发挥如下作用：介导多种免疫细胞趋化运动；动员骨髓造血干/祖细胞进入外周血循环；维持多能造血干细胞稳态；参与机体造血功能；参与胚胎发育；在HIV-1感染及肿瘤发生发展中发挥重要作用。

CXCR4是首个被发现、参与HIV-1入侵靶细胞的共受体，以CXCR4为靶点的拮抗剂（如小分子抑制剂、肽类抑制剂、SDF-1衍生物及单克隆抗体等）已被用于抗HIV-1感染和抗肿瘤的临床研究。针对CXCR4受体的小分子阻断剂普乐沙福（Plerixafor，AMD3100）已被批准与粒细胞集落刺激因子（G-CSF）联合应用，以增加非霍奇金淋巴瘤和多发性骨髓瘤患者血循环中干细胞数量，可缩短收集足量干细胞的时间，用于造血干细胞自体移植。此外，尚有多种CXCR4拮抗剂处于临床试验阶段。

（马大龙　王平章）

CC qūhuà yīnzǐ shòutǐ 5

CC 趋化因子受体 5（CC receptor 5）

CC亚族趋化因子的受体。属7次跨膜G蛋白偶联受体家族成员。主要表达于淋巴组织和器官，另外，单核/巨噬细胞、T细胞（尤其是Th1细胞）、B细胞等也可表达。*CCR5*基因定位于人3号染色体短臂，与*CCR1*、*CCR2*、*CCR3*、*XCR1*、*CXCR6*、*CCR9*等趋化因子受体基因连锁。

CCR5 可结合多个配体，如巨噬细胞炎症蛋白（MIP）-1α（CCL3）、MIP-1β（CCL4）、T 细胞激活性低分泌因子（RANTES，CCL5）、单核细胞趋化蛋白－2（MCP-2，CCL8）等，二者结合可介导 CCR5⁺免疫细胞的趋化运动并被激活，通过启动胞内信号转导而介导某些基因的转录，调控细胞生理活动。CCL26（eotaxin-3）、CCL7 和 CXCL11 是 CCR5 的天然拮抗剂，与 CCR5⁺免疫细胞结合后可阻断后续的生物学效应。

CCR5 与相应配体结合可介导 CCR5⁺免疫细胞趋化和募集，参与多种炎症性疾病（如多发性硬化、类风湿关节炎、动脉粥样硬化、移植排斥和自身免疫病）发生。CCR5 是Ⅰ型人类免疫缺陷病毒（HIV-1）的共受体，参与 HIV-1 早期感染时病毒与细胞膜融合过程。高加索人种某些群体其 *CCR5* 基因存在特定小片段（含 32 个核苷酸）缺失，对 HIV-1 感染具有抗性。CCR5 在肿瘤发生、增殖和转移中也发挥重要作用。

以 CCR5 为靶点的拮抗剂（如小分子抑制剂、肽类抑制剂、趋化因子衍生物及单克隆抗体等）已被用于抗 HIV-1 感染和抗肿瘤的临床研究。CCR5 拮抗剂马拉维若（Maraviroc）已获准用于治疗 HIV-1 感染。

（马大龙 王平章）

fēidiǎnxíng qūhuà yīnzǐ shòutǐ
非典型趋化因子受体（atypical chemokine receptor，ACKR） 与相应配体（趋化因子）结合但不能介导胞内信号转导的趋化因子受体。又称趋化因子诱饵受体或沉默受体、非经典趋化因子结合物、清除槽、清道夫或内化受体。

已发现 5 种 ACKR：①ACKR1：即趋化因子达菲（Duffy）抗原受体（DARC）。②ACKR2：即 D6（CCBP2）。③ACKR3：即 CX-CR7。④ACKR4：即 CCRL1，又称 CCXCKR、CCR11 或 CXCR7。⑤ACKR5：即 CCRL2。

ACKR 属 A 类 G 蛋白偶联受体，其缺乏关键的胞内功能区，如胞内第 2 环靠近细胞膜的保守天冬氨酸－精氨酸－酪氨酸（DRY）基序，不能介导胞内信号传递，从而丧失触发细胞反应和趋化的能力。ACKR 通过与功能性趋化因子受体形成异源二聚体或直接结合相应配体，可发挥抑制其活性或清除配体的作用。ACKR 是"专职"的趋化因子清道夫，在调节炎症反应和免疫应答、组织损伤修复、胚胎发育等过程中发挥重要作用，并与疟疾、HIV 感染、肿瘤等疾病密切相关。

（马大龙）

fēidiǎnxíng qūhuà yīnzǐ shòutǐ 1
非典型趋化因子受体 1（atypical chemokine receptor 1，ACKR1） 趋化因子诱饵受体。又称趋化因子达菲（Duffy）抗原受体（DARC）或趋化因子结合蛋白。表达于红细胞和血管内皮细胞侧表面，其与趋化因子受体有约 40% 同源性，但胞质区缺乏 G 偶联蛋白基序，不能启动 G 蛋白介导的信号转导。ACKR1 对多种 CC 亚族和 CXC 亚族趋化因子有高亲和力。红细胞和血管内皮细胞表面的 ACKR1 可与多种促炎趋化因子结合，使相应趋化因子不能作用于中性粒细胞。高表达 ACKR1 的内皮细胞可抑制 CXCL8 介导的血管生成。

（于永利）

fēidiǎnxíng qūhuà yīnzǐ shòutǐ 2
非典型趋化因子受体 2（atypical chemokine receptor 2，ACKR2） 第一个被确定的趋化因子诱饵受体。属清道夫受体，又称 D6 或 CCBP2。其分子结构与 CCR1、CCR2、CCR3、CCR4 和 CCR5 相似，可结合多种 CC 亚族的趋化因子（如 CCL3、CCL4、CCL5、CCL7、CCL8、CCL11、CCL13、CCL14、CCL17 和 CCL22 等）。ACKR2 高水平表达于皮肤、肠道和肺的输入淋巴管内皮细胞表面，外周血白细胞也可低表达。ACKR2 可结合并降解多种 CC 亚族促炎趋化因子，从而抑制炎症反应。ACKR2 基因敲除小鼠局部和引流淋巴结可检出高水平 CC 亚族促炎趋化因子，易发生过度炎症反应。

在人类，胎盘组织的 ACKR2 表达水平最高，滋养层细胞表面 ACKR2 可中和母体来源的趋化因子，这可能是保护胎儿免遭母体促炎趋化因子刺激的一种机制。

（于永利）

qūhuà yīnzǐ mónǐwù
趋化因子模拟物（molecular mimic） 由病原体（如病毒）产生、通过模拟趋化因子（或其受体）而介导病原体逃逸宿主免疫攻击的物质。作用机制是：入侵宿主的病原体通过编码与人趋化因子（或其受体）相似的蛋白分子，或模拟趋化因子与趋化因子受体的相互作用，通过改变宿主趋化因子微环境，干扰免疫细胞趋化性及免疫应答类型，从而有助于病原体感染、生存、增殖及受感染细胞在宿主体内迁徙，并阻碍宿主的抗感染免疫。

已发现的 50 余种病毒相关的趋化因子模拟物分 3 类：①病毒趋化因子（vCK）：如卡波西肉瘤相关疱疹病毒（KSHV）可编码多种病毒巨噬细胞炎症蛋白（vMIP），其中 vMIP 是 CCR8 的激动剂，vMIP3 是 CCR4 的激动剂，二者均可有效趋化 Th2 细胞；vMIP2 对 CXC、CC、C 及 CX3C 亚族趋化因子具有广谱拮抗作用。②病毒趋化因子受体（vCKR）：如人巨细胞病毒（HCMV）编码的 US28，能与 CC、CX3C 亚族趋化因子结合，介导感染细胞迁移，并阻止白细胞募集。③病毒趋化因子结合蛋白（vCKBP）：包括 vCKBP3（MHV68 M3）、vCKBP2（B29R）、G3R、E1 等。

某些寄生虫也可编码趋化因子结合物：①曼氏血吸虫产生的 smCKBP：是一种分泌蛋白，可与多种趋化因子（如 CCL2、CCL3、CCL5、CXCL8、CX3CL1 等）结合，干扰宿主体内相应趋化因子及其受体的功能。②棕色犬蜱产生的 evasin（一种趋化因子结合蛋白）：包括 evasin-1、evasin-3 和 evasin-4 等成员，可有效中和多种趋化因子活性，抑制炎症反应，是高效的广谱趋化因子灭活剂。

此外，某些病毒可利用宿主趋化因子受体感染宿主细胞，如 CXCR4、CCR5 是人类免疫缺陷病毒（HIV）感染的共受体；呼吸道合胞病毒利用 CX3CR1 作为感染的旁路途径。

（马大龙）

zhīfáng yīnzǐ
脂肪因子（adipokine，adipocytokine）
由脂肪组织产生的细胞因子。又称脂肪来源的分泌因子。人类脂肪组织分为两类：白色脂肪组织是出生后人体的主要脂肪组织，分布广泛，可产生 50 余种细胞因子和激素样因子；褐色脂肪组织主要存在于胎儿。脂肪组织中，脂肪细胞占细胞总数的 30% ~ 50%，此外还有其他细胞，如前脂肪细胞、成纤维细胞、单核/巨噬细胞和淋巴细胞等。脂肪组织具有内分泌

器官的功能，可产生多种脂肪因子。狭义的脂肪因子专指脂肪细胞分泌的多肽，广义的脂肪因子包括脂肪组织内所有细胞所分泌的多肽。

自 1994 年发现第一个脂肪因子——瘦素以来，迄今已发现多个脂肪因子家族成员，包括瘦素、抵抗素、脂联素、内脏脂肪素、视黄醇结合蛋白（RBP）、视黄醇结合蛋白 4（RBP4）、IL-6、巨噬细胞趋化蛋白-1（MCP-1）、纤溶酶原激活因子抑制因子（PAI-1）、TNF-α、apelin（一种新型胰岛肽）、网膜素、嵌合素和 nesfatin（一种新型厌食肽）等。有学者认为，瘦素、抵抗素和脂联素主要以内分泌方式发挥效应，宜称为脂肪来源的激素。

脂肪因子可调节脂肪组织的体积和能量代谢，其产生和功能异常参与肥胖相关性疾病发生。另外，多种脂肪因子还具有免疫调节功能。

（于永利）

shòusù
瘦素（leptin）
脂肪细胞 *ob* 基因表达的一种分泌型蛋白质激素。是首个被发现的脂肪因子。编码人瘦素（16kD）的 *ob* 基因位于第 7 号染色体，瘦素受体属 I 型细胞因子受体家族。瘦素可调控机体脂肪代谢，如诱导脂肪细胞凋亡；刺激脂肪分解和脂肪酸氧化；增加能量消耗；脂肪营养不良患者体内瘦素水平下降；瘦素对先天性瘦素缺乏所致肥胖患者具有治疗作用，可改善代谢紊乱；多数肥胖者血浆瘦素水平异常升高，存在瘦素抵抗；炎症刺激可诱导瘦素的表达，提高血浆瘦素水平；瘦素是啮齿类动物的一种抗肥胖激素。

瘦素的分子结构和功能类似

于 IL-6，是一种致炎因子。功能为：刺激某些炎症细胞产生 IL-1、IL-6、IL-12、TNF-α 和单核细胞趋化蛋白-1（MCP-1）等促炎细胞因子；激活中性粒细胞，介导其趋化，刺激其产生反应性氧簇（ROS）；激活单核/巨噬细胞，促进其吞噬和分泌白三烯 B4、环加氧酶和一氧化氮；激活 NK 细胞，刺激其分泌穿孔素，增强细胞毒活性，瘦素基因缺陷小鼠的 NK 细胞发育障碍；刺激初始 T 细胞增殖并分泌 IL-2，刺激记忆性 T 细胞产生 Th1 应答，ob/ob 小鼠存在胸腺萎缩和免疫抑制；通过 JAK2/STAT3、丝裂原激活蛋白激酶（p38MAPK）和 ERK 信号通路，刺激人 B 细胞产生 TNF-α、IL-6 和 IL-10；负调节人天然调节性 T 细胞增殖。

瘦素与某些免疫病理过程相关：体内瘦素水平过低可发生免疫抑制，给予瘦素可逆转；低瘦素血症个体易感染病原微生物；血液瘦素水平的升高可能是雌性个体易患某些自身免疫病的原因之一。

（于永利）

dǐkàngsù
抵抗素（resistin）
多肽类脂肪因子。又称抗胰岛素蛋白。分子量 12.5kD，分子结构类似于脂联素，编码基因为 *RETN*。小鼠抵抗素由脂肪细胞产生，可抑制细胞摄取葡萄糖，介导胰岛素抗性。人抵抗素主要由单核/巨噬细胞产生，血浆浓度为 2.5 ~ 21.5ng/ml，其对脂肪组织的影响尚不清楚。肥胖者体内抵抗素水平升高，其可参与糖尿病发病。细菌脂多糖可刺激抵抗素产生。

抵抗素可能通过 NF-κB 和 JNK 信号通路而发挥促炎作用，表现为：诱导促炎细胞因子（IL-

1、IL-6、IL-12 和 TNF-α 等）产生；上调细胞间黏附分子－1（ICAM-1）、血管细胞黏附分子－1（VCAM-1）表达和 CCL2 趋化因子产生，诱导白细胞趋化至感染发生部位。

（于永利）

zhīliánsù

脂联素（adiponectin） 多肽类脂肪因子的一种。分子量 30kD，由 244 个氨基酸残基组成，编码基因为 *ADIPOQ*。脂联素分子含 4 个结构域，第 4 个结构域的三维结构与肿瘤坏死因子（TNF-α）极为相似，但二者氨基酸残基序列差异很大。脂联素主要由白色脂肪组织中成熟脂肪细胞产生，骨骼肌细胞、内皮细胞和心肌细胞也可产生。人血浆脂联素浓度为 $5\sim10\mu g/ml$，占血浆总蛋白的 0.01%，女性血浆脂联素浓度高于男性。脂联素受体包括两种：ADIPOR1（主要表达于肌肉）和 ADIPOR2（主要表达于肝）。两种受体还可表达于人单核细胞、B 细胞、NK 细胞和 T 细胞表面。脂联素与 ADIPOR1 和 ADIPOR2 结合，通过激活过氧化物酶体增殖物激活受体-α（PPAR-α）、AMP 活化的蛋白激酶（AMPK）和丝裂原激活蛋白激酶（p38MAPK）等信号通路发挥作用。

脂联素可调节糖代谢：促进细胞摄取葡萄糖；抑制糖异生；促进脂肪酸氧化和三酰甘油降解；增加胰岛素敏感性。体重减轻是诱导脂联素产生的主要因素，炎症刺激（尤其是 TNF-α 和 IL-6）可抑制脂联素产生，肥胖者脂联素浓度减低。在肥胖个体，低脂联素与动脉粥样硬化和心血管疾病发生相关。

脂联素属抑炎细胞因子，其功能为：诱导人单核/巨噬细胞和树突状细胞产生 IL-10 和 IL-1ra；抑制巨噬细胞前体细胞生长，抑制巨噬细胞产生 TNF-α 和 IL-6，抑制巨噬细胞转变为泡沫细胞；抑制 TNF-α 诱导的内皮细胞 ICAM-1、VCAM-1 和 E－选择素表达，抑制内皮细胞 NF-κB 激活；抑制树突状细胞产生 IL-12p40 及表达 CD80、CD86 和 MHC Ⅱ类分子；抑制 B 细胞发育；抑制 NK 细胞杀伤活性；刺激 T 细胞表达细胞毒性 T 细胞相关抗原 4（CTLA-4），抑制 T 细胞增殖和产生 IL-2，诱导 CD4⁺CD25⁺Foxp3⁺调节性 T 细胞产生。

（于永利）

nèizàng zhīfángsù

内脏脂肪素（visfatin） 多肽类脂肪因子的一种。又称内脏脂肪来源的激素。内脏脂肪组织比皮下脂肪组织产生更多的内脏脂肪素，另外，骨骼肌细胞、肝细胞、心肌细胞、免疫细胞、成纤维细胞和神经元也可产生。其分子量 52kD，属尼克酰胺磷酸核糖转移酶（NAMPT），可催化尼克酰胺和 5-磷酸核糖-1-焦磷酸盐反应，生成烟酰胺单核苷酸。

内脏脂肪素可刺激人外周血单个核细胞释放多种炎性因子，启动某些炎症反应相关的信号通路（如 STAT3、NF-κB、PI3K 和 MAPK 等）。肥胖者血浆内脏脂肪素浓度升高，可直接结合并激活胰岛素受体。内脏脂肪素与多种疾病（如动脉粥样硬化、心力衰竭、脑缺血、糖尿病、非酒精性脂肪肝、肿瘤、类风湿关节炎、炎性肠病、银屑病和急性肺损伤等）相关。

（于永利）

shìhuángchún jiéhé dànbái

视黄醇结合蛋白（retinol-binding protein，RBP） 由肝细胞和脂肪细胞产生、可结合并转运血浆中维生素 A 的脂肪因子。又称维甲醇结合蛋白。视黄醇属维生素 A，来源于动物类食物，是人体视觉、细胞生长和分化及胚胎发育所必需的营养物质。RBP 是视黄醇的载体蛋白，包括血浆视黄醇结合蛋白（PRBP）和细胞视黄醇结合蛋白（CRBP），二者可分别结合并运载体液或细胞内的视黄醇。RBP 与反式视黄醇形式的维生素 A 结合，可使之成为水溶性物质并由肝转运至肝外组织，从而保护其不被氧化。

RBP 可使胰岛素信号通路信号转导发生障碍，诱导细胞出现胰岛素抗性，促进糖尿病发生。高表达 RBP 的个体，其血浆中促炎细胞因子、C 反应蛋白、IL-8 和单核细胞趋化蛋白-1（MCP-1）水平显著升高。

（于永利）

shìhuángchún jiéhé dànbái 4

视黄醇结合蛋白 4（retinol binding protein 4，RBP4） 由脂肪组织和肝细胞产生的多肽类脂肪因子。是视黄醇（属维生素 A）转运蛋白，可将视黄醇从肝转运至外周组织。血浆 RBP4 水平和视黄醇水平呈正相关，血浆视黄醇水平可调节 RBP4 表达。

RBP4 与某些病理过程相关，如刺激人和小鼠巨噬细胞产生促炎细胞因子，该作用依赖于 Toll 样受体 4 和 Jun 激酶（JNK）信号转导通路；可诱导胰岛素抗性；2 型糖尿病、肥胖、代谢综合征和心血管疾病患者的血浆 RBP4 水平升高；锻炼、服用抗糖尿病药物可降低血浆 RBP4 含量；血浆 RBP4 水平和身体质量指数（BMI）呈正相关，高表达 RBP4 的个体易发生肥胖。

（于永利）

rénlèi báixìbāo fēnhuà kàngyuán

人类白细胞分化抗原（human leukocyte differentiation antigen，HLDA）

应用单克隆抗体检出的白细胞膜分子。又称人类细胞分化分子。固有免疫应答和适应性免疫应答，均有赖于免疫细胞间相互作用，包括细胞间直接接触或通过释放细胞因子等介质而发挥效应。免疫细胞间或免疫细胞与活性介质间相互作用的分子基础，是免疫细胞表面膜分子，通常也称为细胞表面标志。其种类繁多，包括不同膜抗原、膜受体及其他分子（如 T 细胞受体、B 细胞受体、主要组织相容性抗原、白细胞分化抗原、黏附分子、细胞因子受体、免疫球蛋白 Fc 受体、补体受体、模式识别受体等）。

研究过程 1975 年，德国生化学家乔治斯·让·弗朗茨·科勒（Georges Jean Franz Köhler）和英国/阿根廷生化学家塞萨尔·米尔斯坦（César Milstein）建立了 B 细胞杂交瘤和单克隆抗体技术。由于单克隆抗体识别抗原表位具有单一性和均一性的特点，解决了此前无法用多克隆抗体鉴定细胞表面数以千计不同分子的难题。其后数年内，研究者们借助此技术，以特定的细胞（如外周血单个核细胞、胸腺细胞、粒细胞、白血病细胞等）为抗原，制备了数量众多、针对膜分子的单克隆抗体。由于当时所制备的单克隆抗体主要针对白细胞，遂将所识别的相应膜分子称为 HLDA，其包括白细胞分化成熟为不同谱系和不同分化阶段所出现或消失的细胞表面标志，该术语一直沿用至今。HLDA 并非仅局限表达于白细胞，还可表达于不同分化阶段的红系和巨核细胞/血小板谱系，也广泛分布于非造血

细胞（如血管内皮细胞、成纤维细胞、上皮细胞、神经内分泌细胞等）。随着人类功能基因组计划研究的深入及免疫学与其他学科的广泛交叉，人类白细胞分化抗原的概念逐渐被人类细胞分化分子（HCDM）所替代。

分子结构 HLDA 大多是跨膜糖蛋白（少数是糖类），部分以糖基磷脂酰肌醇（GPI）连接方式"锚定"于细胞膜表面。HLDA 属整合性膜蛋白（IMP），种类繁多，但具有基本的分子结构：①胞外区：可分为免疫球蛋白结构域、Ⅲ型纤连蛋白结构域、细胞因子受体结构域、C 型凝集素结构域、补体调节蛋白结构域、表皮生长因子结构域、清道夫受体富含半胱氨酸的结构域、富含亮氨酸重复序列等。②跨膜区：分为 Ⅰ 型 IMP（一次跨膜，N 端在胞外）、Ⅱ 型 IMP（一次跨膜，C 端在胞外）、Ⅲ 型 IMP（分为2、3、4、5、7 次跨膜）、GPI 连接膜分子等。③胞质区：包括蛋白酪氨酸激酶结构域、蛋白酪氨酸磷酸酶结构域、死亡结构域、免疫受体酪氨酸活化基序/免疫受体酪氨酸抑制基序等。

生物学意义及应用 具有极为广泛的生物学意义。

基础免疫学领域 深入研究 HLDA 结构、表达、分布和功能，有助于阐明免疫应答及免疫功能的分子机制，如作为表面标志用于免疫细胞鉴定和分离；参与免疫细胞生长、成熟、分化、发育、迁移；参与固有免疫和适应性免疫应答的全过程（识别、淋巴细胞活化及增殖、免疫效应、免疫调节和免疫耐受），从而在免疫防御、免疫监视和免疫自稳中发挥重要作用。

采用传统形态学方法，难以

鉴定和分离不同部位的免疫细胞（如定居于外周淋巴器官/黏膜相关淋巴组织，或循环于血液/淋巴系统，或迁移至不同炎症部位）；HLDA 及相应单克隆抗体为相关研究提供了独特手段，通过给免疫细胞"穿着"不同"制服和符号"，成为鉴定不同类别、亚群免疫细胞及其功能的基石。此外，某些免疫细胞膜表面 HLDA 本身是重要的酶，可通过催化特定底物而广泛参与免疫功能。

临床免疫学领域 HLDA 表达异常与某些病理过程发生密切相关（如肿瘤、自身免疫病、免疫增生、免疫缺陷及移植排斥反应等），有助于探讨疾病发生机制，相应的抗 HLDA 抗体可用于疾病诊断、预防和治疗：①某些 HLDA 是肿瘤干细胞或肿瘤细胞标志物，成为肿瘤诊断和治疗的重要靶点。②生物长期进化中，某些病原体（尤其是病毒）将细胞膜表面的 HLDA 作为其黏附、侵入宿主细胞的受体，从而成为探讨病原体感染机制及抗感染免疫的重要靶点。③HLDA 及其相应单克隆抗体已被用于监测机体免疫功能状态或对白血病、淋巴瘤进行免疫学分型。④多种抗 HLDA 单克隆抗体已用于治疗肿瘤、自身免疫病及防治移植排斥反应。截至 2013 年，美国食品和药品管理局（FDA）和（或）欧盟批准上市的治疗性单克隆抗体制剂共有 42 种，其中针对 HLDA 的靶分子有 19 种，占所有靶分子总数的 65.5%。

（张学光）

biǎomiàn biāozhì

表面标志（surface marker）

与免疫细胞表型及功能相关的一类膜分子。包括表面受体（如 T 细胞受体、B 细胞受体、NK 细胞

受体、补体受体、免疫球蛋白 Fc 受体、细胞因子受体、模式识别受体、死亡受体等）和表面抗原（如共刺激分子、共抑制分子、白细胞表面归巢受体、血管内皮细胞表面的黏附地址素等）。表面标志及相应单克隆抗体在免疫学基础研究和临床实践中（探讨疾病发病机制以及诊断、预防和治疗）具有重要应用价值（表）。

（金伯泉 张学光）

fēnhuàqún

分化群（cluster of differentiation, CD） 借助单克隆抗体鉴定为主的聚类分析法，对来自国际上不同实验室的单克隆抗体识别的同一种（白细胞）分化抗原所进行的归类。

研究过程 1975 年，有赖于德国生化学家乔治斯·让·弗朗茨·科勒（Georges Jean Franz Köhler）和英国/阿根廷生化学家塞萨尔·米尔斯坦（César Milstein）创立的 B 细胞杂交瘤和单克隆抗体技术，众多研究机构成功制备了可识别不同白细胞分化抗原、种类繁多的单克隆抗体，并用不同代号表示。20 世纪 80 年代初，美国 Ortho 公司制备的单克隆抗体被命名为 OKT 系列，其中 O 指 Ortho 公司，K 指研制者的姓（Kung/龚），T 指 T 细胞（是当时用于研究的主要免疫细胞群）；美国 Becton Dickinsin（BD）公司制备的抗人白细胞单克隆抗体被命名为 Leu（指白细胞）系列；中国医学科学院天津血液病研究所制备的 HI 系列、武汉生物制品研究所制备的 Wu 系列、苏州医学院针对血小板制备的 SZ 系列等。

由于不同实验室采用不同细胞研究单克隆抗体对细胞功能的影响，导致相同的白细胞分化抗原被赋予了不同命名，而针对同一分子的单克隆抗体可能出现多种名称。这种情况给学术交流和实际应用造成困惑，亟待对同一分子及其相应单克隆抗体建立统

表　人外周淋巴器官中主要免疫细胞的表面标志

细胞群和亚群	白细胞分化抗原	其他标志		
		TCR/BCR	转录因子	分泌细胞因子或效应分子
成熟 T 细胞	$CD3^+$			
αβ T 细胞	$CD3^+$	α/β^+		
γδ T 细胞	$CD3^+$	γ/δ^+		
Th	$CD3^+ CD4^+$	α/β^+		
Th1	$CD3^+ CD4^+$	α/β^+	T-bet	IFN-γ, LT-α, IL-2
Th2	$CD3^+ CD4^+$	α/β^+	GATA3	IL-4, IL-5, IL-10, IL-13
Th17	$CD3^+ CD4^+$	α/β^+	RORγt	IL-17, IL-22
Treg	$CD3^+ CD4^+ CD25^{high} PD-1^{high}$	α/β^+	Foxp3	TGF-β, IL-10
Tr1	$CD3^+ CD4^+$	α/β^+		IL-10
Tfh	$CD3^+ CD4^+ CXCR5^+ ICOS^+$	α/β^+	Bcl-6	IL-21
CTL	$CD3^+ CD8^+$ （α/β）	α/β^+		颗粒酶和（或）穿孔素
初始 T 细胞	$CD3^+ CD45RA^+ CD62L^{high}$			
效应性/记忆性 T 细胞	$CD3^+ CD45RO^+$			
中枢记忆性 T 细胞	$CD3^+ CD45RA^- CCR7^{high} CD62L^{high}$			
效应记忆性 T 细胞	$CD3^+ CD45RA^- CCR7^{low} CD62L^{low}$			
成熟 B 细胞	$CD19^+ CD20^+ CD79a/CD79b^+$	mIg^+		
浆细胞	$CD19^+ CD20^- CD38^{high}$	$mIgD^-$		
B1	$CD19^+ CD20^+ CD5^+$			
B2	$CD19^+ CD20^+ CD5^-$			
NK 细胞	$CD56^+ CD16^+$			
NK T 细胞	$CD3^+ CD56^+$	$V\alpha24^+ J\alpha18^+ V\beta11^+$		
单核细胞	$CD14^+$			
成熟树突状细胞	$CD80/CD86^+ CD40^+ CD1a^+$	（$HLA-DR^{high}$）		

一编号并加以规范。1982 年召开了第一届国际人类白细胞分化抗原（HLDA）协作组会议，采用双盲法，借助流式细胞术、免疫组织化学、蛋白质印迹法（Western blotting）及细胞功能实验等，应用以单克隆抗体鉴定为主的聚类分析法，将来自国际上不同实验室的单克隆抗体所识别的同一种分化抗原归为同一个分化群（CD），即给予同一个 CD 编号。一般而言，需要来自世界各地不同实验室提供的单克隆抗体共同鉴定和命名 1 个 CD 分子。若 1 个抗原仅可被 1 种单克隆抗体识别，则标注 w（如 CDw12），表示有待进一步鉴定才能被国际公认。

随人类基因组计划基本完成，自 2004 年第八届 HLDA 会议始，增加了用目的基因转染细胞检测待鉴定的单克隆抗体的反应性。换言之，申请 CD 编号的单克隆抗体，原则上应了解该抗体所识别分子的编码基因。由于人类功能基因组计划研究的深入及免疫学同其他学科的交叉，人类白细胞分化抗原的概念已被人类细胞分化分子（HCDM）所替代。

至今已召开了 10 届 HLDA 会议，人 CD 编号已达 CD363。但是，并非所有 HLDA 均被列入 CD 编号。一般而言，已命名为 CD 的 HLDA 均具有明确的生物学功能，并已制备出高质量的相应单克隆抗体。必须强调的是，许多情况下抗 CD 分子的抗体及其所识别的相应膜分子（CD）均用同一 CD 编号，有必要进行区分。

分类 已被命名的 CD 分子，根据其表达的主要细胞类别，可大致划分为 14 个组：即 T 细胞、B 细胞、髓样细胞、NK 细胞、血小板、黏附分子、内皮细胞、细胞因子/趋化因子受体、非谱系、糖类结构、树突状细胞（DC）、干细胞/祖细胞、基质细胞和红细胞等。另外，根据 CD 分子的结构特点，分为免疫球蛋白超家族（IgSF）、G 蛋白偶联受体（GPCR）超家族、C 型凝集素家族、细胞因子受体家族、蛋白激酶超家族、MHC 家族、TNF 受体超家族（TNFRSF）、整联蛋白家族、4 次跨膜家族、TNF 超家族（TN-FSF）、钙黏蛋白超家族、Toll 样受体家族、唾液酸黏蛋白家族和富含亮氨酸重复序列家族等（表1）。

功能 CD 不仅作为表面标志用于细胞鉴定和分离，还参与机体适应性免疫应答和固有免疫应答：①参与抗原提呈：如 CD1 可提呈脂质抗原。②多种 CD 分子参与 T 细胞应答（如 TCR-CD3、CD2、CD4、CD8、CD25、CD26、CD28、CD44、CD45、CD58、CD86、ICOS）和 B 细胞应答（BCR-CD79a/CD79b、CD19、CD20、CD21、CD22、CD40、CD45），分别提供 T/B 细胞活化的第一和第二信号。③一大类 CD 分子属黏附分子，可介导免疫细胞间或免疫细胞与细胞外基质间黏附作用。④参与免疫效应：如 IgFc 段受体多为 CD 分子，从而介导相关的抗体效应；效应细胞、靶细胞表面多种死亡受体及其配体为 CD 分子，参与介导效应细胞的胞毒作用；某些 CD 分子为补体受体，可介导补体片段的生物学活性；某些 CD 分子是细胞因子/趋化因子受体，介导相应细胞因子的效应。⑤参与免疫调节：如某些 CD 分子属共抑制分子，可对 T/B 应答发挥负调节作用；某些 CD 分子属免疫细胞（如 NK 细胞）的调节性受体，可调节相应免疫细胞功能。⑥某些 CD 分子属模式识别受体，从而参与固有免疫应答。

研究意义 CD 分子是基础免疫学领域的研究热点之一，其意义为：

重要的细胞表面标志 CD 编号已成为免疫细胞表型的基石，使得免疫系统的组成更为精确，并极大促进了对不同免疫细胞类别和亚群的鉴定及功能研究。CD 表型用于鉴定免疫细胞类别、亚群不断取得重要进展，并发现新的免疫细胞亚群，如陆续发现人调节性 B 细胞（CD19$^+$ CD24^{high} CD38^{high} IL-10$^+$）、小鼠滤泡辅助性 NK T 细胞（NK Tfh）（CD3$^+$ CD1d$^+$ CXCR5$^+$ CD28$^+$ PD-1^{high}）和人类扁桃腺 NK Tfh（CX-CR5^{high} PD-1^{high} Vβ11$^+$ Vα24$^+$）等。

1994 年，拉皮多特（Lapidot T）提出肿瘤干细胞（CSC）或肿瘤起始细胞概念。CSC 是一群具有成体干细胞性质的肿瘤细胞，与肿瘤发生发展和转移密切相关。已发现，某些 CD 标志是某种 CSC 所特有，如 CD271 是黑色素瘤干细胞的标志；某些 CD 标志（如 CD133、CD44）是数种干细胞（如乳腺癌、直肠结肠癌、肝癌、肺癌、卵巢癌、胰腺癌和前列腺癌等）所共有。由此，为鉴定和分离 CSC 提供了依据，如根据 CD44$^+$ CD24$^{-/low}$ Lin$^-$ 标志，可分选乳腺癌 CSC；根据 CD44$^+$ CD49b/CD29$^+$、CD133$^+$ 标志可分选前列腺癌 CSC；应用抗 CD133 单克隆抗体标记的免疫磁珠，可分离胶质瘤 CSC；CD133 成为治疗肺癌、乳腺癌和胶质母细胞瘤的靶点。

CD 与糖基化研究 体内约 50% 蛋白质为糖蛋白，而已命名的人 CD 膜分子中，94.5% 为糖蛋白，0.9% 为糖脂，未发生糖基化的 CD 膜分子仅占 4.6%。糖链可改变糖蛋白构象，或直接被体内多种凝集素分子所识别，从而调节细胞间或细胞与基质间相互作用，广泛影响蛋白质功能和胞内信号转导。

糖类是多种具有凝集素结构域免疫分子主要的识别对象：诸多 CD 膜分子本身含 N-连接和（或）O-连接的糖链，可被凝集素受体识别；诸多 CD 分子本身是凝集素受体，如 C 型凝集素受体（CLR）家族、结合唾液酸化聚糖的免疫球蛋白样凝集素（Siglec）

表 1 免疫功能相关的 CD 分子

免疫功能	CD 分子
细胞受体	
TCR 识别 pMHC 的辅助分子	CD3，CD4，CD8
BCR 识别抗原的辅助分子	CD79a，CD79b
NK 细胞受体	CD94，CD158~CD161，CD96，CD226，CD314（NKG2D），CD335~CD337（NCR1~NCR3）
补体受体（CR）	CR1~CR4（CD35、CD21、CD11b/CD18、CD11c/CD18），CD88，CD93
IgFc 受体（FcR）	CD64，CD32，CD16，CD89，CD23
细胞因子/趋化因子受体（CKR）	CD25，CD105，CD110，CD114~CD140，CD181~CDw199，CD210~CDw218，CD261~CD269，CD331~CD334（FGFR1~FGFR4）
模式识别受体（PRR）	CD281~CD291（TLR1~TLR11），CD14
清道夫受体	CD5，CD6，CD36，CD163，CD204
细胞间、细胞与基质相互识别	
白细胞-内皮细胞黏附	如 CD11/CD18-CD54，CD15/CD15s-CD62E，CD62L-CD34，CD63，CD146
淋巴细胞归巢受体-血管内皮细胞地址素	如 CD49/CD29~CD106，CD44
白细胞-细胞外基质黏附	如 CD49/CD29-细胞外基质，CD169（Siglec-1）-CD43
T-B 细胞相互识别	CD11a/CD18-CD54，ICOS-ICOSL，CD40L-CD40，CD28-CD80/CD86
造血细胞-基质细胞	CD164，CD165
血小板结合细胞外基质	CD36，CD41/CD61（gpⅡbⅢa），CD42a~d，CD51/CD61（αVβ3）
内皮细胞相互结合	CD31，CD112，CD321
神经细胞黏附	CD56（NCAM），CD171（NCAM-L1），CDw325（N 钙黏蛋白）
参与免疫细胞信号转导	
参与 T 细胞活化和信号转导	如 CD3，CD4，CD8，CD28，CD152（CTLA-4），CD279（PD-1），CD278（ICOS）
参与 B 细胞活化和信号转导	如 CD5-CD72，CD19，CD20，CD21，CD23，CD40，CD81
参与 NK 细胞活化和信号转导	如 CD2，CD16，CD57，CD94，CD158~CD161
参与髓样细胞活化和信号转导	如 CD85（ILT/LIR），CD172，CD281~CD291（TLR1~TLR11）
参与共刺激（抑制）信号转导	如 CD2-CD58，CD28/CD152-CD80/CD86，CD40-CD40L，CD273（PD-L2）/CD274（PD-L1）-CD279（PD-1）
参与抗原提呈	
提呈脂类抗原	CD1d
调节抗原提呈	CD74（Ii/Iγ），CD205
参与凋亡的信号转导	CD120a（TNFRI），CD95（Fas），CD261（DR4），CD262（DR5）
与胞膜酶有关	CD10（中性肽链内切酶），CD13（氨肽酶），CD26（二肽酰肽酶Ⅳ），CD38（ADP 核糖基环化酶），CD39（外腺苷三磷酸双磷酸酶），CD45（酪氨酸磷酸酶），CD73（5′核苷酸外切酶），CD115（蛋白酪氨酸激酶），CD117（蛋白酪氨酸激酶），CD148（酪氨酸磷酸酶），CD157（ADP 核糖基环化酶），CD249（氨肽酶）
肿瘤标志物	CD10（CALLA），CD22（非霍奇金淋巴瘤），CD30（Ki-1），CD33（AML），CD44（某些肿瘤干细胞），CD52（慢性 B 淋巴细胞白血病），CD60（黑色素瘤），CD66（CEA），CD133（某些肿瘤干细胞），CD147，CD155（PVR），CD168（RHAMM），CD175s（sialyl-Tn），CD176（TF），CD228（黑色素转铁蛋白），CD231（TALLA-1），CD318（CDCP1），CD326（EpCAM），CD340（乳腺癌）
病毒及原虫受体*	CD4（HIVR），CD13（冠状病毒受体），CD21（EB 病毒受体），CD36（恶性疟原虫抗原受体）；CD46（麻疹病毒、疱疹病毒受体），CD49d/CD29 或分化群49d/β7（轮状病毒受体），分化群54（鼻病毒受体，恶性疟原虫抗原受体），CD49b/CD29（埃可病毒受体），CD81（HCVR），CD112（单纯疱疹突变株受体），CD150（麻疹病毒受体），CD155（脊髓灰质炎病毒受体），CD184（HIV 辅受体），CD193（HIV 辅受体），CD235（疟原虫受体），CD321（呼肠孤病毒受体）

* 不属直接行使参与免疫功能

家族、选择素家族、结合半乳糖苷的半乳糖凝集素家族等。某些CLR既可介导细胞间或细胞与基质间相互作用，也可识别某些病原微生物表面糖的成分，成为一类重要的模式识别受体（PRR）。CLR与相应配体结合，可通过其胞质区免疫受体酪氨酸激活基序（ITAM）或免疫受体酪氨酸抑制基序（ITIM）而发挥免疫激活或抑制作用。

CD 与临床疾病 小鼠基因敲除和转基因模型成为探讨 CD 在体内的生物学功能，研究人类 CD 相关疾病的重要手段。同时，临床上也陆续发现 CD 编码基因缺陷或突变所致的遗传性免疫疾病，从而为探讨相关发病机制提供了新线索。

应用 抗 CD 单克隆抗体的制备、基于 CD 和单克隆抗体的生物制剂等，已在疾病发病机制以及临床诊断、预防和治疗中发挥了不可替代的作用。至 2013 年，美国食品和药品管理局（FDA）和（或）欧盟批准上市的治疗性单克隆抗体制剂共 42 种，其中针对 HLDA/DC 的有 19 种，主要用于治疗肿瘤［靶分子为 CD20、CD30、CD33、CD52、CD152（CTLA-4）、CD194（CCR4）、CD326（EpCAM）、CD340（Her2）及 EGFR］、自身免疫病［靶分子为 CD2、CD11a、CD28、CD49d 和 CD126（IL-6R）等］和移植排斥反应（靶分子为 CD3、CD25）。此外，抗 CD41/CD61（GPⅡbⅢa）单抗可用于预防冠状动脉血管成形术所并发的血栓（表2）。

表 2 美国 FDA 和欧盟 EMEA 批准上市、以 HLDA 为靶点的治疗性抗体和 Fc 融合蛋白

靶点	通用名	首次批准的适应证	抗体类型或融合蛋白
治疗性单克隆抗体			
CD3	Muromomab 莫罗单抗（Ortho OKT3）	急性肾移植排斥	鼠源
	Catumaxomab 卡妥索单抗（CD3⁺EpCAM）	恶性腹水	双功能
CD11a	Efalizumab 依法利珠单抗	斑状银屑病	人源化
CD20	Tositumomab 托西莫单抗	非霍奇金淋巴瘤	鼠源
	Ibritumomab tiuxetan 替伊莫单抗	非霍奇金淋巴瘤	鼠源
	Rituximab 利妥昔单抗	非霍奇金淋巴瘤	嵌合
	Ofatumumab 奥法木单抗	慢性淋巴细胞性白血病	人类
CD25	Daclizumab 达利珠单抗	急性肾移植排斥	人源化
CD28	Basiliximab 巴利昔单抗	器官移植排斥反应	嵌合
CD30	Brentuximab vedotin 本妥昔单抗	淋巴瘤	嵌合+偶联
CD33	Gemtuzumab Ozogamicin 吉妥单抗	急性髓细胞性白血病	人源化
CD41/CD61（GPⅡbⅢa）	Abciximab 阿昔单抗	预防冠状动脉血管成形术中发生血栓	嵌合
CD49d（integrin-α4）	Natalizumab 那他珠单抗	多发性硬化	人源化
CD52	Alemtuzumab 阿伦单抗	B 细胞慢性淋巴细胞白血病	人源化
CD126（IL-6R）	Tocilizumab 托珠单抗	类风湿关节炎和卡斯尔曼（Castelman）病	人源化
CD152（CTLA-4）	Ipilimumab 伊匹单抗	黑色素瘤	人类
CD194（CCR4）	Mogamalizumab 莫加木珠单抗	T 细胞白血病	人源化
CD326（EpCAM）	Edrecolomab 依决洛单抗	结肠癌	鼠源
CD340（Her2/neu）	Trastuzumab 曲妥珠单抗	转移性乳腺癌	人源化
	Pertuzumab 帕妥珠单抗	乳腺癌	人源化
	ado-trastuzumab emtansine 曲妥珠单抗-美登素	乳腺癌	人源化+偶联
EGFR（Her1）	Cetuximab 西妥昔单抗	结直肠癌，头颈部鳞癌	嵌合
	Panitumumab 帕尼单抗	转移结直肠癌	人类
CD254（RANKL）	Denosumab 狄诺赛麦	绝经后骨质疏松	人类
CD257（BAFF/Blys）	Belimumab 贝利木单抗	自身免疫病	人类
治疗性融合蛋白			
CD58	Alefacept 阿法赛特（LFA-3-Fc）	银屑病	
CD120b	Etanercept 依那西普 p75 TNFR-Fc	银屑病和类风湿关节炎	
CD121a	Rilonacept 列洛西普 IL-1R-Fc	冷吡啉相关周期性综合征	
CD152	Abatacept 阿巴西普（CTLA-4-Fc）	类风湿关节炎	

（金伯泉 张学光）

miǎnyì shòutǐ làoānsuān jīhuó jīxù

免疫受体酪氨酸激活基序

（immunoreceptor tyrosine-based activation motif，ITAM） 许多免疫细胞激活型受体胞内段共有的一种特定结构。又称抗原识别激活基序。T 细胞 TCR/CD3 复合物（CD3γ、δ、ε、ζ 和 η 链）、B 细胞的 BCR 复合物（CD79a 和 CD79b）、NK 细胞表面激活型受体（KIR、ILT/LIR、NCR、NKG2 和 NKR-P1 家族等）、多种 Ig Fc 受体复合物（γ 链或 ζ 链）胞质区均含 ITAM。ITAM 的基本形式是 [YXXL/I] X$_{(7-11)}$ I [YXXL/I]，其中以方框标示的两个基本结构（YXXL/I）中，Y 为酪氨酸，L/I 为亮氨酸或异亮氨酸，X 为任意氨基酸。两个基本结构之间，有 7~11 个任意氨基酸残基。

免疫细胞激活型受体与相应配体结合后，ITAM 中的酪氨酸发生磷酸化（Y → pY），pYXXL/I 即与含 SH2 的信号分子（蛋白激酶、接头分子等）结合，启动活化信号。含 ITAM 的免疫受体在免疫应答的识别及效应阶段发挥重要作用（图）。

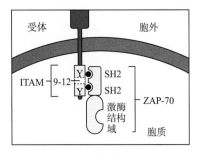

图　ITAM 结构及功能

（张学光）

miǎnyì shòutǐ làoānsuān yìzhì jīxù

免疫受体酪氨酸抑制基序

（immunoreceptor tyrosine-based inhibition motif，ITIM） 许多免疫细胞抑制型受体（如抑制型 NK 细胞受体、抑制型 Fc 受体、共抑制分子等）胞内段共有的一种特定结构。又称抗原识别抑制基序。其基本形式为 I/VXYXXL/V（X 代表任意氨基酸）。抑制型受体与相应配体相互作用或交联后，该基序中的酪氨酸发生磷酸化，可募集含 SH2 结构域的蛋白磷酸酶（如 SHP-1、SHP-2 或 SHIP），通过脱磷酸化而对免疫细胞活化信号发挥抑制作用（图）。

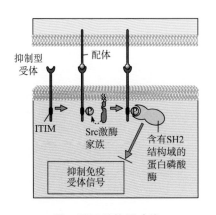

图　ITIM 结构及功能

含 ITIM 的抑制型受体在维持机体免疫自稳中发挥重要作用，如 T 细胞活化后，诱导表达的程序性死亡蛋白-1（PD-1）可反馈性抑制 T 细胞增殖；体内 Ig 产生达到高水平时，IgG Fc 可与 B 细胞表面 FcγR II B 结合，从而反馈性抑制 B 细胞活化、增殖及分化为浆细胞，抑制 Ig 产生；NK 细胞表面抑制型受体同相应活化型受体保持平衡，使得正常情况下 NK 细胞不杀伤自身正常组织细胞。

含 ITIM 的抑制型免疫受体表达或功能异常，与多种免疫性疾病的发生有关，如肿瘤微环境中 PD-L1/PD-L2 表达及效应 T 细胞表面 PD-1 表达均上调，PD-L1/PD-L2 与 PD-1$^+$ T 细胞结合，可抑制后者杀瘤活性，这是肿瘤免疫逃逸的重要机制之一。应用单克隆抗体阻断 PD-L1/PD-1 相互作用，已成为治疗某些肿瘤的重要策略。

（张学光）

CD 1

CD1

（cluster of differentiation 1） 参与提呈脂质抗原的白细胞分化抗原。是 1982 年被第一届国际人类白细胞分化抗原协作组会议最早命名的 CD 分子。为 I 型跨膜糖蛋白，人 CD1 家族包括 CD1a、CD1b、CD1c、CD1d 和 CD1e 5 个成员，其分子结构类似 HLA I 类分子，均可与 β_2 微球蛋白组成 HLA I 类样分子。CD1 主要分布于胸腺、各类免疫细胞，如树突状细胞、朗格汉斯细胞、B 细胞亚群等，以及胃肠道、肝细胞、血管内皮细胞、平滑肌细胞及上皮细胞等。

CD1d 可与外源性或内源性脂质结合为复合物，提呈给 CD1 限制性 T 细胞亚群，亦称 CD1 反应性 T 细胞亚群（包括 NK T 细胞、双阴性细胞、$\alpha\beta$ T 细胞和 $\gamma\delta$ T 细胞等），后者识别抗原不受 MHC 限制。激活的 T 细胞亚群通过发挥杀伤效应或产生多种细胞因子，广泛调节免疫应答，并参与肿瘤、自身免疫病和感染性疾病等的病理过程。

CD1d 提呈脂质抗原是现代免疫学研究的一项重大发现，其意义为：CD1 识别并提呈某些病原体的脂质组分，构成机体抗感染的第一道防线，尤其对抵御肠道病原微生物入侵具有重要意义；某些不含脂质成分的病原体感染机体后，可诱导宿主细胞产生多种内源性脂质，并促进抗原提呈细胞（APC）分泌 IL-12 等促炎因子，病原体抗原和 IL-12 分别与 T

细胞表面 TCR 和 IL-12 受体结合，可激活 CD1 限制性 T 细胞。

（龚非力　沈关心）

CD 3

CD3（cluster of differentiation 3）　表达于 T 细胞表面的特征性白细胞分化抗原。可与 T 细胞受体（TCR）组成 TCR/CD3 复合物，在 TCR 信号转导过程中起关键作用。CD3 由 γ、δ、ε 和 ζ 链或 γ、δ、ε、ζ 和 η 链组成，80% ～ 90% 的 αβ T 细胞表达 TCRαβ/CD3γδεεζζ，10%～20% 的表达 TCRαβ/CD3γδεεζη。CD3γ（25～28kD）、δ（20kD）和 ε 链（20kD）均属免疫球蛋白超家族（IgSF）成员，胞外区均有 1 个 C2 样结构域，且高度同源。人 CD3γ、δ 和 ε 链基因均定位于 11 号染色体，三者可能来自同一个祖先基因。此外，CD3ζ 链也可表达于部分自然杀伤（NK）细胞，人 NK 细胞表面的 ζ-ζ 或 ζ-γ 可与 CD16（FcγRⅢ）形成复合体。

CD3 分子 γ、δ 和 ε 链跨膜区通过带负电的谷氨酸或天冬氨酸与 TCRαβ 或 TCRγδ 链跨膜区带正电的赖氨酸或精氨酸形成盐桥，可稳定 TCR/CD3 复合物结构。γ、δ 和 ε 链胞质区各有 1 个免疫受体酪氨酸激活基序（ITAM）。CD3ζ（16kD）和 η 链（22kD）的结构相似，与 CD3γ、δ 和 ε 链无同源性，其胞外区仅含 9 个氨基酸残基，通过二硫键组成 ζζ 同源二聚体或 ζη 异源二聚体，跨膜区均含 1 个带负电的天冬氨酸。ζ 链和 η 链胞质区分别有 3 个和 2 个 ITAM，参与 TCR/CD3 信号转导。人 CD3ζ 链和 CD3η 链基因均定位于 1 号染色体。

胸腺发育过程中，前 T 细胞开始表达膜型 CD3，成熟 T 细胞均表达 CD3，故 CD3 是 T 细胞（和胸腺细胞）的特征性表面标志。CD3 与 TCRαβ 或 TCRγδ 组成 TCR/CD3 复合体，可传递 TCR 识别抗原后的活化信号。CD3γ、δ、ε 链及 ζ-ζ 或 ζ-η 链胞质区所含 ITAM 在 TCR 信号传递过程中发挥关键作用。

抗 CD3 和 CD19 的双特异性抗体已被美国食品和药品管理局（FDA）批准用于临床治疗 B 细胞前体急性淋巴母细胞白血病（BCP-ALL）。此外，CD3ζ 链胞质区是构建 T 细胞嵌合抗原受体（CAR-T）胞质区的重要组成部分，可增强 T 细胞信号转导和杀伤活性，在肿瘤治疗中有良好前景。

（张学光）

T xìbāo shòutǐ/CD 3 fùhéwù

T 细胞受体/CD 3 复合物（T cell receptor/CD3 complex）

由 T 细胞表面的 T 细胞受体（TCR）和 CD3 分子结合而成的复合物。TCR 是 T 细胞的抗原识别受体，由 α、β 链或 γ、δ 链组成。外周血中约 95% 的 T 细胞表面的 TCR 由 α 和 β 链组成（TCR αβ），5% T 细胞其 TCR 由 γ 和 δ 链组成（TCR γδ）。

分子结构　TCRα 链（44～60 kD）和 β 链（40～55kD）均为 Ⅰ 型跨膜蛋白，结构为：①α、β 链胞外区各由 1 个可变区（V 区）和 1 个恒定区（C 区）组成，每个功能区有 1 个由二硫键相连、含 50～60 个氨基酸残基的环肽。②α、β 链跨膜区由 20～24 个氨基酸残基组成，并含带正电的氨基酸，二者与 CD3γ、δ、ε 链跨膜区带负电的氨基酸形成盐桥，可稳定 TCR/CD3 复合物结构。③α、β 链胞质区的尾部由 5～12 个氨基酸残基组成。

TCRα 链和 β 链均含 3 个高变区（即互补决定区，CDR）：

① CDR3 是结合抗原肽的主要 CDR。②α 链的 CDR1 可结合抗原肽的 N 端，β 链的 CDR1 结合抗原肽的 C 端。③CDR2 可识别和结合 MHC。TCRβ 链还含 1 个 CDR4，其并不参与识别抗原肽，而是参与和超抗原的相互作用。

γ 链和 δ 链分子量均为 40～60kD，二者由非共价键相连，表达于 γδ T 细胞。γδ TCR 可识别 MHC 或 MHC 类似分子，也可识别非 MHC 分子。

CD3 由 γ、δ、ε、ζ 和 η 链组成，通过跨膜区带有负电荷的天冬氨酸与 TCR α、β 或 γ、δ 链跨膜区带有正电荷的氨基酸形成盐桥，稳定 TCD/CD3 复合物结构。γ、δ 和 ε 链胞膜外区各有 1 个免疫球蛋白（Ig）样结构域，分别形成 γε 和 δε 二聚体。ζ 和 η 链胞膜外区较短，通过二硫键形成 ζζ 或 ζη 二聚体。ζ、γ、δ、ε 和 η 链胞质区相对较长，γ、δ 和 ε 链胞质区各含 1 个免疫受体酪氨酸激活基序（ITAM），η 链含 2 个 ITAM，ζ 链含 3 个 ITAM，故 ζ 链在 TCR 信号转导中发挥主要作用（图 1）。

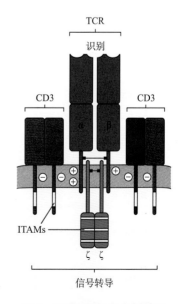

图 1　TCR/CD3 复合物结构

功能 TCR/CD3 复合物中，TCR 专司特异性识别抗原（表位），CD3 负责将 TCR 的识别信号传递入 T 细胞内，启动相关信号转导途径。其机制为：TCR 识别并结合由 MHC 分子提呈的抗原肽，形成 pMHC 复合物，导致 CD3 胞质区 ITAM 中酪氨酸发生磷酸化，后者与 ZAP-70 等信号分子中 SH2 结构域结合，通过激活磷脂酶 Cγ（PLCγ），调节磷酸肌醇代谢，启动 Ca^{2+} 途径和 PKC 途径。CD3 肽链缺陷或缺失，可导致 T 细胞活化障碍（图 2）。此外，CD3 表达于 T 细胞淋巴瘤和 T 细胞白血病等肿瘤细胞表面，可作为区分 B 细胞白血病和髓系来源肿瘤的标志。

1986 年，美国食品和药品管理局（FDA）批准小鼠抗人 CD3 单抗用于治疗急性肾移植排斥反应。体内注射抗 CD3 单抗后，可通过经典途径活化补体，迅速去除 T 细胞，降低机体免疫应答水平，预防和治疗移植排斥反应。

（张学光）

CD 4

CD4（cluster of differentiation 4） 表达于某些 T 细胞亚群的白细胞分化抗原。属免疫球蛋白超家族（IgSF），曾称 Leu-3、OKT4 等，于 20 世纪 70 年代被发现，

人 *CD4* 基因定位于 12 号染色体。CD4 为单链跨膜糖蛋白，人 CD4（55kD）分子的胞外区、跨膜区和胞质区分别由 374、21 和 40 个氨基酸残基组成。CD4 分子结构为：胞外区含 4 个 IgSF 结构域（D1～D4），其中 D1 为 V 样结构域，D2、D3、D4 为 C2 样区，有 2 个 N-连接糖基化位点；胞质区 3 个丝氨酸残基（Ser408、Ser415 和 Ser431）可能是蛋白激酶（PK）C 底物，胞质区 CXCP 基序是与 p56^{LCK} 结合的部位。外周血和外周淋巴器官内的成熟 CD4$^+$ T 细胞统称为辅助性 T 细胞（Th 细胞），包括 Th1、Th2、Th9、

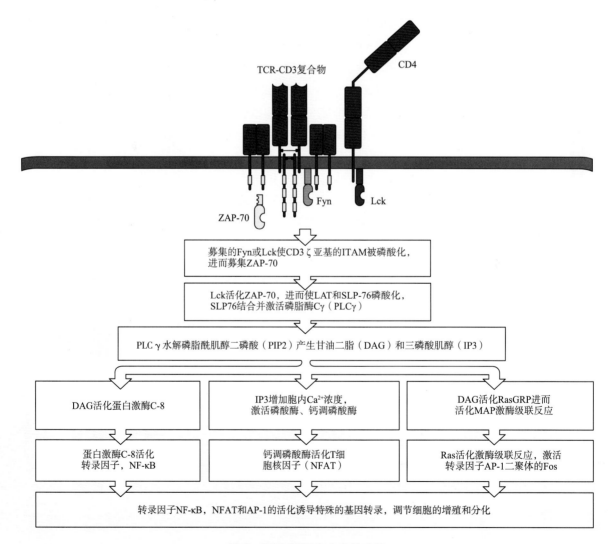

图 2 TCR/CD3 复合物的功能

Th17 和 Tfh 细胞等亚群。胸腺内 CD4 阳性细胞包括 CD4 单阳性细胞及 CD4、CD8 双阳性细胞（未成熟 T 细胞），还存在一群 CD4$^+$ CD25$^+$ 调节性 T 细胞（即天然 Treg 细胞）。此外，CD4 也可表达于单核细胞、某些 B 细胞、EB 病毒转化的 B 细胞及脑细胞膜表面。

CD4 是 Th 细胞 TCR 识别抗原的共受体，作用机制为：CD4 胞外区第一、二个结构域可与 MHC Ⅱ 类分子非多态区结合，通过促进 Th 细胞与抗原提呈细胞接触和黏附，参与 Th 细胞激活，并在胸腺内 MHC Ⅱ 类分子限制性 CD4 细胞的阳性选择中起重要作用；CD4 胞质区 CXCP 基序与 p56^{LCK} 相结合，参与 CD4$^+$ T 细胞的信号转导。

此外，人 CD4 分子是人类免疫缺陷病毒（HIV）的主要受体，CD4 分子胞外区第一个 V 样结构域是 HIV 囊膜糖蛋白 gp120 识别的部位。HIV 感染 CD4 阳性细胞后，通过损伤细胞膜、干扰细胞代谢、形成合胞体、被 CTL 杀伤和抗体的作用等机制，选择性地使 CD4 阳性细胞数量锐减和功能降低，导致艾滋病。检测患者外周血 CD4 阳性细胞百分率及绝对数，对艾滋病辅助诊断和判断病情有重要价值。正常人外周血 CD4$^+$T 细胞约为 600/µl，HIV 感染后出现症状时 CD4$^+$T 细胞一般 <300/µl，降至 200/µl 则为疾病恶化的先兆。

（张学光）

CD 8

CD8（cluster of differentiation 8） 表达于某些 T 细胞亚群的白细胞分化抗原。曾称 Leu-2、OKT8。是由 α、β 链借二硫键连接的异源二聚体：α 链（32～34kD）由 214 个氨基酸残基组成，

有多个 *O*-连接糖基化位点；β 链（32～34kD）由 189 个氨基酸残基组成，含 1 个 *N*-连接糖基化位点和多个 *O*-连接糖基位点。α 链和 β 链均属免疫球蛋白超家族（IgSF），胞外区各有 1 个 V 样区。V 样区与胞膜间是富含脯氨基、丝氨酸和苏氨酸的铰链区（或称连接肽）。CD8α 和 β 链 V 样区与 Ig 轻链、重链及 TCRα、β 链 V 区有 20%～35% 同源性。人 *CD8α*、*β* 链基因均定位于 2 号染色体。

CD8 表达于某些类别 T 细胞和胸腺细胞表面。多数 CD8$^+$T 细胞是杀伤性 T 细胞（CTL 或 Tc），包括 Tc1、Tc2 亚群。此外，CD8 还表达于 CD8$^+$Treg 细胞表面。胸腺内 CD8 单阳性细胞为成熟 T 细胞的 1 个亚类，CD4CD8 双阳性细胞是未成熟 T 细胞。某些情况下，CD8 分子是由 α/α 组成的同源二聚体，可表达于 TCRαβ、TCRγδ T 细胞及部分 NK 细胞。通过 mRNA 的不同剪接，血清中存在可溶型 CD8α 或 β 链（sCD8）。

CD8 是 MHC Ⅰ 类分子限制性 T 细胞 TCR 识别抗原的共受体，其作用机制为：CD8α 链 V 样区与靶细胞表面 MHC Ⅰ 类分子重链非多态性 α3 结构域结合，可稳定 CD8$^+$T 细胞与靶细胞的结合及黏附，并在胸腺内 MHC Ⅰ 类限制性 CD8$^+$细胞的阳性选择中起重要作用；CD8α 链胞质区可与 p56^{lck} 相连，参与 T 细胞活化和增殖的信号转导，由此启动 MHC Ⅰ 类限制性 T 细胞应答。

（张学光）

CD 2

CD2（cluster of differentiation 2） 参与 T 细胞旁路激活的白细胞分化抗原。又称淋巴细胞功能相关抗原 2 或绵羊红细胞受体。属免疫球蛋白超家族（IgSF）的

CD2 家族，家族成员还包括 CD48、CD58、CD244、CD229 及 CD150 等。CD2（45～58kD）由 327 个氨基酸残基组成，人 *CD2* 基因定位于 1 号染色体。CD2 胞外区含 3 个 *N*-连接的糖基化位点，胞外区 N 端有 1 个 IgSF 的 V 样区结构域，是与配体结合的部位，近膜区有 1 个 C2 样区。CD2 胞质区富含碱性氨基酸和脯氨酸，在不同种属中十分保守。

CD2 可表达于 95% 以上胸腺细胞、全部 T 细胞、多数 NK 细胞及部分恶变 B 细胞表面，但正常 B 细胞不表达。人 CD2 的配体主要是 CD58（LFA-3），也可与 CD48 和 CD59 结合。CD2 分子的胞质区可与 Lck、Fyn 和 PI3 激酶相连，其胞质区 2 个富含脯氨酸残基的区域是与 Lck 激酶分子 SH3 结构域结合的位点。CD2 与 CD48 或 CD58 结合，可增强 T 细胞与抗原提呈细胞（APC）或靶细胞间黏附，促进 T 细胞的抗原识别功能，并启动相关的胞内信号转导。

CD2 激活 T 细胞的途径与传统经抗原激活 T 细胞的途径不同，其不依赖 TCR/CD3 复合物，亦无需 APC 参与，不依赖 IL-1，为抗原非特异性，故被称为 T 细胞激活旁路。其生物学功能为：介导免疫细胞聚集和淋巴因子产生；在缺乏持续性抗原刺激时维持机体的免疫功能状态。

（张学光）

CD 58

CD58（cluster of differentiation 58） 可作为 CD2 配体的白细胞分化抗原。又称淋巴细胞功能相关抗原 3，属免疫球蛋白超家族（IgSF）中 CD2 家族成员（与该家族 CD48 同源性最高）。分子量 45～70kD，由 222 氨基酸残基组

成，胞外区含 6 个 *N*-连接的糖基化位点、1 个 V 样区和 1 个 C2 样区。CD58 和 CD2 在氨基酸水平仅有 21% 同源性，但二者结构十分相似。CD58 分子有跨膜及糖基磷脂酰肌醇（GPI）连接两种形式，Ser180 可能是 GPI 锚着的连接点。人 *CD58* 基因定位于 1 号染色体，与 *CD2* 基因密切连锁。

CD58 分布广泛，包括造血细胞（T 细胞、B 细胞、单核细胞、树突状细胞、中性粒细胞、血小板和红细胞等）和非造血细胞（如上皮细胞、内皮细胞、成纤维细胞）。绵羊红细胞可表达 CD58 分子的类同物，从而通过 CD2 与人 T 细胞结合，此现象称为绵羊红细胞花环形成，早期曾用于体外检测 T 细胞数量和比例。

抗原提呈细胞或靶细胞表面 CD58 与 T 细胞表面 CD2 结合，有多种生物学功能：①介导 T 细胞与其他免疫细胞间的黏附作用，从而参与 CTL 胞毒活性、（丝裂原、同种异体抗原、可溶性抗原诱导的）T 细胞增殖及产生 IL-2。②介导 T 细胞旁路激活。③CD2 是胸腺细胞最早表达的分化抗原，胸腺上皮细胞及胸腺其他多种细胞表面表达 CD58，从而参与胸腺中 T 细胞的选择过程。

阵发性睡眠性血红蛋白尿症（PNH）患者红细胞缺乏表达 GPI 连接形式的 CD58。*CD58* 基因多态性可能与多发性硬化相关。

（张学光）

CD 25

CD25（cluster of differentiation 25）　组成高亲和力 IL-2 受体亚单位的白细胞分化抗原，即 IL-2Rα 链。又称 T 细胞活化抗原。IL-2Rα 为 IL-2 低亲和力受体，高亲和力受体由 α（CD25）、β（CD122）和 γ（CD132）3 个亚基组成。人 *CD25* 基因定位于 10 号染色体。CD25（55kD）属 I 型膜蛋白，胞外区有 2 个补体调节蛋白（CCP）结构域（图）。

CD4⁺ 调节性 T 细胞组成性表达 CD25，另外，活化的 T 细胞、B 细胞、NK 细胞和单核细胞也表达 CD25，是活化 T 细胞的重要标志。初始 T 细胞不表达 CD25，但其接受抗原刺激及共刺激分子信号后，即可表达 CD25。活化 T 细胞自分泌 IL-2 并与高亲和力 IL-2 受体结合，对 T 细胞活化和增殖发挥正反馈作用。抗 CD25 人源

化单抗已获准用于治疗移植排斥。

（张学光）

CD 79a/CD 79b

CD79a/CD79b（cluster of differentiation 79a/79b）　表达于 B 细胞表面、通过与 B 细胞受体（BCR）结合为复合物而传递 BCR 识别抗原信号的白细胞分化抗原。属免疫球蛋白超家族（IgSF）。

CD79a（32～33kD）又称 Igα 或 mb-1。人成熟 CD79a 分子由 194 个氨基酸残基组成，胞外区有 1 个 C2 样区，含 6 个 *N*-连接的糖基化位点，跨膜区有 1 个带负电的谷氨酸。CD79b（37～39kD）又称 Igβ 或 B29。人成熟 CD79b 分子由 201 个氨基酸残基组成，胞外区有 1 个 V 样结构域，含 3 个 *N*-连接糖基化位点，跨膜区有 1 个带负电的谷氨酰胺（图）。CD79a 和 CD79b 通过二硫键而组成异源二聚体，2 个 CD79a/CD79b 二聚体与 1 个膜表面免疫球蛋白（mIg）非共价连接，组成 BCR-CD79a/CD79b 复合物。CD79a 和 CD79b 分子胞质区均含 1 个免疫受体酪氨酸抑制基序（ITIM）。人 *CD79a* 基因和 *CD79b* 基因分别定位于第 19 号和 17 号染色体。

CD79a 和 CD79b 表达于 B 细胞发育的各个阶段（除浆细胞外），是 B 细胞特征性表面标志。CD79a 和 CD79b 跨膜区带负电的谷氨酸或谷氨酰胺与 mIg（主要为 mIgM 和 mIgD）重链跨膜区带正电的氨基酸可形成盐桥，从而稳定 BCR 复合物结构。CD79a 和 CD79b 与 TCR/CD3 复合物中 CD3 的作用十分相似，其胞质区所含的免疫受体酪氨酸激活基序（ITAM）可与 B 细胞内信号分子所含 SH2 结构域结合，介导 BCR 相关的信号转导。

B 细胞表面 BCR 结合、内吞

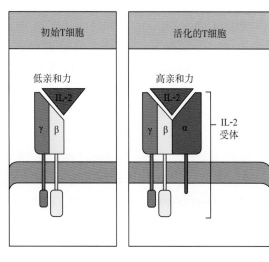

图　IL-2 受体结构

抗原，并加工处理为抗原肽，后者与 MHC II 类分子形成肽-MHC 复合物，提呈给 CD4$^+$T 细胞。另外，多价抗原可交联数个 BCR 分子而直接向 B 细胞传递刺激信号。BCR 信号转导有赖于 CD79a 和 CD79b 胞质区 ITAM 与 B 细胞信号分子 SH2 结构域结合，引起磷脂酶 C 和某些酪氨酸激酶活化，提供 B 细胞活化的第一信号。

此外，CD79a 是 B 细胞系肿瘤的标志物，可与 T 细胞性或髓样细胞肿瘤相区分，也是 B 淋巴母细胞白血病/淋巴瘤（B-ALL）的重要标志物。慢性淋巴细胞白血病（B-CLL）患者体内可溶型 CD79b 水平升高。

（张学光）

CD 19

CD19（cluster of differentiation 19） 表达于 B 细胞表面、参与组成 B 细胞信号转导复合物的白细胞分化抗原。属免疫球蛋白超家族（IgSF）。分子量 95kD，由 540 个氨基酸残基组成，其分子结构为：胞外区有 2 个 C2 样区，含 5 个 N-连接糖基化位点；胞质区较长，不同种属间具有很高同源性，含潜在磷酸化的 Ser/Thr 和 Tyr 残基；胞质区 YEXM 基序中酪氨磷酸化后可结合 PI3-激酶和某些非受体酪氨酸激酶分子的 SH2 结构域。人 *CD19* 基因定位于 16 号染色体。CD19 分布于 B 细胞谱系各个发育阶段（除浆细胞外），是鉴定 B 细胞的重要标志之一，还可表达于生发中心滤泡树突状细胞及急性髓系白血病细胞。

CD19/CD21/CD81 信号转导复合物是 B 细胞活化的共受体（图）：CD19 胞外区与 CD21、CD81 相互作用，其跨膜区参与同 CD21 结合，其胞质区可与 PI3 激酶、Vav 及 Src 家族中 Lyn、Fyn

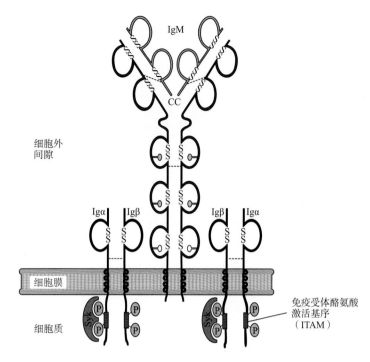

图　BCR-Igα/Igβ 复合物

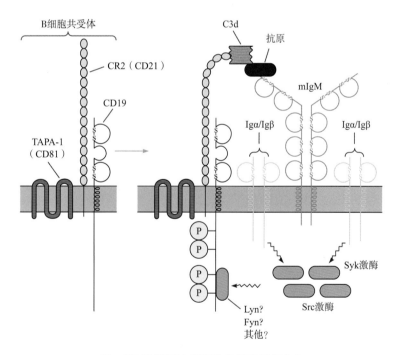

图　CD19/CD21/CD81 信号转导复合物

激酶结合。CD19/CD21/CD81 信号复合体可调节 BCR 刺激活化的阈值，机制为：CD21（CR2）与附着于 BCR 的补体 C3 片段结合，使 CD19 与 BCR 交联，促进 B 细胞激活，这对于 B 细胞初次应答尤为重要。

CD19 特征性表达于 B 细胞谱系，针对 CD19 和 CD3 的双特异性抗体已被美国食品和药品管理局（FDA）批准用于治疗 B 淋巴母细胞白血病/淋巴瘤（B-ALL）。

CD19 也是 T 细胞嵌合抗原受体（CAR-T）的靶点，在 B 细胞性肿瘤的免疫治疗中有良好应用前景。

（张学光）

CD 21

CD21（cluster of differentiation 21）　表达于成熟 B 细胞表面、参与组成 B 细胞信号转导复合物的白细胞分化抗原。又称补体受体 2（CR2）、C3d 受体和 EB 病毒受体。分子量 145kD，为 I 型膜分子，由 1067 个氨基酸残基组成。分子结构为：胞外区有 16 个补体调节蛋白（CCP）结构域或 15 个 CCP 结构域（缺乏第 11 个 CCP），二者分别含 12 个和 11 个 N-连接的糖基化位点；胞外区每个 CCP 含 4 个半胱氨酸（Cys），其中 Cys1-Cys4 和 Cys2-Cys3 间形成 2 个二硫键，构成短同源重复序列（SCR）球状结构；胞质区含多个蛋白激酶（PK）C 和 K 磷酸化位点。

CD21 是成熟 B 细胞的重要表面标志，也可表达于滤泡树突状细胞及咽部和宫颈上皮细胞表面。CD21 是补体 C3 片段（iC3b、C3dg 和 C3d）的受体，CD21 与补体片段结合部位在胞外区第 1、2 个 CCP 结构域。CD21 属补体激活调节剂（RCA）家族成员，人 RCA 家族编码基因均定位于 1 号染色体，以 MCP-CR1-CR2-DAF-C4bp 顺序相连锁。

CD21 的功能为：①组成 CD19/CD21/CD81 复合体：CD21 通过与 BCR 上的 C3d 结合，可促进抗原刺激 BCR 的信号转导。CD21 通过该复合体中 CD19 和 CD81 传递信号，调节 BCR 活化的阈值。CD21 基因缺陷小鼠对胸腺依赖抗原的应答明显受损。②作为 EB 病毒（EBV）受体：EBV 与 CD21 结合后激活磷脂酶 C（PLC），水解磷脂酰肌醇，使胞质内 Ca^{2+} 和二酰基甘油水平升高，活化钙调蛋白和 PKC。B 细胞是 EBV 易感的靶细胞，转化性 EBV 感染 B 细胞，可诱导 B 细胞增殖和转化。③参与免疫记忆：覆盖于病原微生物或蛋白质抗原的 C3b 可部分被裂解为 C3dg，后者仍结合于病原微生物上或抗原表面，并与滤泡树突状细胞表面 CD21 结合，在诱导免疫记忆中发挥重要作用。④作为 CD23 的受体：CD23 与 CD21 结合可促使 B 细胞发生同种型转换而诱导 IgE 产生。

（张学光）

CD 81

CD81（cluster of differentiation 81）　参与 B 细胞受体（BCR）相关信号转导的白细胞分化抗原。又称增殖抗体的靶抗原-1（TAPA-1）。属 4 次跨膜超家族，其胞质区 N 端和 C 端均较短。人 CD81 基因定位于 11 号染色体。CD81 分布广泛，如多种血细胞（B 细胞、T 细胞、巨噬细胞、树突状细胞、NK 细胞和嗜酸性粒细胞），但中性粒细胞、血小板和红细胞不表达。CD81 可连接 CD19 和 CD21 而形成三者的复合物。B 细胞表面 CD81 还可与 MHC I、II 类分子、CD20、CD37、CD53 和 CD82 等非共价相连；T 细胞表面的 CD81 可与 CD4、CD8 和 CD82 相连；其他类型细胞表面 CD81 还可与 CD9、CD63 及 VLA-3、VLA-4、VLA-6 相连。CD81 胞外区的生理性配体尚不清楚。

CD81 的功能为：①与 CD19、CD21 组成 B 细胞信号转导复合物，参与 BCR 相关的信号转导，可能充当跨膜连接子，连接胞外区的相互作用蛋白和胞质尾部相互作用的信号蛋白（如 PI4K 和蛋白激酶 C），从而增强信号转导。②与 MHC II 类分子相互作用，可使相互作用的膜蛋白聚集，从而增强与配体的亲和力及相互作用。③抗 CD81 单抗可诱导 B 细胞依赖于 VLA-4 的黏附作用。④丙型肝炎病毒感染靶细胞的相关受体。

（张学光）

CD 20

CD20（cluster of differentiation 20）　特征性表达于 B 细胞表面的白细胞分化抗原。是磷酸化蛋白，根据磷酸化程度不同，有分子量 33kD、35kD 和 37kD 3 种形式，成熟分子由 297 个氨基酸残基组成。CD20 分子结构为：4 次跨膜，N 端和 C 端均位于胞质区；胞外区可与 MHC I 类/II 类分子、CD53、CD80 和 CD82 等相连；胞质区可与 Lyn、Fyn 和 Lck 等激酶相连。人 CD20 基因定位于 11 号染色体。CD20 二聚体或寡聚体组成钙离子通道，参与调节 B 细胞活化、增殖和分化。

CD20 是人 B 细胞的特征性表面标志，表达于早期 B 细胞和成熟 B 细胞阶段，分化为浆细胞后 CD20 表达即消失。CD20 异常高表达于 B 细胞淋巴瘤、非霍奇金淋巴瘤和多发性骨髓瘤细胞表面。美国食品和药品管理局（FDA）已批准多种针对 CD20 的抗体（嵌合抗体、人源化抗体、人抗体和核素标记抗体等），用于治疗 B 细胞非霍奇金淋巴瘤或慢性淋巴细胞白血病，并显示出了良好治疗效果。

（张学光）

CD 22

CD22（cluster of differentiation 22）　免疫球蛋白超家族（IgSF）中结合唾液酸化聚糖的黏附分子。又称 B 淋巴细胞黏附分子（BL-CAM）、Siglec-2。有两种异型：

① CD22β（140kD）：是人类 CD22β 的主要存在形式，含 828 个氨基酸残基。胞外区由 N 端 1 个 V 样区和 6 个 C2 样区组成，含 11 个 N-连接糖基化位点；胞质区有 6 个酪氨酸，其中 4 个组成免疫受体酪氨酸抑制基序，可结合 SHP-1 酪氨酸磷酸酶。② CD22α（130kD）：其缺少 CD22β 胞膜外区第 3、4 个 C2 样结构域，且胞质区近 C 端也缺少 42 个氨基酸残基，小鼠则仅有相当于 CD22β 的形式。人 *CD22* 基因定位于 19 号染色体。

祖 B 细胞胞质内开始表达 CD22，膜型 CD22 表达于大部分成熟的 mIgM⁺ mIgD⁺ 静止 B 细胞，经 mIg 活化的 B 细胞 CD22 表达上调。浆细胞不表达 CD22。B 淋巴母细胞白血病细胞胞质内 CD22 为阳性。CD22 可结合 N-连接糖基上的唾液酸糖缀合物 NeuAc $\alpha 2 \to 6$Gal$\beta 1 \to 4$GlcNAc，结合位置是位于远膜端的 V 样区，此区域在唾液酸黏蛋白家族中有保守性。CD22 与 BCR 形成松散的复合物，当 BCR 与配体结合后，使 CD22 分子胞质区酪氨酸发生磷酸化，可与具有 SH2 结构域的 SHP-1、Syk、PLC-γ1 分子结合。此外，CD22 胞质区还可与 Lck、PI3K 等激酶分子结合。

CD22 对 B 细胞活化有负调节作用，可能与其胞质区同酪氨酸磷酸酶 SHP-1 和其他信号分子相连有关。CD22 基因缺陷小鼠 B 细胞应答水平明显升高，易产生针对双链 DNA 的自身抗体。CD22 作为 B 细胞的黏附分子，可与唾液酸缀合物结合，调节 BCR 活化的阈值，并介导 B-B 及 B-T 细胞间相互作用。抗 CD22 人源化抗体治疗非霍奇金淋巴瘤和自身免疫病（如系统性红斑狼疮等）已进入Ⅲ期临床试验。

（张学光）

gòngxìnhào fēnzǐ

共信号分子（co-signaling molecule）

通过免疫细胞间相互作用、可向 T/B 细胞提供共刺激或共抑制信号的一组膜分子。是共刺激分子和共抑制分子的统称（图）。共信号分子按其分子结构特征可分为 TNF/TNFR 超家族（包括 CD40/CD40L、OX40/OX40L、TNFR/TNF、4-1BB/4-1BBL、LIGHT/HVEM、CD95/CD95L、CD30/CD30L、RANK/RANKL 等）、免疫球蛋白超家族（包括 CD28 和 CTLA-4/CD80 和 CD86、ICOS/ICOSL、PD-1/PD-L1 和 PD-L2、CD2/LAF-3、LFA-1/ICAM-1-3、BTLA/HVEM 等）及某些补体调节蛋白（CCP）家族成员。它们构成调控 T 细胞激活的重要机制。

CD 分子表达于不同细胞表面或与不同配体结合，可分别发挥共刺激或共抑制效应：① 单纯疱疹病毒侵入中介体（HVEM，CD270）属共刺激分子，T 细胞表面 HVEM 与 LIGHT（CD258）结合，可向 T 细胞提供共刺激信号；但未成熟 DC 表面 HVEM 作为 T 细胞表面 BTLA（CD272）的配体，则可启动 T 细胞活化的共抑制信号。② PD-L1（CD274）是 PD-1（CD279，共抑制分子）的配体，肿瘤细胞表面 PD-L1 与 T 细胞表面 PD-1 结合，可启动共抑制信号，这是肿瘤免疫逃逸的重要机制；但 PD-L1-Fc 融合蛋白与低剂量激发型抗 CD3 单抗联合应用，则可有效刺激 T 细胞增殖。

（龚非力 沈关心）

gòngcìjī fēnzǐ

共刺激分子（costimulatory molecule）

通过免疫细胞间相互作用，可向 T/B 细胞提供共刺激信号的一组膜分子。20 世纪 80 年代，CD28 首先被鉴定为一种共刺激分子，随后提出 T 细胞活化的双信号学说。

类别 参与 T 细胞共刺激作用的膜分子种类众多，根据胞外区结构域分为 3 类：① 免疫球蛋白超家族（IgSF）成员，进一步分为 CD28、B7、CD226、TIM、CD2 和 SLAM 等不同家族或亚家

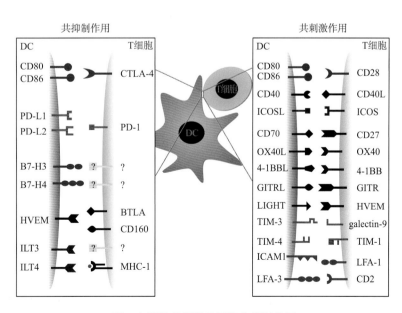

图 主要的共刺激分子和共抑制分子

族，它们之间的相互作用具有一定规律性：如 B7 家族主要与 CD28 亚家族成员相互作用。②肿瘤坏死因子受体超家族（TNFRSF）成员：如 CD27、CD40、4-1BB（CD137）、CD30 等。③某些补体调节蛋白（CCP）家族成员：如 CD55（DAF）和 CD46（MCP）等。

作用特点 在共刺激作用中，一般将接受刺激后启动细胞内信号转导的膜分子称为受体。某些情况下，表达于不同细胞表面的同一对分子可互为配体或受体，由此产生双向共信号转导。最初，主要在 TNFSF-TNFRSF 相互作用中发现互为配受体的作用方式。新发现多种属 IgSF 成员的共刺激分子也可互为配受体，且不同细胞相互作用时，同一分子可分别发挥共刺激或共抑制作用。

共刺激分子相互作用中，存在多界面和竞争性结合的现象：CD28 和 CTLA-4 除通过其胞外区 MYPPPY 基序与 CD80 和 CD86 作用，还有另一个位点可被 B7-H2 分子识别；CD28、细胞毒性 T 细胞相关抗原 4（CTLA-4）和诱导性共刺激分子（ICOS）可与 B7-H2 的相同位点结合，但结合的亲和力不同，ICOS 与 B7-H2 结合的亲和力明显高于 CD28 或 CTLA-4 与 B7-H2 结合的亲和力。

功能 对共刺激作用的研究主要集中于 T 细胞。在 T 细胞应答的不同阶段及不同 T 细胞亚群，所参与的共刺激分子及信号转导途径各异。共刺激分子具有下列功能：

参与 T 细胞激活 CD28 是参与初始 T 细胞激活的主要共刺激分子，CD80/B7-1 组成性表达于抗原提呈细胞（APC），CD86/B7-2 组成性低表达于 APC，APC 活化后 CD80/CD86 表达明显上调，从而向 T 细胞提供第二信号（即共刺激信号）。

介导 T 细胞亚群分化 CD4+ Th 细胞分化过程中，淋巴细胞激活信号分子（SLAM）可促进活化的 CD4+ T 细胞产生 IL-4 并下调 IFN-γ 产生，从而向 Th2 细胞分化；TIM-1 和 TIM-4 可促进 Th2 细胞应答；TIM-4 还可抑制 Th1、Th17 细胞分化和功能；ICOS 可促进 Th1、Th2、Th17、Tfh、Treg 细胞等不同亚群扩增和功能；CD27 和单纯疱疹病毒侵入中介体（HVEM）促进 Th1 细胞分化，而 CD30 优先促进 Th2 型细胞因子分泌；OX40 促进 CD4+ T 细胞分泌 IL-9。

参与 Treg 细胞分化和功能 CD28 共刺激作用对胸腺内 Treg 分化及外周 Treg 细胞的维持均属必需；ICOS 促进 Treg 细胞增殖、存活和维持；HVEM、糖皮质激素诱导的肿瘤坏死因子受体（GITR）和 CD30 促进 Treg 细胞的抑制活性，而 4-1BB、OX40 和 DR3 降低 Treg 细胞的抑制活性。

参与效应性 T 细胞增殖和存活 CD27、OX40、DR3 介导的共刺激作用可促进 CD4+ 和 CD8+ 效应 T 细胞增殖和存活；4-1BB 和 GITR 优先促进 CD8+ 效应 T 细胞扩增和存活。

参与记忆性 T 细胞应答 CD28 在记忆性 T 细胞存活中发挥作用，也参与 CD4+ 和 CD8+ 记忆性 T 细胞对病毒感染的再次应答；ICOS 与记忆性 T 细胞再活化有关；TNFRSF 共刺激分子在记忆性 T 细胞应答中发挥关键作用，如 4-1BB、OX40 和 CD27 可单独或协同增强记忆性 T 细胞应答。

（张学光）

CD 28

CD28（cluster of differentiation 28） 参与 T 细胞激活的白细胞分化抗原。是重要的共刺激分子，属免疫球蛋白超家族（IgSF）（图）。是由两条 44kD 多肽通过二硫键组成的同源二聚体（90kD）。成熟人 CD28 分子含 202 个氨基酸残基，胞外区有 1 个 V 样区。人与小鼠 CD28 分子的同源性为 68%。CD28 与细胞毒性 T 细胞相关抗原 4（CTLA-4，CD152）有 31% 同源性。人 *CD28* 基因定位于 2 号染色体。

CD28 主要表达于外周血淋巴细胞（PBLC）表面，CD28+ 细胞占 PBLC 总数的 54%～86%。95% CD4+T 细胞、50% CD8+ T 细胞和

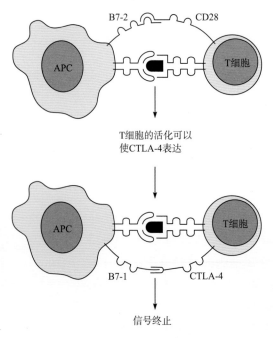

图　CD28/CTLA-4-B7 相互作用

约 70% γδ T 细胞表达 CD28，浆细胞和部分活化 B 细胞也可表达。CD28 的配体是表达于 B 细胞和抗原提呈细胞（APC）表面的 B7-1（CD80）和 B7-2（CD86）。CD28 胞外区 V 样结构域 CDR3 样环上高度保守的 MYPPPY 基序是与 B7 结合的区域。CD28 胞质区可与多种信号分子和激酶相互作用，包括磷脂酰肌醇 3-激酶（PI3K）、Grb2/Sos 及酪氨酸激酶 ITK；胞质区 YMNMT 基序中酪氨酸被 Lck 和 Fyn 激酶磷酸化后，可与 PI3 激酶和 Grb2/Sos 分子中 SH2 结构域结合，进一步传递活化信号。

CD28 是最早被发现的共刺激分子，提供 T 细胞活化的辅助信号。CD28/CD80（或 CD86）是一组最重要的共刺激分子，它们之间的结合和所启动的信号转导是 T-B 细胞及 T-APC 间相互作用的重要分子基础：CD28 通过抑制 IL-2 等细胞因子 mRNA 降解而参与 T 细胞活化；CD28/CD80（或 CD86）通路也参与 B 细胞活化，从而促进体液免疫应答。

免疫应答过程中，若 T 细胞 TCR 仅识别 APC 所提呈的 pMHC，而缺乏 CD80（或 CD86）提供的共刺激信号，可致 T 细胞失能。体外应用抗 CD28 mAb 可加强植物凝集素、CD2mAb、CD3mAb 等刺激 T 细胞增殖和活化的作用，促进 T 细胞产生 IL-2、肿瘤坏死因子（TNF-α）、淋巴毒素（LT）、γ 干扰素（IFN-γ）、粒细胞-巨噬细胞集落刺激因子（GM-CSF）等细胞因子，并诱导抗凋亡蛋白 Bcl-XL 表达。

（张学光）

CD 80

CD80（cluster of differentiation 80） 参与 T 细胞激活的白细胞分化抗原。是重要的共刺激分子，属免疫球蛋白超家族（IgSF）的 B7 家族，又称 B7-1。分子量 60kD，由 254 个氨基酸残基组成，胞外区有 1 个 V 样区和 1 个 C2 区，含 6 个 N-连接糖基化位点，与 CD86 在氨基酸水平有 25% 同源性。CD80 胞质区较短，与 CD86 无同源性，富含精氨酸，含 1 个 RRES 序列，为钙调蛋白依赖的磷酸化位点。人 CD80 基因定位于 3 号染色体。

外周血静止的单核细胞和树突状细胞（DC）表面仅低表达 CD80，而活化的 T 细胞、B 细胞和单核细胞 CD80 表达水平明显增加。MHC II 类分子胞质区的信号转导可诱导 B 细胞 CD80 表达。CD80 是成熟 DC 的表面标志之一，通过其胞膜外区 V 样结构域可与 CD28 和细胞毒性 T 细胞相关抗原 4（CTLA-4，CD152）结合，CD80 与 CTLA-4 结合的亲和力高于与 CD28 结合的亲和力。

CD80 与 CD28 结合可为 T 细胞 TCR/CD3 活化途径提供重要的共刺激信号，而 CD80 与 CTLA-4（CD152）结合则启动抑制信号，对 T 细胞活化发挥负调控作用。

（张学光）

CD 86

CD86（cluster of differentiation 86） 参与 T 细胞激活的白细胞分化抗原。是重要的共刺激分子，属免疫球蛋白超家族（IgSF）的 B7 家族，又称 B7-2。分子量 70kD，由 306 个氨基酸残基组成，胞外区有 1 个 V 样区和 1 个 C2 样区，8 个 N-连接糖基化位点，与 CD80 在氨基酸水平有 25% 同源性，但胞质区与 CD80 无同源性。CD86 胞质区含 3 个潜在的 PKC 磷酸化位点。人 CD86 基因定位于 3 号染色体。

外周血静止单核细胞和树突状细胞（DC）高表达 CD86；静止的 B 细胞和 T 细胞表达水平较低，活化的 T 细胞、B 细胞和单核细胞 CD86 表达水平明显升高；IL-4 和 TNF-γ 可分别上调 B 细胞和单核细胞表达 CD86；IL-10 下调 DC 表达 CD86。CD86 是成熟 DC 的表面标志之一，通过其胞外区 V 样结构域与 CD28 和细胞毒性 T 细胞相关抗原 4（CTLA-4，CD152）结合，且与 CTLA-4 结合的亲和力高于与 CD28 结合的亲和力。

CD86 与 CD28 结合为 T 细胞 TCR/CD3 活化途径提供重要的共刺激信号，在初次免疫应答中尤为重要。CD86 基因缺陷小鼠 T 细胞功能明显缺陷。CD86 与 CTLA-4（CD152）结合可启动抑制信号，从而负调控 T 细胞激活。

（张学光）

CD 137

CD137（cluster of differentiation 137） 表达于 T 细胞表面的白细胞分化抗原。是重要的共刺激分子，属肿瘤坏死因子受体超家族（TNFRSF），即 4-1BB。人成熟 4-1BB 分子由 238 个氨基酸残基组成，胞外区有 2 个 N-糖基化位点，4 个富含半胱氨酸结构域（CRD），其中第一个 CRD 不完全，仅有 18 个氨基酸残基，包括 4 个半胱氨酸残基。第 4 个 CRD 也仅有 4 个半胱氨酸残基。第 4 个 CRD 与胞膜间有 46 氨基酸残基，其中 30% 是丝/苏氨酸，是潜在的 O-糖基化位点。4-1BB 多通过二硫键结合为同源二聚体（50kD），也可以 30kD 单体形式存在。

4-1BB 主要分布于活化 T 细胞、B 细胞、单核细胞、成纤维细胞及上皮细胞。4-1BB 配体（4-1BBL）即 CD137L，属肿瘤坏死因子超家族（TNFSF9）成员，糖基化程度较高，单体分子量为50kD，主要分布于胸腺细胞、T细胞和B细胞。

4-1BB 是参与淋巴细胞活化的重要共刺激分子，与 B 细胞表面 4-1BBL 相互作用可启动双向信号转导：正向信号刺激 T 细胞活化和增殖；反向信号刺激 B 细胞增殖。4-1BB 胞质区是构建 T 细胞嵌合抗原受体（CAR-T）胞质区的重要组分，通过提供共刺激信号而增强 T 细胞杀瘤活性。CAR-T 在治疗肿瘤中有良好应用前景。此外，滤泡树突状细胞表面 4-1BB 可与 B 细胞表面 4-1BBL 结合，从而促进 B 细胞增殖和免疫学球蛋白合成。

（张学光）

CD 258

CD258（cluster of differentiation 258） 参与共刺激信号的白细胞分化抗原。即 LIGHT，属肿瘤坏死因子超家族（TNFSF），又称 TNFSF14。人 *LIGHT* 基因定位于 19 号染色体。成熟的人 LIGHT（29kD）由 240 个氨基酸残基组成，与 LT-β、FasL 和 4-1BB 的同源性分别为 34%、31% 和 29%。通过蛋白酶水解胞外区，产生可溶型 LIGHT（sLIGHT）。LIGHT有两种不同转录剪接形式，主要由淋巴细胞、单核细胞、粒细胞等产生，其受体为单纯疱疹病毒侵入中介体（HVEM/LIGHTR）、LT-βR。此外，LIGHT 也可以与 TNFRSF6B、BIRC2、TRAF2 和 TRAF3 相互作用。血液或组织中静止白细胞仅低表达 LIGHT，细胞活化后其表达上调。

CD258 的功能为：①通过TRAF3 信号途径诱导表达 LT-βR和 HVEM 的细胞凋亡，对于仅表达其中一种受体的肿瘤细胞或其他细胞（如淋巴细胞等）无胞毒作用。②激活 caspase 3、6、7、8、9，但 caspase 抑制剂不能阻断LIGHT 所致的细胞凋亡。③作为共刺激分子促进活化淋巴细胞释放 IFN-γ，诱导趋化因子 CCL21和黏附分子 MAdCAM-1 表达。④参与胸腺 T 细胞阴性选择。⑤促进 CTL 分化，缺失该基因可选择性减弱 CD8$^+$ T 细胞增殖。⑥通过上调 DC 表达共刺激分子和黏附分子，可促进 DC 活化和抗原提呈能力。

LIGHT/HVEM 或 LIGHT/LT-βR 所介导的刺激信号可诱发移植物抗宿主病（GVHD）。TR6-Fc、HVEM-Fc 和 LT-βR-Fc 等融合蛋白或抗 LIGHT 抗体可抑制 LIGHT对 T 细胞的共刺激作用，缓解GVHD 发生。LIGHT$^{-/-}$ CD28$^{-/-}$ 小鼠接受同种异体皮肤移植后可长期存活。组成性表达 LIGHT 或转基因，可破坏外周耐受，与关节炎、动脉粥样硬化、肠炎等自身免疫病密切相关。此外，单纯疱疹病毒表面 gD 蛋白与 HVEM 结合，可抑制 LIGHT 与 HVEM 结合，导致被感染细胞凋亡并抑制病毒感染。

（张学光 高福 施一）

CD 270

CD270（cluster of differentiation 270） 参与共信号的白细胞分化抗原。即单纯疱疹病毒侵入中介体（HVEM），又称 LIGHT 受体，属肿瘤坏死因子受体超家族（TNFRSF）。人 *HVEM* 基因定位于1 号染色体。成熟的人 HVEM（30kD）由 245 个氨基酸残基组成，其胞外区有 4 个富含半胱氨酸结构域（CRD1~4）。CRD2 和CRD3 参与同 LIGHT（CD258）结合；CRD1 参与结合 BTLA（CD272）和单纯疱疹病毒糖蛋白 D。HVEM 结合配体后发生三聚体化。HVEM 表达于静止 T 细胞、单核细胞和未成熟 DC 表面，T 细胞活化后表达降低。

HVEM 的作用具有双向性，其作为受体（或配体）与相应配体（或受体）结合，可在 T 细胞激活中分别发挥共刺激或共抑制效应：①T 细胞表面 HVEM 作为LIGHT（CD258）的受体，二者结合可向 T 细胞提供共刺激信号，促进 T 细胞活化与增殖。②未成熟 DC 表面 HVEM 作为 T 细胞表面 BTLA（CD272）的配体，二者结合可启动 T 细胞活化的抑制性信号。

LIGHT-HVEM 通路的病理生理功能为：巨噬细胞和巨噬细胞来源的泡沫细胞表面，LIGHT 与HVME 相互作用参与动脉粥样硬化病理损伤；阻断 LIGHT 与HVME（LIGHTR）结合，可能为防治移植排斥、炎症和自身免疫病提供新靶点；HVEM$^{-/-}$ 小鼠中，髓鞘少突胶质细胞糖蛋白所致自身免疫性脑脊髓炎发病增加，伴刀豆球蛋白 A 诱导的 T 细胞依赖性自身免疫性肝炎的发病率和病死率明显增高。

（张学光）

CD 278

CD278（cluster of differentiation 278） 参与共信号的白细胞分化抗原。即诱导性共刺激分子（ICOS），属免疫球蛋白超家族（IgSF）的 CD28 家族。分子量55~60kD，由 199 个氨基酸残基组成，通过二硫键组成同源二聚体，胞外区有 1 个 V 样结构域；在氨基酸水平与 CD28 有 39% 同源性，但缺少 MYPPPY 基序，故不能与 B7-1 和 B7-2 结合；胞质区有 1 个 YXXM 基序，可与 PI3K p85 亚单位结合。人 *ICOS* 基因定位于 2 号染色体，与 *CD28*、*CTLA-4* 基因相邻。

ICOS 主要是诱导性表达于活化的 T 细胞（主要是 Tfh 和 Th2 细胞），也可组成性表达于单核细胞和 B 细胞等抗原提呈细胞表面。扁桃体生发中心明区顶部的 Tfh 细胞高表达 ICOS。人 ICOS 的配体为 ICOSL（即 B7-H2）。

CD278 的功能为：①淋巴小结和生发中心 Tfh 细胞表面高表达 ICOS，通过与 B 细胞表面 ICOSL 相互作用，对 Tfh 细胞分化和维持、生发中心和记忆性 B 细胞形成等发挥重要作用；ICOS 基因缺陷与人常见变异型免疫缺陷病（CVID）发生有关，患者淋巴结中生发中心缺如，记忆性 B 细胞明显减少。②初始 T 细胞主要依赖 CD28 分子提供共刺激信号，ICOS 则在 CD28 之后起作用，可促进活化的 T 细胞产生细胞因子（如 IL-4、IL-5、IL-10、IFN-γ、TNF-α 及 GM-CSF 等）。③ ICOS 可上调 CD154（CD40L）等黏附分子表达，促进 T 细胞增殖。④再次应答中，ICOS 可提供 T 细胞活化所依赖的信号。⑤ ICOS 通过促进 IL-10 产生，可促进 B 细胞分化为记忆性细胞和浆细胞产生抗体；ICOS 缺陷小鼠其外周淋巴器官生发中心形成受损，体液免疫应答水平下降，抗体产生和类别转换缺陷。

（张学光）

CD 40

CD40（cluster of differentiation 40） 参与 B 细胞激活的白细胞分化抗原。是重要的共刺激分子，属肿瘤坏死因子受体超家族（TNFRSF）。为 I 型膜蛋白（48kD），由 245 个氨基酸残基组成，胞外区含 4 个富含半胱氨酸结构域（CRD），有 2 个 *N*-连接

糖基化位点。人 *CD40* 基因定位于 20 号染色体。CD40 表达于抗原提呈细胞（包括成熟 B 细胞、淋巴样并指状细胞、滤泡树突状细胞及活化的单核细胞）表面，另可表达于多种肿瘤细胞、某些上皮细胞、内皮细胞、成纤维细胞表面，浆细胞不表达 CD40。CD40 胞质区可结合 TRAF1、TRAF2、TRAF3 和 TRAF6；胞质区 Thr234 是 CD40 介导信号转导的关键氨基酸残基。

CD40 通过与 CD40L（CD154）结合，可发挥如下效应：① B 细胞表面 CD40 与 T 细胞表面 CD40L 结合，是参与 B 细胞活化的最重要共刺激信号，也是 B 细胞再次免疫应答和生发中心形成的必需条件；CD40 和 CD40L 基因敲除小鼠对胸腺依赖性抗原的应答发生缺陷，对寄生虫感染的易感性增强。②激活的 T 细胞表面 CD40L 表达上调，通过与抗原提呈细胞表面 CD40 结合，可上调树突状细胞表面 CD58、B7-1 和 B7-2 表达，并促进单核/巨噬细胞和树突状细胞产生多种细胞因子。③某些抗 CD40 单克隆抗体可刺激正常 B 细胞增殖和集聚，并可协同 IL-4 促进 B 细胞 Ig 类别转换为 IgE，支持长期培养 B 细胞生长，阻止生发中心细胞凋亡。

（张学光）

CD 154

CD154（cluster of differentiation 154） 参与 B 细胞激活的白细胞分化抗原。是重要的共刺激分子，即 CD40 配体（CD40L），属肿瘤坏死因子超家族（TNFSF）。为 II 型膜蛋白，以三聚体形式与三聚体 CD40 结合而发挥作用。单体 CD154 分子量为 33kD，人 CD154 由 261 个氨基酸残基组成，胞外区有 1 个 *N*-连接

的糖基化位点。人 *CD154* 基因定位于 X 染色体。人和小鼠 CD154 在氨基酸水平有 73% 同源性。CD154 主要表达于活化的 CD4[+] T 细胞及部分 CD8[+] T 细胞和 $\gamma\delta$ T 细胞，此外还表达于活化的嗜碱性粒细胞、肥大细胞、NK 细胞、某些单核细胞及活化的 B 细胞。静止淋巴细胞不表达 CD154。

CD154 的功能为：① B 细胞表面 CD40 与 T 细胞表面 CD40L 结合，可提供 B 细胞激活的主要共刺激信号，在 B 细胞再次应答和淋巴结生发中心形成中发挥重要作用；CD40L 突变所致 X 连锁高 IgM 综合征，表现为高 IgM 血症，血清缺乏 IgG、IgA 和 IgE，淋巴结缺乏生发中心；*CD154* 基因缺陷小鼠对寄生虫感染的易感性提高。② CD40 与 CD40L 相互作用参与胸腺阴性选择和外周免疫耐受形成。③ CD40L 对 B 细胞具有丝裂原作用，IL-13 与 CD40L 可协同促进人或小鼠 B 细胞增殖和 IgG 分泌。④某些细胞因子存在的条件下，CD40L 可刺激人单核细胞产生 TNF-α、IL-6 和 IL-8。⑤ CD40L 可调节巨噬细胞及 DC 分泌 MCP-1、MIP-1α/β 和 RANTES 等趋化因子。

（张学光）

CD 275

CD275（cluster of differentiation 275） 参与共刺激信号的白细胞分化抗原。即 ICOS 配体（ICOSL），属免疫球蛋白超家族（IgSF）的 B7 家族，又称 B7-H2。为 I 型跨膜蛋白（63~72kD）由 302 个氨基酸残基组成，胞外区有 1 个 V 样和 1 个 C2 样结构域。ICOSL 与 B7-1 和 B7-2 在氨基酸水平约有 20% 同源性，但其胞外区缺乏 SQDXXXELY 基序，故不能与 CD28 和 CTLA-4 结合。人

ICOSL 基因定位于 21 号染色体。

淋巴滤泡的 B 细胞 ICOSL 表达水平最高，ICOSL 也表达于单核细胞、树突状细胞以及肾、心脏、膀胱和脑神经元等。GM-CSF 与 IL-4 联合可诱导单核细胞来源树突状细胞表达 ICOSL，TNF-α 可刺激成纤维细胞、内皮细胞表达 ICOSL。

B 细胞表面 ICOSL 与 T 细胞表面 ICOS 结合，在 T 细胞依赖的 B 细胞应答中起重要作用。*ICOSL* 基因敲除小鼠生发中心形成障碍，Ig 类别转换缺陷，IgG1、IgG2a 和 IgE 水平下降。ICOSL 转基因小鼠 B 细胞、浆细胞过度增生，并发生高 Ig 血症。

(张学光)

gòngyìzhì fēnzǐ

共抑制分子 (co-inhibitory molecule)

通过免疫细胞间相互作用，可向 T/B 细胞提供共抑制信号的一组膜分子。共抑制分子种类繁多，多属免疫球蛋白超家族（IgSF），包括 CD28、CD226、TIM 和 LAIR 等不同家族，各家族间相互作用具有一定规律性，如 B7 家族主要与 CD28 家族成员相互作用。部分共抑制分子的抑制功能是由其胞质区的免疫受体酪氨酸抑制性基序（ITIM）所介导，如 PD-1（CD279）、BTLA（CD272）和 LAIR-1（CD305）等。某些情况下，表达于不同细胞表面的同一对共抑制分子互为配受体，由此产生双向的共信号转导。共抑制分子相互作用中，也存在多界面和竞争性结合的现象。

已发现的主要共抑制分子包括 CTLA-4、PD1、BTLA、TIM-3、TIGIT、CD160、LAG3、LAIR1、B7-1 和 B7-H1 等，生物学功能为：①负调节 T 细胞活化：活化的 T 细胞可诱导性表达 CTLA-4，其与 B7 分子结合的亲和力比 CD28 高，从而发挥负调节作用，这是维持机体免疫自稳的重要分子基础。②负调节 T 细胞效应：Treg 细胞表达多种共抑制分子（CTLA-4、HVEM、LAG-3 和 PD-1 等），通过与效应 T 细胞直接接触而发挥负调节作用。效应 T 细胞表达 CTLA-4、PD-1、LAG-3 和 TIM-3 等共抑制分子，可负调节 CD4$^+$和 CD8$^+$效应 T 细胞应答和效应。应用单克隆抗体阻断 CTLA-4/CD 28 或 PD-1/PD-L1 相互作用，可有效逆转肿瘤微环境中效应 T 细胞的耐受状态，已成为治疗肿瘤（黑色素瘤、肺癌等）的有效策略。③参与 T 细胞耗竭和免疫耐受：慢性病毒感染或肿瘤状态下，多种共抑制分子（如 PD1、TIM-3、CTLA-4、BTLA、CD160、LAG3 和 2B4 等）可使 T 细胞（尤其是 CD8$^+$ T 细胞）对抗原刺激的应答降低，发生耗竭。

(张学光)

CD 152

CD152 (cluster of differentiation 152)

参与共抑制信号的白细胞分化抗原。即细胞毒性 T 细胞相关抗原 4（CTLA-4）。是由跨膜糖蛋白（33～37kD）组成的同源二聚体，属免疫球蛋白超家族（IgSF）的 CD28 家族。成熟的人 CD152 含 186 个氨基酸残基，胞外区有 1 个 V 样区。CTLA-4 与 CD28 在氨基酸水平有 31% 同源性。CD152 在生物进化中十分保守，人和小鼠 CD152 的胞质区完全相同。人 *CTLA-4* 基因定位于 2 号染色体，与 *CD28* 基因密切连锁。生物进化中，CD152 与 CD28 可能来自同一个祖先基因。

CD152 表达于活化的 T 细胞，静止 T 细胞不表达。T 细胞活化后 24 小时 CD152 表达达到高峰，CD28 与配体 B7（CD80、CD86）结合可诱导 CD152 表达。CD152 的配体也是 B7，与之结合的区域是 CD152 分子 V 样区 CDR3 样环中高度保守的 MYPPPY 基序。CD152 与 B7 结合的亲和力比 CD28 与 B7 结合的亲和力高。

T 细胞表面 CD152 与 B7 结合后，CD152 分子胞质区通过其磷酸化的 YVKM 基序与磷酸酶 SHP-2 分子中 SH2 结构域结合，可抑制 TCR 信号途径中酪氨酸激酶活性，从而负调节 T 细胞活化。*CD152* 基因缺陷小鼠丧失此负调节作用，可发生致死性淋巴细胞增殖性疾病。

CD28 和 CD152 的配体均为 B7（CD80/CD86），但所发挥的效应截然相反，反映了免疫应答过程中精细的调节机制（图）：免

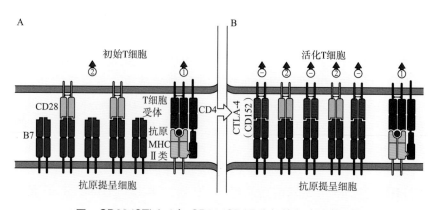

图　CD28/CTLA-4 与 CD80/CD86 途径的免疫调节作用

疫应答之初，有赖 CD28-B7 通路介导 T 细胞活化和克隆扩增；活化的 T 细胞逐渐高表达 CD152，通过 CD152-B7 启动的信号转导而抑制 T 细胞过度扩增，使免疫应答恢复至相对平衡状况。

人工制备的 CTLA-4-Fc 融合蛋白通过与 CD28 竞争性结合 B7，发挥强免疫抑制作用，已被美国食品和药品管理局（FDA）批准用于治疗类风湿关节炎。此外，T 细胞高表达 CTLA-4 是导致肿瘤免疫逃逸的重要机制，抗 CTLA-4 抗体，亦被美国 FDA 批准用于治疗黑色素瘤。

（张学光）

CD 272

CD272（cluster of differentiation 272）

参与共抑制信号的白细胞分化抗原。即 B 细胞和 T 细胞衰减分子（BTLA），属免疫球蛋白超家族（IgSF）的 CD28 家族。分子结构与 CTLA-4、PD-1 相似，为 I 型跨膜糖蛋白，同源二聚体，胞外区有 1 个 IgV 样结构域，胞质区含 4 个保守的酪氨酸残基，其中 2 个酪氨酸残基结合 Grb2，另 2 个分别参与组成免疫受体酪氨酸抑制基序（ITIM）和免疫受体酪氨酸转换基序（ITSM），ITIM 中酪氨酸磷酸化后可募集酪氨酸磷酸酶 SHP-1 和 SHP-2。人 *BTLA* 基因定位于 3 号染色体。

BTLA 表达于初始 T 细胞和 B 细胞，在活化的 Th1 细胞和 B 细胞表面表达上调。此外，BTLA 也表达于巨噬细胞、树突状细胞和 NK 细胞。BTLA 的配体是肿瘤坏死因子受体超家族（TNFRSF）中的单纯疱疹病毒侵入中介体（HVEM）。HVEM 是一种活化型受体，表达于包括 T 细胞在内多种免疫细胞，可诱导 NF-κB、JNK

和 AP-1 活化。HVEM 胞外区有 3 个富含半胱氨酸的结构域（CRD），其中 CRD1 参与同 BTLA 的结合。BTLA 与 HVEM 结合不仅是 IgSF 与 TNFRSF 两种超家族成员的相互结合，也是抑制性受体和活化性受体的相互作用。此外，BTLA 还可结合人巨细胞病毒的 UL144 蛋白。

HVEM 同源三聚体与 BTLA 结合，使后者胞质区 ITIM 的酪氨酸发生磷酸化，募集磷酸酶 SHP-1 和 SHP-2，从而抑制 T 细胞活化。*BTLA* 基因缺陷小鼠免疫应答异常增强，易发生实验性自身免疫性脑脊髓炎。

（张学光）

CD 279

CD279（cluster of differentiation 279）

参与共抑制信号的白细胞分化抗原。即程序性死亡蛋白-1（PD-1），属免疫球蛋白超家族（IgSF）中 CD28 家族。分子量 55kD，胞外区有 1 个 V 样区，含 4 个 N-连接的糖基化位点，胞质区有 2 个酪氨酸残基，其中靠近 N 端的酪氨酸残基位于免疫受体酪氨酸抑制基序（ITIM）中，靠近 C 端的酪氨酸残基位于免疫受体酪氨酸激活基序（ITAM）中。人 *PD-1* 基因位于 2 号染色体。PD-1 表达于未成熟及成熟 T 细胞、B 细胞。活化的 T 细胞、B 细胞和单核细胞表达 PD-1 水平明显上调。PD-1 的配体为 B7-H1/PD-L1（CD274）和 B7-DC/PD-L2（CD273），二者均属 IgSF 中 B7 家族，胞外区有 1 个 V 样和 1 个 C 样结构域。

PD-1 与相应配体结合，使胞质区免疫受体酪氨酸转换基序（ITSM）中酪氨酸发生磷酸化，募集磷酸酶 SHP-2，使下游分子 Syk 和 PI3K 发生去磷酸化，从而

抑制 T 细胞增殖及 IL-2、IL-10、IFN-γ 等细胞因子产生，并抑制 B 细胞增殖、分化、Ig 分泌及 Ig 类别转换，从而参与外周免疫耐受形成。PD-1 缺陷小鼠可发生狼疮样变。PD-1 在诱导和维持外周免疫耐受中发挥重要作用。高表达 PD-1 与慢性病毒感染后记忆 T 细胞耗竭有关（图）。

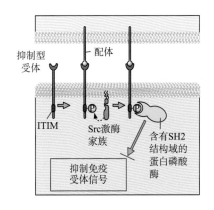

图　PD-L1/PD-1 介导的信号转导及其功能

PD-1/PD-L 相互作用在维持胚胎的免疫豁免中发挥重要作用，同时也是肿瘤免疫逃逸机制之一。阻断 PD-1 与其配体结合，可解除肿瘤微环境中效应 T 细胞的耐受状态。具有阻断作用的抗 PD-1 或 PD-L1 单克隆抗体（属免疫检查点抑制剂）已被美国食品和药品管理局（FDA）批准用于临床治疗黑色素瘤和肺癌。

（张学光）

CD 274

CD274（cluster of differentiation 274）

参与共抑制信号的白细胞分化抗原。即 PD-L1，又称 B7-H1，属免疫球蛋白超家族（IgSF）的 B7 家族。成熟 PD-L1（40kD）由 272 个氨基酸残基组成，其胞外区有 1 个 IgV 样区和 1 个 IgC 样区，含 4 个 N-连接的糖基化位点。人 *PD-L1* 基因定位于

9 号染色体。PD-L1 表达于树突状细胞、活化的 T 细胞和活化的单核细胞。多种肿瘤细胞（如肺癌、鳞状细胞癌、肝癌、乳腺癌及卵巢癌）也可表达 PD-L1，许多癌组织经诱导后可上调 PD-L1 表达。

不同条件下，PD-L1 可分别发挥共抑制或共刺激效应：低剂量激发型抗 CD3 单抗与 B7-H1-Fc 融合蛋白联合应用，可有效刺激 T 细胞增殖，该效应为 IL-2 依赖性；PD-L1 与 T 细胞表面 PD-1 结合，可抑制 T 细胞增殖和活化，降低 IL-2、IFN-γ 和 IL-10 产生，是肿瘤微环境中发生肿瘤免疫逃逸的重要机制，被称为免疫检查点。抗 PD-L1 单抗已被美国食品和药品管理局（FDA）批准用于治疗转移性膀胱癌和非小细胞性肺癌。

（张学光）

CD 273

CD273（cluster of differentiation 273） 参与共抑制信号的白细胞分化抗原。即 PD-L2，又称 B7-DC，属免疫球蛋白超家族（IgSF）的 B7 家族。人 *PD-L2* 基因定位于 9 号染色体。人成熟 PD-L2 分子（25kD）由 254 个氨基酸残基组成，胞外区有 1 个 IgV 样区和 1 个 IgC 样区，含 5 个 N−连接的糖基化位点。PD-L2 表达于 DC、活化的单核细胞和 T 细胞。此外，心脏、胎盘、肺、肝组织以及原发性纵隔 B 细胞淋巴瘤（PMBL）、霍奇金淋巴瘤细胞系均高表达 PD-L2。

PD-L2 为共抑制分子，与 PD-L1 有较高同源性，通过与 PD-1（CD279）结合可抑制 T 细胞功能，如抑制同种异型抗原特异性 T 细胞增殖及产生 IFN-γ、IL-2。抗 PD-L2 单抗可促进 DC 活化及 DC 对 T 细胞应答的刺激作用。此外还发现，PD-L2 也可刺激 CD4⁺T 细胞增殖及产生 IFN-γ，介导此效应的受体可能与 PD-1 无关，但尚未被鉴定。

（张学光）

CD 276

CD276（cluster of differentiation 276） 参与共抑制信号的白细胞分化抗原。即 B7-H3，属免疫球蛋白超家族（IgSF）的 B7 家族。人的 B7-H3 有两种异型：①2IgB7-H3：由 316 个氨基酸残基组成，胞外区有 1 个 IgSF 的 V 结构域和 1 个 C2 结构域。②4IgB7-H3：由 534 个氨基酸残基组成，胞外区有 V-C2-V-C2 4 个免疫球蛋白结构域。因此，B7-H3 分子有 110kD 和 40～45kD 两种形式。4IgB7-H3 可能是人体组织细胞的主要表达形式。B7-H3 同 B7 家族其他成员在氨基酸水平有 20%～30% 同源性。人 *B7-H3* 基因定位于 15 号染色体。

B7-H3 可表达于多种细胞：不同程度地诱导性表达于活化的单核细胞、DC、NK 细胞、T 细胞和 B 细胞表面；高表达于上皮来源的实体瘤细胞株（如乳腺癌 M435、肺癌 A549、黑色素瘤 A375、肝癌 SK-Hep 及卵巢癌 SK-OV3）；表达于多种肿瘤组织（如肺癌、尿路移行细胞癌、肾癌、神经母细胞瘤及前列腺癌）。其受体尚不清楚。

B7-H3 可协同刺激 T 细胞增殖，促进细胞因子分泌。但一般认为 B7-H3 对 T 细胞功能有抑制作用。*B7-H3* 基因敲除小鼠易发生呼吸道炎症，更易发生实验性变态反应性脑脊髓炎（EAE）。由于 B7-H3 可表达于多种肿瘤组织表面，已成为肿瘤免疫干预的新靶点。

（张学光）

B7-H4

B7-H4（B7 homolog 4） 参与共抑制信号的白细胞分化抗原，属免疫球蛋白超家族（IgSF）的 B7 家族。人 B7-H4 分子由 282 个氨基酸残基组成，包括信号肽，胞外区（含 1 个 V 样区和 C 样区）、跨膜区和胞质区。B7-H4 至今尚未克隆成功。正常组织中几乎不能检出 B7-H4 表达，人 T 细胞、B 细胞、巨噬细胞、DC 可诱导性表达 B7-H4。人 *B7-H4* 基因定位于 1 号染色体。B7-H4 的配体尚不清楚。

B7-H4 的功能为：①免疫负调节作用：如固相化的 B7-H4-Fc 融合蛋白或细胞膜表面 B7-H4 可有效抑制 CD3 mAb 活化的 T 细胞增殖及细胞因子分泌；可溶型 B7-H4-Fc 融合蛋白在体外可抑制细胞毒性 T 细胞功能。②参与肿瘤发生：多种人类肿瘤细胞（乳腺癌、卵巢癌、肺癌、肾癌、前列腺癌、胃癌和食管癌）及肿瘤相关巨噬细胞可表达 B7-H4，且表达水平与肿瘤病理特征及预后密切相关，如卵巢癌患者血清内可溶型 B7-H4 水平显著升高。实验发现，卵巢癌细胞高表达 B7-H4，可促进癌细胞在重度联合免疫缺陷病（SCID）小鼠中形成肿瘤。用特异性抗体阻断细胞表面 B7-H4，可增强 CTL 应答。

（张学光）

T xìbāo miǎnyì qiúdànbái hé niándànbái jiégòuyù fēnzǐ 3

T 细胞免疫球蛋白和黏蛋白结构域分子 3（T cell immunoglobulin and mucin-domain-containing molecule，TIM-3）

参与共抑制信号的白细胞分化抗原。为 I 型膜分子，又称甲肝病毒细胞受体 2（HAVCR-2），属人 TIM 家族成员（包括 TIM-1、TIM-3 和

TIM-4）。人 TIM-3 由 301 个氨基酸残基组成，与小鼠 TIM-3 有 63% 同源性。TIM-3 胞外区有 1 个富含半胱氨酸的 Ig V 样结构域和 1 个富含丝氨酸和苏氨酸的黏蛋白区，含 4 个 N-连接糖基化位点和 5 个 O-糖基化连接位点；胞质区有 6 个酪氨酸残基。*TIM-3* 基因定位于 5 号染色体。

TIM-3 表达于分化成熟的 Th1 细胞、CD8+ CTL、单核细胞、树突状细胞、肥大细胞、内皮细胞、调节性 T 细胞（Treg）、Th17 细胞和神经小胶质细胞等。TIM-3 还存在可溶型形式（sTIM-3）。

TIM-3 的配体是半乳凝集素 9（galectin-9），后者与 T 细胞表面 TIM-3 结合可启动共抑制信号，从而下调 Th1/Tc1 细胞应答，参与免疫耐受形成，并与某些自身免疫病（如多发性硬化、实验性自身免疫性脑脊髓膜炎）、过敏性疾病、同种异体移植排斥及病毒感染性疾病等密切相关。肿瘤微环境中，内皮细胞表面 TIM-3 参与肿瘤发生发展和转移。T 细胞表面 TIM-3 可介导 T 细胞耗竭并促进髓系来源抑制细胞的增殖，从而抑制机体抗肿瘤免疫应答。也有研究发现，TIM-3 可促进 T 细胞的抗肿瘤活性。

（张学光）

bànrǔníngjísù 9

半乳凝集素 9（galectin-9）可结合半乳糖基的凝集素。作为 TIM-3 的配体参与共抑制信号，由 1 条可变长度的肽链连接 2 个不同的糖识别结构域组成。人 *galectin-9* 基因定位于 17 号染色体，含 11 个外显子，根据外显子取用不同可分为 3 类：长链 galectin-9 取用全部 11 个外显子；中链 galectin-9 缺失第五外显子；短链 galectin-9 缺失第 5 和第 6 外显子。galectin-

9 分布于多个组织、器官，最早表达于小鼠胎肝和胸腺，出生后相继表达于小肠、肾、脾、肺、心肌和骨骼肌等组织。人 galectin-9 分布于胰岛细胞、肺、肝、扁桃体和多种免疫细胞，且血清中已发现抗 galectin-9 的天然抗体。

galectin-9 通过与相应配体结合而发挥作用：① 与 TIM-3 结合可介导 T 细胞耐受，参与调节自身免疫病、移植免疫、感染性疾病和肿瘤免疫等。② 与 CD44 结合可降低 Th2 细胞向气道募集，从而减轻哮喘症状。

（张学光）

CD 45

CD45（cluster of differentiation 45） 表达于几乎所有血细胞表面的白细胞分化抗原。属 I 型膜分子，又称白细胞共同抗原。

编码基因 人 *CD45* 基因定位于 1 号染色体，有 33 个外显子，通过选择性取用 N 端的 4、5、6 三个相邻外显子，导致产生多种 mRNA 剪接形式，至少有 9 个变构体：表达外显子 4、5 或 6 编码的 CD45 分别称为 CD45RA、CD45RB 和 CD45RC；不表达外显子 4、5 或 6 编码的 CD45 称为 CD45RO。CD45（170~240kD）的分子结构为：胞外区含 391~552 个氨基酸残基，有 11~16 个 N-糖基化位点及多个 O-连接糖基化位点；跨膜区可与淋巴细胞磷酸酶相关磷蛋白（LPAP）和 CD45 相关蛋白（CD45-AP）结合。CD45RA、CD45RB、CD45RC、CD45RO 等不同变构体的胞外区长度和序列不同，但胞质区结构相同。

CD45 分子高表达（>10^6 个分子/细胞）于淋巴细胞及除红细胞和血小板之外的所有血细胞表面。不同类型免疫细胞或亚群，

以及不同发育和活化状态的免疫细胞，其所表达的 CD45 变构体各异：B 细胞仅表达任一种变构体（CD45RA、CD45RB 或 CD45RC）；CD45RA 主要表达于外周血初始 CD4+ T 细胞和髓质胸腺细胞；CD45RO 主要表达于激活的 CD4+ T 细胞、记忆性 CD4+ T 细胞、单核细胞及皮质胸腺细胞；CD45RB 表达于 CD4+ 和 CD8+ T 细胞、B 细胞、粒细胞和单核细胞；CD45RC 表达于 T 细胞的 1 个亚群及 B 细胞、NK 细胞。

CD45 可与半乳凝集素 1 和 CD206 结合，也可与同一细胞膜表面 CD4、TCR、CD2、CD90 和 CD26 等结合。CD45RO 通过糖基可与 CD22 结合。

生物学作用 CD45 属膜结合的蛋白酪氨酸磷酸酶（PTP）家族成员，胞内段 2 个功能亚区均具有 PTP 活性，是 TCR 和 BCR 信号转导所必需。机制为：CD45 的底物是 Src 家族成员（如 T 细胞内 Lck、Fyn 和 B 细胞内 Lyn），静止状态的淋巴细胞其 Src 家族激酶 C 端调节性酪氨酸残基被 Csk 家族蛋白酪氨酸激酶磷酸化，使 Src 家族激酶处于非活化状态；CD45 可使此调节性酪氨酸去磷酸化，解除抑制作用，激活 Src 家族中酪氨酸激酶，从而促进 TCR 和 BCR 活化信号的转导。*CD45* 基因敲除小鼠胸腺发育障碍，成熟 T 细胞数量下降，TCR 和 BCR 介导的免疫应答受损。

CD45 参与胸腺中 T 细胞选择，机制为：多数胸腺细胞仅表达 CD45RO，但成熟 T 细胞则表达 CD45RA；CD45RA+ 和 CD45RA- T 细胞可相互转化，胸腺内 T 细胞发育过程中 CD45 亚型表达的转变次序为：RA-

RO⁻ 或 RA⁺RO⁻（CD4⁻CD8⁻ 双阴性细胞）→RA⁻RO⁺（双阳性和大部分单阳性细胞）；成熟的胸腺细胞由 CD45RO 阳性变为 CD45RA 阳性，继而进入血液循环，不能转化的 CD45RO⁺ 胸腺细胞则在胸腺内被清除。

此外，CD45 也可使 CD3ζ 链免疫受体酪氨酸激活基序（ITAM）中已发生磷酸化的酪氨酸去磷酸化，从而抑制淋巴细胞活化。

（张学光）

CD 71

CD71（cluster of differentiation 71） 参与调节铁代谢的膜分子。即转铁蛋白受体（TfR）。分子量约 180kD，属 Ⅱ 型跨膜糖蛋白，每个亚基有 760 个氨基酸残基，通过 2 个二硫键相连而形成同源二聚体。人 CD71 基因定位于 3 号染色体。CD71 胞质区 YTRF 保守序列与该受体快速内化和再循环有关。T 细胞表面 TfR 与 TCR/CD3 复合物中 ζ 链相连，可能参与 T 细胞信号转导；某些细胞表面 TfR 单体可通过二硫键与整合素 VLA-3（CD49c/CD29）相连。

TfR 通过内化转铁蛋白而调节铁代谢，在细胞增殖中发挥重要作用。铁丧失时，铁应答元件结合蛋白（IRE-BP）通过与 TfR mRNA3′端非翻译区铁应答元件（IRE）结合，稳定 TfR mRNA，增加细胞对铁的摄取。机体处于高铁状态时，TfR mRNA 易发生降解；除转铁蛋白外，TfR 还可结合 IgA，可能参与 IgA 肾病发生。正常细胞表达低水平 TfR，活化的白细胞及分裂状态的细胞，其 TfR 表达上调。肿瘤细胞（如神经胶质瘤、结肠癌、肝癌、乳腺癌、胰腺癌、膀胱移行细胞癌、肺腺癌、慢性淋巴细胞性白血病和非

霍奇金淋巴瘤）TfR 表达增加。

（张学光）

Fc shòutǐ

Fc 受体（Fc receptor，FcR） 可特异性结合免疫球蛋白（Ig）Fc 段的膜受体。主要表达于 B 细胞、NK 细胞、巨噬细胞和中性粒细胞等表面。按其所识别免疫球蛋白的类别，分为 FcαR、FcγR 和 FcεR 3 个亚家族。不同类别免疫球蛋白 Fc 段与相应 FcR 结合，通过激活酪氨酸激酶，使 FcR 胞质区所含免疫受体酪氨酸激活基序（ITAM）磷酸化，引发级联反应，继而介导效应细胞发挥功能。此外，某些 FcR（如 FcγRIIB）胞质区含免疫受体酪氨酸抑制基序，主要发挥免疫负调节功能。

FcR 的功能为：①调节淋巴细胞生长、分化及功能：如 B 细胞表面 FcγRⅡ 与 IgG 结合，可抑制 B 细胞功能；B 细胞表面 IgE FcR 参与促进而非抑制 B 细胞活化；FcεRⅡ 可增强 IL-4 促进人 B 细胞增殖的效应。②参与细胞间黏附：存在免疫复合物的情况下，淋巴细胞表面 FcR 可介导淋巴细胞与其他表达 FcR 的细胞（如内皮细胞、病毒感染的上皮细胞、巨噬细胞等）黏附，促进细胞间相互作用。③参与抗原摄取：B 细胞表面 FcR 通过与抗原-抗体复合物结合，可使抗原内化，经处理、加工后提呈给 T 细胞。这是 B 细胞摄取抗原的另一条途径。④产生可溶性 Ig 结合因子（Ig-BF）：FcR 胞膜外部分可被裂解，所形成的片段称为 Ig-BF（sCD23，可溶性 FcR）。Ig-BF 具有 B 细胞生长因子活性；sCD23 保留配体结合特性，参与过敏和炎症，可诱导胞内 GMP 水平增高，并促进 IL-4 诱导 CD23⁺ 单核细胞产生 IgE、IL-6 和 TNF-α；T

细胞表面 FcγR 和 FcεR 裂解而产生 IgG-BF、IgE-BF，可调节 Ig 重链的同种型转换，从而分别抑制 IgG 和 IgE 产生；体内膜型及可溶型 FcR 可形成调节网络，参与调节抗体产生及功能。⑤介导不同类型效应细胞功能：吞噬细胞（中性粒细胞、单核/巨噬细胞等）表面 FcγR 可发挥调理作用；杀伤细胞（如 NK 细胞）表面 FcγR 可介导抗体依赖细胞介导的细胞毒作用（ADCC）；肥大细胞和嗜碱性粒细胞表面 FcεRI 可介导 I 型超敏反应；嗜酸性粒细胞表面 FcεRI 参与抗寄生虫免疫（图）。

（储以微）

miǎnyì qiúdànbái G Fc shòutǐ

免疫球蛋白 G Fc 受体（immunoglobulin G Fc receptor，FcγR） 可与 IgG Fc 段结合的受体。属免疫球蛋白超家族（IgSF）。FcγR 根据编码基因、表达格局、亲和力、结构和功能不同，分为 FcγR I（CD64）、FcγR Ⅱ（CD32）和 FcγR Ⅲ（CD16）。FcγRI 胞外区含 3 个 Ig 样结构域，为 IgG 高亲和力受体；FcγRII 和 FcγRIII 胞膜外区含 2 个 Ig 样结构域。大部分 FcγR 胞质区或与受体相连的 γ-γ 链或 γ-ζ 链胞质区含免疫受体酪氨酸激活基序（ITAM），可转导活化信号，参与 FcγR 介导的调理吞噬和抗体依赖细胞介导的细胞毒作用（ADCC）等功能；少部分 FcγR 异型（如 FcγR Ⅱ B）胞质区含免疫受体酪氨酸抑制基序（ITIM），参与对 B 细胞活化和效应的负调控作用。

FcγR 的功能为：①特异性抗体的 Fab 段与抗原（病原体）结合，其 Fc 段可与吞噬细胞（中性粒细胞、单核/巨噬细胞等）表面 FcγR 结合，从而激活吞噬细胞，

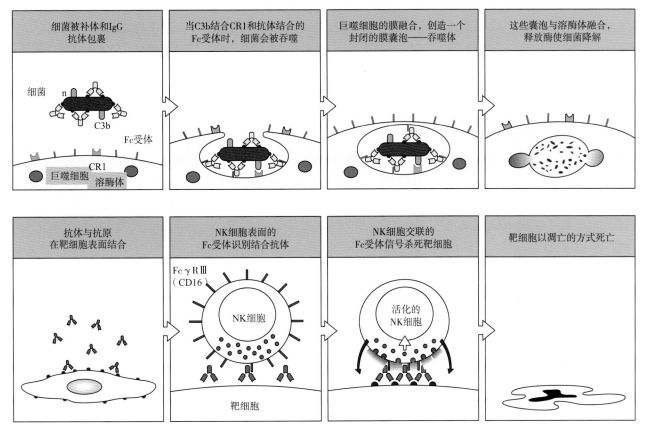

细菌被补体和IgG
抗体包裹

当C3b结合CR1和抗体结合的
Fc受体时，细菌会被吞噬

巨噬细胞的膜融合，创造一个
封闭的膜囊泡——吞噬体

这些囊泡与溶酶体融合，
释放酶使细菌降解

细菌
n
C3b
Fc受体
CR1
巨噬细胞
溶酶体

抗体与抗原
在靶细胞表面结合

NK细胞表面的
Fc受体识别结合抗体

NK细胞交联的
Fc受体信号杀死靶细胞

靶细胞以凋亡的方式死亡

FcγRⅢ
（CD16）
NK细胞
活化的
NK细胞
靶细胞

图　Fc段受体介导的调理作用及ADCC效应

发挥调理吞噬及杀伤病原体的功能。②特异性抗体 Fab 段与靶细胞（如病毒感染细胞或肿瘤细胞）表面相应抗原结合，其 Fc 段与杀伤细胞（如 NK 细胞）表面 FcγRⅢ 结合，可介导杀伤效应，此即 ADCC。③新生儿 Fc 受体（FcRn）是一种具有特殊结构和功能的 FcγR，结构类似于 MHC Ⅰ类分子，其参与体内 IgG 抗体平衡过程及 IgG 抗体从母体经胎盘转移给胎儿。

（储以微）

miǎnyì qiúdànbái G Fc shòutǐ Ⅰ

免疫球蛋白 G Fc 受体 Ⅰ

（immunoglobulin G Fc receptor Ⅰ，FcγR Ⅰ）　可与 IgG Fc 段高亲和力结合的受体。即 CD64。成熟 FcγR Ⅰ 分子（72kD）由胞外区（273 个氨基酸残基）、跨膜区（17 个氨基酸残基）和胞质区（69 个氨基酸残基）组成。人

FcγR Ⅰ 基因定位于 1q21.1，包括 FcγR ⅠA、-IB 和-IC 3 个基因，但仅 FcγR ⅠA 为功能基因。FcγR Ⅰ 胞外区有 3 个免疫球蛋白样结构域，含 7 个 N-连接糖基化位点。FcγR Ⅰ 可与 γ-γ 链二聚体结合，γ 链胞质区含 1 个免疫受体酪氨酸激活基序（ITAM）。

FcγR Ⅰ 组成性表达于单核/巨噬细胞和树突状细胞表面，IL-10、IFN-γ、G-CSF 可诱导人中性粒细胞和嗜酸性粒细胞表达 FcγR Ⅰ。IFN-γ 和 G-CSF 还可上调单核/巨噬细胞 FcγR Ⅰ 表达。FcγR Ⅰ 与 IgG1 和 IgG3 的结合力最强，与 IgG4 结合力较弱，不能结合 IgG2。

FcγR Ⅰ 通过与 IgG Fc 段结合，可调理吞噬细胞吞噬、介导抗体依赖细胞介导的细胞毒作用（ADCC），促进巨噬细胞激活并分泌 IL-1、IL-6 和 TNF-α 等。此外，

非肥胖型糖尿病小鼠体内发现 FcγR Ⅰ 突变体；FcγR Ⅰ 是鉴别急性髓细胞性白血病（AML）亚型的标志之一。

（储以微）

miǎnyì qiúdànbái G Fc shòutǐ Ⅱ

免疫球蛋白 G Fc 受体 Ⅱ

（immunoglobulin G Fc receptor Ⅱ，FcγR Ⅱ）　可与 IgG Fc 段低亲和力结合的受体。即 CD32，属免疫球蛋白超家族。FcγR Ⅱ 基因位于 1q23-24，包括 A、B 和 C 三个基因，分别编码 FcγR ⅡA、FcγR ⅡB1、FcγR ⅡB2、FcγR ⅡB3 和 FcγR ⅡC 等亚型。不同亚型 FcγR Ⅱ 分别由 290～330 个氨基酸残基组成，分子量约 40kD。

FcγR ⅡA 由胞外区（179 个残基）、跨膜区（26 个残基）和胞质区（76 个残基）组成。胞外区含 2 个 IgSF C2 样结构域，有 2 个 N-连接糖基化位点。FcγR Ⅱ 广

泛分布于单核/巨噬细胞、朗格汉斯细胞、粒细胞、B 细胞和血小板等。不同亚型 FcγR Ⅱ 分布有所不同，如单核细胞可表达所有类型 FcγR；B1、B2 和 B3 异型表达于 B 细胞；中性粒细胞则表达 A 型和 C 型。GM-CSF 和 IFN-γ 可上调 FcγR Ⅱ 的表达，IL-4 可下调其表达。

FcγR Ⅱ 为低亲和力的单体 FcγR，但可有效结合 IgG 免疫复合物。FcγR Ⅱ 结合 IgG，可调理中性粒细胞和单核细胞的吞噬和氧爆发。IgG 与 B 细胞表面 FcγR Ⅱ B1 结合，通过胞质区免疫受体酪氨酸抑制基序（ITIM）磷酸化，可募集 SHP-1 和 SHP-2 磷酸酶，从而负调控 B 细胞活化和功能。

（储以微）

xīnshēng'ér Fc shòutǐ

新生儿 Fc 受体 （neonatal Fc receptor for immunoglobulin G, FcRn）

miǎnyì qiúdànbái G Fc shòutǐ Ⅲ

免疫球蛋白 G Fc 受体 Ⅲ

（immunoglobulin G Fc receptor Ⅲ，FcγR Ⅲ） 可与 IgG Fc 段低亲和力结合的受体（50~60kD）。即 CD16。人 *FcγR Ⅲ* 基因定位于 1q23，包括 *FcγR ⅢA* 基因（产物为跨膜型分子，即 CD16a）和 *FcγR ⅢB* 基因（产物为糖基磷脂酰肌醇连接的分子，即 CD16b）。FcγR ⅢA 由胞外区（190 个氨基酸残基）、跨膜区（20 个氨基酸残基）和胞质区（25 个氨基酸残基）组成，有 5 个 *N*-连接的糖基化位点，胞外区含 2 个 IgSF C2 样结构域。

FcγR ⅢA 表达于 NK 细胞、巨噬细胞和肥大细胞表面，可与 γ-γ 链或 CD3ζ 链非共价相连，肥大细胞表面 FcγR ⅢA 还可与 FcεR Ⅰ β 链相连。FcγR ⅢB 表达于中性粒细胞，血液中可溶性 Fcγ Ⅲ 主要来自中性粒细胞。FcγR Ⅲ 是 IgG 免疫复合物或凝集物的低亲和力受体，功能为：FcγR ⅢA 可促

进巨噬细胞的吞噬作用和 NK 细胞的抗体依赖细胞介导的细胞毒作用（ADCC），并参与 NK 细胞活化、细胞因子产生和胞毒功能；FcγR ⅢB 可促进中性粒细胞的吞噬作用，并参与Ⅲ型超敏反应。

（储以微）

可与 FcγR 和白蛋白结合、具有 MHC Ⅰ 类分子样结构的膜分子。分子量 62kD，由重链（含 359 个氨基酸残基）和 β₂ 微球蛋白轻链组成。其重链与经典 MHC Ⅰ 类分子重链在氨基酸序列上有 30% 同源性，且空间结构相似，重链的编码基因定位于 19 号染色体。FcRn 重链 α1 和 α2 结构域形成结合槽，其结构与 MHC Ⅰ 类分子的抗原结合槽相似。在细胞内体中，该结合槽可与 IgG Fc（2：1）和白蛋白（1：1）结合，最适 pH 为 5。

FcRn 表达于肠上皮细胞、树突状细胞和单核细胞等，功能为：①调控母体与胎儿间 IgG 运转（图）：母体 IgG 通过表达 FcRn 的胎盘而进入胎儿体内。②调控母体与新生儿间 IgG 运转：母乳 IgG 通过表达 FcRn 的肠上皮进入新生儿体内［上皮细胞 FcRn 转运 IgG 的作用为双向性，一方面将黏膜固有层淋巴细胞所产生的 IgG 通过内体转运至肠腔；另一方面 IgG 与肠腔内抗原结合为复合物，通过内体转运至黏膜固有层，借助抗原提呈细胞（APC）表面 FcγR 而进入 APC 内，后者迁移至引流淋巴结，将经过加工处理的抗原提呈给 T 细胞，诱导全身或黏膜局部的适应性免疫应答］。③IgG 单体及白蛋白与实质细胞、造血细胞表面 FcRn 结合，可避免被分

解并延长半寿期，从而调节成年人血浆 IgG 和白蛋白浓度。④参与调节树突状细胞（MHC Ⅱ 类分子和 MHC Ⅰ 类分子途径）的交叉提呈。⑤转输至体内的特异性 IgG 抗体，通过与 FcRn 结合而改善药物的代谢及药效。

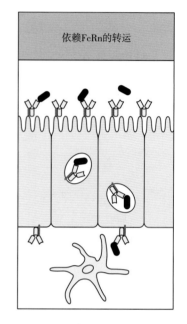

图　FcRn 参与母体与胎儿间 IgG 转运

（储以微）

miǎnyì qiúdànbái A Fc shòutǐ

免疫球蛋白 A Fc 受体 （immunoglobulin A Fc receptor, FcαR）

可与 IgA Fc 段中亲和力结合的受体。即 CD89。人 *FcαR* 基因定位于 19 q13.4，由于外显子取用不同而分别编码 a1、a2 和 a3 等异型（分子量 55~75kD）。FcαRa1 由胞外区（206 个氨基酸残基）、跨膜区（19 个氨基酸残基）和胞质区（41 个氨基酸残基）组成，胞外区含 2 个 IgSF C2 样结构域。FcαR 与 γ-γ 链相连，γ 链胞质区所含免疫受体酪氨酸激活基序（ITAM）参与 FcαR 介导的功能。FcαRa1 表达于单

核/巨噬细胞、树突状细胞和中性粒细胞，FcαRa2主要表达于肺泡巨噬细胞。TNF-α、IL-1β和GM-CSF可上调FcαR表达，TGF-β下调其表达。FcαR与血清型或分泌型IgA1和IgA2 Fc段中亲和力结合，可介导吞噬细胞的吞噬作用、活性氧产生、释放炎症介质和抗体依赖细胞介导的细胞毒作用（ADCC）。

（储以微）

miǎnyì qiúdànbái A/miǎnyì qiúdànbái M Fc shòutǐ

免疫球蛋白A/免疫球蛋白M Fc受体（Fc receptor for immunoglobulin M and immunoglobulin A，FCA/MR）

可同时结合多聚形式IgA和IgM Fc段的受体。即CD351，属免疫球蛋白超家族（IgSF）。人FCA/MR基因定位于1q32.3，与FcγRⅠ、FcγRⅡ、FcγRⅢ、FcεR和poly-IgR等基因邻近。FCA/MR为单链跨膜糖蛋白（58kD），由535个氨基酸残基组成，胞外区含1个IgSF结构域，可结合多聚体IgA和多聚体IgM的Fc段，对IgM Fc段结合的亲和力比IgA高10倍，但不能结合单体IgA和IgM。

FCA/MR主要表达于骨髓和脾B细胞、单核/巨噬细胞表面，可促进吞噬作用，参与抗感染和抗原提呈，并在连接固有免疫和适应性免疫中发挥调节作用。另外，FCA/MR与IgA肾病发病相关。

（储以微）

miǎnyì qiúdànbái E Fc shòutǐ Ⅰ

免疫球蛋白E Fc受体Ⅰ（immunoglobulin E Fc receptor Ⅰ，FcεRⅠ）

可与IgE Fc段高亲和力结合的受体。是由1条α链、1条β链和由二硫键连接的γ-γ链二聚体组成的四聚体（αβγ2）：①人FcεRⅠα链（45~65kD）：属免疫球蛋白超家族，包括胞外区（180个氨基酸残基）、跨膜区（19个氨基酸残基）和胞质区（33个氨基酸残基）。胞外区有2个IgSF C2构域和7个N-连接的糖基化位点，可参与识别和结合IgE Fc段。正常情况下，α链糖基化程度较高，可阻止FcεRⅠ间自发性聚合。②FcεRⅠβ链（27kD）：属CD20/FcεRⅠβ家族，为4次跨膜结构，N端和C端在胞质内，C端胞质区含免疫受体酪氨酸激活基序（ITAM），可稳定FcεRⅠ复合物并增强信号转导。③两条相同的FcεRⅠγ链（7~10kD）：各由68个氨基酸残基组成，二者胞外区N端借二硫键连接成二聚体，胞质内C端各含1个ITAM，FcεRⅠγ链与FcγRⅢγ链相同，统称FcRγ链，在信号转导中起重要作用（图）。

FcεRⅠ主要表达于肥大细胞和嗜碱性粒细胞表面。嗜酸性粒细胞被IL-3、IL-5、GM-CSF及血小板活化因子等激活，也可表达FcεRⅠ。研究发现，FcεRⅠ可不同程度表达于树突状细胞和郎格汉斯细胞，可参与调节IgE产生。血清IgE水平可调节肥大细胞和嗜碱性粒细胞表面FcεRI表达，其机制为：①IgE结合FcεRI后，可阻止FcεRI内化和裂解，维持细胞表面FcεRI密度。②IgE与FcεRI结合可促进FcεRI合成，从而加重变应原与IgE-FcεRI复合物结合所引发的临床症状。

FcεRⅠ是IgE高亲和力受体，与IgE结合的亲和力比低亲和力的FcεRⅡ高1 000倍。FcεRⅠ的作用机制为：多价变应原与肥大细胞、嗜碱性粒细胞表面IgE/FcεRⅠ复合物中IgE Fc段结合→FcεRⅠ交联→α链构象改变→β和γ链感知此改变→启动一系列磷酸化和去磷酸化过程→细胞内信号转导→激发肥大细胞活化及脱颗粒→释放活性介质（组胺、白三烯和血小板活化因子等）、分泌促炎细胞因子→介导Ⅰ型超敏反应。

（储以微　富　宁）

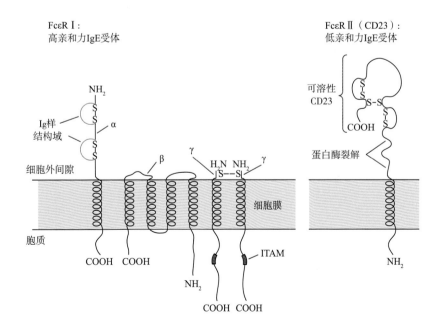

图　FcεR分子结构

miǎnyì qiúdànbái E Fc shòutǐ II

免疫球蛋白 E Fc 受体 II

（immunoglobulin E Fc receptor II，FcεR II） 可与 IgE Fc 段低亲和力结合的受体。即 CD23，属 C 型凝集素家族。包括两型：①膜结合型 IgEεRII（mCD23）：属 II 型膜分子，由胞外区（278 个氨基酸残基）、跨膜区（20 个氨基酸残基）和胞质区（23 个氨基酸残基）组成（45kD）。膜结合型 IgEεRII 包括两种亚型：FcεR II A 仅表达于 B 细胞表面；FcεR II B 表达于 T 细胞、巨噬细胞、中性粒细胞等表面。活化的 B 细胞或 IL-4、IL-5 和 IL-13 刺激的 B 细胞，其 FcεR II 表达上调。②分泌型（sCD23）：去整合素金属蛋白酶 10（ADAM10）可将膜结合型 IgEεRII 胞外区裂解为大小不等的片段。其中位于 C 端、能与 IgE 结合、较稳定的片段（25kD）亦称 IgE 结合因子（IgE-BF）。后者是一种自分泌样的 B 细胞生长因子。

FcεR II 是 IgE Fc 段的低亲和力受体，主要生物学功能是调节 B 细胞生长、增殖，并调节 IgE 合成及反应的强度。IgE-变应原复合物通过与 FcεR II 结合，可激活 B 细胞、肺泡巨噬细胞及嗜酸性粒细胞。过敏状态下，B 细胞和单核细胞表面 FcεR II 表达可明显增加，从而反馈性调节 IgE 产生。CD23 作为表面标志，可用于鉴别慢性淋巴细胞白血病（CD23+）和套细胞淋巴瘤（CD23-）；血清可溶性 CD23（sCD23）升高见于慢性淋巴细胞白血病，并与预后不良相关。

（储以微 富宁）

Fc shòutǐyàng dànbái

Fc 受体样蛋白

（Fc receptor-like protein，FcRL） B 细胞功能调节分子。属免疫球蛋白超家族（IgSF）。包括跨膜分子（FcRL1、FcRL2、FcRL3、FcRL4、FcRL5 和 FcRL6）及胞内蛋白（FcRLA 和 FcRLB），其中 FcRL1～5 即 CD307a～e，人 *FcRL* 基因位于 1q21-23。跨膜蛋白 FcRL1～6 的分子结构为：胞外区含 3～9 个 IgSF 结构域，其氨基酸序列与经典 FcR 有 15%～31% 同源性；胞质区含免疫受体酪氨酸激活基序（ITAM）或免疫受体酪氨酸转换基序（ITSM）。

FcRL 的配体未完全清楚：FcR1、2、3 及 FcRLB 的配体尚未鉴定出；FcRL4 可结合热凝集的 IgA；FcRL5 可结合热凝集 IgG 及完整 IgG 分子；FcRL6 识别 HLA-DR；FcRLA 识别胞内 IgM、IgG 和 IgA。FcRL 家族成员的分布各异：FcRL1～5 表达于不同分化阶段的 B 细胞；FcRL3 也可表达于 NK 细胞和 T 细胞；FcRL6 表达于 CTL 和 NK 细胞；胞内蛋白 FcRLA 和 FcRLB 含 2～3 个 IgSF 结构域及黏蛋白样结构域，主要分布于生发中心 B 细胞。

FcRL 主要功能是调节 B 细胞发育、分化和活化。FcRL 家族参与某些 B 细胞相关疾病发生（如 B 细胞性白血病、淋巴瘤、多发性骨髓瘤、系统性红斑狼疮、1 型糖尿病及毛细胞白血病等）。此外，*FcRL3* 基因突变与类风湿关节炎相关。

（储以微）

sǐwáng shòutǐ

死亡受体

（death receptor，DR） 参与启动细胞凋亡信号的一类膜受体。属肿瘤坏死因子受体超家族（TNFRSF）。死亡受体家族包括 6 个成员，即死亡受体 1 [DR1/CD120a，又称肿瘤坏死因子受体 1（TNFR1）]、死亡受体 2（DR2/Fas/CD95）、死亡受体 3（DR3）、死亡受体 4（DR4，又称 TNF 相关凋亡诱导配体受体 1）、死亡受体 5（DR5/TRAILR2）、死亡受体 6（DR6）。死亡受体胞质区含死亡结构域（DD），由 60～80 氨基酸残基组成，其功能与死亡效应结构域（DED）、胱天蛋白酶（caspase）募集结构域（CARD）相似，可激活 caspase 凋亡信号。死亡受体的配体（如 TNF-α、LT-α、LT-β、FasL 和 TRAIL）多为肿瘤坏死因子超家族（TNFSF）成员。配体与相应死亡受体结合后，可启动两条信号转导途径（图）：

Fas 和 TRAILR1/2 途径：在 Fas 相关死亡结构域（FADD）参与下，形成死亡诱导信号复合物（DISC），随即激活 caspase 8/10 并引发级联反应，从而转导凋亡信号。杀伤细胞（CTL、NK 细胞等）主要通过 Fas/FasL 途径而介导靶细胞凋亡。常染色体基因突变所致 Fas/FasL 途径功能异常，可引发小鼠恶性淋巴增生，表现为脾大和淋巴结肿大，机体产生自身抗体和类风湿因子。人常染色体基因突变所致 Fas/FasL 功能紊乱也可引发自身免疫病症状。此外，艾滋病患者 CD4+T 细胞高表达 Fas，易被 CTL 杀伤。

TNFR1 途径：TNF 受体相关死亡结构域蛋白（TRADD）和 TNF 受体相关因子-1/2（TRAF-1/2）形成复合物，募集 IKK 复合物并激活 NF-κB，或通过 TRAF-2 依赖的途径激活 c-Jun N 端激酶（JNK）通路。TNFR1 与配体（TNF-α 或 LT-α/β）结合，主要启动凋亡信号，在抗肿瘤和抗病毒感染中发挥重要作用。此外，TNFR 也可介导活化和增殖信号、诱导 NO 合成酶（NOS）和 IL-8

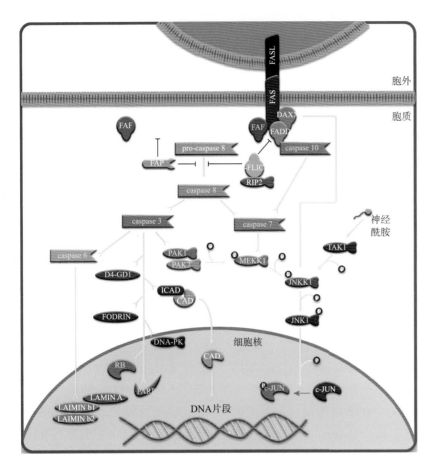

图　死亡受体相关的信号转导途径

产生、促进炎症发展。

（储以微）

sǐwáng jiégòuyù

死亡结构域（death domain, DD）　某些膜受体胞质区所含有、参与启动凋亡信号的结构域。属蛋白基序死亡折叠亚类，由60～80个氨基酸残基组成，含6个α螺旋，与同属死亡折叠的死亡效应结构域（DED）及胱天蛋白酶（caspase）募集结构域（CARD）在序列和结构上有一定相似性。肿瘤坏死因子受体超家族（TNFRSF）成员（Fas、TN-FR1、DR3、DR4、DR5和DR6等）及某些细胞内接头分子（TRADD、FADD、MyD88和IRAK1等）均含DD，锚蛋白亦含DD。DD多与CARD、DED、锚蛋白重复序列、caspase样折叠、激酶结构域、亮氨酸拉链结构、富含亮氨酸的重复序列（LRR）、TIR结构域或ZU5结构域同时存在，并协同发挥作用。

DD参与调控凋亡和炎症过程，机制为：含DD的受体蛋白与相应配体结合后，DD介导受体自联，并与胞质内FADD等接头分子相互作用，激活下游caspase或NF-κB通路，从而产生效应。另外，某些含DD的蛋白（包括锚蛋白、MyD88和IRAK1等）并不直接参与细胞凋亡信号转导，如MyD88参与Toll样受体相关的信号转导，在固有免疫中发挥重要作用。

（储以微）

Fas xiāngguān sǐwáng jiégòuyù dànbái

Fas 相关死亡结构域蛋白（Fas-associated death domain protein，FADD）　参与细胞凋亡信号转导的接头分子。又称生长抑制基因3蛋白。人FADD分子量23kD，由208个氨基酸残基组成，*FADD*基因定位于11 q13.3。FADD包含死亡结构域（DD）和死亡效应结构域（DED）两部分，其中DD与活化的Fas（CD95）或TNFR-1胞质区DD相互作用，形成死亡诱导信号复合物，通过将胱天蛋白酶（caspase）8酶原水解为caspase 8，启动下游caspases级联反应，从而介导细胞凋亡。

此外，FADD参与干扰素介导的抗病毒免疫应答，在干扰素相关的信号通路中发挥作用。FADD缺陷患者外周血CD4⁻CD8⁻TCRαβ⁺T细胞数量及IL-10和FasL水平均提高，出现反复发热和脑部症状，伴癫痫发作。

（储以微）

zhǒngliú huàisǐ yīnzǐ shòutǐ 1 xiāngguān sǐwáng jiégòuyù dànbái

肿瘤坏死因子受体 1 相关死亡结构域蛋白（tumor necrosis factor receptor type 1-associated death domain protein，TRADD）　参与肿瘤坏死因子受体超家族（TNFRSF）成员相关信号通路的关键接头分子。分子量34kD，由312个氨基酸残基组成，编码基因位于人第16号染色体（q22.1）。TRADD广泛表达于机体几乎所有组织细胞内，胞内TRADD定位于胞核、胞质、细胞骨架等处。TNF与TNFR1结合后，TNFR1胞质区TRADD通过与FADD相互作用，激活胱天蛋白酶（caspase）级联反应和NF-κB通路。此外，TRADD通过与接头分子TRAF2结合可减弱TRAF2募集凋亡抑制蛋白IAP的作用，从而抑制TRAF2介导的抗凋亡效应；TRADD也可与Fas和FADD相互作用，从而参与 Fas 诱导的细胞凋亡。

（储以微）

bànguāng'ānsuān-tiāndōng'ānsuān tèyìxìng dànbáiméi

半胱氨酸天冬氨酸特异性蛋白酶（cysteinyl asparate-specific protease，caspase）

参与细胞凋亡相关级联反应的一组酶分子。简称胱天蛋白酶。caspase 分子结构中，半胱氨酸位于酶的活性中心，可专一作用于天冬氨酸与邻近氨基酸残基间而使底物分解，在细胞凋亡信号转导中发挥重要作用。已发现了 14 种人类 caspase，按其参与级联反应的顺序，分为两类：①启动 caspase：包括 caspase 2、8、9 和 10，分子中含 caspase 募集结构域或死亡效应结构域。②效应 caspase：包括 caspase 3、6 和 7，其主要靶点为核纤层蛋白、ICAD、PARP、PAK2 等。

caspase 参与细胞凋亡信号转导的机制为（图）：多种上游信号［如 CTL 和 NK 细胞释放的颗粒酶

B、死亡受体（Fas、TRAIL 受体、TNF 受体）、凋亡小体等］可迅速激活细胞质内 caspase 酶原，引发 caspase 级联反应。caspase 除参与介导细胞凋亡外，也在红细胞、成肌细胞等成熟过程中发挥重要作用。

（储以微）

sǐwáng shòutǐ 2

死亡受体 2（death receptor 2, DR2）

死亡受体的一种。即 CD95，又称 Fas 或 APO-1。Fas 可组成性或诱导性表达于多种细胞表面，如活化的 T/B 细胞、NK 细胞、单核细胞、胸腺细胞、成纤维细胞等，另在乳腺、卵巢、结肠、前列腺和肝等器官的实体瘤中也可检出其表达。Fas 胞质区含由 60~70 个氨基酸残基组成的保守序列，与细胞凋亡有关，称死亡结构域（DD）。Fas 主要以膜受体形式存在，通过转录水平不同拼接也可形成可溶性 Fas 分子。Fas 配体（FasL）即 CD178，主要分布于活化的 T 细胞表面，亦可

分泌或脱落至细胞外，成为可溶性分子。

Fas 是一类极为重要的死亡受体，其与 FasL 或抗 Fas 抗体结合，通过启动表达 Fas 的细胞内相关信号转导，可介导靶细胞凋亡。Fas 介导的细胞凋亡在淋巴细胞分化发育、增殖、细胞毒效应、免疫调节中起重要作用，也参与自身免疫病、移植排斥、肿瘤等免疫病理过程。

已发现 MRL/Lpr（*Fas* 基因突变）和 C3H/gld 小鼠（*FasL* 基因突变）易患 AID，其机制为：因 *Fas*、*FasL* 基因突变而不能编码正常蛋白产物，导致 Fas 凋亡信号受阻，Fas 介导的激活诱导的细胞死亡（AICD）障碍，可引起淋巴增殖性疾病，体内出现大量自身反应性 CD4+T 细胞、淋巴结病、脾大，产生大量 IgG 和 IgM（包括抗 DNA 抗体和类风湿因子），导致免疫复合物型肾炎和关节炎。人类也已发现由于 *Fas* 基因部分缺失而发生类似 *lpr* 小鼠症状的疾病，患儿出现淋巴结病和脾大，幼年发生自身免疫病。

（张学光）

sǐwáng shòutǐ 3

死亡受体 3（death receptor 3, DR3）

死亡受体的一种。属肿瘤坏死因子受体超家族（TNFRSF），又称淋巴细胞相关死亡受体（LARD）、Apo-3。分子量 45kD，由 417 个氨基酸残基组成，编码基因定位于人 1p36。DR3 的配体是 TWEAK（TNFSF12）和 TNFSF15，受体与配体结合后，DR3 胞质区 DD 与 TRADD 作用，可激活胱天蛋白酶（caspase）通路及 NF-κB 通路，介导细胞凋亡和其他生物学效应。此外，DR3 可与抗凋亡蛋白 BAG4 相互作用，调节细胞凋亡。

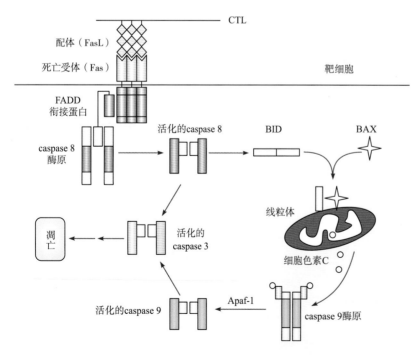

图　胱天蛋白酶介导细胞凋亡相关的信号转导

DR3 可表达于多种细胞表面，参与介导不同功能：①表达于富含淋巴细胞的器官组织（如胸腺、结肠、小肠及脾），参与调节淋巴细胞活化。②高表达于 Foxp3[+] 调节性 T 细胞，可调节后者功能。③抗原提呈细胞和某些内皮细胞的 Toll 样受体（TLR）或 FcR 被激活，可迅速上调 TL1A，继而激活 DR3，从而提高 T 细胞对内源性 IL-2 的敏感性，促进 T 细胞增殖。已报道，DR3 激动剂可用于治疗哮喘和器官移植排斥反应等。

（储以微）

sǐwáng shòutǐ 4

死亡受体 4（death receptor 4, DR4）

死亡受体的一种，属肿瘤坏死因子受体超家族（TNFRSF）。即 CD261，又称肿瘤坏死因子相关凋亡诱导配体受体 1（TRAIL-R1）。分子量 50kD，由胞外区（216 个氨基酸残基）、跨膜区（23 个氨基酸残基）和胞质区（206 个氨基酸残基）组成，胞外区含 3 个富含半胱氨酸的重复序列和 1 个 N-连接糖基化位点，胞质区含 1 个死亡结构域（DD）。人 *DR4* 基因定位于 8p21。DR4 表达广泛，高表达于淋巴样组织和肠道组织，K562 红白血病细胞和 MCF-7 乳腺癌细胞也高表达 DR4。

DR4 与相应配体（TRAIL）结合，其胞质区所含 DD 与 FADD 结合，可募集胱天蛋白酶（caspase）8 酶原形成死亡诱导信号复合物（DISC），将 caspase 8 酶原水解为有活性的 caspase 8，触发下游 caspase 级联反应，从而诱导细胞凋亡。此外，DR4 活化可激活下游 NF-κB 信号通路。

（储以微）

sǐwáng shòutǐ 5

死亡受体 5（death receptor 5, DR5）

死亡受体的一种，属肿瘤坏死因子受体超家族（TNFRSF）。即 CD262，又称肿瘤坏死因子相关凋亡诱导配体受体 2（TRAIL-R2）。分子量 47kD，由胞外区（155 个氨基酸残基）、跨膜区（21 个氨基酸残基）和胞质区（209 个氨基酸残基）组成，胞外区含 3 个富含半胱氨酸的重复序列，胞质区含 1 个死亡结构域（DD）。人 *DR5* 基因定位于 8p21.3。DR5 与配体（TRAIL）结合，其胞质区所含 DD 与 FADD 结合，募集胱天蛋白酶（caspase）8 酶原，形成死亡诱导信号复合物（DISC），后者将 caspase 8 酶原水解为有活性的 caspase 8，触发下游 caspase 级联反应并诱导细胞凋亡。DR5 分布广泛，高表达于淋巴结组织、肺和前列腺，另多种肿瘤细胞系（HeLaS3、K-562、HL-60、SW480、A-549 和 G-361）高表达 DR5，抑癌基因 *p53* 可诱导 DR5 表达。

（储以微）

CD 166

CD166（cluster of differentiation 166）

参与 T 细胞活化的白细胞分化抗原。又称活化白细胞黏附分子（ALCAM）。人 *CD166* 基因定位于 3 号染色体，成熟 CD166 分子（100kD）为 I 型跨膜糖蛋白，属免疫球蛋白超家族（IgSF）。胞外区有 5 个 IgSF 结构域，从 N 端向 C 端以 VVC2C2C2 顺序排列，并与胞外区结构类似的 CD146 和 CD239 组成一个亚家族。CD166 主要表达于造血干细胞、上皮细胞、内皮细胞、成骨细胞、活化的单核细胞、活化的 T 细胞、成纤维细胞、神经元及肿瘤细胞表面。通过蛋白酶裂解或 RNA 水平不同剪接，可产生可溶型 CD166（sCD166）。

CD166 存在嗜同性结合。CD166 与 CD6 可互为配受体，二者结合可诱导 T 细胞激活、增殖和产生细胞因子。CD166 与细胞黏附、迁移以及肿瘤形成和转移有关，如头颈部肿瘤、侵袭性黑色素瘤、胰腺癌及前列腺癌等肿瘤细胞高表达 CD166，且肿瘤患者血清与腹水 sCD166 水平明显升高。此外，CD166 参与调节造血干细胞，也是间充质干细胞及多种肿瘤的标志物，可能成为治疗肿瘤的新靶点。

（富宁）

CD 6

CD6（cluster of differentiation 6）

B 亚组清道夫受体。是最早发现的 T 细胞表面抗原之一，表达于 T 细胞、胸腺细胞及 B 细胞性慢性淋巴细胞白血病细胞（B-CLL）。人 *CD6* 基因定位于 11 号染色体。CD6 分子（105 或 130kD）胞外区含 3 个富含半胱氨酸的清道夫受体（SRCR）结构域，其近膜端 SRCR 结构域中有与其天然配体 CD166（ALCAM）结合的部位。

CD6 与 CD166 相互结合可发挥共刺激作用，促进 T 细胞增殖。CD6 表达活性与自身免疫病有关，*CD6* 基因变异可影响类风湿关节炎患者对 TNF-α 抑制剂治疗的反应性。*CD6* 基因单核苷酸多态性可能与多发性硬化等疾病相关。人源化抗 CD6 抗体已用于治疗 T 细胞淋巴瘤、骨髓移植、自身免疫病等疾病的研究。

（富宁）

CD 147

CD147（cluster of differentiation 147）

可刺激成纤维细胞产生胶原蛋白酶和其他细胞外基质金属蛋白酶的白细胞分化抗原。又称细胞外基质金属蛋白酶诱导物（EMMPRIN）。人 *CD147* 基因定位于 19 号染色体。成熟 CD147 分子含 248 个氨基酸残基，系高度糖基化的 I 型跨膜糖蛋白，属免疫球蛋白超家族。不同组织表达 CD147 分子，其糖基化程度各异，且与生物活性密切相关。CD147 表达于上皮细胞、内皮细胞、淋巴样细胞、髓样细胞、血小板、红细胞等表面，活化的 T 细胞表达升高。此外，CD147 高表达于某些肿瘤细胞（如小细胞肺癌和肝癌）。

CD147 作为基质金属蛋白酶诱导剂，可刺激成纤维细胞产生胶原蛋白酶和其他细胞外基质金属蛋白酶，可能参与肿瘤侵袭和转移。CD147 与亲环蛋白 A（CyP-A）、CyP-B 结合，可启动胞内信号转导，并介导细胞趋化与黏附。CD147 与整合素 $\alpha3\beta1$、$\alpha6\beta1$ 结合，可调节细胞的黏附与迁移。

CD147 异常表达或过表达可促进恶性肿瘤侵袭与转移，已成为肿瘤治疗的靶点；类风湿关节炎、丙型肝炎病毒所致肝炎、动脉粥样硬化、缺血性心肌损伤等患者体内 CD147 表达上调。

(富 宁)

CD 146

CD146 （cluster of differentiation 146）

作为血管内皮细胞标志的白细胞分化抗原。又称黑素瘤细胞黏附分子（MCAM）或细胞表面糖蛋白 MUC18，属免疫球蛋白超家族。人 *CD146* 基因定位于 11 号染色体。CD146（113kD）表达于内皮细胞、滤泡树突状细胞（FDC）、活化的 T 细胞等。MCAM 根据其胞质区长度不同可分为两个亚型，即 MCAM-l 和 MCAM-s。人类仅表达 MCAM-l，小鼠则表达两种亚型。此外，正常人血浆与上皮细胞培养上清可检出可溶型 CD146（sCD146）。

CD146 是血管内皮细胞的标志，表达于内皮细胞的细胞间连接部位，在新生血管发生中发挥重要作用，与肿瘤血管过表达有关。此外，CD146 可高表达于胚胎神经系统、气管、肾及输卵管上皮细胞，提示其可能参与上述组织和器官的发育。已发现，成人与胎儿的间充质干细胞高表达 CD146。

CD146 水平增高与多种急、慢性炎症及炎性疾病（如类风湿关节炎、炎性皮肤病、肠道疾病、慢性阻塞性肺疾病及多发性硬化）相关。已发现，人黑色素瘤高表达 CD146 与其进展和转移有关，也与多种上皮来源及少数间叶组织来源的恶性肿瘤转移和进展呈正相关。应用抗 CD146 人源化抗体治疗肿瘤已进入临床试验。

(富 宁)

miǎnyì xìbāo jīsù shòutǐ

免疫细胞激素受体 （hormone receptor of immune cell）

免疫细胞表面或细胞内可特异性识别激素分子从而介导免疫学效应的特殊蛋白质。

激素受体是细胞外或细胞内激素作用的靶分子，其主要功能是识别并结合微量激素，通过启动细胞内信号转导而参与免疫调节。20 世纪 90 年代，布莱洛克（Blalock）首次发现免疫系统具有合成、储存和分泌激素的功能。随后陆续发现，免疫细胞可产生多种内分泌腺激素，包括促肾上腺皮质激素、内啡肽、促甲状腺激素（TSH）、促甲状腺激素释放激素（TRH）、三碘甲状腺原氨酸（T3）、生长激素、催乳素、褪黑激素、组胺、血清素、儿茶酚胺、促性腺激素释放激素、促黄体激素释放激素、绒毛膜促性腺激素、肾素等。这些激素通过内分泌、自分泌、旁分泌等途径，与免疫细胞表达的多种激素受体结合，从而调节免疫功能。

分类 根据免疫细胞激素受体在细胞内定位，将其分为 3 类：

膜受体 又称极性受体，多数激素受体属此类，其表达于免疫细胞膜表面，按作用机制分为两类：①环腺苷酸依赖性膜受体：包括促肾上腺皮质激素受体、儿茶酚胺受体及胰高血糖素受体，通过激活腺苷酸环化酶而启动信号转导。②环腺苷酸非依赖性膜受体：包括血管紧张素受体、生长激素受体及生长激素释放因子受体等，不能激活腺苷酸环化酶。

细胞内可溶性受体 又称非极性受体（约占 15%），激素先以弥散方式进入免疫细胞，迅速与受体结合形成复合物，然后转入核内与染色质相结合，如免疫细胞糖皮质激素受体（GR）。

染色质结合受体 约占 5%，如甲状腺素 T3 受体，组蛋白参与此类受体的核内定位，对保持受体高亲和力发挥重要作用。

功能 免疫细胞激素受体介导的信号转导可影响免疫细胞发育、分化、克隆选择、存活和功能：①GR：表达水平和活性可直接影响免疫细胞对糖皮质激素的敏感性，与免疫细胞存活、死亡及活性等直接相关。②膜表面内啡肽受体：可启动相关信号转导，促进细胞因子产生，发挥免疫调节作用（如促进中性粒细胞迁移和生存；调节 B 细胞产生抗体；参与趋化作用及 NK 细胞活性；缓解糖皮质激素所致免疫抑制等）。③T3 受体（类固醇受体超家族成员）：主要分布于树突状细胞（DC）和活化的 T 细胞表面，T3 与 DC 表面 T3 受体 β 结合，可调节 DC 成熟和抗肿瘤活性，促进 DC 向淋巴结迁移，增强 DC 抗原提呈功能等。

此外，免疫细胞表达多种生长激素受体（如生长激素受体、生长激素释放激素受体和胰岛素样生长因子 1 受体等），具有重要的免疫调节作用。以胰岛素样生长因子 1 受体（IGF-1R）为例，其与相应配体（IGF-1）结合，可启动胞内多条信号通路，如胰岛素受体底物-1（IRS-1）、磷酸肌醇 3-激酶（PI3K）、蛋白激酶 B（PKB、AKT）、丝裂原激活蛋白激酶（MAPK）、钙依赖性信号转导等，从而调节免疫细胞黏附和存活。此外，IGF-1R 通过激活 PI3K 抑制骨髓前体细胞凋亡。

（储以薇）

miǎnyì xìbāo lízǐ tōngdào

免疫细胞离子通道（ion channel of immune cell）

细胞表面一类特殊的跨膜蛋白所形成的通道，可通过分子变构而开启或关闭，从而调控细胞内、外离子交换，并影响细胞功能。

结构 细胞离子通道由多个（通常为 4 个）蛋白质亚基组成，每个亚基单元有 6 个螺旋形跨膜区。激活状态下，这些螺旋体会移动并开启中间的孔，其中 2 个螺旋体被 1 个形成孔的环所分开，由此结构选择所通过的离子类型及其传导性。某些离子通道由 1 个孔环和 2 个跨膜螺旋体组成。

分类 离子通道包括不同类别，如按门控方式，分为电压门控离子通道和配体门控离子通道；按离子类型，可分为氯离子通道族、钾离子通道族、钠离子通道族和钙离子通道族等。

免疫细胞表面表达多种离子通道，包括电压门控钾通道、钙激活钾通道、钙释放激活钙通道、氯离子通道、ATP 门控阳离子通道和上皮钠离子通道等。离子通道数量与免疫细胞亚型及细胞活化状态密切相关，如 T 细胞表面离子通道可随胸腺发育、T 细胞活化、分化而发生改变。

功能 离子通道通过控制离子的跨质膜运输，可调节膜电位和胞内离子浓度，从而参与淋巴细胞内信号转导，对外界刺激产生应答。以钾通道为例：功能性钾通道是 T 细胞和 B 细胞活化所必需，膜电位增加可有效促进淋巴细胞活化；有丝分裂原可导致 T/B 细胞表面钾离子通道增加，钾离子通道密度与细胞增殖活性呈正相关；病理条件下，T/B 细胞激活也有赖于钾离子通道参与。

钾离子通道阻滞剂（如 4-氨基吡啶、四乙胺、奎宁、维拉帕米、地尔硫䓬等）可诱导质膜去极化而减少钾离子内流，从而抑制下游基因表达、细胞因子分泌，抑制淋巴细胞增殖及活化，并抑制 NK 细胞和 T 细胞的杀伤功能；电压门控钾通道 Kv1.3 选择性抑制剂［玛格（斑蝎）毒素（margatoxin）］可抑制有丝分裂原及混合淋巴细胞培养所致的细胞增殖及 IL-2、IFN-γ 分泌。

此外，树突状细胞、小胶质细胞表面的酸敏感离子通道（ASIC）可调控抗原提呈细胞功能及炎症反应发生。ASIC 阻滞剂（PcTx1）可显著降低小胶质细胞对脂多糖的反应，降低促炎细胞因子分泌及相关信号通路启动。

（储以薇）

miǎnyì xìbāo de shénjīng dìzhì shòutǐ

免疫细胞的神经递质受体（neurotransmitter receptor of immune cell）

表达于免疫细胞膜表面或细胞内、可与神经递质特异性结合并介导免疫效应的蛋白质。已发现多种免疫细胞表达神经递质受体，如 T 细胞和树突状细胞（DC）可表达谷氨酸受体的某些亚型、乙酰胆碱（ACh）受体、血清素受体、多巴胺（DA）受体、肾上腺素受体等。另外免疫细胞也具有合成及储存经典神经递质的能力，特殊条件下这些神经递质从胞内被释放，可以自分泌、旁分泌方式发挥作用。

分类：根据结构和作用方式的不同分为两类：①直接门控受体：又称配体门控通道，如 N 型 ACh 受体、γ-氨基丁酸（GABA）受体和甘氨酸受体等，此类神经递质受体本身即为离子通道，与配体结合后可致自身蛋白构象改变，启动离子通道开放。②间接门控受体：指与离子通道分离存在的受体，包括 M 型 ACh 受体和神经肽类受体等，此类受体与相应配体结合可激活膜表面 G 蛋白，直接或间接通过第二信使而开启离子通道，或通过其他酶系统产生一系列免疫学效应。

功能：①抗原提呈过程中，DC 释放的谷氨酸与 T 细胞表面的代谢型谷氨酸受体 5 结合，可启动抑制性信号，导致环腺苷酸（cAMP）水平升高，影响 T 细胞激活；谷氨酸作用于 T 细胞表面的代谢型谷氨酸受体 1，则可克服 cAMP 的抑制作用，促进 T 细胞活化和 Th1 型细胞因子分泌。②调节性 T 细胞（Treg）表面 D5R/D1R 与 DA 结合，可致 IL-10、IFN-γ 分泌减少，细胞毒性 T 细胞相关抗原 4（CTLA-4）表达降低，使 Treg 的免疫抑制功能受损。③T 细胞、DC 和小胶质细胞等表面 GABA 受体表达水平与免疫细胞活化状态密切相关，弓形虫感染后，DC 高表达 A 型 GABA 受体（属直接门控受体）的亚单位（α3、α5、β1、β3 和 ρ1），可通过自分泌途径被激活，上调 CCR7 表达，通过与 CCL19 结合而介导趋化反应及 DC 活化、迁移。④小神经胶质细胞表达 B 型 GABA 受体（属间接门控受体），其与相应配体结合，可能与某些病理过程下（如脑损伤等）脑源性神经营养因子分泌及局部免疫微环境有关。

（储以薇）

niánfù fēnzǐ

黏附分子（adhesion molecule, AM）

介导细胞与细胞间或细胞与细胞外基质间相互识别和结合的分子的统称。广义上，黏附分子包括表达于细胞表面的黏附分子和细胞外基质，但多数情况下，黏附分子主要指细胞黏附分子（CAM）。黏附分子多为分布于细胞表面的糖蛋白，许多属于 CD 分子系列，多数以互为配体-受体的形式相互作用，启动细胞内信号转导，介导细胞与细胞间、细胞与基质间或细胞-基质-细胞间的黏附，并参与一系列重要的生理功能和病理过程。

研究过程 20 世纪 70 年代后，由于单克隆抗体和分子生物学技术的发展和应用，得以从分子水平系统地认识黏附分子及其作用机制。自 1993 年第五届人白细胞分化抗原国际专题讨论会始，将黏附分子列为 CD 分子中的一个组。20 世纪末，随着人类基因组计划基本完成及生物信息学、结构生物学迅猛发展，黏附分子已成为细胞和分子免疫学领域的重要研究课题。

共同特点 黏附分子家族成员众多、功能各异，但具有如下共同特点：①均通过受体与配体结合的形式发挥作用，这种结合通常为可逆性，并呈非专一性，即同一黏附分子可与若干配体结合。②几乎无多态性，同一种属不同个体的同类黏附分子基本相同。③同一细胞表面可表达多种不同类别黏附分子。④黏附分子效应往往通过多对受体和配体共同作用而实现。⑤同一黏附分子在不同细胞表面可能发挥不同作用，同一生物学功能也可能由不同黏附分子所介导。⑥黏附分子在介导黏附作用的同时往往也启动信号转导，黏附及信号转导的效应与黏附分子密度及其与配体的亲和力有关。

分类 绝大多数黏附分子是跨膜蛋白，根据胞外区结构域特点，分为以下几类：①整合素家族：为一组细胞表面糖蛋白受体，是由 α 和 β 亚单位构成的异二聚体，配体多为细胞外基质成分；此外，整合素家族成员还可结合免疫球蛋白超家族（IgSF）成员、钙黏蛋白和其他分子。②选择素家族：为一组胞外区由 C 型凝集素样结构域、表皮生长因子样结构域和补体调节蛋白重复序列组成的膜分子。③IgSF：家族成员胞外段具有与 IgV 区或 C 区相似的折叠结构，氨基酸序列也有一定同源性。④钙黏蛋白家族：成员的胞外区含若干个由 110 个氨基酸残基组成的重复结构域。⑤多配体蛋白聚糖家族：成员的跨膜区和胞质区具有高度同源性，而胞外区序列相似性较低，但均通过胞外区的硫酸乙酰肝素链与多种配体结合。⑥黏蛋白样血管地址素。

免疫学功能 黏附分子通过介导细胞间或细胞-细胞外基质-细胞间黏附，参与细胞的识别、活化、增殖、分化、伸展和移动，在胚胎发育和分化、器官发生和组织整体性维持中发挥重要作用，并参与伤口修复、凝血和血栓形成等。黏附分子也广泛参与免疫应答、免疫调节及某些免疫病理过程，其功能如下：

免疫细胞发育和分化 胸腺细胞发育成熟依赖于胸腺基质细胞（TSC）及其所分泌细胞因子等构成的微环境。胸腺细胞发育成熟中，由胸腺皮质移行进入髓质，该过程涉及多种黏附分子介导的胸腺细胞-TSC 间相互作用。

免疫应答和免疫调节 黏附分子介导免疫细胞间（CD4[+] Th 细胞-抗原提呈细胞、CD4[+] Th 细胞-B 细胞、CD8[+]T 细胞-靶细胞）相互作用，可稳定细胞间接触，提高 T 细胞对抗原刺激的敏感性，并提供 T 细胞和 B 细胞激活所不可缺少的共刺激/共抑制信号。此外，黏附分子也参与固有免疫细胞（如巨噬细胞、NK 细胞等）和细胞毒性 T 细胞（CTL）对靶细胞的识别及杀伤效应。

免疫细胞迁徙 迁徙是重要的细胞生物学行为，涉及免疫细胞在血液/淋巴系统、中枢及外周淋巴器官、病变组织/器官的迁移、浸润和定位（如 T 细胞前体向胸腺迁移、初始淋巴细胞向淋巴器官归巢、淋巴细胞向局部组织黏膜迁移和浸润等），从而在免疫应答和炎症反应中发挥重要作用。黏附分子（在细胞因子/趋化因子及其相应受体参与下）是决定免疫细胞迁徙的重要分子基础（图）。迁徙的意义为：①免疫细胞黏附并穿越血管内皮细胞向炎症部位移行，是炎症反应的重要特征，其分子基础在于白细胞与血管内皮细胞表面黏附分子间相互作用，以及细胞因子等对黏附分子表达的调节。②免疫细胞表面黏附分子（归巢受体）与局部组织内皮细胞表面相应黏附分子

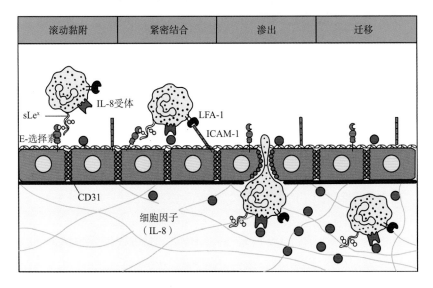

图　中性粒细胞与血管内皮细胞的黏附及渗出

（血管地址素）相互作用，从而介导淋巴细胞归巢和再循环等重要生理功能。

参与调节免疫细胞凋亡　大部分细胞需与胞外基质黏附才能增殖，即"锚定依赖"。细胞一旦与基质分离，即可发生凋亡。免疫细胞表面的整合素等黏附分子与相应配体结合，可有效促进细胞增殖并阻抑细胞凋亡。

临床意义　参与免疫相关及炎症性疾病发生：①整合素 β2（CD18）基因突变导致Ⅰ型白细胞黏附缺陷症（LAD1）。②α6 或 β4 基因突变引发幽门闭锁-结合性大疱性表皮松解症（PA-JEB）。③β3（CD61）基因突变导致血小板无力症。④CD40L（CD154）基因缺陷导致X连锁高 IgM 综合征。

黏附分子也参与免疫病理过程：①是组成肿瘤微环境的重要因子，肿瘤发生过程中，肿瘤细胞所表达的黏附分子种类和水平出现改变，从而参与肿瘤浸润和转移；某些黏附分子（如 CD44、CD326 等）是肿瘤干细胞的表面标志，可用于诊断肿瘤。②通过介导炎症细胞向病变组织局部迁移和浸润，广泛参与炎症性疾病发生。

基于黏附分子的生物治疗策略已取得进展，迄今获美国食品和药品管理局（FDA）批准用于临床的治疗性单抗，多以黏附分子为靶点。

（金伯泉）

zhěnghésù jiāzú

整合素家族（integrin family）

表达于细胞膜的一组糖蛋白。属黏附分子家族。早期发现此类分子主要介导细胞与细胞外基质黏附，使细胞得以附着而形成整体，故得名。其后发现许多整合素家族黏附分子还可介导细胞与细胞间相互黏附。整合素家族黏附分子均为由 α、β 链（或称亚单位）以非共价键连接而组成的异源二聚体。不同整合素分子其 α 链（150～210kD）同源性相对较低，胞外区含 7 个重复序列，每个重复序列由 24～45 个氨基酸残基组成。某些 α 链（α1、α2、α10、αE、αL、αM、αX 和 αD）在第Ⅱ、Ⅲ重复序列间有一个插入区（Ⅰ区），约由 200 个氨基酸残基组成。不含Ⅰ区的 α 链（α3、α5、α6、α7、α8、αv、αⅡb），其链内有 1 个二硫键，在还原状态下产生分子量不等的两个片段。α 亚单位Ⅳ～Ⅶ 或 Ⅴ～Ⅶ 重复序列中含 DXDX-DGXXD 或类似基序，与整合素结合二价阳离子（Mg^{2+}）有关，并与 β 单位共同构成整合素的配体结合部位。不同整合素分子的 β 链（90～110kD，β4 为 210kD）氨基酸水平同源性为 40%～48%，胞外区有 4 个富含半胱氨酸的重复序列。

整合素家族至少有 18 种 α 亚单位和 8 种 β 亚单位（β1～8）：大部分 β 亚单位可结合数种不同 α 亚单位；多数 α 亚单位仅可与 1 种 β 亚单位结合；某些 α 亚单位可与 2 种或 2 种以上 β 亚单位结合。α 和 β 亚单位可形成 24 种组合，依据其 β 链可分为 β1～8 组，同一组整合素的 β 链相同，但 α 链不同。

整合素表达广泛，一种细胞常表达多种整合素分子。表达的种类、数量及构象，可随细胞分化和活化而改变，以适应不同功能。整合素可与多种分子相互作用：①细胞外基质：如胶原、层黏连蛋白、纤连蛋白、玻连蛋白等。②免疫球蛋白超家族（IgSF）黏附分子：如 CD18a/CD29（LFA-1）与 CD54（ICAM-1）相互作用，CD49d/CD29（VLA-4）与 α4β7 与 CD106（VCAM-1）相互作用。③与其他分子相互作用：如 CD49b/CD29（VLA-2）和 αEβ7 均可与 E-钙黏蛋白相互作用，CD11b/CD18（Mac-1）和 CD11c/CD18（p150，95）可识别补体片段 iC3b。

整合素具有广泛的生物学功能，参与细胞发育、分化、黏附、移动、信号传递以及炎症发生、淋巴细胞归巢、肿瘤转移、血栓形成等。

（金伯泉）

zhěnghésù β1 yàjiāzú

整合素 β1 亚家族 （intergrin β1 subfamily）

由整合素 β1 亚单位（CD29）分别与多种 α 亚单位组成的一组整合素。又称迟现抗原（VLA）家族。由于最早发现的 VLA-1 和 VLA-2 分子是用同种异型抗原或外源凝集素活化淋巴细胞后数周才出现，故得名。β1 亚单位（130kD），即 CD29。人 CD29 基因定位于 10p11.2。CD29 有 A、B、C 和 D 4 种异型，A 异型 CD29 胞外区、跨膜区和胞质区分别由 708、23 和 47 个氨基酸残基组成，含 12 个 N-连接糖基化位点。CD29 表达十分广泛，在记忆性 T 细胞表达水平比初始 T 细胞高，其胞质区与细胞骨架相连，参与 T 细胞活化并调节 CD29 的黏附功能。

β1 亚家族成员可表达于各类细胞表面，配体各异，某些成员可有多种配体，且依其表达的细胞不同而与不同配体结合，发挥稳定的黏附作用有赖于多种整合素协同。该家族包括 12 个成员，由 β1 亚单位分别与 α1（CD49a）、α2（CD49b）、α3（CD49c）、α4（CD49d）、α5（CD49e）、α6（CD49f）、α7、α8、α9、α10、α11 和 αV（CD51）结合，组成 α1β1、α2β1、α3β1、α4β1、α5β1、α6β1、α7β1、α8β1、α9β1、α10β1、α11β1 和 αVβ1（VNR-β1）等。

整合素 α1β1 由整合素 α1（CD49a）与整合素 β1 组成的二聚体，又称迟现抗原-1（VLA-1）。人 CD49a 基因定位于 5 号染色体，成熟 CD49a 分子（210kD）胞外区、跨膜区和胞质区分别有 1111、25 和 15 个氨基酸残基，含 26 个 N-连接的糖基化位点。CD49a 表达于单核细胞，静止 T 细胞表达水平很低，活化的 T 细胞表达水平增加。IL-2 可上调 NK 细胞 CD49a 表达。α1β1 的配体是层黏连蛋白和胶原。

整合素 α2β1 由整合素 α2（CD49b）与 β1 组成的二聚体，又称迟现抗原-2（VLA-2）。人 CD49b 基因定位于 5q23-31。成熟 CD49b 分子（165kD）胞外区、跨膜区和胞质区分别由 1103、22 和 27 个氨基酸残基组成，含 10 个 N-连接的糖基化位点。由于整合素 α2β1 第 505 位氨基酸残基发生变异，人群中存在 Br^a（505Lys）和 Br^b（505Glu）多态性，属同种异型血小板抗原。α2β1 表达于单核细胞、血小板、B 细胞、T 细胞和 NK 细胞，还可表达于成纤维细胞、内皮细胞、上皮细胞、软骨细胞和黑素瘤细胞系。α2β1 的配体为层黏连蛋白、胶原、E-钙黏蛋白、胶原凝集素和补体组分 C1q。

创伤愈合过程中，成纤维细胞可能通过 α2β1 与胶原结合而参与组织再生。缺乏 α2β1 的血小板对胶原无反应，临床上表现为血小板黏附异常的胶原受体缺乏症。α2β1 表达增加可能与肿瘤发生及恶性程度相关。此外，α2β1 是埃可病毒的受体。

整合素 α3β1 由整合素 α3（CD49c）与 β1 组成的二聚体，又称迟现抗原-3（VLA-3）、细胞外基质受体 Ⅱ（ECMR Ⅱ）。CD49c 胞外区含 1 个二硫键，还原条件下形成 N 端 130kD 片段和 C 端 25kD 片段。人 CD49c 基因定位于 17 号染色体。成熟 α3β1 分子胞外区、跨膜区和胞质区分别由 959、23 和 36 个氨基酸残基组成，含 14 个 N-连接糖基化位点。α3β1 表达于单核细胞、T 细胞和 B 细胞，其配体为纤连蛋白、胶原、层黏连蛋白及表皮整联配体蛋白。

整合素 α4β1 由整合素 α4（CD49d）与 β1 组成的二聚体，又称迟现抗原-4（VLA-4）。人 CD49d 基因定位于 2q31-32。成熟 CD49d（150kD）分子的胞外区、跨膜区和胞质区分别由 944、23 和 32 个氨基酸残基组成，含 11 个 N-连接的糖基化位点。α4β1 表达于除中性粒细胞和血小板以外的大多数白细胞（如胸腺细胞、单核细胞、B 细胞、T 细胞、NK 细胞、嗜酸性粒细胞等），其配体为血管细胞黏附分子-1（VCAM-1）、纤连蛋白、黏膜地址素细胞黏附分子-1（MAdCAM-1）、骨桥蛋白和连接黏附分子-2（JAM-2）。EILDV 是 α4β1 与配体的结合序列。α4β1 的功能为：参与白细胞从血管迁移至炎症部位，介导白细胞流动的减慢和沿血管壁滚动，以及随后的紧密黏附；向 T 细胞活化提供共刺激信号；参与 T-B 细胞间相互黏附，以及 T-T 细胞间或 B-B 细胞间黏附。此外，α4β1 是轮状病毒的受体。

整合素 α5β1 由整合素 α5（CD49e）和 β1 组成的二聚体，又称迟现抗原-5（VLA-5）。人 CD49e 基因定位于 12q11-13。还原条件下，CD49e 裂解为 N 端的 135kD 片段和 C 端的 25kD 片段。成熟分子胞外区、跨膜区和胞质区分别由 953、27 和 28 个氨基酸残基组成，含 14 个 N-连接的糖基化位点。α5β1 表达于胸腺细胞、T 细胞、B 细胞、单核细胞和血小板，活化的 T 细胞和记忆性

T 细胞表面 α5β1 表达水平增加。α5β1 配体为纤连蛋白、侵袭蛋白、骨桥蛋白，与纤连蛋白的结合序列为精氨酸–甘氨酸–天冬氨酸（RGD）。α5β1 的功能为：与纤连蛋白结合，为 T 细胞活化提供共刺激信号；促进吞噬细胞 FcγR 或补体受体介导的调理吞噬作用；参与单核细胞迁移。

整合素 α6β1 由整合素 α6（CD49f）和 β1 组成的二聚体，又称迟现抗原 – 6（VLA-6）。人 *CD49f* 基因定位于 2 号染色体。CD49f 在还原条件下裂解为 N 端的 120kD 片段和 C 端的 30kD 片段，其 A 亚型成熟分子胞外区、跨膜区和胞质区分别由 991、23 和 36 个氨基酸残基组成，含 8 个 N–连接的糖基化位点。CD49f 有 A 和 B 两种异型，均表达于胸腺细胞、T 细胞、单核细胞、血小板及非淋巴组织的上皮细胞。活化的 T 细胞和记忆性 T 细胞 α6β1 表达水平增加。α6β1 的配体为层黏蛋白（LM），二者结合可为 T 细胞提供活化和增殖的共刺激信号，并参与胚胎发育。

整合素 α7β1 由整合素 α7 与 β1 组成的二聚体。人整合素 α7 基因定位于 12 号染色体。α7 分子在还原条件下可裂解为 N 端的 100kD 片段和 C 端的 30kD 片段。α7β1 表达于黑色素瘤细胞，可能与肿瘤恶变和转移有关，其配体为层黏连蛋白。

整合素 α8β1 由整合素 α8 与 β1 组成的二聚体。人 α8 基因定位于 10 号染色体。α8β1 表达于平滑肌细胞、肺泡间质细胞和中性粒细胞，其配体为纤连蛋白、骨桥蛋白、玻连蛋白和腱生蛋白，结合这些配体的短肽序列为 RGD。

整合素 α9β1 由整合素 α9 与 β1 组成的二聚体。人 α9 基因定位于 3 号染色体。α9β1 表达于皮肤鳞状上皮基底层和中性粒细胞，其配体为去整合素金属蛋白酶、骨桥蛋白、纤连蛋白、血管内皮细胞生长因子（VEGF）和 VCAM-1。

整合素 α10β1 由整合素 α10 与 β1 组成的二聚体。人 α10 基因定位于 1 号染色体。α10β1 表达于软骨细胞和纤维组织，其配体为胶原蛋白。

整合素 α11β1 由整合素 α11 与 β1 组成的二聚体。人 α11 基因定位于 5 号染色体。α11β1 表达于某些肿瘤细胞，其配体为胶原蛋白。

整合素 αVβ1 由整合素 αV/VNR（CD51）与 β1 组成的二聚体。人 *CD51* 基因定位于 2q31-32。αVβ1 含 13 个 N–连接糖基化位点，可与纤连蛋白和骨桥蛋白结合。还原条件下，αV 裂解为 N 端的 125kD 片段和 C 端的 24kD 片段。

（金伯泉）

zhěnghésù β2 yàjiāzú

整合素 β2 亚家族（intergrin β2 subfamily）

含整合素 β2 亚单位（CD18）的一组黏附分子。又称整合素白细胞黏附受体组。成熟 CD18（95kD）分子胞外区、跨膜区和胞质区分别由 678、23 和 46 个氨基酸残基组成，含 6 个 N–连接的糖基化位点。人 *CD18* 基因定位于 21q22.3。

CD18 可分别与整合素 α 亚位 αL（CD11a）、αM（CD11b）、αX（CD11c）和 αD 结合，组成 LFA-1（αLβ2，CD11a/CD18）、Mac-1（αMβ2，CD11b/CD18）、p150,95（αXβ2，CD11c/CD18）和 αDβ2。CD18 表达于所有白细胞，其胞质区连接多种细胞骨架蛋白，如 α 辅肌动蛋白、细丝蛋白及胞质调节分子。

整合素 αLβ2 由整合素 αL（CD11a）和整合素 β2 组成的异二聚体，又称为淋巴细胞功能相关抗原 1（LFA-1）。人 αL 亚单位（180kD）基因定位于 16p11-13.1。成熟 CD11a 分子胞外区、跨膜区和胞质区分别由 1063、24 和 58 个氨基酸残基组成，含 12 个 N–连接糖基化位点。αLβ2 表达于淋巴细胞、粒细胞、单核/巨噬细胞表面，记忆性 T 细胞 αLβ2 表达水平升高，其配体为 ICAM-1（CD54）、ICAM-2（CD102）、ICAM-3（CD50）、ICAM-4（CD242）、ICAM-5 及连接黏附分子 1（JAM-1，CD321）。αLβ2 是重要的细胞间黏附分子，T 细胞活化时 αLβ2 发生聚集和构象变化，与配体结合的亲和力可瞬时上调。

存在 Mg^{2+} 的条件下，αLβ2 发挥如下功能：①炎症过程中，白细胞表面 αLβ2 主要通过与内皮细胞表面 ICAM-1 和 JAM-1 结合，在白细胞和内皮细胞黏附及白细胞渗出中发挥关键作用。②参与 T 细胞应答，如 CTL 识别和杀伤靶细胞、混合淋巴细胞反应、特异性抗原或有丝分裂原诱导的 T 细胞增殖、T 细胞–B 细胞相互作用，也参与 T 细胞依赖的抗体应答。③αLβ2 的 β2 亚单位（CD18）介导信号转导，抗 αLβ2 单克隆抗体或固化的 ICAM-1 使 αLβ2 发生交联，可与抗 CD3 单抗协同使 T 细胞内 Ca^{2+} 浓度改变，促进 DNA 合成和 IL-2 产生。④NK 细胞及活化的 T 细胞表面 αLβ2 与 CD226 相连，后者胞质区丝氨酸磷酸化与 αLβ2 功能密切相关。

白细胞黏附缺陷症（LAD）患者白细胞 β2 表达缺陷，包括 αLβ2 在内的白细胞黏附受体组成员均表达缺陷。

整合素 αMβ2 由整合素 αM（CD11b）和 β2 组成的异二聚体，又称补体受体 3（CR3）或巨噬细胞-1 抗原（Mac-1）。人 *CD11b* 基因定位于 16p11-13.1。成熟 CD11b（170kD）分子胞外区、跨膜区和胞质区分别由 1089、24 和 24 个氨基酸残基组成，含 19 个 *N*-连接的糖基化位点。αMβ2 主要表达于髓样细胞和 NK 细胞，其配体为 iC3b（补体片段）、ICAM-1（CD54）、血纤蛋白原（Fg）、X 因子和连接黏附分子 3（JAM-3）。单核细胞和髓样单核细胞系分化和成熟过程中 αMβ2 表达增加；炎症刺激剂可上调中性粒细胞和单核细胞 αMβ2 表达；趋化剂（如 fMLP、C5a 和白三烯 B4 等）可诱导储存于细胞颗粒内的 αMβ2 迅速转移至细胞膜表面。αMβ2 的功能为：与 iC3b 结合，可调理吞噬；在单核细胞和中性粒细胞穿越内皮细胞迁移至炎症部位过程中发挥重要作用。LAD 患者白细胞 β2 表达缺陷，包括 αMβ2 在内的白细胞黏附受体组成员表达均缺陷。

整合素 αXβ2 由整合素 αX（CD11c）和 β2 组成的异二聚体，又称补体受体 4（CR4）或 p150, 95。人 *CD11c* 基因定位于 16p11-13.1。成熟 CD11c 分子（150kD）胞外区、跨膜区和胞质区分别由 1088、21 和 35 个氨基酸残基组成，含 8 个 *N*-连接的糖基化位点。αXβ2 主要表达于髓样细胞（单核/巨噬细胞、粒细胞等），也表达于 NK 细胞、活化的 T 细胞和 B 细胞、树突状细胞和毛细胞白血病细胞等。炎症刺激剂可诱导中性粒细胞储存于胞内颗粒内的 αXβ2 分子迅速转移至细胞表面；血液中单核细胞穿越毛细血管壁进入组织成为巨噬细胞后，αXβ2 表达上调并伴随 αMβ2 表达下降。

αXβ2 的配体为 iC3b、ICAM-1（CD54）和 Fg。αXβ2 在 CTL 杀伤靶细胞以及中性粒细胞和单核细胞黏附至内皮细胞过程中起重要作用。LAD 患者白细胞 β2 表达缺陷，包括 αXβ2 在内的白细胞黏附受体组成员表达均缺陷。

整合素 αDβ2 由整合素 αD（CD11d）和 β2 组成的异二聚体，即 CD11d/CD18。人 *CD11d* 亚单位（150kD）基因定位于 16 号染色体。成熟 CD11d 胞外区、跨膜区和胞质区分别含由 1083、24 和 38 个氨基酸残基组成，含 10 个 *N*-连接的糖基化位点。外周血白细胞表达中等水平 αDβ2，而脾红髓巨噬细胞高表达。αDβ2 的配体是 ICAM-3（CD50），但不结合 ICAM-1 和 VCAM-1。

（金伯泉）

zhěnghésù β3 yàjiāzú

整合素 β3 亚家族（intergrin β3 subfamily） 含整合素 β3 亚单位（CD61）的一组黏附分子。又称血小板糖蛋白组。包括 2 个成员，即 αⅡb β3（CD41/CD61）和 αVβ3（CD51/CD61）。人整合素 *β3* 亚单位（*CD61*）基因定位于 17q21.3。成熟 CD61（105kD）分子胞外区、跨膜区和胞质区分别由 692、23 和 26 个氨基酸残基组成，含 6 个 *N*-连接的糖基化位点，第 237~248 位氨基酸残基区域对 β3 与配体结合起关键作用。

CD61 表达于血小板、巨核细胞、单核/巨噬细胞和内皮细胞表面，其胞质区与内联蛋白相连。CD61 具有多态性，是表达于血小板表面的同种异型抗原。CD61 基因多种错义突变与格兰茨曼（Glanzmann）血小板无力症（常

染色体隐性遗传性疾病）的发病有关，其中 D119Y、R214Q 和 R214W 导致 GPⅡbⅢa 复合物丧失结合配体的活性；C374Y 使血小板 GPⅡbⅢa 表达下降，但仍可特异性结合配体；S752P（在胞质区）使 GPⅡbⅢa 对血小板活化无反应。

整合素 αⅡbβ3 由整合素 αⅡb（CD41）与 β3 组成的异二聚体，即 CD41/CD61，又称血小板膜糖蛋白ⅡbⅢa（GPⅡbⅢa）。CD41 在还原条件下可裂解为 N 端的 125 kD 片段和 C 端的 22kD 片段。成熟 CD41 分子胞外区、跨膜区和胞质区分别由 1012、26 和 20 个氨基酸残基组成，含 5 个 *N*-连接的糖基化位点。人 *CD41* 基因定位于 17q21.32。αⅡbβ3 的配体为血纤蛋白原、冯·维勒布兰德因子（vWF）、纤连蛋白、玻连蛋白和血小板反应蛋白。血小板活化状态可决定 αⅡbβ3 与上述配体的结合：未活化的血小板仅结合固相化的血纤蛋白原；一旦血小板受凝血酶、腺苷二磷酸（ADP）和胶原等刺激而活化，即可与相应配体结合，该结合主要与配体所含精氨酸-甘氨酸-天冬氨酸（RGD）序列有关。GPⅡbⅢa 还可与血纤蛋白原 γ 链的 HHLG-GAKQAGDV 序列结合。

αⅡbβ3 是血小板表面主要整合素，在血小板黏附和聚集中发挥重要作用。血小板活化时，αⅡbβ3 构象发生改变，一旦 αⅡbβ3 与配体结合，其构象可进一步发生变化。此外，αⅡbβ3 可诱导数种胞质内蛋白的磷酸化。

αⅡbβ3 与某些疾病发生相关：β3 错义突变及 αⅡb 亚单位错义突变（G242D、R327H 和 G418D）均可导致格兰茨曼血小板无力症；等位基因 *HPA-3B*

（Ser843）可形成一个额外的 *O*-连接糖基化位点，与新生儿同种异体免疫性血小板减少症有关。

整合素 αVβ3　由整合素 αV（CD51）与 β3 组成的二聚体，即 CD51/CD61。CD51（αV）可与 CD29（β1）、CD61（β3）、β5、β6、β8 分别组成 αVβ1、αVβ3、αVβ5、αVβ6 和 αVβ8 等多种形式的整合素。CD51 亚单位在还原条件下可裂解为 N 端 125kD 片段和 C 端 24kD 片段。人 *CD51* 基因定位于 2q31-32。成熟 CD51 胞外区、跨膜区和胞质区分别由 963、23 和 32 个氨基酸残基组成。αVβ3 表达于血小板，但表达水平低于 GPⅡbⅢa（CD41/CD61）。αVβ3 还表达于内皮细胞、某些活化的白细胞、NK 细胞、巨噬细胞、中性粒细胞以及平滑肌细胞、破骨细胞和某些肿瘤细胞等。αVβ3 配体为玻连蛋白、血纤蛋白原（Fg）、纤连蛋白、冯·维勒布兰德因子、层黏蛋白、血小板反应蛋白以及神经黏附分子 L1、骨桥蛋白和去整合素金属蛋白酶（ADAM），也可与整合素相关蛋白（IAP，CD47）相连。

αVβ3 的功能为：作为血小板活化非依赖性受体，通过与 CD31 相互作用而介导白细胞-内皮细胞间黏附；通过介导破骨细胞与骨桥蛋白黏附，可促进骨再吸收；可能参与血管生成，其拮抗剂通过干扰血管生成抑制肿瘤生长。

（金伯泉）

zhěnghésù α6β4

整合素 α6β4（integrin α6β4）

由整合素 α6（CD49f）与整合素 β4（CD104）组成的二聚体，即 CD49f/CD104。人 *CD104* 基因定位于 17q11-qter。成熟 CD104（220kD）胞外区、跨膜区和胞质区分别有 683、21 和 1019（或

1072 和 1089）个氨基酸残基，含 5 个 *N*-连接糖基化位点。CD104 胞质区较长，有 4 个Ⅲ型纤连蛋白结构域（Fn3）。在第二和第三个 Fn3 之间可插入 70 或 53 个氨基酸残基的片段，形成不同异型。

α6β4 表达于复层表皮细胞半桥粒、单层上皮细胞、施万细胞、某些肿瘤细胞及小鼠某些内皮细胞亚群表面。α6β4 是复层上皮细胞半桥粒的一个组分，通过与层黏连蛋白和（或）缰蛋白锚定纤丝结合，可使上皮细胞黏附至基膜，而其他整合素是通过与肌动蛋白细胞骨架结合而介导上皮细胞与基膜结合。

大疱性表皮松解症和幽门闭锁患者 β4 发生移码突变或缺失突变。α6β4 在创伤愈合过程中使表皮细胞层黏附至结缔组织。此外，α6β4 还参与 NK 和 T 细胞的细胞毒作用。

（金伯泉）

zhěnghésù αVβ5

整合素 αVβ5（integrin αVβ5）

由整合素 αV（CD51）与整合素 β5 组成的二聚体。其中 CD51 即玻连蛋白 α 亚单位受体（VNR），又称 VNR-β5。人 *β5* 亚单位基因定位于 3 号染色体。成熟人 β5（100kD）胞外区、跨膜区和胞质区分别由 696、23 和 57 个氨基酸残基组成，含 8 个 *N*-连接的糖基化位点。αVβ5 表达于某些肿瘤细胞（如肉瘤、肝癌细胞等），其配体为玻连蛋白、纤连蛋白和骨桥蛋白等。

（金伯泉）

zhěnghésù αVβ6

整合素 αVβ6（integrin αVβ6）

由整合素 αV（CD51）与整合素 β6 组成的二聚体。人 *β6* 亚单位基因定位于 2 号染色体。人成熟 β6（106kD）胞外区、跨膜区

和胞质区分别由 688、29 和 52 个氨基酸残基组成，含 9 个 *N*-连接的糖基化位点。αVβ6 表达于某些肿瘤细胞系（如 FG-2、UCLA-P3 等），其配体为纤连蛋白和骨桥蛋白。

（金伯泉）

zhěnghésù β7 yàjiāzú

整合素 β7 亚家族（Intergrin β7 subfamily）　含整合素 β7 亚单位的一组黏附分子。包括 2 个成员，即 α4β7 和 αEβ7。成熟整合素 β7 亚单位（110kD）分子胞外区、跨膜区和胞质区分别由 706、21 和 52 个氨基酸残基组成，含 8 个 *N*-连接的糖基化位点。绝大多数整合素 β 亚单位胞外区含 56 个保守的半胱氨酸，而 β7 亚单位缺少最后的 2 个半胱氨酸。人 *β7* 基因定位于 12q13.13。

整合素 α4β7：由整合素 α4（CD49d）和整合素 β7 组成的异二聚体。人整合素 α4 和 *β7* 基因分别定位于 2q31-32 和 12q13-13。成熟 CD49d（150kD）胞外区、跨膜区和胞质区分别有 944、23 和 32 个氨基酸残基，含 11 个 *N*-连接糖基化位点。α4β7 的配体为纤连蛋白、VCAM-1（CD106）及高内皮细胞小静脉表面黏膜地址素细胞黏附分子-1（MAdCAM-1），可介导淋巴细胞归巢至派尔集合淋巴结和肠道黏膜固有层。

整合素 αEβ7：由整合素 αE（CD103）与整合素 β7 组成的异二聚体。αE 在还原条件下裂解为 N 端 150kD 片段和 C 端 25kD 片段。人 *αE* 基因定位于 17 号染色体。成熟 αE 分子胞外区、跨膜区和胞质区分别由 1105、23 和 32 个氨基酸残基组成，含 11 个 *N*-连接的糖基化位点。αEβ7 表达于黏膜淋巴细胞，95%肠道上

皮内淋巴细胞表达 αEβ7，转化生长因子（TGF-β）和有丝分裂原可上调 αEβ7 表达。仅 1%～2% 外周血淋巴细胞表达 αEβ7。αEβ7 配体为上皮细胞表面 E-钙黏蛋白，可能参与 αEβ7⁺ 淋巴细胞归巢并滞留于肠道上皮细胞。αEβ7 是轮状病毒受体。

（金伯泉）

zhěnghésù αVβ8

整合素 αVβ8（integrin αVβ8）

由整合素 αV（CD51）与整合素 β8 组成的二聚体。αV 在还原条件下裂解为 N 端 125kD 片段和 C 端 24kD 片段。人 CD51 基因定位于 2q31-32。成熟 CD51 分子胞外区、跨膜区和胞质区分别由 963、23 和 32 个氨基酸残基组成。人 β8 亚单位（95kD）基因定位于 7 号染色体。成熟 β8 分子胞外区、跨膜区和胞质区分别由 639、29 和 59 个氨基酸残基组成，含 7 个 N-连接糖基化位点。αVβ8 主要表达于上皮细胞，可通过结合短肽 RGD 序列与非活性状态的 TGF-β 结合，促进 TGF-β 活化。

（金伯泉）

xuǎnzésù jiāzú

选择素家族（selectin family）

黏附分子家族的一种，全称为选择凝集素。又称选凝素。selectin 由 select 和 lectin 两词合并而来，最初称为凝集素细胞黏附分子家族（LEC-CAM family）。选择素家族成员包括 L-选择素、P-选择素和 E-选择素，L、P 和 E 分别表示白细胞、血小板和内皮，是最初发现表达相应选择素的细胞。家族成员基因均定位于 1 号染色体，可能来自同一个祖先基因。

选择素家族胞外区有较高同源性，均由 3 种结构域构成：①氨基端的钙离子依赖的 C 型凝集素样结构域；约含 120 个氨基酸残基，是配体结合部位，可与碳水化合物基团结合。②表皮生长因子（EGF）样结构域：紧邻凝集素样结构域，约含 35 个氨基酸残基，其不直接参与同配体结合，是维持分子构象所必需。③补体调节蛋白（CCP）重复序列：又称补体结合蛋白重复序列，位于近膜部分，每个 CCP 重复序列约含 60 个氨基酸残基，其可能通过增加分子柔性而延伸至细胞表面外侧，使选择素更适宜与相应配体结合。

选择素分子胞外区 C 型凝集素结构域可识别多种寡糖（如唾液酸化的寡糖、岩藻糖化的 O-连接聚糖等），这些糖成分与蛋白或脂连接，使选择素可识别多种表达于白细胞或内皮细胞表面的糖蛋白，如 CD34、糖基化依赖的黏附分子 1（GlyCAM-1）、黏膜地址素黏附分子-1（MAdCAM-1）、P-选择素糖蛋白配体 1（PSGL-1）及皮肤淋巴细胞相关抗原（CLA）等。选择素胞质区与细胞内骨架相连。

（金伯泉）

dìzhǐsù

地址素（addressin）

表达于外周淋巴组织（或其他组织）高内皮细胞小静脉（HEV）、参与淋巴细胞归巢及再循环的黏附分子。选择性表达于外周淋巴结或肠道相关淋巴组织 HEV 内皮细胞的血管地址素分别称为外周淋巴结地址素和黏膜地址素，包括 ICAM-1、ICAM-2、ICAM-3 和 P-选择素、E-选择素等。某些细胞因子（如 IFN-γ、IL-1 和 TNF-α）可诱导不同类型淋巴结 HEV 内皮细胞选择性表达地址素。

地址素可识别淋巴细胞表面的相应归巢受体，如 L-选择素、CD44、LFA-1、VLA-4 及 LPAM-1（α4β7）等，通过配体和受体相互作用，介导淋巴细胞归巢至淋巴组织和非淋巴组织，或经淋巴管、胸导管进入血液，从而完成淋巴细胞再循环。此外，淋巴细胞还可与皮肤等组织的血管内皮细胞发生相互作用而进入皮肤组织间隙，继而经输入淋巴管进入淋巴结，如 E-选择素可介导一类 CLA⁺ 记忆性 T 细胞归巢于皮肤；VLA-4/VCAM-1 可参与介导皮肤特异性淋巴细胞归巢。

（金伯泉）

tángjīhuà yīlài de niánfù fēnzǐ 1

糖基化依赖的黏附分子 1（glycosylation-dependent cell adhesion molecule 1, GlyCAM-1）

高度糖基化的糖蛋白，属黏蛋白样血管地址素。GlyCAM-1 有可溶型和膜结合两种形式。成熟小鼠 GlyCAM-1（50kD）由 132 个氨基酸残基组成，有 2 个富含丝氨酸/苏氨酸残基高度 O-连接糖基化的区域。小鼠 GlyCAM-1 表达于外周和肠系膜淋巴结内高内皮细胞小静脉（HEV）、分泌乳汁的乳腺、肺中某些细胞。淋巴结 HEV 表面 GlyCAM-1 通过其所含唾液酸化、硫酸盐化及岩藻糖化的糖基，可与淋巴细胞 L-选择素结合，从而参与淋巴细胞归巢。可溶性 GlyCAM-1（sGlyCAM-1）与 L-选择素结合，可下调 L-选择素介导的黏附。炎症刺激反应后，血浆 sGlyCAM-1 水平升高。

（金伯泉）

E-xuǎnzésù

E-选择素（E-selectin）

选择素家族黏附分子之一。即 CD62E。分子量 97kD 或 107～115kD，胞外区、跨膜区和胞质区分别由 585、22 和 32 个氨基酸残基组成，胞外区含 N 端的 1 个 C 型凝集素样结构域、1 个 EGF 样结构域和 6 个补体调节蛋白（CCP）结构域组成，有 11 个 N-连接糖基化位点。人 E-selectin 基因定位于 1q23-25。E-选择素表达于炎症部位血管内皮细胞，也可表达于皮肤、胎盘和骨髓内皮细胞；各种炎症介质可诱导内皮细胞表达 E-选择素；IL-1β、TNF-α 和 LPS 在体外可迅速诱导内皮细胞表达 E-选择素。血浆中存在可溶型 E-选择素。

E-选择素通过其 C 型凝集素结构域，可与白细胞表面糖脂和唾液酸化的路易斯糖 x（sLe^x，即 CD15s）、唾液酸化的路易斯糖 a（sLe^a）和相关的岩藻糖基化的 N-乙酰乳糖胺结合。E-选择素表达密度可明显影响其与寡糖的结合。此外，E-选择素也可与其他配体（或受体）结合，如小鼠髓样细胞表面的 E-选择素配体 1、P-选择素糖蛋白配体 1（CD162）、慢性炎症部位皮肤细胞表面的皮肤淋巴细胞相关抗原归巢受体等。内皮细胞活化可致 E-选择素胞质区与肌动蛋白细胞骨架结合。

E-选择素主要介导白细胞（中性粒细胞、单核细胞和 CD4$^+$ 记忆性 T 细胞）在内皮细胞表面最初的滞留和滚动，以及随后迁移至炎症组织；E-选择素和 P-选择素同时缺陷的小鼠，炎症部位募集白细胞能力严重缺陷，对条件致病菌感染敏感；E-选择素参与调节肿瘤细胞浸润和转移。

（金伯泉）

E-xuǎnzésù pèitǐ 1

E-选择素配体 1（E-selectin ligand-1，ESL-1） 唾液酸化的糖蛋白之一。ESL-1 基因定位于 16q22-23。ESL-1（150kD）属 I 型膜蛋白，成熟分子的胞外区、跨膜区和胞质区分别由 1113、22

和 13 个氨基酸残基组成。胞外区 N 端为富含谷氨酰胺区域，邻近此区域是富含半胱氨酸区域。ESL-1 分布广泛，表达于髓样细胞表面的 ESL-1 可与 E-选择素蛋白结合，参与白细胞渗出。

（金伯泉）

L-xuǎnzésù

L-选择素（L-selectin） 选择素家族黏附分子之一。即 CD62L。淋巴细胞及中性粒细胞表面 L-选择素分子量分别为 74kD 和 95kD，其胞外区、跨膜区和胞质区分别由 294、23 和 17 个氨基酸残基组成。L-选择素胞膜外区 N 端有 1 个 C 型凝集素样结构域、1 个表皮生长因子（EGF）样结构域、2 个补体调节蛋白（CCP）结构域及 1 个 15 个氨基酸间隔区，含 7 个 N-连接的糖基化位点。胞质区较短，在不同种属中高度保守。人 L-selectin 基因定位于 1q23-25，在 P-selectin 基因与 E-selectin 基因之间。L-选择素表达于造血细胞某些分化阶段，包括多数 B 细胞、未致敏 T 细胞、部分记忆性 T 细胞、胸腺细胞、NK 细胞、单核细胞、中性粒细胞和嗜酸性粒细胞等。丙二醇甲醚醋酸酯（PMA）、细胞因子或趋化剂刺激淋巴细胞和中性粒细胞后，由于蛋白酶酶解作用可使 L-选择素迅速脱落，血浆中出现高水平可溶型 L-选择素（sCD62L）。中性粒细胞与 IL-1 活化的内皮细胞接触后可下调 L-选择素表达。

L-选择素通过 N 端 C 型凝集素样结构，与唾液酸化的路易斯糖 x（sLe^x）相关的阴离子寡糖序列结合，也可与阴离子多糖（如硫酸肝素和硫苷脂）结合。L-选择素可与高内皮细胞小静脉（HEV）表面 CD34 和 GlyCAM-1 以及黏膜血管内皮细胞表面 MAd-

CAM-1 分子中硫酸盐化、sLe^x 高亲和力结合，还可结合 CD162（PSGL-1）。L-选择素与相应配体结合后，其胞质区与 α 辅肌动蛋白细胞骨架蛋白复合物结合，可介导信号转导的级联反应，活化 MAPK。

L-选择素的功能为：介导白细胞与内皮细胞最初的滞留和滚动；对未致敏淋巴细胞经 HEV 归巢至外周淋巴结和派尔集合淋巴结（PP）起重要作用；介导白细胞迁移至炎症部位，但作用时相较晚，可能与内皮细胞表面 L-选择素相应配体表达较晚有关；通过与 CD162 结合，介导中性粒细胞相互作用；L-选择素与相应配体结合，可激活蛋白酶而被裂解，可能对维持较高速度滚动起重要作用。

（金伯泉）

P-xuǎnzésù

P-选择素（P-selectin） 选择素家族黏附分子之一。即 CD62P，又称颗粒膜蛋白 140（GMP-140）。分子量 140kD，胞外区、跨膜区和胞质区分别由 730、24 和 35 个氨基酸残基组成，有 12 个 N-连接的糖基化位点。其胞膜外区 N 端含 1 个 C 型凝集素结构域、1 个表皮生长因子（EGF）样结构域和 9 个补体调节蛋白（CCP）结构域。此外，还存在缺失第 7 个 CCP 或编码可溶性 P-选择素的变异形式。P-选择素胞质区较短。活化的血小板其 P-选择素胞质区的丝氨酸、苏氨酸和酪氨酸可发生磷酸化。人 P-selectin 基因定位于 1q21-24。P-选择素表达于巨核细胞、活化血小板和活化的内皮细胞表面。P-选择素储存于血小板 α 颗粒和内皮细胞怀布尔·帕拉德（Wei-bel-Palade）小体内，凝血酶、组胺、丙二醇甲醚醋酸酯（PMA）或过氧化物活化细胞后，P-选择素从颗粒中迅速释放，并与胞膜融合而表达于胞膜表面。膜表面P-选择素可快速被内化并在溶酶体内降解，故其膜表达为瞬时性。由于mRNA不同剪接和蛋白酶裂解，可产生可溶性P-选择素（sCD62P）。

P-选择素通过N端C型凝集素结构域与唾液酸化的路易斯糖x（sLe^x，CD15s）相关的阴离子寡糖结合，还可与多种阴离子碳水化合物（如肝素硫酸盐和硫苷脂）结合。中性粒细胞表面P-选择素的配体是P-选择素糖蛋白配体1（PSGL-1）。

P-选择素的功能为：介导中性粒细胞在活化内皮细胞上滚动，尤其在炎症过程早期甚为重要，在炎症晚期与其他选择素协同发挥作用；参与血小板和某些T细胞亚群沿血管壁滚动的过程；活化的血小板可贴附于淋巴细胞上，通过血小板表面P-选择素与内皮细胞外周淋巴结地址素相互作用，间接介导淋巴细胞沿管壁滚动和T细胞归巢至高内皮细胞小静脉；P-选择素和E-选择素基因同时缺陷的小鼠，可出现严重的白细胞穿越血管能力降低，对条件性感染敏感。

（金伯泉）

P-xuǎnzésù tángdànbái pèitǐ 1

P-选择素糖蛋白配体1（P-selectin glycoprotein ligand, PSGL-1）

P-选择素配体之一。即CD162，属I型膜分子。为黏蛋白样糖蛋白，由二硫键形成同源二聚体（120kD）。中性粒细胞表达250kD和160kD两种PSGL-1，而HL60细胞表面PSGL-1分子量为220kD。PSGL-1基因定位于12q24。PSGL-1胞外区、跨膜

区和胞质区分别由302、21和71个氨基酸残基组成。胞外区N端有3个酪氨酸残基可发生硫酸盐化，高度O-连接的糖基化形成黏蛋白样结构。PSGL-1分子唾液酸化和岩藻糖化是其结合L-、P-和E-选择素所必需，而N端酪氨酸残基硫酸盐化是其识别L-和P-选择素所必需。

PSGL-1表达于T细胞、某些B细胞、中性粒细胞、单核细胞和血小板表面。髓样细胞和活化的T细胞表面PSGL-1可与P-选择素高亲和力结合。PSGL-1的功能为：介导中性粒细胞在活化内皮细胞上滚动；参与白细胞与血小板结合；参与炎症部位白细胞相互作用；PSGL-1基因敲除小鼠其白细胞浸润至炎症部位的时间明显延迟。

（金伯泉）

miǎnyì qiúdànbái chāojiāzú niánfù fēnzǐ

免疫球蛋白超家族黏附分子

（adhesion molecule of immuno-globulin superfamily）　黏附分子家族之一。免疫球蛋白（Ig）折叠为球形结构，每个Ig折叠含2个β片层，每一片层包括3~5个反平行的折叠股，每个折叠股含5~10个氨基酸残基。绝大多数

IgSF结构域2个β片层间由1个二硫键连接，使之形成稳定球状结构。每个Ig折叠片层核心由A、B、E、D和G、F、C β折叠股组成，V样结构域多一对C′和C″β折叠股。根据β片层中折叠股组成、形成二硫键的2个半胱氨酸间氨基酸的数目以及与免疫球蛋白V区或C区同源的程度，IgSF结构域可分为V组、C1组和C2组。IgSF的功能以识别为基础，又称识别球蛋白超家族。Ig折叠所形成的球状结构，提供了与多种分子黏附和结合的基础，并发挥不同生物学功能。IgSF很可能最早起源于原始的具有黏附功能的基因，通过基因复制和突变而衍生出不同结构域，可分别识别抗原、细胞因子受体、Ig Fc段受体、黏附分子及病毒受体等。

IgSF黏附分子多达100余种，如细胞间黏附分子（ICAM）、神经细胞黏附分子、表达于血管内皮细胞的黏附分子（如JAM）、某些共刺激/抑制分子（如B7家族和CD28家族）、Siglec家族、LAIR家族、白细胞相关免疫球蛋白样受体等（图）。

IgSF黏附分子所识别的配体为：①IgSF成员：包括相同分子相互结合或称嗜同性结合〔如

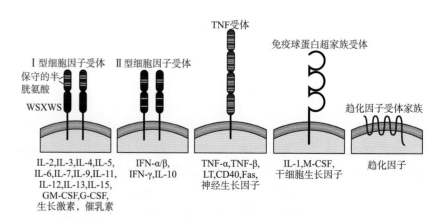

图　免疫球蛋白超家族黏附分子

CD31（PECAM）和 CD56（NCAM）等]、同一个亚家族不同成员相互结合［如 CD2 亚家族（CD2、CD48、CD58 和 CD150）成员相互作用]、不同 IgSF 膜分子间相互结合（如 CD4 与 MHC Ⅱ 类分子相互作用）。②整合素家族成员：如 CD54（ICAM-1）与 CD11a/CD18（LFA-1）和 CD11b/CD18（Mac-1）相互结合、CD106（VCAM-1）与 CD49d/CD29（VLA-4）和 α4β7 相互作用。③其他配体：如 Siglec 亚家族结合唾液酸化的聚糖。

（金伯泉）

áipēi kàngyuán xìbāo niánfù fēnzǐ

癌胚抗原细胞黏附分子（carcinoembryonic antigen cell adhesion molecule，CEACAM）

免疫球蛋白超家族（IgSF）黏附分子成员。

成员　包括有：CEACAM1（CD66a）、CEACAM8（CD66b）、CEACAM6（CD66c）、CEACAM3（CD66d）和 CEACAM5（CD66e）等，各成员间氨基酸水平有 65%~75% 同源性。多数 CEACAM 成员表达于细胞表面，仅妊娠特异性糖蛋白（PSG）为分泌性蛋白。CD66a、CD66b、CD66c 和 CD66e 分子高度糖基化，含唾液酸化的路易斯糖 x（sLe^x，CD15s），糖基占总分子量 60% 以上。该家族编码基因至少有 28 个，紧密连锁定位于 19q13.1-13.2。

CD66a　即胆汁糖蛋白，分子量 140~180kD，至少有 11 种变异体，其胞外区、跨膜区和胞质区分别由 394、24、74 个氨基酸残基组成，含 20 个 *N*-连接的糖基化位点。胞外区含 4 个 IgSF 结构域，其中 N 端为 V 样结构域，其余 3 个为 C2 样结构域。胞质区含 VXYXXLX21IXYXXV 基序，可

与酪氨酸磷酸酶 SHP-1 和 SHP-2 结合。中性粒细胞活化后，CD66a 胞质区酪氨酸发生磷酸化。

CD66b　即 CD67，分子量 95~100kD，由 315 个氨基酸残基组成，以糖基磷脂酰肌醇（GPI）形式"锚"于胞膜上。胞外区有 286 个氨基酸残基，含 3 个 IgSF 结构域，N 端为 V 样结构域，其余 2 个为 C2 样结构域，有 11 个 *N*-连接糖基化位点，另有 29 个氨基酸残基插入胞膜中。

CD66c　由 310 个氨基酸残基组成，分子量 90~95kD，胞外区有 286 个氨基酸残基，含 3 个 IgSF 结构域，N 端为一个 V 样结构域，另 2 个为 C2 样结构域，含 12 个 *N*-连接糖基化位点，另外 24 个氨基酸残基插入胞膜并形成 GPI 连接。

CD66d　其胞外区、跨膜区和胞质区分别由 121、21、76 个氨基酸残基组成。分子量较小，为 35kD。胞外区仅有 1 个 V 样结构域，含 2 个 *N*-连接糖基化位点。胞质区含免疫受体酪氨酸激活基序（YXXLX7YXXM），至少有 3 种变异体。

CD66e　即癌胚抗原，由 668 个氨基酸残基组成，分子量 180~200kD，胞外区有 7 个 IgSF 结构域，N 端为 V 样结构域，其余 6 个为 C2 样结构域，CD66e 以 GPI 方式与细胞膜连接。

5 个 CEACAM 家族功能基因中，4 个编码产物表达于造血细胞；CD66e 表达于上皮细胞；CD66b 主要表达于髓样谱系；CD66a、CD66c 和 CD66d 主要表达于某些组织巨噬细胞和多种上皮细胞；CD66a 还表达于 T 细胞、部分 NK 细胞及内皮细胞；血浆中存在可溶性 CD66b 和 CD66c；CD66e 表达于胚胎期结肠上皮，

成年人结肠上皮仅低水平表达，结肠癌血清中可溶性 CD66e 水平急骤增加；CD66e 还表达于某些上皮细胞来源的其他肿瘤（如乳腺癌、肺癌等）。

功能　CEACAM 通过同型或不同 CD66 分子异型相互作用而介导细胞间黏附，其所结合位点均位于胞外区 N 端 V 样结构域，且 CEACAM 相关的黏附为阳离子和温度依赖性。CD66a 胞质区与 Src、Lyn 和 Hck 激酶相连，胞质区免疫受体酪氨酸抑制基序（ITIM）中酪氨酸磷酸化后可结合 SHP-1。抗 CD66a 单克隆抗体可共沉淀 Lyn 和 Hck。CD66e 主要介导同型黏附，并能与 CD66c 弱结合。CD66a 和 CD66c 还可与 E-选择素结合。此外，CD66a 和 CD66d 是淋病奈瑟球菌和脑膜炎奈瑟球菌的受体。

CEACAM 可能参与活化粒细胞的相互作用及粒细胞与内皮细胞和上皮细胞的相互作用。用单克隆抗体交联 CD66，可诱导整合素介导的中性粒细胞与内皮细胞黏附、中性粒细胞呼吸爆发和脱颗粒。通过 CD66a 和 CD66d 胞质区介导的信号转导，可调节整合素 β2 的黏附活性及上皮内淋巴细胞的杀伤功能。

（金伯泉）

zhěnghésù xiāngguān dànbái

整合素相关蛋白（integrin-associated protein，IAP）

免疫球蛋白超家族（IgSF）黏附分子成员。是与某些整合素相连的跨膜分子，即 CD47。分子量 50~55kD，由 152 个氨基酸残基组成，为 5 次跨膜分子，其胞外区含 1 个 IgSF V 样结构域及 6 个 *N*-连接糖基化位点，V 样结构域是与配体结合的部位；胞质区约由 30 个氨基酸残基组成。由于 mRNA 水

平不同剪接而造成 C 端区域差异，可产生不同异型。

IAP 表达广泛，高表达于脑组织及多数肿瘤细胞，其配体是白细胞抑制性受体信号调节蛋白 α（SIRPα，即 CD172a）和血小板反应蛋白 1（TSP-1）。IAP 与整合素 αvβ3、αⅡbβ3 和 α2β1 相连而形成复合物，后者与相应配体结合，可导致细胞活化或凋亡。体外实验发现，TSP-1 与 CD47 相互作用可影响 αvβ3 和 α2β1 的表达，从而调节内皮细胞、平滑肌细胞和血小板的功能。IAP 与活化的吞噬细胞表面 SIRPα 结合，可阻断吞噬细胞的吞噬作用，产生"勿吃我"信号，从而在肿瘤免疫、移植免疫中发挥重要的调节作用。

（金伯泉）

xìbāojiān niánfù fēnzǐ 1

细胞间黏附分子 1（intercellular adhesion molecule 1，ICAM-1）

免疫球蛋白超家族（IgSF）黏附分子成员，介导细胞间相互接触和结合的分子。即 CD54。由于糖基化程度不同，ICAM 分子量为 90～115kD，其胞外区、跨膜区和胞质区分别由 455、23、29 个氨基酸残基组成。胞外区含 5 个 IgSF C2 样结构域，有 8 个 N-连接的糖基化位点。人 ICAM-1 基因定位于 19p13.3-13.2。ICAM-1 分子结构与 ICAM-3（CD50）相似，二者胞外区有 52% 同源性，且人 ICAM-3 基因也定位于 19p13.3-13.2。ICAM-1 的 N 端 2 个 IgSF 结构域与 ICAM-2（CD102）有近 34% 同源性。

ICAM-1 以同源二聚体形式存在于细胞表面，其分布广泛，包括造血和非造血细胞；活化的 T 细胞、B 细胞、胸腺细胞和树突状细胞等 ICAM-1 表达明显上调。

IL-1β、TNF-α、IFN-γ 和 LPS 等炎症介质可明显上调内皮细胞和其他非造血细胞（如成纤维细胞、角质形成细胞、上皮细胞）表达 ICAM-1。血液中存在可溶性 ICAM-1。ICAM-1 的配体是 β2 整合素［包括 LFA-1（CD11a/CD18）、Mac-1（CD11b/CD18）和 p150，95（CD11c/CD18）］，二者结合为 Ca²⁺ 依赖性。ICAM-1 还可与透明质酸、纤连蛋白、白细胞唾液酸蛋白（CD43）结合。此外，ICAM-1 是鼻病毒受体；内皮细胞表面 ICAM-1 是恶性疟原虫所感染红细胞的受体。LFA-1 与 ICAM-1 胞膜外区第 1 个结构域（D1）结合，鼻病毒与 D1 和 D2 结合，Mac-1 与 D3 结合。

ICAM-1 的功能为：内皮细胞表面 ICAM-1 参与介导白细胞（如单核细胞、淋巴细胞和中性粒细胞等）穿越毛细血管壁而浸润炎症部位的过程；抗原提呈细胞（APC）表面 ICAM-1 与 T 细胞表面 LFA-1 相互作用，参与 T 细胞活化；T 细胞表面 ICAM-1 是共刺激分子；ICAM-1 可能与肿瘤转移有关。

（金伯泉）

xìbāojiān niánfù fēnzǐ 2

细胞间黏附分子 2（intercellular adhesion molecule 2，ICAM-2）

免疫球蛋白超家族（IgSF）黏附分子成员。即 CD102。分子量 55～65kD，胞外区、跨膜区和胞质区分别由 202、26、26 个氨基酸残基组成。胞外区含 2 个 IgSF C2 样结构域，有 6 个 N-连接的糖基化位点。人 ICAM-2 基因定位于 17q23-25。ICAM-2 胞外区与 ICAM-1（CD54）和 ICAM-3（CD50）远膜端 2 个 IgSF C2 样结构域有近 36% 同源性。

ICAM-2 广泛分布于所有白细

胞（除中性粒细胞外）。血管内皮细胞和滤泡树突状细胞组成性高表达 ICAM-2。ICAM-2 是整合素 LFA-1（CD11a/CD18）和 Mac-1（CD11b/CD18）的配体，二者结合为 Ca²⁺ 依赖性。ICAM-2 是 LFA-1 在内皮细胞的主要配体，二者结合参与淋巴细胞再循环和炎症发生发展。抗原提呈细胞表面 ICAM-2 可协同刺激 T 细胞活化。某些淋巴样恶性肿瘤局部血管内皮细胞上 ICMA-2 表达水平升高。

（金伯泉）

xìbāojiān niánfù fēnzǐ 3

细胞间黏附分子 3（intercellular adhesion molecule 3，ICAM-3）

免疫球蛋白超家族（IgSF）黏附分子成员。即 CD50。中性粒细胞和 T 细胞表面 ICAM-3 分子量分别为 120～160kD、110～130kD。ICAM-3 分子胞外区、跨膜区和胞质区分别由 456、25、37 个氨基酸残基组成，其胞外区有 5 个 IgSF C2 样结构域，含 15 个 N-连接糖基化位点，但不同细胞表面其糖基化程度各异。人 ICAM-3 基因定位于 19q13.3-13.2。ICAM-3 分子结构与 ICAM-1 最为接近，二者胞外区 5 个 IgSF C2 样结构域同源性达 52%，且基因均定位于 19q13.3-13.2。

ICAM-3 组成性、高表达于白细胞和抗原提呈细胞（如朗格汉斯细胞和树突状细胞）。内皮细胞一般不表达 ICAM-3。通过蛋白酶切机制，ICAM-3 可从活化淋巴细胞和中性粒细胞脱落而成为可溶性 ICAM-3。ICAM-3 是 LFA-1（CD11a/CD18）的配体，二者通过 ICAM-3 第一个结构域（D1）与 LFA-1 中 CD11a 胞外区 I 结构域结合，活化细胞表面 LFA-1 与 ICAM-3 结合能力增强。ICAM-3

还可与整合素 αDβ2 结合。

树突状细胞表面 DC-SIGN（CD109）与 ICAM-3 互为受体。细胞活化时，ICAM-3 胞质区酪氨酸和丝氨酸残基发生磷酸化。用 ICAM-3 单抗交联刺激 T 细胞，ICAM-3 胞质区可与 Fyn 和 Lck 激酶相连，胞质 Ca^{2+} 浓度增加。ICAM-3 主要介导白细胞间及 T 细胞与抗原提呈细胞间黏附，后者可诱导 T 细胞早期活化、黏附和增殖。

（金伯泉）

xìbāojiān niánfù fēnzǐ 4

细胞间黏附分子 4（intercellular adhesion molecule 4，ICAM-4）

免疫球蛋白超家族（IgSF）黏附分子成员。又称兰斯泰纳-威纳血型抗原（LW），即 CD242。*ICAM-4* 基因定位于 19p13.3。ICAM-4（42～43kD）胞外区、跨膜区和胞质区分别由 218、21、10 个氨基酸残基组成。ICAM-4 分子结构与 ICAM-2 相似，胞膜外区有 2 个 C2 结构域。

LW 血型抗原多态性 LW（a）和 LW（b）仅在 ICAM-4 第 100 位氨基酸存在差别：LW（a）为谷氨酰胺（Gln）；LW（b）为精氨酸（Arg）。ICAM-4 分布于红细胞（从红细胞样祖细胞到成熟红细胞）和部分 T 细胞、B 细胞。ICAM-4 可与整合素 LFA-1、Mac-1 及 β1、β5 结合，参与红细胞与巨噬细胞、中性粒细胞和血小板间黏附。妊娠及霍奇金淋巴瘤、淋巴瘤、白血病和肉瘤时，ICAM-4 表达下降。

（金伯泉）

xìbāojiān niánfù fēnzǐ 5

细胞间黏附分子 5（intercellular adhesion molecule 5，ICAM-5）

免疫球蛋白超家族（IgSF）黏附分子成员。又称端脑蛋白。*ICAM-5* 基因定位于 19p13.21。ICAM-5（130kD）分子结构与 ICAM-1 和 ICAM-3 最为接近，胞外区有 9 个 C2 样结构域。ICAM-5 为脑特异性黏附分子，表达于部分大脑神经元的胞体树突状膜。ICAM-5 与相应配体 LFA-1 结合为二价阳离子非依赖性。

ICAM-5 的功能为：参与端脑神经元特异性亚群的信号转导，使之与生长的轴突建立正确突触联系；参与中枢神经中白细胞与神经元结合；血清中可溶性 ICAM-5 升高提示大脑中近中颞区或海马区发生损伤，可作为癫痫鉴别诊断的一种指标。

（金伯泉）

liánjiē niánfù fēnzǐ

连接黏附分子（junctional adhesion molecule，JAM）

免疫球蛋白超家族（IgSF）黏附分子成员。JAM（36～41kD）分子胞外区含 2 个 V 样结构域，包括 JAM-1（CD321）、JAM-2（CD322）和 JAM-3（CD323）3 个成员。JAM 表达于内皮细胞间和上皮细胞间连接处，也表达于间皮细胞、巨核细胞和人外周血白细胞。JAM 功能为：嗜同性结合，可促进细胞间黏附；JAM-1 参与紧密连接的形成；JAM-1 是 LFA-1 的配体，参与 LFA-1 依赖的白细胞渗出；内皮细胞表面 JAM-2 和 JAM-3 可分别与白细胞表面整合素 VLA-4 和 Mac-1 结合。

（金伯泉）

shénjīng xìbāo niánfù fēnzǐ

神经细胞黏附分子（neural cell adhesion molecule，NCAM）

免疫球蛋白超家族（IgSF）黏附分子成员。即 CD56。NCAM 分子量随不同异型而各异，如长胞质区异型（180kD）、短胞质区异型（140kD）、糖基磷脂酰肌醇（GPI）连接的异型（120kD），还有一种缺乏跨膜区的可溶性 NCAM。长胞质区 NCAM 胞外区、跨膜区和胞质区分别由 699、21 和 119 个氨基酸残基组成，含 6 个 *N*-连接糖基化位点。NCAM 胞外区含 5 个 IgSF C2 样结构域，近膜区含 2 个Ⅲ型纤连蛋白（Fn3）结构域，N 端的 C2 结构域与 VCAM-1 的第一个 C2 结构域十分相似。人 *NCAM* 基因定位于 11q23.1。NCAM 表达于人类 NK 细胞和某些 T 细胞，也表达于神经组织、肌肉（GPI 连接形式）及多种胚胎组织，多种肿瘤细胞（如骨髓瘤、神经母细胞瘤、肾母细胞瘤和小细胞肺癌等）CD56 表达上调。CD56 不表达于小鼠或大鼠造血细胞。

NCAM 为同型黏附分子，胞外区 5 个 IgSF C2 样结构域可能均参与同型黏附，2 个 NCAM 分子的 5 个 C2 样结构域（D1～D5）以反平行方式相互作用：一个 NCAM 分子的 D1 与另一 NCAM 分子 D5 结合；D2 与 D4 结合；两个 D3 相互作用。神经细胞（神经元）表面 NCAM 可与硫酸软骨素蛋白聚糖结合，从而抑制轴突生长。NCAM 可结合硫酸类肝素和肝素，还可与 NCAM L1 及成纤维细胞生长因子受体（FGFR）结合，并参与信号转导。NCAM 胞质区同细胞骨架相连。

NCAM/CD56 的功能为：①作为人 NK 细胞标志，根据 CD56 表达密度可将人 NK 细胞分为 CD56^{bright}、CD56^{dim} 和 CD56$^-$ 亚群。②神经细胞表面 NCAM 具有同型黏附作用，可通过调节细胞迁移、轴突生长和突触可塑性而控制神经元发育。③介导多种类型神经细胞间相互作用，如神经元间、神经元与星形细胞、神经元与少突胶质细胞以及神经突起与肌管之间。NCAM 缺陷小鼠神经元的导向和连接性发生缺陷，并可致胚胎死亡。

(金伯泉)

shénjīng xìbāo niánfù fēnzǐ L1

神经细胞黏附分子 L1 （neural cell adhesion molecule L1, NCAM L1）

免疫球蛋白超家族（IgSF）黏附分子成员。即 CD171，又称 L1 细胞黏附分子（L1CAM）。*NCAM L1* 基因定位于 Xq28。NCAM L1 分子（200kD）胞外区、跨膜区和胞质区分别由 1101、23、114 个氨基酸残基组成。胞外区靠近 N 端远膜侧有 6 个 IgSF C2 样结构域，近膜侧有 5 个 Fn3 结构域，有 1 个 RGDG 基序，含 20 个 *N*-连接糖基化位点；胞质区可通过锚蛋白与细胞骨架相连。NCAM L1 分布于神经元、施万细胞、骨髓淋巴样和粒细胞前体细胞、胸腺内成熟 T 细胞、脾 B 细胞和 T 细胞、外周血单核细胞、B 细胞和 CD4⁺ T 细胞等，绝大多数淋巴细胞仅表达 L1 或 CD31 其中之一，10%～20% 外周血淋巴细胞同时表达 L1 和 CD31。

NCAM L1 的功能为：介导同型黏附，也可与整合素 αVβ3（CD51/CD61）结合，小鼠 L1 还可与整合素 α5β1（CD49e/CD29）结合；介导神经元间及神经元与胶原细胞间黏附，NCAM（CD56）和 FGFR 对这种黏附有协同作用；活化的 B 细胞可发生 L1 依赖的同型细胞聚集；L1 和 CD31 表达于不同淋巴细胞亚群，L1-αVβ3 或 CD31-αVβ3 相互作用均可参与淋巴细胞与内皮细胞黏附。L1 突变可致某些 X 连锁神经系统疾病（如 X 连锁的脑积水、X 连锁的胼胝体发育不全）。

(金伯泉)

báixìbāo xiāngguān miǎnyì qiúdànbáiyàng shòutǐ 1

白细胞相关免疫球蛋白样受体 1 （leukocyte-associated Ig-like receptor1, LAIR-1）

免疫球蛋白超家族（IgSF）黏附分子成员。即 CD305，属 LAIR 家族。分子量 40kD，为 I 型膜蛋白，成熟分子胞外区、跨膜区和胞质区分别由 142、23、101 个氨基酸残基组成。胞外区有 1 个 IgSF C2 样结构域，与 LAIR-2 C2 样结构域有 84% 同源性，含 1 个 *N*-连接的糖基化位点；胞质区含 2 个免疫受体酪氨酸抑制基序（ITIM）。人 *LAIR-1* 基因定位于 19q13.4 的白细胞受体复合物（LRC）基因群，与 *LAIR-2* 基因紧密相连，插在 LRC 的免疫球蛋白样转录物（ILT）或称白细胞免疫球蛋白受体（LIR）基因群中。由于 mRNA 的不同剪接，可形成 LAIR-1a 和 LAIR-1b 等异型，b 异型胞膜外区比 a 异型少 17 个氨基酸残基。LAIR-1 表达于 NK 细胞、T 细胞、B 细胞、单核/巨噬细胞和 DC。初始 B 细胞 LAIR-1 阳性，而生发中心多数 B 细胞为阴性。NK 细胞主要表达 LAIR-1a，T 细胞主要表达 LAIR-1b。

LAIR-1 的功能为：作为杀伤细胞抑制性受体，与 LAIR-1 交联可致 ITIM 基序中酪氨酸磷酸化，从而募集 SHP-1 和 SHP-2 磷酸酶，抑制多种细胞活化，并可抑制 NK 细胞和活化 T 细胞的细胞毒活性；胶原和含胶原结构域的分子（如补体 C1q、甘露聚糖结合凝集素）是 LAIR-1 的配体；LAIR-1 存在可溶性形式（sLAIR-1），某些疾病患者血清 sLAIR-1 水平升高（功能不明）；LAIR-1 表达水平与慢性淋巴细胞白血病相关。

(金伯泉)

báixìbāo xiāngguān miǎnyì qiúdànbáiyàng shòutǐ 2

白细胞相关免疫球蛋白样受体 2 （leukocyte-associated Ig-like receptor 2, LAIR-2）

免疫球蛋白超家族（IgSF）黏附分子成员。即 CD306，属 LAIR 家族。为分泌型蛋白，分子量 16kD，由 152 个氨基酸残基组成，含 1 个 *N*-连接糖基化位点。LAIR-2 胞外区含 1 个 IgSF C2 样结构域，与 LAIR-1 IgSF C2 样结构域有 84% 同源性。LAIR-2 主要由单核细胞和 T 细胞等产生。人 *LAIR-2* 基因定位于 19q13.4 白细胞受体复合物（LRC）基因群中。*LAIR-2* 与 *LAIR-1* 基因紧密相连，插在 LRC 的免疫球蛋白样转录物（ILT）或称白细胞免疫球蛋白样受体（LIR）基因群中。

LAIR-2 的配体是胶原和含胶原结构的分子 [如补体 C1q、甘露糖结合凝集素（MBL）等]。LAIR-2 可与 LAIR-1 竞争性结合配体。妊娠妇女尿液、类风湿关节炎关节腔液和自身免疫性甲状腺病患者的血清 LAIR-2 水平升高。LAIR-2 可与补体 C1q 和 MBL 结合，可能是一种新的补体调节蛋白。

(金伯泉)

niánmó dìzhǐsù xìbāo niánfù fēnzǐ 1

黏膜地址素细胞黏附分子 1 （mucosal addressin cell adhesion molecule 1, MAdCAM-1）

免疫球蛋白超家族（IgSF）黏附分子成员。属黏蛋白样血管地址素家族。分子量 58～66kD，胞外区、跨膜区和胞质区分别由 325、20、43 个氨基酸残基组成，含 2 个 *N*-连接糖基化位点和多个 *O*-连接糖基化位点。胞外区近 N 端含 2 个 IgSF C2 样结构域，在不同种属中较保守，与 ICAM-1、

ICAM-2 和 ICAM-3 有一定同源性；胞外区靠近第 2 个 C2 结构域是富含丝氨酸、苏氨酸、脯氨酸的黏蛋白样区。人 *MAdCAM-1* 基因定位于 19p13.3。

MAdCAM-1 高表达于派尔集合淋巴结、肠系膜淋巴结高内皮细胞小静脉（HEV）及肠黏膜固有层扁壁静脉，也表达于乳腺、胰腺、脾边缘窦及慢性炎症部位的血管内皮细胞。在体外，TNF-α 和 IL-1 可诱导 MAdCAM-1 表达。MAdCAM-1 通过胞外区 IgSF C2 样结构域与整合素 α4β7 和 α4β1（CD49d/CD29）结合，某些 MAd-CAM-1 分子通过黏蛋白样区的唾液酸糖缀合物与 L-选择素（CD62L）结合。MAdCAM 还可与 CD44 分子结合。

内皮细胞表面 MAdCAM-1 通过与白细胞整合素 α4β7、L-选择素结合，发挥如下功能：参与初始淋巴细胞在内皮细胞表面的滚动；介导淋巴细胞归巢派尔集合淋巴结和肠系膜淋巴结；参与活化和记忆性淋巴细胞与血管内皮细胞的紧密黏附，介导这些淋巴细胞归巢至肠黏膜固有层。

（金伯泉）

xuèxiǎobǎn nèipí xìbāo niánfù fēnzǐ 1
血小板内皮细胞黏附分子 1
（platelet endothelial cell adhesion molecule-1，PECAM-1）免疫球蛋白超家族（IgSF）黏附分子成员。即 CD31。分子量 120~140kD，分子胞外区、跨膜区和胞质区分别由 574、19 和 118 个氨基酸残基组成，含 9 个 *N*-连接糖基化位点。胞质区含 1 个免疫受体酪氨酸抑制基序（ITIM）。由于外显子取用不同，PECAM-1 存在数种异型。PECAM-1 胞外区含 6 个 IgSF C2 样结构域。D1 和 D2 主要参与同型黏附，D2 还参

与结合整合素 αVβ3。PECAM-1 与癌胚抗原（CEA，CD66）、NCAM（CD56）和 CD32（FcγRⅡ）有一定同源性。人 *PECAM-1* 基因定位于 17q23。

PECAM-1 表达于单核细胞、血小板和粒细胞，外周血静止淋巴细胞约 50% 为 PECAM-1 阳性，CD4+T 细胞成熟过程中其表达水平可发生改变。PECAM-1 高表达于内皮细胞（尤其在内皮细胞连接处），活化的 T 细胞及甲酰甲硫氨酰亮氨酰苯丙氨酸（fMLP）激活的粒细胞其 PECAM-1 表达下调。PECAM-1 属同型黏附分子，但也可与整合素 αVβ3、糖胺聚糖和 CD38 结合。恶性疟原虫感染的红细胞可与血管内皮细胞表面 CD31 结合。

PECAM-1 的功能为：①参与保持血管完整性和通透性。②参与中性粒细胞和活化 T 细胞穿越毛细血管壁，用抗 PECAM-1 抗体或基因重组表达 PECAM-1 蛋白，可抑制中性粒细胞迁移出血管壁。③参与骨髓造血和血管发生。④Leu 98Val PECAM-1 属一种次要组织相容性抗原，若供-受者间相符，可降低骨髓移植后移植物抗宿主病发生。

（金伯泉）

jiéhé tuòyèsuānhuàjùtáng de miǎnyì qiúdànbáiyàng níngjísù
结合唾液酸化聚糖的免疫球蛋白样凝集素
（sialic acid-binding immunoglobulin-like lectin, Siglec）可结合唾液酸化聚糖的免疫球蛋白超家族（IgSF）黏附分子。属Ⅰ型（Ig 型）凝集素的一个亚型，可分为 2 个亚组：①进化上较为保守的亚组，包括 Siglec-1、Siglec-2 和 Siglec-4。②CD33/Siglec-3 相关的 Siglec（CD33r Siglec）亚组。

Siglec 胞外区 N 端含 1 个 V 样结构域，与其相邻的是数目不等的 C2 样结构域。V 样结构域含 1 个关键的精氨酸残基，在识别唾液酸化聚糖中发挥重要作用。Siglecs 亚型有 10 余个成员，其胞质区多含免疫受体酪氨酸抑制基序（ITIM），可抑制细胞信号转导和功能属Ⅰ型凝集素。

Siglec 亚家族通过与相应配体结合而参与免疫调节：CD24-Si-glec G（小鼠）相互作用，可通过 Siglec G 胞质区 ITIM 而募集酪氨酸磷酸酶 SHP，从而抑制 Toll 样受体（TLR）对某些损伤相关模式分子（如 HMGB1 和 HSP70/90 等）刺激的应答；细菌感染机体所诱生的唾液酸酶，可通过去除 CD24 胞外区的唾液酸化聚糖而干扰 CD24-Siglec 相互作用，加重细菌感染后病原相关模式分子（PAMP）刺激 TLR 所致炎症反应（表）。

（金伯泉）

xuèguǎn xìbāo niánfù fēnzǐ 1
血管细胞黏附分子 1
（vascular cell adhesion molecule-1, VCAM-1）免疫球蛋白超家族（IgSF）黏附分子成员。即 CD106。分子量 100~110kD，胞外区、跨膜区和胞质区分别由 674、22 和 19 个氨基酸残基组成，含 6 个 *N*-连接糖基化位点。胞外区有 7 个 IgSF C2 样结构域，其中 1、2 结构域及 4、5 结构域与黏膜地址素细胞黏附分子 1（MAd-CAM-1）胞膜外区十分相似。VCAM-1 在生物进化中十分保守，人和啮齿类动物胞外区同源性约 76%，且胞质区序列完全相同。人 *VCAM-1* 基因定位于 1p31-32。其主要表达于血管内皮细胞，还表达于滤泡树突状细胞、巨噬细胞、骨髓基质细胞以及关节、肾、

表　Siglec 亚家族成员、表达、配体及其功能

成员	主要表达细胞	配体（唾液酸化的聚糖）	主要功能
Siglec-1（CD169，Sn）	骨髓和外周淋巴器官中巨噬细胞的一个亚群	Neu5Acα-3Galβ1-3(4)GlcNAc NeuAcα-3Galβ1-3GalNAc，T 细胞上 CD43 和 PSGL-1	结合粒细胞、NK 细胞、B 细胞和 CD8$^+$T 细胞等，识别微生物的唾液酸组分
Siglec-2（CD22，BL-CAM）	B 细胞	NeuAcα-6Galβ1-4GlcNAc，CD45	胞质区 ITIM 负调控 B 细胞信号转导，人源化 CD22 抗体治疗非霍奇金淋巴瘤和 SLE 等自身免疫病已进入 III 期临床验证
Siglec-3（CD33）	髓样单核细胞前体，髓样和单核细胞谱系，单核细胞，DC 和巨噬细胞	NeuAcα2-3-Galβ1-3(4)GlcNAc NeuAcα2-3Galβ1-3GalNAc	髓样细胞的标志物，胞质区 2 个 ITIM 可募集 SHP-1 和 SHP-2，调节信号转导，如抑制单核细胞 CD64 诱导的 Ca^{2+} 动员，人源化抗 CD33 抗体可治疗急性髓细胞性白血病（AML）
Siglec-4a（MAG）	胶质细胞，施万细胞	NeuAcα2-3-Galβ1-3(4)GalNAc，I ~ VI 型胶原	表达 MAG 细胞特异结合神经糖缀合物，参与长期维持髓鞘质和轴索的完整性
Siglec-4b（SMP）		NeuAcα2-3-Galβ1-4GlcNAc-6-sulfateβ1-4-Gal3-sulfateβ1-4-Glcβ1-Ceramide	
Siglec-5（CD170）	B 细胞，单核细胞，巨噬细胞，PMN，髓样白血病	α3Galβ4GlcNAc	胞质区含 ITIM，参与转导人固有免疫细胞抑制信号
Siglec-6（CD327）	B 细胞，胎盘	α6GalNAc β	胞质区含 ITIM 和 SLAM 样基序
Siglec-7（CD328，AIRM-1）	NK，CD8$^+$T 细胞，粒细胞，单核细胞，DC	Neu5Acα2-3Galβ1-3-HexNAc CD56	胞质区含 ITIM，可募集 SHP-1 和 SHP-2，转导抑制信号，抑制 NK 细胞杀伤功能和髓样细胞分化
Siglec-8	嗜酸性粒细胞 嗜碱性粒细胞	6′-sulfated-sLe^x	
Siglec-9（CD329）	单核细胞，PMN，NK，T 细胞，B 细胞，PMN	6-sulfated-sLe^x α3Galβ4GlcNAc	胞质区含 ITIM 和 SLAM 样基序，与 Siglec-7 协同抑制 TCR 信号转导
Siglec-10	粒细胞，B 细胞，NK，单核细胞，嗜酸性粒细胞	α3Galβ4GlcNAc	胞质区含 ITIM，可募集 SHP-1 和 SHP-2，结合 CD24
Siglec-11	巨噬细胞	α3Galβ4GlcNAc	
Siglec-XII（L1，SV2）		CD56	

注：AIRM. 黏附抑制性受体；BL-CAM. B 淋巴细胞黏附分子；Gal. 半乳糖胺；GalNAc. N-乙酰半乳糖胺；GlcNAc. N-乙酰葡糖胺；HexNAc. N-乙酰氨基己糖；MAG. 髓鞘相关糖蛋白；Neu5Ac. N-乙酰神经氨酸；sLe^x. 唾液酸化的路易斯糖 x；Sn. 唾液酸黏附素

肌肉、心脏、胎盘和脑等器官的非血管内皮细胞。促炎细胞因子（如 IL-1β、IL-4、TNF-α 和 IFN-γ 等）可上调血管内皮细胞和其他细胞表达 VCAM-1，活化的血管内皮细胞可释放可溶型 VCAM-1。VCAM-1 是整合素 α4β1、α4β7 的主要配体，还可与嗜酸性粒细胞表面 αDβ2 结合。

VCAM-1 的功能为：①内皮细胞表面 VCAM-1 参与淋巴细胞、单核细胞、嗜碱性粒细胞和嗜酸性粒细胞穿越血管壁到达炎症部位的过程。②与 VLA-4 相互作用，参与淋巴细胞在内皮细胞上最初的滞留和滚动，也参与随后的紧密黏附。③参与骨髓基质细胞与造血祖细胞相互作用、B 细胞与 DC 相互作用、T 细胞的协同刺激。④参与胚胎发育，VCAM-1 缺陷小鼠胎盘和心脏发育受阻，在胚胎发育中即夭折。⑤介导黑色素瘤细胞与内皮细胞黏附，可能与肿瘤转移有关。

（金伯泉）

gàiniándànbái jiāzú

钙黏蛋白家族（cadherin family）黏附分子家族的一类。cadherin 是 Ca^{2+} 依赖的细胞黏附分子缩写。该家族包括 20 余个结构和功能相似的成员，绝大多数为 I 型膜蛋白，由 723 ~ 748 个氨基酸残基组成，不同成员在氨基酸水

平有43%～58%同源性。

组成 钙黏蛋白家族成员根据黏附特性及所结合细胞骨架蛋白的不同，分为两个亚家族。

经典钙黏蛋白亚家族 其成员具有 Ca²⁺ 依赖的同型黏附特性，可介导同型细胞间黏附作用，其胞质区与 α、β 和 γ 联蛋白相连，形成多种蛋白的复合体，参与细胞内信号转导。该亚家族成员分为4种类型：①Ⅰ型钙黏蛋白：包括 E-钙黏蛋白（钙黏蛋白1）、N-钙黏蛋白（钙黏蛋白2）、P-钙黏蛋白（钙黏蛋白3）和 R-钙黏蛋白（钙黏蛋白4），其中 E、N、P 和 R 分别代表最初发现表达相应钙黏蛋白的上皮、神经、胎盘和视网膜组织。②Ⅱ型钙黏蛋白：包括 VE-钙黏蛋白（钙黏蛋白5）、K-钙黏蛋白（钙黏蛋白6）、钙黏蛋白8、OB-钙黏蛋白（钙黏蛋白11）、钙黏蛋白14 和 M-钙黏蛋白（钙黏蛋白15）。③桥粒钙黏蛋白：包括桥粒胶蛋白和桥粒黏蛋白，可介导桥粒的黏附和细胞间相互作用，在胞内通过 γ 联蛋白与中间丝（如皮肤的角蛋白和心脏的结蛋白、桥粒斑蛋白、网蛋白等）相连。④其他经典钙黏蛋白：包括 H(T)-钙黏蛋白（钙黏蛋白13）、Ksp-钙黏蛋白（钙黏蛋白16）和 LI-钙黏蛋白（钙黏蛋白17）等。

经典钙黏蛋白分子包括胞外区、跨膜区（约24个氨基酸残基）、胞质区（150～160个氨基酸残基）。胞外区为：①多含有5个约由110个氨基酸残基组成的重复结构域（EC1～EC5），5个 EC 间存在4个钙离子结合袋。②含2个 LDREXXYXL 基序，近膜区 EC5 有4个保守的半胱氨酸。③N端113个氨基酸残基构成配体结合部位，其中组氨酸-丙氨酸-缬氨酸（His-Ala-Val，HAV）基序介导同型黏附作用。

钙黏蛋白未与 Ca²⁺ 结合时，胞膜外各结构域间连接呈松散状态，不发生同源结合。一旦钙黏蛋白与 Ca²⁺ 结合，结构域间的连接被固定，整个分子形成杆状样结构。对 E-钙黏蛋白的高解析度结晶衍射分析表明，钙黏蛋白分子可形成顺式二聚体和反式二聚体，分别介导同一细胞膜或相邻细胞膜表面钙黏蛋白形成二聚体。钙黏蛋白参与细胞间黏附时，须先形成顺式二聚体，然后才能形成反式二聚体。钙黏蛋白胞质区高度保守，与细胞骨架相连，其中 C 端25个氨基酸残基可与 β 联蛋白结合，后者继而与 α 联蛋白结合，再与细胞骨架微丝和肌动蛋白相连。胞质区还与皮质肌动蛋白束相连，在介导细胞黏附中发挥重要作用。

原钙黏蛋白亚家族 其成员的胞外区通常有6～7个 EC。最初在小鼠中发现的原钙黏蛋白是中枢神经系统的钙黏蛋白相关神经元受体（CNR），包括多个成员，其肽链 N 端的 EC 中含1个保守的精氨酸-甘氨酸-天冬氨酸（RGD）基序，胞质区含4个 PXXP 基序。在人已鉴定出52个原钙黏蛋白基因，分为 *pcdhα*、*pcdhβ* 和 *pcdhγ* 3个基因群，其中 pcdhα 相当于小鼠的 CNR。此外，人原钙黏蛋白基因还包括 *pcdh8* 和 *pcdh12*。原钙黏蛋白 *pcdhα* 可与邻近细胞的整合素结合，多数原钙黏蛋白所结合的配体尚不十分清楚。

功能 介导 Ca²⁺ 依赖的同型细胞黏附，对生长发育过程中细胞的选择性聚集具有重要作用，从而调节胚胎形态发生及维持成人组织结构完整性和极性；胞质

区与 α、β 和 γ 联蛋白相连，形成多种蛋白的复合物，参与信号转导；E-钙黏蛋白（CD324）和 VE-钙黏蛋白（CD144）分别对维持上皮细胞和内皮细胞完整性发挥重要作用；E-钙黏蛋白可与整合素 CD49b/CD29（α2β1/VLA-2）和 αEβ7 相互作用，介导细胞黏附。

（金伯泉）

E-gàiniándànbái

E-钙黏蛋白（E-cadherin） 钙黏蛋白家族的一种黏附分子（CD324）。又称上皮钙黏蛋白、钙黏蛋白1，属Ⅰ型钙黏蛋白亚家族。由882个氨基酸残基组成，包括23氨基酸残基的信号序列和131氨基酸残基的原肽，成熟分子由728氨基酸残基组成，还原条件下分子量120kD，有2个 N-连接糖基。某些肿瘤细胞表面可表达不同剪接的异型。人 E-cadherin 基因定位于16q22.1。

E-钙黏蛋白胞外区、跨膜区和胞质区分别由553、151、24个氨基酸残基组成。胞外区含5个钙黏蛋白（Cd）重复序列（每个约含110个氨基酸残基），Cd 间有1个钙离子结合点，胞外区共有4个钙离子结合点，在细胞表面形成由二硫键连接的同源二聚体。N 端 Cd 结构含1个保守的组氨酸-丙氨酸-缬氨酸（HAV）序列，参与细胞间 E-钙黏蛋白的同型结合。胞质区通过与 β 联蛋白相连再结合 α 联蛋白或 γ 联蛋白（斑珠蛋白），从而连接肌动蛋白细胞骨架。

E-钙黏蛋白分布于非神经上皮细胞及干细胞、成红细胞，尤其在上皮细胞黏附连接处。胚胎发育过程中，E-钙黏蛋白表达于早期胚胎细胞，在原肠胚形成阶段中胚层形成时表达丢失，上

皮-间质转化时又重新表达。功能为：①介导钙离子依赖的细胞间同型黏附，参与胚胎发育及正常组织中上皮细胞层形成和维持，敲除该基因小鼠细胞不能正确发生极化，导致胚泡腔和滋养外胚层缺失，因不能植入子宫而致胚胎死亡，故小鼠 E-钙黏蛋白亦称桑椹胚钙黏蛋白。②属肿瘤抑制因子，肿瘤细胞表面 E-钙黏蛋白丢失或表达下降（见于基因缺失、杂合性、错义或无义突变，以及不同剪接所致胞外或胞内结构域丢失、胞外区蛋白水解、表达抑制等）与肿瘤侵袭性表型、肿瘤恶性程度和预后相关，而重新表达可向良性表型逆转。③通过与 T 细胞表面的整合素（αEβ7、α2β1）结合，参与 T 细胞与黏膜上皮细胞间相互作用。

（金伯泉）

N-gàiniándànbái

N-钙黏蛋白 （N-cadherin）

钙黏蛋白家族的一种黏附分子（CD325）。又称神经钙黏蛋白、钙黏蛋白 2。属 I 型钙黏蛋白亚家族，由 906 个氨基酸残基组成，包括 25 个氨基酸残基的先导序列和 134 个氨基酸残基的原肽。成熟分子由 740 氨基酸残基组成，还原条件下分子量 135～140kD，有 4 个 N-连接的糖基。人 N-cadherin 基因定位于 18q11.2。

分子结构为：①胞外区（555个氨基酸残基）：含 5 个钙黏蛋白（Cd）重复序列（每个约含 110个氨基酸残基），Cd 间有 1 个钙离子结合点，胞外区共有 4 个钙离子结合点，在细胞表面形成由二硫键连接同源二聚体；N 端 Cd 结构域含 1 个保守的组氨酸-丙氨酸-缬氨酸（HAV）基序，参与细胞间 N-钙黏蛋白的同嗜性结合。②跨膜区（21 个氨基酸残基）。③胞质区（157 个氨基酸残基）：通过与联蛋白相连而连接肌动蛋白骨架。N-钙黏蛋白高表达于神经组织、心肌、骨骼肌、晶状体和内皮细胞，胚胎发育过程中最初表达于中胚层，然后表达于多种胚胎组织（包括体节、神经管和心脏）。

功能为：介导钙离子依赖的细胞间同型黏附；N-钙黏蛋白阳性的视网膜轴突可以视网膜-钙黏蛋白作为基质参与轴突的延长；某些细胞（如星形细胞、肌细胞和施万细胞等）表面 N-钙黏蛋白通过与成纤维细胞生长因子受体相连而介导轴突长出，从而参与心脏早期发育过程中心肌细胞隔室化、成肌细胞融合、骨骼肌分化及体节形成；促进上皮细胞源性肿瘤细胞迁移、侵袭和转移；可能与阿尔茨海默病的记忆损伤相关。

（金伯泉）

P-gàiniándànbái

P-钙黏蛋白 （P-cadherin） 钙黏蛋白家族的一种黏附分子。又称胎盘钙黏蛋白、钙黏蛋白 3。属 I 型钙黏蛋白亚家族，由 829 个氨基酸残基组成，包括 26 个氨基酸残基的先导序列和 81 个氨基酸残基的原肽。成熟分子由 722 个氨基酸残基组成，还原条件下分子量 115～120kD，有 2 个 N-连接的糖基。人 P-cadherin 基因定位于 16q22.1。

P-钙黏蛋白胞外区、跨膜区、胞质区分别由 548、22、152 个氨基酸残基组成。胞外区含 5 个钙黏蛋白（Cd）重复序列（每个约含 110 个氨基酸残基），Cd 间有 1个钙离子结合点，胞外区共有 4个钙离子结合点。P-钙黏蛋白在细胞表面形成由二硫键连接的同源二聚体，其 N 端 Cd 结构域含 1个保守的组氨酸-丙氨酸-缬氨酸（HAV）基序，参与细胞间 P-钙黏蛋白的同型结合。

P-钙黏蛋白主要表达于胎盘、表皮和乳腺，其功能为：介导 Ca^{2+} 依赖的细胞间同型黏附；可能有助于肌上皮处于非分化状态；其基因敲除的小鼠表现为乳腺早熟分化及随年龄增长而发生乳腺增生。

（金伯泉）

R-gàiniándànbái

R-钙黏蛋白 （R-cadherin）

钙黏蛋白家族的一种黏附分子。又称视网膜钙黏蛋白、钙黏蛋白4。属 I 型钙黏蛋白亚家族，由916 个氨基酸残基组成，包括 26个氨基酸残基的先导序列和 149个氨基酸残基的原肽。成熟分子由 747 个氨基酸残基组成，还原条件下分子量 120～130kD，含 6个 N-连接的糖基。人 R-cadherin 基因定位于 20q13.3。

R-钙黏蛋白胞外区、跨膜区和胞质区分别由 556、21、160 个氨基酸残基组成。胞外区含 5 个钙黏蛋白（Cd）重复序列，每个重复序列约含 110 氨基酸残基，Cd 间含 1 个钙离子结合点，胞外区共有 4 个钙离子结合点，在细胞表面形成由二硫键连接的同源二聚体。N 端 Cd 结构域含 1 个保守的 HAV 基序（组氨酸-丙氨酸-缬氨酸），参与细胞间 N-钙黏蛋白的同型结合。

R-钙黏蛋白表达于胚胎体节发育中的肌肉、早期骨骼肌和平滑肌，还可表达于肾、肺、胸腺及早期眼神经胶质发育中的上皮细胞。其功能为：介导 Ca^{2+} 依赖的同型黏附，从而参与横纹肌和上皮组织的形成、胰腺发育中外分泌和内分泌细胞的分化及视网膜形态发生；视网膜轴突可利用

R-钙黏蛋白作为基质进行轴突的延长。

（金伯泉）

VE-gàiniándànbái

VE-钙黏蛋白（vascular endothelial cadherin, VE-cadherin）

钙黏蛋白家族的一种黏附分子（CD144）。又称血管内皮细胞钙黏蛋白、钙黏蛋白5。属Ⅱ型钙黏蛋白亚家族，由784个氨基酸残基组成，包括25个氨基酸残基的先导序列和22个氨基酸残基的原肽。成熟分子由737个氨基酸残基组成，还原条件下分子量130kD，含7个N-连接的糖基。人的 VE-cadherin 基因定位于16q22.1。VE-钙黏蛋白胞外区、跨膜区和胞质区分别由546、27、164个氨基酸残基组成。胞外区有5个钙黏蛋白（Cd）重复序列（每个约含110个氨基酸残基），Cd间含1个钙离子结合点，胞外区共有4个钙离子结合点，在细胞表面形成由二硫键连接的同源二聚体。N端Cd结构域含1个保守的缬氨酸-异亮氨酸-缬氨酸（VIV）基序，参与细胞间VE-钙黏蛋白的同型结合。胞质区与联蛋白相连，从而连接肌动蛋白细胞骨架。

VE-钙黏蛋白表达于内皮细胞连接处，可介导 Ca^{2+} 依赖的内皮细胞同型黏附和存活，维持内皮细胞完整性。研究发现，体内给予抗VE-钙黏蛋白抗体可致血管通透性增加，促进中性粒细胞渗出至腹腔；丢失VE-钙黏蛋白或去除VE-钙黏蛋白胞质区，可使内皮细胞丧失对VEGF-A的反应性而发生凋亡（VEGF-A通过与VEGF-R2结合，可活化PIK3和Akt，促进抗凋亡分子Bcl-2表达，参与内皮细胞生长的接触性抑制）。此外，人血管瘤VE-钙黏

蛋白表达下降。

（金伯泉）

duōpèitǐ dànbái jùtáng jiāzú

多配体蛋白聚糖家族（syndecan family）

黏附分子家族的一种。又称共结合蛋白聚糖家族，属整合性膜硫酸乙酰肝素蛋白聚糖家族。主要成员包括多配体蛋白聚糖1（syndecan-1）、纤维蛋白聚糖（syndecan-2）、N-多配体蛋白聚糖（syndecan-3）和syndecan-4。家族成员跨膜区和胞质区具有高度同源性（胞外区序列相似性很低），主要参与细胞与基质黏附、细胞间黏附及启动细胞内信号转导。其胞质区高度保守，不同成员启动信号转导的功能相似，即通过与细胞骨架相连而介导下游信号转导。胞质区可与Ⅱ型 PDZ 结构域结合，如 syntenin 和 CASK，后者可结合 ERM 亚家族成员，从而使 syndecan 胞质区与肌动蛋白细胞骨架相连。

syndecan 通过其分子的硫酸乙酰肝素链与多种配体结合，包括多肽生长因子、酶、细胞外基质蛋白、细胞黏附分子、脂质结合蛋白、血液凝血因子、病毒和毒素等。syndecan 虽与多肽生长因子结合，但并非生长因子受体。与 syndecan 结合的生长因子可抵抗细胞外基质中蛋白酶的降解，作为生长因子的一种储存方式，当 syndecan 的核心蛋白或硫酸乙酰肝素侧链被酶降解，即可释放出生长因子，促进组织细胞生长。生长因子借助与 syndecan 结合，可增加局部细胞因子浓度，通过细胞间接触，刺激表达生长因子受体的细胞。此外，与硫酸乙酰肝素结合的生长因子其构象发生改变，从而增强与受体结合的亲和力。

（金伯泉）

duōpèitǐ dànbái jùtáng 1

多配体蛋白聚糖 1（syndecan-1）

多配体蛋白聚糖家族的一种黏附分子。即 CD138。成熟的人 syndecan-1 由 293 个氨基酸残基组成，还原条件下分子量 85~92kD，含 1 个 N-连接糖基和多个 O-连接糖基，有 5 个糖胺聚糖侧链。人 syndecan-1 基因定位于 2p。

syndecan-1 分子结构为：①胞外区（234 个氨基酸残基），N 端 3 个糖胺聚糖由硫酸乙酰肝素修饰，靠近胞膜处 2 个糖胺聚糖由硫酸软骨素所修饰。②跨膜区（25 个残基）。③胞质区（34 个氨基酸残基）。syndecan-1 表达于上皮细胞基膜侧表面，另可表达于血管平滑肌细胞、内皮细胞、神经细胞、前 B 细胞、未成熟 B 细胞和浆细胞以及多发性骨髓瘤浆细胞和某些淋巴瘤。通过其硫酸乙酰肝素侧链可结合多种细胞外成分，包括生长因子、某些细胞外基质（纤连蛋白、层黏连蛋白、胶原等）以及 L-选择素、NCAM、CD31 和酶等。

syndecan-1 的功能为：①在调节肝素结合生长因子（如成纤维细胞生长因子）生物学活性中发挥重要作用。②介导细胞间及细胞-基质间相互作用，表达缺失可致极化上皮细胞表型丢失，同时获得锚定非依赖性生长。③某些上皮细胞肿瘤 syndecan-1 表达下降，且与肿瘤进展相关。④作为浆细胞和里德-斯滕伯格（Reed-Sternberg）细胞的标志物。⑤治疗多发性骨髓瘤的潜在靶点。

（金伯泉）

duōpèitǐ dànbái jùtáng 2

多配体蛋白聚糖 2（syndecan-2）

多配体蛋白聚糖家族的一种黏附分子，又称纤维蛋白聚

糖。成熟的 syndecan-2 由 183 氨基酸组残基成，还原条件下分子量 46kD，含多个 O-连接糖基，有 3 个糖胺聚糖侧链，其胞外区、跨膜区和胞质区分别有 126、25、32 个氨基酸残基。胞质区含 1 个丝氨酸磷酸化位点，是蛋白激酶 C（PKC）作用的靶点。人 syndecan-2 基因定位于 8q22-24。

syndecan-2 是成纤维细胞表面的主要多配体蛋白聚糖。内皮细胞发育过程中，其主要表达于间充质细胞，另单核细胞分化/活化时可诱导其表达。syndecan-2 通过其硫酸乙酰肝素侧链可结合多种细胞外成分，如生长因子、细胞外基质（纤连蛋白、层黏蛋白和胶原等）以及 L-选择素、神经细胞黏附分子、CD31 和酶等。

syndecan-2 的功能为：参与调节肝素结合生长因子生物学活性；介导细胞间及细胞-基质间相互作用；在与认知和记忆相关的树突棘发育中起关键作用。

（金伯泉）

duōpèitǐ dànbái jùtáng 3

多配体蛋白聚糖 3（syndecan-3）

多配体蛋白聚糖家族的一种黏附分子。成熟 syndecan-3 含 397 个氨基酸残基，还原条件下分子量 100～120kD，有多个 O-连接糖基和 6 个糖胺聚糖侧链，其膜外区、跨膜区和胞质区分别由 339、25、33 个氨基酸残基组成。人 syndecan-3 基因定位于 1 号染色体。

神经元主要表达 syndecan-3，肌与骨骼组织及发育过程中的新生儿脑、心和施万细胞高表达 syndecan-3，生后 7 天达高峰，成年人神经系统表达下降。借助其硫酸乙酰肝素侧链结合多种细胞外成分，包括生长因子、细胞外基质（纤维蛋白、层黏蛋白和胶

原等）及 L-选择素、神经细胞黏附分子、CD31 和酶等。

syndecan-3 的功能为：调节肝素结合生长因子生物学活性；介导细胞间及细胞-基质间相互作用；参与肢体发生和形成、骨骼发育及骨骼肌分化。

（金伯泉）

duōpèitǐ dànbái jùtáng 4

多配体蛋白聚糖 4（syndecan-4）

多配体蛋白聚糖家族的一种黏附分子。成熟 syndecan-4 由 180 个氨基酸残基组成，还原条件下分子量 35kD，有多个 O-连接糖基和 4 个糖胺聚糖侧链。其胞外区、跨膜区和胞质区分别由 127、25、28 个氨基酸残基组成。人 syndecan-4 基因定位于 20q12-13。syndecan-4 广泛表达于上皮和成纤维细胞，但表达水平较低，其定位于黏着斑，这种定位依赖于蛋白激酶 C 活化。借助其硫酸乙酰肝素侧链结合多种细胞外成分，包括生长因子、细胞外基质（纤维蛋白、层黏蛋白和胶原等）及 L-选择素、神经细胞黏附分子、CD31 和酶等。

syndecan-4 的功能为：调节肝素结合生长因子生物学活性；介导细胞间及细胞-基质间相互作用；在调节黏着斑形成中可能发挥独特作用。

（金伯泉）

CD 34

CD34（cluster of differentiation 34）

表达于淋巴结高内皮细胞小静脉（HEV）的黏蛋白样血管地址素。属 I 型跨膜分子，是高度糖基化的唾液酸黏蛋白。分子量 90～120kD，胞外区、跨膜区和胞质区分别由 309、22 和 73 个氨基酸残基组成。靠近 N 端的 130 个残基含多个 O-连接糖基化位点和 1 个黏蛋白样结构，与此相邻的

100 个残基中有 6 个 Cys，可能形成球状结构。胞质区含 2 个蛋白激酶 C 作用位点和 1 个酪氨酸磷酸化位点。人 CD34 基因定位于 1q32。

CD34 主要表达于多能造血干细胞、定向祖细胞、骨髓基质细胞和血管内皮细胞，也可表达于部分急性非淋巴细胞白血病（NALL）细胞、急性 B 淋巴细胞白血病（ALL）及血管来源的肿瘤细胞。随造血干细胞分化、成熟，CD34 表达水平逐渐下降，外周血单个核细胞（PBMC）中 CD34$^+$细胞占 0.01%～0.09%。不同部位细胞所表达 CD34 可能由于糖基化不同，所结合配体亦不同，如淋巴结 HEV CD34 发生硫酸盐化和岩藻糖基化，可与 L-选择素（CD62L）结合，参与淋巴细胞归巢。CD34 还可与 E-选择素结合。内皮细胞表面 CD34 主要参与同淋巴细胞结合。CD34 是人造血干细胞的重要标志，其功能尚不明。

（金伯泉）

CD 44

CD44（cluster of differentiation 44）

软骨连接蛋白家族的一种黏附分子。由单一基因编码，但由于基因转录后的拼接和翻译后修饰方式不同，产物是一组具有高度异质性的膜表面单链糖蛋白，又称 CD44 家族。CD44 分子胞外区紧邻跨膜区存在一个可变区，从而形成多种变异体：①标准 CD44：其不含变异体外显子的编码序列（即不含可变区）。②CD44 拼接变异体：其含有不同变异体外显子的编码序列。

CD44 分布广泛，其配体为透明质酸、纤连蛋白、I 型和 VI 型胶原蛋白等。作为淋巴细胞归巢受体，CD44 还可与黏膜地址素结

合。CD44 可介导多种细胞与细胞、细胞与细胞外基质间的黏附作用，其具有多种生物学功能：参与炎症反应和淋巴细胞归巢；促进 T/B 细胞分化及 T 细胞活化；某些 CD44 变异体的表达与肿瘤发展和转移有关。

（金伯泉）

xì xìbāo miǎnyì qiúdànbái hé niándànbái jiégòuyù fēnzǐ 4

T 细胞免疫球蛋白和黏蛋白结构域分子 4（T cell immunoglobulin and mucin-domain-containing molecule，TIM-4）

TIM 家族的黏附分子。主要表达于树突状细胞和巨噬细胞，活化的人 T 细胞也有表达。人类 TIM 家族基因位于染色体 5q33.2，小鼠 *TIM-4* 基因位于 11B2。TIM-4 属 I 型跨膜糖蛋白，由 IgV 样区、黏蛋白样区、跨膜区和胞内区组成，具一定保守性。

TIM-4 的功能为：与其受体 TIM-1 结合，参与 Th2 细胞激活，调控 Th1/Th2 细胞平衡；作为磷脂酰丝氨酸的受体，介导巨噬细胞吞噬凋亡小体；具有黏附作用，可诱导表达 TIM-1 的 T 细胞定居于淋巴器官或组织局部，发挥免疫功能。此外，TIM-4 也参与免疫调节和过敏性疾病的发生。

（黄　波）

xìbāo wài jīzhì

细胞外基质（extracellular matrix，ECM）

由细胞合成并分泌、分布于细胞表面和间质中的网状结构。其决定结缔组织的特性，从而发挥支持、连接和调节组织细胞的作用。按组成可分为 3 类：①糖胺聚糖（GAG）：是构成细胞外基质胶状物的主要成分，由蛋白聚糖构成，主要包括硫酸乙酰肝素、硫酸软骨素、硫酸角质素等；另外透明质酸是非蛋白聚糖

成分的 GAG，对维持组织含水量发挥重要作用。②纤维蛋白：包括胶原蛋白和弹力素。③黏着蛋白质：包括纤连蛋白和层黏连蛋白，其中纤连蛋白可连接组织细胞和胶原，从而调节细胞在组织中运动，层黏连蛋白参与细胞黏附和迁移。

功能：①胶原蛋白是由 3 条肽链拧成的螺旋形纤维状蛋白质，是细胞外基质中含量最丰富的蛋白，赋予结缔组织特定的结构和机械力学性质（如张力、强度、拉力和弹力等），发挥支撑和保护功能。②纤连蛋白和层黏连蛋白是参与细胞在细胞外基质运动的关键蛋白，其受体是细胞表面的整合素，后者为细胞黏附提供附着点，细胞外基质则发挥"脚手架"的作用。③细胞表面整合素与相应配体结合，可启动胞内信号转导，调节细胞内部骨架结构，从而改变细胞外形以适应细胞运动。④ECM 可影响细胞生存和死亡，某些组织细胞生长为锚定依赖性，有赖细胞外基质通过整合素传递信号才能正常生存，一旦脱离细胞外基质即发生凋亡。⑤某些 ECM 成分参与调控细胞分化的方向。⑥ECM 参与疾病过程，如正常组织的细胞外基质和基膜是限制肿瘤转移的重要屏障，恶性肿瘤分泌多种酶和 ECM 组分，通过改变 ECM 组成而有利与肿瘤侵袭和转移。

（储以微）

duōniánfù jīzhì dànbái

多黏附基质蛋白（multiadhesive matrix protein）

细胞外基质成分的一种。其可与多种膜分子、基质（如胶原蛋白）、多糖、激素和生长因子等结合，主要包括纤连蛋白和层黏连蛋白等，参与胚胎发育、细胞生长、活化、

分化、黏附、迁移等。

（储以微）

xiānlián dànbái

纤连蛋白（fibronectin，FN）

细胞外基质成分的一种糖蛋白，属多黏附基质蛋白。分子量约 440kD，由 1 条 α 链（220～235kD）和 1 条 β 链（210～215kD）通过二硫键连接组成。根据溶解性可分为两类：①可溶性血浆纤连蛋白：主要由肝细胞合成，血浆水平达 300μg/ml。②非可溶性细胞纤连蛋白：由成纤维细胞、上皮细胞、神经胶质细胞等合成，分布于结缔组织和基膜。

由于转录后 RNA 的不同剪接，可生成 20 余种 FN 亚型，分子中均含多个不同的结构域，分为 I 型、II 型和 III 型重复序列等。FN 的受体是某些整合素家族成员（如 α3β1、α4β1、α5β1、α6β1、α8β1、α9β1、αVβ1、αIIbβ3、αVβ3、αVβ5、αVβ6 和 α4β7），它们主要与 FN 中精氨酸－甘氨酸－天冬氨酸（RGD）序列结合。此外，FN 还可结合胶原（I、II、IV 型）、肝素、血纤蛋白、XIIIa 因子、糖胺聚糖等。

FN 参与细胞黏附及迁移、胚胎发育、血管形成、血栓形成、止血、炎症反应和创伤愈合。FN 与整合素 β1 结合，为淋巴细胞活化提供刺激信号。血管内弥散性凝血、多器官衰竭、外伤、烧伤等患者血浆 FN 水平下降，适时补充 FN 可减少并发症发生。类风湿关节炎滑膜液可检出高水平 FN。

（储以微）

céngniánlián dànbái

层黏连蛋白（laminin，LN）

细胞外基质中一种基膜糖蛋白，属多黏附基质蛋白。其可与 IV 型胶原组成基膜的网状组织。LN（820kD）是由 1 条重链（α）和

两条轻链（β1、β2）通过二硫键组成的异源三聚体。LN 分子外形呈十字形，由 1 条长臂和 3 条短臂构成：3 条短臂分别由 α、β1 和 β2 肽链的 N 端序列构成，可结合胶原和硫酸化脂类；长臂由 α、β1 和 β2 C 端序列通过二硫键组成，可结合整合素和巢蛋白，从而将细胞锚定于基膜。

LN 主要由巨噬细胞、内皮细胞、上皮细胞和施万细胞等产生，视黄酸、TGF-β 等可调控其表达。LN 与 Ⅳ 型胶原高亲和力结合，其受体主要是整合素家族成员（包括 α1β1、α2β1、α3β1、α6β1、α7β1、αVβ3 和 α6β4 等），还可结合基膜中硫酸乙酰肝素蛋白聚糖和巢蛋白。

LN 的功能为：使细胞与基膜 Ⅳ 型胶原、肝素糖胺聚糖结合，从而调节细胞黏附和迁移；促进细胞生长和分化；在胚胎发育中发挥重要作用；LN 异常可参与肌肉萎缩、遗传性大疱性表皮松解症、肾病综合征等疾病发生。

（储以微）

Féng · Wéilèbùlándé yīnzǐ

冯·维勒布兰德因子（von Willebrand factor，vWF）

由内皮细胞、巨核细胞合成，在循环中以多聚体形式存在的大分子黏着糖蛋白。细胞外基质成分的一种，又称血管假性血友病因子。vWF 多聚体（500~20 000kD）由一系列 vWF 单体构成，成熟 vWF 单体（220kD）含 2050 个氨基酸残基。vWF 有不同来源：内皮细胞来源的 vWF 以前体形式存在于内质网，经多聚化和糖基化分泌至基膜，或存储于怀布尔·帕拉德（Weibel-Palade）小体，在补体片段（C5b~9）、TNF-α、IL-1、LPS 和凝血酶等刺激下可被释放；巨核细胞合成的 vWF 积聚于血小板 α 颗粒内；血小板产生的 vWF 由 α 颗粒释放。*vWF* 基因定位于 12p13。

vWF 的功能为：①与凝血因子 Ⅷ（F Ⅷ）及糖蛋白 Ib-IX（GP-Ib-IX）复合物结合，在止血过程中发挥重要作用。②与整合素家族 α Ⅱ b3、αVβ3 结合，介导血小板黏附、血栓形成及血小板与内皮细胞黏附。③vWF 缺失或结构异常可导致血管性血友病（vWD），血浆 vWF 含量过高与急性冠心病、缺血性中风和外周性血管疾病有关。

（储以微）

jiāoyuán

胶原（collagen，CO）

细胞外基质成分的一种，是最重要的水不溶性纤维蛋白。米勒（Miller）和马图卡斯（Matukas）于 1969 年首先发现 Ⅱ 型胶原，已发现有 28 种胶原（Ⅰ~XXVⅢ）。不同类型胶原其编码基因定位于不同染色体，如人 Ⅱ 型胶原基因定位于 12q13.11-12q13.12，Ⅷ 型胶原基因定位于 1p32.3-1p34.3。胶原的基本结构单位为原胶原，是由 3 条 α 肽链盘旋而成的三股螺旋结构（长 300nm，直径 1.5nm）。α 链的一级结构含 Gly-X-Y 三肽重复序列，其中 X 常为脯氨酸（Pro），Y 常为羟脯氨酸（Hypro）或羟赖氨酸（Hylys），这种三肽重复序列有助于胶原纤维高级结构的形成。

胶原主要由成纤维细胞产生，其合成与组装过程为：内质网膜结合的核糖体起始合成胶原的前 α 链并切除信号肽，通过内质网和高尔基体的加工、修饰和组装，形成 3 股螺旋的前胶原并分泌至胞外，形成原胶原，最后组装成胶原原纤维和胶原纤维。

胶原是动物体内含量最丰富的蛋白，主要分布于皮、骨、肌腱等组织中，可与多黏附基质蛋白（层黏连蛋白和纤连蛋白）、整合素家族（α1β1、α2β1、α3β1、α10β1 和 α11β1）、血小板表面 GP Ⅳ 以及 CD305、CD306 结合。胶原的功能为：发挥支架和保护作用；参与信号转导；运输生长因子及细胞因子。胶原蛋白基因突变可导致严重疾患，如成骨不全、骨质疏松、马方（Marfan）综合征、埃勒斯-当洛斯（Ehlers-Danlos）综合征等。

（储以微）

xiānwéi dànbáiyuán

纤维蛋白原（fibrinogen，Fg）

血液凝固因子的一种。又称凝血因子 Ⅰ 或血纤蛋白原。是由肝合成的大分子可溶性糖蛋白，存在于血浆，分子量 340kD。人 *Fg* 基因位于 4q23-4q32，包括编码血纤蛋白原 γ（*FGG*）、血纤蛋白原 α（*FGA*）、血纤蛋白原 β（*FGB*）的基因。血纤蛋白原分子由 α、β、γ 链各自成对，以二硫键结合为二聚体。在凝血酶作用下，α 链与 β 链于 N 端分别释放出 A 肽与 B 肽，生成纤维蛋白单体，后者易聚合成纤维蛋白多聚体，在 Ca^{2+} 与活化的 X Ⅲ 因子作用下，通过共价键连接，形成稳定的不溶性纤维蛋白凝块，参与凝血过程。Fg 与某些整合素家族成员（如 αMβ2、αXβ2、α Ⅱ bβ3 和 αVβ3）结合，诱导血小板激活和聚集，在凝血和血栓形成中发挥重要作用。

血纤蛋白原是一种急性相蛋白，参与某些病理过程（如炎症、动脉粥样硬化和心血管疾病等）。纤维蛋白原含量增高被视为心脑血管疾病（如缺血性心脏病、脑卒中及其他血栓栓塞）发病的独立因素之一，血纤蛋白原浓度过低导致损伤部位出血的危险性增加。肝功能严重障碍或先天性缺乏，均可使血纤蛋白原浓度下降，易发生出血倾向。

（储以微）

血小板反应蛋白（thrombospondin，TSP）

细胞外基质成分的一种，属结构相关的分泌型糖蛋白组成的蛋白质家族。又称凝血酶敏感蛋白。分布于多种组织细胞外基质中，有 2 个亚家族：①A 亚家族：包括 TSP-1 和 TSP-2，分子结构亚单位含 1 个球状 N 端结构域、1 个胶原蛋白前体同源结构域、3 个 TSP-1 重复结构域、3 个 EGF 样结构域、5 个钙结合域和 1 个 C 端结构域，组装成三聚体。②B 亚家族：包括 TSP-3、TSP-4 和 TSP-5，分子结构亚单位含独特的 N 端结构域，但缺乏胶原蛋白前体同源结构域和 TSP-1 重复结构域，含 4 个 EGF 样结构域，组装成五聚体。

人 TSP-1 基因 *THBS1* 定位于 15q15，蛋白单体由 1170 个氨基酸残基组成；TSP-2 基因 *THBS2* 定位于 6q27，蛋白单体由 1172 个氨基酸残基组成；TSP-3 基因 *THBS3* 定位于 1q21，蛋白单体由 956 个氨基酸残基组成；TSP-4 基因 *THBS4* 定位于 5q13，蛋白单体由 961 个氨基酸残基组成；TSP-5 基因 *COMP* 定位于 19p13.1，蛋白单体由 757 个氨基酸残基组成。

TSP 是血小板 α 颗粒的主要成分，由活化的血小板释放。TSP 可与某些整合素家族成员（如 αⅡbβ3、αVβ3）、GPⅣ（CD36）、硫酸乙酰肝素、整合素相关蛋白（IAP、CD47）等结合，从而参与细胞黏附、血小板聚集、肿瘤转移和组织修复。

（储以微）

主要组织相容性抗原［major histocompatibility（MH）antigen］

参与抗原提呈和 T 细胞激活的关键分子，也决定个体对同种或异种移植物的组织相容性，是主要组织相容性复合体（MHC）基因编码的产物。又称 MHC 分子。

研究过程 MHC 抗原的研究源自临床器官移植术。20 世纪初即发现，同一种属不同个体间进行正常组织（或肿瘤）移植，会发生排斥反应（即组织不相容）。其后证明，同种异体间的排斥现象本质上是一种免疫应答，其由细胞表面的同种异型抗原所诱导。这种代表个体特异性的抗原称为组织相容性抗原。

1936 年，英国免疫学家彼得·阿尔弗雷德·格雷尔（Peter Alfred Gorer）在小鼠移植瘤研究中发现 4 组血型抗原，其中第二组血型抗原与移植排斥反应密切相关，遂将其命名为组织相容性抗原 2（H-2 抗原）。1948 年，美国动物遗传学家乔治·戴维斯·斯内尔（George Davis Snell）根据遗传背景不同的近交系小鼠间皮肤移植物是否被排斥，将决定移植物相容性的基因定位于小鼠不同染色体。发现定位于 17 号染色体第 2 组基因的编码产物引起排斥的速度最快（7~9 天），被确认是引发移植物排斥的主要遗传成分，将其称为主要组织相容性基因，即 *H-2*；定位于其他染色体的基因（如 *H-3* 和 *H-10*）引起排斥的速度明显较慢（50~80 天），统称为次要组织相容性（mH）基因。其后的研究发现，主要组织相容性基因并非位于单一基因座的基因，而是一个庞大的、由位于众多基因座的基因共同构成的复合结构，称为 MHC。现代分子免疫学和基因组学研究揭示，MHC 是一组定位于哺乳动物特定染色体、紧密连锁的基因群，其显著特点是具有多基因性及极为丰富的多态性。

已知 MHC 不仅存在于小鼠，也存在于人类及其他各种哺乳动物，其命名各异，如人类白细胞抗原（HLA）复合体、家猪白细胞抗原复合体、猕猴白细胞抗原复合体等。迄今，对 H-2 复合体及 HLA 复合体的研究最为深入。此外，体内还存在一类 MHC 样分子。它们的编码基因定位于 MHC 复合体外，但分子结构或功能特点与 MHC 分子相近，如 CD1 及新生 Fc 段受体等。

功能 MHC 抗原被发现之初，曾认为其功能仅限于介导移植排斥反应，故又称移植物排斥抗原或移植抗原。上述认识是对 MHC 系统生物学功能的误解，因为自然界不可能发生一个动物组织器官进入另一个体的现象，而个体间组织和器官移植仅是近代医学发展的产物。

20 世纪 60 年代，美国免疫遗传学家巴鲁赫·贝纳塞拉夫（Baruj Benacerraf）发现，H-2 复合体中不同基因座（如 I-A 和 I-E）等位基因结构的改变，可增强或减弱小鼠针对人工合成抗原产生抗体的能力。由此提示，MHC 具有调控机体特异性免疫应答的功能，遂将相应基因命名为免疫应答（*Ir*）基因。显然，MHC 的上述功能与组织相容性毫无关系，但为尊重历史，组织相容性一词仍习惯地沿用至今。由于在 MHC 研究领域作出的重要贡献，斯内尔、贝纳塞拉夫和法国免疫学家让·多塞（Jean Dausset）共同获得了 1980 年诺贝尔生理学或医学奖。其后，澳大利亚免疫学家彼得·

查尔斯·多尔蒂（Peter Charles Doherty）和瑞士免疫学家罗尔夫·马丁·辛克纳吉（Rolf Martin Zinkernagel）于1975年发现，抗原提呈细胞所表达的MHC分子，可直接制约T细胞对抗原的识别，此现象称为MHC限制性，揭示了MHC的主要生物学功能是以其所编码的产物提呈抗原而参与适应性免疫应答，包括参与T细胞激活及由此辅助B细胞产生抗体，也参与胸腺内T细胞及其亚群的成熟和分化。此外，MHC复合体中还有众多免疫功能相关基因，它们的编码产物主要参与调节固有免疫，包括补体的细胞毒作用、NK细胞的杀伤作用以及炎症分子参与的应激反应等，这些也属MHC的重要功能。

20世纪80年代后，结构生物学研究取得重要进展，相继解析HLA-DR1、HLA-A2分子及TCR-抗原肽-MHC分子复合物的立体结构，阐明了MHC分子结构特点、MHC分子与抗原肽相互结合、TCR识别抗原肽-MHC复合物进而启动适应性免疫应答等一系列重要的免疫学问题，进一步证实MHC限制性的科学意义。

（周光炎）

zhǔyào zǔzhī xiāngróngxìng fùhétǐ xiànzhìxìng

主要组织相容性复合体限制性 ［major histocompatibility complex（MHC）restriction］

T细胞介导的适应性免疫应答是否发生，受提呈抗原肽的特定MHC分子约束（限制）的免疫生物学现象。

1974年，瑞士免疫学家罗尔夫·马丁·辛克纳吉（Rolf Martin Zinkernagel）和澳大利亚免疫学家彼得·查尔斯·多尔蒂（Peter Charles Doherty）首先发现，感染

牛痘病毒的CBA品系小鼠（H-2^k），其细胞毒性T细胞（CTL）仅能杀伤携带相同H-2单体型（即H-2^k）的牛痘病毒感染的靶细胞，而不能杀伤同一病毒感染的H-2^{b}小鼠细胞。1975年，多尔蒂再次发现：用淋巴细胞脉络丛脑膜炎病毒（LCMV）感染H-2^{d}单体型小鼠，来自该品系小鼠的CTL在体外只能杀伤LCMV感染的H-2^{d}细胞，而不能杀伤LCMV感染的H-2^{k}细胞。

其后，陆续发现，不仅CTL与靶细胞间，而且Th细胞与抗原提呈细胞（APC）、Th细胞与B细胞间的相互作用时T细胞的抗原识别，也受MHC等位基因特异性的约束。换言之，上述细胞之间相互作用时，均要求双方的MHC型别相同，由此提出MHC限制性的概念。多尔蒂和辛克纳吉因发现MHC限制性而获得1996年诺贝尔生理学或医学奖。

根据当年的实验结果而提出MHC限制性，强调T细胞同与之相互作用的APC/靶细胞间，二者所携带的MHC分子型别须相同。但20世纪90年代，在同种异体移植排斥反应研究中，发现受者的同种反应性T细胞可直接识别供者APC表面的肽-同种异型

MHC分子复合物，而受者T细胞与同种异体供者APC间MHC型别并非一致，这一现象似乎与经典的MHC限制性理论相悖。

新近的理解是：所谓MHC限制性，本质上是指T细胞识别APC（或靶细胞）表面的抗原肽时，须同时识别参与抗原提呈的MHC分子，即双重识别，即TCR仅可识别与APC表面MHC分子结合为复合物的抗原肽。而早期研究所认定T细胞与APC（或靶细胞）间MHC型别的一致性，并非限制应答发生的绝对必要条件。MHC分子抗原结合槽α螺旋的氨基酸残基参与构成TCR双重识别的配体，若抗原肽不同或MHC分子肽结合槽α螺旋的多态性氨基酸残基不同，则TCR不能有效识别（图1，图2）。

（时玉舫 曹巍）

xiǎoshǔ zhǔyào zǔzhī xiāngróngxìng fùhétǐ

小鼠主要组织相容性复合体（mouse major histocompatibility complex）

小鼠体内决定移植物是否相容的主要基因复合体。又称H-2复合体。

研究过程 20世纪30年代，美国动物遗传学家乔治·戴维斯·斯内尔（George Davis Snell）

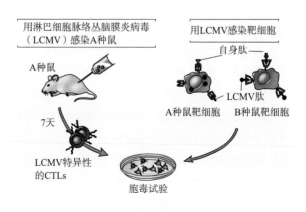

图1 细胞毒试验的建立

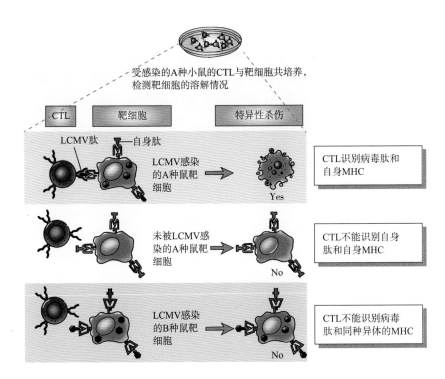

受感染的A种小鼠的CTL与靶细胞共培养，检测靶细胞的溶解情况

| CTL | 靶细胞 | 特异性杀伤 |

LCMV肽——自身肽
LCMV感染的A种鼠靶细胞 → Yes
CTL识别病毒肽和自身MHC

未被LCMV感染的A种鼠靶细胞 → No
CTL不能识别自身肽和自身MHC

LCMV感染的B种鼠靶细胞 → No
CTL不能识别病毒肽和同种异体的MHC

图2 细胞毒试验的结果

采用皮肤移植和反复回交等经典免疫遗传学技术，发现小鼠体内存在多个决定移植物排斥的基因，其作用强弱不一，遂将作用最强并引起皮肤移植物急性排斥的基因命名为主要组织相容性基因，即H-2，而将其他与移植物排斥相关的基因，统称为次要组织相容性（mH）基因。

1948年，斯内尔建立了人工培育同类系小鼠的方法，并应用同类系小鼠确定了小鼠MHC基因座在染色体上的位置。其后发现，定位于小鼠第17号染色体的H-2并非单一基因座，而是由一群彼此独立又紧密连锁的基因组成，长约1500kb，称为H-2复合体。

结构 包括3类基因（图）：

Ⅰ类基因 ①经典Ⅰ类基因：包括 *H-2K*、*H-2D* 和 *H-2L*，前两个基因座之间被Ⅱ类和Ⅲ类基因隔开，具有高度多态性，所编码的 H-2 Ⅰ类抗原广泛分布于小鼠体内有核细胞表面，与移植物排斥反应密切相关。②非经典Ⅰ类基因：包括 *H-2Q*、*H-2T* 和 *H-2M*，位于复合体远离着丝点一侧的Tla区域内，其等位基因数有限，功能尚未被完全阐明。

Ⅱ类基因 又称Ⅰ区基因，也由经典和非经典基因组成。经典Ⅱ类基因位于 I-A 和 I-E 亚区，分别包括显示高度多态性的 *Aa*、*Ab* 基因和 *Ea*、*Eb* 基因。Ⅰ区中非经典Ⅱ类基因为：①*Ma*、*Mb* 和 *Oa*、*Ob* 两组基因，编码产物主要表达于胞质，其作用是协助抗原肽进入 I-E 和 I-A 分子的抗原结合槽。②与Ⅰ类分子抗原肽加工提呈有关的基因，包括编码低分子量蛋白（LMP）的 *LMP1* 和 *LMP7* 基因，其产物的功能是将内源性蛋白质抗原切割为适当大小的多肽，以利进入Ⅰ类分子的抗原结合槽；*TAP1* 和 *TAP2* 基因，其编码产物为抗原加工相关转运蛋白，表达于内质网膜，负责将抗原多肽从胞质转运至内质网。

Ⅲ类基因 位于S区，均属免疫功能相关基因，主要包括编码血清补体成分（C4A、C4B、B因子和C2）的基因，以及21-羟化酶相关的基因（CYP21A、CYP21B）、热休克蛋白基因、肿瘤坏死因子基因等。

免疫应答基因 是MHC复合体中决定机体对胸腺依赖性抗原产生抗体应答的基因。20世纪30年代即发现，同一近交系动物中性别相同的个体间可成功进行组织器官移植而不发生排斥反应，但不同近交系的个体间则不能。20世纪60年代，美国免疫遗传学家巴鲁赫·贝纳塞拉夫（Baruj Benacerraf）分析两个豚鼠近交系

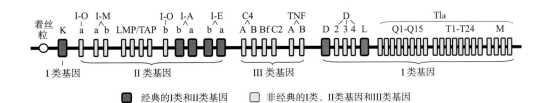

图 小鼠 H-2 基因复合体结构

（2 和 13）分别对结构单一的人工合成抗原 GA（谷氨酸-丙氨酸多聚体）和 GT（谷氨酸-酪氨酸多聚体）产生抗体的能力，并以反应（R）和无反应（NR）分别代表能大量产生抗体和不能产生抗体。

不同品系豚鼠对两种抗原的应答格局各异：①品系 2 对 GA 和 GT 的应答分别为 R 和 NR，而品系 13 对 GA 和 GT 的应答相反，为 NR 和 R。②两个品系杂交子一代对两种抗原的反应皆为 R，提示机体的抗体产生能力是一种可遗传的性状。③将子一代和显示 NR 特异性的隐性亲本回交，子二代出现分离现象，R 与 NR 比例为 1∶1（各占 50%），表明决定上述应答为 R 或 NR 的基因，属同一基因座的两个等位基因，R 对 NR 为显性。据此，该基因被称为免疫应答（Ir）基因。

现代免疫学及其分支学科的进展为发现 Ir 基因奠定了基础：有赖于免疫生物学进展，建立了一系列小鼠近交系作为"纯"的实验材料；有赖于免疫化学进展，通过人工合成结构单一的肽段作为"纯"的抗原，使抗体应答格局单一化。其后，进一步应用小鼠同类系，将小鼠 Ir 基因定位于 H-2 复合体的Ⅱ类基因区，即小鼠的 I-A 和 I-E 基因座，从而确定 MHC 复合体的功能是调控机体适应性免疫应答。现知，调控机体对各种抗原产生抗体应答的 Ir 基因，是 MHC 中特定基因座及其等位基因，这些基因的编码产物可提呈抗原肽，从而激活 T 细胞。

由于人工合成的肽段属胸腺依赖性抗原，诱导 B 细胞产生抗体有赖于 T 细胞辅助，且作为半抗原的人工合成肽段仅在与蛋白质载体交联后才能诱导抗体产生，故机体对人工合成肽产生抗体的过程，涉及抗原提呈细胞（APC）与 T 细胞之间，以及 T 细胞与 B 细胞之间的相互作用。Ir 基因主要通过 APC 与 T 细胞间相互作用，决定并调控 T 细胞激活。由此，Ir 基因的发现推动了对适应性免疫应答机制（包括抗体产生及其基因调控）的研究。

有关人类 Ir 基因定位尚无充分的直接证据，但一般认为也位于人 HLA Ⅱ类基因区内。某些Ⅰ类基因也参与对免疫应答的遗传控制。对遗传控制机体免疫应答的机制已有了更深入认识：MHC 具有高度多态性，群体中不同个体所携带 MHC 等位基因型别不同，故 MHC 分子抗原结合凹槽的结构、凹槽与抗原肽所含锚定残基的亲和力亦各异，由此决定 APC 对特定抗原的提呈能力以及机体的免疫应答效应各异。因此，所谓 Ir 基因对免疫应答的遗传控制，其本质即 MHC 分子抗原结合槽能否结合特定抗原肽，以及二者结合的亲和力。

通过建立并应用各种小鼠同类系，使得有可能深入研究小鼠 H-2 基因复合体。H-2 复合体的研究，对阐明 MHC 结构与功能发挥了重要作用，并极大推动了人类 MHC（即 HLA）研究。

（周光炎）

rénlèi zhǔyào zǔzhī xiāngróngxìng fùhétǐ

人类主要组织相容性复合体

（human major histocompatibility complex，hMHC） 决定人类不同个体间移植物是否相容的主要基因复合体。其编码产物即人类白细胞抗原（HLA）。又称 HLA 复合体。

研究过程 法国免疫学家让·多塞（Jean Dausset）于 1958 年首先发现，肾移植后发生排斥反应的患者及多次接受输血的患者，血清中含有能与供者白细胞发生反应的循环抗体。这些抗体所针对的靶分子即主要组织相容性（MHC）抗原，它们分布于人体所有有核细胞表面。由于该抗原首先在白细胞表面被发现，故人类主要组织相容性抗原被称为人类白细胞抗原。随后，多塞又进一步证实编码 HLA 抗原的基因是定位于人特定染色体上的固定片段。

结构 20 世纪 90 年代初启动的人类基因组计划极大推动了 MHC 基因序列和结构的研究。1999 年 10 月，《自然》杂志刊登了 HLA 基因组全部序列。HLA 复合体或基因群位于人第 6 号染色体短臂 6p21.31 一个窄小的区域内，全长 3.6Mb，占人基因组的 1/3000。此区域内的基因座非常密集且紧密连锁，并呈现高度多态性。HLA 基因区包括 3 个亚区，从着丝粒起依次为：①Ⅱ类基因区：包括编码 HLA-DRA 和 HLA-DRB、HLA-DQA 和 HLA-DQB、HLA-DPA 和 HLA-DPB 的基因。②Ⅲ类基因区：包括编码血清补体（C4B、C4A、B 因子和 C2）等的基因。③Ⅰ类基因区：包括编码 HLA Ⅰ类分子重链的 3 个基因，即 HLA-A、HLA-B 和 HLA-C（图）。

人类整个第 6 号染色体短臂的序列分析于 2003 年完成，继而提出了扩展的主要组织相容性复合体（xMHC）的概念。xMHC 从 HLA Ⅰ类基因区最远端 HCP5P15 起，扩展至 HLA Ⅱ类基因区近着丝粒处的 KIFCI，共 7.6Mb，包括 5 个亚区和 421 个基因座：①扩展的Ⅰ类亚区：长 3.9Mb，含 182 个基因座。②HLA Ⅰ类基因亚区：

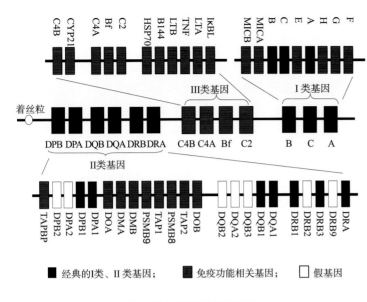

图 HLA 基因复合体结构

位于近端粒一侧，长度约 1.9Mb，含编码经典（A、B、C）和非经典（E、F、G）HLA Ⅰ类分子的基因座。③HLA Ⅱ类基因亚区：近中央着丝粒一侧，长度约 0.9Mb，含编码经典（DP、DQ 和 DR）和非经典（DM 和 DO）HLA Ⅱ类分子的基因座，以及编码抗原提呈相关转运蛋白 TAP1/TAP2、分子伴侣 tapasin、免疫蛋白酶体亚单位 PSMB9 和 PSMB8 等的基因座。④HLA Ⅲ类基因亚区：位于 Ⅰ类和 Ⅱ类基因亚区间，长度约 0.7Mb，其所含部分基因的编码产物参与固有免疫及炎症，如补体成分（C2、C4、B 因子）、肿瘤坏死因子超家族成员（TNF、LT-α 和 LT-β）、NFκ 轻链增强子（NFκBIL1）、热休克蛋白（HSP）70 等。⑤扩展的 Ⅱ类亚区：长 0.2Mb，含 21 个基因座。

特性 HLA 复合体具有高度多样性，表现为：①多基因性：指同一个体中 HLA 复合体在基因座数量构成上的多样性。②多态性：指群体中各 HLA 基因座的等位基因（及其产物）在数量构成上的多样性。此外，HLA 复合体也具有如同其他哺乳动物 MHC 的共同特点，如单体型遗传、连锁不平衡、共显性表达等。

多基因性 HLA 复合体由一群位于不同座位、结构和功能相关的基因所组成，包括经典的 HLA 基因区（3.5Mb）和扩展的 HLA 基因亚区（4.1Mb）。仅经典 HLA 基因区即包括 224 个基因座，其中 128 个为功能基因座（有产物表达），另有 96 个为假基因。功能基因分为两大类：①经典 HLA Ⅰ类基因（包括 HLA-A、HLA-B、HLA-C）和 Ⅱ类基因（包括 HLA-DR、HLA-DQ 和 HLA-DP）。②免疫功能相关基因：包括补体基因、非经典 HLA 基因、抗原加工提呈相关基因和热休克蛋白基因等。

多态性 遗传学上，多态性指随机婚配的群体中，同一个基因座可呈现 2 个以上等位基因（即可能编码两种以上产物）的现象。多态性属群体概念，因为对每一个体而言，每一基因座仅各有 1 个等位基因，分别来自父、母亲。HLA 复合体最突出特点是具有极为复杂的多态性。人群中，HLA 复合体内的众多基因座（尤其是经典 HLA Ⅰ类和经典 HLA Ⅱ类基因座）均已发现大量等位基因，其规模远大于其他种类哺乳动物的 MHC。截至 2015 年 12 月 31 日，已正式命名的经典 HLA 基因座等位基因总数达 9776 个，包括 HLA-A（2432 个等位基因）、HLA-B（3086 个）、HLA-C（2035 个）、HLA-DRA（7 个）、HLA-DRB（1476 个）、HLA-DQA1（51 个）、HLA-DQB1（459 个）、HLA-DPA1（37 个）、HLA-DPB1（193 个），且新的等位基因还在不断被发现。

由于人群中出现大量 HLA 等位基因，造成无亲缘关系个体间拥有相同等位基因的概率极低。仅以经典 HLA Ⅰ 和 Ⅱ类基因为例：若 12 个基因座的等位基因均为随机组合，群体中可能出现的 HLA 基因型别可达 $10^8 \sim 10^{10}$ 之多。这是导致同种异体间组织和器官移植发生排斥反应的重要免疫遗传学因素。为此，器官或组织移植前须检测供-受者双方 HLA 等位基因的相似程度，通过判断同种异体组织间的相容性，寻找 HLA 型别尽可能匹配的移植物供者。

HLA 多态性的机制 尚未阐明。一般认为，HLA 复合体通过基因点突变、基因重组、基因转换等机制导致其结构发生变异。这些不断产生的变异能否以等位基因形式保留下来，则取决于环境压力（尤其是病原体感染）对群体进行的自然选择：凡能有效提呈抗原、诱导免疫应答、使个体对环境因素（主要是病原体感染）具有较强抵抗力（有利于个体存活）的新等位基因，有较多机会遗传给后代。人类长期进化过程中，面临极为复杂的生存条件，通过长期的自然选择，那些能在群体中不断延续的新等位基因得以逐渐积累，最终形成现代人类 HLA 复合体的高度多态性。

HLA 多态性的生物学意义 威胁人类的病原体种类繁多，并常发生变异，而特定 HLA 等位基因产物对所提呈的抗原具有一定选择性。正是由于 HLA 复合体具有极端复杂多态性和多基因性，共同决定了 HLA 遗传背景的高度多样性，从而极大扩展了处于病原体（及其变异体）感染威胁的个体和群体所能提呈抗原肽种类的范围。这可能是高等动物抵御不利环境因素的一种适应性表现，有利于维持种群生存与延续。

连锁不平衡 遗传学上，连锁不平衡指不同基因座的不同等位基因在同一染色体上出现（连锁），且其频率明显高于随机分配的概率。HLA 复合体各基因座的不同等位基因存在连锁不平衡现象，如中国北方汉族人群 HLA-DRB1*0901 和 DQB1*0701 基因频率分别为 15.6% 和 21.9%，若按随机分配规律，这两个等位基因出现于同一条染色体的概率是两者频率的乘积（$0.156 \times 0.219 = 0.034$，即 3.4%），但实际测得的频率为 11.3%，远高于理论值，即该人群中 HLA-DRB1*0901 和 DQB1*0701 等位基因处于连锁不平衡。HLA 复合体中已发现 50 余对等位基因显示连锁不平衡。其产生机制和意义尚不清楚，可能与人类在长期进化过程中的选择压力有关，抗感染能力强的连锁基因群被高频率选择，从而利于群体生存。

单体型遗传 遗传学上，将以连锁不平衡方式出现在同一条染色体上的等位基因组合称为单体型。HLA 复合体的主要遗传学特点之一是具有单体型遗传的规律，即亲代遗传信息传给子代时，是以 HLA 单体型作为基本单位进行遗传，而很少发生同源染色体互换。

人是二倍体动物，每一细胞均有两个同源染色体组，分别来自父母双方，即子女的 HLA 单体型必然一个来自父方，一个来自母方。因此，在同胞之间比较 HLA 单体型型别，存在 3 种可能性：①两个单体型完全相同，其概率为 25%。②两个单体型完全不同，其概率为 25%。③有一个单体型相同，其概率为 50%。至于亲代与子代之间，则必然有一个单体型相同，也只可能有一个单体型相同。

此外，若组成单体型的等位基因不仅包括相邻基因座，还跨越不同基因区，则形成扩展单体型或祖传单体型，这是一种在进化过程中形成的组合。连锁不平衡和扩展单体型的出现，有利于在相同人种中寻找 HLA 相匹配的器官（及造血干细胞）移植供者，并可为研究人群迁移、流动和进化的机制提供线索（图）。

共显性表达 经典遗传学中，显性性状指第一世代无论为纯合或杂合状态，该性状均得到表现；隐性性状则仅在纯合状态下才能表现，杂合状态下（2 个等位基因分别为显性及隐性）则不能表现。共显性指两条同源染色体对应基因座的两个等位基因均为显性。HLA 复合体的遗传学特点之一是共显性表达。两条同源染色体对应 HLA 基因座的每一等位基因（不论处于杂合亦或纯合状态）均为显性基因，可编码和表达各自产物（HLA 抗原）。HLA 基因的共显性遗传特点增加了 HLA 抗原系统的复杂性和多态性。

与医学关系 由于 HLA 具有高度多态性，提示人群中无亲缘关系的个体间，其所携带的 HLA 等位基因型别极少会完全相同，由此决定了 HLA 与临床医学密切相关：①主宰移植物排斥，这虽不属 MHC 本身的生物学功能，但客观上决定移植术成败，故同种异体器官移植前须检测供、受者的 HLA 基因多态性构成，即进行 HLA 基因分型及交叉配型，包括供-受者间的混合淋巴细胞培养，以全面评估供-受者间组织相容性程度。②由于 HLA 具有高度多态性，同种异体间因 HLA 基因背景不同，对同一疾病（主要是自身免疫病和感染性疾病）的易感性存在差异，从而表现为 HLA 与疾

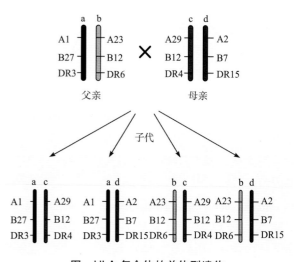

图 HLA 复合体的单体型遗传

病关联的现象。③每一个体所携带的特定 HLA 等位基因组合终生不变，可作为个体性的遗传学标记，用于进行亲子鉴定和法医学鉴定。

（周光炎　时玉舫　曹巍）

rénlèi báixìbāo kàngyuán yǔ jíbìng guānlián

人类白细胞抗原与疾病关联

［human leukocyte antigen（HLA）association with disease］携带某种型别 HLA 等位基因的个体对特定疾病表现为易感或抵抗的现象。关联侧重从表现型描述疾病与不同 HLA 抗原或等位基因间的联系。HLA 与疾病关联的程度用相对风险率表示。

研究过程　HLA 与疾病关联的群体分析始于 1967 年，已研究了 500 余种疾病。关联的疾病涉及各器官和系统，但主要是自身免疫病［如 1 型糖尿病、类风湿关节炎、强直性脊柱炎（AS）、乳糜泻］及感染性疾病（如结核、麻风、艾滋病）。与 HLA Ⅰ类抗原关联的疾病主要有强直性脊柱炎（HLA-B27）、亚急性甲状腺炎（HLA-B35）、贝赫切特（Behcet）病（HLA-B51）、寻常型银屑病（HLA-Cw6）等；与 HLA Ⅱ类抗原关联的疾病主要有发作性睡病（DQ6）、格雷夫斯（Graves）病（HLA-DR3）、重症肌无力（HLA-DR3）、类风湿关节炎（HLA-DR4）、乳糜泻（DQ2）、多发性硬化（HLA-DR2/DQ6）和 1 型糖尿病（DR-DQ 某些单体型组合）等。

相对风险率（RR）　是评估携带特定型别 HLA 抗原的个体比不携带该抗原的个体罹患某种疾病可能性的一种指标。方法是：计算患病人群中携带或不携带某一型别 HLA 等位基因（或 HLA 抗原）的个体的百分率，并与健康人群中相应百分比进行比较，从而评估该 HLA 等位基因携带者罹患相应疾病的概率。其中，携带该 HLA 型别的个体易患某一疾病为阳性关联，若对该疾病有较强抵抗力则为阴性关联（表）。

计算公式为 $RR = (Ag^+/Ag^-)$ 疾病患者 $/(Ag^+/Ag^-)$ 健康对照。式中 $RR > 1$ 表示该疾病与特定 HLA 抗原呈阳性关联，RR 值越大，关联性越强；$RR < 1$ 表示特定抗原与该疾病呈阴性关联，即携带特定 HLA 抗原者不易罹患此病。典型例子是 AS，中国和日本人群 AS 患者中 HLA-B27 阳性者高达 90% 以上，但健康人群 HLA-B27 阳性者不足 5%，由此计算出东方人群 RR 值为 354~376，即携带 HLA-B27 等位基因的个体（B27 抗原阳性者）比 B27 阴性个体罹患 AS 的机会高 350 倍以上。

疾病易感（抵抗）基因　在 HLA 与疾病关联的范畴，疾病易感（抵抗）基因的概念仅指易于（或不易）罹患某一疾病的特定 HLA 等位基因或与之紧密连锁的致病基因。

通常，某一疾病的易感基因其种类、来源和数量很多，且致病机制各异。但就 HLA 与疾病关联的易感基因而言，主要指 HLA 复合体内编码原发关联成分（如 HLA 抗原）的基因。由于 HLA 基因存在连锁不平衡，导致确定原发关联成分十分困难。一般的策略是：通过分析不同人种对同一疾病呈现关联的共同遗传成分，或直接对实验动物进行基因操作（如敲除或干扰候选基因），从而确定直接与疾病发生相关的基因。

以 AS 为例：由于在所有研究过的人种（白种人、黑种人、黄种人）和地理族群（阿拉伯人、

表　HLA 与疾病相关性

疾病	HLA 分子型别	HLA 频率（%）		相对风险率
		患者	对照	
霍奇金淋巴瘤	A1	40	32.0	1.4
特发性血色素沉着症	A3	76	28.2	8.2
强直性脊柱炎	B27	90	9.4	87.4
急性前葡萄膜炎	B27	52	9.4	10.4
亚急性甲状腺炎	B35	70	14.6	13.7
疱疹性皮炎	DR3	85	26.3	15.4
乳糜泻	DR3	79	26.3	10.8
特发性艾迪生病	DR3	69	26.3	6.8
1 型糖尿病	DR3	56	28.2	3.3
	DR4	75	32.2	6.4
重症肌无力	DR3	50	28.2	2.5
	B8	47	24.6	2.7
系统性红斑狼疮	DR3	70	28.2	5.8
天疱疮	DR4	87	3.2	14.4
类风湿关节炎	DR4	50	19.4	4.2
慢性淋巴细胞性甲状腺炎	DR5	19	6.9	3.2
多发性硬化	DR2	59	25.8	4.1
恶性贫血	DR5	25	5.8	5.4

印度人、中国人、日本人）中，HLA-B27 皆与 AS 呈强关联（RR 值 55～375），可藉此排除连锁不平衡的干扰，从而确定 AS 易感基因（即原发关联成分）是 HLA-B27。

但 AS 仅为特例，对多数 HLA 关联性疾病其情况并非如此，原因为：①关联的 HLA 基因分为不同亚型（如 HLA-B27 包括 *B2701、*B2702、*B2703 等），与疾病关联的可能仅为其中某个亚型，且与疾病关联的 HLA 多属 Ⅱ 类抗原，同时涉及 DR 和 DQ 基因，以及两者等位基因的特定组合。②许多疾病易感性与多基因、甚至多种 HLA 基因关联，难以确定关键性的易感（或抗性）遗传成分。

机制　尚未完全清楚，原因为：①已发现与 HLA 关联的疾病，均为多基因免疫性疾病，环境因素在此类疾病的发病中起重要作用，增加了研究的难度。②HLA 具有高度多态性，群体中基因型、单体型组合的种类极为繁多，连锁不平衡的情况也极为复杂，不同人群（人种、民族、地域）中特定 HLA 等位基因和单体型的频率各异。

对 HLA 与疾病关联的机制，已提出若干假说：①分子模拟学说：认为 HLA 分子本身与某种病原物质相似，机体不能对该病原物质产生有效应答，或对病原体产生的应答与自身组织发生交叉反应，导致自身组织损伤。②受体学说：认为 HLA 分子可能作为外来病原物质的受体（如小鼠 MHC Ⅱ 类抗原是乳酸脱氢酶病毒的受体），二者结合而导致组织损伤。③免疫应答基因学说：认为人 HLA 基因即是免疫应答基因，特定 Ⅱ 类基因型可能导致特定的

异常免疫应答，从而表现为易感某种疾病。④连锁不平衡学说：认为特定 HLA 基因可能与某病易感基因连锁，HLA 分子型别仅是一种可被检出的遗传标志。

研究策略　①排除 HLA 等位基因间连锁不平衡的干扰，探寻与疾病关联的原发成分（特定型别 HLA 等位基因或抗原）及其参与提呈疾病相关抗原肽的机制。②探寻并确认致病自身抗原，分析该自身抗原的 T 细胞表位和 B 细胞表位，以及含这些表位的肽段与特定 HLA 分子结合的特点及共用基序。③分析（与易感性或抗性关联的）MHC 等位基因产物参与 T 细胞抗原受体库发育和中枢耐受的作用，寻找识别特定抗原肽-MHC 分子复合物的 T 细胞克隆，确定其特性，为探索特异性免疫干预策略提供依据。

分析 HLA 与疾病关联不仅有助于阐明 HLA 在免疫应答中的作用和疾病发生机制，而且可能有助于某些疾病的辅助诊断、疾病的预测、分类及预后判断。一般认为，不同疾病与 HLA 关联的机制也不同。

（时玉舫　曹　巍）

rénlèi báixìbāo kàngyuán fēnzǐ

人类白细胞抗原分子 [human leukocyte antigen (HLA) molecule]

人类主要组织相容性复合体（HLA 复合体）基因编码的产物。在抗原提呈和免疫调节中发挥重要作用。

类别　根据 HLA 分子的功能及其编码基因的多态性，可将 HLA 分子分为两大类。

经典 HLA 分子　是一组具有高度多态性的跨膜糖蛋白，主要功能是提呈抗原，从而激活 T 细胞。包括两类：①经典 HLA Ⅰ 类分子：有 HLA-A、HLA-B 和 HLA-

C，由重链（α 链）和 β₂ 微球蛋白组成，位于 HLA Ⅰ 类基因区的 *HLA-A*、*-B*、*-C* 基因座分别编码相应经典 Ⅰ 类分子的重链。②经典 HLA Ⅱ 类分子：是由 α 链和 β 链组成的异二聚体，位于 HLA-Ⅱ 类基因区的 *HLA-DRA*、*HLA-DRB*、*HLA-DQA*、*HLA-DQB*、*HLA-DPA* 和 *HLA-DPBA* 基因座分别编码 HLA-DR、HLA-DQ 和 HLA-DP 分子 α 链和 β 链。

免疫功能相关分子　此类分子仅显示有限多态性，分别参与抗原加工、处理以及免疫效应和免疫调节等。由 HLA 复合体中（除经典 HLA 基因外）一群数目众多的其他基因（即免疫功能相关基因）编码。此外，经典 HLA Ⅲ 类基因的编码产物（如补体 C4a、C4b、B 因子和 C2，以及热休克蛋白和 TNF），也属免疫功能相关分子。

HLA 分子主要以跨膜蛋白形式表达于细胞表面，但也可从细胞膜脱落成为可溶性 HLA，后者存在于血液、汗液、泪液、脑脊液和尿液中，并具有免疫调节功能。此外，某些组织细胞的培养上清内也可检出可溶性 HLA Ⅰ 类分子。

表达与调控　经典 HLA Ⅰ 类分子表达于所有有核细胞表面，Ⅱ 类分子则仅表达于专职抗原提呈细胞（APC）表面。机体组织细胞组成性表达 HLA 基因编码的 HLA 分子，是保证免疫系统识别自身和非己、维持机体内环境稳定的必要条件。HLA 分子表达可受多种因素调控：

组织细胞的分化阶段　HLA 分子是造血干细胞和某些免疫细胞的分化抗原，在细胞分化、成熟的不同阶段，各类 HLA 分子表达可有改变。HLA-DR、HLA-DP

几乎表达于所有单核细胞表面，但 HLA-DQ 仅表达于部分单核细胞亚群表面；早期造血干细胞的表型特点之一是 HLA-DR 阴性；红细胞系和髓细胞/粒细胞系祖细胞表达 HLA-DR 和-DP；成熟粒细胞不表达 II 类分子；成熟红细胞不表达 I 类和 II 类分子；II 类分子仅表达于激活（而非静止）的人 T 细胞表面；某些分化阶段的精细胞不表达 HLA I 类分子。

疾病状态 某些感染性疾病（尤其是病毒感染）、免疫性疾病、造血系统疾病和肿瘤等均可影响细胞表面 HLA 分子表达。艾滋病患者单核细胞 II 类分子表达明显减少；某些人体肿瘤或肿瘤细胞系其 I 类分子表达缺失或减少；某些自身免疫病靶器官可异常表达 II 类分子。

生物活性物质 激素类物质，如胰岛素、甲状腺素、雄激素可促进 II 类抗原表达，前列腺素、糖皮质激素可抑制 II 类分子表达；神经递质和神经肽类（如去甲肾上腺素、乙酰胆碱、内啡肽、脑啡肽等）可调控 II 类分子表达。

细胞因子 如 IFN-α、IFN-β、TNF 和 LT 可促进 MHC I 类分子表达，尤其是 IFN-γ 可促进所有组织细胞表达 HLA I 类分子；TNF-α、IL-6、IL-4、IL-13、GM-CSF 等可促进 II 类分子表达，尤其是 IFN-γ 可有效诱导内皮细胞、上皮细胞和基质细胞表达 HLA II 类分子；IFN-β、TGF-β 和 IL-10 可下调 HLA II 类分子表达。

各种因子可在不同水平调控细胞表面 HLA 分子表达，以转录水平的调控最为关键。I 类和 II 类基因表达依赖于起始编码子 ATG 上游约 250 bp 启动子区域内一系列调节基序（顺式作用元件）及相应转录因子（反式作用因子）

间的相互作用。其中，II 类反式激活蛋白（C II TA）是在转录水平调节 HLA II 类分子组成性和诱导性表达的主要因子。

功能 经典 HLA 分子基本功能是：I 类分子和 II 类分子可分别与内源性抗原肽或外源性抗原肽结合，以抗原肽-MHC 复合物（pMHC）的形式表达于 APC 和靶细胞表面，从而分别被 CD4+ 或 CD8+T 细胞识别，启动适应性免疫应答。此外，HLA 分子通过参与胸腺内 T 细胞阳性选择和阴性选择而介导 T 细胞发育，并参与黏膜免疫和免疫调节等。

HLA I 类、II 类分子均可出现表达异常，从而参与某些免疫病理过程的发生发展：肿瘤细胞 I 类分子表达往往减弱或缺失，以致不能有效激活 CD8+ CTL，导致肿瘤逃脱免疫监视；某些自身免疫病中，原先不表达 HLA II 类分子的组织细胞（如 1 型糖尿病患者胰岛 B 细胞、乳糜泻患者肠道细胞、萎缩性胃炎患者胃壁细胞等）可被诱导而高表达 II 类分子，并引发针对自身组织的异常应答；调控 II 类基因转录激活的 C II TA 分子结构变异，可致 B 细胞等 APC 表面 HLA II 类分子表达缺陷，从而引发裸淋巴细胞综合征。

（时玉舫 曹雪涛）

II lèi fǎnshì jīhuó dànbái

II 类反式激活蛋白（class II transactivator，C II TA） 调控 MHC II 类基因转录激活的非 DNA 结合蛋白。其以共激活分子形式发挥主导开关作用，是调控 MHC II 类基因转录的主要因子。已发现：IFN-γ 通过诱导 C II TA 表达而上调 MHC II 类分子表达；TGF-β 则通过抑制 IFN-γ 诱导的 C II TA 表达，可下调 MHC II 类分子

表达。此外，C II TA 也参与 HLA I 类基因及某些抗原加工提呈相关基因的转录激活。

C II TA 含 1130 个氨基酸残基，仅组成性表达于 MHC II 类分子阳性抗原提呈细胞（如 B 细胞、树突状细胞和巨噬细胞）的胞质和胞核，其他类型细胞在 IFN-γ 诱导下也可表达 C II TA，且 C II TA mRNA 表达先于 MHC II 类分子 mRNA 表达。序列分析显示，C II TA 分子的结构域在转录激活中起重要作用：其 N 端为富含酸性氨基酸残基的区域，具有乙酰基转移酶活性，可结合数种参与染色质重塑的其他共激活因子，如环腺苷酸应答组分结合蛋白；中段为富含脯氨酸-丝氨酸-苏氨酸结构域的区域；C 端为与转录因子 RFX 结合的区域。

C II TA 并非直接与 MHC II 类基因启动子结合，而是通过 C 端与结合到启动子区顺式作用元件 S、X1、X2、Y 框的转录因子相互作用，再通过 N 端的转录激活区启动 MHC II 类基因转录。有赖于表观遗传学机制（组蛋白乙酰化、DNA 甲基化、染色质重塑和转录延伸等），最终通过形成通用转录复合物而启动基因转录（图）。C II TA 结构和功能缺陷可影响 MHC 基因（尤其是 II 类基因）转录，导致不能表达相应产物，从而引发自身免疫病、感染性疾病、肿瘤、移植耐受等病理过程，如 II 类基因启动子区转录因子和（或）C II TA 编码基因突变，可致严重的免疫缺陷病（裸淋巴细胞综合征）。

（时玉舫 曹雪涛）

rénlèi báixìbāo kàngyuán biǎoxíng

人类白细胞抗原表型〔human leukocyte antigen（HLA）phenotype〕 人类组织细胞表面所表

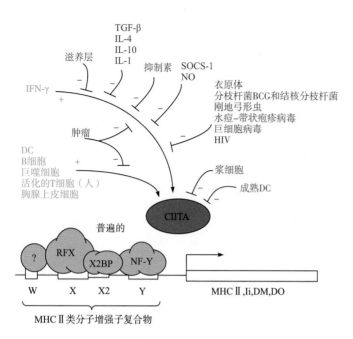

图 CⅡTA 调控 HLA 抗原表达

达 HLA 抗原特异性的总和。就每一个体而言，两条同源染色体对应的 HLA 基因座各有 1 个等位基因，并具有共显性特性。基于 HLA 复合体多基因性，同一个体细胞表面最多可检出 6 对（共 12 种）经典 HLA Ⅰ类和Ⅱ类分子，由此组成其 HLA 表型。

HLA 是人体内多态性最为丰富的基因系统，表现为 HLA 复合体中很多基因座的等位基因数量很大。由于 HLA 的多态性特点，导致群体中两个无亲缘关系的个体间，其 HLA 表型完全相同的概率几乎为零，也使每一个体所具有的 HLA 等位基因组成或其产物特异性成为该个体独特的生物学"身份证"。

确定特定个体 HLA 等位基因型别或其产物（即 HLA 抗原）的特异性，称为 HLA 分型。采用基于聚合酶链反应（PCR）的 HLA 基因分型技术，发现属于同一血清学特异性的 HLA 抗原可由数个、甚至数十个不同的等位基因所编码，即包括多个亚型，从而可指导临床选择 HLA 型别匹配的移植供者。

（时玉舫 曹巍）

jīngdiǎn HLA Ⅰ lèi fēnzǐ

经典 HLA Ⅰ类分子（classic human leukocyte antigen class Ⅰ molecule） 由 HLA 复合体Ⅰ类基因区中具有高度多态性的一组基因所编码的产物。包括 HLA-A、HLA-B、HLA-C 分子，主要参与提呈内源性抗原，诱导 CD8[+] T 细胞激活，简称 HLA Ⅰ类分子或抗原。它是由重链（α链）和轻链（β链）通过非共价键连接而成的异二聚体，属免疫球蛋白超家族。*HLA-A*、*HLA-B*、*HLA-C* 基因分别编码相应 HLA Ⅰ类分子的 α 链，后者由胞膜外结构域（即 α1、α2 和 α3）、跨膜区和胞质区 3 部分组成，分子量约 45kD。β 链即 β_2 微球蛋白，分子量 11.8kD，由位于第 15 号染色体的非 HLA 基因编码（图）。

HLA-A、HLA-B 表达于机体除绒毛滋养细胞外的所有有核细胞表面，HLA-C 分子则可表达于包括绒毛滋养层细胞的所有有核细胞表面。不同组织和不同细胞类型其 HLA Ⅰ类分子表达水平各异：表达量最高的是淋巴细胞，巨噬细胞、树突状细胞及中性粒细胞也高表达 HLA Ⅰ类分子；肺、心、肝细胞、成纤维细胞、肌细胞、神经细胞表达低水平Ⅰ类分子。

经典 HLA Ⅰ类分子主要功能是参与加工、处理及提呈内源性抗原。CD8[+] 细胞毒性 T 细胞表面 TCR 通过特异性识别靶细胞表面的抗原肽–HLA Ⅰ类分子复合物而被激活。

（时玉舫 曹巍）

β_2 wēiqiúdànbái

β_2 微球蛋白（β_2 microglobulin，β_2-m） 由机体有核细胞（如淋巴细胞、血小板、多形核白细胞等）产生的一种小分子球蛋白。又称 HLA Ⅰ类分子轻链（β链）。人类 β_2-m 编码基因位于第 15 号染色体。β_2-m 为单链多肽（11.8kD），由 99 个氨基酸残基组成，其分子含一对二硫键，不含糖，与免疫球蛋白 C 区结构相似。β_2-m 以非共价键与 HLA Ⅰ类分子重链结合，组成完整的 HLA Ⅰ类分子，表达于机体有核细胞表面。此外，游离 β_2-m 广泛存在于血浆、尿液、脑脊液、唾液及初乳中。主要功能是稳定 HLA Ⅰ类分子结构，使之有效表达于细胞表面。

（时玉舫 曹巍）

jīngdiǎn HLA Ⅱ lèi fēnzǐ

经典 HLA Ⅱ类分子（classic human leukocyte antigen class Ⅱ molecule） 由 HLA 复合体Ⅱ类基因区中具有高度多态性的一组基因所编码的产物。包括 HLA-DR、HLA-DQ、HLA-DP 分子，主要参与提呈外源性抗原，诱导

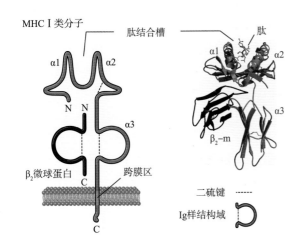

图　HLA Ⅰ类分子结构

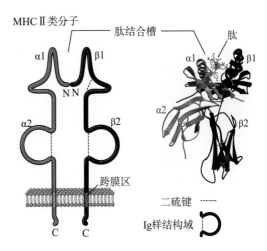

图　HLA Ⅱ类分子结构

CD4⁺T 细胞激活，简称 HLA Ⅱ类分子或抗原。属免疫球蛋白超家族（IgSF），由 2 条以非共价键连接的 α 链与 β 链组成。2 条多肽链基本结构相似，包括胞外区、跨膜区（含 25 个氨基酸残基）和胞内区（含 10～15 个氨基酸残基），N 端在胞外，C 端在胞内。胞外区占整条肽链的 2/3，α 链与 β 链胞外区分别含 α1、α2 结构域和 β1、β2 结构域。其中 α1 和 β1 结构域共同组成抗原肽结合槽，而 α2 和 β2 结构域为免疫球蛋白样区。

经典 HLA Ⅱ类分子结构特点是：α 链与 β 链异二聚体还可相互作用而再形成一个双二聚体，两个抗原结合槽反向相互结合，这种复合分子可能有利于识别该结构的 T 细胞启动信号转导（图）。其主要表达于专职抗原提呈细胞（如成熟 B 细胞、单核/巨噬细胞、树突状细胞等），此外，激活的 T 细胞、内皮细胞等非专职抗原提呈细胞也可表达经典HLA Ⅱ类分子，而中性粒细胞、未致敏 T 细胞、肝、肾、脑及胎儿滋养层细胞均不表达。

经典 HLA Ⅱ类分子的功能是参与加工、处理及提呈外源性抗原。CD4⁺ Th 细胞表面受体（TCR）通过特异性识别抗原提呈细胞提呈的抗原肽–HLA Ⅱ类分子复合物而被激活。

（时玉舫　曹巍）

kàngyuántài-MHC fēnzǐ fùhéwù

抗原肽–MHC 分子复合物

［antigen peptide-major histo-compatibility complex（MHC）complex，pMHC］　可被 T 细胞识别并使之活化的特定结构，由 MHC 分子以一定亲和力与抗原肽结合而形成的复合物。主要表达于抗原提呈细胞（APC），如树突状细胞、单核/巨噬细胞、B 细胞等表面。适应性免疫应答过程中，T 细胞具有双重识别特性，其不能识别游离的蛋白质抗原，而仅识别经 APC 摄取和加工、并与MHC 分子结合的 pMHC，故 pMHC 的形成是抗原被 MHC 分子有效提呈的前提。

pMHC 是 APC 通过对蛋白质抗原进行加工而形成的，主要循两条途径，即胞质溶胶途径和内体-溶酶体途径。两条途径分别加工、提呈内源性抗原和外源性抗原，并分别与 MHC Ⅰ类分子和Ⅱ类分子结合为复合物，从而分别激活 CD8⁺ CTL 和 CD4⁺ Th 细胞。

因此，有两类不同的 pMHC（pMHC Ⅰ、pMHC Ⅱ）参与 T 细胞激活，二者行使不同功能。

胞膜表面的 pMHC 具有稳定性，而空载的 MHC 分子极易从细胞膜表面脱落，或被内化而进入细胞内。基于此，使得有可能从胞膜上分离和纯化 pMHC，并对其进行结构和序列分析。通常用于分离和分析 pMHC 的方法是：从特定建系细胞表面沉淀pMHC，用酸洗脱所结合的肽段，通过分离和纯化，继而进行肽段测序。

（周光炎　吴雄文）

tàijiéhécáo

肽结合槽（peptide-binding cleft）　MHC Ⅰ类和Ⅱ类分子中接纳抗原肽的凹状结构，位于MHC 分子远膜端。

MHC Ⅰ类分子肽结合槽由 α 链的 α1 和 α2 结构域组成，每个结构域折叠成 1 个 α 螺旋和 4 条 β 片层。2 个 α 螺旋组成凹槽的壁，而 8 条 β 片层构成凹槽的底，凹槽两端封闭。进入 Ⅰ类分子肽结合槽内的抗原肽一般由 9 个氨基酸残基组成，9 肽与 HLA 分子结合的亲和力比大于或小于 9 肽的抗原肽高 100～1000 倍。

Ⅱ类分子肽结合槽含 2 条 α 螺旋和 8 条平行 β 片层,由 α 链的 α1 结构域和 β 链的 β1 结构域结合而成,其形状与Ⅰ类分子凹槽相似,二者几乎可重叠。Ⅱ类分子凹槽两端开放,进入槽内的抗原肽长度变化较大,多由 13～18 个氨基酸残基组成。抗原肽通常含 9 个氨基酸残基组成的核心结合序列,直接参与与Ⅱ类分子的结合,并构成供 CD4⁺T 细胞 TCR 识别的表位(图)。

(时玉舫 曹 巍)

máodìngwèi

锚定位 (anchor position)

抗原肽分子中专司与 MHC 分子结合的特定部位。可诱导 T 细胞应答的抗原肽由两部分氨基酸残基组成,即可与 MHC 分子肽结合槽结合的氨基酸残基,以及可被 T 细胞识别的氨基酸残基。从 MHC 分子抗原结合槽洗脱各种天然抗原肽,通过分析一级结构,发现这些抗原肽均具有两个或两个以上专司与 MHC 分子凹槽结合的特定部位,此即锚定位。

内源性抗原肽分子与 MHC Ⅰ类分子结合的锚定位,一般处于 N 端第 2 位和第 9 位,该处的相应氨基酸残基称为锚定残基。位于锚定位的锚定残基通常插入 MHC 分子肽结合凹槽的“袋”形结构中,以其氢键与Ⅰ类分子结合。此外,抗原肽中间部位一般均有一定程度的反向隆起,这可作为 T 细胞表位供 T 细胞受体识别(图)。

MHC Ⅱ类分子的肽结合槽具有较大包容性,故分析抗原肽与 MHC Ⅱ类分子结合的锚定位和锚定残基极为困难。已发现,Ⅱ类分子和抗原肽结合的特点与Ⅰ类分子基本相似。

(时玉舫 曹 巍)

gòngyòng jīxù

共用基序 (consensus motif)

可被等位基因特异性 MHC 分子接纳的不同抗原肽所具有的(相同或相似)特定锚定位和锚定残基的组合。已发现,可与同一型别 MHC 分子结合的不同抗原肽,其锚定位和锚定残基往往相同或相似(表)。可与小鼠 H-2Kᵈ 分子凹槽结合的 9 肽,其第 2 位皆为酪氨酸(Y),是为相同;构成第 9 位锚定残基的氨基酸虽不尽相同,但其中的缬氨酸(V)、异亮

氨酸(I)、亮氨酸(L)同属疏水氨基酸,是为相似。此现象表明:H-2Kᵈ 分子所接纳的抗原肽,其锚定位和锚定残基往往相同或相似,即含有可与该 MHC 分子结合的特征性共用基序(表中为 XY#XXXXXXV/L#;Y# 和 V/L# 为锚定残基;X 为具有较大任意性的氨基酸残基)。

同样,与 H-2Kᵇ 相结合的 8 肽,其第 8 位皆为亮氨酸(L),而第 5 位皆为属于芳香氨基酸的酪氨酸(Y)和苯丙氨酸(F),

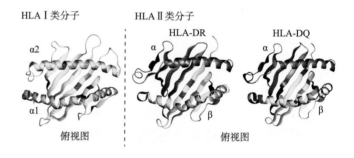

图 MHC 分子的肽结合槽

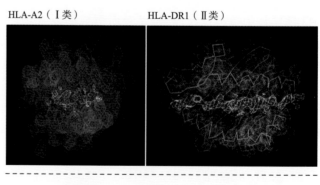

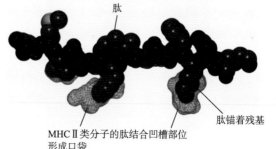

图 抗原肽与 MHC 结合的锚定位及锚定残基

表 已被加工的天然抗原肽藉锚着残基与 MHC 分子结合

MHC 等位基因分子	N 端←抗原肽残基的组成及其位置→C 端										肽长
	1	2	3	4	5	6	7	8	9		
小鼠 I 类分子											
H-2K^d	T	Y#	Q	R	T	R	A	L	V#		9 肽
	S	Y#	F	P	E	I	T	H	I#		9 肽
	K	Y#	Q	I	V	T	T	T	L#		9 肽
	G	Y#	K	D	G	N	E	Y	I#		9 肽
	K	Y#	G	V	S	V	Q	D	I#		9 肽
	G	Y#	L	G	Q	V	T	X	Y#		9 肽
H-2K^b	R	G	Y	V	Y#	Q	G	L#			8 肽
	S	I	I	N	F#	E	K	L#			8 肽
	H	I	V	E	F#	P	O	L#			8 肽
人 II 类分子											
DRB1*0405											
QRAR	Y#	Q	W	V	R	C	N#	P	D#	SNS	16 肽
KPPQ	Y#	I	A	V	H	V	V#	P	D#	Q	14 肽
YEPDH	Y#	V	V	G	A	Q#	R	D#	A		15 肽
YLL	Y#	Y	T	E	F	T	P#	T	E#	KD	14 肽
DPIL	Y#	R	P	V	A	V	A#	L	D#	TKGP	17 肽

＊锚定残基

这些肽段具有的共用基序是 XXXXY/F# XXL#。上述两例中，处于抗原肽 C 端的氨基酸均无例外地成为锚定残基。

抗原肽与 MHC 分子结合的特性之一是具有兼容性，即 MHC 分子与抗原肽的结合并非严格的专一性，而是同一型别 MHC 分子可结合含特定共有基序的若干（一群）肽段。兼容性的结构基础即为共用基序，其可表现在不同层次：①共同基序中以"X"表示的氨基酸，其顺序和结构可变。②同一型别 MHC 分子（尤其是 II 类分子）所要求的锚定残基往往不止一种氨基酸，故符合某一共有基序（如 XL/MXXXXXXL/V）的抗原肽数量可以相当多，使任一型别 MHC 分子均有可能结合多

种抗原肽，激活多个抗原特异性 T 细胞克隆。③不同型别 MHC 分子所接纳的抗原肽，也可能拥有相同共同基序。

进入 HLA II 类分子抗原结合槽的抗原肽由 13～18 个氨基酸残基组成，其中段含有对应于 I 类分子的九肽结构，参与构成锚定残基，但格局较复杂，表现为锚定位数量较多，且组成锚定残基的氨基酸种类变化较大。以 DRB1*0405 所接纳的 5 种抗原肽为例，它们的锚定位有 3 个（P1、P7 和 P9）：P1 皆为酪氨酸（Y）；P9 为天冬氨酸（D）或谷氨酸（E）；P7 的氨基酸残基各异，包括天冬酰胺（N）、缬氨酸（V）、谷氨酰胺（Q）、脯氨酸（P）、丙氨酸（A）。因此，DRB1*0405

分子所接纳的抗原肽，其共用基序的结构远比 I 类分子复杂。

（时玉舫 曹巍）

rénlèi báixìbāo kàngyuán chāoxíng

人类白细胞抗原超型（human leukocyte antigen supertype）

基于 HLA 分子凹槽所结合抗原肽的共用基序的相似性，对不同型别 HLA 分子进行的归纳。理论上，HLA 分子与抗原肽结合具有专一性，特定 HLA 等位基因产物，其与抗原肽结合的凹槽仅可接纳含有特定共用基序的抗原肽。但特定型别 HLA 分子与抗原肽的结合并非高度专一，同一基因座不同型别的 HLA 等位基因产物（同种异型 HLA 分子），其所能接纳的抗原肽共用基序（即抗原肽锚定位和锚定残基）可能相同或

相似，从而均可分别与相应（含相同或相似共用基序的）抗原肽结合。这些不同型别的 HLA 分子被归纳为 HLA 超型，它们所能接纳的相应抗原肽的共用基序称为超基序。

最初确定了 4 个 HLA 超型，即 A2（A* 0201、A* 0202、A* 0203、A* 0204、A* 0205、A* 0206、A* 0207、A* 6802、A* 6901）、A3（A* 03、A* 11、A* 3101、A* 3301、A* 6801）、B7（B* 0702、B* 3501、B* 3502、B* 3503、B* 51、B* 5301、B* 5401）和 B44（B* 1801、B* 4001、B* 4002、B* 4402、B* 4403、B* 4501）。

其后相继确定 A1（A* 0101、A* 2501、A* 2601、A* 2602、A* 3201）、A24（A* 2301、A* 2402、A* 2403、A* 2404、A* 3001、A* 3002、A* 3003）、B27（B* 1401、B* 1402、B* 1503、B* 1509、B* 1510、B* 1518、B* 3801～02、B* 3901、B* 3902、B* 3903～04、B* 4801～02、B* 7301、B* 2701～08）、B58（B* 1516、B* 1517、B* 5701、B* 5702、B* 58）、B62（B* 4601、B* 52、B* 1501、B* 1502、B* 1513、B* 1301～02、B* 1506、B* 1512、B* 1514、B* 1519、B* 1521）等 5 个超型。

近期又发现 2 个新的超型，即 A6X（A* 6901、A* 6802）和 B8（B* 0801、B* 0802、B* 0807）。上述 HLA 超型可覆盖 80% 以上 HLA-A 和 HLA-B 等位基因型别。HLA Ⅱ 类基因的情况较为复杂，已开展类似研究。

属于同一超型的成员（即同一家族内不同等位基因产物），可选择性地结合拥有相同或相似共用基序的抗原肽。换言之，

可被某一 HLA 分子结合、提呈的抗原肽，也可被该 HLA 分子所属家族（超型）中其他成员结合及提呈。

发现 HLA 超型与超基序，可将人群所携带的多态性 HLA 等位基因归纳为有限的若干类型，其意义为：①对探讨 MHC 基因的起源和进化，以及 MHC 多态性和限制性的形成，具有重要价值。②有助于据此预测和鉴定抗原肽表位，从而对设计并应用多肽疫苗或 T 细胞疫苗进行免疫学防治奠定了重要理论基础。③每一超型在群体中的频率均较高，从而为拓宽器官移植供者的选择范围及开展 HLA 与临床疾病相关性研究，具有指导意义。

（时玉舫　曹巍）

T xìbāo shòutǐ-kàngyuántài-MHC fùhéwù

T 细胞受体-抗原肽-MHC 复合物 （T cell receptor-peptide-major histocompatibility complex, TCR-pMHC）

抗原提呈细胞（APC）与 T 细胞相互作用所形成的一种分子结构。由抗原肽、MHC 分子和 T 细胞受体（TCR）组成，简称 TCR-pMHC 三元体（pMHC 即抗原肽-MHC 分子复合物）。其中的抗原肽是被 APC 摄取、加工后与 MHC 分子结合的抗原片段。TCR-pMHC 是 T 细胞与 APC 相互作用中可体现 T 细胞抗原识别特异性的最重要的分子结构群，也与 TCR 受体库选择及特异性 T 细胞克隆扩增等密切相关。

MHC Ⅰ 类和 Ⅱ 类分子均参与提呈抗原肽，故 TCR-pMHC 三元体包括 TCR-pMHC Ⅰ 和 TCR-pMHC Ⅱ。两类 MHC 分子具有"外观"相似的抗原结合槽，但结合并容纳抗原肽的方式各异：Ⅰ 类分子的抗原结合槽两端封闭，

可接纳 8～10 肽，肽段 N 端和 C 端埋于槽的两端；Ⅱ 类分子的抗原结合槽两端开放，可容纳 13～18 肽。此外，两类 MHC 分子近膜端结构域所结合的共受体也各异，分别为 CD8 和 CD4 分子，由此导致不同的抗原提呈方式：Ⅰ 类分子提呈内源性抗原，供 CD8+CTL 识别；Ⅱ 类分子提呈外源性抗原，供 CD4+Th 细胞识别。

（时玉舫　曹巍）

miǎnyì gōngnéng xiāngguān fēnzǐ

免疫功能相关分子 （immune function-related molecule）

由 HLA 复合体中（除经典 Ⅰ 类和 Ⅱ 类基因外）一群数目众多的基因（免疫功能相关基因）编码的产物。可分别参与抗原提呈、免疫效应和免疫调节等。其编码基因定位于 HLA 复合体不同基因区，可据此进行分类：① Ⅰ 类基因编码产物，即非经典 HLA Ⅰ 类分子：包括 HLA-E、HLA-F、HLA-G、MHC Ⅰ 类链相关分子（MIC），均具有免疫调节功能。② Ⅱ 类基因编码产物，主要是抗原加工提呈相关基因编码产物：如 HLA-DM、HLA-DO 参与抗原提呈细胞（APC）对外源性抗原的加工、处理，抗原加工相关转运体（TAP）、β 型蛋白酶体亚单位（PSMB）、TAP 相关蛋白参与靶细胞对内源性抗原的加工、处理。③ Ⅲ 类基因编码产物：包括 TNF 家族成员（TNF-α、淋巴毒素 α、β）、补体系统固有组分（C2、C4 和 Bf）及热休克蛋白（HSP）家族成员等。

HSP 家族成员包括 HSP 1-like（70kD）、HSP-1A 和 HSP-1B。这些分子在进化上高度保守，热休克状态可上调其表达。HSP70 在蛋白合成、折叠、组装和降解过程中发挥分子伴侣作用，参与

APC 对内源性抗原的加工和提呈。此外，组织损伤过程中，胞内 HSP 被释放至胞外，可作为损伤相关模式分子，通过与靶细胞表面相应模式识别受体（如 Toll 样受体等）结合而参与炎症和应激反应。

（周光炎）

fēijīngdiǎn HLA Ⅰ lèi fēnzǐ

非经典 HLA Ⅰ类分子（non-classic human leukocyte antigen class Ⅰ molecule） 由 HLA 复合体中非经典Ⅰ类基因（又称 HLA-Ib 基因）编码的产物。主要参与免疫调节，包括 HLA-E、HLA-F（主要表达于妊娠期间的滋养层细胞表面，编码基因位于 *HLA-G* 基因远离着丝粒一侧）、HLA-G 和 MHC Ⅰ类链相关分子。其分子结构与经典 HLA Ⅰ类分子（*HLA-A*、*HLA-B* 和 *HLA-C*）相似，即存在 MHC 折叠，均与 β_2 微球蛋白组成异源二聚体。此类分子的特点为：肽结合沟槽较窄，且多态性有限，影响其结合并提呈抗原的能力；表达于组织细胞表面，但分布较局限；功能尚未完全阐明，主要参与免疫调节，也参与母胎免疫。

（周光炎）

HLA-E kàngyuán

HLA-E 抗原（human leucocyte antigen-E） 非经典 HLA Ⅰ类分子之一。编码基因位于经典 *HLA-C* 和 *HLA-A* 基因座之间，已发现 15 个等位基因。HLA-E 低水平表达于全身组织细胞，但高表达于单核细胞、胸腺和浸润母体蜕膜的绒毛外滋养层细胞表面。HLA-E 可提呈抗原，其抗原结合槽具有高度疏水性，能结合一种结构十分保守的 9 肽（即 HLA-Ⅰa 和 HLA-G 分子重链的信号肽），故 HLA-E 表达与其他Ⅰ类分子（尤其是 HLA-G）表达密切相关。

HLA-E 分子是 C 型凝集素受体家族（CD94/NKG2 家族）的专一性配体，可分别与 NK 细胞表面 CD94/NKG2A（抑制型受体）和 CD94/NKG2C（激活型受体）等结合，但与前者结合的亲和力明显高于后者。因此，HLA-E 可负调节 CTL 和 NK 细胞的杀伤活性，并可能在维持母胎耐受中发挥重要作用。

（周光炎）

HLA-G kàngyuán

HLA-G 抗原（human leucocyte antigen-G） 非经典 HLA Ⅰ类分子之一。*HLA-G* 基因位于 *HLA-A* 基因座远侧，结构与 *HLA-A2* 基因高度同源，已检出 50 个等位基因。

跨膜型 HLA-G 主要分布于母胎组织接触界面（浸入母体蜕膜的绒毛外滋养层细胞），通过与杀伤细胞表面抑制型受体结合而发挥抑制作用，直接参与维持母胎耐受。HLA-G 还可表达于角膜、单核细胞、胸腺细胞等表面，发挥重要的免疫调节作用，并参与移植排斥反应、炎症反应及自身免疫病发生。已发现，某些肿瘤细胞表面可表达 HLA-G，从而为阐明肿瘤免疫逃逸机制提出新的解释。

此外，HLA-G 也可以分泌型形式分布于体液内，发挥免疫调节作用。

（周光炎）

MHC Ⅰ lèi liàn xiāngguān fēnzǐ

MHC Ⅰ类链相关分子（MHC class Ⅰ chain-related molecule, MIC） 非经典 HLA Ⅰ类分子之一。MIC 的编码基因为 HLA 复合体免疫功能相关基因中的一个小家族，已发现 5 个成员，其中 *MICA* 和 *MICB* 为功能基因，*MICC*、*MICD*、*MICE* 为假基因。*MICA* 基因定位于 *HLA-B* 基因着丝粒侧 40 kb 处，靠近经典Ⅰ类基因 *HLA-B*，与后者存在连锁不平衡。*MICA* 和 *MICB* 基因座均具有高度多态性，等位基因数分别达 94 个和 50 个。

MICA/B 分子与经典 HLA Ⅰ类分子具有 18%～30% 同源性，主要分布于上皮细胞（尤其是胃、小肠上皮细胞）及成纤维细胞，其不与 β_2 微球蛋白和 CD8 分子结合，也不结合抗原肽。

MIC 的功能为：作为 NK 细胞活化型受体 NKG2D 的配体，参与调节固有免疫应答；与小肠上皮的 $V\delta1^+$ $\gamma\delta$ T 细胞相互作用，刺激后者发挥细胞毒作用，杀伤感染或损伤的小肠上皮细胞，以维持小肠上皮完整性；MICA/B 也可表达于胸腺皮质上皮细胞，可能参与胸腺内 T 淋巴细胞的选择过程。

（周光炎）

β xíng dànbáiméitǐ yàdānwèi

β 型蛋白酶体亚单位（proteasome subunit, beta type, PSMB） 参与加工、处理内源性抗原的分子。曾称巨大多功能蛋白酶体或低分子量多肽（LMP），即 LMP7 和 LMP2。*PSMB* 基因属抗原加工提呈相关基因，定位于 HLA Ⅱ类基因区，包括 *PSMB9* 和 *PSMB8* 基因。PSMB 分子是胞质溶胶内免疫蛋白酶体亚单位的组成部分，可将胞质溶胶的内源性抗原酶解为含 8～10 个氨基酸残基的小肽。

（周光炎）

kàngyuán jiāgōng xiāngguān zhuǎnyùntǐ

抗原加工相关转运体（transporter associated with antigen processing, TAP） 参与对内源性抗原加工、处理的异二聚体跨

膜蛋白。*TAP* 基因定位于 HLA Ⅱ 类基因区，包括 *TAP1* 和 *TAP2* 基因座，在人类各有 12 个等位基因。TAP 分子属 ATP 结合盒转运蛋白超家族，由 TAP1 和 TAP2 亚单位组成，为一种 ATP 依赖的转运蛋白，是参与 MHC Ⅰ 类分子抗原提呈途径的最重要分子伴侣。TAP1 和 TAP2 分子均表达于内质网膜，各跨越内质网膜 6 次，共同形成一个孔道样结构，其胞质一侧近 C 端均结合有 ATP，从而为 TAP 转运内源性抗原肽提供能量。

TAP 的作用机制为：胞质内抗原肽先与 TAP 胞质段结合，ATP 参与的水解导致 TAP 异二聚体构型改变，孔道开放，抗原肽遂通过孔道而进入内质网腔内。TAP 对肽段的特异性并无严格要求，但对长度为 8～12 个氨基酸残基的抗原肽亲和力最高，且优先选择 C 端为碱性或疏水性氨基酸残基的多肽片段，使之穿越内质网膜，从而有利于内源性抗原肽与内质网腔中 MHC Ⅰ 类分子的结合。

(周光炎)

TAP xiāngguān dànbái

TAP 相关蛋白 （TAP-associated protein, tapasin） 主要参与内源性抗原加工、处理的分子伴侣。是一种富含脯氨酸的 Ⅰ 型跨膜糖蛋白，成熟分子含 428 个氨基酸残基。人 tapasin 基因定位于第 6 号染色体 HLA Ⅱ 类基因区，靠近 *HLA-DP* 基因座的中央着丝粒侧，含 8 个外显子，启动子上游 -43bp 处有一 14bp 序列，与干扰素刺激反应元件（ISRE）一致，在 -292bp 处还有 1 个保守的 IFN-γ 活化位点，故 tapasin 分子表达也受 IFN-γ 诱导。

tapasin 主要对 HLA Ⅰ 类分子在内质网中的装配发挥关键作用：①通过其跨膜区介导 TAP 与 MHC Ⅰ 类分子结合，tapasin 与 TAP、MHC Ⅰ-β₂ 微球蛋白-钙网蛋白结合为复合物，4 个复合物与 1 个 TAP1/TAP2 异源二聚体结合。②与 MHC Ⅰ 类分子重链 α3 结构域相互作用，维持空载 MHC Ⅰ 类分子构象稳定性。③与 MHC Ⅰ 类分子重链 α1、α2 结构域相互作用，维持空载 MHC Ⅰ 类分子肽结合槽的开放状态，使 MHC Ⅰ 类分子保持与肽段结合的潜能。④使未与 TAP 结合的 MHC Ⅰ 类分子滞留于内质网。

(周光炎)

HLA-DM kàngyuán

HLA-DM 抗原 （human leucocyte antigen-DM） 参与对内源性抗原加工、处理的分子。*HLA-DM* 基因包括 *DMA* 和 *DMB* 基因，属抗原加工提呈相关基因，定位于 HLA Ⅱ 类基因区，在 DP 和 DQ 基因座之间。已发现了 7 个 *DMA* 等位基因和 13 个 *DMB* 等位基因。HLA-DM 分子的 α 链和 β 链分别由 *DMA* 和 *DMB* 基因编码。异二聚体 DM 分子主要表达于被称为 MHC Ⅱ 类区室（M Ⅱ C）的细胞器内，是已发现的唯一在内体-溶酶体途径中起作用的分子伴侣，可耐受溶酶体中极低的 pH 环境。HLA-DM 分子与经典 MHC Ⅱ 类分子结构相似，但其无后者的肽结合沟槽，故不能结合肽段。DM 可将 M Ⅱ C 内 HLA Ⅱ 类分子抗原结合槽中已被结合的 Ia 相关恒定链（Ii 链）解离出来，使 M Ⅱ C 内的外源性抗原片段得以进入 Ⅱ 类分子结合槽，以抗原肽-Ⅱ 类分子（pMHC Ⅱ）的形式被转运至抗原提呈细胞表面，继而提呈给 CD4⁺ Th 细胞。

(周光炎)

HLA-DO kàngyuán

HLA-DO 抗原 （human leucocyte antigen-DO） 参与对内源性抗原加工、处理的分子。*HLA-DO* 基因包括 *DOA* 和 *DOB* 基因，属抗原加工提呈相关基因，定位于 HLA Ⅱ 类基因区。*DOA* 有 12 个等位基因，*DOB* 有 13 个等位基因。HLA-DO 分子 α 链和 β 链分别由 *DOA* 和 *DOB* 基因编码。HLA-DO 和 HLA-DM 分子共同存在于 M Ⅱ C 内，并相互结合为稳定的复合物。HLA-DO 通过负调节 HLA-DM 的功能，可阻止 HLA Ⅱ 分子与恒定链（Ii 链）解离及结合抗原肽。

(周光炎)

gùyǒu miǎnyì xìbāo

固有免疫细胞 （innate immune cell） 参与固有免疫应答的免疫细胞。包括除 T 细胞、B 细胞外的所有免疫细胞类别，如抗原提呈细胞（树突状细胞、单核/巨噬细胞）、NK 细胞、固有淋巴样细胞、各类粒细胞，其他参与免疫应答和效应的细胞（如肥大细胞、血小板、红细胞等）。它们均来源于骨髓多能干细胞，是机体抵御病原体感染的第一道防线，并通过与适应性免疫细胞相互作用及彼此调控，共同执行机体免疫系统的功能。

(曹雪涛)

tūnshì xìbāo

吞噬细胞 （phagocyte） 具有吞噬和清除病原体及异物抗原能力、在固有免疫中发挥重要作用的效应细胞。包括小吞噬细胞（中性粒细胞）及大吞噬细胞（单核/巨噬细胞），二者对侵入体内的微生物可极为快速地产生应答，其中巨噬细胞的作用更为持久（感染后 1～2 天），是参与晚期固有免疫应答的主要效应细胞。吞噬细胞发挥功能涉及定向迁移、

识别、吞噬和杀伤等环节。

研究过程 俄国动物学家和细菌学家埃利·梅契尼科夫（Élie Metchnikoff）于 19 世纪后期发现：透明的海星幼虫体内存在一种可移动、具有包围侵入异物功能的细胞，它们还可迅速包围、吞噬石蕊，使之在体内酸性环境中变为红色。1883 年，梅契尼科夫首先提出"吞噬细胞"概念，认为海洋无脊椎动物体内拥有可摄取、破坏外来物质的吞噬细胞，并推测高等动物体内也可能存在类似的吞噬细胞，它们具有清除病原微生物或其他异物的天然免疫能力，从而抵御感染性疾病发生。

据此，梅契尼科夫提出细胞免疫假说（即吞噬细胞理论），认为受感染宿主体内的吞噬细胞在机体抗病原体感染中发挥重要作用。面对当时被广泛接受的体液免疫学说，梅契尼科夫坚持个人的学术观点，并通过一系列实验证明细胞免疫的重要性，从而被誉为细胞免疫之父。吞噬细胞理论的提出开创了固有免疫研究领域，为细胞免疫学奠定了基础。1908 年，梅契尼科夫与体液免疫学派代表性人物、德国免疫学家保罗·埃尔利希（Paul Ehrlich）共同获得诺贝尔生理学或医学奖，这标志着以细胞免疫学说和体液免疫学说为主的免疫学理论架构初步成形。

生理功能 有以下几方面：

定向迁移和募集 吞噬细胞向炎症灶募集和迁移是其发挥固有免疫功能的前提，具体过程为：①感染最初 1~2 小时，在促炎细胞因子、某些细菌组分或产物（如 LPS 等）作用下，局部血管内皮细胞和吞噬细胞可分别表达介导彼此黏附的 E-选择素和相应配体，从而导致吞噬细胞与血管内皮细胞发生松弛、可逆性黏附，并沿内皮细胞表面滚动。②随感染过程延续（6~12 小时后），吞噬细胞表面 LFA-1、Mac-1 与内皮细胞表面 VCAM-1、ICAM-1 相互作用，逐渐发生稳定而牢固的黏附，最终导致吞噬细胞穿越血管内皮进入组织间隙。③吞噬细胞表面表达多种趋化相关的受体，进入组织间隙的吞噬细胞可循局部微环境中某些趋化介质的浓度梯度，定向迁移并被募集至感染灶，发挥抗感染免疫作用。对吞噬细胞具有趋化作用的介质主要包括趋化因子、补体裂解片段（C3a/C5a）、血小板活化因子、脂类炎性介质（如前列腺素 E、白三烯 B4 等）、某些细菌菌体成分或细菌代谢产物等。

识别和吞噬 吞噬细胞表达多种表面受体，可识别并结合微生物及其分泌产物，使之与吞噬细胞胞膜发生黏附，通过内化而摄入细胞内。主要的受体有：①巨噬细胞表面的甘露糖受体：属凝集素，可识别并结合微生物细胞壁的糖蛋白及糖脂分子的末端甘露糖和岩藻糖残基。②IgG Fc 受体：可与吞噬细胞表面高亲和力 Fcγ 受体（FcγRI）结合，从而增强吞噬细胞对致病微生物的吞噬作用（即抗体介导的调理作用）。③ 补体受体：如 CR1（C3b/C4bR）、CR3（iC3bR，CD11b/CD18）或 CR4（iC3bR，CD11c/CD18），可通过与覆盖于细菌或其他颗粒抗原表面的补体片段（如 C3b、C4b 和 iC3b）结合，促进吞噬细胞的吞噬（即补体介导的调理作用）。④Toll 样受体（TLR）：如革兰阴性菌的脂多糖（LPS）可与巨噬细胞表面 LPS 受体（属 TLR）结合，刺激细胞杀菌活性并分泌细胞因子。

杀菌作用 在吞噬溶酶体内，病原体可通过氧依赖性和氧非依赖性杀菌途径被杀伤。

氧依赖性杀菌途径 吞噬细胞吞噬病原体后，激活胞内氧化酶系统和诱导型一氧化氮合酶（iNOS）系统，分别产生反应性氧中介物和反应性氮中介物介导，发挥杀菌作用。吞噬细胞有效杀伤病原体，有赖于两个酶系统的共同作用。氧化酶系统发挥杀菌效应的机制是：吞噬细胞活化后，可激活膜结合氧化酶，后者使还原型辅酶Ⅱ（NADPH）氧化，继而催化分子氧还原为反应性氧中介物（ROI），此过程称呼吸爆发或氧爆发；ROI 包括过氧化氢（H_2O_2）和多种氧自由基，如超氧阴离子（O_2^-）、游离羟基（OH^-）、单态氧（$^1O_2$）等，它们均为强氧化剂，可杀伤吞噬细胞所吞噬的微生物。过氧化氢在髓过氧化物酶（MPO）作用下，可将正常情况下无毒性的卤化物转化为具有杀菌作用的物质。

多种炎症介质（如 TNF-α、LPS 等）可增强中性粒细胞对微生物产物（如细菌产生的 N-甲酰甲硫醇和趋化因子）的反应性，从而募集中性粒细胞至感染灶并产生大量 ROI，促进机体抗感染免疫作用。iNOS 系统发挥杀菌效应的机制是：iNOS 属胞质酶，其不存在于静息巨噬细胞内，可被 LPS 和 IFN-γ 诱生，在 NADPH 或四氢生物蝶呤参与下，iNOS 可催化 L-精氨酸与氧分子反应，生成胍氨酸和一氧化氮（NO），又称反应性氮中介物；NO 与吞噬细胞内氧化酶系统所产生的过氧化氢或过氧化物酶结合，可在吞噬体酸性环境中产生过（氧化）亚硝酸盐基，从而发挥杀菌作用。

氧非依赖性杀菌途径 ①吞

噬体或吞噬溶酶体内糖酵解作用增强，乳酸累积，pH 降低（3.5~4.0）可发挥杀菌或抑菌作用。②酸性条件下，溶酶体内溶菌酶可使革兰阳性菌胞壁肽聚糖破坏，从而发挥杀菌作用。③防御素、阳离子蛋白等可在细胞脂质双层形成"离子通道"，导致细胞裂解。④活化的吞噬细胞可合成多种蛋白水解酶（如中性粒细胞溶酶体富含弹性蛋白酶），从而有效杀灭进入吞噬溶酶体的细菌。

消化和清除作用　病原体被杀伤或破坏后，在吞噬溶酶体内多种水解酶（如蛋白酶、核酸酶、脂酶和磷酸酶等）作用下，可进一步被消化、降解。大部分产物通过胞吐作用被排出胞外；部分产物被加工、处理后以抗原肽-MHC 分子复合物形式表达于巨噬细胞表面，供 T 细胞识别，进而启动适应性免疫应答。

（曹雪涛）

zhōngxìnglìxìbāo

中性粒细胞（neutrophil）

胞质内富含中性颗粒（多为溶酶体）的小吞噬细胞。广泛分布于骨髓、血液和结缔组织中，占成年人外周血白细胞总数的 55%~70%，其更新快、数量多、寿命短。成年人每天产生 $1×10^{11}$ 个中性粒细胞，血循环中性粒细胞若 6 小时内未被募集至炎症灶，即发生凋亡或被肝、脾内的巨噬细胞吞噬清除。中性粒细胞还可黏附于大静脉内皮细胞表面形成中性粒细胞库，在感染和应激时可被快速动员释放。

中性粒细胞的中性颗粒含多种溶酶体酶（如组织蛋白酶、溶菌酶、磷酸酶、髓过氧化物酶、碱性磷酸酶、吞噬素）、水解酶（如胶原酶、弹性蛋白酶、激肽酶、磷脂酶、核苷酸酶、β-葡萄糖苷酶）等，具有杀菌作用，可将吞噬入细胞内的细菌和组织碎片降解，也参与中性粒细胞所介导的病理性损伤。此外，中性粒细胞内富含糖原颗粒，可为中性粒细胞活跃的运动能力和强大的杀菌作用提供能量。

中性粒细胞处于机体抵御病原体的第一线，在固有免疫中起重要作用。炎症反应中，大量中性粒细胞趋化至炎症部位，发挥如下作用：吞噬病原体；释放溶酶体酶使胞内细菌和组织碎片水解，防止病原微生物在体内扩散；释放多种细胞毒性分子，发挥杀伤作用；中性粒细胞解体后可释放多种溶酶体酶类物质，使周围组织溶解而形成脓肿；释放花生四烯酸、嗜酸性粒细胞趋化因子、激肽酶原、血纤维蛋白溶酶原、凝血因子、白三烯等，参与炎症反应。

活化的中性粒细胞能形成中性粒细胞胞外诱捕网（NET），从而发挥胞外杀菌作用。NET 是由胞外染色质和颗粒性蛋白构成的纤维样结构，其中的染色质（与细胞核内染色质不同）呈松弛的去致密状态。一旦细菌被 NET 捕获，NET 结构内高浓度的抗微生物介质可有效降解细菌。NET 定位于感染部位并具有黏性，可有效捕获和杀灭细菌（如革兰阳性细菌、革兰阴性细菌）、真菌及寄生虫（如牛艾美耳球虫、利什曼原虫等）。

（曹雪涛）

shìsuānxìngl ìxìbāo

嗜酸性粒细胞（eosinophil, Eos）

胞质内富含嗜酸性颗粒的粒细胞。来源于骨髓多能造血干细胞，主要分布于呼吸道、消化道和泌尿生殖道黏膜组织，外周血 Eos 仅占白细胞总数的 1%~3%。Eos 膜表达补体受体（配体为 C3a/C5a、C567）、Eos 趋化因子（ECF-A）受体和 IgFc 受体，其胞质内的嗜酸性颗粒含多种酶类（如组胺酶、芳基硫酸脂酶、磷脂酶、酸性磷酸酶、氰化物不敏感的过氧化物酶等）。

Eos 是参与 I 型超敏反应和抗感染的重要效应细胞：① I 型超敏反应中：Eos 在 ECF-A 等趋化因子作用下聚集于反应局部，通过合成、释放多种致炎介质（如白三烯、血小板活化因子）及毒性物质（如主要碱性蛋白、阳离子蛋白、神经毒素、过氧化物酶等）参与迟发相反应。②寄生虫感染中：IgG 和 C3b 可介导 Eos 与虫体黏附，并通过释放主要碱性蛋白、嗜酸性阳离子蛋白、过氧化物酶、氧自由基等，杀伤血吸虫幼虫、旋毛虫和蛔虫幼虫。③病毒感染中：Eos 可通过释放过氧化物酶而攻击病毒感染细胞，并可清除被抗体覆盖的单纯疱疹病毒。④Eos 具有缓慢而较弱的吞噬能力，可选择性吞噬抗原-抗体复合物，并通过释放溶酶体酶而消化、降解吞噬物。⑤Eos 通过分泌组胺酶和芳基硫酸酯酶而分别灭活组胺和白三烯，对 I 型超敏反应产生反馈抑制作用。

（曹雪涛）

shìjiǎnxìng lìxìbāo

嗜碱性粒细胞（basophil）

胞质内富含嗜碱性颗粒的粒细胞。自 1879 年被发现至今已有百余年历史，但仍是了解和研究其少的白细胞类型。人嗜碱性粒细胞来源于骨髓多能造血干细胞，成熟早期需要 IL-3 参与，但其具体分化阶段所依赖的细胞因子尚不十分清楚。嗜碱性粒细胞主要存在于血循环中，是人血液中含量最少的白细胞，约占白细胞总数的0.2%。嗜碱性粒细胞与肥大细胞有某些共同特征：胞内均有丰富的嗜碱性颗粒，内含预存的成熟组胺；细胞膜表面表达高亲和力的 FcεRI 和 C3aR、C5aR、C567R 等。抗原–IgE 交联以及寄生虫抗原、外源凝集素和病毒超抗原等可激发嗜碱性粒细胞活化。

嗜碱性粒细胞高表达多种趋化因子受体（如 CCR1、CCR2、CCR3、CXCR3 和 CXCR4），有利于在体内迁徙，并参与炎症反应及免疫应答，机制为：在脂多糖（LPS）或 C3a、C5a 作用下，可释放胞内活性介质，发挥趋化、激活补体和致炎作用；分泌 IL-4 和 IL-13，启动和维持 Th2 细胞应答，并促进 IgE 抗体类别转换。

嗜碱性粒细胞主要功能是参与超敏反应发生，其机制为：①通过膜表面 FcεR 与变应原特异性 IgE 结合，继而识别相应变应原并迅速脱颗粒，释放组胺、白三烯（LTC4、LTD4、LTB4）、血小板活化因子及各种酶类，通过介导血管反应及造成组织损伤，引发 Ⅰ 型超敏反应。②膜表面 C3aR/C5aR 与相应补体片段 C3a/C5a 结合可诱发脱颗粒，释放血管活性胺类物质，导致血管通透性增强并有利于免疫复合物沉积，从而参与和促进 Ⅲ 型超敏反应发生。

（曹雪涛）

féidàxìbāo

肥大细胞（mast cell，MC）

胞质内富含嗜碱性颗粒的效应细胞。来源于造血干细胞，在祖细胞阶段即迁移至外周组织而就地发育成熟。

特点 ①主要分布于皮肤、呼吸道、胃肠道黏膜下结缔组织和血管壁周围组织，定居之处（邻近血管、神经、腺体）均为病原体或其他外环境异物易于入侵的部位。②胞质充满大量嗜碱性颗粒，其内含组胺、肝素、TNF-α 及多种酶类物质（如超氧化歧化酶、过氧化物酶、酸性水解酶等）。

分型 根据 MC 的分布和胞质颗粒内容物组分不同，分为两个亚类：

黏膜肥大细胞 在小鼠主要分布于胃肠道黏膜下和某些结缔组织，胞内颗粒主要含硫酸软骨素、少量组胺，发育有赖于 T 细胞分泌的 IL-3。人黏膜 MC 主要分布于肠黏膜和肺泡组织（占肺部 MC 的 90%），胞内颗粒含类胰蛋白酶而组胺较少，且缺乏其他中性蛋白酶，增殖依赖于 T 细胞。

结缔组织肥大细胞 在小鼠主要分布于肺和体腔浆膜，其颗粒含大量组胺和肝素，其存活较少依赖于 T 细胞。人结缔组织 MC 分布于皮肤真皮层和胃肠黏膜下，胞质嗜碱性颗粒含胰蛋白酶、MC 特异性糜蛋白酶及较多组胺，其增殖不依赖于 T 细胞。

调控 微环境中干细胞因子、IL-13、IL-4 和 IL-9 可调控 MC 增殖和表型。MC 膜表面表达模式识别受体（PRR）、C3a/C5a 受体和高亲和力 IgE Fc 受体，可通过与相应配体（如病原相关模式分子、C3a/C5a、特异性 IgE 等）结合而被激活或处于致敏状态。此外，腺苷、补体片段 C3a、趋化因子、干细胞因子、神经鞘氨醇 1-磷酸（S1P）等均可诱导 MC 活化。

功能 具有较弱吞噬作用；可参与对病原体抗原的处理和提呈；在脂多糖（LPS）或 C3a/C5a 作用下，可释放 IL-1、4、8 和 TNF 等促炎细胞因子，发挥趋化和致炎效应。MC 还是介导 Ⅰ 型超敏反应的主要效应细胞，其机制为：IgE 分子与致敏的 MC 表面高亲和力 IgE 受体（FcεR Ⅰ）结合，变应原可介导 MC 表面 FcεR Ⅰ 聚集而脱颗粒，释放组胺、肝素、酶类物质并产生多种脂类介质（如前列腺素 D₂、5-羟色胺、白三烯等），从而引发 Ⅰ 型超敏反应。

（曹雪涛）

kàngyuán tíchéng xìbāo

抗原提呈细胞（antigen presenting cell，APC）

能对抗原进行加工、处理，并以抗原肽-MHC 分子复合物形式将抗原信息提呈给 T 细胞的免疫细胞。

研究过程 美国科学家埃文·赫什（Evan M. Hersh）和朱尔斯·哈里斯（Jules E. Harris）于 1968 年发现：单独用抗原处理外周血淋巴细胞，不能使之转化为淋巴母细胞；若将滤膜阻隔的淋巴细胞与巨噬细胞相互作用，抗原也不能诱导淋巴细胞转化；若在含巨噬细胞的体系中培养淋巴细胞，则抗原经巨噬细胞处理后可诱导淋巴母细胞转化。由此提示，巨噬细胞摄取抗原后，可通过与淋巴细胞间相互作用而使之激活。早期将此类具有摄取抗原功能的细胞称为辅助细胞，并将巨噬细胞作为主要研究对象。鉴于 T 细胞应答中，辅助细胞对抗原加工处理（提呈）是 T 细胞识别抗原的基础，20 世纪 70 年代逐步提出抗原提呈细胞（APC）的概念，但早期将 APC 仅局限于巨噬细胞。

加拿大免疫学家拉尔夫·马文·斯坦曼（Ralph Marvin Steinman）和美国免疫学家赞韦·亚历山大·科恩（Zanvil Alexander Cohn）于 1973 年在小鼠脾发现一种新的贴壁细胞（低于脾贴壁细胞总数的 1%），因其轮廓不规则、有树枝状突起而命名为树突状细胞（DC）。此类细胞与巨噬细胞相比，其活动性较强，而吞噬能力较弱。其后，斯坦曼对 DC 进行了深入、系统的研究，陆续取得如下进展：发现 DC 可诱导 B 细胞和 T 细胞活化，并在细胞毒性 T 细胞（CTL）应答中起重要作用；建立 DC 的纯化流程及体外扩增技术；发现 DC 诱导机体产生免疫应答的能力高于巨噬细胞 100 余倍，证明 DC 是机体最重要、功能最强大的专职 APC。

类别 分为两类：

专职抗原提呈细胞 一类组成性（或诱导性）高表达 MHC Ⅱ类分子、共刺激分子和某些黏附分子，具有较强摄取、加工提呈抗原能力的免疫细胞。专职 APC 可通过吞噬作用或受体介导的内吞作用等方式主动摄取外来抗原，并对其进行加工处理，以抗原肽-MHC Ⅱ类分子复合物形式向 $CD4^+T$ 细胞提呈抗原信息，并通过表面的共刺激分子向 $CD4^+T$ 细胞提供共刺激信号，从而诱导适应性免疫应答。专职 APC 即通常所指的 APC，广泛分布于全身各种器官和组织（除脑及睾丸之外），主要包括 DC、巨噬细胞和 B 细胞。DC 是已知体内抗原提呈能力最强、唯一可向初始 T 细胞提呈抗原的 APC。巨噬细胞也具有摄取、加工提呈抗原、启动适应性免疫应答的能力，但与 DC 相比，巨噬细胞摄取抗原能力较强而提呈抗原能力较弱，且不能激活 $CD4^+$ 初始 Th 细胞。

B 细胞是介导适应性体液免疫应答的关键细胞，同时也是一类特殊的专职 APC。与其他专职 APC 相比，B 细胞具有如下特点：①可通过其表面 BCR 特异性识别、结合、摄取、提呈抗原，从而保证 B 细胞激活所产生的抗体

能与相应抗原发生特异性结合。②仅少数特异性 B 细胞克隆参与对特定抗原的摄取和提呈，通过富集低浓度抗原而将其内化，在局部抗原浓度较低的情况下，是一种有效的摄取和提呈抗原方式（在局部抗原浓度很高的情况下，B 细胞也可非特异性摄取抗原）。③抗原免疫后的 B 细胞对特异性抗原的提呈作用明显增强。

非专职抗原提呈细胞 一类诱导性表达 MHC Ⅱ类分子和共刺激分子、从而具有抗原提呈功能的 APC，又称兼职抗原提呈细胞。非专职 APC 包括活化的 T 细胞、内皮细胞、成纤维细胞、胸腺上皮细胞、甲状腺上皮细胞、脑内胶质细胞以及表达器官特异性自身抗原的某些组织细胞（如胰岛 B 细胞）等，它们在静止状态下通常不表达 MHC Ⅱ类分子、共刺激分子，但在炎症反应或某些细胞因子作用下，可诱导性表达 MHC Ⅱ类分子和共刺激分子（如 B7 等）和黏附分子，其加工、处理及提呈抗原的功能明显弱于专职 APC。

此外，体内几乎全部有核细胞均表达 MHC Ⅰ类分子。在细胞适应性免疫应答过程中，$CD8^+$ CTL 所针对的有核靶细胞（如病毒感染细胞和肿瘤细胞）可将内源性抗原（病毒抗原及肿瘤抗原）降解为免疫原性短肽，并以抗原肽-MHC Ⅰ类分子复合物的形式表达于细胞表面，提呈给 $CD8^+$ CTL。广义上，这些靶细胞也可被视为抗原提呈细胞。

功能 APC 不仅表达 MHC Ⅰ类分子和 MHC Ⅱ类分子，还表达共刺激分子并产生细胞因子，这些效应分子协同作用可诱导 T 细胞活化。APC 功能受多种因素影响，包括抗原物理性状、抗原接

种途径、佐剂应用、APC 接触抗原时的状态及其所处微环境等。

病原相关模式分子（PAMP）和损伤相关模式分子（DAMP）以及不同种类抗原，可诱导 APC 分泌不同细胞因子，从而分别诱导 T 细胞向 Th1、Th2、Th17 等细胞亚群分化，并参与炎症反应发生。若 APC 表面共刺激分子表达下降或分泌 IL-10、TGF-β 等抑制性细胞因子，则可诱生调节性 T 细胞（Treg）并介导免疫耐受。

(曹雪涛　安华章)

shùtūzhuàng xìbāo
树突状细胞（dendritic cell, DC） 具有典型树突状形态的专职抗原提呈细胞。组成性或诱导性高表达 MHC Ⅱ类分子和共刺激分子，可移行至淋巴器官并刺激初始 T 细胞活化。鉴定 DC 的方法主要为：典型的树突状形态；某些相对特异性表面标志；在混合淋巴细胞反应（MLR）中可诱导初始 T 细胞活化。

研究过程 1973 年，加拿大免疫学家拉尔夫·马文·斯坦曼（Ralph Marvin Steinman）和美国免疫学家赞韦·亚历山大·科恩（Zanvil Alexander Cohn）在小鼠脾中发现一种新的贴壁细胞，占脾贴壁细胞的比例小于 1%，有不规则的树枝状或伪足样突起，比巨噬细胞活动性强，但吞噬能力弱，遂将其命名为树突状细胞。早期，由于 DC 的数量很少，培养技术不成熟，且不同课题组所获实验结果不一致，故人们对 DC 在免疫系统中的重要性存疑。此后，斯坦曼等不断完善 DC 的培养和纯化技术，制备了针对 DC 的单克隆抗体 33D1，发明了在体外应用 GM-CSF、IL-4 等细胞因子诱导小鼠和人祖细胞分化为 DC 及扩增 DC 的方法，发现 DC 可刺

激 B 细胞和 T 细胞活化，也在 CTL 应答中发挥重要作用。

斯坦曼首先发现 DC 及其生物学功能，并建立了完整的技术体系，被称为"DC 之父"，并因此荣获 2011 年诺贝尔生理学或医学奖。近年来，陆续鉴定出 DC 群体中多种表型、功能各异的新亚群。

类别 早期根据 DC 在骨髓中的起源，将其分为两类：①髓样 DC：由骨髓髓系前体在 GM-CSF 存在的条件下分化而来，广泛分布于皮肤黏膜组织和全身各器官。②淋巴样 DC：由骨髓淋巴系前体分化而来，位于淋巴组织内，包括胸腺 DC、小鼠脾和淋巴结的某些 DC 亚群等，可表达淋巴细胞相关表面标志（如 CD8α、CD4、CD2 等）。

其后，根据分布部位不同而将 DC 分为 3 类：①淋巴样组织 DC：包括滤泡 DC（FDC）、并指状 DC（IDC）、边缘区 DC。②非淋巴样组织 DC：包括间质性 DC、朗格汉斯细胞（LC）等。③体液内 DC：包括隐蔽细胞和血液 DC。

目前将 DC 分为两大类：①存在于淋巴组织、血液和非淋巴组织的经典 DC：主要功能是针对入侵抗原而诱导适应性免疫应答，并参与维持自身耐受。②分泌 I 型干扰素的浆细胞样 DC：主要功能是针对微生物（尤其是病毒）感染产生大量 I 型干扰素，并激活相应 T 细胞。此外，根据 DC 的功能状态，可将其分为成熟和未成熟 DC，二者表型及功能各异。

表型特征 DC 并无高度专一的表面标志，表型特征为：①相对特异性表面标志：小鼠为 33D1、NLDC145；大鼠为 OX62；人类为 CD1a、CD11c、CD83 和 BDCA2。②模式识别受体（如甘露糖受体、Toll 样受体等）：可识别病原相关模式分子（PAMP）及损伤相关模式分子（DAMP）。③部分 DC 表达 CD4 及趋化因子受体（CXCR4）：是 HIV-1 侵入 DC 的分子基础。④IgG Fc 受体（FcγRII）：可使 DC 有效捕捉抗原-抗体复合物，参与抗原摄取及 DC 活化。⑤MHC II 类分子、共刺激分子（CD80、CD86 等）、黏附分子（CD40、CD54、CD50 及 β1、β2 整合素等），参与抗原提呈。⑥其他表达于 DC 表面或胞内、可感知周围环境的受体：包括 C 型凝集素受体（CLR）、胞内的解旋酶、识别核酸的视黄酸诱导基因 I（RIG-I）等。

迁移与成熟 DC 分布于脑及睾丸以外的全身各器官，但数量极少：如小鼠脾 DC 仅占脾细胞数的 0.2%～0.5%，人外周血 DC 数量不足单个核细胞总数的 1%。

抗原物质触发固有免疫炎症应答后，血循环中未成熟 DC（imDC）在趋化因子作用下被募集至抗原沉积处，摄取抗原后发生迁移，通过输入淋巴管进入局部淋巴结，DC 在向淋巴结迁移过程中逐渐成熟。成熟的 DC（mDC）其 MHC I 类/II 类分子、黏附分子（ICAM-1，ICAM-3 和 LFA-3 等）和共刺激分子（CD80、CD86 和 CD40）表达显著增高，FcR 和病原体受体表达下降，抗原提呈能力增强，可激发 T 细胞应答。

DC 在体内迁徙是其分化、成熟和发挥抗原提呈功能所必需，也是 DC 的重要特征。DC 迁徙与其趋化因子受体表达谱有关：未成熟 DC 主要表达 CCR1、CCR2、CCR5、CXCR1 和 CXCR2；成熟 DC 主要表达 CCR7 和 CXCR4。由此，不同成熟状态的 DC 可对不同趋化因子产生反应，迁移至不同部位并发挥不同功能。

功能 DC 是机体最重要、功能最强大的专职抗原提呈细胞，提呈抗原的能力比巨噬细胞强 100 倍以上，能刺激初始 T 细胞活化和增殖。DC 是机体适应性 T 细胞应答的始动者，可有效识别入侵的病原微生物并快速释放大量细胞因子而参与固有免疫应答，被视为连接固有免疫和适应性免疫应答的"桥梁"。

介导适应性免疫应答 ①体内最重要的 APC，可对抗原进行加工、处理，以抗原肽-MHC 分子复合物形式表达于细胞表面，供初始 T 细胞 TCR 识别，启动 T 细胞活化的第一信号。②DC 表面的共刺激分子（CD80、CD86、CD40 等）与 T 细胞表面相应配体（CD28、CD40L）等结合，提供 T 细胞活化的第二信号。③分泌多种细胞因子（IL-1、IL-6、IL-8、IL-12、TNF-α、IFN-α 等），发挥免疫调节作用，如分泌 IL-12 等诱导 Th1 细胞应答；分泌多种细胞因子和趋化因子，促进 B 细胞增殖和分化，以及调节其他免疫细胞功能。

诱导免疫耐受 ①胸腺 DC 通过介导自身反应性 T 细胞的清除、低反应或失能，在 T 细胞阴性选择过程中起重要作用，从而诱导中枢耐受。②imDC 具有很强抗原摄取、加工、处理能力，但缺乏共刺激分子，可致 T 细胞失能或低反应，从而诱导外周免疫耐受。③一定条件下，外周组织的 imDC 可诱导 T 细胞前体分化为调节性 T 细胞（Treg），后者通过合成大量 IL-10、TGF-β 而下调 DC 表面 MHC II 类分子及共刺激分子表达，促进 DC 前体形成耐受性 DC；④ mDC 通过分泌 CCL17，可诱导表达 CCR4 的 CD4$^+$CD25$^+$ Treg 细胞移行至局部淋巴结，发挥免疫负调节作用，并参与建立免疫耐受。

此外，肠系膜淋巴结 DC 是介导肠道耐受的关键细胞，机制为：特征性表达 CD103，可通过 TGF-β 和视黄酸（RA）依赖性方式促进初始 T 细胞分化为 Treg 细胞；表达 TRAF6，可通过参与调节 Treg 细胞和 Th2 细胞在体内平衡，维持肠道免疫耐受。

临床意义 DC 是参与适应性免疫应答的关键细胞，与 T 细胞激活和免疫耐受密切相关，在多种免疫病理过程中发挥重要作用：①DC 是机体抗感染免疫的中心环节，通过诱导机体对病原体产生适应性免疫应答，发挥免疫保护作用；DC 数量和功能异常是导致感染发生发展的重要原因。②自身免疫病发生与免疫耐受异常密切相关，DC 在维持中枢和外周耐受中发挥关键作用，自身免疫病患者和自发的器官特异性自身免疫病动物，均出现髓系 DC 功能缺陷，导致 Treg 细胞数量和功能异常。③肿瘤微环境中 DC 和巨噬细胞出现抑制性表型，是肿瘤细胞免疫逃逸的重要机制；肿瘤微环境中，浆细胞样树突状细胞（pDC）可诱导 CD4$^+$T 细胞分化为高分泌 IL-10 的 Treg 细胞。

基于 DC 的免疫干预策略在治疗免疫性疾病（如感染性疾病、自身免疫病、免疫缺陷病、肿瘤）及疫苗设计中已取得实质性进展。2010 年，美国食品和药品管理局（FDA）首次批准治疗性疫苗 Sipuleucel-T（Provenge）用于治疗晚期前列腺癌，是肿瘤疫苗领域的重要突破。Sipuleucel-T 是一种负载重组前列腺酸性磷酸酶（PAP）抗原的肿瘤患者自身 DC。PAP 表达于绝大多数前列腺癌细胞，也表达于正常前列腺组织，但其他正常组织表达水平极低。疫苗中，DC 将 PAP 处理为多肽并提呈给 T 细胞，激活的效应性 T 细胞可杀灭表达 PAP 的前列腺癌细胞。

（曹雪涛 于益芝）

jiāngxìbāoyàng shùtūzhuàng xìbāo
浆细胞样树突状细胞（plasmacytoid DC，pDC） 主要来源于初级淋巴组织（如胎肝、骨髓）的造血干细胞前体的树突状细胞。又称 I 型干扰素生成细胞。1958 年，德国病理学家冯·卡尔·伦纳特（von Karl Lennert）和沃尔夫冈·雷梅尔（Wolfgang Remmele）首次报道，人淋巴组织 T 细胞区存在一类新的免疫细胞，形态类似于浆细胞，但缺乏 B 细胞和浆细胞表面标志。1999 年，研究者从人外周血和二级淋巴组织中分离并鉴定了这群细胞，发现病毒感染可刺激其快速分泌 I 型干扰素；在 IL-3 和 CD40L 共同刺激下，可使其分化为具有成熟 DC 形态的细胞，据此将其命名为浆细胞样 DC（pDC）。

分布与表型 主要分布于骨髓、外周血及 T 细胞丰富的淋巴组织，也可聚集于淋巴结高内皮细胞小静脉周围，但在病原体易入侵部位（如黏膜）缺如。pDC 前体在 IL-3 刺激下分化为未成熟 pDC；在 IL-3 和 CD40L 共同刺激下分化为成熟 pDC。其表型特征为：①血液 DC 抗原 2（BDCA-2）和 BDCA-4，被认为是 pDC 特征性表面标志。②Toll 样受体（TLR），参与 pDC 成熟和迁移，并上调趋化因子表达。③高表达 TLR7 和 TLR9，可通过 MyD88 依赖的 NF-κB 途径诱导其分化、成熟并分泌 I 型干扰素。

功能 在病毒、细菌来源的非甲基化 CpG 基序作用下，可启动 pDC 内 TLR7/9 信号通路，通过产生大量 I 型干扰素（尤其 IFN-α）而发挥抗感染作用。pDC 分化为经典 DC，可提呈抗原并激活 T 细胞。

pDC 还具有免疫调节作用，机制为：分泌 IFN-α 和 IL-6，促进 B 细胞分化为浆细胞；分泌大量 I 型干扰素，促进 NK 细胞活化并增强其细胞毒活性和促进淋巴因子分泌，或促进 Th1 细胞分化及增强 CD8$^+$CTL 功能；诱生调节性 T 细胞（Treg），抑制 T 细胞介导的实验性自身免疫性脑脊髓炎（EAE）；在 IL-3 和 CD40L 作用下，pDC 可诱导 Th2 细胞分化；可循胞质溶胶途径（MHC I 类途径）提呈病毒抗原肽，直接激活 CD8$^+$CTL。pDC 通过发挥上述功能，参与机体抗感染、抗肿瘤及维持免疫耐受。

（曹雪涛 吴艳峰）

jīngdiǎn shùtūzhuàng xìbāo
经典树突状细胞（conventional DC，cDC） 由骨髓髓系前体细胞分化而来的髓样树突状细胞。主要存在于淋巴组织、非淋巴样组织器官和血液。根据组织分布和功能特点，cDC 有不同命名：①胸腺 DC：位于胸腺皮质与髓质交界处，参与未成熟单阳性 T 细胞的阴性选择。②朗格汉斯细胞：位于皮肤表皮基底层和棘细胞间，具有较强摄取加工抗原和迁徙能力。③并指状 DC：分布于次级淋巴组织胸腺依赖区内，具有较强激发免疫应答的能力。④间质性 DC：分布于实体器官和组织内。

cDC 是体内抗原提呈能力最强、可有效激活初始 T 细胞而启动适应性免疫应答的 APC。此外，

cDC 还参与免疫调节及免疫耐受的诱导和维持，并可用于治疗肿瘤等免疫相关疾病。

（曹雪涛 于益芝）

bìngzhǐzhuàng shùtūzhuàng xìbāo

并指状树突状细胞（interdigitating dendritic cell，IDC）

由皮肤黏膜组织朗格汉斯细胞移行至淋巴结 T 细胞依赖区而衍生的成熟树突状细胞。特征为：胞内缺乏吞噬体和溶酶体；高表达某些相对特征性表面分子（如 CD83、CD11c、NLDC-145、DEC-205、MHC Ⅰ/Ⅱ 类分子和 B7 等共刺激分子），可与初始 T 细胞密切接触，从而有效提呈抗原信息，启动适应性免疫应答。

（曹雪涛 于益芝）

Lǎnggéhànsī xìbāo

朗格汉斯细胞（Langerhans cell，LC）

来源于骨髓髓系前体细胞、主要分布于皮肤和黏膜组织的未成熟树突状细胞。以德国病理学家朗格汉斯（Langerhans P）命名。LC 胞质内含特征性伯贝克（Birbeck）颗粒，高表达模式识别受体（甘露糖受体、Toll 样受体）、调理性受体（FcγR、C3bR）和趋化因子受体，但低表达 MHC Ⅰ 类/Ⅱ 类分子及共刺激分子。LC 可有效识别、结合病原体等抗原性异物，具有较强迁徙能力，但抗原提呈功能较弱。此外，LC 具有不同于其他 DC 亚群的表型，如表达皮肤淋巴细胞相关抗原（CLA）、共表达 FcgR Ⅱ 和 E-钙黏蛋白、高表达 CD1a 等。

体外用细胞因子与造血干细胞共培养可获典型的 LC；外周血来源的 CD34[+]/CLA[+] 干细胞在 GM-CSF、TNF-α 刺激下，培养 10～18 天可分化为 LC；无血清培养条件下，CD34[+] 造血干细胞在 GM-CSF、TNF-α、干细胞因子（SCF）及转化生长因子（TGF-β1）刺激下，可分化为 LC；人外周血 CD14[+] 单核细胞在 GM-CSF、IL-4 及 TGF-β1 刺激下，可分化为 LC。

LC 广泛分布于表皮和黏膜组织，通常处于静息状态。皮肤、黏膜遭细菌或病毒感染时，LC 通过巨胞饮或受体介导等方式摄取病原体，或接受局部炎性介质和趋化因子刺激而被激活并开始迁徙，一旦经血液和淋巴循环进入外周淋巴组织和（或）器官，即发育成熟为并指状 DC，可向 T 细胞提呈抗原，启动适应性免疫应答。此外，人类免疫缺陷病毒（HIV）感染中，LC 可能是起始的靶细胞，或是 HIV 播散相关的靶细胞、避难所或携带者。LC 通过表达 Langerin/CD207 蛋白，清除内环境中的 HIV，从而抵御感染。LC 被视为分布于机体表皮的"哨兵"，在启动针对病原体的适应性免疫应答及维持机体内环境稳定中发挥重要作用。

（曹雪涛 刘秋燕）

lùpào shùtūzhuàng xìbāo

滤泡树突状细胞（follicular dendritic cell，FDC）

存在于次级淋巴组织（脾、淋巴结、扁桃体、肠道派尔集合淋巴结）B 细胞区（淋巴结生发中心或脾白髓淋巴小结）的树突状细胞。

特征　具有不同于经典 DC 的特点：①起源于间充质祖细胞，而其他髓系或淋巴系 DC 均来源于骨髓干细胞。②主要定居于外周淋巴器官（淋巴结、脾、黏膜相关淋巴组织等）初级淋巴滤泡，不发生迁移。③特征性表达 FDC-M1 和 FDC-M2，高表达 IgG Fc 受体（FcγRIIb/CD32）、补体受体 1（CR1）、补体受体 2（CR2）、Toll 样受体（TLR2、TLR4）。④不表达 MHC Ⅱ 类分子和共刺激分子，无加工、提呈抗原的能力。

功能　有以下几方面：

捕获调理性抗原，提供给滤泡 B 细胞识别并激活　是 FDC 的主要功能，机制为：①FDC 表面表达 IgGFc 受体、补体受体、Toll 样受体，可捕获/富集可溶性抗原（如抗原-抗体复合物、抗原-抗体-补体复合物或细菌裂解产物等），并以免疫复合物覆被小体形式滞留或浓缩于 FDC 表面。②FDC 位于滤泡中央而不会延伸出来，可保护其补体受体和抗体受体所捕获的调理性抗原长期驻留于细胞表面，而不被吞噬细胞吞噬、降解。③FDC 的突起相互交织而形成网络，有利于直接与 B 细胞接触。

滤泡 B 细胞在 FDC 构成的网络中接受抗原刺激而被激活，经克隆扩增，诱导淋巴滤泡内生发中心形成，继而通过与滤泡辅助性 T 细胞相互作用，启动一系列生发中心反应（如 BCR 亲和力成熟、抗体类别转换等），使 B 细胞进一步分化为浆细胞和记忆性 B 细胞。

形成 CXCL13 调控网络　FDC 分泌 CXCL13，即 B 细胞趋化因子，可趋化、募集 CXCR5[+] 滤泡 B 细胞，使之激活并产生淋巴毒素（LT）。LT 可活化 FDC，使之分泌更多 CXCL13，形成正反馈调控网络。该调节网络在生发中心形成、抗体亲和力成熟、抗体类别转换、B 细胞分化为浆细胞和记忆性 B 细胞等过程中发挥重要作用。

分泌桥联因子 Mfge8　Mfge8 可介导吞噬细胞与凋亡细胞相连，促进生发中心内着色体巨噬细胞清除凋亡细胞。Mfge 因子缺陷小鼠可出现类似系统性红斑狼疮样症状。

FDC 还具有抑制淋巴细胞凋亡和超抗原诱导的 T 细胞增殖等作用。

(曹雪涛 刘秋燕)

tiáojiéxìng shùtūzhuàng xìbāo

调节性树突状细胞 (regulatory dendritic cell, DCreg)

具有免疫负调节功能的树突状细胞。DCreg 亚群表型各异,可通过不同机制抑制 T 细胞增殖:促使 $CD4^+$ T 细胞分化为产生 IL-10 的调节性 T 细胞 (Treg);分泌一氧化氮 (NO),抑制 $CD4^+$ T 细胞增殖;诱导产生 $CD4^+CD25^+Foxp3^+$ Treg 细胞;诱生分泌 IL-10 的 Th2 细胞;诱生具有独特归巢特性的 $CD8^+$T 细胞等。DCreg 可适时中止免疫应答以维持局部免疫稳态,避免 T 细胞过度活化所致的免疫损伤。

一般认为,DCreg 属未成熟 DC,或在某些微环境影响下由 DC 分化而来。依据为:①成纤维细胞和内皮细胞混合培养体系可诱导造血前体细胞分化为具有未成熟表型 ($CD11c^{lo}CD11b^{hi}MHCII^{lo}CD86^{lo}$) 的 DC,并保留其吞噬能力。②新鲜分离的小鼠脾内皮细胞、肺和肝基质细胞及肺癌微环境等,可促进 $CD11c^{hi}CD11b^{lo}MHCII^{hi}$ DC 分化为具有负调节作用的 $CD11c^{lo}CD11b^{hi}$ $MHCII^{lo}$ DC 亚群(命名为 diffDC),后者可分泌大量 NO、IL-10、TGF-β、PGE_2 或高表达 Arg1,从而抑制 T 细胞增殖。③长期培养的脾内皮型基质细胞可促进 $Flt3\text{-}CD117^+Sca1^+lin^-HSC$ 分化为具有负调节功能的 $CD11c^{lo}CD11b^{hi}MHCII^{lo}$ DC。④脾基质细胞(成纤维细胞、组织巨噬细胞等)可在体外支持 $CD117^+Lin^-$ 前体细胞分化为产生 IL-10、具有负调节功能的 $CD11c^{lo}CD11b^{hi}CD45RB^+$ DC。

DCreg 亚群分化及功能调节的机制尚无定论,研究发现,脾 $CD8^+DEC205^+$ DC 在体外能以凋亡依赖性方式抑制同种异体 T 细胞应答;抗原刺激静息状态下的 $CD8^+DEC205^+DC$、$CD8^-33D1^+DC$,可诱导耐受;脾 $CD8^+CD103^+CD207^+$ DC 亚群通过清除凋亡细胞而诱导耐受的过程中,可发挥抑制作用;某些 DC 亚群(如朗格汉斯细胞、黏膜部位 $CD103^+$ DC、产生 IL-10 的 $CD11c^{lo}CD45RB^{hi}$ DC 等)也显示致耐受特性;半乳凝集素 1 处理的 DC,可促进 IL-10 介导的 T 细胞耐受,并抑制自身免疫性炎症;TIGIT 膜蛋白与 DC 表面脊髓灰质炎病毒受体结合,可诱导 DC 产生大量 IL-10 并下调 IL-12 分泌,发挥抑制作用。

(曹雪涛 刘秋燕)

wèichéngshú shùtūzhuàng xìbāo

未成熟树突状细胞 (immature dendritic cell, imDC)

体内一种未接受刺激、处于未成熟发育阶段的髓样树突状细胞。高表达某些模式识别受体(如甘露糖受体、Toll 样受体等)、IgG Fc 受体和趋化因子受体,低表达共刺激分子(CD40、CD80、CD86 等)、黏附分子(ICAM 等)和 MHC Ⅱ类分子。imDC 对抗原性异物(如病原体等)具有很强摄取、加工能力,但提呈抗原激活初始 T 细胞的能力很弱。

imDC 的功能为:①诱导 T 细胞失能,引起自身耐受。②诱生调节性 T 细胞,通过分泌抑制性细胞因子(如 IL-10 和 TGF-β 等),负调节 T 细胞介导的免疫应答,故维持 DC 处于未成熟状态可防治移植排斥反应和自身免疫病。③分泌趋化因子和促炎细胞因子(如 TNF-α、IL-1、IL-6 等),参与调节免疫细胞的分化、发育、

活化、移行和效应。

(曹雪涛 王春梅)

chéngshú shùtūzhuàng xìbāo

成熟树突状细胞 (mature dendritic cell, mDC)

未成熟树突状细胞摄取抗原或接受炎性介质[如脂多糖(LPS)、IL-1β、TNF-α 等]刺激后,在向外周淋巴器官迁徙过程中逐渐分化、发育成熟的树突状细胞。人 mDC 的特征为:①主要分布于脾、淋巴结、集合淋巴结的胸腺依赖区(T 细胞区)。②表达 CD11c、CD83 等相对特征性表面标志。③高表达 MHC Ⅰ类及 Ⅱ类分子、共刺激分子(如 CD40、CD80、CD86 等)和黏附分子(如 ICAM-I 等)。④能分泌对初始 T 细胞具有趋化作用的 CCL18(DC-CK1),可有效募集、活化初始 T 细胞,启动适应性免疫应答。

mDC 抗原摄取、加工能力显著降低,但具有强的抗原提呈能力,可有效激活初始 T 细胞,启动适应性免疫应答。基于此功能特性,可用负载肿瘤抗原的 DC 制备肿瘤 DC 疫苗,进行过继免疫治疗。

(曹雪涛 王春梅)

dānhé tūnshì xìbāo xìtǒng

单核吞噬细胞系统 (mononuclear phagocyte system, MPS)

具有很强吞噬能力的固有免疫细胞。又称单核/巨噬细胞系统。包括血循环中单核细胞和定居于全身不同组织器官的巨噬细胞。此类细胞寿命长、形体大、富含细胞器,是机体固有免疫系统的重要组分,也是体内生物学功能最活跃的细胞类型之一。除吞噬功能外,MPS 也具有抗原加工和提呈功能,是参与适应性免疫应答的专职抗原提呈细胞。

(曹雪涛 刘秋燕)

dānhé xìbāo

单核细胞（monocyte，Mo）

存在于外周血的单核吞噬细胞。来源于骨髓前单核细胞，分化过程为：在骨髓微环境多集落刺激因子（multi-CSF）和巨噬细胞集落刺激因子（M-CSF）等作用下，髓样干细胞分化发育为粒-单核前体细胞；后者在 GM-CSF 和 M-CSF 作用下，进一步分化为前单核细胞；前单核细胞不断进入血液，分化发育为成熟单核细胞，它们在血液仅停留约 8 小时，随后迁移至全身各组织器官，分化发育为巨噬细胞。

单核细胞约占外周血白细胞总数的 3%，特征为：①呈圆形或椭圆形，表面有皱褶和伪足；细胞质较多、呈弱碱性，含许多细小的嗜天青颗粒；细胞核形态多样，呈椭圆形、肾形、马蹄形或不规则形态。②具有吞噬功能，胞质内富含吞噬泡和溶酶体等颗粒结构，其内含过氧化物酶、酸性磷酸酶、非特异性酯酶、溶菌酶等，可消化、杀伤所吞噬的病原体。③表达模式识别受体（如 CD14、Toll 样受体等）和趋化因子受体（如 CX3CR1 等），可通过识别病原相关模式分子而被激活，并通过产生炎性介质和细胞因子而发挥抗感染作用。

弗雷德里克·盖斯曼（Frederic Geissmann）对小鼠单核细胞进行如下分类：①炎性单核细胞：表型特征为 $CX3CR1^{lo}CCR2^+Gr1^+$，寿命较短，活化后被迅速募集至炎症部位。②居住性单核细胞：表型特征为 $CX3CR1^{hi}CCR2^-Gr1^-$，能以 CX3CR1 依赖性方式被募集至非炎症损伤部位。

人单核细胞可分为 $CD14^+$ $CD16^-CX3CR1^{lo}$ 炎性单核细胞和 $CD14^{lo}CD16^+CXC3R1^{hi}$ 居住性单核细胞。

（曹雪涛 安华章）

jùshì xìbāo

巨噬细胞（macrophage，MΦ）

存在于组织中的单核吞噬细胞，属大吞噬细胞。

来源及分化 骨髓造血干细胞在多集落刺激因子（multi-CSF）和粒细胞-巨噬细胞集落刺激因子（GM-CSF）等作用下，历经粒-单核前体细胞、前单核细胞等分化阶段，进入血流后分化发育为成熟单核细胞；后者在血液中停留约 8 小时，随即穿越毛细血管内皮而迁移至不同组织器官，分化为组织特异性巨噬细胞。

MΦ 可在组织中长期定居达数月，通常不再返回血液。部分 MΦ（如腹腔巨噬细胞及脾、淋巴结中的游走 MΦ）具有一定运动特性，可以类似于变形虫样的运动方式游走于机体组织间。MΦ 容易获取，但难以长期存活，故多用作原代培养。

命名 不同组织器官中的 MΦ 命名各异，包括结缔组织的组织细胞、肺间质和肺泡的尘细胞、肝的库普弗（Kupffer）细胞、骨组织的破骨细胞、神经组织的小胶质细胞、肾的肾小球系膜细胞、胸膜腔和腹膜的 MΦ、淋巴结和脾的 MΦ 等。

表型 MΦ 尚未发现特征性表面标志，但表达多种表面抗原及受体。这些膜分子不仅参与细胞黏附及对颗粒抗原的摄取、提呈，也介导相应配体触发的跨膜信号转导，促使细胞活化和游走，并影响细胞分化、发育等。

表面抗原 ①高表达 CD14，是相对特征性表面标志，可用于鉴定、筛选单核/巨噬细胞。②组成性表达或诱导性高表达 L-选择素、细胞间黏附分子（ICAM）、血管细胞黏附分子（VCAM）等黏附分子，介导 MΦ 与其他细胞或细胞外基质间黏附，并参与炎症反应或免疫应答。③组成性表达或诱导性高表达 MHC Ⅰ/Ⅱ类分子，发挥抗原加工、提呈作用。④组成性表达或诱导后高表达共刺激分子，提供 T 细胞活化的第二信号。

表面受体 ①高表达甘露糖受体、清道夫受体、Toll 样受体（TLR）等模式识别受体，可有效识别病原体或其产物，进行吞噬、杀伤、清除。②高表达 IgGFc 受体（FcγR Ⅰ/CD64、FcγR Ⅱ/CD32、FcγR Ⅲ/CD16）、补体受体（CR1/CD35、CD3/CD11b/18 或 Mac-1），可有效识别、结合抗原-抗体复合物或抗原-抗体-补体复合物，进而使之在体内被清除。③表达多种细胞因子、激素、神经肽、多糖、糖蛋白和脂蛋白的受体，通过与相应配体结合而介导不同生物学效应。

激活 活化的 MΦ 功能明显增强，涉及如下过程：①病原体（尤其是 PAMP 组分）等异物与静止状态的 MΦ 表面某些模式识别受体结合，启动相关信号转导途径，导致 MΦ 内 cAMP/cGMP 比值升高，激发胞内生化反应（此阶段 MΦ 具有增殖、趋化和吞噬异物功能，但提呈抗原和杀伤瘤细胞的功能微弱）。②MΦ 受细胞因子［如巨噬细胞活化因子（MAF）、IFN-γ 等］刺激，其胞内 Ca^{2+} 缓慢、持续升高，激活蛋白激酶 C，导致代谢活跃，可表达 MHC Ⅱ类分子和 LFA-1，从而具有提呈抗原功能。③MΦ 受脂多糖（LPS）、CD40 信号、TNF、分枝杆菌、肿瘤细胞等刺激，其胞内 Ca^{2+} 浓度迅速而短暂地升高，促进蛋白激酶（PK）C 对蛋白质进行磷酸化，使 MΦ 充分激活，产生 TNF 等效应分子。

功能 ①强大的吞噬能力，可将病原体等颗粒抗原异物摄入胞内，形成吞噬体，继而与溶酶体融合形成吞噬溶酶体，在多种酶参与下，杀灭和降解病原体等异物。②作为专职抗原提呈细胞，可摄取、加工、处理抗原，将抗原肽-MHC 复合物提呈给 T 细胞，启动适应性免疫应答。③分泌 TNF-α、一氧化氮（NO）等效应分子，杀伤靶细胞（如肿瘤细胞等）。④分泌 IL-1、IL-12、IFN-γ、前列腺素等，发挥免疫调节作用。⑤通过清除衰老、死亡或突变细胞，维持机体内环境稳定。

分类 根据表型和功能特点，可将 MΦ 分为两类：

1 型巨噬细胞（M1） 是在 LPS 和某些细胞因子（如 IFN-γ、GM-CSF 和 TNF-α 等）刺激下分化而成的 MΦ，又称经典活化的 MΦ。主要功能为：①细胞毒作用：通过产生高浓度反应氧中间产物（ROI）、NO 等细胞毒性介质及促炎细胞因子（IL-1、IL-6、TNF-α 等），发挥抗感染、抗肿瘤作用。②抗原提呈：通过高表达 MHC Ⅱ类分子和 B7 等共刺激分子，发挥抗原加工、提呈功能。③分泌 IL-12、IL-23、IL-13 等细胞因子和 CCL2（MCP-1）、CCL3（MIP-1α）、CXCL9（MIG）、CXCL10（IP-10）等趋化因子；诱导 Th1 细胞或相关记忆性 T 细胞活化，使之增殖分化为效应性 T 细胞，发挥细胞免疫功能。

2 型巨噬细胞（M2） 是在某些细胞因子、免疫复合物、TLR/IL-1R 激动剂或糖皮质激素刺激下分化而成的 MΦ，又称旁路活化的 MΦ。特征为：低表达 MHC Ⅱ类分子和共刺激分子，抗原提呈能力较低；高表达甘露糖受体（MR）、清道夫受体（SR）、TLR、IL-1、4、10、13R 和某些趋化因子受体。主要功能为：免疫调节作用；参与 Th2 细胞应答；促进寄生虫清除；抑制炎症；促进组织重塑和肿瘤发生。

M2 分为 3 个亚群：①M2a 型：在 IL-4 和 IL-13 作用下诱导产生，可分泌 IL-10、CCL17 等细胞因子，促进 Th2 细胞应答，参与过敏反应和寄生虫感染免疫。②M2b 型：在免疫复合物或 TLR/IL-1R 激动剂作用下诱导产生，可分泌 IL-10、IL-1、IL-6、TNF 等细胞因子，参与 Th2 细胞应答和免疫调控。③M2c 型：在 IL-10 和糖皮质激素作用下诱导产生，可分泌 IL-10、TGF-β、IL-1ra 等细胞因子，发挥免疫抑制作用和参与组织修复。

M1 和 M2 的表型、功能各异，有赖于相互依存和相互调控，维持机体的正常生理功能。M1 和 M2 数量失衡可导致某些病理过程发生，如 M1 增多可导致慢性炎症性疾病，M2 增多可导致严重的免疫抑制。

（曹雪涛　刘秋燕）

suǐyuánxìng yìzhì xìbāo

髓源性抑制细胞（myeloid-derived suppressor cell，MDSC）

髓系来源、具有免疫抑制功能的异质性细胞群。主要聚集于荷瘤小鼠及肿瘤患者的血液、骨髓、外周淋巴器官及肿瘤局部，具有未成熟表型及异质性，包括早期髓系前体细胞、未成熟中性粒细胞、巨噬细胞及树突状细胞（DC）等。肿瘤细胞分泌的多种因子可诱导 MDSC 产生、迁移及活化。荷瘤小鼠 MDSC 主要为 CD11b$^+$Grl$^+$表型，肿瘤患者 MDSC 主要为 CD11b$^+$CD14$^-$表型。MDSC

通过抑制 NK 细胞及效应性 T 细胞而发挥功能。抑制 NK 细胞的机制不明，抑制效应性 T 细胞的机制为：MDSC 产生 I 型精氨酸酶及一氧化氮合酶（iNOS），二者均能促进 L 型精氨酸代谢及消耗，从而抑制 T 细胞增殖；iNOS 催化产生一氧化氮（NO），可抑制 T 细胞表达 MHC Ⅱ类分子并诱导 T 细胞凋亡。

MDSC 还具有如下功能：①在肿瘤局部富集和扩增，抑制 DC 成熟并促进局部 M2 细胞分化。②分泌金属蛋白酶（MMP）和 TGF-β，促进肿瘤局部血管生成，参与肿瘤生长、转移和浸润。③在外周淋巴器官富集并扩增，通过非特异性抑制作用而调控异常自身免疫应答。④在炎症部位聚集，发挥抑炎效应。

靶向 MDSC 是肿瘤生物治疗中有潜在应用前景的干预策略。

（秦志海　郑德先）

gùyǒu línbāyàng xìbāo

固有淋巴样细胞（innate lymphoid cell，ILC） 来源于骨髓淋巴细胞前体、不表达特异性抗原受体，在组织重构及针对微生物的固有免疫应答中发挥重要作用的一类淋巴样细胞。由斯皮茨（Spits H）于 2011 年定义，属固有免疫细胞。

来源及特征 ILC 起源于共同淋巴样祖细胞（CLP），具有如下细胞学特征：形态学上类似于淋巴细胞，但缺少特异性抗原受体；分化发育依赖转录因子 Id2；表达 IL-2Rγ；所分泌的细胞因子谱（如 IL-5、IL-13、IL-17 或 IL-22 等）与某些 Th 细胞功能亚群相似，被认为是 Th 细胞亚群的"镜像细胞"，如同"放大器"，可放大免疫应答对机体的损伤强度；ILC 的谱系分化、功能均依赖于特定转录因子，不同转录因子可调节特定 ILC 亚群发育，并赋予其特定的效应功能。

ILC 缺乏特征性表面标志，但可表达某些淋巴样前体标志，如 IL-7 受体 α 链（IL-7Rα）和细胞因子共用受体 γ 链（γc），其分化发育有赖于 IL-7 及胸腺基质淋巴细胞生成素（TSLP）参与。ILC 主要定居于组织中，可被感染或组织损伤时产生的细胞因子或（非抗原性）应激信号激活，通过释放不同种类细胞因子而参与早期免疫应答。

功能与亚群 ILC 主要分布于黏膜组织，在淋巴组织发生、调节肠道共生菌、介导感染免疫、协调组织重塑、修复和保护肠道黏膜屏障、促进炎症反应中发挥重要作用。

依据 ILC 所表达转录因子和效应分子的类型，已鉴定出 3 个亚群（表）。

1 型 ILC（ILC1） 表达转录因子 T-bet 和（或）Eomes，包括传统 NK 细胞（cNK）、NKp44+ CD103+细胞等。ILC1 分化和发育依赖于转录因子 T-bet，在 IL-18、IL-12、IL-15 刺激下，可分泌以 IFN-γ 为主的 Th1 型细胞因子，在抵御病毒和胞内菌感染以及肿瘤免疫监视中发挥重要作用。

2 型 ILC（ILC2） 主要定居于黏膜组织（尤其是肠道和呼吸道），在肠系膜淋巴结、派尔集合淋巴结、脾、肝和皮肤中也有分布。ILC2 分化发育依赖于转录因子 GATA3。在含 IL-7 的局部环境中，受 IL-25、IL-33 及 TSLP 刺激，或其自身高表达精氨酸酶 1，ILC2 可分泌以 IL-5、IL-9 和 IL-13 为主的 Th2 型细胞因子，从而在哮喘、炎性肠病和抗寄生虫感染中发挥重要作用。在确认 ILC2 为独立细胞群体之前，曾采用了多种命名，如小鼠的自然辅助细胞（NHC）、2 型固有辅助细胞（IH2）、nuocyte 等，均属于此细胞群。

3 型 ILC（ILC3） 主要分布于肠黏膜固有层，发育依赖于转录因子 RORγt。在 IL-1β、IL-23 刺激下，ILC3 可分泌 IL-17A、IL-17F 或 IL-22 为主的 Th17 型细胞因子。功能为：①参与机体抗病原体的固有免疫应答，如产生防御素，抗胞外菌感染。②在淋巴样组织形成、组织重塑及修复、维持上皮组织稳态中发挥重要作用，构成抵御病原菌入侵的第一道防线。③脾边缘区 ILC3 通过产生 BAFF、APRIL、CD40L 和 DLL1，可激活边缘区 B 细胞，并促进其向浆细胞分化。④分泌 GM-CSF，募集中性粒细胞，促进机体针对胸腺非依赖性抗原的应答。

ILC3 包括 3 类：①淋巴组织诱导细胞（LTi）：可分泌 IL-17A 及 IL-22。②ILC22 细胞：包括 NK22、NCR22、NKR+ LTi 和 LTi 样 NK 细胞，可分泌大量 IL-22；人 ILC22 表达 CD56、NKp44 和低水平 NKp46，鼠 ILC-22 表达 NKp46 和极低水平（或不表达）NK1.1。③ILC17：主要存在于结肠，在炎症环境中，由 IL-23 调控其分泌 IL-17，参与细菌性肠炎的病理过程。

（姚 智 翁秀芳 马婧薇）

zìrán shāshāng xìbāo

自然杀伤细胞［natural killer (NK) cell］ 不同于 T 细胞和 B 细胞、具有非特异性杀伤功能的淋巴细胞。

发现 1973 年，美国免疫学家罗纳德·赫贝曼（Ronald B. Herberman）和日本学者高杉（Mitsuo Takasugi）分别发现，小鼠脾细胞及正常人淋巴细胞在体外对某些肿瘤细胞有天然杀伤作用。1975 年，瑞典免疫学家罗尔夫·基斯林（Rolf Kiessling）首次将这群细胞命名为 NK 细胞。NK 细胞体积较大，胞质丰富，胞质内含较粗大的嗜苯胺颗粒，又称大颗粒淋巴细胞（LGL）。

特征 ①小鼠出生后 2~3 周产生并出现于外周血、脾、骨髓，但未见于淋巴结和胸腺。②可能来源于骨髓。③无吞噬功能，亦无黏附玻片的能力，不表达 T 细胞特征性表面标志（CD3）和 B 细胞标志（膜型免疫球蛋白）。④对放射线有较强抵抗力。⑤无需抗原预先致敏即可直接杀伤靶细胞（病毒感染的自身细胞或肿瘤细胞），杀伤效应无 MHC 限制性，杀伤活性随年龄增长而降低。

来源 NK 细胞由造血干细胞分化发育而来，具有独立于 T/B

表 固有淋巴样细胞的亚群

细胞类型	功能	产生的代表性细胞因子	主要刺激因子
ILC1 NK 细胞 （T-bet+ILC）	抗病毒感染的固有免疫，肿瘤的免疫监视	IFN-γ	IL-18、IL-12、IL-15
ILC2 自然辅助细胞 （GATA3+ILC）	抗胞外寄生虫感染的固有免疫	IL-5、IL-13	IL-25、IL-33
ILC3 LTi、ILC-22 （RORγt+ILC）	抗胞外菌感染的固有免疫，淋巴组织形成与修复	IL-17、IL-22	IL-1β、IL-23

细胞之外的发育途径：NK 祖细胞→NK 细胞前体细胞→未成熟 NK 细胞→成熟 NK 细胞等分化阶段。发育过程依赖于骨髓基质微环境，其中骨髓基质细胞产生的 IL-15 对 NK 细胞发育、成熟起关键作用。各种过渡型 NK 细胞和成熟 NK 细胞的表型各异，可迁移至各器官或组织，进一步分化成熟。NK 细胞也存在骨髓外发育成熟的路径，包括淋巴结、肠道、肝、脾和胸腺等。

分布　占外周血淋巴细胞总数的 10%～15%，骨髓、肝、淋巴结、脾和肺等器官亦分布较多，尤其在肝和肺中比例较高（约占淋巴细胞总数的 30%）。

小鼠 NK 细胞的分布有明显差异，NK 细胞占淋巴细胞的比例依次为肺＞肝＞外周血＞脾＞骨髓＞淋巴结＞胸腺，数量则依次为脾＞肺＞骨髓＞外周血＞淋巴结＞肝＞胸腺。此外，$CD11b^{high}CD27^{low}$ NK 细胞主要存在于肺或外周血，但淋巴结中无；骨髓是 NK 细胞生成的初始部位，存在大量 $CD11b^{low}CD27^{hi}$ NK 细胞和少量 $CD11b^{low}CD27^{low}$ NK 细胞。脾 NK 细胞主要是更为成熟的 $CD11b^{high}CD27^{high}$ NK 细胞亚群和 $CD11b^{high}CD27^{low}$ NK 细胞亚群。

人 $CD56^{dim}$ NK 细胞亚群主要分布于外周血，占外周血 NK 细胞总数的 90%。$CD56^{bright}$ NK 细胞亚群在外周血仅占 NK 细胞总数的 10%，但在淋巴结、母胎界面、肝、炎症病变组织可占 NK 细胞总数的 80%～100%。

表型及亚群　不表达 T 细胞特征性表型（$TCR\alpha\beta$ 或 $TCR\delta\gamma$、CD3）和 B 细胞特征性表型（CD19、BCR），其相对特征性表型是 $CD56^{+}CD16^{+}CD19^{-}CD3^{-}$。近年，将人和鼠 NK 细胞表面的天然细胞受体（NKp46）作为 NK 细胞特征性标志（$CD3^{-}$ $CD56^{+}$ $NKp46^{+}$）。

根据人 NK 细胞表面 CD56 分子的密度，可分为两个亚群：

$CD56^{dim}$ NK 细胞亚群　为终末分化的 NK 细胞亚群。其表型特征是低表达 CD94/NKG2A、表达中亲和力 IL-2 受体（IL-$2R\beta\gamma$）、高表达 CD16 和杀伤细胞免疫球蛋白样受体分子（KIR），主要功能是杀伤靶细胞，但产生细胞因子的能力较低。

$CD56^{bright}$ NK 细胞亚群　为中间期过渡分化的 NK 细胞亚群。表型特征是高表达 CD94/NKG2A、表达高中亲和力 IL-2 受体（IL-$2R\alpha\beta\gamma$）、低表达 CD16 和 KIR、CCR7。此亚群具有对细胞因子刺激的增殖应答能力，主要通过分泌细胞因子而发挥作用，细胞毒活性较低。

NK 细胞与 $CD4^{+}$ Th 细胞相似，也可按其所分泌细胞因子谱而分为若干亚群：①分泌 IFN-γ 为主的 NK1 细胞：可促进 CTL、Th 和调节性 T 细胞功能，在抗肿瘤、抗病毒、抗结核的免疫应答中发挥重要作用。②分泌 IL-10 为主的 NK2 细胞：可负调节 T 细胞功能，在自身免疫病（如多发性硬化）、超敏反应性疾病（如哮喘）发生及相关免疫治疗中扮演重要角色。③分泌 TGF-β 为主的 NK3 细胞：可负调节 T 细胞功能，在预防糖尿病发生中有重要意义。

小鼠体内发现一群产生干扰素的杀伤性 DC（IKDC），特征是：既表达 NK 细胞表面标志，也表达 DC 某些表面标志；分泌 IFN-γ，具有细胞毒活性，同时具有抗原提呈能力；广泛存在于小鼠全身淋巴器官。IKDC 的来源更接近 NK 细胞，被认为是一种新的 NK 细胞亚群。

调控　NK 细胞表面表达一大类调节性受体（包括活化型受体和抑制型受体），抑制性信号与活化性信号之间的平衡决定 NK 细胞的功能状态。正常情况下，靶细胞表面自身 MHC Ⅰ 类分子与 NK 细胞表面抑制型受体结合后可启动抑制性信号，从而抑制 NK 细胞活化，使靶细胞不致遭 NK 细胞攻击。病理状态下，上述平衡被打破，激活的 NK 细胞即可对靶细胞发动攻击。

识别与激活　美国分子生物学家戴维·罗莱（David H. Raulet）提出 3 种模式阐述 NK 细胞免疫识别及活化的机制：①"非己"识别模式：指 NK 细胞通过其表面受体直接识别非己成分（如 Ly49H 识别 MCMV 的病毒蛋白 m157）而被激活。②"迷失自己"识别模式：指感染或肿瘤发生时，靶细胞表面 MHC Ⅰ 类分子表达下调或缺失，导致抑制性信号减弱，从而诱导 NK 细胞活化。③"诱导的自己"识别模式：指在压力诱导下（如感染、肿瘤），靶细胞表面 MICA/B、RAE1、H60、ULBP 等（均为 NK 细胞活化型受体的配体）表达上调，此时活化性信号占据优势，从而激活 NK 细胞。

多种情况下，"迷失自己"和"诱导的自己"识别模式会同时发生，NK 细胞通过区分正常或异常靶细胞而发挥效应。NK 细胞活化型受体通过启动 DAP12/Syk-ZAP70、DAP10/PI3K 或 SAP/Fyn 信号通路而激活 NK 细胞。

NK 细胞接受抗原刺激后也可发生类似于适应性免疫应答的反应过程，即经历抗原特异性细胞增殖、增殖降减、记忆维持、记忆应答等 4 个阶段。其动力学与记忆性 T 细胞应答相似，如接触性过敏反应动物模型中发现，表型主要为 Thy1⁺NK1.1⁺CD27⁻Mac-1⁺Ly49C/I⁺的 NK 细胞对某些半抗原可产生特异性识别和记忆性；小鼠巨细胞病毒感染（MCMV）模型中发现，针对 MCMV 的 Ly49H⁺记忆性 NK 细胞，在再次感染 MCMV 时可发挥保护作用；IL-12、IL-15 等细胞因子亦可诱导记忆性 NK 细胞产生，当再次刺激时可产生更多 IFN-γ。上述实验依据均提示，NK 细胞具有适应性免疫细胞的关键特征——免疫记忆功能，但其产生、调节、迁移及维持的机制尚不清楚。

功能 杀伤病毒感染的细胞和肿瘤细胞，在机体抵御病毒感染和肿瘤发生早期发挥重要的免疫监视和杀伤作用。杀伤功能的机制为：①释放穿孔素和颗粒酶而介导靶细胞凋亡，该过程有赖于 NK 细胞识别受体与靶细胞直接接触，CD56^{dim} NK 细胞亚群主要借助此方式杀伤靶细胞。②NK 细胞膜表面 TNF 受体家族成员（FasL、TRAIL、mTNF 等）与靶细胞表面相应配体结合而诱导靶细胞凋亡，CD56^{bright} NK 细胞亚群借助此方式杀伤靶细胞。③抗体 IgG1 和 IgG3 的 Fab 段特异性识别靶细胞，Fc 段与 NK 细胞表面 FcRγⅢα 结合，介导抗体依赖细胞介导的细胞毒作用（ADCC）。

此外，NK 细胞可通过分泌多种细胞因子而调节适应性免疫应答，被视为连接固有免疫和适应性免疫的桥梁。NK 细胞可大量产生 IFN-γ，是体内 IFN-γ 的主要来源，也可大量产生 TNF-α、GM-CSF、IL-10、IL-22 等。

临床应用 NK 细胞过继转输及其他基于 NK 细胞的免疫治疗已取得一定进展。尤其在肿瘤治疗领域，NK 细胞的免疫监视功能使其成为治疗的有效手段之一：①半相合造血干细胞移植治疗急性白血病，是利用供体 NK 细胞表面 KIR 抑制型受体不能识别受者 MHC Ⅰ类分子，进而发挥移植物抗白血病作用。②应用抗 KIR 单抗（已进入临床试验）阻断 NK 细胞表面抑制型受体与 HLA-C 结合，可有效增强自体 NK 细胞杀伤肿瘤细胞的作用，从而防止白血病和骨髓瘤放疗后复发。③已获批准的单抗药物利妥昔单抗（Rituximab），可能依赖于其 Fc 段对 NK 细胞的导向杀伤功能。④促进 NK 细胞 TRAIL 表达，可杀伤某些敏感的肿瘤细胞。

（田志刚　孙　汭）

kēlìméi

颗粒酶（granzyme） 存在于所有杀伤细胞（包括 CTL、NK 和 γδ T 细胞）胞质颗粒内、参与介导靶细胞凋亡的丝氨酸蛋白酶。

瑞士生化学家于尔格·乔普（Jürg Tschopp）于 1987 年首次报道颗粒酶，目前已在人发现 5 种（A、B、H、K、M），在小鼠发现 10 种（A、B、C、D、E、F、G、K、M、N）。颗粒酶基因以基因簇形式定位于 3 个不同染色体：颗粒酶 A（GrA）基因簇定位于人和小鼠第 5 号染色体，包括具有类胰蛋白酶性质的颗粒酶 A 和颗粒酶 K（GrK）；颗粒酶 B（GrB）基因簇定位于人和小鼠第 14 号染色体，在人包括 GrB、GrH、组织蛋白酶 G 和肥大细胞糜蛋白酶 1，在小鼠包括 GrB、C、F、N、G、D、E、组织蛋白酶 G 和肥大细胞糜蛋白酶 1；颗粒酶 M（GrM）基因簇定位于人第 19 号和小鼠第 10 号染色体，包括 GrM 和中性粒细胞蛋白酶。迄今对颗粒酶 B 的研究最为深入。

杀伤细胞胞质颗粒内含颗粒酶原及其他蛋白酶原。效应细胞与靶细胞结合，颗粒酶随细胞脱颗粒而释放并进入靶细胞，通过激活凋亡相关酶系统（caspase）或破坏线粒体而介导靶细胞凋亡。颗粒酶进入靶细胞的途径为：①通过穿孔素在靶细胞膜表面所形成的孔道直接进入胞内。②首先与靶细胞膜表面颗粒酶受体结合，继而与膜表面穿孔素一起被内吞而进入胞内。③借助颗粒酶受体直接内吞而进入靶细胞内体，随内吞进入靶细胞的穿孔素可使内体中颗粒酶释放入胞质。颗粒酶是介导杀伤细胞毒效应的关键分子，在抵御病毒感染和监视肿瘤发生中发挥重要作用。

（田志刚　孙　汭）

chuānkǒngsù

穿孔素（perforin） 储存于所有杀伤细胞（包括 CTL、NK 和 γδ T 细胞等）胞质颗粒内、具有细胞毒作用的效应分子。其分子结构及序列与补体攻膜复合物中补体 C9 同源，其所介导的杀伤作用亦与补体介导的溶细胞效应类似：Ca^{2+}存在的条件下，12～16 个穿孔素分子在靶细胞膜上聚合组成多聚穿孔素管状结构，可使 Na⁺和水分子进入靶细胞内，K⁺及蛋白质等大分子物质从靶细胞内流出，通过改变细胞渗透压而导致细胞溶解破坏。

效应细胞与靶细胞结合，可激发颗粒胞吐而释放穿孔素，后者通过聚合作用在靶细胞表面形成多聚穿孔素管状结构，从而导致靶细胞溶解破坏。

穿孔素也参与颗粒酶介导的细胞毒作用，机制为：①颗粒酶可通过穿孔素所形成的多聚穿孔素孔道而进入靶细胞胞质，诱导靶细胞凋亡。②颗粒酶进入靶细胞依赖于穿孔素所形成的通道，但并非通过多聚穿孔素通道。③穿孔素可诱导进入内体的颗粒酶向胞质释放，从而诱导靶细胞凋亡。

（田志刚 孙 汭）

huóhuàxíng shāshāng xìbāo shòutǐ

活化型杀伤细胞受体（activating killer cell receptor）

可启动杀伤细胞（NK 细胞、细胞毒性 T 细胞等）激活信号的调节性受体。NK 细胞与 T 细胞、B 细胞不同，不表达单一的抗原识别受体，但表达一系列调节性受体，包括活化型受体和抑制型受体，这些受体所启动的信号转导可调节 NK 细胞功能。其中，活化型受体与相应配体结合，可诱导 NK 细胞活化并杀伤靶细胞（病毒感染细胞、肿瘤细胞等），从而发挥抗感染、抗肿瘤等免疫保护作用，亦可通过分泌 IFN-γ、IL-12 等细胞因子而发挥免疫调节作用。

类型 NK 细胞表面活化型受体包括天然细胞毒受体（如 NKp46、NKp30、NKp44 等）、免疫球蛋白样杀伤受体（如 NKG2 家族、DNAM-1 家族、SLAM 家族等）、细胞因子受体（如 I 型干扰素、IL-12、IL-15、IL-18 受体等）、膜整合素分子和其他活化受体（如 CD16、NJKp80、CD18、CD2、TLR3/9 等）。

此外，NK 细胞还表达多种辅助其活化的共受体，如 2B4（CD244）、NTB-A、DNAM-1、NKp80、CD59、CD28 和 DAP10等。这些共受体单独并不能引起NK 细胞活化，但其与 NK 细胞活化型受体（如 NKp46）交联，可协同启动并放大 NK 细胞的活化信号：①CD28 可与靶细胞表面 CD80 和 CD86 结合→CD28 胞质区 YXXM 基序酪氨酸磷酸化→结合并活化 PI3K→协同促进 NK 细胞产生细胞因子、细胞毒活性和增殖能力。②在同时具备来自 NKp46、CD16 或 NKp44 活化信号的前提下，2B4 可协同促进 NK 细胞活化。③NKp80 作为共受体，可优先介导 NCR^{bright}NK 细胞活化。

作用机制 成熟 NK 细胞可组成性表达胞质区含免疫受体酪氨酸激活基序（ITAM）的 FcεRI-γ、CD3-ζ 和 DAP12。上述蛋白分子是以二硫键连接而成的同源或异源二聚体，其胞外区极短（仅由数个氨基酸残基组成），胞质区所含 ITAM 为（D/E）XXYXX（L/I）X$_{6\sim8}$YXX（L/I），其中 X$_{6\sim8}$ 表示 2 个 YXX（L/I）间任意 6~8 个氨基酸残基。DAP12 和 FcεRI-γ 各含 1 个 ITAM，而每条 CD3-ζ 链含 3 个 ITAM。

某些 NK 细胞活化型受体（KIR2DS2、CD94/NKG2C、CD16、NKp46、NKp30、NKp44 等）胞质区不含 ITAM，但可通过跨膜区带正电荷的氨基酸残基与跨膜区带负电荷氨基酸残基的 FcεRI-γ、CD3-ζ 或 DAP12 相连。一旦活化型受体与相应配体结合，胞质区 ITAM 的酪氨酸即发生磷酸化，继而通过 SH2 结构域募集并活化胞质内 Syk 或 ZAP-70 激酶，使下游信号分子磷酸化，导致 NK 细胞活化。此外，胞质区 ITAM 活化亦可诱导细胞骨架重排，从而介导穿孔素、颗粒酶等胞毒颗粒极化和释放，以及细胞因子和趋化因子基因转录：①CD16 为低亲和力 Fcγ 受体（FcγRIIIA），可启动抗体依赖细胞介导的细胞毒作用（ADCC）相关的信号转导，CD16 与 CD3-ζ 或 FcεRI-γ 交联→与 p56lck 酪氨酸激酶相连→CD3-ζ 或 FcεRI-γ 发生酪氨酸磷酸化→活化 Syk 和 ZAP70→诱导 PLCγ1磷酸化→激活 PI3K、MAPK 等信号通路→ADCC 效应或促进细胞因子分泌。②小鼠活化受体 NKR-P1C 与 FcεRI-γ 相连→启动活化信号。③天然细胞毒受体 NKp46 及 NKp30 与 CD3-ζ 或 FcεRI-γ 相连→启动细胞毒活性和细胞因子产生。④NK 细胞活化受体 KIR、NKp44、CD94/NKG2C 或 CD94/NKG2E 与 Ly49D、Ly49H 相连→接头蛋白 DAP12→传递活化信号。⑤NKG2D 与接头蛋白 DAP10（其不含 ITAM 基序、但含 YINM 基序）相连→与 PI3K 的 p85 亚单位或 Grb2 结合→传递活化信号→细胞毒活性和细胞因子产生。

（田志刚 孙 汭）

yìzhìxíng shāshāng xìbāo shòutǐ

抑制型杀伤细胞受体（inhibitory killer cell receptor）

可启动杀伤细胞（NK 细胞、CTL 等）抑制信号的调节性受体。

类型 NK 细胞表达一系列抑制性受体，包括属于免疫球蛋白超家族的杀伤细胞免疫球蛋白样受体（KIR）和白细胞免疫球蛋白样受体（LILR），以及属于 C 型凝集素家族的 CD94/NKG2A 受体和小鼠 Ly49 受体。

NK 细胞抑制型受体的表达具有随机性和多样性，每一个 NK 细胞均表达独特的 NK 受体库，且 KIR、Ly49 等抑制型受体均具有多态性。

作用机制 NK 细胞表面不同抑制型受体的胞外区结构各异，但胞质区均有含免疫受体酪氨酸抑制基序（ITIM）的胞质尾，可向 NK 细胞传递抑制性信号。由 6 个氨基酸残基组成的标准 ITIM 为（I/L/V/S）XYXX（L/V），其中 X 代表任意氨基酸残基。抑制型受体与相应配体结合，其胞质区 ITIM 的酪氨酸残基发生磷酸化，可募集、活化胞质内含 SH2 结构域的磷酸酶脂质磷酸酶（SHIP-1）或酪氨酸磷酸酶（SHP-1、SHP-2），使 NK 细胞活化型受体胞质段酪氨酸激酶的蛋白底物去磷酸化，通过终止 Ca^{2+} 内流，中断活化型受体触发的活化信号，从而抑制 NK 细胞的活化和细胞因子分泌。

ITIM 所介导的抑制性信号具有瞬时性及空间局限性，同一 NK 细胞后续接触不表达抑制型受体相应配体的靶细胞，仍可启动活化信号。

功能 NK 细胞表面多数抑制型受体所结合的配体为 MHC Ⅰ 类分子。机体组织有核细胞表面均表达 MHC Ⅰ 类分子，可被 NK 细胞表面抑制型受体识别，使 NK 细胞处于抑制状态（抑制型受体与相应配体间亲和力大于活化型受体，故抑制信号占优势）。组织细胞恶性转化或被病毒感染后，其表面 MHC Ⅰ 类分子表达降低、丢失或发生变异，从而使 NK 细胞通过"迷失自己"的方式被激活，并对靶细胞发挥杀伤作用。某些抑制型受体所识别的配体并非 MHC 分子，如鼠 NKR-P1 所识别配体是 C 型凝集素相关分子，但二者间识别模式类似于上述抑制型受体与 MHC Ⅰ 类分子的识别模式。

NK 细胞发育分化过程中，NK 前体细胞与正常自身细胞通过调节性受体（尤其是 KIR/MHC Ⅰ 类分子）与相应配体间的相互作用，对 NK 细胞进行"教育"，从而参与机体自身耐受的形成和维持。作用机制为：正常自身组织细胞持续高表达 MHC Ⅰ 类分子，可维持抑制型受体功能的发挥；抑制型受体缺陷或功能低下时，活化型受体的功能也会处于

低下状态或因耗竭而丧失功能；活化型受体（如 NKG2D）失活，可诱导 CD16、NK1.1、Ly49H 等活化型受体功能处于抑制状态，即出现交叉耐受。

（田志刚 孙汭）

zìrán shāshāng xìbāo 2 zǔ D

自然杀伤细胞 2 组 D（natural killer cell group 2 member D, NKG2D） NK 细胞 2 组家族中一类特殊的活化型受体。属凝集素样受体。其以同源二聚体形式表达于全部 NK 细胞、部分 T 细胞 [CD8$^+$T 细胞、γδ T 细胞、细胞毒性 T 细胞（CTL）等] 及活化的巨噬细胞表面，基因序列与家族其他成员仅有 21% 同源性，且是该家族中唯一不与 CD94 结合即可启动活化信号的受体分子。

类型 小鼠 NKG2D 存在长（L）、短（S）两种剪切体（由 RNA 选择性剪切而形成），其中 NKG2D-L 仅与 DAP10 相连，NKG2D-S 可与 DAP-10 或 DAP12 两种接头蛋白连接；人 NKG2D 仅与 DAP10 相连。NKG2D-L 与 NKG2D-S 相比，胞质尾部多 13 个氨基酸，可防止其与 DAP12 相连。鼠静息 NK 细胞仅表达极微量 NKG2D-S，活化 NK 细胞表面 NKG2D-S 表达明显增强。

配体 人 NKG2D 的配体为 MHC Ⅰ 类相关基因 A 和基因 B（MICA/B）及 ULBP1～4。小鼠 NKG2D 的配体为 RAE1、H60 和 Mult。生理条件下，体内正常组织细胞除胃肠上皮外均不表达 MICA 和 MICB，但许多上皮及非上皮来源的肿瘤细胞（如肺癌、乳腺癌、肾癌、卵巢癌、前列腺癌、结直肠癌、黑色素瘤等）、病毒感染细胞和被应激性刺激的细胞可异常表达上述分子。异常表达的 MICA/B 可被 NK 细胞表面

NKG2D 视为体内产生的危险信号，从而对表达上述分子的细胞进行攻击。某些上皮肿瘤细胞表面 MICA/B 可脱落至血清中，这些可溶性 MICA/B 能下调 CTL 及 NK 细胞表面 NKG2D 表达，从而减弱 NK 或 CTL 杀伤活性，此为肿瘤免疫逃逸的机制之一。

信号转导途径 NKG2D 参与 NK 细胞活化的作用与其信号转导途径有关。人 NKG2D 与其他 NK 细胞活化型受体不同，胞质区与跨膜蛋白 DAP10 相连，后者胞质尾极短，不含免疫受体酪氨酸激活基序（ITAM）而含传递活化信号的 YINM 基序。NKG2D 与相应配体交联，可使 Src 激酶活化，对 DAP10 胞内段 YINM 基序产生磷酸化作用，后续过程为：①招募并活化磷脂酰肌醇 3 - 激酶（PI3K）的 p85 亚单位，进而导致下游 Akt 磷酸化、ERK1/2 MAP 激酶途径活化和 Ca^{2+} 内流。②与接头蛋白 Grb2 结合，激活 PLC-γ2 途径，导致 Ca^{2+} 内流和产生细胞毒活性。上述途径与 CD28 协同刺激 CD8$^+$T 细胞的信号途径相似，后者胞质尾亦含 YXXM 基序。

此外，PI3K 介导的信号不仅提供 NK 细胞共刺激信号，还可直接介导 NK 细胞活化。NKG2D-DAP10 启动的活化信号强于 KIR 与 MHC Ⅰ 类分子结合所启动的抑制信号；NKG2D 单独活化即足以刺激 NK 细胞活化，从而阻抑抑制型受体的强势信号。

功能 NKG2D 可识别及结合多样性的配体，提示其具有针对不同外界刺激和细胞应激状态产生反应的能力。NKG2D 可直接参与 NK 细胞和巨噬细胞活化，增强固有免疫应答，也可为 CD8$^+$T 细胞、γδ T 细胞活化提供共刺激信号，促进适应性免疫应答，从

而在肿瘤免疫监视和抗感染免疫中发挥重要作用。

(田志刚 孙 汭)

zìrán xìbāodú shòutǐ

自然细胞毒受体 (natural cytotoxicity receptor, NCR)

介导人类 NK 细胞杀伤活性的重要活化型受体。属杀伤细胞免疫球蛋白样受体 (KIR) 家族。

成员与表达 NCR 主要包括 NKp30、NKp44 和 NKp46，可分别与胞质区含免疫受体酪氨酸激活基序 (ITAM) 的接头蛋白或信号分子 (CD3ζ、FcϵRIγ、DAP-12 等) 结合，从而激活 NK 细胞。NKp46 和 NKp30 表达于所有 NK 细胞 (包括成熟、未成熟、静止和活化 NK 细胞) 表面；NKp44 仅表达于活化的 NK 细胞表面，是后者的特征性标志。在小鼠仅发现 NKp46，近期发现的 NKp80 (人类激活型受体) 可识别激活诱导的 C 型凝集素。

分子结构 NCR 属免疫球蛋白超家族，各成员的分子结构为：①NKp46 (基因定位于第 19 号染色体 LRC 内)：胞外区含 2 个 Ig 样结构域，跨膜区含 1 个精氨酸残基，可介导 NKp46 与胞质区含 ITAM 的 CD3-ζ 或 FcϵRI-γ 相连。②NKp30 (基因定位于第 6 号染色体)：胞外区含 1 个 IgV 结构域，可通过跨膜区精氨酸残基与 CD3-ζ 相连形成复合物。③NKp44 (基因定位于第 6 号染色体)：胞外区亦含 1 个 IgV 结构域，可通过跨膜区精氨酸残基与接头蛋白 DAP12 相连而形成复合物。④NKp80 (基因定位于 12 号染色体 NKC 内)：属 C 型凝集素超家族成员，优先表达于活化的 NCR^{bright}NK 细胞表面，被认为是 NK 细胞活化的共受体，其跨膜区不含极性氨基酸残基，故不与胞

质区含 ITAM 的接头蛋白相连。

配体 NCR 所识别的配体尚未完全清楚：①NKp44 与流感病毒血凝素或仙台病毒相互作用可触发 NK 细胞的抗病毒活性。②NKp46 通过与流感病毒血凝素或仙台病毒血凝素神经氨酸酶结合，可介导 NK 细胞攻击杀伤病毒感染细胞。③NKp30 通过与人巨细胞病毒蛋白 pp65 结合，可介导 NK 细胞产生细胞毒活性。

此外，NKp30、NKp44 和 NKp46 均可识别肿瘤细胞表面硫酸肝素表位，如硫酸肝素蛋白聚糖，但所识别、结合的位点并不完全相同，其中 NKp30 和 NKp44 与硫酸肝素表位结合的亲和力大于 NKp46。

功能 NCR 作为触发性 NK 细胞受体，可以 MHC 分子非依赖性方式介导 NK 细胞直接杀伤病毒感染细胞和肿瘤细胞 (如黑色素瘤、神经母细胞瘤及髓细胞性白血病、淋巴母细胞白血病等)，在 NK 细胞抗肿瘤和抗病毒感染中发挥关键作用。

NCR 介导 NK 细胞杀伤的能力与细胞表面受体密度有关。不同个体的 NK 细胞或同一个体内不同的 NK 细胞，按其 NCR 表达密度可分为两类：①高表达 NCR 的 NK 细胞 (NCR^{bright}NK 细胞)，其胞毒作用由 NCR 介导。②低表达 NCR 的 NK 细胞 (NCR^{dull}NK 细胞)，其胞毒作用有赖于 NCR 与 NKG2D 联合作用而介导。不同 NCR 间或 NCR 与其他 NK 细胞活化型受体 (如 NKG2D) 交联，可放大活化信号和胞毒活性。

(田志刚 孙 汭)

Ly49 jiāzú

Ly49 家族 (Ly49 family)

小鼠的一种 NK 细胞受体家族。属 C 型凝集素家族的 II 型跨膜蛋白。

Ly49 基因具有多态性，由 *Klra* 基因家族 (位于小鼠 6 号染色体 NKC 内) 编码。Ly49 家族成员包括 Ly49A ~ I，均以同源二聚体形式表达于免疫细胞表面：活化型受体仅表达于 NK 细胞；抑制型受体主要表达于 NK 细胞，也表达于 NK T 细胞、CD4$^+$T 细胞和 CD8$^+$T 细胞的某些亚群。

Ly49A、C、G、I 为抑制型受体，可识别靶细胞表面 MHC I 类分子 (H-2D 和 H-2K)，使 NK 细胞处于抑制状态。此类受体胞质区均含免疫受体酪氨酸抑制基序 (ITIM)，激活后发生酪氨酸磷酸化，可募集 SHP-1 或 SHP-2 磷酸酶，从而削弱 NK 细胞活化信号。抑制性信号的强度同 Ly49 受体与 MHC I 类分子间亲和力强弱有关，多种 Ly49 抑制型受体与 MHC I 类分子同时交联可增强抑制强度。抑制型受体所启动的信号仅限于 NK 细胞表面某一空间位置，同一 NK 细胞的其他部位与不表达抑制型受体相应配体的靶细胞接触，仍可启动活化信号。

Ly49 家族对调控 NK 细胞的功能发挥重要作用。小鼠 NK 细胞通过 Ly49 抑制型受体可区分 "自己" 与 "非己"：对正常表达 MHC I 类分子的靶细胞不杀伤；对 MHC I 类分子表达下降或缺陷的靶细胞，因缺失 Ly49 抑制性信号而使 NK 细胞激活并杀伤靶细胞。借此，NK 细胞参与维持免疫微环境稳定，并杀伤和清除病毒感染或恶性转化的靶细胞。

基于 Ly49 受体的功能特征，可通过转输 NK 细胞而治疗某些疾病，如对骨髓移植小鼠转输异基因 (Ly49 不匹配) NK 细胞，后者可因抑制性信号 "丢失" 而杀伤受者抗原提呈细胞，从而防治移植物抗宿主病；对肿瘤小鼠

转输异基因 NK 细胞，可杀伤体内残存的肿瘤细胞，增强移植物抗肿瘤效应；应用特异性抗体阻断 Ly49 对 MHC Ⅰ类分子的识别，可促进 NK 细胞清除小鼠体内白血病细胞，延长白血病小鼠生存期。

Ly49D 和 Ly49H 为活化型受体，与其相连的接头蛋白 DAP10 或 DAP12 含免疫受体酪氨酸激活基序（ITAM）。这些活化型受体与相应配体（H-2D^d 和 mCMV-m157）结合，可向 NK 细胞传递活化信号。在 IL-12 和 IL-18 协同作用下，活化型 Ly49 受体可克服强势的抑制性信号，从而触发 NK 细胞活化信号，使之分泌 IFN-γ 等细胞因子和趋化因子，在抵御病原体感染及抗肿瘤中发挥重要作用。

（田志刚 孙 汭）

shāshāng xìbāo miǎnyì qiúdànbáiyàng shòutǐ

杀伤细胞免疫球蛋白样受体

（killer cell immunoglobulin-like receptor，KIR） 高度多态性的杀伤细胞受体家族。即 CD158 家族。包括活化型受体和抑制型受体，主要表达于 NK 细胞和部分 T 细胞表面，其编码基因定位于染色体 19q13.42 的白细胞受体复合物（LRC）内。KIR 为Ⅰ型跨膜糖蛋白，属免疫球蛋白超家族成员，基本结构包括胞外区、跨膜区和胞质区。胞外区由 2 个或 3 个 Ig 样功能区组成，可识别经典 HLA Ⅰ类分子。

分类 依据 KIR 胞外区 Ig 样结构域的数目，分为 KIR2D 和 KIR3D；按 KIR 胞质区长度，分为 L（长）型和 S（短）型，如含 2 个 Ig 样功能区和 1 个短胞质尾的 KIR 称为 KIR2DS；含 3 个 Ig 样功能区和 1 个长胞质尾的 KIR 称为 KIR3DL。上述结构与 KIR 功能密切相关：具有短胞质尾的 KIR 通常为活化型受体，通过与接头蛋白 DAP12 相连而介导 NK 细胞活化；具有长胞质尾的 KIR 为抑制型受体，其胞质尾含免疫受体酪氨酸抑制基序（ITIM），通过募集 SHP1 或 SHP2 而传递抑制性信号；KIR2DL4 与上述 KIR3DL 不同，虽含长的胞质尾，却通过与含免疫受体酪氨酸激活基序（ITAM）的 FcεRⅠγ 相连而传递活化信号。

配体 不同 KIR 分子可选择性识别不同 HLA Ⅰ类分子，如 KIR2DL1 或 KIR2DS1 可识别重链 80 位为赖氨酸残基的 HLA-C 分子（HLA-C^Lys80）；KIR2DL2/S2 和 KIR2DL3/S3 可识别重链 80 位为天冬酰胺残基的 HLA-C 分子（HLA-C^Asn80）；KIR3DL1/S1 可识别 HLA-Bw4；KIR3DL2/S2 可识别 HLA-A3 和 HLA-A11；KIR2DL4 仅表达于 CD56^high NK 细胞亚群，可识别 HLA-G，促进 NK 细胞分泌细胞因子。抑制型受体与 HLA 分子间的亲和力通常大于活化型受体（图）。

功能 人类 NK 细胞表面抑

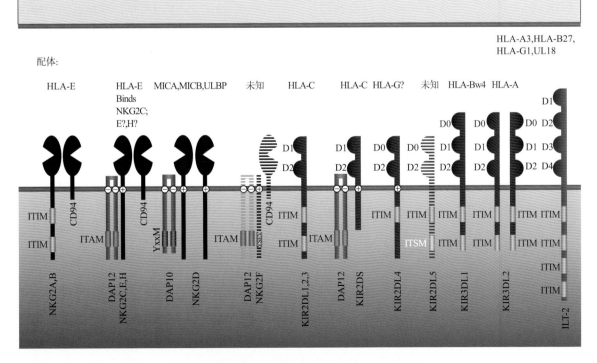

图 杀伤细胞免疫球蛋白样受体和凝集素样受体

制型 KIR 的共同特征是胞质区末端均含 ITIM。抑制型 KIR 与 MHC Ⅰ类分子结合，可使 KIR 在膜表面聚集，由此导致 ITIM 所含酪氨酸发生磷酸化，通过与下游衔接分子共同作用，启动并传递抑制性信号，从而抑制 NK 细胞对靶细胞的杀伤活性。活化型 KIR 胞质尾区较短，不含 ITIM，其穿膜区含 1 个带正电的赖氨酸残基，借此能与带负电荷氨基酸残基的 DAP12 结合，后者胞质区含 ITAM，可传递激活信号。

KIR 在调控 NK 细胞发育、耐受和活化中发挥重要作用：NK 细胞发育分化过程中，KIR 通过识别自身 MHC Ⅰ类分子，对 NK 前体细胞进行"教育"，使 NK 细胞对自身正常表达 MHC Ⅰ类分子的组织细胞不发动攻击，但对体内 MHC Ⅰ类分子缺失的肿瘤或病毒感染细胞具有杀伤、清除作用。

基于 KIR 识别 MHC Ⅰ类分子的特点，对临床实践具有指导意义，如 KIR 不匹配的 HLA 半相合造血干细胞移植中，NK 细胞通过杀伤受者 DC 和 T 细胞，可减缓移植物抗宿主反应，并可通过杀伤残留的白血病细胞而发挥移植物抗白血病反应。

（田志刚 孙 汭）

shāshāng xìbāo níngjísùyàng shòutǐ
杀伤细胞凝集素样受体 （killer cell lectin-like receptor） 可识别 MHC Ⅰ类分子的杀伤细胞调节性受体。包括某些 C 型凝集素超家族成员（如 CD94/NKG2 和 NKR-P1 等）。

CD94/NKG2 是 CD94 与 NKG2 形成的异二聚体，属Ⅱ型跨膜蛋白，编码基因定位于第 12 号染色体短臂（12p12-13）。CD94 是与 C 型凝集素同源的膜蛋白，其胞质区缺乏信号传递能力，需与 NKG2 共价结合形成异源二聚体后才能发挥信号转导功能。NKG2 家族共包括 8 个成员（NKG2A～I），家族中除 NKG2D 基因外，其他成员的编码基因紧密连锁。

NKG2A 胞外区含 C 型凝集素结构域，胞质区含 2 个免疫受体酪氨酸抑制基序（ITIM），可传递抑制性信号。CD94 不含 ITIM，其作为分子伴侣对 CD94/NKG2A 异源二聚体表达和功能行使不可或缺。NKG2C 和 CD94 分子胞质区不含 ITIM 和免疫受体酪氨酸激活基序（ITAM），二者共价结合组成的 CD94/NKG2C 异源二聚体缺乏信号传递能力；但该异源二聚体可通过 NKG2C 跨膜区带正电荷的赖氨酸残基，募集并与跨膜区带负电荷氨基酸残基的 DAP12（胞质区含 ITAM）非共价结合，从而获得传递活化信号的功能。故 CD94 与 NKG2C 组成的活化型受体在 DAP12 协同作用下可介导 NK 细胞活化。

CD94/NKG2A、CD94/NKG2C 识别结合的配体均为非经典 MHC Ⅰ类分子（HLA-E）及其提呈的九肽，后者主要来自经典 MHC Ⅰ类分子重链的引导序列。小鼠 CD94/NKG2A 识别结合的配体为 Qa-1^b。HLA-E 表达依赖于其他 HLA Ⅰ类分子（HLA-A、B、C、G）的表达及完整的抗原加工、提呈机制。

不同型别Ⅰ类分子向 HLA-E 提供主导肽段的作用并非完全相同，其中 HLA-G 所提供的肽段与 CD94/NKG2A 的亲和力最强，其促进 HLA-E 表达的作用更为明显。任一 HLA Ⅰ类分子丢失或抗原加工相关转运体（TAP）功能缺陷，均可能导致靶细胞表面 HLA-E 表达下调或缺失，使之被 NK 细胞杀伤。因此，NK 细胞对 HLA-E 的识别是机体免疫监视及抗原加工、提呈的重要环节之一。

NKR-P1（CD161） 为Ⅱ型跨膜糖蛋白，主要表达于 NK 细胞和 NK T 细胞表面，包括 5 个成员（NKR-P1A～F）。*Nkr-p1* 基因簇定位于小鼠第 6 号染色体的 NK 基因复合体。NKR-P1C（亦称 NK1.1）是用于鉴定 C57BL/6（B6）小鼠 NK 细胞和 NK T 细胞的重要表面标志。

NKR-P1A、C、F 是杀伤细胞活化型受体，通过跨膜区带正电荷的氨基酸残基与跨膜区带负电荷氨基酸残基的 FcRγ 接头蛋白（胞质区含 ITAM）相连，通过传递活化信号，促进磷脂酰肌醇转换和 Ca^{2+} 内流，从而诱导 NK 细胞胞毒活性和分泌细胞因子。NKR-P1B、D 为胞质区含 ITIM 的抑制型受体，它们与相应配体交联，可抑制 NK 细胞活化和胞毒作用。

NKR-P1 与其他 NK 细胞调节性受体不同，它们并不识别 MHC Ⅰ类分子。早期认为，NKR-P1 可广泛识别并结合自身组织细胞、病毒感染细胞和某些肿瘤细胞表面的糖类配体，活化后可介导 NK 细胞对靶细胞的杀伤作用。

近期研究发现，NKR-P1（尤其是抑制型 NKR-P1B、D）可识别并结合同属 C 型凝集素的 Clr。Ocil/Clr-b 与 MHC Ⅰ类分子的表达及分布相似，高表达于几乎所有造血细胞（除红细胞外），在肿瘤细胞表面表达明显下调。NKR-P1 对 Ocil/Clr-b 的识别方式类似于 NK 受体与 MHC Ⅰ类分子间的"迷失自己"识别模式。此外，NKR-P1 识别、调控 NK 功能的作用，似乎不受活化型受体（如 NKG2D）或相应配体表达上调的影响。

（田志刚 孙 汭）

白细胞免疫球蛋白样受体

（leukocyte immunoglobulin-like receptor，LILR） 具有高度同源性、胞外区有数个 IgSF 结构域的受体家族。又称免疫球蛋白样转录物。人类 *LILR* 基因定位于染色体 19q13.4，该区域同时含有其他免疫球蛋白基因，如杀伤细胞免疫球蛋白样受体（KIR）、IgA Fc 受体、唾液酸结合的免疫球蛋白样凝集素等。

根据 LILR 的分子结构及功能特征，分为两类：①抑制型（B）：包括 LILR2、LILR3、LILR4、LILR5、LIR8 等，其胞内段含免疫受体酪氨酸抑制基序（ITIM），可传递抑制性信号。②激活型（A）：包括 LILR1、LILR7、LILR8、LIR6a，其跨膜区含 1 个短的胞内尾巴和 1 个带电荷的氨基酸残基，通过胞内段的免疫受体酪氨酸激活基序（ITAM）传递激活信号。此外，LILR6 缺少跨膜区，为可溶性分子。

LILR 广泛表达于 NK 细胞、单核/巨噬细胞、T 细胞及 B 细胞表面。通过与相应配体结合，调节 NK 细胞和 T 细胞对靶细胞的杀伤，并参与 B 细胞发育分化、造血等，如 LILRB1/LILRB2 通过与 MHC Ⅰ 类分子（如 HLA-A、HLA-B）结合，可保护正常细胞免遭 NK 细胞杀伤。

（高福 刘军）

超分子抑制簇

（supra-molecular inhibition cluster，SMIC） 在 NK 细胞与靶细胞接触表面所形成、可抑制 NK 细胞杀伤活性的分子簇。NK 细胞与靶细胞接触表面可形成两类免疫突触，即超分子活化簇（SMAC）和超分子抑制簇。NK 细胞与高表达 MHC Ⅰ 类分子的靶细胞接触时，形成稳定、紧密、具有功能划分的狭窄空间，SMIC 积聚于效-靶细胞相互接触的质膜部位，可抑制 NK 细胞对靶细胞的杀伤作用。SMAC/SMIC 可保证效-靶细胞间多种信号的有序转导及相互间协同作用，避免非特异性的效应分子扩散，从而在局部以有效浓度选择性作用于特定靶细胞。

（黄 波）

迷失自己学说

（missing-self theory） 阐述 NK 细胞识别"自己"机制的理论之一。该学说由瑞典科学家谢勒（Kärre K）提出，要点为：正常机体全部有核组织细胞均表达 MHC Ⅰ 类分子，可被 NK 细胞表面抑制型受体识别，通过启动抑制性信号，使 NK 细胞处于非活化的静息状态，从而不对靶细胞发挥杀伤作用；若靶细胞（如病毒感染或恶性转化细胞）表面 MHC Ⅰ 类分子表达降低、丢失或发生变异，抑制型受体不能识别相应配体，NK 细胞可因"迷失自己"而被激活，对靶细胞产生杀伤作用。所有 NK 细胞均表达至少一种抑制型受体，细胞活性取决于活化信号和抑制性信号间的平衡，鉴于抑制型受体与相应配体结合的亲和力大于活化型受体，故抑制性信号通常占据优势。

该学说的提出为阐明 NK 细胞识别"自己"与"非己"的机制奠定了基础，推进了 NK 细胞研究迅速发展。以此学说为基础，其后陆续提出 NK 细胞的"非己"、"诱导的自己"识别模式，进一步补充和完善了 NK 细胞的识别机制，并为防治肿瘤、病毒感染等免疫病理过程提供了新的靶点和治疗策略。

（田志刚 孙 汭）

红细胞

（erythrocyte） 具有携带氧、运输氧功能和免疫作用的血细胞。红细胞可表达补体受体（CR1、C3bR），后者与抗原-抗体-C3b 复合物（循环免疫复合物）结合，形成较大聚合物，即发生免疫黏附。其主要生物学意义为：①促吞噬作用：红细胞与抗体和补体结合的病毒、细菌或肿瘤细胞发生黏附，可明显增强吞噬细胞对病原体和肿瘤细胞的吞噬作用。②清除循环免疫复合物（CIC）：血循环中红细胞数远大于白细胞，且高表达 C3b 受体，故 CIC 与红细胞相遇结合的机会比白细胞大 500~1000 倍。黏附 IC 的红细胞经过肝和脾时，可将 IC 递交给表达 C3bR 的巨噬细胞将其吞噬，从而在清除体内 CIC 中发挥重要作用。③免疫调节：红细胞可吸附和携带血流中经补体 C3b 调理的抗原，从而阻止抗原全部或同时被抗原提呈细胞（APC）摄取，在调节机体免疫应答强度中发挥独特的缓冲作用。

（龚非力 郑 芳）

血小板

（platelet） 参与凝血及免疫应答、炎症反应的血细胞组分。血小板是骨髓巨核细胞脱落的胞质小块，无细胞核，呈双凸扁盘状，受刺激时伸出小突起，呈不规则形。血小板的主要功能为参与凝血与止血，但也与免疫应答和炎症反应相关，如多种免疫病理过程引发的内皮细胞损伤，可导致血小板黏附并聚集于受损血管组织内皮细胞表面，通过释放颗粒（内含血清素和纤维蛋白原），可增强毛细血管通透性、激活补体、吸引白细胞，从而促进炎症反应和参与微血栓形成，进一步加重组织损伤。

（龚非力 郑芳）

línbāxìbāo

淋巴细胞（lymphocyte） 在适应性免疫中起关键作用的白细胞。主要指 T 淋巴细胞和 B 淋巴细胞，二者分别表达多样性极为丰富的抗原识别受体 T 细胞受体（TCR）和 B 细胞受体（BCR），在抗原激发下发生克隆扩增，显示适应性免疫应答的特异性和记忆性。

研究过程 20 世纪 40 年代，美国免疫学家梅里尔·蔡斯（Merrill Chase）和奥地利生理学家卡尔·兰德施泰纳（Karl Landsteiner）发现豚鼠对单一化学成分的接触易感性和对结核菌素的迟发型超敏反应可过继性转移，但实施转移的关键成分并非血清而是外周白细胞，首次提出淋巴细胞在诱导适应性免疫中的作用。20 世纪 50 年代，格利克（Glick BT）发现禽类法氏囊依赖的淋巴细胞（B 细胞）与抗体产生相关。至 60 年代，澳大利亚免疫学家雅克·弗朗西斯·艾伯特·皮埃尔·米勒（Jacques Francis Albert Pierre Miller）和美国微生物学家罗伯特·艾伦·古德（Robert Alan Good）分别通过摘除新生小鼠胸腺和临床观察先天性胸腺缺陷患儿，发现了胸腺依赖性淋巴细胞（T 细胞）并确立了胸腺的免疫功能，从而提出淋巴细胞分属 T、B 两个不同谱系。

20 世纪 70~80 年代，日本学者利根川进（Tonegawa Susumu）和戴维（David M）相继克隆免疫球蛋白/BCR 和 TCR 的编码基因，为阐明淋巴细胞受体多样性的机制奠定了基础；发现 B 细胞活化、分化为产生抗体的浆细胞，T 细胞可产生多种细胞因子，从而发挥免疫调节和效应功能；陆续发现 NK 细胞（大颗粒淋巴细胞）、NK T 细胞；尤其是 70 年代中期成功建立单克隆抗体技术，对淋巴细胞类别、亚群及它们在免疫器官（骨髓、胸腺、脾、淋巴结、黏膜相关淋巴组织）的分布和定位均获得新的认识。

来源与进化 骨髓中多能造血干细胞（HSC）分化为共同淋巴样祖细胞（CLP）后，循淋巴样谱系向 T 细胞、B 细胞和 NK 细胞分化。淋巴细胞开始分化及其受体多样性的产生，意味着免疫系统进化过程中出现从固有免疫向适应性免疫的转换，期间伴随主要组织相容性复合体（MHC）基因系统的激活、区室化淋巴组织（如淋巴结）的出现和抗体的产生。关键性事件为，重组激活基因（RAG）在 4 亿 5 千万年前开始插入脊椎动物的基因组，使淋巴细胞受体基因重排成为可能，由此形成多样性极为丰富的抗原识别受体，推动淋巴细胞库或受体库的形成。

分类 淋巴细胞是高度异质性的细胞群，分为 3 类：①参与适应性免疫应答的淋巴细胞，包括表达 αβ 链的 T 细胞（αβ T）及 B2 型滤泡 B 细胞（即通常所指的 T、B 淋巴细胞），其特点为表达高度多样性的抗原受体（TCR 或 BCR）。②固有样淋巴细胞，是淋巴细胞谱系中表达有限多样性抗原受体的各种细胞类型，如 γδ T 细胞、NK T 细胞、B-1 细胞和边缘区 B 细胞。③固有淋巴样细胞（ILC），包括 ILC1、ILC2 和 ILC3。

分化与发育 哺乳动物 T/B 细胞分别在胸腺和骨髓中发育（禽类 B 细胞在法氏囊中发育）。

其主要过程为：①多种转录因子驱动未定向淋巴细胞前体向 T/B 细胞谱系分化。②细胞因子（尤其是 IL-7）参与分化的早期阶段，促使淋巴细胞抗原受体完成第一条链的基因重排并表达淋巴细胞前受体，然后进行完整受体分子的装配。③在 RAG 基因参与下通过基因重排及其他机制，形成表达各种不同抗原识别受体的淋巴细胞克隆库或受体库。④通过阳性选择和阴性选择，克隆库得以保持其受体多样性，并清除其中可识别自身抗原的克隆，完成在中枢免疫器官的发育。

完成受体库发育的 αβ T 细胞和 B-2 细胞进入外周淋巴组织，分别定居于 T 细胞区和 B 细胞区，通过抗原提呈细胞与 T/B 细胞间的相互作用，发生抗原对淋巴细胞的选择、致敏及抗原特异性克隆扩增。如 T 细胞在抗原激发下，由 TCR-CD3 复合结构、共刺激分子（如 CD28）和细胞因子受体（如 IL-2R）启动相关信号转导，使大量基因发生转录激活，并将活化的 T 细胞推入分裂周期。上述过程及淋巴细胞在体内的循环与归巢，有赖于各种细胞因子、黏附分子、共刺激分子及相关受体的共同参与。

亚群与功能 T 细胞表面 TCR-CD3 复合物和 CD28 受体通过与相应配体（pMHC 和 B7 等）结合，获得第一和第二活化信号，并在细胞因子参与下分化为不同功能亚群，介导适应性细胞免疫应答。T 细胞功能亚群主要包括 CD4$^+$Th1、CD4$^+$Th2、CD4$^+$Th17、CD4$^+$Th9、CD4$^+$Th22、CD8$^+$CTL 以及多种调节性 T 细胞（如 CD4$^+$CD25$^+$Treg、CD4$^+$Tr1 和 CD8$^+$Treg 等）。同样，B 细胞表面 BCR-Igα/Igβ 复合物和 CD40 与相应配体（抗原和 CD40L）结合，在 CD4⁺Th 细胞（CD4⁺Tfh 和 CD4⁺Th2）辅助下，获得第一和第二活化信号，继而通过生发中心反应，分化为可产生抗体的浆细胞，介导适应性体液免疫应答，并产生具有负调节功能的调节性 B 细胞。

适应性免疫应答的效应相（即杀伤和清除外来抗原和入侵的病原体），主要由抗原特异性 CD8⁺CTL 细胞和抗体介导。

淋巴细胞被抗原激发并发生克隆扩增后，以记忆细胞形式在体内长期留存，一旦受相同抗原再次刺激，可发生增强性再次应答，此即免疫记忆。免疫记忆是一种具有抗原特异性的高效保护性回忆反应，是淋巴细胞介导适应性免疫应答的重要特征之一。诱导并维持记忆性淋巴细胞，是接种疫苗使机体免遭感染以及防控传染病流行的免疫生物学基础。

（周光炎）

línbāxìbāo guīcháo

淋巴细胞归巢（lymphocyte homing）

淋巴细胞经血循环而趋向性迁移至（外周/中枢）免疫器官特定区域及炎症部位的现象。形式为：①骨髓来源的淋巴干细胞向中枢免疫器官迁移。②成熟淋巴细胞离开中枢免疫器官后，向外周免疫器官迁移。③淋巴细胞再循环，即定居于外周免疫器官的淋巴细胞通过淋巴管，经胸导管等结构进入血液循环，然后跨越外周免疫器官或淋巴组织内高内皮细胞小静脉而重归外周免疫器官。④血液淋巴细胞向炎症部位渗出。

特点为：不同类别或亚群的淋巴细胞在迁移过程中具有相对选择性，即某一特定类型淋巴细胞或亚群定向归巢至特定组织或器官，其机制涉及淋巴细胞与各

组织器官血管内皮细胞黏附分子间相互作用。一般将淋巴细胞表达的黏附分子称为淋巴细胞归巢受体，将血管内皮细胞表达的相应配体称为地址素。参与不同淋巴细胞或亚群归巢的黏附分子各异，这是淋巴细胞选择性归巢的分子基础。此外，局部组织器官产生的趋化因子与淋巴细胞表面相应趋化因子受体相互作用，也是淋巴细胞归巢的重要分子基础。

（姚智）

línbāxìbāo zàixúnhuán

淋巴细胞再循环（lymphocyte recirculation）

淋巴细胞在血液、淋巴液和淋巴器官或组织间周而复始反复流动的过程。除效应性 T 细胞、浆细胞前体和 NK 细胞外，大部分淋巴细胞均参与再循环，尤以记忆性 T 细胞和记忆性 B 细胞最为活跃。再循环的主要途径是：外周免疫器官或淋巴组织中的淋巴细胞通过淋巴管，经

胸导管等结构进入血液循环，然后跨越外周免疫器官或淋巴组织内高内皮细胞小静脉返回至外周免疫器官或组织中。

参与再循环的淋巴细胞数为血液淋巴细胞总数的数十倍，使分布于血液、淋巴液和组织间的淋巴细胞形成再循环库。淋巴细胞经淋巴结再循环一次耗时 18~20 小时，通过脾进行再循环需 2~8 小时。T 细胞再循环的速度较 B 细胞快。淋巴细胞再循环有利于抗原识别和迅速传递信息，使分散于各处的淋巴细胞成为一个相互关联的整体，从而共同参与免疫应答（图）。

（姚智）

línbāmǔxìbāo

淋巴母细胞（lymphoblast）

处于增殖状态的淋巴细胞。形态学特征是：体积比小淋巴细胞增大 2~3 倍，呈圆或椭圆形，直径 10~18μm；胞质极少，染成蓝色

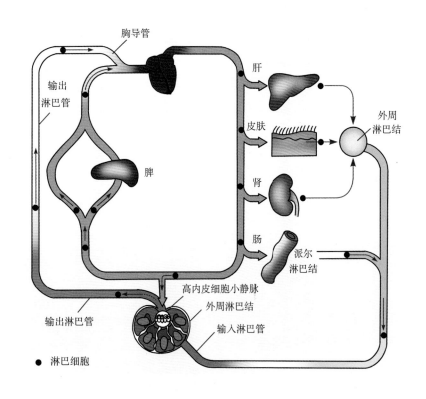

图　淋巴细胞再循环

或浅蓝色，有明显核周淡染区，无颗粒胞质并可出现空泡；核居中央或稍偏位，核膜清晰，核内有 2 个以上核仁；染色质呈粒状，排列成粗网状，聚集于核仁及核膜周围，使二者清晰可见。

淋巴母细胞是细胞有丝分裂中 RNA、蛋白质代谢和合成的活跃阶段，随后进入分裂间期而成为小淋巴细胞，为下次分裂作准备。免疫应答过程中，淋巴细胞增殖主要有赖于淋巴母细胞。淋巴细胞在骨髓发育和分化过程中形成未成熟淋巴细胞，其主要去向为：一部分迁移至胸腺，在胸腺微环境中经历阳性选择和阴性选择而发育为成熟 T 细胞，介导细胞免疫；另一部分在骨髓内直接发育为 B 淋巴细胞，迁移至外周淋巴组织，构成生发中心的暗区，在抗原刺激下介导生发中心反应。

(吴长有)

zhìmǐn línbāxìbāo

致敏淋巴细胞（sensitized lymphocyte） 接受抗原等刺激后处于激活状态的淋巴细胞。又称活化的淋巴细胞。以致敏 T 细胞为例：初始 T 细胞接受抗原或有丝分裂原刺激后，启动信号转导而激活多种基因，并发生增殖、分化，成为致敏 T 细胞。其特点为：可随血流或淋巴循环至抗原侵入部位发挥效应；再次接触相同抗原可产生增强的再次应答，快速释放多种免疫活性物质（细胞因子等），与巨噬细胞、NK 细胞相互协作，引起局部迟发性超敏反应或杀伤表达特异性抗原的靶细胞，发挥细胞免疫功能。

(吴长有)

T línbāxìbāo

T 淋巴细胞（T lymphocyte） 来源于骨髓造血干细胞、在胸腺分化成熟、介导适应性细胞免疫应答并辅助适应性体液免疫应答的淋巴细胞。简称 T 细胞。

研究过程 20 世纪 60 年代初，澳大利亚免疫学家雅克·弗朗西斯·艾伯特·皮埃尔·米勒（Jacques Francis Albert Pierre Miller）和美国微生物学家罗伯特·艾伦·古德（Robert Alan Good）发现，脾、淋巴结和肠道的部分淋巴细胞来自胸腺，其后将这些在胸腺发育成熟的淋巴细胞称为 T 淋巴细胞。半个世纪以来，对 T 细胞及其生物学特征的研究促进了现代免疫学发展。

发现 T 细胞表面分子 1979 年，帕特里克·龚（Patrick Kung）成功制备针对 T 细胞表面抗原的 OKT 单克隆抗体系列，确定 CD3 是 T 细胞的特征性表面标志，且 T 细胞可分为 CD4 阳性的辅助性 T 细胞（CD4$^+$Th）和 CD8 阳性的细胞毒性 T 细胞（CD8$^+$CTL）。20 世纪 80 年代初，美国免疫学家詹姆斯·艾利森（James Allison）、菲莉帕·马拉克（Phillipa Marrack）和约翰·卡普勒（John W. Kappler）发现，T 细胞受体（TCR）是由 α、β 链或 γ、δ 链组成的异二聚体。马克·莫里斯·戴维斯（Mark Morris Davis）和斯蒂芬·赫德里克（Stephen M. Hedrick）成功克隆小鼠 *TCR* 基因。1984 年，加拿大籍华人科学家麦德华（Tak Wah Mak）成功克隆人 *TCR* 基因，同年尼古拉斯·加斯科因（Nicholas R. J. Gascoigne）证实 *TCR* 基因具有与 *Ig* 基因相同的重组机制。

其后，相继发现 T 细胞表面 αβTCR 或 γδTCR 均与 CD3 分子结合为复合物，TCR 负责特异性识别抗原肽-MHC 分子复合物，CD3 负责传递 TCR 的识别信号，其后陆续阐明相关的信号转导通路。这些发现成为认识 T 细胞异质性、生物学特征及鉴定 T 细胞免疫表型的分子基础。

发现共刺激分子并提出 T 细胞激活的双信号学说 1970 年，彼得·艾伦·布雷切尔（Peter Alan Bretscher）和梅尔文·科恩（Melvin Cohn）发现，B 细胞激活不仅需要第一信号（抗原刺激信号），还有赖于 T 细胞提供的第二信号（共刺激信号）。1983 年，凯文·约翰·拉弗蒂（Kevin John Lafferty）等发现 T 细胞活化也需要抗原提呈细胞（APC）提供的抗原刺激信号和共刺激信号。其后，相继发现一系列共刺激分子及共抑制分子，并证明共刺激分子/共抑制分子调节网络对 T 细胞应答的启动、效应发挥及适时中止起极其重要的调节作用。

阐明 T 细胞在胸腺发育的过程及其机制 造血祖细胞迁入胸腺后，在胸腺微环境提供的信号支持下，通过复杂的选择过程而完成分化发育，最终形成具有高度多样性、可有效区分"自己"和"非己"的 T 细胞库。由此，揭示了自身免疫耐受和 T 细胞应答的分子基础。

发现 T 细胞功能亚群 外周初始 T 细胞激活后，在微环境中多种因素（尤其是细胞因子）作用下，可进一步分化为具有不同功能的亚群（如 Th1、Th2、Th9、Th17、Th22、Tfh、Treg 等），它们在多种生理和病理过程中发挥作用，并通过相互调节和转化，精密地调控机体免疫应答。

来源及分化成熟 T 细胞来源于骨髓多能造血干细胞（胚胎期 T 细胞来源于卵黄囊和胚肝）。在骨髓微环境影响下，骨髓干细胞在骨髓中依次分化为多能祖细胞（MPP）、共同淋巴样祖细胞（CLP）和共同髓样祖细胞（CMP），CLP 进一步分化为祖 T 细胞和祖 B 细胞。祖 T 细胞随血循环迁移至胸腺，成为待分化、发育的胸腺细胞。

胸腺基质细胞（包括胸腺上皮细胞、树突状细胞和巨噬细胞等）高表达 MHC Ⅰ类和Ⅱ类分子，并可分泌胸腺素、胸腺生成素、胸腺激素和 IL-7 等细胞因子，共同构成胸腺微环境。在此微环境中，胸腺细胞的表型经历双阴性（CD4⁻CD8⁻）、双阳性（CD4⁺CD8⁺）和单阳性（CD4⁺CD8⁻ 或 CD4⁻CD8⁺）3 个阶段，并通过阳性选择和阴性选择，发育为表达成熟 TCR、具有 MHC 限制性、CD4 或 CD8 单阳性、具有自身耐受性的成熟 T 细胞。

成熟 T 细胞随血循环移行至外周免疫器官，定居于胸腺依赖区，可经淋巴管、外周血和组织液等进行淋巴细胞再循环，从而分布全身。T 细胞可特异性识别 APC 所提呈的抗原而激活、增殖、分化为效应 T 细胞，参与清除抗原和调节免疫应答。

表面标志及分类 T 细胞膜表达高度多样性的 TCR，这是机体对环境中复杂多样的抗原产生特异性应答的分子基础。T 细胞是高度异质性的细胞群，根据其表面标志及功能特征，可分为以下类别：

根据 TCR 异源二聚体的组成分为：①TCRαβ⁺T 细胞（αβ T 细胞）：即通常所指 T 细胞，是参与机体适应性免疫应答的主要 T 细胞群体，成熟的 αβ T 细胞多为 CD4 或 CD8 单阳性细胞，其占外周血成熟 T 细胞的 90%～95%，能识别由 APC 所提呈的 pMHC。②TCRγδ⁺T 细胞（γδ T 细胞）：

多为 CD4⁻CD8⁻ 细胞（部分为 CD8⁺），仅占外周血成熟 T 细胞总数的 5%～10%，但广泛分布于皮肤和黏膜下，或存在于胸腺内，属固有免疫细胞。

αβ T 细胞和 γδ T 细胞表型均为 CD2⁺CD3⁺，来源于共同的前体 T 细胞。

根据单阳性 T 细胞表面分化抗原（CD4、CD8）表达格局分为：①CD4⁺T 细胞：表型为 CD2⁺CD3⁺CD4⁺CD8⁻，约占外周血及外周淋巴组织中 T 细胞总数的 65%，其 TCR 可识别 MHC Ⅱ类分子所提呈的外源性抗原。②CD8⁺T 细胞：表型为 CD2⁺CD3⁺CD4⁻CD8⁺，约占外周血和外周淋巴组织中 T 细胞总数的 35%，其 TCR 可识别 MHC Ⅰ类分子所提呈的内源性抗原。

根据 T 细胞所分泌细胞因子谱和功能 不同类别 T 细胞均非终末细胞，在特定微环境（尤其是特定细胞因子）诱导下，分化为不同功能亚群。以 CD4⁺Th 细胞为例，可分化为 Th1、Th2、Th9、Th17 细胞等功能亚群。

根据 T 细胞功能状态 可分为初始 T 细胞、激活的 T 细胞、效应性 T 细胞、调节性 T 细胞、记忆性 T 细胞、自身反应性 T 细胞等。

（张学光　孙　兵　李　斌）

T xìbāo shòutǐ

T 细胞受体（T cell receptor, TCR）

T 细胞表面识别抗原的分子结构。是 T 细胞特有的表面标志。T 细胞借助 TCR 识别抗原肽与自身 MHC Ⅰ类或Ⅱ类分子构成的复合物（pMHC）。TCR 有 α、β、γ、δ 4 条肽链，分别构成 TCR-α/TCR-β（TCR2）和 TCR-γ/TCR-δ（TCR1）两种异二聚体分子，任一 T 细胞仅表达 TCR2

和 TCR1 其中之一，外周血 90%～95% T 细胞表达 TCRαβ，5%～10%T 细胞表达 TCRγδ。

组成 TCR 的 4 条肽链相应编码基因为 *TCRA*、*TCRB*、*TCRG* 和 *TCRD*，各自含 *V*、*D*（限于 *TCRB* 和 *TCRD*）、*J* 和 *C* 基因片段。人 *TCRA* 和 *TCRD* 基因位于 14 号染色体 14q11-q12，两组基因片段交叉分布：*TCRA* 基因 V、J、C 区分别有 46、50～70 和 1 个片段；*TCRD* 基因 V、D、J、C 区分别有 4、3、3 和 1 个片段。人 *TCRB* 位于 7 号染色体 7q35，包括 64 个 *V*、2 个 *D*、13 个 *J* 和 2 个 *C* 片段。*TCRG* 位于 7 号染色体 7p14-15，包括 8 个 *V*、2 个 *J* 和 2 个 *C* 片段。

TCR 分子属免疫球蛋白超家族（IgSF），其识别并结合抗原的特异性由远膜端的 V 区决定。V 区（Vα、Vβ）各有 3 个高变区（或称互补决定区，即 CDR1、CDR2、CDR3），高变区是 TCR 与 pMHC 相结合的部位。其中 CDR3 变异最大，直接与抗原肽相结合，从而决定 TCR 的抗原结合特异性。TCR 的多样性可达 10^{15}～10^{18}，形成容量庞大的 TCR 库，赋予个体几乎是无限的抗原特异性识别和应答能力，保证个体在多变环境中能针对任一外来抗原（病原体）产生有效免疫应答。

TCR 多样性是由于 *V*、*D*、*J* 基因片段间发生重组，以及每个基因片段发生微小变异所致。*TCRA* 较简单，而位于 *V* 和 *J* 基因片段之间的 *TCRD* 片段十分复杂。如同 *IGK* 基因片段（编码 Igκ 链），TCR 整个可变区是由 1 个 Vα 片段重排到 1 个 Jα 片段上而产生。由于 Jα 片段数目庞大，多样性随之明显增加。TCR 和抗体（BCR）多样性的产生机制基本相似，但 TCR 不发生体细胞高频突变。

（吴长有）

T xìbāokù

T 细胞库 （T lymphocyte repertoire）

T 细胞受体（TCR）多样性在 T 细胞克隆水平的体现。又称 TCR 库或 T 细胞克隆库。与免疫球蛋白/BCR 基因一样，TCR 基因也具有极为丰富的多样性（可达 10^{18}），其产生机制与抗体多样性产生机制相似，唯一不同之处是体细胞高频突变不参与 TCR 多样性形成。由于同一个 T 细胞及由该细胞克隆扩增而产生的所有淋巴细胞，均表达结构相同的TCR，故 10^{18} 的多样性实际上代表存在 10^{18} T 细胞克隆。

整个 T 细胞克隆库代表机体对多变的抗原产生有效免疫应答的潜在能力。免疫系统遭遇任一抗原（表位），后者即可从库中选择出一种相应 T 细胞克隆（单克隆或寡克隆），其 TCR 能与该抗原（表位）高亲和力结合，使识别该抗原（表位）的 T 细胞得以发生克隆扩增。这是适应性免疫应答中抗原与 TCR 结合显示特异性的基础。显然，若该抗原（表位）持续存在，能与之结合的 T 细胞克隆将持续发生扩增，使这些克隆所产生的 T 细胞在整个 T 细胞库中的比例逐渐上升，形成一种称为克隆库偏移的现象，即能够特异性识别该抗原（表位）的 T 细胞越来越多。这是产生抗原特异性再次应答和发生回忆反应的免疫生物学基础。

T 细胞库的发育和完善不以抗原的存在为前提。特定抗原刺激仅选择相应 T 细胞克隆，并使 T 细胞库朝一定方向偏移；抗原一旦被清除，发生扩增的 T 细胞克隆容积将通过反馈性调节机制（如激活诱导的细胞死亡等）而迅速收缩，使偏移的克隆库回复到正常状态。克隆库中的 T 细胞均具备成熟 T 细胞的基本特征：对抗原的识别受 MHC 限制；一般不对结合有 MHC 分子的自身抗原肽产生应答，此即自身耐受。

（吴长有）

miǎnyì tūchù

免疫突触 （immunological synapse，IS）

免疫细胞相互作用中（如 T 细胞-抗原提呈细胞、T 细胞-B 细胞、细胞毒性 T 细胞-靶细胞等）形成的胞膜突起及其所包含的多分子聚集结构。又称超分子激活簇（SMAC）或 T 细胞突触。"突触"一词原指神经元之间通过神经递质进行信号交流的一种分子结构。1994 年，保罗·阿伦（Paul M. Allen）首先提出免疫突触的概念；1999 年，阿尔希·格拉科（Arash Grakoui）进一步明确了 T 细胞和抗原提呈细胞之间存在被各种黏附分子环绕的 T 细胞受体-抗原肽-MHC（TCR-pMHC）复合结构。

形成　免疫突触的形成与细胞膜的特化性结构脂筏有关。脂筏是富含糖脂的微结构域，由鞘脂、胆固醇和糖基磷脂酰肌醇锚定蛋白等组成，其质地较硬，可如同船筏一样漂浮于周围流动性较强的膜脂双层结构中。脂筏结构可不断变化，或碎成小片，或连接成大片，并与周围细胞膜进行成分交换。静止的淋巴细胞其胞膜的脂筏中仅含很少跨膜分子，一旦淋巴细胞受体（TCR、BCR）接触抗原而启动信号转导，脂筏即出现于受体附近，并募集和容纳众多膜型信号分子，包括受体复合结构、Src 家族蛋白酪氨酸激酶及接头蛋白 LAT 等。这些微结构域是激酶介导的蛋白-蛋白间相互作用的重要部位，在启动受体相关的信号转导中发挥重要作用。以 T 细胞和抗原提呈细胞相互作用为例，免疫突触形成过程是：

早期　TCR 识别抗原提呈细胞（APC）表面的 pMHC→启动信号转导→细胞骨架成分构型改变→发生多聚作用→细胞表面多种跨膜分子聚集于富含神经鞘磷脂和胆固醇的脂筏结构→通过胞膜脂质双层结构有序移动而相互靠拢成簇→于细胞间相互结合部位形成 SMAC。

后期　SMAC 中心区为 TCR 和 pMHC 复合物，以及 T 细胞表面辅助分子（如 CD4、CD28 等）和相应配体，组成中央超分子激活簇（cSMAC），四周由整合素家族分子及其相应配体（主要是 LFA-1 和 ICAM-1）环绕，组成外周超分子黏附复合物（pSMAC）（图）。

功能　免疫细胞通过相互作用而形成稳定的免疫突触，有助于增强 TCR 与 pMHC 相互作用的亲和力，迅速启动 T 细胞活化信号并发挥效应（如增殖、细胞因子分泌和杀伤靶细胞）。

免疫突触的作用机制为：①使多个 TCR 分子成簇，以平行

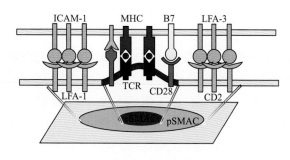

图　免疫突触分子结构

方式传递 T 细胞活化信号，从而有效诱导 T 细胞完全激活。②缩小 T-APC 相互作用的空间，得以连续触发 TCR 识别 pMHC 的信号。③pMHC 集聚于超分子结构的中央，使之浓缩约 100 倍，且 T 细胞受力均衡，基本不会移动。④提供生化反应的极化界面和分子间相互作用的平台，既增强 T 细胞识别抗原的能力，也增强 APC 和 T 细胞表面共刺激分子（如 B7-1/B7-2 和 CD28 等）相互作用，更有效地产生共刺激信号。⑤TCR-pMHC 三元体聚合，介导与之相连的胞内蛋白酪氨酸激酶（如 Src 家族 PTK）及其他信号分子发生多聚化和相互磷酸化，迅速启动 T 细胞活化信号的转导。

（孙 兵 吴长有 李 斌）

T xìbāo shòutǐ xìnhào zhuǎndǎo

T 细胞受体信号转导（TCR signal transduction）

T 细胞受体（TCR）识别特异性抗原（表位）所启动的胞内信号转导。是介导 T 细胞激活的重要步骤。TCR 识别抗原的信号转导包括信号的跨膜传递和胞内转导（图）。

TCR 识别信号的跨膜传递：①T 细胞与抗原提呈细胞（APC）相互作用，在二者紧密接触部位，参与 T 细胞激活的各种跨膜分子围绕 TCR-pMHC 三元体而靠拢成簇，形成免疫突触。②跨膜分子 CD45 胞内段作用于 Src 蛋白酪氨酸激酶（PTK）家族 Fyn 和 Lck 分子 C 端的 pY505，暴露 PTK 的活性中心，使 Fyn 和 Lck 有效发生相互磷酸化而被激活。③激活的 Src PTK 使 CD3（主要是 CD3 ζ 链）胞内段免疫受体酪氨酸激活基序（ITAM）的酪氨酸发生磷酸化，磷酸化的 ITAM 通过与 SH2 结合，并募集 Syk PTK 家族重要成员 ZAP-70，继而已活化的 Src

使募集至 CD3ζ 链附近的 ZAP-70 发生磷酸化。④蛋白激酶 ZAP-70 因磷酸化而激活，引起接头蛋白 LAT 上多个酪氨酸残基发生磷酸化。⑤磷酸化的 LAT（可能还包括另一接头蛋白 SLP-76）作为一个平台，使各种带有 SH2 结构域的信号蛋白被募集至 LAT 附近，其中包括胞膜内侧的磷脂酶 C（PLC-γ）、接头蛋白 Grad-2 和 Gads。⑥PLC-γ 和 Grad-2 分别启动（或参与启动）两条不同信号转导途径。

TCR 识别信号的胞内转导：①磷脂酰肌醇途径：磷酸化的 PLC-γ 发挥酶活性，使底物二磷酸磷脂酰肌醇（PIP_2）水解为三磷酸肌醇（IP_3）和二酰甘油（DAG）：IP_3 迅速从膜内侧向胞质扩散→细胞膜钙通道开放（胞外 Ca^{2+} 进入胞内）、同时开启细胞内钙池（促进 Ca^{2+} 释放）→提高胞内游离钙浓度→相继激活钙调蛋白、钙调磷酸酶、转录因子 NFAT；DAG 与胞膜内侧相连→直接激活 PKC→继而激活转录因子 NF-κB。②MAP 激酶相关途径：ZAP-70 通过 LAT 激活 Grb-2 和鸟苷酸交换因子 Sos→使 Ras-

GDP 转换为 Ras-GTP→激活 Ras 蛋白→启动 MAPK 相关的信号转导级联反应→Fos 和 Jun 活化→激活转录因子 AP-1。

被激活的转录因子（NFAT、NF-κB 和 AP-1）进入胞核，与基因启动子区相应顺式作用元件结合，并在共刺激信号参与下，介导多种基因转录和活化。

（吴长有）

T xìbāo huóhuà liánjiē dànbái

T 细胞活化连接蛋白（linker for activation of T cell，LAT）

参与 T 细胞抗原识别信号转导、

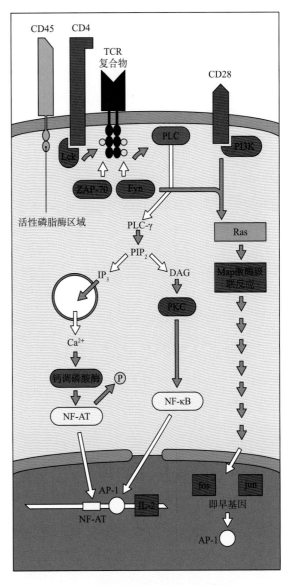

图 TCR 识别信号的启动与转导

与细胞膜脂筏相连、含若干酪氨酸残基的胞质分子。人 *LAT* 基因位于染色体 16p11.2。LAT 分子（36~38kD）的不同酪氨酸残基，分别与不同的相互作用蛋白连接（如 Tyr171、Tyr191 与 Gads 连接；Tyr132 与 PLC-γ1 连接；Tyr226 与 Grb2 连接，可稳定 Gads 与 LAT 的联系），并且各位点磷酸化过程先后有序，从而可精细地调节信号转导。

借助单个或多个 Tyr 位点突变的小鼠进行研究，发现一旦上述分子与 LAT 的连接被干扰，突变小鼠即出现严重免疫紊乱，表现为：T 细胞发育停滞于 DN3~DN4 期；外周淋巴器官（如脾、淋巴结）增生；多种器官组织（尤其是肺组织）出现 T 细胞浸润；外周 T 细胞以 CD4$^+$细胞占优势，并向 Th2 细胞应答偏移。

LAT 为广谱 T 细胞标志物，未成熟 T 细胞、成熟 T 细胞、位于淋巴结副皮质区及皮质间区的 T 细胞等均可表达。在其他 T 细胞系标志物均为阴性的情况下，LAT 可用于确认淋巴母细胞性肿瘤或间变性大细胞淋巴瘤的前体细胞是否来源于 T 细胞。

（吴长有）

αβ T xìbāo

αβ T 细胞（αβ T cell） T 细胞受体（TCR）由 α 链和 β 链组成的 T 细胞，即通常所指参与适应性免疫应答的 T 细胞。胸腺细胞在胸腺内经历 CD4、CD8 双阴性、双阳性和单阳性等不同发育阶段，通过阳性选择和阴性选择，成为成熟的 CD4$^+$ 或 CD8$^+$αβ T 细胞，并通过受体基因重排等机制，形成 TCR 结构各异的庞大 T 细胞克隆库，而自身反应性克隆则被清除。

αβ T 细胞进入外周淋巴器官，以其 TCR 选择性识别经由抗原提呈细胞加工、提呈的抗原肽-MHC 分子复合物（pMHC），其中 CD4$^+$ 细胞 TCR 识别外源性 pMHC Ⅱ，CD8$^+$TCR 识别内源性 pMHC Ⅰ，从而启动针对入侵病原体和各种异物抗原的适应性免疫应答。

此外，在抗原刺激及微环境细胞因子作用下，T 细胞可分化为不同的效应细胞及功能亚群，包括 CD4$^+$Th 细胞亚群（如 Th1、Th2、Th17、Tfh 细胞）及 CD8$^+$细胞毒性 T 细胞（CTL）等。αβ T 细胞直接启动并介导细胞免疫应答，也参与辅助体液免疫应答。B 细胞对胸腺依赖性抗原（TD 抗原）的应答，有赖于外周淋巴组织中 Th2 细胞、生发中心内滤泡辅助性 T 细胞（Tfh）、滤泡 B 细胞和滤泡树突状细胞共同参与，启动生发中心反应，使 B 细胞分化为浆细胞并产生抗体。

（周光炎）

chūshǐ T xìbāo

初始 T 细胞（naïve T cell） 未接受过抗原刺激的成熟 αβ T 细胞。经胸腺内发育、成熟的 T 细胞，主要分布于淋巴结和脾等外周淋巴组织的胸腺依赖区。其在未接受抗原刺激前，处于相对静止状态，即细胞分裂的 G$_0$ 期，存活期短。初始 T 细胞表面标志为 CD45RA，还可高表达淋巴结归巢受体 CD62L 和趋化因子受体 CCR7（二者均参与初始 T 细胞的再循环）。

初始 T 细胞 TCR 分子结构显示高度多样性，可特异性识别不同抗原。未经抗原刺激和选择的淋巴细胞库中，针对某一特定抗原的初始 T 细胞频率很低，仅占 1/10 000~1/100 000。一旦识别并结合抗原提呈细胞所提呈的抗原，表达特异性 TCR 的初始 T 细胞即被选择性激活，发生克隆扩增，并在特定微环境影响下分化为 Th1、Th2、Th17 细胞和调节性 T 细胞（Treg）等功能亚群，发挥效应和调节功能。

（吴长有）

xiàoyìng T xìbāo

效应 T 细胞（effector T cell, Teff） 执行免疫效应功能的 T 细胞。狭义的 Teff 仅指具有杀伤靶细胞功能的 T 细胞（如 CD8$^+$ CTL）；广义的 Teff 指所有已激活并完成分化、参与适应性免疫应答的 T 细胞，但不包括调节性 T 细胞和记忆性 T 细胞。

各种辅助性 T 细胞功能亚群（如 Th1、Th2、Th17、Th22 细胞等）均属广义的 Teff，它们参与细胞免疫、体液免疫和炎症反应，也都是调节性 T 细胞作用的靶目标：①Th1 细胞：分泌 IL-2、IFN-γ 等，通过促进 CTL、NK 细胞及巨噬细胞活化和增殖，介导Ⅳ型超敏反应并发挥细胞毒效应，在抗细胞内病原体感染、抗肿瘤、介导移植排斥反应中发挥重要作用。②Th2 细胞：分泌 IL-4、IL-5、IL-13 等细胞因子，其中 IL-4 可诱导 B 细胞分化为浆细胞并合成 IgE，IL-5 可激活嗜酸性粒细胞，从而在介导体液免疫应答和过敏性疾病发生中发挥重要作用。

CD8$^+$初始 T 细胞接受抗原刺激后，较 CD4$^+$初始 T 细胞更易分化为 Teff，故体内抗原特异性 CD8$^+$效应性 T 细胞频率高于 CD4$^+$ T 效应性细胞。在病毒和可溶性抗原刺激下，CD8$^+$ 和 CD4$^+$ T 细胞发生克隆扩增，导致活化的 Teff 聚集于非淋巴组织（包括肺、肝、消化道、肾和唾液腺等），也可迁移至骨髓和胸腺髓质。在淋巴结和非淋巴结组织内，多数 Teff 于

2~3周内消失，少数细胞存活并转变为记忆性T细胞。

Teff向非淋巴组织迁移与归巢受体和配体（如趋化因子-趋化因子受体、白细胞表面的归巢受体-内皮细胞上地址素等）表达上调相关，使Teff得以穿越血管壁而浸润至外周组织。通常情况下，处于极化状态的Teff（如Th1细胞）较易向非淋巴组织归巢，低表达淋巴结归巢受体（如CD62L、CCR7）的Teff则有很大局限性，但其向脾的迁移仍可维持。

初次免疫应答后，Teff大量凋亡，使抗原特异性淋巴细胞克隆收缩。T细胞表达某些表面分子（如Fas及IL-2、TNF等细胞因子受体），可启动细胞凋亡信号转导。导致CD4⁺T和CD8⁺效应性T细胞凋亡的机制各异：IFN-γ在清除CD8⁺效应性细胞中发挥重要作用；CD4⁺T细胞的清除，有赖于CTLA-4和PD-1等共抑制分子表达、Fas凋亡通路活化以及某些细胞因子（IL-2、IFN-γ、TNF等）产生等。除上述主动的凋亡机制外，Teff也可因缺失保护性细胞因子而被动凋亡。

（吴长有）

CD4⁺T xìbāo
CD4⁺T 细胞（CD4⁺ T cell）

仅表达CD4分子而不表达CD8分子的单阳性αβ T细胞。又称辅助性T细胞（Th）。T细胞在胸腺内经阳性选择，发育为具有MHC限制性的淋巴细胞。其中与MHCⅡ类分子结合的单阳性细胞表面高表达CD4分子，并发育为成熟的CD4⁺T细胞。后者离开胸腺后定居于外周免疫器官，可被抗原肽-MHCⅡ类分子复合物激活，成为效应性T细胞。CD4⁺Th细胞主要分布于外周血（约占T细胞总数的2/3）及外周免疫器官（如

脾、淋巴结等二级淋巴器官的胸腺依赖区）。

CD4⁺Th细胞主要通过分泌多种细胞因子而发挥效应，功能为：①促进T细胞、B细胞及其他免疫细胞增殖、分化。②调节免疫细胞间相互作用。③辅助B细胞活化、分化并产生抗体。④辅助CD8⁺T细胞活化。⑤激活巨噬细胞，增强其杀伤胞内菌和抗原提呈的能力，介导迟发型超敏反应。⑥少部分CD4⁺T细胞具有杀伤作用，称为CD4⁺CTL。

CD4⁺Th细胞可分化为不同功能亚群，如CD4⁺初始T细胞接受抗原刺激及共刺激信号后被激活，在增殖信号启动下发生克隆扩增，进一步分化为Th0细胞；在不同微环境因素的作用下，Th0细胞选择性分化为Th1、Th2、Th17、Th22、Th9等功能亚群或分化为诱导性调节性T细胞（Treg），从而发挥不同效应功能。调控CD4⁺Th细胞功能亚群分化的微环境因素主要是细胞因子，也与细胞膜表面分子、抗原的种类、剂量和进入机体途径，以及抗原提呈细胞及其他调控因子有关。

（吴长有）

CD8⁺T xìbāo
CD8⁺T 细胞（CD8⁺ T cell）

仅表达CD8分子而不表达CD4分子的单阳性αβ T细胞。T细胞在胸腺中经历阳性选择，发育为具有MHC限制性的淋巴细胞。其中与MHCⅠ类分子结合的单阳性细胞表面高表达CD8分子，并发育为成熟的CD8⁺T细胞。细胞毒性T细胞（CTL）是CD8⁺T细胞中最重要的效应细胞，作用的靶细胞主要为病毒感染细胞、肿瘤细胞等，其识别受MHCⅠ类分子限制，参与抗病毒、抗肿瘤及移植物排斥反应。

此外，CD8⁺T细胞也可分化为不同功能亚群：①CD8⁺Tc1和CD8⁺Tc2：二者所分泌的细胞因子谱与CD4⁺Th1和CD4⁺Th1相似，可发挥细胞毒作用，并参与辅助B细胞应答。②调节性T细胞（Treg）：包括CD8⁺CD28⁻Treg、CD8⁺Qa1⁺Treg等，尤其是CD8⁺CD28⁻Treg作为一类Foxp3阴性Treg，参与多种疾病发生、发展。③记忆性细胞（CD8⁺Tm）：参与免疫记忆。

（吴长有）

xìbāo dúxìng T xìbāo
细胞毒性 T 细胞（cytotoxic T lymphocyte, CTL, Tc）

具有特异性杀伤靶细胞功能的效应性T细胞。占外周血中T细胞的13%~47%。静止状态下，CTL以前体细胞（CTL-P）形式存在，其TCR识别非靶细胞所加工、提呈的抗原肽-MCHⅠ类分子复合物（pMHCⅠ），并在共刺激信号和细胞因子作用下被活化，迅速增殖并分化为成熟CTL。

CTL的杀伤效应可人为分成3个阶段：①识别相：CTL和靶细胞表面多种黏附分子对（包括LFA-1与ICAM-1、CD2与LFA-3）以及CD8与MHCⅠ类分子非多态性结构域结合，此过程历时数分钟，导致CTL与靶细胞紧密接触，CTL的识别和杀伤受MHCⅠ类分子限制。②分泌相：CTL活化并使胞质颗粒性内含物趋于靶细胞一侧，启动胞吐机制，分泌颗粒性细胞毒性物质。③裂解相：CTL对靶细胞发挥胞毒作用。

CTL行使效应功能时具有高度特异性，仅杀伤膜表面表达致敏抗原和MHC分子复合物的靶细胞，而对其他细胞无细胞毒效应。CTL的作用具有高效性，可连续杀伤靶细，其效应主要针对：

①表达同种异型抗原的组织细胞，见于同种异体或异种组织移植所致移植排斥反应。②肿瘤细胞或带有胞内寄生物的细胞，这些细胞表面表达非己的抗原异物。

CTL 作用机制为：①分泌穿孔素并插入靶细胞膜，形成穿膜的管状结构，其狭小的管径仅容许 Na⁺ 等电解质及水分进入靶细胞内，从而改变细胞渗透压，导致细胞裂解。②释放多种丝氨酸酯酶，如 CTLA-1（即颗粒酶 B）、CTLA-3（即颗粒酶 A），其作用类似于参与补体激活的酯酶，通过活化穿孔素而促进杀伤作用。③分泌淋巴毒素，直接杀伤靶细胞。④活化的 CTL 高表达 FasL，通过与靶细胞表面 Fas 结合而介导靶细胞凋亡。

（吴长有）

bǎxìbāo

靶细胞（target cell）

免疫效应细胞的作用和杀伤对象。在细胞生物学范畴，指能对某些物理、化学和生物信号（如激素、抗体、生物活性物质、药物、紫外线、超声波、高能射线等）产生专一性反应的生物体细胞。靶细胞通常为有核细胞，可被视为广义的非专职抗原提呈细胞，其可加工内源性抗原，使之与 MHC Ⅰ 类分子形成复合物（pMHC Ⅰ）并表达于细胞表面，供 CD8⁺CTL 识别。

适应性免疫应答中，靶细胞（包括病毒感染细胞、肿瘤细胞和表达同种异型/异种 MHC 分子的移植物细胞等）须表达非己抗原才能成为 CTL 及某些免疫因子作用的目标。此外，在抗体依赖细胞介导的细胞毒（ADCC）作用中，机体针对靶细胞表面抗原产生特异性 IgG 类抗体，后者 Fc 段通过与效应细胞（NK 细胞、中性粒细胞等）表面 FcR 结合，可

启动效应细胞对靶细胞的杀伤作用。

（吴长有）

chuānkǒngsù yīlàixìng bāodú zuòyòng

穿孔素依赖性胞毒作用（perforin-dependent cytotoxicity）

杀伤细胞（CTL、NK 细胞）与靶细胞直接接触而脱颗粒，通过释放穿孔素而杀伤靶细胞的作用。穿孔素是参与效应细胞介导靶细胞损伤的重要蛋白，通常以单体形式储存于 CTL 胞质颗粒内。穿孔素分子含 2 个重要功能结构域：①补体同源结构域：与补体攻膜复合物有一定同源性。②C2 结构域：可以 Ca²⁺ 依赖性方式与靶细胞磷酸脂作用。

穿孔素是水溶性蛋白，其单体以钙离子依赖性方式与靶细胞膜磷酸胆碱结合，通过构象改变而暴露疏水基团，继而迅速附着于靶细胞膜并插入脂质双层膜，多个单体聚合形成直径为 16nm 的小孔，后者可致细胞膜去极化，破坏膜两侧离子平衡，使水、钠迅速进入细胞内而引起渗透压改变，最后导致靶细胞崩解，此效应类似于补体激活所形成的攻膜复合物。

（吴长有）

chuānkǒngsù fēiyīlàixìng bāodú zuòyòng

穿孔素非依赖性胞毒作用（perforin-independent cytotoxicity）

杀伤细胞（CTL、NK 细胞）与靶细胞直接接触而脱颗粒，通过释放胞质颗粒内颗粒酶或其他效应分子而杀伤靶细胞的作用。

参与杀伤作用的主要效应分子为：①颗粒酶：属丝氨酸蛋白酶，人、小鼠分别有 5 个和 10 个成员（A~J），其中人颗粒酶 B 的研究最为深入。②黏蛋白：属黏蛋白-软骨素硫酸盐 A，是荷有负

电荷的蛋白酶或是其他蛋白的储存体或载体，在 CTL 胞质颗粒内与穿孔素结合，以避免 CTL 自身裂解，当 CTL 识别并结合靶细胞后，其随颗粒胞吐而释放，可能通过与 CTL 胞膜结合而避免穿孔素将其裂解。③颗粒溶解素：仅人 CTL 可分泌此类分子，具有抗菌作用，在高浓度下可诱导靶细胞凋亡。

颗粒酶发挥胞毒作用的机制为：颗粒酶随 CTL 脱颗粒而出胞，循穿孔素在靶细胞膜所形成的孔道进入靶细胞，通过激活凋亡相关酶的级联反应，使与胱天蛋白酶（caspase）激活脱氧核糖核酸酶（CAD）结合的抑制物被水解，继而 CAD 活化并进入核，水解 DNA，导致靶细胞凋亡。

研究发现，穿孔素和颗粒酶可与丝甘蛋白聚糖形成多聚体复合物，以内吞膜泡形式释放至靶细胞膜，通过未知机制，穿孔素诱导颗粒内容物释放至靶细胞胞质，而无明显孔道形成。进入胞质的颗粒酶 B 通过激活 caspase 途径并剪切 BID，导致线粒体释放细胞色素 C，最终使靶细胞凋亡。其他颗粒酶可通过不同机制诱导凋亡。凋亡细胞内膜磷脂酰丝氨酸翻转至膜外，从而被吞噬细胞识别、吞噬和降解，但不刺激共刺激分子表达，故正常情况下凋亡细胞并不激发免疫应答。

（吴长有）

Fas jièdǎo de xìbāo diāowáng

Fas 介导的细胞凋亡（Fas-mediated apoptosis）

杀伤细胞通过表面 Fas 配体（FasL）与靶细胞表面 Fas 结合而介导靶细胞凋亡，属非胞质颗粒依赖性杀伤作用。Fas 以膜受体形式广泛表达于活化的 T 细胞、B 细胞、NK 细胞、单核细胞、成纤维细胞等表

面。Fas 由胞外区、跨膜区和胞质区组成，胞质区含 1 个细胞凋亡相关死亡结构域。FasL 也由胞外区、跨膜区和胞质区组成，属肿瘤坏死因子超家族（TNFSF）成员。FasL 除表达于淋巴细胞，也表达于巨噬细胞、树突状细胞、中性粒细胞、神经元和某些肿瘤细胞等表面。CTL 和 NK 细胞等杀伤细胞表面 FasL 通过与靶细胞表面 Fas 结合，可介导靶细胞凋亡。

FasL-Fas 介导的杀伤作用可人为分为两期：①激活启动期：历时 1～3 个小时，依赖于胞外 Ca^{2+}/Mg^{2+} 存在，以及胞内 RNA 与蛋白合成所需酶和基质的参与，T 细胞受体（TCR）识别并结合靶细胞表面抗原肽-MHC I 类分子复合物，可促进 CTL 及靶细胞分别表达 FasL 和 Fas。②FasL-Fas 结合期：Fas 在配体诱导下形成三聚体，导致其胞内结构域募集参与级联反应的接头蛋白（FADD），后者与胱天蛋白酶（caspase）8 前体形成 Fas 信号转导复合物；caspase 8 前体通过自催化剪切，可释放有活性的蛋白酶亚基，启动多种胱天蛋白酶参与的级联反应，引发胞内底物（DNA）快速降解，最终导致细胞凋亡。

（吴长有）

yìzhìxìng T xìbāo

抑制性 T 细胞（suppressive T cell，Ts） 具有免疫负调节作用的 T 细胞。早期定义特指小鼠体内具有抑制功能的一类淋巴细胞，可抑制细胞免疫和体液免疫应答。此类细胞表面表达 Ly2、3 以及 H-2 复合体 I-J 亚区编码的抗原。Ts 包括抗原特异性和抗原非特异性两类，二者前体细胞分别为 $Ly1^+Ly2^+Ly3^+$ 和 $Ly2^+Ly3^+$。其中抗原特异性 Ts 细胞生成受免疫应答基因（Ir 基因）控制。Ts 通过分泌抑制性 T 细胞因子（TsF，分子量 4～5kD）而发挥负调节作用，该因子含 Ia 抗原表位，被认为是 Ir 基因产物。其后，小鼠 H-2 复合体内 I-J 亚群的存在被否定，且发现 Ir 基因即特定 MHC II 类基因，其产物即 MHC II 类分子，故对 Ts 细胞的存在产生疑问。有关调节性 T 细胞（Treg）的研究逐渐深入，认为 Treg 的负向调节功能与 Ts 相似，甚至认为 Ts 就是某种 Treg。Ts 细胞的概念已被 Treg 所取代。

（吴长有）

tiáojiéxìng T xìbāo

调节性 T 细胞（regulatory T cell，Treg） 本身并不具有针对抗原产生应答的能力，但可抑制各类免疫细胞［尤其是效应性 T 细胞和树突状细胞（DC）］功能活性、具有免疫负调节作用的淋巴细胞。

研究过程 早在 20 世纪 70 年代即已发现，体内存在具有免疫抑制功能的 T 细胞亚群，但未能阐明其表型及生物学特征。1995 年，日本免疫学家坂口志文（Sakaguchi Shimon）发现了一群 CD25 阳性（IL-2 受体 α 链）的 $CD4^+$T 细胞群，占正常人和小鼠外周淋巴器官 $CD4^+$T 细胞总数的 5%～10%，占 $CD4^+$ 胸腺细胞的 2%～5%。

其后发现：转录因子 Foxp3 基因突变的 X 连锁多内分泌腺病、肠病伴免疫失调综合征（IPEX）患者呈现多种免疫相关的病理症状；Foxp3 基因突变小鼠体内 $CD4^+CD25^+$T 群缺失，$CD4^+$T 细胞活化和增殖失控，并出现自身免疫病表现。已确认，Foxp3 特征性表达于 $CD4^+CD25^+$T 细胞内，是 $CD4^+$T 细胞分化发育为 $CD4^+$ $CD25^+$Treg 细胞所必需。据此，将 $CD4^+CD25^+Foxp3^+$ 作为调节性 T 细胞的特征性表型。

亚群 根据 Treg 细胞分化途径、表面标志和功能行使的特点，将其分为若干亚群：①依据胞质内是否表达转录因子 Foxp3：分为 $Foxp3^+$Treg 和 $Foxp3^-$Treg。②依据是否经诱导而产生：分为在胸腺中分化成熟的自然 Treg（nTreg）和外周经诱导而分化成的诱导性 Treg（iTreg）。③依据表面分化抗原表达：分为 $CD4^+$Treg 和 $CD8^+$Treg。④其他具有负调节作用的 T 细胞亚群：如 1 型调节性 T 细胞（Tr1）、Th3 细胞等。

功能及机制 Treg 细胞是对免疫应答进行负调节的重要细胞，各类 Treg 细胞发挥免疫负调节作用的机制相似，主要为：①组成性表达 CTLA-4 和跨膜型 TGF-β，可通过细胞间直接接触而下调效应性 T 细胞表达 IL-2Rα 链，抑制效应性 T 细胞激活和增殖。②分泌 IL-35、IL-10 和 TGF-β 等细胞因子，发挥免疫抑制作用。③通过分泌颗粒酶 A、B 及穿孔素，杀伤 CTL 和 NK 细胞。④表达 IL-2 的高亲和力受体，通过与 IL-2 高亲和力结合而耗竭邻近活化 T 细胞所需 IL-2，导致其增殖抑制和凋亡。⑤Treg 细胞表面 CTLA-4 与 DC 表面 CD80 及 CD86 结合，抑制 DC 成熟及其抗原提呈功能；Treg 细胞分泌 IL-35，可诱导 DC 表达 PD-L1，促进抑制性 DC 产生。⑥表达 CD4 同源分子淋巴细胞活化基因 3（LAG3，CD223），后者与未成熟 DC 表面 MHC II 类分子结合，可启动抑制信号而阻止 DC 成熟。

可塑性和异质性 某些 $Foxp3^+$Treg 细胞也可表达其他 T 细胞功能亚群的特征性转录因子：

①表达转录因子 T-bet，可驱动 CXCR3 表达并介导 Th1 细胞相关炎症。②位于胃肠道和皮肤的 Treg 细胞可表达 Th2 细胞特征性转录因子 GATA3，从而在炎症反应中维持 Foxp3 表达，限制 Treg 细胞转化为效应性 T 细胞。

此外，Treg 细胞属异质性和潜在的动态细胞群：①许多人的 $CD4^+$ Th 细胞共表达 Foxp3 和 $ROR\gamma t$，它们在活化状态下可表达 CCR6 和产生 IL-17，但显示抑制活性。②特异性敲除 Treg 细胞 STAT3 基因（驱动 Th17 和 Tfh 细胞分化的因子），可导致自身免疫病发生。③Treg 细胞 Foxp3 表达可消失，继而分泌促炎细胞因子。④Treg 细胞具有高度可塑性，几乎可转分化为所有其他 $CD4^+$ Th 细胞功能亚群。

相关的免疫病理　Treg 细胞与各种免疫性疾病关系密切，如 Treg 细胞功能低下可致免疫应答亢进而引发自身免疫病并加速移植物排斥；Treg 细胞活性过强可抑制机体免疫功能，从而促进肿瘤生长和发生持续性慢性感染。因此，评估患者 Treg 细胞的类型、数量和功能，有助于探讨免疫性疾病发病机制并探索相关的干预策略。

Treg 细胞在维持机体内环境稳态、肿瘤免疫监视、诱导移植耐受及自身免疫病发生中发挥重要作用，故基于 Treg 细胞的干预策略具有重要临床意义：①增强 Treg 细胞功能，有利于防治自身免疫病、超敏反应性疾病及移植排斥反应。②通过抑制 Treg 细胞功能，可增强机体对所接种疫苗的免疫应答或促进机体的抗肿瘤免疫效应。③Th3 细胞在口服耐受和黏膜免疫中发挥重要作用。④Tr1 细胞可调控自身免疫性炎

反应并抑制 Th1 细胞增殖，从而用于诱导移植耐受及自身耐受。

（吴长有　周光炎）

zìrán tiáojiéxìng T xìbāo

自然调节性 T 细胞（natural occurring regulatory T cell, nTreg）　在胸腺发育成熟、具有免疫负调节作用的 T 细胞。即 $CD4^+$ $CD25^+Foxp3^+$nTreg，属 Treg 细胞的一个亚群。

来源及分化　研究发现，切除出生 3~5 天小鼠的胸腺，可诱导多种自身免疫病，若向其体内输注 $CD4^+CD25^+$T 细胞，则可防止发病，表明被切除的胸腺内天然存在一类具有负调节功能的 T 细胞。此类细胞的特点是：组成性高表达 IL-2 受体 α 链（即 CD25）和特征性转录因子 Foxp3，并可阻遏自身免疫性 $CD4^+CD25^-$T 细胞（即效应性 T 细胞）增殖活性。人体内也已确认存在此类 $CD4^+CD25^+$T 细胞。

nTreg 在胸腺发育过程与其他 T 细胞亚群类似，均经历选择过程。但经历阳性选择的胸腺细胞（TCR）与髓质上皮细胞（mTEC）所表达的异位自身肽－MHC 复合物结合，可通过释放抗凋亡分子而逃脱阴性选择，使其处于失能状态，从而分化为 nTreg 细胞。nTreg 细胞占正常人和小鼠外周血及脾组织内 $CD4^+$ T 细胞的 5%~10%。

表型　nTreg 表型为 $CD4^+$ $CD25^+$，还表达 CD38、CD62L、OX-40L、CD103、CTLA-4、糖皮质激素诱导的肿瘤坏死因子受体（GITR）、TNFR2、TGF-βR1、半乳凝集素 1（galectin-1）、Ly6、4-1BB、PD-1。此外，Treg 细胞高表达 CD5、L-选择素、CD45RO；低表达 CD45RC；不表达 T 细胞活化的表面标志 CD69，低表达

IL-7 受体 CD127。

nTreg 细胞特征性标志为：①叉头翼状螺旋转录因子（Foxp3）：无论在胸腺或外周，Foxp3 均为参与 Treg 细胞分化、发育的关键调节分子。②淋巴细胞活化基因 3（Lag-3）：表达于小鼠 nTreg 细胞表面，具有负调节功能，可通过细胞接触而抑制静息 T 细胞增殖。③神经纤毛蛋白 1（Nrp1）：是 VEGF 受体家族的共受体，nTreg 细胞表达 Nrp1 不受其活化状态影响，被视为 nTreg 细胞特征性表面标志之一。

功能　nTreg 细胞具有天然的免疫抑制作用，可抑制 $CD4^+$ 和 $CD8^+$T 细胞活化、增殖，并能抑制初始 T 细胞和记忆性 T 细胞，以及抑制 DC 和单核细胞功能。

（吴长有）

yòudǎoxìng tiáojiéxìng T xìbāo

诱导性调节性 T 细胞（inducible regulatory T cell, iTreg）　在外周受抗原刺激并在微环境中细胞因子作用下而诱生、具有免疫负调节作用的 T 细胞。即 $CD4^+$ $CD25^+Foxp3^+$iTreg，属调节性 T 细胞的一个亚群。iTreg 细胞可从 nTreg 细胞分化而来，也可来自其他初始 T 细胞。在微环境 TGF-β 作用下，$CD25^-$ $Foxp3^-$T 细胞可分化为 $CD25^+$ $Foxp3^+$iTreg，其通过产生 TGF-β 和 IL-10 等细胞因子而发挥负调节作用，一般无需与靶细胞（即效应性 T 细胞）直接接触。临床上，从患者体内检出、分离的 $Foxp3^+$ Treg，多属 iTreg 细胞。

（吴长有）

1 xíng tiáojiéxìng T xìbāo

1 型调节性 T 细胞（type 1 regulatory T cell, Tr1）　诱导性调节性 T 细胞的一个亚群。又称 $CD4^+$Tr1，属 $Foxp3^-$Treg。细胞表

型为 CD4$^+$CD49b$^+$LAG3$^+$，可在体内和体外由初始 T 细胞经 IL-10 诱导而分化形成。多种因子（如抗 CD3 抗体、抗 CD28 抗体、维生素 D3、地塞米松以及抗 IFN-γ、抗 IL-4 和抗 IL-12 的单克隆抗体）可诱导小鼠 Tr1 细胞分化。此外，结核分枝杆菌和百日咳杆菌也可在体外诱导 Tr1 细胞分化，产生大量 IL-10。Tr1 细胞本身增殖能力较弱，这种低反应性部分是由于其自分泌 IL-10 的结果，后者也是 Tr1 细胞抑制 Th1 和 Th2 细胞应答的主要效应分子。

静息状态的人 Tr1 细胞可表达 Th1 细胞相关的趋化因子受体（CXCR3 和 CCR5），以及 Th2 细胞相关的趋化因子受体（CCR3、CCR4 和 CCR8 等）。Tr1 细胞的功能为：抑制免疫应答；维持免疫耐受，防止自身免疫病发生；在造血干细胞和器官移植时介导移植耐受。因此，在体内诱生 Tr1 细胞，或转输体外诱生的 Tr1 细胞，对治疗 T 细胞介导的免疫性疾病具有良好应用前景。

（吴长有）

Th3 xìbāo

Th3 细胞（helper T cell 3）

口服抗原过程中，消化道局部细胞因子参与诱生的一类调节性 T 细胞亚群。又称 CD4$^+$Th3 细胞。多种因素参与 Th3 细胞分化，如肠道中高水平 TGF-β 可诱导初始 T 细胞分化为 Th3 细胞；IL-4 可促进 Th3 细胞分化，但并非参与 Th3 细胞分化的必需因子；IL-10 可抑制 Th1 细胞分化、成熟，同时可促进 Th3 细胞扩增。此外，树突状细胞也参与 Th3 细胞分化。

与 Foxp3$^+$ nTreg 一样，Th3 细胞也表达 CTLA-4 并分泌 TGF-β。后者可下调 Th1 和 Th2 细胞增殖，是参与 Th3 细胞负调节作用的重要因子，并在诱导同种异体移植耐受中发挥重要作用。人类慢性寄生虫感染中，Th3 细胞可导致抗原特异性淋巴细胞低反应性。

（吴长有）

CD8$^+$ tiáojiéxìng T xìbāo

CD8$^+$调节性 T 细胞（regulatory CD8$^+$ T cell）

具有免疫负调节作用的 CD8$^+$T 细胞亚群，统称为 CD8$^+$Treg。格申（Gershon RK）于 20 世纪 70 年代首先发现具有免疫抑制作用的 CD8$^+$T 细胞，但对此类细胞的生物学特征及作用机制的研究长期未获得进展。至 20 世纪 90 年代后期，随 CD4$^+$Treg 被发现并逐渐取得重要研究进展，CD8$^+$Treg 也重新被认识，继而在实验性自身免疫性脑脊髓炎（EAE）动物模型和心肌炎等患者体内检出此类细胞。CD8$^+$Treg 主要通过直接裂解靶细胞及分泌具有免疫抑制活性的细胞因子而发挥负调节作用。

已确认的 CD8$^+$ Treg 主要为 CD8$^+$CD28$^-$Foxp3$^-$ 细胞，具有抑制自身反应性 CD4$^+$T 细胞的活性，并可抑制同种和异种移植排斥反应。此类细胞发挥作用依赖于抗原提呈细胞（APC），识别由 I 类分子提呈的抗原，可诱导单核细胞、内皮细胞和树突状细胞等表达抑制型受体 ILT3 和 ILT4，从而介导免疫耐受。CD8$^+$CD28$^-$T 细胞可在肾和心脏移植患者体内被检出，向小鼠体内输注 CD8$^+$CD28$^-$T 细胞可抑制 EAE 发生。另一类 CD8$^+$Treg，在小鼠称为 Qa-1 限制性 CD8$^+$Treg，在人类称为 HLA-E 限制性 CD8$^+$Treg。此类细胞的 TCR 可识别非经典 I 类分子所提呈的自身抗原肽，参与调控自身免疫病发病，如抑制 EAE 发生和复发。小鼠 Qa-1 限制性 CD8$^+$Treg 表面标志是非经典 MHC I 类分子 Qa-1 所形成的四聚体，相关信号转导与转录因子（如 STAT1）在此类细胞分化中发挥重要作用。此外，IL-15 参与 Qa-1 限制性 CD8$^+$Treg 的分化。

（吴长有）

jìyìxìng T xìbāo

记忆性 T 细胞（memory T lymphocyte，Tm）

由抗原特异性 T 细胞分化而成、具有记忆能力的 T 细胞克隆。其 TCR 分子结构相对均一，表达 CD45RO，再次接触初次致敏的抗原可产生更快、更强的免疫应答。Tm 的来源，尚未完全清楚。已提出如下模式：①T 细胞增殖分化过程中，所产生的子代细胞包括效应性 T 细胞和记忆性 T 细胞。②T 细胞首先分化为效应性 T 细胞，后者再分化为 Tm。③T 细胞在外来抗原刺激下先分化为早期效应 T 细胞，再分化为晚期效应 T 细胞，二者可分别分化为中枢记忆性 T 细胞和效应记忆性 T 细胞。

Tm 分化过程为：经抗原刺激后，初始 T 细胞经历活化、克隆扩增、分化而成为效应性 T 细胞；抗原被清除后，抗原特异性 T 细胞克隆开始进入收缩期，绝大多数效应 T 细胞通过 Fas/FasL、TNF/TNFR 等途径而凋亡，仅 5%～10% 效应 T 细胞转化为长寿命的记忆性 T 细胞而长期存活。与初始 T 细胞相比，特异性记忆性 T 细胞发生质和量的变化，如数量增加、反应速度加快和应答能力增强等。

Tm 根据表型分为若干亚群：①根据淋巴结归巢受体（LHR）表达：分为中枢记忆性 T 细胞（CCR7$^+$CD62L$^+$T$_{CM}$）、效应记忆性 T 细胞（CCR7$^-$CD62L$^-$T$_{EM}$）和组织记忆性 T 细胞（T$_{RM}$）。②根据 CD4 和 CD8 表型：分为 CD4$^+$ 和

CD8$^+$ 记忆性 T 细胞。③ 根据 CD45RO 表型：所有记忆性 T 细胞均为 CD45RO$^+$，但 CD8$^+$T$_{CM}$ 中有一亚群为 CD45RO$^-$CD45RA$^+$，特称为 CD8$^+$T$_{EMRA}$。

(吴长有　秦志海　郑德先)

zhōngshū jìyìxìng T xìbāo

中枢记忆性 T 细胞（central memory T cell, T$_{CM}$）

根据归巢特点和功能而区分的记忆性 T 细胞亚群。其定居于外周淋巴器官的 T 细胞区及血液，但不存在于非淋巴组织。

T$_{CM}$ 细胞高表达 CCR7 和 CD62L，还表达 CD27 和 CD28，但不表达 CD45RA，可通过再循环经高内皮细胞小静脉归巢至外周淋巴组织 T 细胞区。T$_{CM}$ 细胞对 TCR 交联非常敏感，再次接受相同抗原刺激，可快速分裂、表达 CD40L 并产生 IL-2，从而补充周围器官内的效应性 T 细胞。但是，T$_{CM}$ 细胞分化为效应性 T 细胞所需时间比效应记忆性 T 细胞（T$_{EM}$ 细胞）长，故再次抗原刺激后的早期不产生大量细胞因子。T$_{CM}$ 细胞增殖能力强，可介导持久的免疫应答。

(吴长有　郑德先　秦志海)

xiàoyìng jìyìxìng T xìbāo

效应记忆性 T 细胞（effector memory T cell, T$_{EM}$）

根据归巢特点和功能而区分的记忆性 T 细胞亚群。主要分布于脾红髓区、淋巴结，在血液及某些非淋巴组织内（肺、肝、肠道、生殖道、肾、脂肪组织和心脏组织）也有少量分布。其表达 CD45RO，不表达 CCR7、淋巴结归巢受体（如 CD62L），但高表达 CD44 和整合素 β1、β2，还表达某些炎性趋化因子受体。

T$_{EM}$ 细胞再次接触抗原可迅速成熟为效应性 T 细胞而发挥效应，

其特点是：① 可在应答早期产生大量 IFN-γ、IL-4、IL-5、IL-17，并分泌穿孔素。② 可快速进入炎症组织，并在不同微环境中分化为 CCR5$^+$Th1 细胞和 CCR4$^+$Th2 细胞。③ 增殖活性比中枢记忆性 T 细胞（T$_{CM}$ 细胞）弱，不能产生持久的免疫应答。

(吴长有　郑德先　秦志海)

zǔzhī jìyìxìng T xìbāo

组织记忆性 T 细胞（tissue-resident memory T cell, T$_{RM}$）

根据归巢特点和功能而区分的记忆性 T 细胞亚群。T$_{RM}$ 细胞主要分布于皮肤上皮和黏膜组织（肠道、阴道、唾液腺、气管等部位），也见于脑、肺、肝实质。以小肠黏膜的 T$_{RM}$ 细胞（表型 CD103^{hi}CD69^{hi}CD27^{low}）为例，其属肠上皮淋巴细胞，生物学特征为：① 多聚集于曾遭受感染的部位。② 长寿命，不因感染消退而被清除。③ TGF-β 可以抗原非依赖性方式调控 T$_{EM}$ 向 T$_{RM}$ 转化。④ 分泌 IL-15、IL-7 等，以维持自身存活。⑤ 主要参与抵御局部持续性感染，在控制早期感染中发挥重要作用。

(郑德先)

gànxìbāoyàng jìyìxìng T xìbāo

干细胞样记忆性 T 细胞（stem cell-like memory T cell, T$_{SCM}$）

兼有初始 T 细胞表型（CD45RA$^+$CD62L$^+$CCR7$^+$IL-7Rα$^+$）和干细胞表型（CD95$^+$CXCR3$^+$LFA-1$^+$SCA-1$^+$）的记忆性 T 细胞亚群。T$_{SCM}$ 具干细胞样自我增殖和重组分化能力，在体外培养可分化为不同记忆性 T 细胞亚群。

(龚非力　雷萍)

CD4$^+$ jìyìxìng T xìbāo

CD4$^+$记忆性 T 细胞（CD4$^+$ memory T cell, CD4$^+$Tm）

具有 CD4 表型的记忆性 T 细胞亚

群。来源为：① 共同前体细胞：初次应答后体内首先形成自分泌 IL-2 的前体记忆性 CD4$^+$T 细胞（其不产生 IFN-γ、IL-4 等），再次应答中不同微环境可调控前体记忆性细胞分化为不同 Tm 细胞亚群，如专职抗原提呈细胞（APC）来源的 IL-12 可促进前体记忆性 CD4$^+$T 细胞产生 IFN-γ，分化为记忆性 Th1 细胞。② 由已分化的 CD4$^+$T 细胞功能亚群分别形成相应 Tm 细胞亚群：如 IL-2 单阳性或 IFN-γ/IL-2 双阳性 Th1 细胞更易分化为记忆性 Th1 细胞，而 IFN-γ 单阳性细胞则为终末细胞；高浓度 IL-4、TGF-β 及低浓度 IL-12 微环境有利于 Th2 细胞分化为记忆性 Th2 细胞。此外，有关记忆性 Th17 细胞、滤泡辅助性 T 细胞（Tfh）和 Treg 细胞形成的机制尚不清楚。

CD4$^+$Tm 分化模式有两种：① 部分激活的初始 T 细胞可不经效应细胞阶段，直接转化为记忆性细胞。② 激活的初始 T 细胞先分化为效应细胞，其中一小部分细胞转化为记忆性细胞。也存在另一种可能性，即两种模式均参与 CD4$^+$Tm 细胞形成。

影响 CD4$^+$Tm 细胞分化的因素为：① 初始 CD4$^+$T 细胞需较强 TCR 信号和适当共刺激信号才能使其分化为效应细胞和记忆性细胞。② IL-7 对 CD4$^+$Tm 形成发挥重要作用。③ 致凋亡和抗凋亡分子的平衡可调控 T 细胞存活及转化，如凋亡诱导分子 Bim 可能通过抑制另一致凋亡分子 Noxa 表达而参与效应细胞库克隆收缩及 CD4$^+$Tm 形成。

维持 CD4$^+$Tm 克隆的因素为：① 细胞因子 IL-7 和 IL-15，尤以 IL-7 更为重要。② TCR 信号：CD4$^+$Tm 细胞为抗原特异性细胞，其增殖及维持依赖于 TCR 与 pMHC Ⅱ相互作用。③转录因子 FOXO3a 和 STAT5a 可影响 CD4⁺Tm 存活。

（吴长有）

CD8⁺ jìyìxìng T xìbāo

CD8⁺记忆性 T 细胞（CD8⁺ memory T cell, CD8⁺Tm）

具有 CD8 表型的记忆性 T 细胞亚群。抗原特异性 CD8⁺Tm 来源于效应性 CD8⁺T 细胞中的记忆性前体细胞（表型为 IL-7Rα^hi CD27^hi BCL-2^hi KLRG1^low），其形成与 IL-15（由 APC 产生）密切相关，但不依赖于 T 细胞所分泌的细胞因子。

CD8⁺Tm 分化模式为：①CD8⁺效应和记忆性 T 细胞分别由不同前体细胞分化而来，即 CD8⁺效应和记忆性 T 细胞的分化在免疫突触形成时（免疫应答起始）即已决定，各自启动不同信号传导途径。②所有 CD8⁺T 细胞均到达终末分化阶段，少数细胞在收缩期后再分化为可长期存活并具有增殖能力的记忆性细胞，其 IL-2、Bcl-2 和 CD62L 表达增加。③激活的 CD8⁺T 细胞逐步分化，终末分化的细胞发挥效应后凋亡，至免疫应答后期，由于抗原逐渐被效应细胞清除，携带抗原进入淋巴结的 DC 减少，与 T 细胞相互作用不足以使效应细胞到达终末分化，从而得以存活并转变为记忆性 T 细胞。

影响 CD8⁺Tm 形成的因素为：①抗原和疫苗：其初次进入机体诱导特异性 T 细胞增殖的强弱，可决定所产生 CD8⁺Tm 的频率和数量。②非 γc 链细胞因子（如 IL-12、IFN-γ 和 Ⅰ型干扰素）：可增强 CD8⁺效应性 T 细胞的增殖能力及细胞毒作用，并限制记忆性细胞的形成。③在 T 细胞收缩期

给予 γc 链细胞因子（如 IL-2、IL-7 或 IL-15），可降低 CD8⁺T 细胞的收缩程度，其中 IL-2 和 IL-15 可促进短期存活的（表型为 KLRG1^hi CD127^lo）效应和记忆性细胞形成，而 IL-7 可促进长期存活的（表型为 KLRG1^lo CD127^hi）记忆性细胞形成。④T-bet、Id2、BIM 等转录因子也可影响 CD8⁺Tm 的形成。

维持 CD8⁺Tm 的因素为：①细胞因子和抗原，启动急性感染的病原体或抗原被清除后，CD4⁺Tm 和 CD8⁺Tm 维持均不依赖 MHC 分子，而是有赖于 IL-7 和 IL-15 共同作用，IL-7 主要维持细胞存活，IL-15 维持其增殖；相反，慢性感染中 CD8⁺Tm 的维持有赖抗原持续刺激，而 IL-7、IL-15 不发挥作用。②CD4⁺T 细胞的辅助，某些感染模型中，CD4⁺T 细胞缺失可影响 CD8⁺Tm 维持和发挥功能，导致再次刺激时不能产生再次应答。

CD8⁺Tm 包括两群：①CD8⁺T_EM 细胞可快速产生效应，但增殖能力低。②CD8⁺T_CM 细胞具有更强增殖潜能和生存能力，对凋亡耐受性强。

（吴长有 秦志海 郑德先）

fǔzhùxìng T xìbāo yàqún

辅助性 T 细胞亚群（helper T cell subset）

在微环境影响下，由外周免疫器官内已被抗原激活的成熟 CD4⁺Th 细胞分化而来、具有不同表型和功能的细胞群。又称 Th 细胞功能亚群。一般按如下条件区分不同亚群：①细胞膜选择性表达某些表面标志。②胞内表达某些特征性转录因子。③分泌某些特定细胞因子，从而发挥生物学效应。

分化及调控 微环境细胞因子是调控 Th 细胞亚群分化的关键

因素。此外，抗原种类、结构、剂量甚至给药途径，也可影响 Th 细胞亚群分化。T 细胞功能亚群的分化分为 3 个阶段：

诱导期 各种病原体可刺激抗原提呈细胞（APC）等固有免疫细胞产生不同细胞因子，作用于已识别特异性抗原的 Th0 细胞，诱导特征性转录因子表达与活化。

定型期 T 细胞持续活化导致表观遗传学改变，选择性促进该亚群相关的细胞因子基因开放，同时关闭其他亚群相关的细胞因子基因，从而向特定的亚群方向分化。

放大期 任一特定亚群细胞所产生的细胞因子，在促进本亚群细胞进一步分化的同时，也抑制细胞向其他亚群分化，通过正负反馈机制导致更多特定亚群细胞极化和产生，显示出放大效应（图）。

亚群类别 对 CD4⁺Th 细胞功能亚群的研究最为深入。在不同抗原刺激及不同微环境中，活化的 CD4⁺T 细胞可分化为所分泌细胞因子谱及功能各异的亚群，如微环境 IL-12 可诱导 Th1 细胞分化，其胞内表达转录因子 STAT4 和 T-bet，分泌 IFN-γ；微环境 IL-4 可诱导 Th2 细胞的分化，其胞内表达转录因子 GATA3 和 STAT6，分泌 IL-4、IL-5 和 IL-13；微环境 IL-6、IL-23 和 TGF-β 可诱导 Th17 细胞的分化，其胞内表达转录因子 RORγt 和 STAT3，分泌 IL-17；微环境 IL-6、IL-21 可诱导滤泡辅助性 T 细胞（Tfh）的分化，其胞内表达转录因子 Bcl-6，分泌 IL-21。

此外发现，CD8⁺细胞毒性 T 细胞根据其所分泌细胞因子谱不同，也可分为 CD8⁺Tc1、CD8⁺Tc2 等亚群。

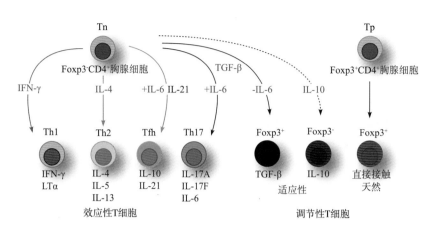

图　微环境调控 T 细胞亚群的分化

可塑性　Th 细胞亚群并非终末分化的 T 细胞。在特定微环境中，某些 Th 细胞亚群所分泌的细胞因子谱及所表达的"特征性"转录因子均具有可塑性，从而转化为其他功能亚群。

细胞因子表达谱的可塑性　不同 Th 亚群可选择性表达某些细胞因子，但表达谱较广且可发生改变，如 Th2 细胞可表达 IL-10，但 Th1、Th2、Treg 细胞也可表达 IL-10；IL-21 是 Tfh 细胞的"信号因子"，但 Th1、Th2 和 Th17 细胞亦可表达；最初认为 Th17 细胞仅分泌 IL-17，现发现也可分泌 IFN-γ。

转录因子表达的可塑性及相互转化　某些 CD4$^+$ T 细胞亚群所表达的特征性转录因子具有可塑性，并可转化为其他亚群：①Foxp3$^+$ 细胞可表达 T-bet、GATA3、RORγt、STAT3 和 Bcl-6。②Th1 细胞和 Th2 细胞通过转录因子（T-bet、GATA3）表达的可塑性，可相互转化。③Tfh 细胞在体外可转化为 Th1、Th2 和 Th17 细胞。④微环境可诱导 Th17 细胞转分化为其他 Th 细胞亚群，此过程中可形成许多过渡态亚群（如 IL-17$^+$IFN-γ$^+$ 细胞、IL-17$^+$IL-4$^+$ 细胞、IL-17$^+$Foxp3$^+$ 细胞、IL-17$^+$IL-10$^+$ 细胞等）。⑤TGF-β 和 IL-4 可诱导 Th2 细胞重新塑型，转化为 Th9 细胞。

可塑性的机制为：①表观遗传学机制：通过组蛋白 N 端赖氨酸的乙酰化、甲基化、磷酸化、泛素化等松弛/紧缩染色质结构，从而活化/抑制基因转录，如 H3K4me3 基因活化、H3K27me3 基因抑制、DNA 胞嘧啶甲基化均可调控基因表达。②microRNA 的调节作用：如 miR-146a 抑制 Treg 细胞功能；miR-155 调节 Th1、Th2 细胞分化和 Treg 细胞发育；miR-326 促进 Th17 细胞分化；miR-29 调节 Th1 细胞分化等。

Th 细胞可塑性给予如下启示：①即使关键调节子是 Th 细胞亚类分化所必需，也并不足以决定该亚类所有表型。②Th 细胞功能亚群的命名若过于简单化，可能限制对免疫应答和免疫调节的全面认识。③有必要"动态"地综合评价转录因子表达比例、时相及所处微环境等因素，从而对 Th 细胞功能亚群进行定义。④可塑性是机体抵御病原体感染并维持内环境稳定所必需。

（孙　兵　李　斌　吴长有）

miǎnyì piānlí

免疫偏离（immune deviation）　T 细胞分化为特定功能亚群及该亚群所处的优势状态。又称（细胞亚群）极化。初始 T 细胞接受抗原刺激后发生增殖，但并不显示效应功能，称为 CD4$^+$Th0 细胞，是具有分化为不同功能亚群潜能的不均一 T 细胞群。在多种因素（尤其是微环境细胞因子）作用下，CD4$^+$Th0 细胞可继续分化为不同的效应性 T 细胞亚群，形成免疫偏离。

这些亚群通过作用于其他免疫细胞（如巨噬细胞、T 细胞、B 细胞等），参与细胞免疫、体液免疫和炎症反应。IL-12 诱导 Th0 细胞分化为 Th1 细胞，后者分泌 IL-2、IFN-γ 和 TNF-α，参与细胞免疫应答；IL-4 诱导 Th0 细胞分化为 Th2 细胞，后者分泌 IL-4、IL-5、IL-6、IL-13，介导 B 细胞分化、成熟及抗体生成，参与体液免疫应答；IL-6 和 TGF-β 诱导 Th0 细胞分化为 Th17 细胞，后者产生 IL-17 等细胞因子，介导炎症反应。

（吴长有　郑德先）

Th0 xìbāo

Th0 细胞（helper T cell 0）　已被抗原致敏、但尚未发生功能性分化的 CD4$^+$ 辅助性 T 细胞。又称 Th 前体细胞（Th-P）。是不同 Th 细胞功能亚群的共同前体，在不同微环境中，可分别定向分化为 Th1、Th2、Th17 等功能亚群。微环境细胞因子类别、各类细胞因子间浓度平衡、共刺激分子表达（类别及密度）、抗原提呈细胞类别、抗原性质和剂量等，均可调控 Th0 细胞分化，其中主要取决于表面受体（TCR）信号和细胞因子信号，如树突状细胞和巨噬细胞来源的 IL-12，可通过转录因子 STAT1 和 T-bet 诱导 Th0 细胞分化为 Th1 细胞；NK T 细胞和嗜碱性粒细胞来源的 IL-4，可通过转录因子 STAT6 和 GATA3 诱导 Th0 细胞分化为 Th2 细胞；IL-6、TGF-β 和 IL-23，可通过转录因子 STAT3 诱导 Th0 细胞分化为 Th17 细胞。

（孙 兵 李 斌 吴长有）

Th1 xìbāo

Th1 细胞（helper T cell 1）
由 CD4⁺Th0 细胞分化而来、主要参与细胞免疫应答的功能亚群。曾称迟发型超敏反应性 T 细胞（T_DTH 细胞）。细胞表型为 CD4⁺、CD3⁺、CCR5⁺（趋化因子受体）、TIM-3⁺、CD30⁻，所分泌细胞因子谱为 IFN-γ、IL-2 和 TNF-α 等，表达特征性转录因子 T-bet，是参与细胞免疫应答并介导迟发型超敏反应的重要效应细胞。

研究过程 Th1 和 Th2 细胞是首先被发现的 T 细胞功能亚群。1986 年，美国免疫学家蒂姆·莫斯曼（Tim R. Mosmann）等发现，CD4⁺Th 细胞可按其产生细胞因子的模式而分为两类：一类 Th 细胞在抗原提呈细胞（APC）或伴刀豆球蛋白 A（ConA）刺激下产生 IL-2、IFN-γ、GM-CSF 和 IL-3，称为 I 型 Th 细胞（Th1），主要介导细胞免疫应答；另一类 Th 细胞则产生 IL-3 和 BSF-1（IL-4），称为 II 型 Th 细胞（Th2），主要介导体液免疫应答。

分化与调控 某些胞内细菌（分枝杆菌、李斯特菌等）、病毒或寄生虫（如利什曼原虫）感染或其他刺激因子，可使 DC 和巨噬细胞分泌 IL-12 及 NK 细胞分泌 IFN-γ，从而诱导 Th0 分化为 Th1 细胞，其机制为：①微环境 IL-12 作用于 Th0 细胞表面 IL-12R，通过激活转录因子 STAT4 而诱导 IFN-γ 基因激活和表达。②IFN-γ 作用于 Th0 细胞表面 IFN-γR，通过激活转录因子 STAT1 而诱导 T-bet 表达，后者进一步促进 IFN-γ 基因转录并抑制 IL-4 基因的活化，进而促进趋化因子受体 CCR5 和 CXCR3 的表达，诱导 Th1 细胞的分化。

美国免疫学家劳丽·格利姆彻（Laurie H. Glimcher）于 2000 年发现，T-bet 是调控 IFN-γ（Th1 细胞分泌的标志性细胞因子）表达的关键转录因子，可增强 IFN-γ 基因的转录活性及内源性 IFN-γ 产生，从而诱导 Th1 细胞分化和偏移。Th1 细胞一旦形成，其分泌的 IFN-γ 具有放大效应，即不断促进 Th1 细胞分化，同时抑制细胞向 Th2 和 Th17 细胞分化。

功能 Th1 细胞主要通过其所产生的细胞因子而介导细胞免疫及迟发型超敏反应性炎症：IFN-γ、IL-2 和 TNF-α 等可介导迟发型超敏反应；IFN-γ、IL-2 可激活巨噬细胞，阻抑胞内寄生菌（如分枝杆菌）感染；IL-2 可参与记忆性 CD4⁺T 细胞形成和维持，并促进细胞毒性 T 细胞分化和功能；IFN-γ 可促进 B 细胞所产生抗体向 IgG2a 和 IgG3 转换。

人 Th1 细胞参与某些免疫病理过程发生和发展，如胞内细菌感染时，Th1 细胞优先分化并引发吞噬细胞介导的宿主防御应答；持续、强烈的 Th1 细胞应答，参与器官特异性自身免疫病、接触性皮炎、不明原因的慢性炎症性疾病、迟发型超敏反应性疾病、移植排斥反应等发生和发展。

（孙 兵 吴长有 李 斌）

Th2 xìbāo

Th2 细胞（helper T cell 2）
由 CD4⁺Th0 细胞分化而来、主要参与体液免疫应答的功能亚群。Th2 细胞的表型为 CD4⁺、CD3⁺、CD30⁺、TIM-3⁻、CCR3⁺（趋化因子受体），所分泌细胞因子谱为 IL-4、IL-5、IL-6 和 IL-13 等，表达特征性转录因子 GATA3，是参与体液免疫应答和介导速发型超敏反应的重要效应细胞。

分化与调控 英国分子生物学家理查德·安东尼·弗拉维尔（Richard Anthony Flavell）于 1997 年发现：转录因子 GATA3 高表达于初始 T 细胞和 Th2 细胞；一旦初始 T 细胞向 Th1 细胞定向分化，GATA3 表达即降低；CD4⁺T 细胞高表达 GATA3，可促进 Th1 细胞转分化为 Th2 细胞。由此提示，GATA3 是调控 Th2 细胞分化及相关细胞因子表达的关键转录因子。

Th0 细胞分化为 Th2 细胞的机制为：①微环境中 IL-4 与 Th0 细胞表面 IL-4R 结合，可激活转录因子 STAT6，通过诱导胞核内 GATA3 表达，抑制 IFN-γ 基因转录并促进 IL-4 表达。②IL-4 以自分泌形式作用于 IL-4R，促进趋化因子受体（CCR3、CCR4、CCR8 和 CRTh2）的表达，从而诱导 Th2 细胞分化。

Th1 细胞和 Th2 细胞可相互作用与转化。GATA3 是 Th2 型细胞因子表达的必要和充分条件，而 T-bet 是调控 Th1 型细胞因子 IFN-γ 的转录因子，T-bet 表达可促进 IFN-γ 基因转录活性和内源性 IFN-γ 转录因子表达。通过转染 T-bet 基因，可诱导向 Th2 和 Tc2 分化偏移的 T 细胞下调其 IL-4 和 IL-5 表达，而上调 IFN-γ 表达，表明 T-bet 可诱导 Th2 和 Tc2 细胞重新向 Th1 和 Tc1 细胞分化（图）。

功能 Th2 细胞主要通过分泌 Th2 型细胞因子（IL-4、IL-5、IL-6 和 IL-13 等）而介导体液免疫应答，如促进 B 细胞活化；辅助 B 细胞增殖和向浆细胞分化；促进 B 细胞所合成抗体向 IgE 和

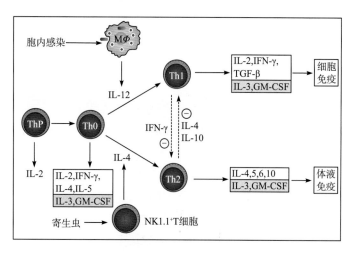

图 Th1 和 Th2 细胞分化的调控

IgG4（人）或 IgG1（鼠）转换；趋化 B 细胞、嗜酸性粒细胞、嗜碱性粒细胞等，在抗蠕虫感染中发挥重要作用；IL-4 和 IL-13 促进黏膜分泌黏液和肠蠕动，构成免疫屏障，并促进组织修复。

（孙 兵 李 斌 吴长有）

Th9 xìbāo

Th9 细胞（helper T cell 9） 可大量分泌 IL-9 的 CD4+Th 细胞功能亚群。于 2008 年由费尔德亨（Veldhoen M）首先发现。Th2 细胞在 TGF-β 或与 IL-4 联合作用下，分化为可分泌 IL-9 的亚群，将其命名为 Th9 细胞。其表型特征为 CD4+IL-9+IL-4-IL-17-IFNγ-，主要存在于超敏反应性疾病患者外周血、正常或炎症皮肤组织、黑色素瘤患者肿瘤组织。

分化及调控 Th9 细胞可能有两条分化途径：TGF-β 和 IL-4 共同诱导初始 T 细胞分化为 Th9 细胞；TGF-β 诱导 Th2 细胞分化为 Th9 细胞。

微环境对 Th2 细胞亚群进行重新塑型而形成 Th9 细胞，其机制较为复杂：①转录因子 STAT-6 磷酸化在 Th9 细胞和 Th2 细胞分化、发育过程中起重要作用。②GATA3 缺失可导致 Th2 细胞及 Th9 细胞发育缺陷。③干扰素调节因子 4（IRF4）不仅参与 Th2 和 Th17 细胞分化、发育，也参与 Th9 细胞形成。④B 细胞淋巴瘤蛋白 6（BCL-6）是参与 Th9 细胞分化的重要转录因子。⑤不同 Th 细胞亚群分化过程中存在相互调节和抑制，如 Th1 相关转录因子 T-bet 和 Runx3 可明显下调 Th9 细胞产生 IL-9。

Th9 细胞的特征性转录因子尚未被确定。

相关的免疫病理 Th9 细胞主要通过分泌相关细胞因子而参与免疫病理过程的发生和发展：①分泌 IL-9：参与某些炎症性疾病（如结肠炎、外周神经炎）、自身免疫病（如小鼠 EAE）发生，并参与抗寄生虫（主要是线虫类）感染；参与过敏性炎症，机制为促进小鼠肺部嗜酸性粒细胞募集、组织肥大细胞增加及血清 IgE 水平升高，刺激肥大细胞，与 Th2 细胞协同作用。②通过释放颗粒酶 B 直接杀伤肿瘤细胞；通过募集 CD8+T 细胞抑制黑色素瘤生长，或介导肥大细胞和（或）DC 依赖性抗肿瘤效应，从而参与肿瘤免疫。

（孙 兵 李 斌 吴长有）

Th17 xìbāo

Th17 细胞（helper T cell 17） 可大量分泌 IL-17 的 CD4+Th 细胞功能亚群。膜表面高表达 IL-23R、趋化因子受体 CCR6 和 CCR4，胞内表达特征性转录因子 RORγt，其所分泌细胞因子谱为 IL-17A 以及 IL-17F、IL-21、IL-22、IL-6 和 TNF-α 等，但不分泌 IFN-γ 和 IL-4。

研究过程 近年来基础免疫学领域取得的重要进展是发现 Th17 细胞：2003 年，希皮·阿加瓦尔（Shilpi Agarwal）发现，IL-23 可诱导一类 Th 细胞亚群形成，其产生 IL-17A 和 IL-17F，在炎症和自身免疫病理过程中发挥重要作用；2006 年，伊瓦洛·伊万诺夫（Ivaylo I. Ivanov）鉴定出 Th17 亚群的关键转录因子——视黄酸相关的孤儿受体 γt（RORγt），并发现微环境 IL-6 和 TGF-β 可通过转录因子 RORγt 诱导初始 CD4+T 细胞分泌 IL-17A 和 IL-17F；2009 年，本杰明·马克斯（Benjamin R Marks）发现，胸腺细胞在胸腺自身抗原选择及 TGF-β、IL-6 作用下，可定向分化为 Th17 细胞，后者表达 RORγt 和 IL-23 受体、α4β1 整合素及趋化因子受体 CCR6，并迁移至肺、消化道和肝，通过产生 IL-22 而在炎性疾病过程中发挥保护效应。

分化与调控 RORγt 是参与 Th17 细胞分化的关键因子，其在 TGF-β 和 IL-6 作用下被激活，进而诱导 *IL-17* 和 *IL-23R* 基因表达，使 CD4+Th0 细胞分化为 Th17 细胞。此外：TGF-β、IL-6 及 IFN-γ（Th1 细胞来源）、IL-4（Th2 细胞来源）也参与 Th17 细胞分化；IL-23 和 IL-21 并不参与 Th17 细分化，但在 Th17 细胞增殖和维持存活中发挥重要作用；小鼠 EAE 模型中，IL-27 可抑制 Th17 细胞分化，并抑制 IL-6 所介导的 Th17 细胞增殖。

功能 Th17 细胞是参与机体炎症反应的重要效应细胞，通过产生多种促炎细胞因子而发挥作用：① IL-17（通常指 IL-17A）：具有促炎作用。② IL-17A/F：可诱导内皮细胞、上皮细胞和成纤维细胞等产生趋化因子 CXCL8，趋化和募集中性粒细胞，促进中性粒细胞增殖和成熟，对 T 细胞活化起协同刺激作用，并能促进 DC 成熟。③ IL-17A/F 与 GM-CSF 协同作用：可促进巨噬细胞产生 CXCL8，或通过分泌 CXCL8 和 GM-CSF 而募集中性粒细胞。④ TNF-α 和 GM-CSF：参与中性粒细胞活化和生存。⑤ IL-17A/F、IL-22 和 IL-26：可刺激上皮细胞产生 CCL20，作为 CCR6 的配体募集 Th17 细胞。

多功能性和可塑性 研究发现，Th17 细胞可能是 CD4⁺T 细胞的一种过渡态亚群，微环境可诱导其转分化为其他 Th 细胞功能亚群，此过程中可形成许多过渡态亚群。

Th17/Th1 细胞 又称 IL-17⁺ IFN-γ⁺细胞，可同时分泌 IL-17 和 IFN-γ。炎性条件下，Th17 细胞可转分化为 Th1 细胞，而 Th17/Th1 是不同于二者的过渡态。Th17/Th1 是炎性细胞的重要代表，慢性炎症患者体内 Th17/Th1 数量明显上升。作为一种过渡态亚群，Th17/Th1 细胞具有不稳定性，易转分化为 Th17 或 Th1 细胞，如 IL-12 可上调 Th17/Th1 细胞 T-bet 表达，下调 RORγt 表达，并抑制 IL-17 基因，从而使 Th17/Th1 细胞转分化为 Th1 细胞。

Th17/Th2 细胞 又称 IL-17⁺ IL-4⁺细胞，可同时分泌 IL-17 和 IL-4。IL-4 可诱导部分 CD4⁺ CD161⁺CCR6⁺细胞（Th17）分泌 IL-17 和 IL-4，转分化为 Th17/Th2 细胞。在体外条件下，Th17/Th2 细胞还可分泌 IL-5、IL-8、IL-9、IL-13、IL-21 和 IL-22，促进 IgE 的产生。

Th17/Treg 细胞 又称 IL-17⁺ Foxp3⁺细胞，可表达转录因子 Foxp3、RORγt，同时分泌 IL-17。TGF-β 单独刺激可上调初始 T 细胞 Foxp3、RORγt 表达，形成具有分化为调节性 T 细胞（Treg）或 Th17 细胞潜能的过渡态 Foxp3⁺ RORγt⁺细胞。

Treg 细胞与 Th17 细胞功能对立，在不同微环境中可相互转化，而 Foxp3⁺ RORγt⁺ 即是 Treg/Th17 细胞转分化的重要表型。例如：视黄酸和 IL-2 可诱导 Th17 细胞转分化为 Treg/Th17 细胞，进而分化为 Treg 细胞；促炎细胞因子可诱导 Foxp3⁺ Treg 细胞转分化为 Treg/Th17 细胞，表达 RORγt 并分泌 IL-17，随后可能使其丧失 Foxp3 表达，转分化为 Th17 细胞。

IL-17⁺IL-10⁺细胞 该细胞亚群可同时分泌 IL-17 和 IL-10，是一群特殊的 Th17 细胞亚群，如 IL-6 和 TGF-β 可诱导经髓磷脂处理的 T 细胞转分化为 IL-17⁺IL-10⁺细胞，阻止炎性效应蔓延；某些病原体诱生的 Th17 细胞也可分泌 IL-10。IL-17⁺ IL-10⁺ 细胞具有 Th17 细胞和 Treg 细胞双重功能特点，可能是 Th17/Treg 细胞的一类或一种过渡状态。

相关的病理生理 活化的 Th17 细胞参与某些免疫病理过程发生和发展，如募集、激活和趋化中性粒细胞至炎症感染部位，清除病原微生物并介导炎性反应，抵御早期病原体感染（如沙门菌、弓形虫等），尤其在肠道和肺黏膜等暴露于大量潜在病原体的部位，可促进上皮屏障功能；作为强有力的致炎效应细胞，参与某些自身免疫病（如类风湿关节炎、多发性硬化、银屑病）、超敏反应性疾病（如哮喘）和移植物排斥等发生。

（孙 兵 李 斌 吴长有）

Th22 xìbāo

Th22 细胞（helper T cell 22）

主要与皮肤免疫相关、可分泌 IL-22 等细胞因子的人类 CD4⁺Th 细胞功能亚群。由斯蒂芬妮·艾里希（Stefanie Eyerich）于 2009 年在炎症性皮肤病患者表皮浸润的 Th 细胞中发现，其特征是：膜表面表达 CCR6、CCR4、CCR10 等炎症相关受体；可分泌 IL-22 和 TNF-α，但不产生 IFN-γ、IL-4 及 IL-17。此外，从银屑病患者分离出的 Th22 细胞不产生 Th1、Th2 和 Th17 型细胞因子。

分化调控 芳香烃受体（AHR）属配体激活转录因子，是控制 Th22 细胞分化的关键转录因子。体外在记忆性 T 细胞或浆细胞树突状细胞（pDC）参与下，TNF-α 和 IL-6 可诱导初始 CD4⁺T 细胞分化为 Th22 细胞。TGF-β 可抑制 Th22 细胞分化。另外，小部分 Th22 细胞可分泌 IL-17 和 IFN-γ，提示不同 T 细胞亚群间可能出现相互转化，该作用受特定转录因子调控。

功能 主要参与调控皮肤免疫自稳，功能为：①分泌 IL-22 和 TNF-α，诱导表皮角质细胞表达参与固有免疫和适应性免疫应答的介质，参与皮肤炎症反应和自身免疫病。② IL-22 可抑制角质形成细胞分化并促进其游走能力，使这些细胞构成有效的防御屏障。

③分泌 IL-22 和 IL-13，与 TNF-α、IL-1 或 IL-17 协同，对皮肤炎症性疾病有预警和保护受损组织的作用，但若过度反应则可引起损伤。④IL-22 具有抵御病毒和真菌感染的作用。⑤Th22 细胞主要分布于皮肤表皮层，可高表达成纤维细胞生长因子（FGF1）等介质，参与修复表皮损伤、血管生成和纤维化。

Th22 细胞参与多种免疫病理过程发生和发展，如银屑病、变态性湿疹等皮肤慢性炎症疾病中，Th22 细胞功能往往异常，导致炎症加剧和病情加重；Th22 细胞也可能与新陈代谢、呼吸系统（如哮喘）及某些自身免疫病发生相关。另一方面，机体感染病毒或细菌等病原体后，Th22 细胞可激活其他免疫细胞，控制炎症并抵御感染。

（孙　兵　李　斌　吴长有）

lǔpào Th xìbāo

滤泡 Th 细胞（follicular helper T cell，Tfh）

定位于淋巴滤泡、辅助 B 细胞产生体液免疫应答的 CD4[+]Th 细胞亚群。2000 年，达格玛·布赖特费尔德（Dagmar Breitfeld）发现，外周淋巴器官内存在一类表型为 CD4[+] CXCR5[+] CD45RO[+] CCR7[-] 的 T 细胞亚群，其可进入淋巴滤泡和生发中心，并辅助 B 细胞产生抗体，遂命名为滤泡辅助性 T 细胞。其表型为 CXCR5[+] CD40Lhi[+] ICOShi[+]，高表达特征性转录因子 Bcl-6，低表达 T-bet、RORγt 和 GATA3 等转录因子。Tfh 细胞可高分泌 IL-21、中度分泌 IL-4、低分泌 IL-17 和干扰素（IFN-γ）。

分化与调控　初始 T 细胞分化为 Tfh 细胞涉及与抗原提呈细胞（APC）（包括淋巴组织 T 细胞区 DC 及滤泡交界处活化的 B 细

胞）的相互作用，也与生发中心形成及功能密切相关。一般认为：Bcl-6 是调控 Tfh 细胞分化的关键转录因子，可促进 Tfh 细胞表达 CXCR5，使之定位于淋巴滤泡；细胞因子 IL-6 和 IL-21 是诱导 Tfh 细胞发育的关键因子。

Tfh 细胞分化的主要过程和机制为：①淋巴结副皮质区的 Th0 细胞经 DC 提呈抗原而分化为 Th1/Th2/Th17 等功能亚群，活化的 DC 高表达 IL-6、IL-12、OX40L，可诱导这些功能亚群或 Tfh 前体细胞表面 CXCR5 和 ICOS 表达上调，而 CCR7 表达下调。②活化的 Th1/Th2/Th17 细胞或 Tfh 前体细胞在淋巴滤泡所产生的 CXCL13（CXCR5 的配体）趋化下，移行至淋巴滤泡与副皮质区交界处，与该处 B 细胞通过 ICOSL/ICOS 途径相互作用，上调 Bcl-6 和 CD40L 表达，开始向 Tfh 细胞分化。③初步分化的 Tfh 细胞进入生发中心，通过其表面 CD40L 和 ICOS 与生发中心 B 细胞表面 CD40 和 ICOSL 相互作用，分化为成熟的 Tfh 细胞。④Tfh 细胞形成和维持还有赖于识别生发中心 B 细胞表面 pMHC Ⅱ。

可塑性　Tfh 细胞是可变的亚群，主要表现在：①Tfh 细胞在体外可转化为 Th1、Th2 和 Th17 细胞，相应分泌 IFN-γ、IL-4 和 IL-17，同样 Th1、Th2 和 Th17 细胞也可获得 Tfh 细胞特性。②体内分离的 Tfh 细胞可分泌其他 Th 细胞亚群的细胞因子谱。③派尔集合淋巴结的 Foxp3[+]Th 细胞可转分化为 Tfh 细胞。④Tfh 细胞可表达多种转录因子（如 Bcl-6、BATF、IRF4 和 STAT3 等），并可表达其他 Th 细胞亚群的特征性转录因子（如 GATA3 和 T-bet），表明 Tfh 细胞具有转分化为其他 Th 细胞亚

群的可塑性。

根据 Tfh 细胞所分泌的细胞因子谱，可将其进一步分为 Tfh1、Tfh2、Tfh10、Tfh17、Tfh21、Tfr 和 NK Tfh 细胞等。已发现：病毒感染模型鼠 Tfh 细胞可分泌 IFN-γ；实验性自身免疫性脑脊髓炎（EAE）小鼠模型 Tfh 细胞可分泌 IL-17；蠕虫感染动物淋巴结 Tfh 细胞可分泌 IL-4。此外，上述情况下 Tfh 细胞均可分泌 IL-21。

功能　Tfh 细胞主要功能是促进 B 细胞分化和记忆性细胞产生，其作用机制为：①高表达 IL-6R 和 IL-21R，通过自分泌 IL-21，可诱导 Tfh 细胞分化并表达 CXCR5（重要表面标志），在淋巴滤泡局部 B 细胞趋化因子 1（BCA-1/CXCL13）作用下，被募集至淋巴滤泡，与 B 细胞共定位并相互作用。②膜表面 CD40L 和 ICOS 分别与 B 细胞表面 CD40 和 ICOSL 结合，向 B 细胞提供共刺激信号。③分泌 IL-21，在诱导 B 细胞增殖、分化、Ig 产生和类别转换中起关键作用。④生发中心边缘区 Tfh 细胞和 B 细胞相互作用，使 B 细胞分化为短寿命的滤泡外浆细胞；生发中心内 Tfh 细胞持续向 B 细胞提供共刺激信号，产生长寿命浆细胞和记忆性 B 细胞。⑤表达 PD-1 和 B/T 细胞弱化因子（BTLA）等共抑制分子，参与调节免疫应答。⑥特征性转录因子 Bcl-6 可促进 IL-21 和 IL-4 等分泌，并调控 B 细胞分化和抗体产生。

Tfh 细胞功能缺失或 Tfh 细胞表达 ICOS、IL-21 异常（过表达或表达缺陷），可能导致某些自身免疫病或免疫缺陷病发生（表）。

（孙　兵　李　斌　吴长有）

B línbāxìbāo

B 淋巴细胞（B lymphocyte）

来源于禽类法氏囊或哺乳动物骨

表 CD4⁺T 细胞功能亚群的生物学特征

CD4⁺T 亚群	发育分化所需细胞因子	表达的主要表面分子	关键转录因子	产生的细胞因子	功能	相关的免疫病
Th1	IL-12, IFN-γ	CXCR3, CCR5, IL-12R, IFNγR	T-bet, STAT4, STAT1	IFNγ, IL-2, TNF-α	抗胞内病原体	器官特异性自身免疫病
Th2	IL-4	IL-4R, L-33R, CCR4, IL-17RB,	GATA3, STAT6	IL-4, IL-5, IL-13, IL-10	抗蠕虫感染 Ig 类别转换	I 型超敏反应
Th9	TGF-β, IL-4		PU.1, STAT6, GATA3, IRF4	IL-9, IL-10	抗胞外寄生虫, 抗肿瘤	变态反应性炎症, 自身免疫病
Th17	TGF-β, IL-6, IL-21, IL-23	IL-23R, CCR6, IL-1R	RORγt, STAT3, RORα	IL-17A/F, IL-21, IL-22, CCL20, GM-CSF, TNF-α	抗胞外菌和真菌	早期炎症反应, 炎症性疾病
Th22	TNF-α, IL-6	CCR10	AHR	IL-22, TNF-α	组织修复	皮肤炎症反应和自身免疫病
Tfh	IL-6, IL-21	CXCR5, BTLA, CD40L, ICOS, IL-21R, PD1	Bcl-6, STAT3	IL-21, IL- (10) 4?	辅助 B 细胞产生抗体	抗体相关自身免疫病、免疫缺陷
Treg	IL-10, TGF-β	CTLA-4, GITR	Foxp3, STAT5, FOXO1/3, SMAD2,	IL-10, TGF-β, IL-35	免疫负调节, 免疫耐受	肿瘤、自身免疫病

髓、介导适应性体液免疫应答的淋巴细胞。简称 B 细胞。成熟 B 细胞主要定居于外周免疫器官的非胸腺依赖区，占外周血淋巴细胞总数的 20%~25%。

表型特征 B 细胞表面表达 B 细胞（抗原）受体（BCR），即膜型免疫球蛋白（mIg），是 B 细胞的特征性表面标志。BCR 是由 2 条相同的重链（H）和 2 条相同的轻链（L）构成的 Y 字形 4 肽链分子。体内存在容量巨大的 BCR 受体库（或称 B 细胞库），是 B 细胞特异性识别抗原的细胞和分子基础。20 世纪 80 年代，约阿希姆·洪巴赫（Joachim Hombach）发现，mIgM 通过非共价二硫键与 34kD（Igα，CD79a）和 39kD（Igβ，CD79b）的糖蛋白连接为复合物。此外，B 细胞还表达多种膜表面分子：如 CD19/CD21/CD81 复合物、CD20、CD22 等，它们参与和调控 BCR 启动的信号转导，并调节免疫细胞间相互作用。

发育及分化 B 细胞成熟分化是一个循序渐进的过程，主要分为两个阶段。

抗原非依赖性阶段 发生于骨髓的 B 细胞起源于骨髓造血干细胞（HSC），后者在复杂的骨髓微环境（包括多种细胞因子及转录因子）协调作用下，无需抗原参与而发育为 B 细胞。此阶段亦称 B 细胞的中枢发育，所涉及的重要事件均围绕功能性 BCR 表达和自身免疫耐受形成，最终使 B 细胞具备对抗原产生应答的能力。

在此阶段，HSC 依次发育为多能祖细胞（MPP）和共同淋巴样祖细胞（CLP），继而经过如下过程发育为成熟 B 细胞：①祖 B 细胞期：免疫球蛋白先后发生重链 μ 链的 D-J 区和 V-D-J 区基因重排，与 λ5 和 Vpre-B 构成假性轻链，继而与 Igα/Igβ 组成前 B 细胞受体（pre-BCR）。②前 B 细胞期：pre-BCR 诱导 Ig 轻链发生重排，新表达的轻链蛋白代替假性轻链，形成具有抗原识别能力、特异性各异的 BCR。③未成熟 B 细胞（mIgM⁺ mIgD⁻）期：B 细胞

发生阴性选择，未成熟 B 细胞表面 mIgM 若与自身抗原结合，可启动强信号而发生凋亡，使自身反应性 B 细胞克隆被清除，而不能与自身抗原结合的 B 细胞得以存活，大部分留在骨髓内继续分化发育，部分 B 细胞进入脾，称为过渡性 B 细胞。④成熟 B 细胞：同时表达 mIgM 和 mIgD（B 细胞成熟的标志），具有识别抗原能力，随血液循环进入外周免疫器官，未受抗原刺激的成熟 B 细胞称为初始 B 细胞。

抗原依赖性阶段 指成熟 B 细胞由抗原驱动的发育过程，又称 B 细胞的外周发育。发育成熟的初始 B 细胞离开骨髓，经高内皮细胞小静脉（HEV）进入并定居于次级淋巴器官（脾、淋巴结和黏膜相关淋巴组织等）。进入外周淋巴组织的成熟 B 细胞若未能遭遇相应抗原，于数周内死亡。

接受胸腺依赖性抗原（TD-Ag）刺激的 B 细胞，可在外周淋巴组织内特异性 T 细胞辅助下被激活。T-B 细胞间相互作用涉及

两个方面：①B 细胞 BCR 识别、摄取抗原，并作为抗原提呈细胞（APC）激活 T 细胞。②激活的 T 细胞表达 CD40L 和分泌细胞因子，协助 B 细胞进一步分化。

B 细胞接受强度足够的双信号后，从 G_0 期进入 G_1 期，出现体积增大、胞质 Ca^{2+} 浓度增高、蛋白磷酸化增强、蛋白质和 RNA 合成活跃等一系列变化，并伴有新分子（如 CD69）和细胞因子受体表达、细胞因子分泌增加等。被抗原激活的 B 细胞有两种转归：①在动脉周围淋巴鞘增殖、分化为抗体形成细胞（AFC），通过产生 IgM 抗体而快速清除抗原，但其中绝大多数在两周内凋亡，不参与抗体的长期生成。②迁入邻近淋巴滤泡并形成生发中心，通过滤泡 B 细胞、滤泡辅助性 T 细胞（Tfh）和滤泡树突状细胞（FDC）间相互作用，在外周淋巴组织内形成有利于 B 细胞发育的微环境（生发中心），B 细胞在其内经历克隆增殖、体细胞高频突变、受体编辑、抗体类别转换、亲和力成熟和阳性选择等复杂的反应过程，发育为可产生高亲和力抗体的浆细胞及长寿命记忆性 B 细胞。

B 细胞阳性选择的机制为：进入生发中心的 B 细胞，其 BCR 基因在抗原刺激下发生体细胞高频突变，形成大量 BCR 亲和力各异的 B 细胞克隆；经抗原选择，仅表达高亲和力 BCR 的 B 细胞克隆得以保留，此即亲和力成熟，又称 B 细胞的阳性选择。此外，B 细胞发育早期阶段，前 B 细胞通过表达 pre-BCR 可接受信号而活化增殖，虽然对该信号的来源还不清楚，但该过程也被视为 B 细胞发育中的一种阳性选择。

分类与亚群　根据不同分类方法，人 B 细胞分为不同类别及亚群：①依据是否表达 CD5，分为 B1（CD5$^+$）和 B2（CD5$^-$）细胞。②依据 BCR 表达情况，分为未成熟 B 细胞、成熟 B 细胞以及过渡期 B 细胞。③依据所分泌细胞因子谱，分为分泌 Th1 类细胞因子的 Be1、分泌 Th2 类细胞因子的 Be2；另外，还发现产生 IL-10 的 B 细胞（B10 细胞）及产生 IL-17 的 B 细胞（B17）等。④依据生物学作用，分为调节性 B 细胞（Breg）和效应性 B 细胞，以及主要参与固有免疫的边缘区 B 细胞。⑤依据发育阶段及功能状态，分为初始 B 细胞、成熟 B 细胞、记忆性 B 细胞和浆细胞。

功能　B 细胞是介导体液免疫应答的关键细胞，具有如下功能：①受 TD-Ag 刺激，B 细胞在外周免疫器官生发中心内经历亲和力成熟和类别转化，分化为浆细胞，可合成和分泌抗体，发挥体液免疫效应。②部分 B 细胞可分化为记忆性 B 细胞，后者再次遭遇相同抗原刺激，可迅速启动再次抗体应答。③作为专职 APC，摄取、加工、处理和提呈抗原给 Th 细胞，使之激活。④通过分泌细胞因子等调节免疫应答，如 Breg，可通过分泌 IL-10 而发挥免疫负调节作用。

B 细胞发育、分化异常和功能失调可导致多种疾病。例如：B 细胞发育缺陷或信号转导缺陷可引起抗体产生障碍，从而导致原发性 B 细胞免疫缺陷病；B 细胞分化过程中发生恶性克隆性增殖，可引发 B 细胞白血病/淋巴瘤；B 细胞对自身抗原产生高亲和力自身抗体，可导致机体免疫功能紊乱，引发系统性红斑狼疮等自身免疫病。

（吴长有　孙　兵　张晓明）

B xìbāo shòutǐ

B 细胞受体（B cell receptor, BCR）

B 细胞特异性识别抗原（表位）的分子基础，是 B 细胞的特征性表面标志。又称 B 细胞膜免疫球蛋白（mIg）。B 细胞分化成熟过程中，经历 BCR 基因重排、活化、转录表达等过程，最终形成多样性的受体分子。

类型　BCR 主要包括 mIgM 和 mIgD：①mIgM 是 B 细胞分化成熟中首先出现的 BCR，也是未成熟 B 细胞的表面标志；未成熟 B 细胞虽已表达 BCR，具有识别抗原的能力，但还不能介导特异性免疫应答。②成熟 B 细胞表面可同时表达 mIgM 和 mIgD，此时 B 细胞可识别抗原并介导适应性免疫应答。③活化和记忆性 B 细胞表面不表达 mIgD 而表达其他类别 mIg。

多样性　1 个 B 细胞可表达 $10^4 \sim 10^5$ 个 mIg 分子，单个 B 细胞及其所扩增的 B 细胞克隆，仅表达可识别相同抗原（表位）的 BCR。同一个体内 BCR 多样性可高达 $10^6 \sim 10^{12}$，构成容量巨大的 BCR 库或 B 细胞克隆库，赋予个体识别各种抗原并产生特异性抗体的巨大潜能。

一般情况下，1 个 B 细胞克隆仅表达 1 种 BCR，仅分泌 1 种抗体，机制为：①等位基因排斥，即 B 细胞内位于一对染色体上的轻链或重链基因，仅其中 1 条染色体上的基因得到表达，重排成功的基因可抑制同源染色体上另一等位基因重排。②同种型排斥，即 κ 轻链基因表达成功可抑制 λ 轻链基因表达。

分子结构　BCR 与抗体分子的结构基本相同，由 2 条相同的重链（H）和 2 条相同的轻链（L）连接而成，但 BCR 具有跨膜区和胞内段。BCR 重链分为胞外区、跨膜区及胞质区，轻链仅有胞外区：①胞外区：包括可变区（V 区）和恒定区（C 区），V 区由轻链 V 区（V_L）和重链 V 区（V_H）组成，各有 3 个互补决定区（CDR1、CDR2 和 CDR3），胞外区可直接识别完整蛋白质、多糖或脂类抗原。②跨膜区：有两个高度保守的序列，即 TAST（与 Ig 从内质网转运至细胞表面并锚着于细胞膜上有关）和 YSTTVT，后者与抗原信号传递和 Ca^{2+} 流动有关，其中的极性氨基酸（苏氨酸、丝氨酸）与 CD79a/CD79b 间形成盐键，可稳定 BCR 复合结构。③胞质区：极短，与 T 细胞的 TCR 相似，不具有转导信号的功能。

功能 成熟 B 细胞表面共表达 BCR、Igα（CD79a）和 Igβ（CD79b），以非共价形式结合为 BCR-Igα/Igβ 复合物。Igα 和 Igβ 为 I 型跨膜蛋白，以二硫键连接为异源二聚体，可分为胞外区、跨膜区和胞质区。胞外区含 1 个 Ig 样结构域，胞质区特别长，各含 1 个免疫受体酪氨酸激活基序（ITAM），为信号转导所必需。

BCR-Igα/Igβ 复合物中，BCR 专司特异性识别抗原，Igα/Igβ 负责转导 BCR 识别抗原的信号。Igα、Igβ 对 BCR 在细胞膜表面的形成和功能必不可少，三者共同完成对抗原的识别及信号转导。

（吴长有）

tìdài qīngliàn

替代轻链（surrogate light chain）

由 VpreB 和 λ5B 构成的前 BCR 轻链。B 细胞在骨髓中发育，经历祖 B 细胞（pro-B）、前 B 细胞（pre-B）、未成熟 B 细胞和成熟 B 细胞 4 个阶段。在前 B 细胞阶段，重链基因即开始重排并表达于细胞表面，此时轻链基因尚未启动基因重排，无法形成功能性 BCR。但是，前 B 细胞可合成与轻链结构类似的替补肽链 VpreB（类似于可变区）和 λ5（类似于 λ 轻链恒定区），二者组合成替代轻链，并与重链以非共价键连接而成为前 B 细胞受体，从而介导后续 B 细胞的存活和启动轻链基因重排，使 B 细胞进一步分化发育。

（熊思东）

B xìbāo shòutǐ jīyīn chóngpái

B 细胞受体基因重排（B cell receptor gene rearrangement）

B 细胞受体（BCR）编码基因片段通过重排产生多样性的过程。表达特定 BCR 的 B 细胞克隆分化为浆细胞所产生的抗体分子，其抗原特异性与该 B 细胞 BCR 的抗原特异性相同，故 BCR 基因重排所产生受体的结构多样性和免疫球蛋白基因重排所产生抗体的结构多样性是同义词。BCR 多样性或抗体多样性的形成是 B 细胞及抗体分子可识别、结合数量极大的"非己"抗原的分子基础。

BCR 或抗体分子是由 4 条多肽链组成的四聚体，包括两条相同的重链（H 链）和两条相同的轻链（L 链）。同类重链和同型轻链近 N 端约 110 个氨基酸序列的变化很大，其他部分的氨基酸序列相对恒定，据此可将轻链和重链区分为可变区（V）和恒定区（C）。重链可变区基因由 V、D、J 片段组成，轻链可变区基因由 V、J 片段组成，从众多成簇的 V、D、J 基因片段中随机各取 1 个片段进行重组而形成完整的编码抗体可变区的基因，称为基因重排。BCR 基因重排始于前 B 细胞阶段，重链基因重排在前，轻链基因重排在后，最终完成于未成熟 B 细胞阶段。

（孙 兵 张晓明）

B xìbāokù

B 细胞库（B cell repertoire）

表达多样性 B 细胞受体（BCR）的 B 细胞克隆的总和。又称 BCR 受体库或抗体库。B 细胞在生发中心分化为浆细胞，可产生针对不同抗原的特异性抗体，同一个体内，BCR 结构多样性高达 5×10^{13}，但每一 B 细胞克隆只能表达一种 BCR 分子，故 BCR 多样性实际上指携带不同 BCR 的 B 细胞克隆多样性，它们共同构成容量巨大的 B 细胞库，从而赋予机体识别各种抗原并产生相应特异性抗体的巨大潜能。

因此，特异性抗体的产生是抗原通过 BCR 对 B 细胞库进行选择，使后者发生克隆扩增并分化为浆细胞的结果。编码 BCR 重、轻链的 V、D、J 基因片段重组，及末端脱氧核苷酸转移酶（TdT）介导的非同源末端连结重组，是产生 BCR 多样性的主要分子机制。

（孙 兵 张晓明）

B xìbāo yàqún

B 细胞亚群（B cell subset）

B 细胞在外周免疫器官分化过程中所形成、具有不同表型和功能的亚群。根据发育途径、组织定位及应答特征不同，小鼠 B 细胞主要分为两类，即常规 B 细胞（B-2 细胞，包括滤泡 B 细胞和边缘区 B 细胞）和 B-1 细胞（包括 $CD5^+$B1a 和 $CD5^-$ B1b 细胞）。其中，滤泡 B 细胞是参与适应性体液免疫应答的主要 B 细胞类别，也是脾、淋巴结内主要的 B 细胞亚群。滤泡 B 细胞针对胸腺依赖性抗原（TD-Ag）产生应答，经历生发中心反应和 T 细胞辅助，形成可产生高亲和力 IgG、IgA 抗体的浆细胞及记忆性 B 细胞。

此外，还有一群可通过分泌 IL-10 发挥负调节作用的 Breg。此类细胞在小鼠模型得到较深入研究，发现其与自身免疫病、肿瘤和感染性疾病发生有关。

(孙 兵 张晓明)

B-2 xìbāo

B-2 细胞（B-2 cell） CD5 阴性的 B 细胞亚类。是脾和淋巴结中主要的 B 细胞类型，也是参与适应性体液免疫的主要细胞。即通常所称的 B 细胞。哺乳动物 B 细胞来源于骨髓干细胞，在骨髓中逐步分化为有免疫潜能的 B 细胞，然后迁出至外周，首先进入脾，在此接触抗原后再迁移至其他外周淋巴器官或组织。B-2 细胞主要定居于外周免疫器官的非胸腺依赖区（如脾的脾小结、脾索及脾淋巴鞘外层，以及淋巴结的淋巴滤泡和髓索等），又称滤泡 B 细胞。B-2 细胞主要识别蛋白质抗原，应答过程为：抗原在外周免疫器官与 B-2 细胞 BCR 结合，提供 B-2 细胞活化的第一信号；B-2 细胞可内吞及处理抗原，形成抗原肽-MHC II 类分子复合物（p-MHC II），并表达于 B 细胞表面提呈给 Th 细胞；Th 细胞识别并结合 B 细胞表面 pMHC II 而被激活，并向 B-2 细胞提供第二信号，从而激活 B-2 细胞，使之分化并产生特异性抗体。

B-2 细胞能启动抗原特异性体液免疫应答，是因为在生发中心经历了体细胞高频突变、亲和力成熟和类别转换，从而形成可产生高亲和力抗体的浆细胞及长寿的记忆性 B 细胞。此外，B-2 细胞也是重要的专职抗原提呈细胞，可摄取、加工、提呈蛋白质抗原，以 MHC II 类分子限制性的方式激活 T 细胞。

(吴长有 孙 兵 张晓明)

chūshǐ B xìbāo

初始 B 细胞（naïve B cell） 处于成熟状态但未受抗原刺激的 B 细胞。未成熟 B 细胞离开骨髓后，在外周免疫器官发育、成熟为初始 B 细胞，其表面同时表达可变区完全相同的 mIgM 和 mIgD。初始 B 细胞定居于外周免疫器官的 T 细胞非依赖区，接受抗原刺激后活化、增殖，进一步分化、成熟为浆细胞和记忆性 B 细胞。

(孙 兵 张晓明)

xiàoyìngxìng B xìbāo

效应性 B 细胞（effector B cell） 可分泌抗体发挥体液免疫效应、并可通过分泌细胞因子调节免疫应答的 B 细胞。又称功能性 B 细胞。按照效应性 B 细胞分泌的细胞因子谱，将其分为若干功能亚群：①效应性 B-1 细胞：是 Th1 型细胞因子存在的情况下，由抗原或 Toll 样受体（TLR）配体所诱导分化，主要分泌 IL-10、TNF 和 IL-6，但不分泌 IL-4、IL-13 和 IL-2。②效应性 B-2 细胞：由 Th2 型细胞因子所诱导分化，可分泌 IL-4、IL-13 和 IL-2，也可分泌 IL-10、TNF 和 IL-2。③ B17 细胞：2013 年，贝尔梅霍（Bermejo）发现，胞内锥虫属原虫或其代谢产物感染小鼠后，可诱导 B 细胞产生 IL-17，此作用并不依赖转录因子 RORγt、RORα 或 AhR（三者均为介导 Th17 细胞分化和产生 IL-17 的关键因子）。

(吴长有)

jiāngxìbāo

浆细胞（plasma cell） 由 B 细胞经抗原刺激、在生发中心完成终末分化、可大量分泌抗体的细胞。又称抗体形成细胞（AFC）。B 细胞经历生发中心反应（即体细胞高频突变、抗体亲和力成熟、类别转换等），最终分化为浆细胞，其表达特征性浆细胞抗原（PC-1）。浆细胞主要分布于淋巴结髓质、脾红髓和骨髓，是体液免疫应答的最终执行者。

特征 形态学：细胞显著增大；胞质内与蛋白质合成相关的细胞器显著增多（如内质网极为丰富，成片排列）；细胞核较小，偏于细胞一侧。电镜下观察：浆细胞胞质中除少量线粒体，几乎全部为粗面内质网，其内充满由免疫球蛋白分子组成的细小絮状物质［即拉塞尔（Russell）小体］，故浆细胞能合成和分泌大量高亲和力的特异性抗体。

与静息状态的成熟 B 细胞相比，浆细胞特性已发生很大变化。除可高效产生抗体，浆细胞并不与抗原发生反应，由于其表面不再表达 B 细胞受体（BCR）及 MHC II 类分子，也丧失与 T 细胞相互作用的能力。

类型 活化的 B 细胞分化为效应性浆细胞（可分泌抗体），存在一种中间细胞类型，即成浆细胞，亦称浆母细胞。此类细胞的直径由初始 B 细胞的 6μm 增至 15μm，细胞核较大，胞质内染色质发生解凝聚，提示发生活跃的基因转录和蛋白质合成。成浆细胞可进一步分化为分泌特异性抗体的浆细胞。

产生抗体的浆细胞可分为两类：①体液免疫应答早期：在外周免疫器官被抗原致敏的初始 B 细胞，一部分迅速增殖分化为产生 IgM 的短寿命浆细胞，其中绝大多数在 2 周内凋亡，不参与抗体的长期产生，但可为机体抗感染免疫提供早期防御。②体液免疫应答后期：致敏的初始 B 细胞一部分可继续发育，形成生发中心并经历生发中心反应，最终演变为可产生各种类别抗体的长寿命浆细胞，其中部分迁移、定居于骨髓中，可持续长时间地产生抗体。

分化调控 成熟 B 细胞向浆细胞分化过程中伴随一系列特征性转录因子表达变化，对浆细胞分化发挥调控作用。其中，诱导 B 细胞成熟蛋白 1（Blimp-1）发挥主导作用，被认为是浆细胞分化的开关，主要功能是：①参与组氨酸去乙酰化及甲基化。②诱导一定阶段的 B 细胞向浆细胞分化，已发现 *Blimp-1* 基因缺陷小鼠（prdm-1^{flox/flox}CD19^{Cre/+} 小鼠）浆细胞成熟障碍。③是维持浆细胞寿命及 B-1 细胞分泌免疫球蛋白不可缺少的。

此外，其他转录因子（如 Bcl-6、IRF4、MITF、MTA3、PAX5 和 XBP-1 等）也参与调控浆细胞分化，如 XBP-1 在动员内质网参与抗体分泌中起重要作用；生发中心的 B 细胞内，转录因子 PAX5 和 Bcl-6 可抑制 Blimp-1 和 XBP-1 表达；IL-6 和特异性抗原共同刺激生发中心 B 细胞，可抑制 Bcl-6 和 PAX5 表达，从而促进 Blimp-1 和 XBP-1 表达，两者与干扰素调节因子（IRF4）共同作用，诱导浆细胞完成分化，快速合成和分泌大量抗体。

（孙 兵 张晓明 吴长有）

jiyìxìng B xìbāo

记忆性 B 细胞（memory B cell，Bm）

产生于生发中心、由抗原特异性 B 细胞分化而成、可对相同抗原二次刺激产生再次应答的 B 细胞。

来源与分化 淋巴滤泡内经抗原激发并经历生发中心反应的 B 细胞，多数分化为浆细胞，少数分化为记忆性 B 细胞。初始 B 细胞遭遇胸腺依赖性抗原后，接受 Th 细胞辅助而被激活，在外周淋巴器官的 B 细胞区增殖，并循两条途径分化：①停留于 B 细胞区和边缘区，以形成原发灶的方式分化为短寿命浆细胞。②迁移至次级淋巴滤泡，在滤泡辅助性 T 细胞（Tfh）和滤泡树突状细胞（FDC）参与下启动生发中心反应，通过体细胞高频突变、亲和力成熟和抗原选择，产生高亲和力的 Bm 细胞，同时产生长寿命浆细胞或其前体细胞，并从脾和淋巴结迁移至骨髓。

特征 Bm 细胞占全部外周血 B 细胞的 40%~60%，与初始 B 细胞的主要区别是：①Bm 细胞高表达 CD27，IgV 区基因已发生高频突变，主要在生发中心产生，是初次免疫应答克隆消除后保留下来的小部分长寿命、高亲和力细胞，并保持识别抗原的特异性；初始 B 细胞不表达 CD27，其 IgV 区基因未发生高频突变。②Bm 细胞增殖和分化速率明显高于初始 B 细胞，其表面 CD40、Toll 样受体（如 TLR6、TLR7、TLR9 和 TLR10 等）和细胞因子受体表达也高于初始 B 细胞。

类型 Bm 细胞部分留在淋巴滤泡，大部分进入血流参与再循环。根据 IgM 和 IgD 表型，Bm 细胞可进一步分为两类（在体内各占 50%）：

未发生类别转换的 IgM^+IgD^+ Bm 此类 Bm 细胞多数从活化的 B 细胞衍生而来，可针对胸腺非依赖性抗原（TI-Ag）产生高亲和力 IgM 抗体，其在成熟前即已经历体细胞高频突变，通常属边缘区 B 细胞。

类型转换 Bm 表型为 CD19^+ CD27^+IgM^+IgD^-，是经典的 Bm 细胞。B 细胞通过与 Th2 细胞相互作用，在生发中心经历克隆增殖、体细胞高频突变、亲和力成熟、Ig 类型转换等过程，最终分化为类型转换 Bm 细胞和成熟浆细胞。CD27^+IgM^+IgD^- B 细胞分布于生发中心 B 细胞区，主要针对胸腺依赖性抗原产生应答，有赖于已活化的 Th 细胞辅助，再次形成生发中心。

应答特点 Bm 细胞一旦再次遭遇当初致敏的抗原，即可在 Tm 细胞辅助下，迅速活化、增殖，分化为浆细胞（表达专一性表面标志 CD138）。Bm 细胞介导的再次应答具有如下特点：①再次应答中，抗原特异性 Bm 细胞在 B 细胞库中所占比例比初始 B 细胞增高 100 倍。②Bm 细胞 BCR 能以更高亲和力与初次应答后持续存留于体内的抗体竞争结合抗原。③Bm 细胞增殖和分化速率明显提高，可对少量抗原产生快而强烈的应答，早期形成大量浆细胞；④Bm 细胞为长寿细胞，可在体内存活数月至数十年，从而长时间持续保持记忆应答。

Bm 细胞介导的记忆性应答中，所产生的抗体具有如下特点：①初次应答产生的持续抗体和再次应答早期产生的抗体分子可调控抗体亲和力成熟，故再次应答所产生抗体的亲和力更高。②初次应答早期快速产生 IgM，一定潜伏期后产生 IgG，再次应答则产生大量 IgG、一定量 IgA、IgE 和少量 IgM。

（吴长有 秦志海）

tiáojiéxìng B xìbāo

调节性 B 细胞（regulatory B cell，Breg）

可分泌 IL-10、具有免疫负调节功能的 B 细胞。又称 B10 细胞。于 2002 年由菲拉特罗（Fillatreau S）和安德顿（Anderton SM）首先发现。

分化 小鼠 Breg 细胞分化可分为 3 个阶段：①B10 细胞前体，

可能存在于 B1-a 细胞、过渡型 2B 细胞（T2B）和边缘区 B 细胞等亚群内。②抗 CD40 抗体诱导 B10 细胞前体发育为具有分泌 IL-10 潜能的 B10 细胞（表型 CD1d^{hi}CD5$^+$）。③L+PIM［脂多糖（LPS）、佛波酯（PMA）、离子霉素（ionomycin）、莫能霉素（monensin）］可诱导 B10 细胞前体分化为分泌 IL-10 的 B10 细胞。

多种机制参与调控 B10 细胞分化：BCR 相关信号通路对 B10 细胞分化至关重要，提示其生成具有抗原特异性；B10 细胞生成与 CD40 信号及 IL-21、MHC Ⅱ 分子密切相关，提示 T 细胞参与其分化；LPS-TLR4 和 CpG-TLR9 通路均可以诱生 B10 细胞。

表型 人 B10 细胞表面标志是 CD24^{hi}CD27$^+$。小鼠 B10 细胞表面标志为 CD19$^+$CD1d^{hi}CD5$^+$，以及 IgM^{hi}IgD$^{hi/lo}$CD9$^+$ CD11b^{lo}CD21^{hi} CD23$^{-/lo}$ CD24^{hi} CD43$^{+/-}$CD93$^+$B220$^+$。调节性 DC 可诱生 B10 细胞（表型 CD19^{hi}FcγRⅡb^{hi}），TIM-1 配体也可诱生 B10 细胞（表型 CD19$^+$TIM$^+$）。

分类 根据刺激条件和来源不同，小鼠 Breg 细胞分为 3 类：①天然 Breg 细胞：包括 B-1 细胞和边缘区 B 细胞（MZ B），它们在 Toll 样受体（TLR）配体刺激下可迅速分泌 IL-10。②诱导型 Breg 细胞：来源于未成熟 B 细胞，在 CD40 信号和自身抗原刺激下直接分泌 IL-10。③适应性 Breg 细胞：在抗体应答过程中形成，是一类具有抗原特异性的 Breg 细胞，其发育过程除 BCR 信号外，还需 TLR 和 CD40 信号参与，表型特征是 CD1d^{hi}CD5$^+$ 或 CD21^{hi}CD23^{hi}，可能与 MZ B 前体细胞关系密切。

人类 Breg 细胞的研究尚处起始阶段，有报道 CD24^{hi}CD38^{hi} 未成熟 B 细胞和 CD24^{hi}CD27$^+$ 记忆性 B 细胞可分别在 CD40 配体和 TLR 配体刺激下分泌 IL-10，但生理病理学意义尚待阐明。

功能 Breg 细胞通过分泌抑制性细胞因子（主要是 IL-10）或抑制性抗体，可负调节其他免疫细胞功能：调节 Th1/Th2 细胞平衡（抑制 Th1 细胞；促进 Th2 细胞）；抑制 Th17 细胞；抑制巨噬细胞激活；抑制 DC 的抗原提呈作用。

Breg 细胞可抑制体内过度的炎症反应，并参与介导免疫耐受。此外，Breg 在某些慢性炎性疾病（如肠炎、类风湿关节炎、多发性硬化）、感染和肿瘤等发生、发展中起重要调节作用。

(孙 兵 张晓明)

gùyǒuyàng línbāxìbāo
固有样淋巴细胞（innate-like lymphocyte，ILL）

兼具适应性免疫细胞和固有免疫细胞特征，但功能接近固有免疫细胞的淋巴细胞，包括 γδ T 细胞、NK T 细胞、B-1 细胞和边缘区 B 细胞。

ILL 存在于机体某些特殊部位，其表面抗原受体（TCR、BCR）是由数量较少的胚系基因片段经重排后编码而产生，故较少多样性。ILL 对抗原的识别和活化一般不涉及克隆选择和克隆扩增，它们可直接识别、结合某些靶细胞或病原体所共有的特定表位，通过趋化、募集而迅速活化，并产生免疫效应。由于此类细胞可表达 RAG-1 和 RAG-2，TCR、BCR 经历基因重排，故严格意义上仍属适应性免疫系统。

(吴长有)

γδ T xìbāo
γδ T 细胞（γδ T cell）

T 细胞受体（TCR）由 γ 链和 δ 链组成的 T 细胞，属固有样淋巴细胞（ILL）。

来源及分布 γδ T 细胞与 αβ T 细胞具有共同的祖细胞，在胸腺分化、发育、成熟，主要分布于皮肤、小肠、肺及生殖系统黏膜和皮下组织。γδ T 细胞占人小肠上皮内淋巴细胞的 10%～18%，占大肠的 25%～37%，在外周血单个核细胞（PBMC）中仅占 0.5%～5%，在胸腺、脾、淋巴结中其比例更低。这种分布模式提示，γδ T 细胞在黏膜免疫中发挥重要作用。

类别 根据 γδ T 细胞在体内的分布，将其分为两类：①上皮内 γδ T 细胞：其 TCR 多样性极为有限，且一般不参与淋巴细胞再循环，主要介导局部抗感染免疫。②全身性 γδ T 细胞：分布于外周血，占 γδ T 细胞的 90% 以上，此类 γδ T 细胞 TCR 具有有限的多样性。

表型 γδ T 细胞表面组成性表达 TCRγδ-CD3 复合体，还表达 CD2、CD25、CD45 等分化抗原，部分表达 CD28 和 CD40L。人和小鼠的 γδ T 细胞还表达 CD94/NKG2A 及 CD94/NKG2D。γδ T 细胞多为 CD4$^-$CD8$^-$ 双阴性细胞，部分为 CD8$^+$γδ T 细胞。

识别特点 识别抗原具有如下特点：①TCR 多样性有限，抗原识别谱较窄。②以 MHC 非限制性方式直接识别、结合某些未经 APC 加工、提呈的脂类抗原和多肽抗原。③所识别的抗原主要为某些肿瘤细胞表面 MHC Ⅰ 类链相关的 A/B 分子（MIC-A、MIC-B）、某些胞内菌（如分枝杆菌等）的热休克蛋白（HSP）、感染细胞表面 CD1 分子提呈的非多肽抗原（如分枝杆菌的糖脂或脂类抗原）及某些磷酸化抗原（如细菌裂解产物）。④分布于同一黏膜组织的 γδ T 细胞通常仅表达一种结构相同的 TCRγδ，具有相同的抗原识别特异性，主要参与固有免疫。

功能 γδ T 细胞识别抗原后迅速活化，发挥抗感染（主要针对胞内菌、某些病毒）和抗肿瘤等效应。作用机制为：①通过释放细胞毒性效应分子（如穿孔素、颗粒酶），表达 Fas/FasL，分泌 IFN-γ、IL-17、TNF-α 等细胞因子，杀伤和清除某些病毒和胞内寄生菌感染的细胞以及表达热休克蛋白和异常表达 CD1d 的靶细胞。②分泌多种细胞因子（如 IL-2、IL-4、IL-5、IL-10、IFN-γ 等），参与免疫调节，增强机体固有免疫防御功能。

（吴长有）

zìrán shāshāng T xìbāo

自然杀伤 T 细胞 ［natural killer（NK）T cell］

既表达 T 细胞谱系标志 αβTCR-CD3 复合物、也表达 NK 细胞谱系标志（如人 CD56 和小鼠 NK1.1，即 CD161c/NKR-P1C）的固有样淋巴细胞。小鼠 NK T 细胞占外周血和外周淋巴结 T 细胞总数的 0.5%，占脾 T 细胞总数的 2.5%，占肝 T 细胞总数的 30%。人 NK T 细胞在相应器官的比例较低，仅相当于小鼠的 1/10。

分化发育 NK T 细胞主要在胸腺内发育，其前体细胞来源于 CD4⁺CD8⁺ 双阳性胸腺细胞，在表达相应 TCRα 链后，NK T 前体细胞与表达 CD1d-iGb3 复合物的其他双阳性细胞相互作用，经历阳性选择。存活的双阳性 NK T 前体细胞的 CD8 和 CD4 表达相继下调，发育为 CD4⁻CD8⁻ 双阴性细胞（少数为 CD4⁺ 单阳性）；这些细胞在迁出胸腺前获得记忆性/效应性 T 细胞表型，NK 谱系标志（如 NK1.1）主要在外周组织获得。

类型 根据 TCR（小鼠 Vα14-Jα18 及人类 Vα24-Jα18）表达与否，可将 NK T 细胞分为两型：①Ⅰ型 NK T 细胞：全称为 MHC 相关Ⅰ类分子限制性黏膜相关恒定链 T 细胞（MAIT）或甘露糖受体限制性 NK T 细胞（MAIT），又称恒定链 NK T 细胞（iNKT），特点是 TCR 库多样性较局限，表达恒定的 TCRα 链，表型为 Vα14-Jα18（小鼠）或 Vα24-Jα18（人），可被 α-半乳糖苷神经酰胺（α-GalCer）特异性激活，通常所指 NK T 细胞即为此型。②Ⅱ型 NK T 细胞：即 Vα14-Jα18⁻（小鼠）或 Vα24-Jα18⁻（人）NK T 细胞，其 TCR 库相对多样。

识别与激活 NK T 细胞 TCR 缺乏多样性，抗原识别谱较窄，不能识别由经典 MHC Ⅰ、Ⅱ类分子提呈的抗原肽，主要识别 CD1d 分子所提呈的脂类或微生物细胞壁糖脂类成分。其激活过程的主要环节为：静息 DC 向 NK T 细胞提呈糖脂类成分，诱导其表达 CD40L、分泌趋化因子和 Th1、Th2 型细胞因子；CD40L 与 CD40 结合，上调 DC 表达 CD40、共刺激分子（B7-1、B7-2）、IL-12 和 MHC Ⅰ、Ⅱ类分子，增强 DC 与 NK T 相互作用；IL-12 进一步促进 NK T 活化并分泌 IFN-γ、IL-4、IL-13 等。

功能 NK T 细胞识别抗原或被 IL-12 和 IFN-γ 等细胞因子刺激，可迅速活化并产生应答，发挥如下功能：①病毒刺激下可分泌 IFN-γ 等细胞因子，参与炎症反应和免疫调节。②分枝杆菌细胞壁的脂类和磷脂酰胆碱甘露糖苷，可趋化激活的 NK T 细胞，使之被募集至分枝杆菌感染病灶，参与肉芽肿形成和局部抗感染免疫。③分泌穿孔素、颗粒酶或经 Fas/FasL 途径，杀伤靶细胞（某些肿瘤和病原体感染细胞）。④参与器官移植、肿瘤、自身免疫病、过敏性疾病和感染性疾病等多种免疫病理过程。

并非所有 CD161⁺T 细胞均为 NK T 细胞，也并非全部 NK T 细胞均表达 CD161；NK T 细胞可表达穿孔素、FasL 及某些 NK 细胞调节性受体（如 NKG2D），由于此类细胞仅识别由 CD1d 分子提呈的脂类和糖脂类抗原，故其更准确的命名是 CD1d 依赖性自然杀伤样 T 细胞。

（吴长有 郑 芳）

B-1 xìbāo

B-1 细胞（B-1 cell）

表达 CD5 的 B 细胞亚类。是一群具有自我更新能力的长寿 B 细胞，属固有样淋巴细胞（ILL）。

来源与分布 B-1 细胞在个体发育中出现较早，主要在胎肝和网膜内发育，也可由成年人骨髓产生。但 B-1 细胞及传统的 B 细胞（B-2 细胞）分别由不同造血干细胞前体分化而来。B-1 细胞主要分布于胸膜腔、腹膜腔和肠道固有层，而在脾、外周血、胸腺、淋巴结及骨髓中少见。此外，慢性淋巴细胞白血病的 B 细胞均表达 CD5，一般认为其来源于 B-1 细胞。

分群 B-1 细胞占 B 细胞总数的 5% ~ 10%。根据来源及其表面 CD5 表达水平，B-1 细胞可分为两个亚群：①B-1a 细胞：来源于胚胎肝，高表达 CD5，又称 CD5⁺B-1a 细胞。②B-1b 细胞：来源于围生期的肝和骨髓，低表达 CD5，又称 CD5⁻B-1b 细胞。

特征 B-1 细胞 BCR 缺乏多样性，所识别的抗原种类有限，但分布广泛，可直接识别细菌表面共有的多糖类 TI 抗原（如细菌脂多糖、肺炎链球菌荚膜多糖、葡聚糖等）及某些变性自身抗原（如变性 Ig 和变性单股 DNA 等）。

B-1 细胞介导的体液免疫应答具有如下特点：不发生体细胞高频突变，无亲和力成熟；接受抗原刺激后，无需 T 细胞辅助，在 48 小时内即可产生以 IgM 为主的低亲和力；一般不发生 Ig 类别转换；不产生免疫记忆细胞。TI 抗原也可诱导肠道固有层和肠系膜淋巴结内的 B-1 细胞转换为产生 IgA 的细胞，通过分泌 IgA 而参与维持肠道共生菌稳态。

CD5 分子参与 B-1 细胞应答，机制为：为 B-1 细胞提供辅助信号，促进 B-1 细胞增殖和分泌自身抗体，与自身免疫病密切相关；调节细胞内钙库释放 Ca^{2+} 或胞外 Ca^{2+} 从离子通道流入细胞，负调控 B-1 细胞 mIgM 介导的信号转导。

功能 B-1 细胞在免疫应答早期即发挥作用，主要参与固有免疫，尤其可针对腹膜腔等部位的微生物迅速产生抗体，从而构成机体抗感染免疫的第一道防线。

此外，多种自身抗原（如变性红细胞、变性 IgM、单链 DNA 等）可诱导 B-1 细胞异常活化和增殖，产生相应自身抗体，从而参与某些自身免疫病（如 SLE、干燥综合征患者等）发生。近年发现，B-1 细胞还与 $CD5^+$ B 细胞淋巴瘤及白血病发生相关。

（安云庆 吴长有）

biānyuánqū B xìbāo

边缘区 B 细胞（marginal zone B cell，MZ B） 存在于小鼠和人脾白髓边缘窦以及人淋巴结、扁桃体和黏膜相关淋巴组织边缘区的成熟 B 细胞亚群。属固有样淋巴细胞。约占脾 B 细胞总数的 5%，其与滤泡 B 细胞（FOB）均属 $CD5^-$ B 细胞。MZ B 因其所处部位的特殊性，是最频繁接触血液中病原体的一群细胞，也是最早执行免疫防御功能的细胞之一。MZ B 于 1982 年被贝津（Bazin H）发现。共同淋巴样前体细胞（CLP）在骨髓中经历祖 B 细胞、前 B 细胞阶段，发育为未成熟的 $CD5^-$ B 细胞。后者迁移至脾，在 BCR 和 Notch2 等信号调控下，最终分化发育为成熟的 FOB 和 MZ B 细胞。

MZ B 的特征为：表型为 $IgM^{high}IgD^{low}CD21^{high}CD23^-CD1d^{high}CD5^{low}$，可表达 Toll 样受体（TLR7）、CD36 和 CD9；不参与淋巴细胞再循环；活化阈值比 FOB 低，更易分化为浆细胞；细胞生存周期短，可快速转化为 FOB。

MZ B 功能为：①可对 TI-2 抗原（如脂多糖）产生快速应答，分泌低亲和力 IgM 类抗体，其与 B-1 细胞均作为机体抗感染的第一道防线，主要防御进入血流的病原体，也是体内预存天然抗体的主要来源。②捕获和浓缩抗原及免疫复合物，使之由静脉窦边缘区被转运至滤泡 B 细胞区并提呈给滤泡 B 细胞，从而诱导针对血源性 TI 抗原的体液免疫应答。③产生多种细胞因子，调节 T 细胞及树突状细胞功能。

（孙兵 姚智 张毓）

gùyǒu miǎnyì

固有免疫（innate immunity） 生物体在长期种系进化过程中逐渐形成、与生俱有的天然免疫防御功能。又称非特异性免疫或天然免疫。特点为：先天固有，个体出生时即具备，可稳定遗传；作用范围广，并非针对特定抗原（无抗原特异性）；通常低等动物仅具固有免疫功能，脊椎动物兼备固有和适应性免疫功能。固有免疫在机体防御机制中具有重要意义，可视为抵御病原微生物感染的第一道防线。同时，固有免疫相关的效应细胞和效应分子也广泛参与适应性免疫应答的启动、效应和调节。

研究过程 已历经百余年，按照该领域内某些重大发现大致分为如下几个阶段：

发现吞噬细胞 19 世纪后叶，俄国动物学家和细菌学家埃利·梅契尼科夫（Élie Metchnikoff）在海星幼虫体内发现一种可移动、并对入侵微生物具有吞噬清除作用的细胞，遂将其命名为"吞噬细胞"。他进而推测，在高等动物体内也存在此类具有吞噬清除病原微生物或其他异物的吞噬细胞，并提出"细胞免疫"的假说，即宿主可通过吞噬细胞抵御病原微生物感染。梅契尼科夫通过发现吞噬细胞，奠定了固有免疫研究的基础，开拓了细胞免疫学的新领域，并因此于 1908 年获诺贝尔生理学或医学奖。

发现补体和干扰素等固有免疫分子 1895 年，比利时免疫学家朱尔斯·博尔代（Jules Bordet）发现人和动物免疫血清中存在一种可辅助抗体介导溶菌作用的物质，其后此种对热敏感（加热 60℃，30 分钟失活）的成分被命名为补体。博尔代发现固有免疫分子补体，并证实该补体与特异性免疫分子（抗体）协同作用而发挥免疫效应，从而深化对固有免疫系统组成的认识，因此于 1919 年荣获诺贝尔生理学或医学奖。已发现了 30 余种补体成分，共同组成补体系统，可通过多条途径激活，从而介导杀菌或细胞溶解、调理吞噬、清除免疫复合物和参与炎症反应等多种生物学效应。

1957年，英国病毒学家阿利克·艾萨克斯（Alick Isaacs）和瑞士病毒学家让·林登曼（Jean Lindenmann）发现，病毒感染的细胞产生一种可干扰病毒在其他细胞内复制的可溶性物质，遂将其命名为干扰素。干扰素的发现为阐明机体抗病毒固有免疫的机制提供了重要依据。

发现树突状细胞 1973年，加拿大免疫学家拉尔夫·马文·斯坦曼（Ralph Marvin Steinman）首次发现树突状细胞（DC），证明在体内巡游的DC可摄取病原微生物或肿瘤细胞，并将相关抗原信息提呈给初始T细胞，使之活化从而启动适应性免疫应答。上述研究结果阐明了固有免疫细胞（DC）与适应性免疫细胞通过协同作用而启动适应性免疫应答的机制，进一步完善了细胞免疫理论。至20世纪90年代，DC在免疫系统中的重要性及其与临床疾病的关系获免疫学界公认。有赖于DC的发现，深入阐明了固有免疫与适应性免疫应答的相互作用及其机制，斯坦曼于2011年获诺贝尔生理学或医学奖。

提出模式识别理论及发现Toll样受体（TLR） 1989年，美国免疫学家查尔斯·奥尔德森·詹韦（Charles Alderson Janeway）提出模式识别理论，要点是：①机体固有免疫细胞表达一类模式识别受体（PRR），后者是由进化上十分保守、数量有限的胚系基因编码产生。②PRR识别的主要靶分子是病原相关模式分子（PAMP），后者广泛存在于病原体而不表达于自身正常组织细胞，是一类进化保守的分子标志。③机体固有免疫细胞通过PRR对PAMP的识别可区分"自己"与

"非己"，并对病原等有害物质产生应答，将其从体内清除。

其后，多个实验室对PRR的存在及其功能进行了探索和研究：1996年，法国生物学家朱尔斯·霍夫曼（Jules Hoffmann）发现Toll基因发生突变，可明显降低果蝇对抗真菌感染的能力；1997年，美国的詹韦及鲁斯兰·麦吉托夫（Ruslan Medzhitov）首次克隆了人类Toll基因，并证明人Toll蛋白可激活抗感染炎症信号；1998年，美国布鲁斯·艾伦·博伊特勒（Bruce Alan Beutler）发现小鼠TLR4是识别脂多糖（LPS）的受体。上述发现表明，低等生物与高等哺乳动物抵御病原体入侵的分子机制相似，而Toll基因产物及其类似物是识别病原体等外来入侵者的分子"哨兵"。由于阐明固有免疫细胞对病原体及其产物的识别和激活机制，霍夫曼和博伊特勒获得2011年诺贝尔生理学或医学奖。

目前已知固有免疫细胞表达的PRR主要包括甘露糖受体（MR）、清道夫受体（SR）、TLR和磷脂酰丝氨酸受体（PSR）等，在人类和小鼠均已发现十余种TLR。模式识别理论的提出及模式识别受体的相关研究，揭示了固有免疫细胞准确识别病原体的分子机制，完善了免疫学理论体系，为阐明炎症性疾病、感染性疾病及自身免疫病等发病机制并探索相关防治策略提供了新的思路和方法。

1994年，美国免疫学家波莉·马青格（Polly Matzinger）在病原体相关模式识别理论的基础上，提出了免疫识别的危险模式理论，其要点是：触发固有免疫应答的物质既可来自侵入体内的病原体等抗原性异物，又可来自

体内自身损伤的组织细胞或凋亡细胞所产生、释放的内源性分子，即损伤相关模式分子（DAMP）。上述来自体内外的PAMP和DAMP均可被固有免疫细胞表达的PRR识别，从而激发相应的固有免疫应答。危险模式理论较清晰地阐明了移植排斥、超敏反应、自身免疫病、肿瘤免疫等免疫病理过程，并向免疫系统识别"自己"与"非己"的经典理论提出挑战。

固有免疫系统组成 主要包括：①组织屏障：包括种间屏障、皮肤黏膜屏障、血脑屏障、胎盘屏障、血-胸腺屏障等。②固有免疫细胞：包括单核/巨噬细胞、DC、NK细胞、固有淋巴样细胞（ILL）、中性粒细胞、嗜酸性粒细胞、嗜碱性粒细胞、肥大细胞等。③固有免疫分子：包括补体、细胞因子、防御素、溶菌酶、乙型溶素等。

此外，固有样淋巴细胞（包括NK T细胞、边缘区B细胞、γδ T细胞、B-1细胞）的功能主要与固有免疫有关，但此类细胞可表达RAG-1和RAG-2，其TCR/BCR经历基因重排，故严格意义上仍归于适应性免疫系统。

识别特点 具有不同于适应性免疫的识别特点。

识别的抗原种类 固有免疫系统一般仅识别微生物及其产物（某些情况下可识别变应原和衰老、突变的细胞），但不能识别非微生物的化学物质或大分子。而适应性免疫不仅可识别微生物，也识别非微生物来源的抗原（包括合成的化学物质或大分子）。

识别的靶分子结构 固有免疫细胞所识别的靶结构通常是仅存在于微生物病原体（而不存在于哺乳动物细胞）或其产物的某

些特征性组分，即 PAMP。因此，固有免疫不与机体的自身组织结构发生反应，与适应性免疫相比，它能更好地区别"非己"与"自己"。

识别作用的分子基础 适应性免疫细胞的抗原识别受体（TCR、BCR）是通过胚系基因片段经重排而编码，具有极为丰富的多样性。固有免疫负责识别的受体为 PRR，是有限的胚系基因所编码的产物。

识别的泛特异性 适应性免疫细胞的抗原受体专一地识别特异性抗原表位，可区分同种内不同微生物，甚至区分同一微生物表达的不同抗原组分。固有免疫细胞 PRR 的识别仅有相对局限的特异性，称为泛特异性，仅能识别不同种类微生物（如病毒、革兰阴性菌、革兰阳性菌、真菌）所表达的不同 PAMP。

与适应性免疫的关系 固有免疫与适应性免疫相互影响、相辅相成、密切相关，参与适应性免疫应答的启动、效应、调节和转归。

固有免疫参与适应性免疫应答 固有免疫应答是适应性免疫应答的始动环节，并调控后者的应答强度，如 DC 摄取、加工和提呈抗原，是启动适应性免疫应答的前提；活化的 DC 高表达共刺激分子，可降低 T 细胞活化的阈值，增强 T 细胞免疫应答强度；补体片段 C3d 结合的抗原，可同时与 CD21 和 BCR 结合，从而降低 B 细胞对抗原应答的阈值，增强 B 细胞免疫应答的强度。

固有免疫调控适应性免疫应答的类型 固有免疫细胞通过模式识别受体识别不同 PAMP 而被激活，并产生不同种类细胞因子，进而诱导初始 T 细胞分化为不同

的效应细胞亚群，如 DC 通过识别 PAMP 而被活化，分泌以 IL-12 为主的细胞因子，可诱导 Th0 细胞向 Th1 细胞分化；某些寄生虫（如蠕虫）或病毒感染可活化浆细胞样树突状细胞（pDC），使之产生 IL-4、IL-5 或 IL-10，可诱导 Th0 细胞分化为 Th2 细胞。

固有免疫与适应性免疫协同发挥效应 B 细胞分泌的抗体本身并不具备直接杀菌和清除病原体的能力，仅在固有免疫细胞和固有免疫分子（如补体）参与下，才能发挥调理吞噬、溶菌和抗体依赖细胞介导的细胞毒作用（ADCC）作用，有效清除病原体。

参与免疫病理过程 参与某些免疫病理过程发生发展：①在感染免疫中发挥重要作用，是机体抵御病原体侵袭的第一道防线。②参与肿瘤发生和发展，如 NK 细胞、NK T 细胞、γδ T 细胞、巨噬细胞和中性粒细胞等均可直接或间接参与机体抗肿瘤免疫应答，而髓源性抑制细胞、肿瘤相关巨噬细胞、肿瘤相关中性粒细胞等可抑制机体的抗肿瘤免疫效应，从而促进肿瘤生长、侵袭和转移。③参与移植排斥反应，如天然存在的血型抗体可引发移植物超急性排斥，NK 细胞等参与器官移植急性排斥反应。④通过介导炎症反应而参与自身免疫病发生。

（田志刚　孙汭　吴励）

móshì shíbié lǐlùn

模式识别理论（pattern recognition theory） 阐述固有免疫识别机制及适应性免疫应答启动和效应机制的理论。该理论认为，固有免疫细胞可通过模式识别受体（PRR），可泛特异性识别病原微生物所共有、宿主体内缺乏的病原相关模式分子（PAMP），从而被激活，并通过对抗原的加工、

提呈激活 T 细胞，启动和参与适应性免疫应答。

机体免疫系统如何识别自身正常成分和非己抗原性物质是免疫学家长期以来探讨的理论问题。20 世纪 50 年代，澳大利亚微生物学家弗兰克·麦克法兰·伯内特（Frank MacFarlane Burnet）的克隆选择学说为"自己"与"非己"辨别模式做出了诠释。美国免疫学家查尔斯·奥尔德森·詹韦（Charles Alderson Janeway）于 1989 年提出模式识别学说，为上述"自己"与"非己"辨别模式添加了新内容，要点是：①抗原提呈细胞（APC）表达 PRR，可识别广泛存在于病原体而不存在于自身正常组织细胞的 PAMP，从而区分"感染性非己"和"非感染性自己"。②APC 通过识别、结合病原体特有的 PAMP，将病原体吞噬内化，经加工处理后以抗原肽-MHC 复合物形式表达于细胞表面，供 T 细胞识别结合，提供 T 细胞活化的第一信号，同时上调 APC 表面共刺激因子表达，提供 T 细胞活化的第二信号，诱导 T 细胞激活。因此，表达 PRR 的 APC 在机体适应性免疫应答中占据中心地位，也是机体免疫防御机制的始动环节。

1996 年，法国生物学家朱尔斯·霍夫曼（Jules Hoffmann）证实果蝇细胞表达 PRR，随后在人类首次发现 Toll 样受体 4（TLR4）。已在细胞表面、内体、溶酶体及胞质中发现 6 类 PRR，可分别识别某些特定模式分子，通过启动相关信号转导通路并诱导不同基因表达，从而精细调控针对不同病原体保守结构（即 PAMP）的固有免疫应答和炎症反应（图）。

固有免疫应答过程中，宿主面临的最大挑战是如何借助有限

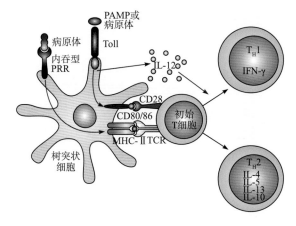

图 模式识别理论示意

的受体迅速识别大量不同病原体并产生应答。模式识别理论对此提供了合理的解释：固有免疫细胞通过PRR所识别的分子结构是某些病原体所共有、进化上高度保守的PAMP；PAMP是由病原体内数量有限的基因直接编码而产生，也是参与维持病原体生存和导致致病性的关键组分。固有免疫细胞通过PRR对PAMP的识别，可区分"感染性非己"和"非感染性自己"，从而启动免疫防御机制；固有免疫细胞接受不同PAMP刺激后，可通过诱生不同细胞因子而调控适应性免疫应答的类型。

但模式识别理论亦存在一定局限性，其难以圆满解释非感染性疾病（如移植排斥、肿瘤等）的免疫识别和发病机制。

（田志刚 孙 汭）

fàntèyìxìng shíbié

泛特异性识别（pan-specific recognition）

由固有免疫细胞表达的模式识别受体（PRR）和固有样淋巴细胞（ILL）表面抗原识别受体对相应配体和抗原分子的特征性识别方式。

固有免疫细胞通过所表达的模式识别受体而实现泛特异性识别：不同类型病原微生物所含病原相关模式分子（PAMP）有所不同，而同类病原微生物所表达的PAMP大致相同。由固有免疫细胞胚系基因直接编码表达的模式识别受体（PRR）种类有限，但每种PRR均可识别某一类病原微生物所共有、结构大致相同的PAMP。有限数量的PRR及其配体（PAMP）分布广泛，几乎涵盖各种类型固有免疫细胞和病原微生物。

固有免疫细胞通过各自所表达、数量有限的PRR，可识别并结合各种各样的病原微生物。这种识别的精确度和特异性远低于抗原特异性T/B细胞，故称泛特异性识别。

ILL通过其表面抗原受体（TCR、BCR）而实现泛特异性识别：NK T细胞、γδ T细胞和B-1细胞属固有样淋巴细胞，它们表面的抗原识别受体（TCR、BCR）是由数量较少的胚系基因片段重排后编码而产生，其多样性远低于T/B细胞。ILL表面有限多样性的抗原识别受体可直接识别、结合靶细胞或病原微生物所共有的某些特定表位。此种识别模式与抗原特异性T/B细胞对APC表面特异性抗原肽（表位)-MHC分子复合物的识别方式存在很大差异，也属泛特异性识别。

（田志刚 孙 汭）

wēixiǎn xìnhào lǐlùn

危险信号理论（danger signal theory）

阐述免疫应答启动机制的理论。又称危险模式理论。1994年，美国免疫学家波莉·马青格（Polly Matzinger）首次提出危险信号理论，认为启动机体免疫应答的关键因素并非"非己信号"，而是能被机体免疫系统感知、来自外界或体内损伤组织细胞所产生的"危险信号"。依据为：①免疫系统并未对所有侵入人体的外源性物质产生应答：如机体对每天吸入和摄入的许多无害外来物质，并未产生应答；机体对侵入宿主细胞后未损害细胞正常代谢的病毒，也不产生应答；孕妇对携带同种异型HLA抗原（来自父方）的胎儿，通常不产生免疫应答；存在于体内的正常菌群不能诱导机体产生免疫应答，而是成为机体抗御病原体的微生物屏障。②免疫系统识别"自己"与"非己"的能力在生命早期即已获得："自身"成分在个体一生中处于不断变化的状态。经典的"自己-非己"识别模式难以解释免疫系统何以能对不断变化的"自身"成分进行识别。③现代免疫学相关研究提供的某些实验依据：如单独注射某种纯化的非己蛋白，并不能诱导机体产生免疫应答；若将上述纯化蛋白与微生物佐剂或死亡细胞混合后注射，则可诱导机体产生针对该纯化蛋白的特异性免疫应答。损伤相关模式分子（DAMP）——来源于体内受损伤自身组织细胞的内源性危险信号及其受体的发现，也为危险信号理论提供了有力佐证。

危险信号理论强调诱导机体产生免疫应答的始动环节是"危险信号"而不是"非己信号"，其核心内容是当机体正常的组织细胞处于危险状态（如感染、应激、损伤或死亡等）情况下，可向免疫系统发出"危险预警信号"，从而使局部固有免疫细胞活化而产生炎症反应，继而启动适应性免疫应答，发挥抗感染、抗肿瘤、免疫调节或促进组织修复等作用（图）。

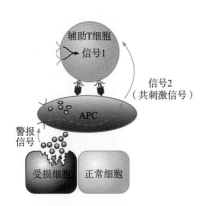

图 危险信号理论示意

危险信号理论对经典"自己-非己"识别理论提出了挑战，但未能对某些免疫相关病理过程的发生机制给予圆满解释，如单卵双胞移植、自体移植或断肢再植，均存在损伤但无排斥反应；自身免疫病仅发生于少数个体；MHC 不相容、无损伤的移植物仍可引起排斥反应。若从另一角度思考，将体内损伤坏死细胞及其产生的危险信号分子视为"改变了的自身"或"新产生的自身"，则危险信号理论实际上是深化和扩展了经典"自身-非己"识别理论的内涵。

（田志刚　孙　汭）

bìngyuán xiāngguān móshì fēnzǐ

病原相关模式分子（pathogen associated molecular pattern, PAMP）

特定病原体或其产物所共有、高度保守且对病原体生存和致病性不可或缺的一类或一群分子结构。可表达于病原体表面或游离于体液中，也可出现于免疫细胞胞质溶胶，以及溶胶中携带病原体的各种胞内区室（如内体、吞噬溶酶体等）。

种类　不同种类微生物（如病毒、革兰阴性和阳性菌、真菌等）可表达不同 PAMP，主要包括（表）：①以糖类和脂类为主的细菌胞壁成分：如脂多糖（LPS）、肽聚糖（PGN）、脂磷壁酸（LTA）、甘露糖、类脂、脂阿拉伯甘露聚糖、脂蛋白和鞭毛素等。②病毒产物及细菌胞核成分：如非甲基化寡核苷酸（CpG DNA）、单链 RNA、双链 RNA 等。③微生物体内的特征性蛋白，如 N-甲酰甲硫醇等。

特征　有如下几点：

病原微生物所特有　PAMP 广泛分布于病原微生物或其产物，但不存在于人类，分子结构与宿主自身抗原截然不同，可被宿主固有免疫细胞的 PRR 视为"感染性非己"。因此，识别 PAMP 成为固有免疫系统区分"自己"与"非己（微生物）"的分子基础。

LPS 是大多数革兰阴性菌细胞壁成分；LTA 是大多数革兰阳性菌胞壁成分；PGN 是革兰阳性/阴性菌和真菌的胞壁成分；甘露糖是微生物细胞壁上糖蛋白和糖脂中的典型成分，而哺乳动物的糖蛋白和糖脂中则含有与之不同的组分，即末端唾液酸和 N-乙酰半乳糖胺（GalNac）；糖脂是分枝杆菌的重要组分；酵母多糖是真菌组分；细菌 DNA 含非甲基化的 CpG 序列。

微生物生存和致病性所必需　PAMP 不仅是固有免疫细胞所识别的分子结构，也是病原体赖以生存及得以致病的主要物质基础，病原体难以通过 PAMP 突变而逃避固有免疫细胞的识别。一旦 PAMP 突变或缺失，往往导致微生物死亡，或显著降低微生物对外界环境适应性。

宿主泛特异性识别的分子基础　PAMP 极为保守且种类较少，可被固有免疫细胞内有限的胚系基因编码产物——PRR 有效识别，使机体可察觉任何微生物感染的存在，如宿主吞噬细胞相应 PRR 一旦识别 LPS，即向机体提供感染革兰阴性菌的信号。

宿主固有免疫细胞表达的 PRR 通过识别 PAMP 而被激活，进而释放多种炎性介质和细胞因子，介导炎症反应，在固有免疫防御中起重要作用，并最终启动适应性免疫应答。

（田志刚　孙　汭）

zhīduōtáng

脂多糖（lipopolysaccharide, LPS）

革兰阴性细菌细胞壁上水溶性糖基化的脂质复合物。是革兰阴性菌赖以生存和致病的物质基础。

分子特征　LPS 分子量大于 10kD，结构较复杂；不同类群细菌或同一类细菌不同菌株的 LPS

表 病原相关模式分子的种类及来源

种类	病原相关模式分子	微生物类别
核酸类	单股 RNA	病毒
	双股 RNA	病毒
	胞苷磷酸鸟苷二核苷酸（CpG）	细菌
蛋白质类	菌毛	细菌
	鞭毛	细菌
细胞壁脂类	脂多糖	革兰阴性细菌
	脂磷壁酸	革兰阳性细菌
糖类	甘露聚糖	真菌，细菌
	葡聚糖	真菌

可能存在一定差异，但主要生物活性部分的结构高度保守、无种属特异性，故不同革兰阴性菌所致毒性作用大致相同。

LPS 由脂质 A、核心多糖、O-特异多糖通过共价键连接组成：①脂质 A 是 LPS 毒性和生物学活性的主要组分，无种属特异性，即所有革兰阴性菌产生的内毒素均具有相同的毒性作用。②核心多糖位于脂质 A 外层，通过以二糖或三糖形式存在的酸性八碳糖而与脂质 A 相连接，具有属特异性，即同一属细菌的核心多糖相同。③O-特异多糖（即菌体 O 抗原特异性多糖）位于 LPS 最外层，由数个至数十个重复的寡糖单位构成，借助糖苷键与核心多糖相连接，具有种特异性，即不同种革兰阴性菌所含 O-特异性多糖链的组成或结构不同，导致其抗原表位各异。

制备方法　有两种：①经典方法借助机械方法将革兰阴性菌破碎，然后用热酚水法或苯酚、氯仿及石油醚组成的混合溶液提取脂多糖。②改进方法借助机械方法破坏革兰阴性菌后用酶处理，同时加入 SDS 和（或）EDTA 进行分离；超临界流体二氧化碳可替代易燃有害的有机溶剂用于提取 LPS。

脂多糖结合蛋白　1986 年，托拜厄斯（Tobias PS）首次在兔炎症急性期血清中发现一种能与 LPS 结合的蛋白质，命名为脂多糖结合蛋白（LBP），属 I 型急性期反应蛋白。随后，雷（Lei MG）于 1988 年、罗德（Roeder DJ）于 1989 年分别从大鼠及人和其他动物体内分离出各自的 LBP。人 LBP（60kD）主要由肝细胞合成，参与并调节 LPS 的致炎作用。

LBP 为糖蛋白，与 LPS 所含脂质 A 具有高度亲和性，是介导 LPS 与相应受体结合的关键载体蛋白，在炎症反应中发挥重要作用。此外，LBP 还可促进 LPS 与高密度脂蛋白或巨噬细胞表面清道夫受体结合，从而加速 LPS 的清除并减缓炎症反应。

作用机制　LPS 是重要的病原相关模式分子（PAMP），可被 Toll 样受体 4（TLR4）识别，激发机体产生免疫应答和炎症反应。LPS 被识别并激发应答有赖于多种分子参与，过程为：LPS 释放入血→与循环中的 LBP 结合为 LBP-LPS 复合物→与单核/巨噬细胞表面 CD14 结合为 LBP-LPS-CD14 复合物→后者通过 CD14 锚定于由 TLR4 与髓样分化蛋白 2（MD2）组成的受体复合物上→TLR4 聚集。

聚合的 TLR4 可通过两条途径启动信号转导：①MyD88 依赖性信号途径，两种接头蛋白（MyD88 和含 TIR 结构域的接头蛋白）参与其中，可介导转录因子 NF-κB 的早期活化、产生促炎细胞因子和 Th1 细胞应答。②MyD88 非依赖性信号途径，TLR 接头蛋白 1、2 参与其中，通过激活转录因子干扰素调节因子 3（IRF3），诱导 IFN-β 产生。

低浓度 LPS 可刺激机体免疫系统（可直接激活补体旁路途径），增强固有免疫功能；高浓度 LPS 通过与单核/巨噬细胞、内皮细胞等表面相应受体结合，可启动胞内信号转导，诱导产生多种细胞因子和其他炎性介质，激发广泛而强烈的炎性反应。

（田志刚　孙　汭）

bāogānlínsuān niǎogān èrhégānsuān DNA

胞苷磷酸鸟苷二核苷酸 DNA
（cytidine-phosphate-guanidine，CpG DNA）　含非甲基化胞苷磷酸鸟苷二核苷酸（CpG）序列的 DNA 片段。是一类在胞内发挥作用的病原相关模式分子。存在于细菌、病毒等的基因组及质粒 DNA 中，也可由人工合成。具有激活免疫系统、促进多种免疫细胞活化、诱导多种细胞因子产生等作用。脊椎动物免疫系统通过识别 CpG 特征性结构而识别微生物 DNA，并产生针对相应抗原的保护性免疫应答。

CpG DNA 的发现源于早期对肿瘤治疗的研究：19 世纪 90 年代发现，给肿瘤患者注射全菌制剂可治疗肿瘤；随后 Tokunaga T 对牛减毒分枝杆菌提取物-结核菌素（BCG）研究时发现，细菌 DNA 可抑制肿瘤；纯化的 BCG DNA 可提高体内 NK 细胞活性，并诱导产生 I 型和 II 型干扰素。最初曾认为，上述作用是由细菌 DNA 中的某些回文序列所致，后来发现特定的序列反义寡核苷酸（ASODN）也具有免疫刺激作用，其效应分子是 ODN 所含的特定 CpG 基序。

CpG DNA 在抗感染免疫和超敏反应性疾病中发挥重要作用，微生物感染机体时所释放的 CpG DNA 作为一种"危险信号"，可触发机体保护性免疫应答，以清除外来病原体。CpG DNA 发挥作用的细胞内机制为：经内吞进入胞质的 CpG DNA 被 Toll 样受体 9（TLR9）特异性识别，启动相关信号级联反应（如 NF-κB 通路及应激反应激酶通路），从而诱导靶基因表达，使单核/巨噬细胞、DC、B 细胞等活化，促进细胞因子（IL-12、IL-1 和 TNF-α 等）分泌，并上调细胞表面 CD69、MHC I、II 类分子及共刺激分子（如 CD80、CD86）等表达，为 T 细胞、NK 细胞等活化提供刺激信号。

CpG DNA 具有重要的佐剂效应，可促进 Th1 细胞应答和特异性 CTL 产生，对控制胞内病原体感染及防治肿瘤具有重要意义。已获准在人类疫苗中使用的佐剂主要是氢氧化铝，其仅可诱导 Th2 细胞应答，故将 CpG DNA 与氢氧化铝等其他佐剂联合应用，可产生协同效应。CpG DNA 作为佐剂或 DNA 疫苗的组分，已应用于非霍奇金淋巴瘤、黑色素瘤、肾癌等免疫治疗的临床试验。

(田志刚 孙 汭)

shuānglián DNA

双链 DNA（double-stranded DNA, dsDNA）

由 2 条 DNA 单链通过碱基互补作用而形成的核酸分子。属病原相关模式分子（PAMP）。正常情况下，双链 DNA 分子是存在于真核细胞、原核细胞（细菌）核内及双链 DNA 病毒中的遗传物质。感染或炎症过程中，病原体来源或宿主自身的双链 DNA 分子会出现于细胞质内，作为外源性或内源性抗原被免疫系统识别，通过与模式识别受体（PRR）结合而诱导机体产生应答。含胞苷磷酸鸟苷二核苷酸（CpG）结构的双链 DNA 分子可被固有免疫细胞内体或溶酶体内 Toll 样受体 9（TLR9）识别及结合，通过 MyD88 依赖性途径将信号传递至 IRAK/TRAF6，进而通过 NF-κB 通路激活巨噬细胞、DC、B 细胞等，诱导细胞因子（如 IL-12、IL-1 和 TNF-α 等）产生，发挥免疫效应。

不含 CpG 结构的外源性双链 DNA 有以下两种识别方式：①被胞质内黑色素瘤缺乏因子 2（AIM2）识别并结合，通过热蛋白结构域相互作用而募集胞质内含 CARD 的凋亡相关斑点样蛋白（ASC），进而诱导炎症小体组装，激活胱天蛋白酶 1（caspase 1），促进 IL-1β 产生，引发固有免疫应答甚至导致细胞焦亡。②被 DNA 依赖的 IFN 调节因子激活因子（DAI）识别并结合，可诱导 I 型干扰素产生，参与抗感染免疫。

(田志刚 孙 汭)

gānlùtáng

甘露糖（mannose）

见于各种多糖和糖蛋白 N-糖链组分中的一种己醛糖。通常以聚糖形式存在于细菌、酵母菌和病毒表面。均属病原相关模式分子，可被肝合成的急性期蛋白-甘露糖结合凝集素（MBL）识别和结合，进而激活补体 MBL 途径，最终形成攻膜复合物而溶解破坏菌细胞，同时补体激活而产生的某些片段可引发炎症反应（如 C3a、C5a）或发挥调理作用（如 C3b）。

以巨噬细胞为例：巨噬细胞通过表面甘露糖受体识别微生物细胞壁糖蛋白和糖脂末端的甘露糖残基并与之结合，可吞噬、杀伤微生物；巨噬细胞作为专职抗原提呈细胞，可对摄入的微生物抗原进行加工、处理，以抗原肽-MHC 分子复合物形式表达于细胞表面，供 T 细胞识别，启动并参与适应性免疫应答的全过程。巨噬细胞接受微生物刺激后，通过上述作用方式将固有免疫与适应性免疫密切相连，共同参与机体抗感染免疫防御。

(田志刚 孙 汭)

jiàomǔ duōtáng

酵母多糖（yeast polysaccharide, YPS）

存在于酵母细胞和某些真菌细胞壁的大分子糖类聚合物。YPS 具有促细胞生长、抗病毒、免疫增强等多种生物学活性。构成 YPS 的主要成分是葡聚糖和甘露聚糖。

葡聚糖：位于细胞壁内层，为细胞壁结构主要成分，是以 β-1,3 键为主链相连的葡萄糖分子与 β-1,6 键分支结合所形成的大分子聚合物。β-葡聚糖属病原相关模式分子，可被细胞表面多种模式识别受体（PRR）（如 C 型凝集素样受体 dectin-1、补体受体 3、清道夫受体、乳糖基神经酰胺等）识别，其中 dectin-1 是识别 β-葡聚糖的主要受体。

β-葡聚糖通过激活固有免疫细胞，发挥如下作用：增强巨噬细胞吞噬功能，有效破坏和清除体内损伤、衰老、死亡的自身细胞和入侵的病原微生物；促进巨噬细胞产生 MIP-2、IL-10 介导产生炎症反应和免疫调节作用；与 Toll 样受体协同作用，诱导巨噬细胞合成分泌 IL-2、IL-12、TNF-α 等细胞因子，参与免疫调节和增强炎症反应；通过与补体受体 3（CR3）结合，可促进中性粒细胞、单核/巨噬细胞、树突状细胞、NK 细胞活化增殖，参与机体抗感染和抗肿瘤免疫效应。

甘露聚糖：位于细胞壁外侧，是由多个 α-甘露糖分子以 α-1,6 键为主链及与之相连的甘露糖侧链所组成。葡聚糖和甘露聚糖之间的成分是蛋白质，其中某些蛋白质是与细胞壁结合的酶类物质（如葡聚糖酶、甘聚糖酶、蔗糖酶、碱性磷酸酶、脂酶等）。甘露聚糖通过与甘露糖结合蛋白（MBL）结合，可激活补体 MBL 途径而杀伤病原体，或通过形成补体活性片段发挥调理作用等，也可通过与吞噬细胞表面胶凝素受体结合而直接发挥调理作用。

(田志刚 孙 汭)

sǔnshāng xiāngguān móshì fēnzǐ

损伤相关模式分子（damage associated molecular pattern, DAMP）

与病原相关模式分子

（PAMP）相似、可激发固有免疫应答和促进适应性免疫应答的内源性生物活性介质。又称警报素。也有报道将外源性 PAMP 和内源性警报素共同归于危险相关模式分子大家族。DAMP 和 PAMP 可共用模式识别受体，包括 Toll 样受体（TLR，如胞膜表面 TLR4 和胞内 TLR7～TLR9 等）、NOD 样受体（NLR）、视黄酸诱导基因 1 样受体（RLR）、糖基化终产物受体（RAGE）等。

来源 属内源性危险因子，主要来源为：①在病原体感染、理化因素和机械性外力作用下，导致组织细胞（包括白细胞、各种上皮细胞等）损伤或非程序性死亡，可迅速将 DAMP 释放至细胞外。②PAMP 和促炎细胞因子可诱导固有免疫细胞（包括粒细胞和上皮细胞）合成、分泌某些 DAMP。③凋亡细胞被巨噬细胞吞噬后，可诱导巨噬细胞合成、分泌 DAMP。多数 DAMP 在胞内有其特定的功能，一旦因感染或损伤等原因释放至胞外，其原有功能发生改变而产生致炎等作用。

种类 包括：某些在胞内外均显示功能的蛋白，如热休克蛋白（HSP）、硫氧还蛋白、钙结合因子 S100 家族蛋白、高迁移率族蛋白 B1、锯齿状蛋白等；某些因损伤而产生的胞外基质衍生成分（如透明质素、硫酸肝素、ATP 和尿酸等）；某些仅在胞外发挥作用的细胞因子（如 IL-1β、IL-16、IL-18）。

此外，组织细胞受损时产生的抗菌肽/防御素、氧自由基、胞外基质降解产物、神经递质、甚至某些小分子活性介质也被视为 DAMP：①S100：是一组钙相关结合蛋白，有 20 余种，其中 S100A12 和 S100B 的受体为 RAGE，S100A8/9 可与 TLR 结合。②肝癌来源的生长因子：可由神经元主动释放，或由坏死细胞被动释放。③IL-1α：可由非经典途径分泌，脂多糖（LPS）刺激巨噬细胞后，IL-1α 前体可转位入核而与 DNA 结合，并作为转录因子而激活转录。④IL-33：为核内分子，可被主动或被动释放至胞外，通过与相应受体（ST2）结合而发挥致炎作用。⑤尿酸：其受体是位于细胞内的 NOD 家族成员 NALP3，可刺激 DC 成熟，在体内与抗原偶联可促进 $CD8^+T$ 细胞应答，也可作为炎症小体组分而促进 IL-1β 和 IL-18 产生。

作用 通过直接激活表达模式识别受体（PRR）的固有免疫细胞而诱导固有免疫应答，同时又可直接或间接启动适应性免疫应答。作用为：①趋化和激活表达相应受体的固有免疫细胞，使之分泌炎症细胞因子、趋化因子、组胺和前列腺素等炎性介质，引发和促进炎症反应，增强吞噬胞和杀伤细胞功能。②调节适应性免疫应答：如诱导 DC 成熟，上调其表面 MHC 分子和共刺激分子表达，增强抗原提呈作用，促进适应性免疫应答；通过激发 DC 产生 IL-12，诱生 Th1 细胞，促进细胞免疫应答；通过激发 DC 产生 IL-10、IL-4，诱生 Th2 细胞，促进体液免疫应答。③抗感染作用：直接杀伤细菌、真菌、单纯疱疹病毒和某些有胞膜的病毒；抑制呼吸道合胞病毒和 HIV 感染。④促进内皮细胞、上皮细胞增殖和血管生成，营养神经和使神经突触延伸，募集干细胞使其增殖、分化等。已证实，DAMP 还参与多种免疫相关疾病（如关节炎、动脉粥样硬化、肿瘤、系统性红斑狼疮、移植排斥反应）的发生发展。

（田志刚　孙　汭）

高迁移率族蛋白 B1（high mobility group box-1，HMGB1）

存在于真核细胞核内的非组蛋白染色体结合蛋白，因其在聚丙烯酰胺凝胶电泳中迁移速度快而得名，属损伤相关模式分子。

分子特征 *HMGB1* 基因定位于染色体 13q12，其产物组成性表达于哺乳动物各类组织细胞内。HMGB1 分子的序列高度保守：人与啮齿动物 HMGB1 氨基酸序列同源性高达 99%，小鼠与兔 HMGB1 氨基酸序列同源性为 100%。人 HMGB1 非特异性结合于 DNA 分子双螺旋小沟内，主要功能是使双螺旋极度扭曲以利各种转录因子和染色质相互作用。

HMGB1（30kD）是含 215 个氨基酸残基、结构高度保守的单链多肽，N 端富含带正电荷的赖氨酸，C 端富含带负电荷的天冬氨酸和谷氨酸。从 N 端至 C 端的结构依次为 9～79 位氨基酸残基组成的 A 盒、95～163 位氨基酸残基组成的 B 盒、186～215 位（仅含谷氨酸和天冬氨酸残基）组成的受体结合基序。B box 是 HMGB1 发挥致炎作用的功能区域；A 盒可取代全长 HMGB1 与相应受体结合，但不介导生物学效应，故纯化的 A 盒可作为 HMGB1 拮抗剂。

定位 HMGB1 在肝和脑组织中，主要定位于胞质，作为细胞因子样分子发挥作用；在其他组织细胞中多存在于细胞核内。若细胞发生凋亡，染色质脱乙酰化，HMGB1 和 DNA 结合增强，导致 HMGB1 核内滞留，不会被释放而成为 DAMP。坏死细胞的脱乙酰化过程停止，使 HMGB1 得以从坏死细胞中释放。此外，在感染、炎性介质或促炎细胞因子等刺激下，巨噬细胞、树突状细胞、NK 细胞及内皮细胞、上皮细胞等可主动分泌 HMGB1。

胞外作用 释放至胞外的 HMGB1 可通过 B 盒与抗原提呈细胞（APC）表面的晚期糖基化终末产物受体（RAGE）或 Toll 样受体（TLR2、TLR4）结合，启动信号转导（激活 NF-κB 和 c-Jun）。此外，胞外 HMGB1 可与坏死细胞所释放 DNA 或含 DNA 的免疫复合物结合，后者通过被细胞表面 RAGE 识别、结合及内化，可激活细胞内 TLR9 信号通路。

作用过程为（图）：①作为炎症介质介导早期炎症反应，参与缺血-再灌注所致组织损伤。②早期炎性刺激（如 TNF-α 和 IL-1β）可促进 HMGB1 释放，继而诱生其他炎症介质，在晚期炎症反应中处于中心位置。③与 CpG-A 形成复合物而与受体 RAGE 结合，进而通过 TLR9-MyD88 途径激活浆细胞样树突状细胞（pDC）和 B 细胞，参与某些免疫病理过程发生、发展。④促进 APC（如巨噬细胞、DC 等）激活并表达共刺激分子及 MHC Ⅱ类分子，参与启动适应性免疫应答。⑤直接作用于 T 细胞和 B 细胞，参与或影响适应性免疫应答，如成熟 DC 分泌的 HMGB1 可诱导 CD4⁺T 细胞增殖分化为 Th1 细胞，也可诱导自身反应性 B 细胞活化，产生自身免疫应答。

（田志刚 孙汭）

rèxiūkè dànbái

热休克蛋白（heat shock protein, HSP）

生物体在物理（如热刺激）、化学、生物、精神等因素刺激下发生应激反应所合成的一组蛋白质。又称应激蛋白。

研究过程 1962 年，里托萨（Ritossa）发现，将果蝇幼虫的饲养温度从 25℃提高至 30℃，持续 30 分钟后在其唾液腺染色体上出现 3 个膨突，并发现膨突区带内的基因转录增强，提示可能有某些相关蛋白合成增加。1974 年，从热休克果蝇幼虫唾液腺等部位分离出 6 种新的蛋白质，遂将其命名为热休克蛋白。

特征 HSP 普遍存在于原核和真核生物中，是一类高度保守的蛋白质。除环境高温外，缺氧、寒冷、感染、饥饿、创伤、中毒等应激状态均可诱导组织细胞生成 HSP；普遍存在于动植物中，包括从细菌至人类的整个生物界。在生物进化上高度保守，大肠埃希菌、酵母、果蝇和人体中分离出的 HSP（70kD），氨基酸序列同源性高于 80%。现已发现十余种 HSP。尚无明确的分类标准，按照分子量可将 HSP 分为 5 个家族，即 HSP100、HSP90、HSP70、HSP60 及小分子量 HSP 家族。

功能 HSP 作为分子伴侣，参与对胞内其他蛋白质构象改变或修饰，从而影响或调节靶蛋白活性和功能。机体受到有害刺激时，HSP 可增强组织细胞对损害的抵抗力，或使胞内受损、变性、异常的蛋白迅速降解和清除，发挥自稳保护作用。HSP 对氧化应激、电离辐射、TNF-α 等所致的细胞凋亡具有抵抗或保护作用。此外，HPS 还具有许多免疫相关的功能。

参与抗感染免疫 病原体来源的 HSP 对宿主而言为异种蛋白，可诱导机体产生相应免疫应答，介导抗感染免疫。此外，病原体可与其产生的 HSP 连接，通

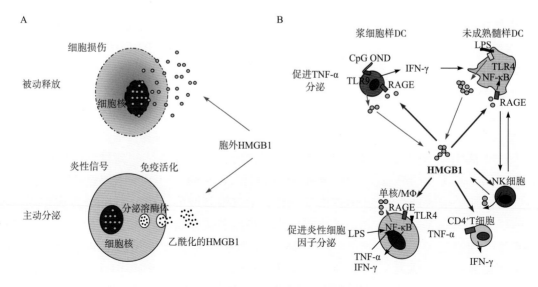

图 胞外 HMGB1 来源及其生物学效应

过形成免疫显性抗原，诱导宿主产生较强的体液和（或）细胞免疫应答，从而显著增强机体抗感染免疫能力。

参与抗肿瘤免疫 已发现，从肿瘤组织提取的 HSP 已与多种抗原肽（包括肿瘤抗原肽）结合为肽-HSP 复合物，可诱导机体产生抗肿瘤免疫应答。此外，HSP 也可直接激活 NK 细胞、γδ T 细胞等固有免疫细胞，发挥非特异性抗肿瘤作用。

参与固有免疫应答和炎症反应 在细胞坏死等应激状态下，胞内 HSP 可被释放至胞外，作为损伤相关模式分子（DAMP），通过与固有免疫细胞表面的相应受体 Toll 样受体（TLR2、TLR4）等结合而使之活化，介导固有免疫应答和炎症反应。

反馈性抑制炎症反应 巨噬细胞被病原体激活后，可产生高浓度活性氧（ROS），并诱导淋巴细胞高分泌多种细胞因子（如 IL-1、IL-2、IL-8 及 TNF 等）。上述高浓度 ROS 及细胞因子可促进 HSP 表达，而高浓度 HSP 可反馈性抑制 ROS 及相关细胞因子产生，从而缓解炎症反应并保护组织细胞。

介导自身免疫应答 外源性病原体 HSP 与人 HSP 氨基酸序列高度同源，二者具有相同或相似的抗原表位。因此，外源性 HSP 诱导机体产生的抗体和（或）效应 T 细胞可能与自身组织细胞的内源性 HSP 发生交叉反应，从而引发自身免疫应答或自身免疫病。

参与抗原加工和提呈 gp96、HSP70、HSP90 等作为胞内含量丰富的分子伴侣，参与内源性抗原肽在胞质溶胶中的转运，也参与抗原的交叉提呈。

（田志刚 孙 汭）

xiāotuì xiāngguān móshì fēnzǐ

消退相关模式分子（resolution associated molecular pattern，RAMP） 组成性表达、高度保守、具有抗炎或促进炎症消退作用的模式分子。如同损伤相关模式分子（DAMP），可由应激状态下（如缺氧、低糖、电离辐射、热休克等）或坏死的组织细胞被动释放，或由激活的固有免疫细胞以自分泌、旁分泌方式主动释放。已发现多种 RAMP，包括热休克蛋白（HSP10、27）、αB 晶体蛋白、免疫球蛋白结合蛋白等。此外，抑炎细胞因子（IL-10、TGF-β、IL-1Rα）、促炎症消退脂质分子（如脂氧素、消退素等）、膜联蛋白、糖皮质激素、神经肽等也被视为 RAMP。

多数免疫相关疾病的基本病理过程均涉及炎症反应。RAMP 可拮抗 RAMP/DAMP 的致炎效应，从而在体内形成促进炎症或阻抑炎症的复杂网络。RAMP 通过介导炎症介质和炎性细胞失活，促进炎症消退并最终中止炎症，有助于维持机体免疫自稳，并对逆转相关疾病进程及阻止慢性炎症发生起重要作用。

有关 RAMP 发挥效应的确切机制（如相应受体、相关信号通路等）不清楚，开展相关领域研究具有重要意义，如探索炎症消退的新途径；阐明某些慢性炎症性疾病发病机制；为防治自身免疫病提供新策略〔如基于 HSP10 治疗类风湿关节炎和慢性银屑病；基于免疫球蛋白结合蛋白（BiP）治疗类风湿关节炎〕；探索诱导免疫耐受的新思路。

（龚非力 王 晶）

rèxiūkè dànbái 10

热休克蛋白 10（heat shock protein10，HSP10） 热休克蛋白 60（HSP60）的共分子伴侣，可参与线粒体蛋白折叠，属消退相关模式分子。具有抗炎和免疫调节作用：①体外实验可抑制鼠巨噬细胞和人单核细胞 NF-κB 活化；下调 T 细胞 CD3ζ 链表达；诱导人单核细胞分泌抑炎细胞因子；抑制人单核细胞来源的 DC 分化。②体内实验可降低鼠内毒素性休克的致死率；延长大鼠皮肤移植物存活时间；缓解大鼠佐剂性关节炎和脂质蛋白肽（PLP）所诱导小鼠实验性自身免疫性脑脊髓炎（EAE）病情。③临床试验中，可改善类风湿关节炎和慢性银屑病患者临床指标。

（龚非力 王 晶）

αB jīngtǐ dànbái

αB 晶体蛋白（alpha B-crystallin，αBC） 脊椎动物眼球晶状体内的一种水溶性结构蛋白。属消退相关模式分子。具有炎症消退作用，依据为：①与野生鼠相比，αBC$^{-/-}$ 鼠表现为免疫高反应性、临床症状加重、淋巴细胞对髓鞘少突胶质细胞糖蛋白的增殖反应加强、促进 IFN-γ 和 IL-17 产生。②前房缺血性神经病变小鼠模型中，αBC 可保护视神经功能。③缓解中风小鼠组织损伤，诱导 T 细胞产生抗炎细胞因子。

（龚非力 王 晶）

rèxiūkè dànbái 27

热休克蛋白 27（heat shock protein 27，HSP27） 组成性表达于胞质的分子伴侣，可被热、辐射和氧化应激等诱导。属消退相关模式分子。胞外 HSP27 可发挥抑炎作用，机制为：促进人单核细胞产生 IL-10；抑制 IL-4/GM-CSF 诱导单核细胞分化为 DC 的作用；下调单核细胞表达 CD86，上调 CD14、CD16 和 CD163 表达；诱导肿瘤相关巨噬细胞分化，并诱导共培养的 T 细胞失能，从而有利于肿瘤逃逸免疫监视；抑制 TNF-α 所致 NF-κB 活化。

（龚非力　王　晶）

miǎnyì qiúdànbái jiéhé dànbái

免疫球蛋白结合蛋白 （binding immunoglobulin protein, BiP）

可与免疫球蛋白（Ig）结合的各种蛋白分子的总称。属消退相关模式分子。BiP 包括可与 IgG 结合的蛋白质 A 和 G、可与 IgA 结合的波罗蜜凝集素以及免疫球蛋白结合蛋白 1（CD79a-结合蛋白 1、B 细胞信号转导分子 α4）等。BiP 是参与调控内质网应激（即未折叠蛋白应答）的关键分子。未折叠或错误折叠的蛋白质聚集于内质网腔时，BiP 可启动信号通路级联反应，以缓解内质网压力，减少内质网中蛋白质分子折叠，促进分子伴侣表达，以结合内质网腔中堆积的内容物。

BiP 作为消退相关模式分子的效应为：下调 CD86、HLA-DR 表达；诱生调节性 T 细胞，并使单核细胞失活；上调抑炎细胞因子 IL-10 分泌，下调促炎细胞因子 TNF-α、IL-17 产生；促进 Th2 型细胞因子产生，抑制 Th1 型细胞因子（IFN-γ）产生；促进骨吸收，抑制破骨细胞生成。

（龚非力　王　晶）

wēixiǎn xiāngguān móshì fēnzǐ

危险相关模式分子 （danger associated molecular pattern）

可被模式识别受体（PRR）识别的危险信号分子。包括外源性和内源性危险分子：①外源性危险分子：即来源于微生物及其代谢产物的病原相关模式分子（PAMP），是激活固有免疫应答的外源性危险信号。此类高度保守、对病原微生物生存和致病必不可少的模式分子不存在于人类。

②内源性危险分子：是由受损或坏死组织细胞所释放（或由某些活化的免疫细胞所产生）、可被 PRR 识别而激发免疫应答的内源性分子，即损伤相关模式分子（DAMP），或称警报素。

危险相关模式分子的概念源于 1994 年美国免疫学家波莉·马青格（Polly Matzinger）提出的危险信号理论，其要点是：免疫系统并非通过识别"自己"和"非己"而产生应答，激发机体免疫应答的关键因素是病原体入侵、细胞损伤或炎症反应所产生的"危险信号"；不论人体自身或外界因素发生任何改变，一旦出现对机体构成危害的信号（危险分子），抗原提呈细胞等固有免疫细胞即可通过 PRR 识别之，从而激发固有免疫应答和启动适应性免疫应答。

（田志刚　孙　汭）

móshì shíbié shòutǐ

模式识别受体 （pattern recognition receptor, PRR）

主要表达于固有免疫细胞（尤其是巨噬细胞、DC 等专职 APC）表面、非克隆性表达、可识别病原相关模式分子（PAMP）及损伤相关模式分子（DAMP）的受体。

长期以来，固有免疫的研究由于缺乏对其相应受体的系统认识，明显滞后于适应性免疫研究。至 20 世纪 90 年代，随着多种 PRR 被发现，并初步阐明其分子结构和功能，固有免疫逐渐成为现代免疫学研究领域的热点。

特点　PRR 具有与特异性 TCR 或 BCR 不同的特点：①多样性远少于特异性 TCR 或 BCR，仅能识别不同种类微生物（如病毒、革兰阴性菌、革兰阳性菌、真菌）所表达的不同 PAMP（或内源性 DAMP），又称为泛特异性识别。

②存在于多种固有免疫细胞（尤其是专职 APC）表面或胞内（也可以分泌形式存在于血清和淋巴液中），为非克隆表达，即不同类型细胞所表达的 PRR 具有相同特异性。③一般仅识别微生物及其产物（也可识别变应原和衰老、突变的细胞），但不能识别宿主自身抗原及非微生物的化学物质或大分子，由此赋予固有免疫具有区别"非己"与"自己"的功能。④介导快速生物学反应，PRR 一旦识别相应 PAMP/DAMP，效应细胞即立刻被激活并发挥效应，一般不涉及细胞增殖，由此决定固有免疫具有快速反应性。

分类　PRR 包括 Toll 样受体（TLR）、清道夫受体（SR）、甘露糖受体（MR）、NOD 样受体（NLR）、炎性小体和视黄酸诱导基因 1 样受体（RLR）等（表）。依据 PRR 的作用特点可分为以下 3 类：

内吞型　是表达于吞噬细胞表面的跨膜受体，可识别、结合病原微生物的 PAMP，介导吞噬细胞对病原体的摄取和运输，并参与病原体在胞内的降解、加工和处理。

内吞型 PRR 主要包括：①甘露糖受体：属 C 型凝集素受体（CLR）家族，可识别、结合微生物细胞壁表面的甘露糖和岩藻糖残基，发挥受体介导的内吞作用。②清道夫受体：可识别革兰阳性和阴性菌某些表面成分［脂多糖（LPS）、磷壁酸（LTA）］或凋亡细胞标志物（磷脂酰丝氨酸等），介导对入侵细菌、受损和凋亡细胞的吞噬清除作用。③β-葡聚糖特异性受体（dectin-1）：与真菌细胞壁组分 β 葡聚糖结合后，可介导吞噬并激活 Src 和 Syk 激酶，从而参与抗真菌免疫应答。

表 主要的 PRR 及其识别的 PAMP/DAMP

PRR 类别	配体（PAMP/DAMP）	作用
内吞型 PRR		
甘露糖受体	甘露糖富集的寡糖	吞噬作用
CD14	G^- 菌 LPS	促进 LPS 与 TLR 结合
清道夫受体（SR）	$G^{+/-}$ 菌某些表面成分	吞噬作用、清除 LPS 等
信号转导型 PRR		
胞膜型 PRR		
TLR2 　　TLR2/TLR1 异二聚体 　　TLR2/TLR6 异二聚体	G^+ 菌 PGN 和 LTA、细菌脂蛋白、分枝杆菌胞壁组分、LPS、酵母菌酵母多糖、白色念珠菌磷脂酰甘露糖；麻疹病毒血凝素蛋白；单纯疱疹病毒成分等	激活胞内信号 NF-κB、诱生黏附分子和促炎细胞因子
TLR4	G^- 菌 LPS、LTA、呼吸道合胞病毒（RSV）F 蛋白、锥虫的甘油肌醇磷脂；热休克蛋白（HSP60，HSP70）、纤维蛋白原	激活胞内信号 NF-κB、诱生黏附分子和促炎细胞因子
TLR5	细菌鞭毛蛋白	激活胞内信号 NF-κB、诱生黏附分子和促炎细胞因子
TLR10	未知	
TLR11	泌尿系感染的病原菌及其产物；弓形虫组分	激活胞内信号 NF-κB、诱生黏附分子和促炎细胞因子
内体膜型 PRR		
TLR3	病毒 RNA，合成 Poly（I∶C）	激活胞内信号 NF-κB、诱生黏附分子和促炎细胞因子
TLR7、TLR8	RNA 病毒 ssRNA；抗病毒药物 Imidazoquinolone	激活胞内信号 NF-κB、诱生黏附分子和促炎细胞因子
TLR9	细菌非甲基化 DNA 的 CpG 基序；疟原虫色素；单纯疱疹病毒 DNA	产生 Th1 型细胞因子，促进 NK 细胞胞毒活性
胞质型 PRR		
NOD 样受体	识别 G^+/G^- 菌及分枝杆菌产物	激活 NF-κB，诱生黏附分子和促炎细胞因子
RLR	病毒 RNA	激活 NF-κB 和 IRF3/7，协同诱导 I 型 IFN 表达，抗病毒效应
DNA 识别受体家族		
DAI	外源性 dsDNA	促使 IRF3 核转位，刺激 I 型干扰素产生
AIM2	DNA	激活 NF-κB 和 caspase 1，诱导促炎因子分泌
Pol Ⅲ	病原体所释放富含 AT 的 dsDNA	产生 IFN-β，激活固有免疫，参与清除病毒
识别自身 DNA 的 PRR	自身 DNA	识别自身 DNA，激活自身反应性 B 细胞，引发自身免疫病
分泌型 PRR		
甘露糖结合凝集素（MBL）	微生物表面甘露糖富集的寡糖	调理作用、激活补体 MBL 途径
C 反应蛋白	细菌细胞壁磷酰胆碱	调理作用、补体活化
LPS 结合蛋白	革兰阴性菌 LPS	将 LPS 传递给 CD14
胶原凝集素	微生物表面甘露糖或果糖富集的寡糖	调理、激活补体凝集素途径
正五聚蛋白	细菌细胞壁磷酰胆碱及磷脂酰乙醇胺	调理、补体活化；炎症指标
纤维胶原素	G^+ 菌胞壁 N-乙酰葡萄糖胺与脂磷壁酸成	

④dectin-2：属 α 甘露糖功能受体，可与甘露糖型碳水化合物结合，引发活性氧（ROS）产生和钾离子外流，并激活 NLRP3 炎症小体和前体 IL-1β，从而参与抗真菌免疫和超敏反应。⑤巨噬细胞诱导的 C 型凝集素：可识别真菌 α 甘露糖、分枝杆菌糖脂、茧蜜糖二霉菌酸酯，也能识别某些 DAMP（如剪接体蛋白 130）。此外，CD14 也属此型。

信号转导型　可通过启动特定信号转导途径而诱导不同基因表达，精细调控针对不同 PAMP 的固有免疫应答。此型 PRR 根据其细胞内定位及所结合配体，分为 4 类：①胞膜型：包括 TLR2、TLR2/TLR1 异二聚体、TLR2/TLR6 异二聚体、TLR4、TLR5、TLR10、TLR11 等。②内体膜型：包括 TLR3、TLR7、TLR8、TLR9 等。③胞质型：包括 NLR、RLR 等。④病理性 DNA 识别受体家族：包括 DAI、AIM2、Pol Ⅲ、识别自身 DNA 的 PRR 等。

分泌型　是存在于血液和淋巴液中的可溶性分子：①C 反应蛋白：可与细菌细胞壁的磷脂酰胆碱结合。②甘露糖结合凝集素（MBL）：是由肝合成的一种血清 C 型凝集素，能与细菌、酵母菌及某些病毒和寄生虫表面甘露糖残基结合，并通过激活补体系统而发挥溶菌、调理吞噬和致炎作用等。此外，LPS 结合蛋白、胶原凝集素、正五聚蛋白、纤维胶原素等也属此型。

DC 表面也表达某些跨膜 PRR：①DC 特异性 ICAM-3 捕获的非整合素（DC-SIGN），表达于未成熟单核细胞来源的 DC 表面，可识别病原体（病毒、利什曼原虫和念珠菌属）所表达的 PAMP，通过活化丝氨酸和苏氨酸激酶 Raf-1，使 NF-κB 亚单位 p65 乙酰化，从而促进 *IL-10* 基因转录，参与炎症反应。②DCNK 凝集素受体-1（DNGR-1），仅表达于 DC，能通过肌动蛋白与损伤或凋亡细胞结合。

此外，还陆续鉴定出新的模式识别受体：①转录因子芳香烃受体：可识别细菌的色素组织，进而降解细菌毒力因子并调节细胞因子及趋化因子产生，从而增强机体抗细菌免疫应答。②含热蛋白结构域（PYHIN）：可识别靶向失活 Rho GTP 酶的细菌抗原模式分子，进而介导炎症小体活化。

③胱天蛋白酶（caspase）11：可识别胞内 LPS，通过诱导 caspase 寡聚化，激活炎症小体和固有免疫应答。

（田志刚　孙汭　王晶）

qīngdàofū shòutǐ

清道夫受体（scavenger receptor, SR）

主要表达于巨噬细胞表面、可识别并结合病原相关模式分子（PAMP）和损伤相关模式分子（DAMP）的内吞型模式识别受体。1979 年，戈尔茨坦（Goldstein JL）首次发现，巨噬细胞表面表达可识别、结合乙酰化低密度脂蛋白的受体。其后布朗（Brown）与戈尔茨坦发现，巨噬细胞内吞、摄取乙酰化低密度脂蛋白后，可形成泡沫细胞，从而促进动脉粥样硬化斑块形成，遂将其命名为清道夫受体。清道夫受体主要包括两型：

SR-A 型：分为 SR-A Ⅰ 和 SR-A Ⅱ，均为同源三聚体跨膜蛋白，主要表达于巨噬细胞，也可表达于平滑肌细胞和成纤维细胞。二者结构略有差别，但识别的配体相同，主要有化学修饰的脂蛋白（如氧化性和乙酰化低密度脂蛋白）、多聚核糖核苷酸（如 PolyG 和 Poly1）、阴离子磷酸脂质（如缩醛磷脂酰丝氨酸）、细菌脂多糖（LPS）和磷壁酸（LTA）。

SR-B 型：为细胞表面糖蛋白，广泛表达于脑、小肠、巨噬细胞、内皮细胞、平滑肌细胞、角质细胞、脂肪细胞、血小板，尤其高表达于肝和类固醇激素生成组织等。其配体主要为血小板反应蛋白、胶原蛋白、磷脂、氧化型低密度脂蛋白和高密度脂蛋白等。其中 SR-B Ⅰ 是一种高密度脂蛋白（HDL）的生理性相关受体，可介导胆固醇与 HDL 一起转运至表达 SR-B Ⅰ 的组织细胞内，

将胆固醇酯化或清除，对降低动脉粥样硬化的发生具有重要意义。

SR 的功能为：通过识别微生物表面 PAMP（如 LPS、LTA 等），介导巨噬细胞对病原体的内吞和清除；通过识别衰老、损伤或凋亡细胞表面磷脂酰丝氨酸和乙酰化低密度脂蛋白等组分，介导巨噬细胞对体内衰老、损伤或凋亡细胞的清除，并参与动脉粥样硬化形成。

（田志刚　孙汭）

gānlùtáng shòutǐ

甘露糖受体（mannose receptor, MR）

主要表达于巨噬细胞表面、可识别并结合病原相关模式分子（PAMP）和损伤相关模式分子（DAMP）的内吞型模式识别受体。MR 属 C 型凝集素受体（CLR）家族成员，广泛表达于巨噬细胞、树突状细胞（DC）及某些组织细胞（如肝、淋巴组织、视网膜上皮细胞、肾血管系膜细胞和气管平滑肌细胞等）。MR 可识别分布于细胞表面或暴露于病原体胞壁糖蛋白和糖脂分子末端的甘露糖和岩藻糖残基，参与受体介导的内吞和吞噬作用，在维持内环境稳定及诱导固有免疫和适应性免疫应答中发挥重要作用。

人 MR（175kD）为 Ⅰ 型跨膜蛋白受体，其胞外区结构从 N 端到 C 端依次为：①富含半胱氨酸区域：可识别并结合含 SO4-4-N-乙酰半乳糖胺、SO4-3-N-乙酰半乳糖胺和 SO4-3-半乳糖的腺垂体激素，从而调节循环中垂体激素水平。②Ⅱ 型纤连蛋白功能域：是 MR 家族成员分子中最保守的区域，可与 Ⅰ 型、Ⅲ 型和 Ⅳ 型胶原结合，参与清除胶原及与细胞基质黏附。③多个 C 型凝集素样糖类识别域：可介导 MR 与

以甘露糖、岩藻糖和 N-乙酰氨基葡萄糖为末端的糖类结合。

MR 的功能为：①巨噬细胞表面 MR 可识别多种病原体所共有的多糖成分，参与受体介导的内吞/吞噬作用，促进巨噬细胞活化及产生反应性氧中间物（ROI）、促炎细胞因子，从而杀伤和清除病原体。②专职抗原提呈细胞（APC），如 DC、巨噬细胞表面 MR 可识别、结合表达相应配体的病原体，通过受体介导的内吞作用，参与对这些抗原异物的摄取、加工和提呈，从而启动适应性免疫应答。③巨噬细胞表面 MR 可识别体内衰老、损伤或变性坏死细胞，及循环中溶酶体酶和髓过氧化物酶，使之内化、降解、清除，在维持机体内环境稳定中发挥重要作用。

（田志刚 孙 汭）

Toll yàng shòutǐ

Toll 样受体（Toll-like receptor, TLR）

可识别病原模式分子（PAMP）和损伤相关模式分子（DAMP）、参与固有免疫的模式识别受体（PRR），因其胞外段与果蝇 Toll 蛋白同源而得名。TLR 为跨膜受体，通过识别、结合相应 PAMP 和 DAMP 而启动活化信号，诱导细胞表达一系列免疫效应分子，在免疫应答和炎症反应中发挥重要作用。现已在哺乳动物中发现 13 种 TLR 家族成员：其中 TLR1~9 较为保守，在人和小鼠体内均有表达；TLR10 仅存在于人类；而 TLR11~13 仅存在于小鼠。

研究过程 TLR 的发现和研究迄今已 30 余年，其间的重要事件为：1980 年，克里斯蒂亚娜·尼斯莱因-福尔哈德（Christiane Nüsslein-Volhard）在研究果蝇胚胎发育过程中，发现一个决定果蝇背腹侧分化的基因，将其命名为 Toll 基因；1988 年，桥本（Hashimoto C）发现 Toll 基因编码一种跨膜蛋白质，并解析了 Toll 蛋白的结构；1991 年，盖伊（Gay）发现，Toll 蛋白在结构上与哺乳动物的 IL-1R 具有同源性，且二者胞质部分相似，提示 Toll 蛋白可能与免疫有关；1994 年，野村（Nomura）首先发现人 Toll 样受体；1996 年，朱尔斯·霍夫曼（Jules Hoffmann）发现，Toll 基因突变的果蝇感染细菌或真菌时，由于无法激活免疫应答而导致果蝇迅速死亡，证实 Toll 基因编码产物在识别病原微生物及启动免疫应答中发挥关键作用；1997 年，查尔斯·奥尔德森·詹韦（Charles Alderson Janeway）和鲁斯兰·麦吉托夫（Ruslan Medzhitov）发现，人类一种 Toll 样受体（TLR4）可激活适应性免疫相关的基因；1998 年，布鲁斯·艾伦·博伊特勒（Bruce Alan Beutler）发现，对脂多糖（LPS）具有抵抗力的小鼠携带一个与果蝇 Toll 基因非常相似的突变基因，并证明相应未突变基因编码的 Toll 类似物受体（TLR4）即为 LPS 受体，LPS 与后者结合可启动固有免疫应答，引发炎症反应，若应答过度可导致感染性休克。

霍夫曼和博伊特勒由于在 TLR 研究领域的重大发现并阐明启动机体免疫应答的关键机制，获得了 2011 年诺贝尔生理学或医学奖。

分子结构特征 TLR 是一种进化上高度保守、由胚系基因编码的 I 型跨膜蛋白，其分子结构为：①胞外区：由 19~25 个富含亮氨酸的重复序列（LRR）组成，可识别 PAMP/DAMP。②跨膜区：是富含半胱氨酸的结构域。③胞内区：含有高度保守的蛋白质相互作用区，即 Toll 及 IL-1R 同源的 TIR 结构域，约由 200 个氨基酸残基组成，可通过与胞内含 TIR 结构域的接头蛋白相互作用，募集相关信号分子，将特异性刺激信号传递至细胞核内，启动靶基因表达。

不同 TLR 家族成员可因分子结构存在差异，导致所识别的配体、启动的信号转导途径、所介导的生物学效应各异：TLR2 可分别与 TLR1 及 TLR6 形成异源二聚体，前者可识别三酰基脂多肽，后者可识别双酰基脂多肽和肽聚糖；TLR3 通过马蹄状结构的 2 个末端位点结合 dsRNA，其胞外区结构无改变，但相邻的 TLR3 可二聚体化，使胞内 TIR 结构域相结合，介导下游信号转导；TLR4 可与髓样分化因子 2（MD-2）形成复合物而识别、结合 LPS，进而促进相邻 TLR4-MD-2 复合物的二聚化，并形成 TLR4-MD-2-LPS 对称多聚体。

分布与定位 TLR 广泛分布于多种组织和细胞（尤其是各类免疫细胞），同一细胞可表达多种 TLR，同一 TLR 可表达于不同细胞。TLR 表达受病原体、细胞因子和环境压力等因素调节。

根据 TLR 在细胞内定位，大致可分为两类：①表达于细胞膜表面的 TLR1、TLR2、TLR4、TLR5、TLR6、TLR10 和 TLR11，可识别病原体的膜成分（PAMP）及 DAMP；②位于细胞内体/溶酶体及内质网的 TLR3、TLR7、TLR8 和 TLR9，主要识别病毒核酸组分。

配体 某些 TLR 一旦与配体结合，其亚细胞定位可发生改变，如静息状态下，TLR2 和 TLR4 均表达于细胞表面，但识别病原体组分（如 LPS）而被激活后，TLR2 可被招募至巨噬细胞吞噬体内，而 TLR4 则被内化至胞质内。

TLR 配体具有明显的共同特点：均属于保守的 PAMP（或DAMP）；TLR 家族成员胞外区的同源性较低，几乎所有 TLR 均可单独或与辅助分子协同而共同识别多种结构不同的配体；某些TLR 须依赖于辅助蛋白才能识别相应配体。

类别 TLR 功能结构域颇为相似，但配体结合域不同，可分别识别、结合不同配体。根据所识别 PAMP 的种类，将 TLR 分 3类：①主要识别脂类 PAMP：如TLR1、TLR2、TLR4 和 TLR6。②主要识别蛋白类 PAMP：如TLR5。③主要识别核酸类 PAMP：如 TLR3、TLR7、TLR8 和 TLR9（表）。

TLR4 第一个被发现的哺乳动物 TLR，表达于许多细胞（尤其是巨噬细胞和 DC）膜表面。TLR4 可识别 LPS，机制为：循环中 LPS 首先与血清中 LPS 结合蛋白（LBP）结合，被转运给巨噬细胞表面高亲和力 LPS 受体（即CD14），LBP 随之被释放，继而TLR4 识别 LPS 并启动活化信号，激活受体相关激酶及 NF-κB，后者转位入核内诱导细胞因子产生，介导炎症反应（图 1）。研究发现，LBP、CD14 或 TLR4 缺陷的小鼠不能对 LPS 刺激产生应答。MD-2 是参与调控 TLR4 转导 LPS信号的蛋白。MD-2 属分泌型糖蛋白，由 160 个氨基酸残基组成。MD-2 分子具有 2 个相对独立的功能结构域，可直接与 LPS 结合，继而通过与 TLR4 胞外区结合而定位于细胞表面，从而促进 TLR4 转导 LPS 信号。此外，TLR4 还可识别其他 PAMP（如磷壁酸、呼吸

道合胞病毒 F 蛋白等）和 DAMP（HSP60、HMGB1 等）。

TLR2 一种胞膜型 TLR，可广泛识别多种 PAMP（如革兰阳性菌的肽聚糖和磷壁酸、细菌脂蛋白、分枝杆菌细胞壁组分、钩端螺旋体的 LPS、酵母菌细胞壁等）以及某些 DAMP（如 HSP、HMGB1 等）。TLR2 的广谱的配体识别功能，有赖于与 TLR1 和TLR6 分别形成 TLR2/TLR6 和

TLR2/TLR1 异源二聚体。

TLR5 一种胞膜型 TLR，可识别细菌鞭毛蛋白。后者是形成细菌鞭毛的蛋白质，其 N 端和 C端序列非常保守。这种结构保守的蛋白对细菌致病性极为重要，其可被 TLR 识别具有重要病理生理学意义。

TLR3 一种胞内型 TLR，可识别病毒的双链 RNA（dsRNA），后者是病毒在其感染周期所产生

表 TLR 的主要分布及其识别的 PAMP

受体	主要表达细胞	细胞定位	识别的 PAMP	配体来源
TLR1	MΦ，DC，PMN，肥大细胞	细胞膜	三酰基脂多肽	细菌，分枝杆菌，寄生虫
TLR2	MΦ，DC，PMN，肥大细胞	细胞膜	肽聚糖，磷壁酸（LTA）	G⁺细菌
			细菌脂蛋白	分枝杆菌
			酵母多糖 磷酸酰甘露聚脂糖	真菌
			GPI 连接蛋白	锥虫
			病毒某些蛋白成分	病毒
TLR3	小鼠 MΦ，DC，NK，EC，上皮细胞	内体/溶酶体	双链 RNA（dsRNA） poly（I：C）	病毒 人工合成
TLR4	MΦ，DC，PMN，肥大细胞，嗜酸性粒细胞	细胞膜	脂多糖（LPS）	G⁻细菌
			脂磷壁酸（LTA）	G⁺细菌
			甘露糖，酸性多糖	真菌
			融合蛋白	呼吸道合胞病毒
			HSP60，HSP70	宿主
TLR5	Mo，DC，TC，NK，肠道上皮细胞	细胞膜	鞭毛蛋白	细菌
TLR6	Mo，MΦ，PMN，BC，NK		二酰基脂多肽	支原体
			酵母多糖	真菌
			磷壁酸（LTA）	G⁺菌
TLR7	pDC，PMN，BC，嗜酸性粒细胞	细胞内体溶酶体	单链 RNA（ssRNA）	病毒
			咪唑奎琳类分子	人工合成
TLR8	Mo，MΦ，PMN，DC，NK	细胞内体溶酶体	单链 RNA（ssRNA）	病毒
TLR9	pDC，NK，PMN，BC，嗜酸性粒细胞	细胞内体溶酶体	非甲基化 CpG DNA	细菌，病毒
			疟原虫色素	疟原虫
			染色质 IgG 复合物	宿主
TLR10	pDC，B 细胞	细胞膜	未知	未知

注：PMN. 中性粒细胞；DC. 树突状细胞；MΦ. 巨噬细胞；Mo. 单核细胞；EC. 内皮细胞；TC. T 细胞；BC. B 细胞；poly（I：C）. 聚肌胞苷酸；HSP. 热休克蛋白

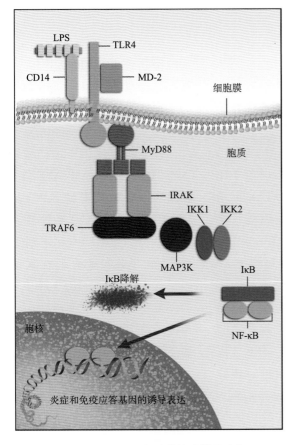

图1 LPS-TLR4 相关的信号转导途径

注：LBP 与 LPS 结合→将 LPS 传递给巨噬细胞表面的 CD14→LBP 被释放→CD14 与 LPS 结合→与 TLR-4 和 MD-2 相互作用→TLR4 活化→激活受体相关激酶→激活 NF-κB→激活核内细胞因子基因

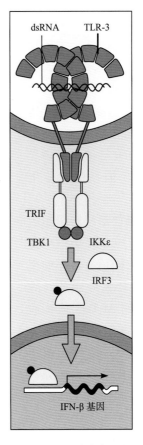

图2 TLR3 识别病毒 dsRNA

注：TLR3 通过 TIR 结构域相互作用→募集接头蛋白 TRIF→再募集 RIP1→通过 TRAF 和 IKK 复合物活化 NF-κB；TRIF→募集 TBK1/IKK1 和 TRAF3→活化 IRF3/7

的一种 PAMP（图2，图3）。由此，极大扩展了 TLR 识别病原体的范围。

多聚肌苷酸：多聚胞苷酸（Poly I：C）是人工合成的双链 RNA，其中一条是多聚次黄嘌呤核苷酸盐，另一条是多聚胞嘧啶核苷酸盐。Poly I：C 分子结构与病毒来源的双链 RNA 相似，可结合并激活表达于 B 细胞、巨噬细胞和树突状细胞表面的 TLR3，在免疫学研究中常被用作一种免疫增强剂。

TLR9 一种胞内型 TLR。可识别细菌 DNA 中的非甲基化胞苷磷酸鸟苷二核苷酸（CpG）基序。CpG 具有重要功能，对该基序中胞嘧啶残基进行单个核苷酸替换或使其中胞嘧啶残基甲基化，均可完全破坏细菌 DNA 的致炎作用。已发现，细菌缺少对胞嘧啶的甲基化，而多数 CpG 在哺乳动物基因组中为甲基化，故非甲基化 CpG 基序可被视为 PAMP 发出的重要微生物感染信号。

（曹雪涛 黄波 王晶）

Toll yàng shòutǐ xìnhào zhuǎndǎo tújìng

Toll 样受体信号转导途径

（Toll-like receptor signaling transduction pathway）TLR 家族识别并结合相应病原相关模式分子（PAMP）、损伤相关模式分

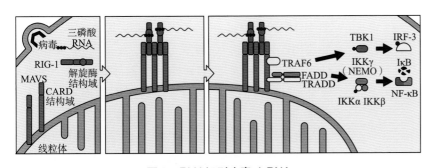

图3 RLH 识别病毒 dsRNA

注：胞质型 PRR—RLH（RIG-1 和 MDA5）→与 dsRNA 结合→募集线粒体内 Cardif→募集 IKK→激活 NF-κB 和 IRF3/7→诱导 I 型 IFN 表达→参与抗病毒感染

子（DAMP）而启动的信号转导途径。与 IL-1 受体家族启动的信号转导途径具有相似性，主要特征之一是依赖胞质区接头蛋白、相关蛋白激酶和转录因子进行信号转导。根据含 Toll/IL-1 受体（TIR）结构域的接头蛋白不同，可以将 TLR 家族介导的信号转导途径分为 MyD88 依赖性和非依赖性。

MyD88 依赖性信号转导途径

髓样分化因子 88（MyD88）是一种参与 TLR 家族信号转导的重要接头蛋白。TLR 家族成员（除 TLR3 外）多通过 MyD88 依赖性信号转导途径发挥作用。

该途径的主要环节为（图）：TLR 与相应配体结合→TLR 分子构象改变→TLR 胞质段 TIR 结构域募集并结合胞质内 MyD88（含

TIR 结构域）→MyD88 通过其 N 端的死亡结构域（DD）募集胞质内含 DD 的 IL-1 受体相关激酶（TRAK）家族成员 IRAK1、I-RAK2、IRAK4→结合为信号转导复合物→募集下游 TNF 受体相关因子 6（TRAF6）并使之活化→下游 TGF-β 活化激酶 1（TAK 1）与 TAK 1 结合蛋白 2/3（TAB 2/3）结合为复合体→TAK 1 活化。活化的 TAK1 继而激活下游信号分子：①IKK 复合体→IκB 磷酸化→被泛素化降解→核因子 κB（NF-κB）被释放并转位至核内→启动靶基因表达→产生促炎细胞因子和 I 型干扰素。②丝裂原激活蛋白激酶（MAPK）→JNK（属 MAPK 家族成员）磷酸化→转位至核内→激活癌基因 *c-Fos* 和 *c-Jun*→Fos 和 Jun 蛋白在核内共同组成另一重要的转录因子 AP-1→启动靶基因的表达→产生 I 型干扰素和促炎细胞因子。

MyD88 非依赖性信号转导途径 即 TRIF 依赖性信号转导途径，是 TLR3 和 TLR4 信号转导的共同通路。TLR4 是唯一可同时启动 MyD88 依赖性和 TRIF 依赖性信号通路的 TLR 家族成员。TRIF 即诱导 IFN-β 和含 TIR 结构域的接头蛋白。

该途径主要环节为：TLR4 与相应配体结合而

活化→TLR4 胞质段 TIR 结构域募集并结合含 TIR 结构域的 TRIF 相关接头蛋白（TRAM）→TRAM 与细胞膜表面 LPS-MD-2-TLR4 复合体内化而转移至内体膜→TRAM 的 TIR 结构域募集下游 TRIF（表达于内体膜的 TLR3 与相应配体结合，也可通过其 TIR 结构域募集下游 TRIF）→TRAM-TRIF 信号通路激活→募集 TNF 受体相关因子 3/6（TRAF 3/6）及受体相互作用蛋白 1（RIP1）→分别通过 TBK1 和 TAK1 激活干扰素调节因子 3（IRF3）→IRF3 转位至核内→激发 NF-κB 晚期活化→诱导 I 型干扰素、促炎细胞因子和其他炎性介质产生。

调控 TLR 信号通路不仅控制炎症反应的性质、强度和持续时间，在机体固有免疫中发挥重要作用，还可通过激活抗原提呈细胞而增强、调控适应性免疫应答。因此，TLR 在连接固有免疫和适应性免疫应答中起着关键的桥梁作用。另一方面，TLR 是宿主抵御病原微生物入侵的重要机制，但过强的 TLR 信号也可导致某些病理过程（如内毒素休克、自身免疫病等）的发生发展。体内多种内源性分子（存在于细胞外、细胞膜、细胞内）或病毒来源的分子可对 TLR 信号起负调节作用，以维持免疫系统平衡和稳定，机制为：

阻断 TLR 信号通路 多种负调节分子（表）可分别作用于 TLR 信号通路不同环节，通过阻断信号通路而下调促炎细胞因子产生，减弱炎性反应。

下调 TLR 表达 ①TGF-β 可抑制 TLR4 表达，并通过蛋白酶体促进 MyD88 降解。②IL-10 可抑制 LPS、脂阿拉伯甘露聚糖通过 TLR 而诱生促炎细胞因子的效应。

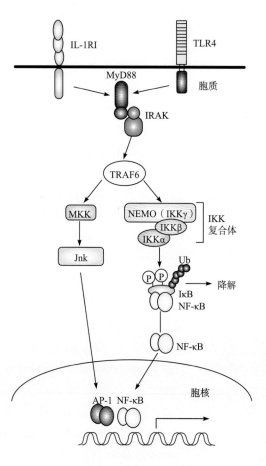

图　MyD88 依赖性信号转导途径

表　TLR 的负调节分子

负调节分子	表达与诱导	作用的 TLR	作用机制
分泌型负调节分子			
sTLR2	组成性表达于乳汁及血浆	TLR2	TLR2 拮抗剂
sTLR4	未知	TLR4	封闭 TLR4 与 MD2 相互作用
胞内负调节分子			
MyD88s（MyD88 短体）	主要分布于脾，LPS 诱导	TLR4	MyD88 拮抗剂
IRAKM	单核细胞，LPS 诱导	TLR4、9	抑制 IRAK1 磷酸化
SOCS1	巨噬细胞，LPS 和 CpG 诱导	TLR4、9	抑制 IRAK 活化
NOD2	未知	TLR2	抑制 NF-κB 活化
PI3K	组成性表达于大部分细胞	TLR2、4、9	抑制 p38、JNK、NF-κB 功能
TOLLIP	组成性表达于大部分组织	TLR2、4	抑制 IRAK1 自身磷酸化
A20	巨噬细胞，LPS 诱导	TLR2、3、4、9	使 TRAF6 去泛素化
TRIAD3A	组成性表达于大部分组织和细胞	TLR4、9	使特定 TLRs 泛素化和降解
跨膜型负调节分子			
ST2	巨噬细胞，LPS 诱导	TLR2、4、9	阻止 MyD88 和 MAL 的作用
SIGIRR	主要表达于上皮细胞和未成熟 DC，活化后下调	TLR4、9	与 TRAF6 和 IRAK 相互作用
TRAILR	组成性表达于大部分细胞	TLR2、3、4	稳定 IκBα

③TLR2 激动剂可诱生 IL-10，从而抑制 DC 产生 IL-12（由 TLR3 和 TLR4 信号通路所诱导）。

过强的信号导致细胞凋亡　某些 TLR 作为死亡受体，可通过启动过强的 TLR 信号而介导细胞凋亡，如细胞被 PAMP 过度激活的情况下，由 TLR 募集的 MyD88 所含 DD 可与 FADD 的 DD 相互作用，启动胱天蛋白酶（caspase）依赖的细胞凋亡。

（田志刚　孙　汭）

bìnglǐxìng DNA shíbié shòutǐ jiāzú

病理性 DNA 识别受体家族

（pathological DNA sensing pattern recognition receptor）　识别病理性 DNA 的模式识别受体。病理性 DNA 包括机体所感染的病原体 DNA（外源性）及组织细胞受损所释放的 DNA（内源性），它们被机体视为潜在的危险信号，一旦在细胞胞质内累积，可通过触发一系列信号通路而诱导机体产生较强免疫应答，发挥抗感染作用或引发病理性炎症及自身免疫病。

外源性 DNA 识别受体　此类受体与外源性配体结合而启动相关信号转导，是机体防御细菌和病毒入侵的关键环节。除 Toll 样受体 9（TLR9）外，主要的识别受体及其功能如下：

核酸转移酶（cGAS）　是哺乳动物细胞内一种核酸转移酶，作为一类新型胞质 DNA 受体，可识别并结合胞质中转染的 DNA 或入侵的病毒 DNA。cGAS 分子含 1 个由 150 个氨基酸残基组成、对蛋白酶敏感的 N 端结构域和 1 个具有保守核酸转移酶的 C 端结构域。cGAS 与 dsDNA 结合而发生构象改变，可催化产生内源性环化二核苷酸 cGAMP（cyclic GMP-AMP），后者发挥第二信使作用，直接结合并激活 STING 通路，导致干扰素调节因子 3（IRF3）磷酸化和二聚体化，从而促进 I 型 IFN 产生，启动抗病毒免疫应答。此外，cGAS 发生构象改变还有利于其他受体将 cGAS 招募至 DNA 处，通过整合多种上游信号而活化 STING。

cGAS 在机体抵御 HIV、单纯疱疹病毒（HSV）等病毒感染中发挥关键作用，cGAS-STING 途径已成为最受关注的 DNA 识别信号通路。同时，研制针对 cGAS 和 STING 的靶向药物，对治疗慢性感染已显示重要应用前景。

黑色素瘤缺失因子 2（AIM2）　AIM2 分子 C 端含 2 个相邻的寡核苷酸/寡糖结合结构域，可感知入侵的病原体 DNA 的存在。N 端含 1 个高度螺旋的热蛋白结构域，可激活多种效应蛋白。AIM2 识别胞质内细菌或病毒 DNA 后，可与含 CARD 结构域的凋亡相关斑点样蛋白（ASC）结合，形成炎性小体，继而激活 NF-κB 和胱天蛋白酶（caspase）1，诱导促炎细胞因子产生。

DNA 依赖性 RNA 聚合酶 III（Pol III）　是一类胞质 DNA 识别受体，可识别病原体所释放、富含 AT 的 dsDNA，并将其转录为可被 RNA 识别分子 RIG-1 识别的 5′端三磷酸基团化 dsRNA，诱导产生 IFN-β，从而增强机体抗病毒的固有免疫应答。

DNA 依赖性干扰素调节因子激活物（DAI） 一种高表达于淋巴结和脾细胞胞质内的模式识别受体，也可在外周血粒细胞、扁桃体、骨髓和小肠中被检出。DAI 最初在肿瘤组织中被发现，称为 DLM-1，之后发现其含 2 个左手螺旋 Z-DNA 结合域，故又称 Z-DNA 结合蛋白 1（ZBP1）。

DAI 的作用机制为：作为胞质内的 DNA 感应器，可直接结合外源性 dsDNA；通过募集 TBK1 和 IRF3，促进 TBK1 的丝/苏氨酸蛋白激酶活性，随后经 TBK1 和 STING 激活 IRF3；活化的 IRF3 发生核转位，激活Ⅰ型干扰素基因和其他参与固有免疫的基因，诱导固有免疫应答。

此外，还陆续发现了其他病理性 DNA 识别受体：①LRRFIP1 和 ABCF1（ATP 结合区，F 亚家族成员 1）：可直接结合 DNA，正向调控干扰素反应。②AIM2 样蛋白（如人 IFI16 及小鼠同源基因 p204）：可参与 STING 依赖性干扰素反应。③某些 DExD/H-box 解旋酶（包括 DDX41、DHX9 和 DDX36）：可作为模式识别受体识别胞质 DNA。④具有 DNA 破坏功能的蛋白质：如 DNA 依赖性蛋白激酶（包括 Ku70、Ku80 和 DNA-PKc）和 MRE11-RAD50 复合物，可识别胞质 DNA，激活 IRF3 和 IRF7，诱导Ⅲ型干扰素（IFN-λ1）产生。⑤DNA IFI16：可与病毒 DNA 基序直接结合，并通过募集 STING 从而激活下游的 IRF3 及 NF-κB 通路，诱导 IFN-β 产生。⑥DExD/H-box 解旋酶（DDX41、DHX9、DDX36）：可识别外源性 DNA，诱导 IRF3 及 NF-κB 活化，诱导Ⅰ型 IFN 产生。⑦cGAS：可识别胞内 DNA，催化 cGAMP 合成，激活 STING/IRF3 通路，促进Ⅰ型 IFN 产生，启动抗病毒固有免疫应答。

自身 DNA 识别受体 以 TLR9 为代表，在多种分子参与下，通过识别自身组织细胞释放的 CpG DNA，可激活免疫细胞，介导自身免疫病发生。机制为：①FcR 通过与含自身核酸的免疫复合物结合，将其运送至含 TLR9 的小体内，产生应答。②BCR 通过与含自身核酸的免疫复合物交联结合，诱导 BCR、TLR9 或 TLR7 的协同活化和再定位，促进自身反应性 B 细胞活化，诱发自身免疫病。③HMGB1 通过与坏死细胞释放的 DNA 或含 DNA 的免疫复合物结合，诱导 TLR9 对自身 DNA 产生反应。④抗微生物多肽 LL37 通过与自身 DNA 和 RNA 结合，使之得到保护而不被核酸酶降解，并能促使其运输至早期内体，从而诱导 TLR9 和 TLR7 对自身核酸产生反应。

（曹雪涛 黄 波）

hégānsuān jiéhé guǎjùhuà gōngnéngyù shòutǐ

核苷酸结合寡聚化功能域受体（nucleotide oligomerization domain receptor，NOD like receptor，NLR）

分布于胞质内的信号转导型模式识别受体。简称 NOD 样受体。

成员 人类 NLR 家族有 22 个成员，分为 3 组：①NOD 亚家族：有 5 个成员（NOD1 ～ NOD5）。②含 NACHT-LRR-PYD 结构域蛋白（NALP）或称含 NLR 家族 PYD 结构域蛋白（NLRP）亚家族：有 14 个成员（NLRP1 ～ NLRP14）。③3 个相对独立的成员：即Ⅱ类反式激活蛋白（CI-ITA）、NAIP、ICE-蛋白酶活化因子（NLRC4）。

在小鼠已发现 34 个 NLR 家族成员。

NOD 亚家族 其配体主要是细菌细胞壁的肽聚糖（PGN）。NOD 与配体结合，可募集含胱天蛋白酶募集结构域（CARD）的丝氨酸/苏氨酸激酶 RICK（亦称 RIP2），通过 CARD-CARD 相互作用，最终激活 NF-κB。

NOD1 含 1 个 N 端 CARD 效应结构域，可识别革兰阴性菌肽聚糖的降解产物 γ-右旋谷氨酰-内消旋二氨基庚二酸多肽（Meso-DAP），从而感知革兰阴性菌的感染。体内上皮细胞 Toll 样受体（TLR）表达较弱或缺失，但高表达 NOD1，后者构成阻止革兰阴性菌侵入人体的重要屏障。

NOD2 高表达于小肠帕内特（Paneth）细胞。NOD2 含 2 个 N 末端 CARD 效应结构域，可识别细菌肽聚糖的降解产物胞壁酰二肽（MDP），从而感知革兰阳性菌和革兰阴性菌入侵。NOD2 和 MDP 结合，可通过丝氨酸/苏氨酸激酶（RICK）激活 NF-κB，从而诱导促炎因子和 α-抗菌肽表达，并通过活化胱天蛋白酶（caspase）1 酶原，参与 pro-IL-1β 合成与成熟 IL-1β 产生。

NOD1 和 NOD2 还可分别激活 p38-ERK、JNK 途径。NOD1 和 NOD2 突变可致人类炎症性疾病发生，并增强机体对胃肠道细菌易感性。

NLRP 亚家族 是 NLR 中最大的亚家族，共有 14 个成员。多数 NLRP 的功能尚不清楚，但多个 NLRP 活化可形成炎性复合体，从而对促炎细胞因子（如 IL-1β、IL-18 等）产生发挥关键作用。

以 NLRP3 为例，其可与 MDP、细菌 RNA 等病原相关模式分子（PAMP）结合而发生构象改变，暴露 NACHT 结构域，继而寡聚化，并通过 PYD-PYD 同型相互作用募集凋亡相关斑点样蛋白（ASC）（小体的中心接头蛋白），形成炎症小体。该小体是由胞质模式识别受体（PRR）参与组装的多蛋白复合物，是存在于多数多细胞动物体内的抗菌防御体系。已发现的炎性小体有 4 种，即 NLRP1 炎性复合体、NLRP3 炎性复合体、IPAF 炎性复合体和 AIM2 炎性复合体。

已发现，*NLRP3* 基因缺陷可导致严重自身炎症性疾病，如穆－韦（Muckle-Wells）综合征（MWS）、家族性寒冷性自身炎症性综合征和新生儿多系统炎症性疾病。机制为：*NLRP3* 基因突变，无需配体即可自发寡聚化并诱导细胞表达 IL-1β，从而参与上述疾病发生。临床上用重组 IL-1 受体拮抗剂治疗此类疾病，可迅速缓解患者症状。

表达与配体 大部分 NLR 家族成员表达广泛：NOD1 表达于成年人组织细胞；NOD2 表达于骨髓源细胞（尤其是巨噬细胞、中性粒细胞、树突状细胞）和上皮来源的肠道帕内特细胞；某些成员为限制性表达，如 NLRP3 主要表达于免疫细胞，NLRP5 主要表达于生殖细胞。

现仅鉴定出少数 NLR 成员的配体：NLRP1 可识别炭疽毒素、MDP、低钾、病毒 RNA；NLRP3 可识别 ATP、MDP、低钾、尼日利亚菌素、刺尾鱼毒素、某些病原体（如细菌、真菌、病毒）的 RNA 和 dsDNA、咪唑喹啉、尿酸结晶、石棉、硅土、铝盐、壳聚糖、β 淀粉样蛋白、Poly（I：C）；NLRP7 可识别金葡菌及李斯特菌胞壁的脂肽。

结构 NLR 分子含 3 个结构域：①C 端富含亮氨酸的重复序列（LRR），在识别配体中发挥重要作用。②N 端为效应结构域，如 CARD 和 PYD，可使 NLR 与下游接头蛋白及效应分子相连接，启动下游信号转导；NOD 和 IPAF 含 CARD，而 NLRP 和 NAIP 含 1 个 PYD 和 3 个 BIR 结构域（BIR）。③中间为 NACHT 结构域，参与 NLR 的寡聚体化及活化。

效应机制 静息状态下，NLR 可在胞质中通过 LRR 折叠，使其靠近 NACHT 结构域，发生自身抑制。一旦 LRR 识别配体则引发自身构象变化，暴露出 NACHT 结构域，其效应结构域 CARD 或 PYD 可通过同型募集，分别与含 CARD 或 PYD 的效应分子（如 caspase、接头蛋白或激酶）相互接近并使之活化。如 NOD1/NOD2 相关的下游信号分子是激酶 RIP2、MAPK、NF-κB；NLRC4、NLRP1b、NLRP3 则与 ASC 和 caspase 1 形成炎症小体，从而介导 IL-1β、IL-1α、IL-18 等细胞因子加工、剪切和分泌。此外，NF-κB 活化也可上调模式识别受体（如 NOD2、TLR2 等）表达，通过形成免疫调节网络，促进机体炎症反应和抗感染免疫。

功能 NLR 可特异性识别细胞内来自病原微生物的模式分子或机体内外所产生的各种"危险信号"，在免疫识别、活化信号产生及炎性因子分泌等过程中发挥独特作用。

生理条件下，NLR 对免疫和炎症相关基因的激活、调节具有至关重要的作用。NLR 通路持续活化可引发组织病理性损伤，重症者可因感染性休克或多器官衰竭而致死。因此，NLR 信号转导的负向调节对维持机体自稳极为重要。此外，*NOD* 基因突变可致病，如 *NOD2* 突变与人类克罗恩病（自身免疫病）易感性密切相关；*NLRP3* 某些结构域突变与 MWS 发生、发展密切相关。

（田志刚 孙 汭）

shìhuángsuān yòudǎo jīyīn 1 yàng shòutǐ

视黄酸诱导基因 1 样受体

[retinoic-acid-inducible gene 1 （RIG-1）-like receptor，RLR]

存在于胞质内、可识别来源于病原体或体内外所产生各种双链 RNA（dsRNA）的信号转导型模式识别受体。又称 RIG 样受体。包括 RIG-1、黑色素瘤分化相关基因 5（MDA-5）、遗传学和生理学实验室蛋白 2（LGP-2），三者氨基酸序列具有一定同源性。其中 RIG-1 和 MDA-5 结构类似，二者 N 端均含 2 个串联的脱天蛋白酶募集结构域（CARD），可向下游传递信号；二者 C 端均有 EDxD 盒解旋酶调节结构域，可识别不同类型的 dsRNA。LGP-2 不含 CARD，仅含 EDxD 盒解旋酶调节结构域。

RLR 家族成员分子结构存在差异，可分别识别不同结构的 dsRNA，如 RIG-1 可识别含较短 dsRNA（300～1000bp）的病毒；MDA-5 可识别含较长（1kb 以上）dsRNA 的病毒；若一种病毒产生长短不同的 dsRNA，可同时被 RIG-1 和 MDA-5 识别、结合；LGP-2 不含 CARD 结构域，可负调节 RIG-1 和 MDA5 的作用。

RIG-1/MDA-5 识别结合相应 dsRNA 后，可通过其 N 端 CARD 与附着于线粒体膜上同样含 CARD 的接头蛋白［即干扰素启动刺激因子 1（IPS1）］结合，使之二聚体化，继而启动相关信号转导途径并发挥效应：①通过 TRADD→FADD→活化 NF-κB→激活促炎基因→产生促炎细胞因子→引发炎症反应。②通过 TRAF6→TBK1→使干扰素调节因子（IRF3 和 IRF7）磷酸化而形成同源或异源二聚体→转位后激活 I 型干扰素基因→产生 I 型干扰素→发挥抗病毒效应。

多数细胞内 RLR 通常呈低表达，受病毒或干扰素刺激后 RLR 表达迅速上调，通过适度激活相关信号通路，诱导产生 I 型干扰素和促炎细胞因子，发挥抗病毒作用。

机体可通过多种负向调控机制，防止 RLR 信号引发的过度免疫应答：①阻断 RLR 相关信号分子间的相互作用，如 LGP-2 与其他 RLR 竞争性结合病毒 dsRNA，可抑制 RLR 信号通路；LGP-2 与 RIG-1 相互作用，可阻止 RIG 形成二聚体或多聚体，从而抑制 RIG 激活。②某些负调控分子可降解 RLR 通路相关的信号分子，从而阻断信号通路。③通过修饰调节信号分子，抑制 RLR 相关的信号转导。

(田志刚 孙 汭)

Toll/báixìbāojièsù 1 shòutǐ jiāzú

Toll/白细胞介素 1 受体家族

［Toll/interlukin-1 receptor （TIR） family］ 由 IL-1 受体（IL-1R）与 Toll 样受体（TLR）组成的模式识别受体家族。鉴于 Toll 蛋白与 IL-1R 在结构和功能上的一致性，故将二者归为 Toll/IL-1R 家族。

TLR/IL-1R 家族相关的信号转导途径中，信号分子 Toll/IL-1R 同源结构域（TIR）和 IL-1R 相关激酶发挥重要作用。

Toll/IL-1R 同源结构域 家族成员胞质段均含 1 个 TIR，其不仅存在于 TLR 和 IL-1R 胞质区，也是胞质内相关接头蛋白所含、与信号转导密切相关的结构域。已发现 5 个含 TIR 的接头蛋白：①髓样分化因子 88（MyD88）。②含 TIR 的接头蛋白（TIRAP），又称 MyD88 接头蛋白样分子（Mal）。③含 TIR 和可诱导 IFN-β 产生的接头蛋白（TRIF），即含 TIR 的接头蛋白 1（TICAM-1）。④ TRIF-相关的接头蛋白（TRAM），即含 TIR 的接头蛋白 2（TICAM-2）。⑤SARM。

TIR 参与信号转导并发挥效应的环节为：TLR 与相应配体［病原相关模式分子（PAMP）］结合→TLR 构象改变→TLR 通过其胞质段 TIR 募集胞质内含 TIR 的接头蛋白→二者通过 TIR 结合并相互作用→募集下游相关信号分子→激活后续信号转导通路→特定转录因子活化→启动靶基因表达→介导炎症反应、抗感染免疫、免疫调节等。鉴于 TLR 家族各成员识别的配体和所选用的接头蛋白有所不同，故相关的信号通路及所介导的生物学效应也不相同。

IL-1R 相关激酶 IL-1R 相关激酶（IRAK）是一类存在于胞质内的丝氨酸/苏氨酸激酶，在 TLR/IL-1R 信号转导通路中发挥重要作用。包括 4 个成员：IRAK-1、IRAK-2、IRAK-4 参与 MyD88 依赖性信号通路；IRAK-M 可对 MyD88 信号通路起负调控作用。IRAK 分子由 1 个 N 端死亡结构域（DD）、1 个中间激酶结构域（KD）和 1 个 C 端组成。4 个家族成员所含功能区相似，但彼此序列的同源性较低（30%~40%）。

IRAK 参与 TLR/IL-1R 信号通路的机制为：IL-1R 或 TLR 与相应配体结合→通过其胞质段 TIR 与胞质内相关接头蛋白（MyD88）C 端 TIR 结合而相互作用→通过 MyD88 N 端 DD 募集并结合 N 端含 DD 的 IRAK 成员→使之活化→活化的 IRAK 募集并激活 TNF 受体相关因子 6（TRAF6）→TRAF6 使 TGF-β 活化激酶 1（TAK1）与 TAK1 结合蛋白（TAB1 和 TAB2）结合为复合体→TAK1 活化→启动 NF-κB 激酶和 MAP 激酶信号转导通路→转录因子 NF-κB 和 AP-1 活化→相关炎性因子基因转录和表达。

此外，TLR/IL-1R 家族成员还具有如下特征：①可介导 rel 转录因子家族活化，Toll 通路可激活转录因子 dorsal，而 IL-1R 通路则可激活转录因子 NF-κB（dorsal 与 NF-κB 均属 rel 癌基因家族成员）。②dorsal 抑制物与 NF-κB 抑制物（IκB）具有较高同源性。③Toll/dorsal 及 IL-1R/NF-κB 通路不仅参与果蝇胚胎发育过程，还可诱导果蝇产生抗细菌/抗真菌的肽类物质，在机体抗感染的固有免疫应答中发挥重要作用。

(田志刚 孙 汭)

gùyǒu miǎnyì xiāngguān de xìbāoqì

固有免疫相关的细胞器（innate associated organelle） 参与机体固有免疫（尤其是抗感染）有关的细胞器，如炎症小体、自噬体、线粒体等。

炎症小体 是一组多蛋白寡聚复合物，主要由胞质型模式识别受体、下游相应接头蛋白及胱天蛋白酶（caspase）信号分子组成（约 700kD），在炎症反应中发挥重要作用，是大多数多细胞动物所共有、古老的抗菌防御机制，又称炎性复合物。2002 年，乔普（Tschopp）发现，NOD 样受体（NLR）家族成员 NLRP1 可与胞质内 Pycard/Asc、caspase 1 等蛋白结合为复合物（即 NLRP1），从而诱导产生 IL-1β、IL-18 等促炎细胞因子，引起炎症反应，遂将此类 NLRP1 复合物称为炎症小体，包括 NLRP1 炎性复合物、NLRP3 炎性复合物、IPAF 炎性复合物和 AIM2 炎性复合物等。

NLR 包括 3 种结构域：①位于 C 端数目不等的亮氨酸重复序列（LRR），通过与相应配体［病原相关模式分子（PAMP）或损伤相关模式分子（DAMP）］结合，可调控 NCR 活化。②位于中段的核苷酸结合域（NBD），可促使 NLR 分子相互聚合，参与 NLR 活化。③位于 N 端的热蛋白效应结构域（PYD）或胱天蛋白酶募集结构域（CARD）等效应结构域，可分别将相应 NLR 与其下游接头蛋白和效应分子连接为炎症小体，发挥致炎效应。

炎症小体的主要组分为含 PYD 或 CARD 等结构域的 NLR、接头蛋白［如含 CARD 的凋亡相关斑点样蛋白（ASC）］、含 CARD 的 caspase 1 酶原。接头蛋白 ASC（22kD）以异源二聚体形式存在，其 N 端为 PYRIN-PAAD-DAPIN 结构域（PYD），C 端含 CARD，二者均为具有 6 个螺旋的死亡结构域超家族成员，参与调节凋亡和炎症信号传递。ASC 可表达于多种细胞，尤其是单核细胞和黏膜上皮。正常细胞内，ASC 主要位于胞质中，细胞凋亡时则在核周形成斑点状聚集。ASC 可以"桥梁"形式将某些 NLR 家族成员与 caspase 1 酶原连接为炎症小体（图）。如 NLRP3 通过其 C 端 LRR 识别并结合模式分子（如 LPS、细菌 RNA、热休克蛋白、尿酸结晶等）→NLRP3 聚合及构型改变→NLRP3 所含

PYD 招募、结合含 PYD 的 ASC→ASC 通过其另一端所含 CARD 招募、结合含 CARD 的 caspase 1 酶原→共同组成 NLRP3 炎症小体→小体中 caspase 1 酶原通过自我剪切而成熟为活化的 caspase 1→降解无活性的 IL-1β 和 IL-18 前体→使之转变为活性形式（均属促炎细胞因子）并分泌→急慢性炎性反应或焦亡。

炎症小体的病理生理作用为：针对 PAMP 的炎症小体可通过促进 IL-1β 和 IL-18 等促炎细胞因子产生，增强机体抗感染（细菌、病毒）免疫；针对 DAMP 的炎症小体亦可通过促进 IL-1β 等促炎细胞因子产生，参与痛风、糖尿病、关节炎、动脉粥样硬化等疾病的发生发展。

自噬体 双层膜包绕所形成的细胞器结构，由内质网、高尔基复合体、核膜、溶酶体、过氧化物酶体及质膜组成，又称自噬溶酶体。阿什福德（Ashford）和波滕（Porten）于 1962 年在胰高血糖素灌注大鼠肝实验中首次发现自噬现象：在个体营养匮乏或细胞凋亡关键因子被抑制等情况下，正常细胞可将胞内异常蛋白或受损的细胞器等生物大分子进行包裹，形成具有双层膜结构的自噬囊泡，并与溶酶体融合而形成自噬溶酶体，从而将上述内容物消化降解为小肽或氨基酸，为细胞自身提供营养，并参与维持细胞内环境稳定。

自噬体除介导自噬，还有如下功能：①参与固有免疫：降解和清除细胞内受损伤的细胞结构、衰老的内膜性细胞器、细胞器碎片、细胞外降解产物及某些病原体（如细菌、病毒、真菌及寄生虫）。②参与抗原加工和提呈：抗原提呈细胞（APC）摄取病原体后，可通过自噬途径将病原体降解为小分子多肽，并与 MHC Ⅱ类分子结合而形成抗原肽-MHC Ⅱ类分子复合物表达于 APC 表面，供特异性 CD4+T 细胞识别，启动适应性免疫应答。此外，自噬体参与内源性抗原的交叉提呈。③参与肿瘤的发生发展：一方面，

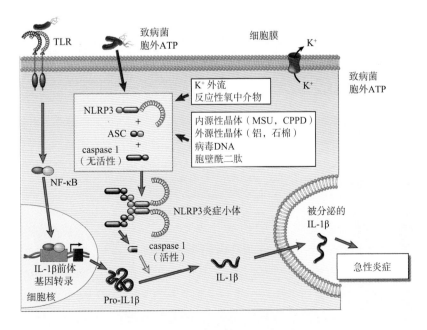

图　炎症小体形成及其作用机制

通过自噬而及时清除胞内异常蛋白或受损细胞器，可使细胞结构、功能和染色体保持正常和稳定，抑制肿瘤发生。另一方面，自噬可将肿瘤细胞产生的变性蛋白和损伤的细胞器消化、降解为小肽和氨基酸，为肿瘤细胞生长提供营养和能量。

此外，自噬体也与个体发育、衰老、神经退行性变及某些自身免疫病有关。

线粒体 一种固有免疫的感受器。经典细胞生物学将线粒体视为细胞的动力站，是氧化磷酸化生成 ATP 的场所。研究发现，线粒体通过 RLR 信号途径相关的接头蛋白线粒体抗病毒信号蛋白（MAVS），在针对细菌、病毒及细胞损伤的固有免疫中，发挥抗感染与维持自身稳定的作用。由此提示，线粒体是固有免疫与能量代谢的交汇点。

（田志刚　王建莉　孙　汭）

gùyǒu miǎnyì xiàoyìng fēnzǐ
固有免疫效应分子（innate immune effector molecule）
存在于体表分泌液、血浆及其他体液中、可攻击病原体或具有免疫调节作用的可溶性分子。包括抗菌肽、溶菌酶、急性期蛋白、防御素、补体、细胞因子以及某些脂类介质和酶类物质等，是固有免疫系统的重要组分，在机体抗感染、抗肿瘤、免疫调节、介导病理性损伤或促进组织修复中发挥重要作用。

（田志刚　孙　汭）

kàngjùntài
抗菌肽（antibacterial peptide）
广泛存在于自然界生物体内、具有广谱抗微生物活性的小肽类物质。又称抗微生物肽。1980 年，博曼（Boman G）将阴沟通杆菌及大肠埃希菌注入惜古比天蚕蛹，

发现可产生一种具有抗菌活性的多肽。其后，相继从细菌、真菌、两栖类、昆虫、高等植物、哺乳动物及人体内发现并分离出此类多肽。抗菌肽（2～7kD）分子由 20～60 个氨基酸残基组成，一般具有强碱性、热稳定性及广谱抗菌等特点。

根据抗菌肽来源，可将其分为来源于昆虫和动物的内源性抗菌肽，以及借助微生物基因工程菌所产生或人工合成的外源性抗菌肽。不同物种产生的抗菌肽，或同一物种所发现的不同抗菌肽，其氨基酸组成及序列存在很大差异。内源性抗菌肽作为机体固有免疫系统的重要组成部分，通常经诱导后产生，在机体抗感染免疫中发挥重要作用。

人源性抗菌肽主要包括 4 类，即防御素、组织蛋白酶抑制素、富含组氨酸的抗菌肽、富含甘氨酸的抗菌肽。特点为：①仅对病原微生物具有抑杀作用，对人体正常组织细胞无毒性作用。②可有效杀灭耐药菌，且不易产生耐药突变株。③免疫原性微弱，热稳定性良好。

抗菌肽具有广谱抗感染（包括细菌、真菌、病毒、螺旋体、寄生虫）的活性，且不易出现耐药。抗菌机制为：①选择性结合于细菌胞膜，通过形成跨膜孔道及破坏菌膜完整性，发挥杀菌作用。②直接进入细菌胞体内，作用于胞内特定靶点，干扰细菌正常生长及代谢平衡，从而发挥杀菌作用。研究发现，抗菌肽还具有广谱抗肿瘤活性。

抗菌肽作为抗菌药物已用于临床 I / II 期试验，但作为药物开发的人源性抗菌肽尚未获准在临床应用。

（王福生　田志刚　孙　汭）

fángyùsù
防御素（defensin）
广泛存在于各类生物种群（如植物、低等动物和哺乳动物等）中可耐受蛋白酶的分子。防御素是抗菌肽家族中最大的一个亚家族，对细菌、真菌和有包膜病毒具有广谱的直接杀伤活性。防御素多由 29～42 个氨基酸残基组成、是富含精氨酸和半胱氨酸的小分子阳离子蛋白。在真核细胞内已发现 4 种防御素：α-防御素、β-防御素、昆虫防御素、植物防御素。哺乳动物体内仅发现 α-防御素和 β-防御素。

人类 α-防御素包括两类：①髓源性 α-防御素：主要存在于中性粒细胞和巨噬细胞嗜天青颗粒内。②肠源性 α-防御素：以前体形式储存于肠道帕内特（Paneth）细胞嗜酸性颗粒内，经酶切成熟后以脱颗粒形式分泌，又称隐窝素。

α-防御素对病原体具有广谱杀伤作用，机制为：①带正电荷的防御素及其多聚体通过静电引力，与病原体表面带负电荷成分（如革兰阴性菌脂多糖、革兰阳性菌磷壁酸、病毒包膜脂质等）结合，破坏病原体的膜屏障，在膜上形成多个稳定的通道，导致通透性增加，胞外分子（如肽、蛋白质或无机离子）进入细胞，而胞内盐离子、大分子等渗出，使靶细胞发生不可逆损伤而死亡。②启动 G 蛋白偶联受体的级联放大反应，进一步激活磷酸激酶 C，以阻止病毒复合体进入细胞核后整合至宿主基因组，或阻止病毒基因转录。③诱导病原体产生自溶酶，干扰 DNA、蛋白质合成。

此外，α-防御素还具有趋化和致炎作用：①募集并活化单核/巨噬细胞，显著增强其吞噬杀菌功能，并促进趋化因子（如

MCP-1、IL-8 等）和促炎细胞因子（如 IL-1、IL-6、TNF-α 等）的分泌，介导炎症反应。②诱导肥大细胞脱颗粒，释放组胺、白三烯等炎性介质，参与和促进炎症反应。

β-防御素主要存在于皮肤及呼吸道、胃肠道和泌尿生殖道黏膜上皮细胞内。功能为：①与溶菌酶共同构成皮肤黏膜表面化学屏障，抵御病原微生物侵入。②对白血病、淋巴瘤及某些实体肿瘤细胞具有抑制或杀伤作用。③介导炎症反应，参与创伤或神经损伤的修复。

（田志刚　孙　汭）

róngjūnméi

溶菌酶（lysozyme）

具有溶菌活性、不耐热的阳离子碱性蛋白。又称 N-乙酰胞壁质聚糖水解酶。主要来源于巨噬细胞和小肠帕内特（Paneth）细胞，广泛存在于各种体液和外分泌液（如唾液、泪液、鼻黏液和乳汁）。溶菌酶可直接裂解革兰阳性菌细胞壁 N-乙酰葡萄糖胺与 N-乙酰胞壁酸之间的 β-1,4 糖苷键，通过破坏细胞壁主要组分肽聚糖而导致细菌溶解。革兰阴性菌（如大肠埃希菌、变形杆菌、痢疾杆菌、肺炎杆菌等）肽聚糖外被脂多糖和脂蛋白包裹，故对溶菌酶不敏感。但在特异性抗体和补体存在的条件下，革兰阴性菌也可被溶菌酶溶解、破坏。

此外，溶菌酶作为阳离子碱性蛋白，可通过静电引力与表面带负电荷的病原体结合，使后者负电荷减少，从而有助于吞噬细胞对病原体的吞噬和清除。

（田志刚　孙　汭）

zhīlèi jièzhì

脂类介质（lipid mediator）

由机体组织细胞产生、具有广泛生物活性、参与体内多种病理和生理反应的内源性磷脂类物质。主要包括前列腺素（PG）、白三烯（LT）、环加氧酶（COX）、血小板活化因子（PAF）和脂氧素（LX）等。

前列腺素　一种花生四烯酸经环加氧酶途径转化而生成、具有多种生物学活性的脂类介质。花生四烯酸是由活化的细胞膜磷脂酶 A2 将底物膜磷脂裂解而生成。1930 年，冯·恩勒（von Enler）发现，人、猴、羊精液中存在一种可兴奋平滑肌并使血压下降的物质。当时认为该物质可能由前列腺分泌，故命名为前列腺素。其后证实，精液中前列腺素主要来自精囊，体内其他多种组织细胞（如肥大细胞、巨噬细胞等）均可产生 PG。PG 半衰期极短（1~2 分钟），主要通过自分泌或旁分泌方式对产生 PG 的细胞本身和相邻组织细胞产生作用。

PG 包括 10 余种类型（如 PG-A、B、C、D、E、F、G、H、I 等），功能各异：①PGD2 和 PGF2：可使支气管平滑肌收缩，在呼吸道过敏反应效应阶段发挥重要作用。②PGE：可使支气管平滑肌舒张，对呼吸道过敏反应具有抑制作用。③PGE2：具有免疫抑制作用，如诱导调节性 T 细胞（Treg）和调节性巨噬细胞（M2 型）产生；降低 NK 细胞和巨噬细胞对肿瘤的杀伤作用；下调树突状细胞（DC）表面 MHC 分子和共刺激分子表达，抑制抗原的加工和提呈；诱导 DC 产生 IL-10。

环加氧酶　兼具环氧化酶和过氧化氢酶活性的双功能酶，可催化花生四烯酸转化为各种前列腺素产物。哺乳动物有两种同工

酶：①结构型 COX1：由 *COX1* 基因（持家基因）编码，在多数正常细胞中均呈稳定表达，主要功能是调节细胞正常生理功能和保持内环境相对稳定。②诱导型 COX2：由 *COX2* 基因（快速反应基因）编码，在正常细胞中不表达或低表达，仅在细胞受到刺激时迅速合成，其主要功能是参与多种生理病理过程，如再生、炎症、肿瘤的发生发展。

COX2 主要表达于炎症细胞，与疼痛、发热、肿瘤、损伤等密切相关。此外，直结肠癌、乳腺癌、食管癌、胃癌、肝癌、肺癌、前列腺癌等肿瘤组织细胞中高表达 COX2。细菌脂多糖、促炎细胞因子、表皮生长因子、血小板衍生的生长因子、血小板活化因子、5-羟色胺、某些致癌剂、缺氧、紫外线等可诱导 COX2 表达；IL-4、地塞米松、抑癌蛋白 P53、氧化性磷脂可抑制 COX2 表达。COX2 还参与多种生理病理过程：①干扰 IFN-γ、TNF-α、IL-2 等促炎细胞因子产生，促进 IL-10、IL-4 等抑制性细胞因子产生，从而发挥抑炎作用。②诱生调节性 T 细胞（Treg）和调节性巨噬细胞（M2 型），抑制 T/B 细胞增殖，负调节适应性免疫应答。③下调 DC 表面 MHC 分子和共刺激分子表达，抑制 DC 的抗原提呈功能。④抑制 NK 细胞杀伤活性，削弱免疫监视功能。⑤刺激肿瘤细胞增殖，抑制肿瘤细胞凋亡，促进肿瘤组织血管和淋巴管生成，从而参与肿瘤细胞生长和转移。

脂氧素　花生四烯酸经多种脂氧合酶相继作用而生成的一种活性介质，包括 LXA4 和 LXB4 等。脂氧素具有双向免疫调节作用：①免疫抑制作用：如抑制

LTB4 对中性粒细胞的趋化作用，抑制血小板活化因子对嗜酸性粒细胞的趋化和脱颗粒作用，抑制NK 细胞杀伤活性（机制不同于 PGE2，并不影响 NK 细胞与靶细胞结合，也不提高细胞内 cAMP水平）。②免疫增强作用：如刺激单核细胞的趋化和黏附，促进巨噬细胞的吞噬、清除凋亡的中性粒细胞。

（田志刚　孙　汭）

xuèhóngsù jiāyǎngméi-1

血红素加氧酶-1（heme oxygenase 1，HO-1）

可将血红素分解为一氧化碳（CO）、胆红素和游离铁的酶。是血红素分解的起始酶和限速酶。HO-1 基因含HSE 元件，与 HSP70 和应激蛋白P32 结构类似，亦有人将其归入HSP 家族，称为 HSP32。

怀斯（Wise）于 1964 年在体外实验首先发现 HO-1 是血红素降解酶；1987 年，米勒（Müller）在动物和人的肝、脾、肺、脑和睾丸等组织分离纯化出 HO-1。人HO-1 蛋白含 288 个氨基酸残基，通过 C 端 23 个氨基酸残基组成的多肽链锚定于内质网膜上。HO-1属应激蛋白，广泛低表达于全身正常组织细胞。高血红素、应激状态（高氧、缺氧等）或炎性刺激（内毒素、过氧化氢、细胞因子等）可诱导 HO-1 高表达于细胞内质网、线粒体及胞核内。

HO-1 可通过催化血红素代谢发挥重要保护作用，机制为：①血红素与氧分子反应时可催化细胞产生活性氧，导致 DNA 损伤和脂肪过氧化，HO-1 可严格控制血红素水平，从而有效发挥抗氧化作用。②血红素可促进诱导型一氧化氮合酶（iNOS）二聚体及其催化产物（NO）产生，HO-1通过调节血红素降解，对 iNOS 及

NO 产生发挥负调节作用。HO-1催化血红素分解所生成的中间产物（如 CO、胆红素），对免疫应答和炎症反应具有重要调节作用。尤其 CO 发挥重要的负调节作用：①下调促炎细胞因子（如 TNF-α、IL-6、IL-18 等）表达或上调抑炎细胞因子（如 IL-10、IL-4 等）表达，发挥抗炎和免疫抑制作用。②调节鸟苷酸环化酶活性，抑制细胞增殖，如通过 P38MAPK 途径而抑制血管平滑肌细胞增殖，或通过控制细胞外信号调节激酶（ERK）活化而抑制 T 细胞增殖。③阻止细胞凋亡及抗氧化损伤。④促进调节性 T 细胞（Treg）分化和抑制中性粒细胞、巨噬细胞等炎症细胞浸润。⑤参与活化诱导的细胞死亡（AICD），对 T 细胞应答发挥负调控作用。

在有害环境刺激和疾病条件下，HO-1 通过发挥抗炎、抗凋亡、抗增生、抗氧化应激及免疫负调节等作用，对机体产生保护作用。因此，通过诱导 HO-1 表达，可干预某些免疫病理过程发生、发展，如诱导 HO-1 高表达可抑制促炎细胞因子产生和内皮细胞凋亡，从而减缓缺血再灌注损伤，延长移植物存活期；诱导HO-1 高表达可抑制或下调巨噬细胞移动抑制因子及 Toll 样受体 4（TLR4）信号途径，在脂多糖（LPS）所致急性肺损伤中发挥保护作用。

（田志刚　孙　汭）

dǎnlǜsù

胆绿素（biliverdin）

血红素代谢时由卟啉环裂开而生成的一种强效抗氧化剂，可进一步还原为胆红素，呈绿色。功能为：抑制活性氧（ROS）产生及 ROS 上调炎症因子表达所致细胞凋亡；有效清除过氧化物激活剂并抑制脂

质过氧化反应，通过清除 ROS 而减缓炎症反应，对机体产生保护作用。

（田志刚　孙　汭）

yǐnduǒ'àn 2, 3 shuāngjiāyǎngméi

吲哚胺 2,3 双加氧酶（indoleamine 2,3-dioxygenase，IDO）

肝外唯一可催化色氨酸分子中吲哚环氧化裂解、使其经犬尿氨酸途径分解代谢的限速酶。是含亚铁血红素的单体蛋白，首先在兔肠道组织细胞中被发现，随后证明其广泛分布于人和其他哺乳动物的肝外组织。IDO 主要由胎盘滋养层细胞、树突状细胞、单核/巨噬细胞等产生，炎症或感染可显著促进其表达。人IDO（约 42kD）含 403 个氨基酸残基，小鼠 IDO（约 46kD）含407 个氨基酸残基，二者氨基酸序列有 61% 同源性。人 IDO 基因位于第 8 号染色体（长约 15kb），包括 10 个外显子和 9 个内含子，为单拷贝基因。IDO 基因启动子长 1245bp，含 2 个干扰素刺激反应元件。

IDO 的功能为：①降解色氨酸（属必需氨基酸），使之显著降低和耗竭，导致 T 细胞滞留于 G_1期中期，从而抑制 T 细胞增殖、分化。②色氨酸水解产物犬尿氨酸对 T 细胞具有明显毒性作用，可诱导 T 细胞凋亡。③诱导 Th2细胞偏移，通过分泌 IL-4 或 IL-10而抑制巨噬细胞或树突状细胞产生 IL-12，阻抑 Th1 细胞分化及活化。④促进 Foxp3 表达，诱生调节性 T 细胞（Treg）。

IDO 还参与生理和免疫病理过程：①胎盘合体滋养层细胞通过产生 IDO，在维持母胎耐受中发挥重要作用。②通过诱导 Th2细胞偏移或抑制 T 细胞增殖，参与移植耐受的建立。③肿瘤细胞

高表达 IDO，可下调其表面 HLA 分子表达，从而抑制 T 细胞增殖，导致肿瘤细胞的免疫逃逸。

（田志刚　孙　汭）

shìyìngxìng miǎnyì yìngdá

适应性免疫应答（adaptive immune response）

表达 T 细胞受体（TCR）的 T 细胞（在抗原提呈细胞参与下）和表达 B 细胞受体（BCR）的 B 细胞针对特异性抗原刺激而产生的免疫应答。又称获得性免疫应答或特异性免疫应答。

类型　适应性免疫应答发生于外周免疫器官（淋巴结、脾、皮肤、黏膜免疫组织等），可分为若干类型：

体液免疫和细胞免疫　前者由 B 细胞介导，主要通过产生特异性抗体而发挥效应；后者由 T 细胞介导，主要通过特异性胞毒作用和分泌细胞因子而发挥免疫效应。

初次应答和二次应答　前者为机体针对初次接触的抗原所产生的应答，其潜伏期长，应答强度低；后者是机体再次接触相同抗原所产生的应答，即免疫记忆应答，其潜伏期短，应答强度大。

主动免疫和被动免疫　前者是外来抗原刺激机体所产生的特异性应答；后者是从抗原致敏的机体获得免疫细胞或血清，将其过继转移至另一未致敏个体，使之获得针对该抗原的特异性免疫力。

特点　适应性免疫是个体出生后针对抗原刺激所产生，具有特异性、获得性、排他性、多样性、记忆性和耐受性等特点，其中以特异性、记忆性和耐受性最为重要。

特异性　适应性免疫特异性产生的分子基础是淋巴细胞受体结构的多样性。异物抗原（如病原体）进入人体后，从表达各种 TCR 或 BCR 的淋巴细胞库中选择出能与之特异性结合的克隆，使之发生扩增。适应性免疫的特异性不能被遗传。

免疫应答的效应也具有特异性，表现为：特定抗原介导的适应性体液免疫应答，所产生的抗体仅能与相应抗原特异性结合；特定抗原介导的适应性细胞免疫应答，所形成的细胞毒性 T 细胞（CTL），仅特异性杀伤表达相应膜抗原的靶细胞。

记忆性　抗原初次刺激后，体内发生克隆扩增的淋巴细胞可形成记忆性 T 细胞和记忆性 B 细胞而留存于体内；若再次遭遇相同抗原，这些记忆细胞即迅速产生应答，形成较强免疫力。因而，免疫应答的特异性可通过记忆性而得以体现，其基础是抗原选择下的淋巴细胞克隆扩增和记忆细胞形成。伤寒患者病愈后，若再次接触伤寒沙门菌，即可诱发快速且增强的免疫应答，从而对伤寒沙门菌有持久免疫力。

耐受性　某些情况下，T 细胞或 B 细胞受到抗原刺激后，并不产生免疫应答或应答水平很低，此即免疫耐受。免疫耐受是一种特殊形式的免疫应答，由抗原诱生，也具有特异性和记忆性。对某一抗原形成免疫耐受的个体，再次接触同一抗原后不产生免疫应答，但并不影响对其他抗原的应答和清除。正常情况下，机体对自身抗原维持免疫耐受，一旦自身耐受状态被打破，即可能发生自身免疫病。

此外，适应性免疫还具有可转移性，即将某一个体内被特定抗原致敏的淋巴细胞或特异性抗体转移给另一个体，可使后者获得对该抗原的特异性免疫力。

固有免疫和适应性免疫间有密切联系：固有免疫是机体抵御病原体的第一道防线，在病原体入侵机体后首先发挥作用，并参与启动和调控适应性免疫；适应性免疫通过产生免疫效应物质（抗体、细胞因子等），也可增强或调节固有免疫。

分子基础　参与适应性免疫的 T/B 细胞其抗原受体（即 TCR 和 BCR）显示高度异质性或称多样性，由此产生数量极大的受体库。BCR（和抗体）及 TCR 多样性幅度（理论值）分别达 5×10^{13} 和 1×10^{18}。多样性是在重组酶参与下，由编码 BCR 和 TCR 的多个基因片段，通过重排、重组、核苷酸插入和体细胞高频突变（限于 BCR）等机制而形成。适应性免疫应答中，淋巴细胞受体的多样性并非全部由胚系基因编码，故不能被遗传。一个淋巴细胞克隆仅表达单一类别的 BCR 或 TCR，故淋巴细胞受体结构的多样性即代表淋巴细胞克隆的多样性，由此构成体内庞大的 BCR（抗体）库和 TCR 库，即 T/B 细胞库。因此，适应性免疫对抗原识别及应答的起始步骤，是抗原（通过其抗原表位）从 T/B 细胞库中选择出相应淋巴细胞克隆，后者表面的 TCR/BCR 可与相应抗原表位结合，由此显示适应性免疫的高度特异性。

由于一种抗原分子可能含多个不同表位，故一种抗原分子并非仅选择单一淋巴细胞克隆，而是选择可分别识别该抗原不同表位的数个细胞克隆，这些细胞克隆可在体内长期存在，由此形成适应性免疫的另一重要特征，即应答的记忆性。

适应性免疫应答包括循序渐

进、相互联系的 3 个阶段，即识别、增殖分化、效应阶段（图）。

调节 免疫系统具有自我感知并调节免疫应答强度的能力，使所产生的应答得以被维持在适度范围，以保持内环境稳定。若免疫系统调节失控而导致应答持续异常低下或亢进，则可引发慢性感染、肿瘤、过敏和自身免疫病等。

(周光炎)

kàngyuán tíchéng

抗原提呈 (antigen presentation) 抗原提呈细胞（APC）摄取的或在 APC 内合成的抗原被加工、处理、降解为多肽片段，以抗原肽－MHC 分子复合物（pMHC）的形式表达于 APC 表面供特异性 T 细胞识别的过程。涉及如下环节：APC 摄取抗原；胞内将抗原加工为抗原肽；形成 pMHC 并表达于 APC 表面；T 细胞与 APC 间形成 TCR-pMHC 复合结构，从而激活 T 细胞。APC 对抗原进行处理与提呈，是胸腺依赖性抗原（TD-Ag）诱导适应性免疫应答的前提。

APC 内的抗原有两种来源：

①外源性抗原：来自 APC 胞外的抗原物质，如由体外入侵机体的异物抗原（包括各种病原体）、某些自身成分等。②内源性抗原：是 APC（即靶细胞）胞内合成的抗原，如病毒感染细胞合成的病毒蛋白、肿瘤细胞合成的肿瘤抗原等。

两类抗原被 APC 处理、提呈的方式各异：①外源性抗原提呈途径：APC 摄取抗原后，在内体-溶酶体中将外源性抗原加工处理为抗原肽，一般由 MHC Ⅱ类分子提呈给 CD4⁺T 细胞，故称为内体-溶酶体途径或 MHC Ⅱ类分子途径。②内源性抗原提呈途径：靶细胞（APC）将胞质溶胶内的内源性抗原加工处理为抗原肽，一般由 MHC Ⅰ类分子提呈给 CD8⁺T 细胞，故称为胞质溶胶途径或 MHC Ⅰ类分子途径。

某些情况下，不同来源的抗原可被交叉提呈：MHC Ⅰ类分子可结合、提呈从内体-溶酶体中逸出而进入胞质的外源性抗原肽；MHC Ⅱ类分子可结合和提呈进入内体的内源性抗原肽。此外，还存在 MHC 非依赖性的抗原提呈途

径，即 CD1 分子提呈途径。

(曹雪涛 李 楠)

kàngyuán shèqǔ

抗原摄取 (antigen uptake) 抗原提呈细胞（APC）将外源性抗原摄入胞内的现象。

外源性抗原指来自 APC 胞外的抗原物质，它们在局部引流淋巴结 T 细胞区（如淋巴结深皮质区）被 APC 捕获，或被脾 APC 从流经的血液中捕获。未成熟 DC 和巨噬细胞通过不同机制摄取抗原：①吞饮或胞饮：指 APC 非特异性摄取可溶性抗原或极微小颗粒的抗原。②受体介导的胞吞：指胞外大分子物质首先被膜表面受体识别并与之结合，经内化并通过膜囊泡系统被摄入 APC 内。③吞噬：指细胞非特异性吞入较大（直径>0.5μm）颗粒或分子复合物（如细菌、细胞碎片）。

不同 APC 摄取抗原的能力及机制各异：①巨噬细胞具有强大吞噬功能。②DC 仅在未成熟阶段具有一定吞噬功能，但 DC 能吞饮大量胞外溶液（每小时可达其细胞体积一半），并有效摄取低浓度抗原（10^{-10}mol/L），也可借助 FcγR Ⅱ捕捉抗原－抗体复合物，或通过模式识别受体捕捉带有病原相关模式分子的抗原。③B 细胞无吞噬作用，但其表面的 BCR 可特异性识别、结合抗原，从而可摄取极低浓度抗原，此外，B 细胞也可通过胞饮作用而摄取抗原。

(曹雪涛 李 楠)

shòutǐ jièdǎo de bāotūn

受体介导的胞吞 (receptor-mediated endocytosis) 巨噬细胞（以及中性粒细胞）表面受体识别、结合胞外大分子物质，经内化并通过膜囊泡系统而将其摄入胞内的过程。是抗原提呈细胞

图 适应性免疫应答过程

（APC）摄取外源性抗原的一种机制：①FcγRII：可与抗原-抗体复合物结合并使之内化。②甘露糖受体：属模式识别受体（PRR），可摄取甘露糖化及岩藻糖化的抗原，少量受体即可捕捉和富集较多抗原分子。③清道夫受体：属PRR，主要表达于巨噬细胞表面，可识别并结合携带病原相关模式分子（PAMP）或损伤相关模式分子（DAMP）的抗原。④B细胞受体：可特异性识别、结合抗原并使之内化，从而可摄取极低浓度抗原。

受体介导的胞吞作用具有高效性、选择性和饱和性等特点，可有效捕获很低浓度的抗原。受体介导内吞后，FcR和抗体（Ig）与抗原一起被降解，而模式识别受体则可在吞噬体酸性环境下释放配体，自身进入再循环过程而重新表达于APC表面。

（曹雪涛 李 楠）

kàngyuán chǔlǐ

抗原处理 （antigen processing）

抗原提呈细胞（APC）将蛋白质抗原酶解为抗原片段，再以抗原肽-MHC复合物形式转运至细胞表面的过程。又称抗原加工。抗原循两条主要途径进行加工提呈：针对外源性抗原的内体-溶酶体途径，由内体-溶酶体使之酶解为含13~18个氨基酸残基的抗原肽；针对内源性抗原的胞质溶胶途径，由胞质内蛋白酶体使之酶解为含8~10个氨基酸残基的抗原肽。此外，还存在非经典的交叉提呈途径及CD1分子提呈途径。酶解后的抗原肽仅少部分与MHC I类或II类分子结合而形成抗原肽-MHC分子复合物，大部分抗原肽在细胞内继续降解为氨基酸。

（曹雪涛 蒋应明）

nèitǐ-róngméitǐ tújìng

内体-溶酶体途径 （endosome-lysosome pathway）

抗原提呈细胞（APC）摄取外源性抗原、在溶酶体内加工为抗原肽、形成抗原肽-MHC II类分子复合物（pMHC II）并提呈给CD4+ T细胞的过程。又称溶酶体途径或MHC II类分子途径（图）。涉及如下过程：

外源性抗原的摄取 外源性抗原进入机体后，数分钟内即在淋巴结中两个主要区域被捕获：初次应答中，抗原在深皮质区（即胸腺依赖区）和淋巴窦壁被巨噬细胞或DC捕获；再次应答中，抗原与体内初次应答中产生的抗体形成抗原-抗体复合物，在浅皮质区淋巴滤泡内被FDC捕获。

外源性抗原在内体-溶酶体被处理 外源性抗原被质膜包裹形成内体或吞噬体，后者与胞膜分离后向胞内迁移（即内化），并逐步酸化，继而与初级溶酶体融合为内体-溶酶体，又称吞噬溶酶体或次级溶酶体。晚期内体-溶酶体均含多种酸性蛋白酶（如蛋白酶、核酸酶、糖苷酶、脂肪酶、磷脂酶、磷酸酶等），在酸性环境中被活化，可将囊泡内抗原降解为小

分子肽（含13~18个氨基酸残基），从而暴露出可被特异性T细胞TCR识别的表位。

MHC II类分子的合成、组装和转运 MHCαβ异二聚体在粗面内质网（ER）的核糖体中合成，参与提呈抗原的均为新合成的MHC II类分子（而非细胞膜上被重新内化、再循环的MHC II类分子），通过与恒定链（Ii）非共价结合而形成九聚体（α-β-Ii）₃复合物。ER内钙联蛋白等分子伴侣参与II类分子的组装，其作用是保证α、β链的正确折叠。

九聚体一旦形成即与钙联蛋白解离。携有九聚体的囊泡被运出内质网，多数与早期内体-溶酶体融合，形成富含MHC II类分子的溶酶体样细胞器，即MHC II类小室（MⅡC）。内体所含酸性蛋白酶（如组织蛋白酶S）可降解Ii链，仅残留含24个氨基酸残基的II类相关恒定链肽段（CLIP），后者占据II类分子的肽结合槽中，直至被待提呈的肽段所取代。

pMHC II形成及提呈 抗原肽与MHC II类分子在MⅡC内结合为pMHC II。某些分子伴侣参与此结合过程：①HLA-DM：可与MHC II类分子结合，催化其释放

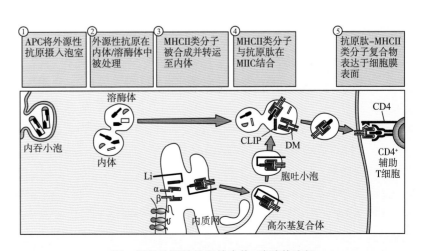

图 提呈外源性抗原的内体-溶酶体途径

CLIP，并与抗原肽结合；还促使低亲和力的抗原肽与 MHC Ⅱ 类分子解离，以高亲和力的抗原肽取而代之，形成稳定的 pMHC Ⅱ 复合物。② HLA-DO：是 HLA-DM 的负调节分子，通过与 HLA-DM 结合，从而阻止后者催化 MHC Ⅱ 释放 CLIP 及结合抗原肽的作用。

外源性抗原肽的提呈　多肽抗原与 Ⅱ 类分子结合后，受 Ⅱ 类分子井状结构部位的保护，可避免被进一步酶解为氨基酸。

（曹雪涛　李　楠）

nèitǐ-róngméitǐ

内体－溶酶体（endosome-ly-sosome）

在免疫学范畴，内体指一种由抗原提呈细胞（APC）所摄入的外源性抗原连同细胞膜而共同构成的细胞器，又称吞噬体。溶酶体是真核细胞的一种细胞器，为单层膜包被的囊状结构。内体与胞膜分离后向胞内迁移，并逐步酸化，继而在胞质内与初级溶酶体融合为内体－溶酶体。又称吞噬溶酶体。

溶酶体内含多种酸性水解酶（如蛋白酶、核酸酶、糖苷酶、脂肪酶、磷脂酶和磷酸酶等），且为酸性微环境，有利于将抗原降解为小分子肽（含 12~18 个氨基酸残基），从而暴露出能被特异性 T 细胞识别的表位。1 个蛋白分子仅含少数几个免疫显位，常出现于运动性强、能折叠形成 α 螺旋结构的肽段。螺旋的一面为亲水性残基，暴露于外面，含有可供 Th 细胞 TCR 识别的抗原表位；螺旋的另一面为疏水性残基，隐蔽于内面，含有可与特定 MHC Ⅱ 类分子抗原结合槽结合的锚着残基。上述过程是 APC 加工、处理外源性抗原的关键环节。

内体－溶酶体与富含 MHC Ⅱ 类分子的囊泡结合为 MHC Ⅱ 类小室（MIIC），所形成的酸性微环境还具有如下作用：有利于 Ⅱ 类分子相关恒定链肽段（CLIP）与 MHC Ⅱ 类分子沟槽解离；弱化 HLA-DM 与 HLA-DO 结合，有利于 HLA-DM 发挥作用，从而促进内体－溶酶体中含合适基序的外源性抗原肽与 MHC Ⅱ 类分子结合。

（龚非力　李卓娅）

Ia xiāngguān héngdìngliàn

Ia 相关恒定链［Ia-associated invariant（Ii）chain］

参与 MHC Ⅱ 类分子组装和转运的伴侣分子，即 CD74，属 Ⅱ 型跨膜糖蛋白。又称 MHC Ⅱ 类分子 γ 链。Ii 链与 Ⅱ 类分子 α 链、β 链不同，不显示多态性。人 Ii 基因位于染色体 5q32，小鼠 Ii 基因位于 18 号染色体。Ii 基因转录后存在不同剪接形式的 mRNA，导致人类有 4 种异构体：Ii33（33kD）、Ii41、Ii35 和 Ii43，均含 1 个 MHC Ⅱ 类分子结合位点，通常在细胞内同时表达。

在内质网中，Ii 链先聚合为三聚体，其中每一条 Ii 链均通过非共价键与 1 个 α、β 链异二聚体结合，形成九聚体（α-β-Ii）₃复合物。含九聚体的囊泡与晚期内体－溶酶体结合而形成 MHC Ⅱ 类分子小室（MⅡC），后者的酸性环境可促使 Ii 链逐步降解，但仍在 MHC Ⅱ 类分子抗原结合槽内残留一小段，称为 Ⅱ 类相关恒定链肽段（CLIP）。随后，在 HLA-DM 参与下，Ⅱ 类分子发生构型改变，导致其抗原结合槽与 CLIP 结合的共价键断裂，CLIP 从抗原结合槽中解离，MIIC 内的外源性抗原肽遂进入抗原结合槽而形成 pMHC 复合物，被转运至细胞表面。

Ii 作为分子伴侣，以非共价键形式与 MHC Ⅱ 类分子肽结合区（沟槽）结合，在抗原加工提呈过程中发挥如下作用：①参与内质网所合成 MHC Ⅱ 分子的组装、折叠，维持其稳定。②通过占据 MHC Ⅱ 类分子的沟槽，阻止 Ⅱ 类分子与经由抗原加工相关转运体（TAP）而进入内质网的内源性抗原肽结合。③通过其 N 端的信号肽序列，可引导（α-β-Ii）复合物从粗面内质网，经高尔基复合体和反面高尔基网，形成富含 MHC Ⅱ 类分子的囊泡，向含抗原肽的晚期内体－溶酶体转运，从而保证 Ⅱ 类分子仅在 MIIC 小室内与外源性抗原肽结合，完成加工和提呈。

（曹雪涛　王春梅）

Ⅱ lèi fēnzǐ xiāngguān héngdìngliàn tàiduàn

Ⅱ 类分子相关恒定链肽段（class Ⅱ-associated invariant chain peptide，CLIP）

Ii 链的降解片段（含该链第 81~104 位氨基酸残基），可专一性与 MHC Ⅱ 类分子的抗原结合槽结合。Ii 链引导 MHC Ⅱ 类分子进入 MHC Ⅱ 类小室（MⅡC）后被水解，残留的 CLIP 占据 MHC Ⅱ 类分子抗原结合槽，继而 HLA-DM 使 CLIP 与 Ⅱ 类分子解离，抗原肽得以与 Ⅱ 类分子结合为 pMHC Ⅱ 复合物，被提呈给 T 细胞。

（曹雪涛　王春梅）

fēnzǐ bànlǚ

分子伴侣（molecular chaperone）

序列上无相关性但有共同功能、从细菌到人广泛存在的一组蛋白质。通过非共价地与新生肽链和解折叠的蛋白质肽链结合而参与其折叠、装配和转运，但自身并不成为这些蛋白的功能结构组分。主要有 3 大类，即伴侣蛋白、热休克蛋白 70 家族和热休克蛋白 90 家族。在免疫学范畴，多种分子伴侣在抗原加工、处理及提呈中发挥重要作用。

内体-溶酶体提呈途径 分子伴侣参与抗原肽-MHC Ⅱ类分子复合物（pMHC Ⅱ）的组装：①Ia 相关恒定链（Ii）：与 MHC Ⅱ类分子 α、β 链共同构成九聚体（α-β-Ii）₃ 复合物，从而促进 MHC Ⅱ α 链与 β 链的折叠，并在转运过程中稳定 MHC Ⅱ类分子结构。②内质网中的钙联蛋白：参与 Ⅱ 类分子组装，保证 α、β 链正确折叠。③HLA-DM：可与 MHC Ⅱ类分子结合，催化其释放 Ⅱ 类分子相关恒定链肽段（CLIP），并促使低亲和力的抗原肽与 MHC Ⅱ类分子解离，取代为高亲和力的抗原肽，形成稳定的 pMHC Ⅱ，此即肽编辑。④HLA-DO：通过与 HLA-DM 结合而阻止后者催化 MHC Ⅱ 释放 CLIP 及结合抗原肽。

胞质溶胶提呈途径 内质网中，TAP 相关蛋白（tapasin）、钙联蛋白、钙网蛋白（CRT）、内质网腔蛋白 57（ERp57）等分子伴侣组成多肽装载复合物（PLC）。

PLC 中的分子伴侣参与抗原肽-MHC Ⅰ类分子复合物（pMHC Ⅰ）的装配，机制为：①内质网内膜上的钙联蛋白与 MHC Ⅰ α 链结合，促进 MHC Ⅰ 链的折叠。②β₂ 微球蛋白（β₂-m）与 MHC Ⅰ α 链结合后，钙联蛋白与 MHC Ⅰ α 链解离，而 CRT 和 tapasin 与 MHC Ⅰ α 链结合，同时 CRT 与 ERp57 结合，进一步增强 MHC Ⅰ 类分子的稳定性。③tapasin 与 TAP 相互作用，使 MHC Ⅰ类分子与 TAP 接近，并顺利捕获由 TAP 转运的内源性抗原肽，可稳定 MHC Ⅰ类分子的沟槽构象，也有助于 MHC Ⅰ类分子选择性与高亲和力抗原肽结合。④tapasin-ERp57 相互作用，有助于 pMHC Ⅰ 形成。

此外，热休克蛋白（HSP）（包括 gp96、HSP70、HSP90 等）作为胞内含量丰富的分子伴侣，在内源性抗原肽转运中发挥重要作用，也参与抗原的交叉提呈。

（王建莉）

gàilián dànbái

钙联蛋白（calnexin）

表达于内质网膜上的钙结合蛋白，参与内源性抗原加工处理的分子伴侣。人和小鼠 *calnexin* 基因分别定位于第 5 号染色和 11 号染色体。钙联蛋白和钙网蛋白（CRT）共同作为蛋白质新生肽链的分子伴侣，参与蛋白质新生肽链的折叠，以及内质网蛋白质加工、组装，防止其被泛素化和被蛋白酶降解。

在胞质溶胶提呈途径中，内质网中钙联蛋白通过与尚未和 β₂ 微球蛋白（β₂-m）组装的 MHC Ⅰ 类分子重链结合，可使之稳定，并辅助重链的折叠及与 β₂-m 组装成完整的 MHC Ⅰ 类分子。新合成的 MHC Ⅰ 类分子重链为不成熟糖蛋白，其糖苷链 Glc3Man9GlcNAc2 上含 3 个葡萄糖基，须先在葡萄糖苷酶 Ⅰ、Ⅱ 作用下去除葡萄糖基，形成 *N*-连接单糖基化的成熟糖蛋白，然后与钙联蛋白结合。

（王建莉）

gàiwǎng dànbái

钙网蛋白（calreticulin，CRT）

参与抗原加工处理的保守分子伴侣。是一种钙离子结合蛋白，由于最初在肌细胞肌质网被发现而得名。人 *calreticulin* 基因位于 19 号染色体。CRT 滞留于内质网腔，具有凝集素样特性，仅可与 *N*-连接单糖基化糖苷结合。CRT（46kD）含 3 个功能域：N 端（1~180 位），可结合锌离子，含 4 个组氨酸残基，是最保守的区域，由 8 个反向平行的 β 片层结构折叠成球状；P 域（181~289

位）富含脯氨酸，由两条发卡结构的 β 片层组成；C 端（290~417 位）包括钙离子结合区和 ER 修复序列，酸性很高，可高容量、低亲和力与钙结合。

CRT 是参与内源性抗原和外源性抗原加工处理的分子伴侣，主要机制为：HLA Ⅰ类分子重链与 β₂ 微球蛋白（β₂-m）组装成异源二聚体后，CRT 可取代钙联蛋白与 HLA Ⅰ类分子结合，并与 TAP、TAP 相关蛋白等共同形成多肽装载复合物（PLC），提供 HLA Ⅰ类分子在内质网滞留的信号；参与 Ⅱ 类分子组装，可保证 α、β 链正确折叠。

此外，内质网内 CRT 参与钙离子储存及信号转导功能，内质网外可调节细胞黏附和基因表达。肿瘤细胞和凋亡细胞表面 CRT 表达高于正常细胞，并可与某些固有免疫细胞（如巨噬细胞、树突状细胞）表面 CD91/lRP1 结合，引发炎症反应。CRT 的 N 端可分泌至胞外，被称为血管生成抑制素，可抑制微血管形成及肿瘤生长。

（王建莉 黄波）

nèizhìwǎng dànbái 57

内质网蛋白 57（endoplasmic reticulum protein 57，ERp57）

参与内源性抗原加工处理的分子伴侣。又称为 ER-60、GRP58、ERp61、HIP-70、Q2 或 CPT。ERp57 于 1998 年被发现，是滞留内质网的蛋白分子，具有巯基氧化还原酶活性。在内质网中，ERp57 与 TAP 相关蛋白（tapasin）和 PDI 分子结合，共同形成装载复合物（PLC），从而促进 tapasin 与 MHC Ⅰ类分子重链结合。ERp57 也参与 CD1 分子提呈抗原的过程。

（王建莉）

zhǔyào zǔzhī xiāngróngxìng fùhétǐ II lèi xiǎoshì

主要组织相容性复合体 II 类小室（MHC class II compartment, MIIC）

存在于胞质溶胶内、富含 MHC II 类分子的囊泡样小室。特征为：直径 200~300nm，呈多层膜或空泡状结构；属溶酶体样细胞器，具有溶酶体的某些特性：呈微酸性环境、含多种酸性蛋白酶；表达非经典 MHC II 类分子 HLA-DM。

MHC II 类分子在内质网中合成并与 Ii 链结合为九聚体，含 (α-β-Ii)₃ 复合物的囊泡被高尔基复合体转运至晚期内体-溶酶体，通过融合而形成 MIIC。Ii 链在 MIIC 的酸性环境中被降解，仅残留 CLIP 与 MHC II 类分子抗原结合槽结合。HLA-DM 可使 II 类分子相关恒定链肽段（CLIP）与上述抗原结合槽解离，暴露出 II 类分子的抗原结合部位，继而 MIIC 内的外源性抗原肽进入结合槽，形成抗原肽-MHC II 类分子复合物。

（曹雪涛　王春梅）

bāozhìróngjiāo tújìng

胞质溶胶途径（cytosolic pathway）

靶细胞（APC）在胞质溶胶内将内源性抗原加工为抗原肽、形成抗原肽-MHC I 类分子复合物（pMHC I）并提呈给 CD8⁺T 细胞的过程。又称 MHC I 类分子途径。涉及如下过程（图）：

抗原被胞质溶胶内蛋白酶体降解：内源性抗原首先在胞质溶胶内经多种酶和 ATP 的作用与泛素结合，泛素化抗原打开空间结构后释放泛素，以线形进入蛋白酶体。蛋白酶体为中空的圆柱体结构，由 4 个各含 7 个球形亚单位的圆环串接而成，内源性抗原通过蛋白酶体的孔道，可被降解为不同长度的抗原肽段。

抗原肽进入内质网：经蛋白酶体降解的抗原肽片段在热休克蛋白 70（HSP70）辅助下，由内质网（ER）膜表面的抗原加工相关转运体（TAP）转运，从胞质溶胶进入 ER。TAP 对肽段的特异性要求并不严格，但对长度为 8~16 个氨基酸残基的抗原肽亲和力最高，并优先选择 C 端为碱性或疏水性残基的多肽片段，有利于与 MHC I 类分子结合。

MHC I 类分子的组装：在 ER 内产生的 MHC I 类分子 α 链与 β₂ 微球蛋白组装为二聚体，并与分子伴侣复合物（如钙网蛋白、ERp57 和 TAP 相关蛋白）结合。后者有助于稳定 MHC I 类分子，并协助 I 类分子与 TAP 结合。

pMHC I 的形成和提呈：经 TAP 转运进入 ER 的肽段，在 TAP 相关蛋白引导下进入 MHC I 类分子抗原结合槽，后者可结合并负载含 8~12 个氨基酸残基的多肽。随后，MHC I 类分子与伴侣分子复合物解离，形成 pMHC I，通过分泌囊泡，由高尔基复合体转移至细胞表面，提呈给 CD8⁺T 细胞。

（曹雪涛　蒋应明）

miǎnyì dànbáiméitǐ

免疫蛋白酶体（immunoproteasome）

仅出现于经 IFN-γ 激活的真核细胞胞质内的蛋白水解酶复合物。组成性表达的蛋白酶体普遍存在于真核细胞内，由各带 7 个亚单位的 4 个圆环叠加而成，所形成的圆柱体中央是直径为 1~2nm 的孔道，2 个外侧的 α 环由 α 亚单位组成，2 个内部的 β 环由 β 亚单位组成。每个 β 环各含 3 个具有蛋白水解活性的 β 亚单位（β1、β2 和 β5），在 IFN-γ 诱导下，三者可分别被同源亚单位 PSMB8、PSMB09 和 MECL1 所取代，从而形成免疫蛋白酶体。PSMB 即蛋白酶体 β 亚基，曾称巨大多功能蛋白酶体或低分子量多肽。

蛋白酶体只能降解未折叠的蛋白质，故胞质溶胶中的内源性抗原首先需泛素化，以打开蛋白质空间结构并容许线性蛋白质进入免疫蛋白酶体，使之被水解成肽段。这些肽段的 C 端多为碱性或疏水性氨基酸残基，有利于进入内质网与 MHC I 类分子抗原结合槽结合，从而参与内源性抗原的提呈。

（曹雪涛　吴艳峰）

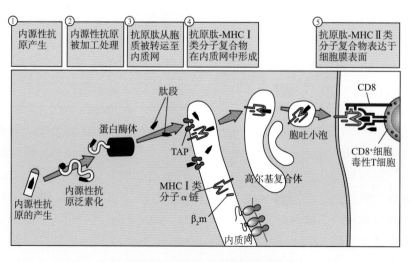

图　提呈内源性抗原的胞质溶胶途径

jiāochā tíchéng tújìng

交叉提呈途径（cross presentation pathway）

通过胞质溶胶途径提呈外源性抗原或通过内体-溶酶体途径提呈内源性抗原的过程。是一种非经典的抗原提呈途径，又称交叉致敏。

分类 有以下两种：

外源性抗原的交叉提呈 是最常见的交叉提呈形式，指专职抗原提呈细胞（APC），如 DC 通过 MHC Ⅰ类分子提呈外源性抗原，从而激活 CD8⁺CTL。机制为：①外源性抗原被 DC 摄入后，在内体-溶酶体被降解为抗原肽，继而直接与内体中 MHC Ⅰ类分子（来自被 APC 摄入、含Ⅰ类分子的颗粒）结合而被提呈。②内体中外源性抗原肽穿越内体-溶酶体膜进入胞质，经免疫蛋白酶体处理，在热休克蛋白（HSP）参与下转运至内质网，循经典的胞质溶胶途径与Ⅰ类分子结合。③肿瘤细胞生长过程中可向胞外释放 gp96（属 HSP）-肿瘤抗原肽复合物，该复合物作为外源性抗原被 APC 摄取、加工、处理，以肿瘤抗原肽-MHC Ⅰ类分子复合物的形式表达于 APC 表面，供细胞毒性 T 细胞识别。

外源性抗原的交叉提呈可见于如下情况：①特定 DC 亚群（如小鼠 CD8α⁺ DC、人 BDCA-3⁺ DC 等）可将外源性抗原摄入内体系统，然后转位至胞质，被蛋白酶体降解为抗原肽并与 MHC Ⅰ类分子结合，提呈给 CD8⁺T 细胞，此途径在未感染病毒的 DC 激活初始 CD8⁺T 细胞过程中尤为重要。②单纯疱疹病毒感染中，皮肤朗格汉斯细胞在感染局部摄取抗原，将其运至淋巴结并转给淋巴结定居的 CD9⁺ DC，由后者交叉提呈给 CD8⁺T 细

胞。③某些胞外感染的微生物及其产物（如李斯特菌产生的李斯特溶解素）被摄取至吞噬小体，可通过损伤吞噬体膜而从囊泡逃逸至胞质。④病原微生物（如李斯特单孢杆菌）抗原直接进入宿主 APC 胞质中，循胞质溶胶途径被提呈。

内源性抗原的交叉提呈 机制为：①细胞应激状态（如饥饿等）下，待降解的胞质组分及细胞器被包裹而形成自噬体，由 HSP70 和溶酶体相关膜蛋白 2（LAMP-2）转运而与内体-溶酶体融合，使之降解，并循 MHC Ⅱ类分子途径被交叉提呈给 CD4⁺ T 细胞（图）。②由于突变等原因，内质网中产生的 Ii 链不能与 MHC Ⅱ类分子结合，或因结合的亲和力降低而不能覆盖Ⅱ类分子的抗原结合槽，导致循胞质溶胶途径进入内质网腔的内源性抗原有可能直接被Ⅱ类分子接纳。

病理与生理意义 交叉提呈与经典提呈途径（内体-溶酶体途径、胞质溶胶途径）并存，使一种抗原可通过不同途径被加工提呈，从而扩大了免疫应答的范围。

交叉提呈多发生于病理条件下，参与机体对病毒（如疱疹病毒）、细菌（如李斯特菌）感染和肿瘤的免疫应答过程，发挥抗胞内感染和抗肿瘤作用，也与免疫耐受相关。

交叉提呈与抗病毒感染 若病毒（如乳头瘤病毒）仅感染局部非淋巴组织细胞（无迁移能力），或病毒感染 DC 后抑制后者表达 MHC Ⅰ类分子，均可使 CTL 活化受阻。这种情况下，抗原通过交叉提呈而激活 CTL，在抗病毒感染中发挥重要作用。如多种病毒（反转录病毒、牛痘病毒及脑膜炎病毒等）可抑制 DC 的抗原提呈功能；借助交叉提呈机制，DC 无须感染病毒（而是主动摄取病毒），即可将病毒抗原循 MHC Ⅰ类分子途径而激活 CTL。

交叉提呈与自身耐受 次要组织相容性抗原在胸腺中被交叉提呈，可导致 CTL 耐受，此过程称交叉耐受。近期发现，某些胸腺外器官也存在交叉耐受现象：如胰腺和肾的组织抗原可由骨髓来源 DC 交叉提呈给引流淋巴结中淋巴细胞，导致静止的 CD8⁺T

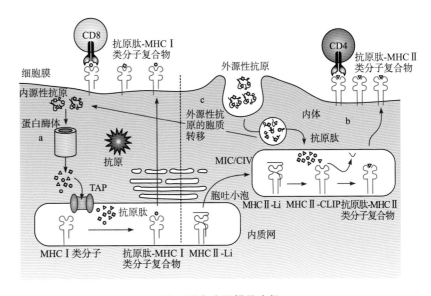

图 APC 交叉提呈途径

细胞增殖并随之被清除。此外，高剂量自身抗原可通过交叉提呈而诱导 T 细胞发生激活诱导的细胞凋亡（AICD）；低剂量抗原则通过免疫忽视而维持耐受。

（曹雪涛 吴艳峰）

CD1 tíchéng tújìng

CD1 提呈途径（CD1 presentation pathway） 由 CD1 对脂质抗原进行加工、处理和提呈的过程。20 世纪 80 年代发现，微生物的非蛋白类抗原（如脂类抗原）也可刺激 T 细胞增殖。但由于哺乳动物组织细胞并不能将脂类抗原加工、处理为可与 MHC 分子结合的多肽，故脂类抗原不能被 MHC 限制性 T 细胞所识别。经多年研究，认识到非蛋白抗原是由非经典的 MHC Ⅰ 类分子——CD1 家族成员所提呈。

分化抗原 CD1 属 MHC Ⅰ 类样分子，在哺乳动物中具有明显的进化保守性。CD1 可与 β_2 微球蛋白（β_2-m）结合为复合物，但不显示多态性。CD1 表达于 APC（如 DC）表面，还可存在于 APC 的内体-溶酶体中。与 MHC Ⅰ 类分子相比，CD1 分子抗原结合槽深且容量更大，可结合不同长度的乙酰基团，主要提呈脂类抗原（尤其是分枝杆菌的某些菌体成分）。人 CD1 分子由 5 个基因（CD1A~E）编码。5 类 CD1 分子所提呈的抗原存在以下差别：①CD1a~c：主要提呈分枝杆菌胞壁的脂类抗原，包括糖脂和磷脂（如霉菌酸、葡萄糖单霉菌酸脂、脂阿拉伯甘露聚糖）。②CD1d：主要提呈疏水肽及某些脂类抗原（如酰基鞘氨醇）。③CD1e：表达于胞内，参与分枝杆菌胞壁成分磷脂酰肌醇 6 甘露糖苷（PIM6）分子中寡聚甘露糖的部分降解，并将 PIM6 转运给 CD1b，由后者提呈。

CD1 途径处理抗原的过程类似于内体-溶酶体提呈途径，但不依赖 HLA-DM。外源性脂类抗原被 APC 摄取，在 APC 的 Ⅱ 类分子区室（M Ⅱ C）内与 CD1 形成脂类抗原-CD1 复合物，机制为：①M Ⅱ C 含多种水解酶，在酸性微环境中可裂解脂类抗原分子的糖链，有利于 CD1 分子提呈脂类抗原。②M Ⅱ C 的酸性环境可促使 CD1b 分子构象发生改变，使之暴露抗原结合槽，后者高度疏水，难以容纳蛋白质抗原肽，但适宜与脂类或糖脂类抗原的疏水部分结合。③脂类分子头部的极性基团（即亲水性酰基和糖基）通常外露于 CD1 的抗原结合槽外，可与 CD1a 螺旋表面某些残基一起供 TCR 识别。

脂类抗原-CD1 分子复合物和抗原肽-CD1 分子复合物均可被提呈给 CD1 限制性 T 细胞，主要是固有样 T 淋巴细胞（iLT），包括 CD4^-CD8^- 双阴性 T 细胞、表达低水平 CD8α 亚单位的 CD8^+T 细胞、γδ T 细胞和不变型 NK T 细胞（iNK T）等。阐明 CD1 提呈途径的机制，有助于更深入了解固有免疫与病原体感染间的关系。

（曹雪涛 蒋应明）

xìbāo miǎnyì yìngdá

细胞免疫应答（cellular immune response） 由抗原特异性 T 细胞所介导，主要通过特异性细胞毒作用和分泌细胞因子而发挥免疫效应的一种适应性免疫应答。通过转移抗原致敏的 T 细胞（而非血清抗体），可使未接触该抗原的个体获得特异性细胞应答能力。

应答过程 针对胸腺依赖性抗原（TD-Ag）的细胞免疫应答，有赖于抗原提呈细胞（APC）提呈抗原，并受 MHC 限制，可分为 3 个阶段：

识别阶段 APC 摄取抗原并将其降解、加工为一定大小的多肽片段，以抗原肽-MHC 分子复合物（pMHC）的形式表达于 APC 膜表面，被特异性 T 细胞表面 TCR 识别。

增殖分化阶段 T 细胞激活需要双信号：T 细胞 TCR 特异性识别并结合 APC 表面 pMHC，获得 T 细胞激活的第一信号；T 细胞及 APC 表面多种黏附分子对相互作用，启动 T 细胞激活的第二信号（即共刺激信号）。

初始 Th 细胞获得双信号而被激活，由 G_0 期进入 G_1 期，细胞代谢加速，DNA、RNA 和蛋白质合成明显增加。继而，应答局部多种细胞因子通过与 T 细胞表面相应受体结合而启动相关信号转导（又称第三信号），促使初步激活的 T 细胞进入 S 期并发生增殖，最终分化为不同的效应性 T 细胞亚群，发挥各自功能（图）。

T 细胞活化、增殖和分化过程中，部分细胞可中途停止增殖而分化为记忆性 T 细胞（Tm），若再次遭遇相同抗原刺激，Tm 可迅速活化、增殖和分化，发挥高效而持久的特异性免疫功能。

效应阶段 增殖分化阶段所形成的效应性 T 细胞，通过产生细胞因子、发挥特异性细胞毒作用以及辅助 B 细胞应答而产生抗体，并在补体系统、固有免疫细胞（吞噬细胞、NK 细胞等）参与下，发挥效应功能。效应阶段后期，增殖的淋巴细胞克隆通过被动性死亡或激活诱导的细胞死亡（AICD），使免疫系统逐渐恢复平衡。

细胞免疫应答的效应细胞主要有两类：①CD8^+ 细胞毒性 T 细

胞（CTL）：可借助颗粒胞吐、TNF/TNFR、Fas/FasL 等途径，高效而特异性地直接杀伤靶细胞（如病毒感染细胞、肿瘤细胞和同种异体细胞）。②CD4⁺Th 细胞功能亚群（如 CD4⁺Th1、Th2、Th17 和 Tfh 细胞）：通过分泌特定细胞因子，分别介导或协同参与细胞免疫、抗体产生和炎症反应。

生物学功能　正常情况下，T 细胞介导的细胞免疫应答经历上述 3 个阶段，可有效清除非己抗原，从而在抗病毒、抗肿瘤和引发移植排斥中发挥重要作用。

（周光炎）

T xìbāo de shuāngshíbié

T 细胞的双识别 （dual recognition of T cell）

T 细胞受体（TCR）仅能识别经抗原提呈细胞（APC）加工所形成的抗原肽 - MHC 分子复合物（pMHC），而不能识别游离和完整的抗原分子，是 T 细胞对抗原进行识别的模式。换言之，T 细胞对蛋白抗原产生应答的过程中，TCR 须同时识别经 APC 加工处理的抗原肽，以及与抗原肽结合为复合物的 MHC 分子。因此，T 细胞和 APC 之间，形成 TCR - 抗原肽 - MHC（TCR-pMHC）3 种分子相互作用的格局，从而实现 T 细胞对蛋白质抗原的识别。这一识别的本质，是 APC 表面 pMHC 从多样性极为丰富的 T 细胞克隆库中挑选出少数克隆，并使之激活，条件是这些克隆的 TCR 可与 pMHC 高亲和力结合。

其后发现，同样的蛋白质抗原（p）若被 MHC 背景不同的两个个体的 APC 进行加工，所形成的 pMHC 复合物（pMHC-1、pMHC-2）并不一样：pMHC-1 选择出的 T 细胞克隆，其 TCR 可结合 pMHC-1 而非 pMHC-2。由此表明，TCR 识别抗原肽的同时，须同时识别提呈抗原肽的 MHC 分子。换言之，T 细胞对抗原肽的识别，受 MHC 分子特异性约束。此现象称为 T 细胞识别抗原的 MHC 限制性，又称 T 细胞的双识别（图）。

（周光炎）

T xìbāo shòutǐ duōyàngxìng

T 细胞受体多样性 （TCR diversity）

T 细胞受体（TCR）结构具有高度异质性的一种表述。TCR 是 T 细胞表面识别抗原 T 表位的受体，为异源二聚体：αβ T 细胞的 TCR 由 α 和 β 肽链组成；γδ T 细胞的 TCR 由 γ 和 δ 肽链组成。人体 TCR 分子结构的多样性高达 10^{18}，形成容量庞大的 TCR 库，赋予机体可对数量巨大的抗原和病原体进行识别和反应的能力，从而产生 T 细胞介导的特异性细胞免疫应答。

TCR 编码基因与 B 细胞受体（BCR）有 30%～35% 同源性，V、J、C 基因编码 αγ 链，V、D、J、

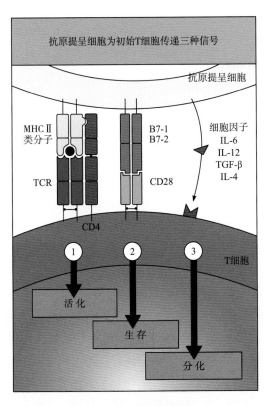

图　T 细胞的激活信号

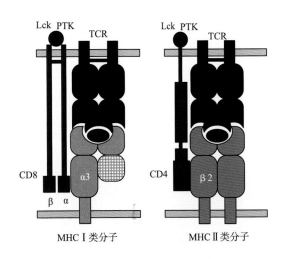

图　TCR 的双识别

注：CD4 和 CD8（T 细胞共受体）使 T 细胞对抗原肽-MHC 复合物的敏感性提高约 100 倍

C 基因编码 β、δ 链。TCR 多样性主要通过基因片段重排、连接多样性等机制而实现。TCR 与 BCR 多样性产生的机制不同：T 细胞内，诱导高频突变发生的脱氨酶不能被激活，故体细胞高频突变不参与 TCR 多样性产生。

(熊思东)

T 细胞激活的双信号模式

（dual signal model of T cell activation） T 细胞需同时获得第一信号和第二信号才能被激活，为 T 细胞活化的基本模式。未接触过抗原的 T 细胞称为初始 T 细胞，不具备应答能力。在抗原刺激下，初始 T 细胞转变为具有增殖和分化能力的 T 细胞，称为 T 细胞激活。此过程有赖于抗原提呈细胞（APC）参与，后者发挥两个作用：①APC 对抗原进行加工、处理，以抗原肽－MHC 分子复合物（pMHC）的形式将抗原提呈给 TCR 识别，从而向 T 细胞传递抗原识别信号，其间涉及 pMHC 对表达特定 TCR 的 T 细胞克隆进行选择，以及 TCR 与 pMHC 复合物间相互作用。②APC 表面组成性或诱导性高表达共刺激分子，通过与 T 细胞表面相应共刺激分子受体结合，向 T 细胞提供共刺激信号。

在双重信号作用下，T 细胞内各种基因相继激活，并表达和分泌相应产物，使 T 细胞进入激活状态。实际上，处于激活状态的 T 细胞还不能发生增殖和分化，尚需要其他信号的参与，主要是多种细胞因子及相应受体介导的淋巴细胞增殖信号。其中 IL-2 的作用尤为重要：IL-2/IL-2 受体介导的增殖信号转导，可使 T 细胞进入有丝分裂周期，从而发生抗原特异性克隆扩增（图）。

已发现和鉴定出可专一性干扰 T 细胞信号转导途径的免疫抑制剂有：①环孢素 A（CyA）和他克莫司（FK506）：可通过与胞内一类称为免疫嗜素的成分结合，竞争性阻抑信号途径中钙调磷酸酶活性，从而终止 T 细胞激活。②西罗莫司（雷帕霉素）：可干扰 IL-2 受体介导的淋巴细胞增殖信号，使信号途径中的 mTOR 蛋白酶失活，T 细胞分裂遂停留于 G₁ 期，并发生凋亡。

(周光炎)

T 细胞激活的抗原识别信号

（antigen-recognition signal of T cell activation） T 细胞受体（TCR）特异性识别抗原肽－MHC 分子复合物（pMHC）而启动的激活信号。又称 T 细胞激活的第一信号。T 细胞表面 TCR 对 pMHC 进行双重识别后，由 TCR 及与之组成复合物的 CD3 分子共同启动抗原识别信号的转导。CD3 分子由 3 组不同的二聚体跨膜分子（γε、δε 和 ζζ）构成，它们的胞内段皆含免疫受体酪氨酸激活基序（ITAM）。

第一信号胞内转导的启动，有赖于 T 细胞表面诸多 TCR 同时识别 pMHC，通过胞质溶胶内肌动蛋白和细胞骨架的定向运动，形成一种称为免疫突触的超分子结构，使多分子 TCR-CD3 复合物及相关的膜型蛋白酪氨酸激酶（PTK）分子间发生聚合，在 PTK 作用下，相互接近的跨膜分子和胞膜内分子（包括 CD3 分子的 ITAM 基序）所含酪氨酸发生磷酸化而被激活，然后借助各种接头蛋白，启动抗原识别信号的跨膜传递和胞内转导（图）。

主要的胞内信号转导途径为钙调磷酸酶途径、NF-κB 途径和 MAP 激酶途径，可分别活化各种转录因子（如 NFAT、NF-κB 和 AP-1）。转录因子从胞质溶胶内转位至胞核，在基因启动子区与相应顺式作用元件结合，启动基因转录。

(周光炎)

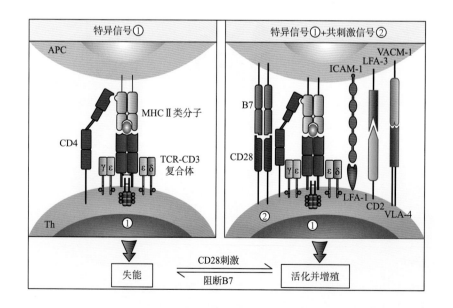

图 T 细胞激活的双信号模式

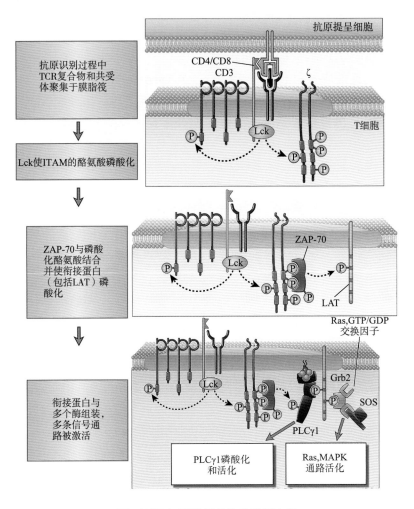

图 TCR识别抗原的信号转导途径

T xìbāo pánglù jīhuó

T细胞旁路激活（alternative pathway of T cell activation） 由CD2-CD58信号途径介导的T细胞激活方式，与传统T细胞激活不同。CD2（LFA2）表达于所有外周血T细胞、95%以上人胸腺细胞、多数NK细胞及部分恶变B细胞表面。人CD2的配体是跨膜的单链CD58分子（LFA3），主要表达于人红细胞和绵羊红细胞表面，还广泛分布于T细胞、B细胞、单核细胞、上皮细胞、内皮细胞、结缔组织、中性粒细胞、血小板等表面。CD2激活T细胞的途径与传统经抗原激活T细胞的途径不同，其不依赖TCR-CD3复合体，亦无需抗原提呈细胞（APC）参与，为抗原非特异性，故称为旁路激活。生物学意义为：介导免疫细胞聚集和淋巴因子产生；在缺乏持续性抗原刺激时维持免疫功能状态。

（周光炎）

T xìbāo shīnéng

T细胞失能（T cell anergy）
T细胞对抗原刺激丧失应答能力的状态。初始T细胞通过其表面的TCR和共刺激分子受体（如CD28），分别接受抗原肽－MHC分子复合物（pMHC）提供的抗原识别信号（第一信号）和B7分子等提供的共刺激信号（第二

T xìbāo jīhuó de gòngcìjī xìnhào

T细胞激活的共刺激信号
（co-stimulation signal of T cell activation） T细胞和抗原提呈细胞（APC）表面多种共刺激分子相互结合所启动的激活信号。又称T细胞激活的第二信号。APC表面表达多种共刺激分子（如B7、ICOSL等），而T细胞表面表达相应受体。通常情况下，B7分子与其受体CD28相互作用对T细胞激活至为关键。

B7/CD28介导的信号转导机制为：CD28分子胞内段含免疫受体酪氨酸激活基序（ITAM），其组成虽与CD3分子胞内段所含ITAM略有不同，但均具有酪氨酸残基的PYMNM基序；T细胞识别抗原并形成免疫突触的过程中，上述酪氨酸残基由于跨膜分子聚合和酪氨酸激酶活化而同步被激活，在配体分子B7共同作用下，ITAM募集胞质溶胶内的磷脂酰肌醇3激酶（PI3K）；PI3K是一种兼有丝氨酸/苏氨酸激酶和类脂激酶活性的蛋白酶，可通过活化三磷酸磷脂酰肌醇和蛋白激酶B而启动信号转导，参与激活T细胞（图）。

（周光炎）

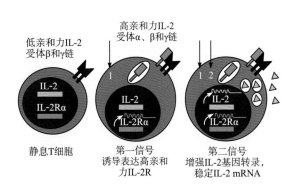

图 T细胞激活的共刺激机制

信号）后，迅速被激活，并在细胞因子启动的增殖信号作用下，发生克隆增殖和分化。若初始 T 细胞仅获得 pMHC-TCR 启动的抗原识别信号而缺乏共刺激信号，则不能被激活，而呈现克隆失能状态。

用纯化的抗原（不添加佐剂）免疫动物，由于缺少共刺激信号，往往难以有效激活 T 细胞；用不能充分表达共刺激分子的未成熟 DC，作为 APC 去激发 T 细胞，也会导致失能。因此，转输未成熟 DC 或将体内 DC 维持于未成熟状态，可能作为诱导机体产生免疫耐受的手段。

正常机体组织细胞（如表皮细胞）表达不同自身抗原，在未遭受感染等情况下，由于组织细胞不表达共刺激分子，故自身反应性 T 细胞克隆虽可识别相应自身抗原，但由于缺乏共刺激信号而呈现失能状态，即使再次遭遇可提呈该自身抗原并提供共刺激信号的 DC，也不会分化为效应性 T 细胞。因而，T 细胞失能参与机体自身耐受的形成。

不仅共刺激途径缺失可诱导 T 细胞失能，还有其他诱导失能的方式，从而可人工干预 T 细胞介导的免疫应答，如激发共抑制分子 CTLA-4 表达，后者与 B7 结合的亲和力高，可启动抑制信号而阻抑 CD28 相关的共刺激信号。

（周光炎）

jīhuó yòudǎo de xìbāo sǐwáng

激活诱导的细胞死亡（activation-induced cell death，AICD）

免疫应答过程中，机体限制抗原特异性淋巴细胞克隆容积的一种现象。是机体对适应性免疫应答的一种反馈性调节，在整体免疫调节中发挥重要作用。生物学意义为：机体通过产生适应性免疫应答清除异物抗原后，及时清除已发挥效应功能的大量抗原特异性 T 细胞，以免其持续分泌细胞毒性效应分子而损伤自身组织。机制为：免疫应答过程中，活化的效应性淋巴细胞（如 CD8+ CTL 等）表面可诱导性表达 Fas 配体（FasL）和 Fas，或释放可溶性 FasL；一定条件下，这些膜表面 FasL 或可溶性 FasL 可与自身或微环境中其他效应性淋巴细胞表面三聚体 Fas 分子结合，启动 Fas 相关的死亡信号，通过激活胱天蛋白酶（caspase）级联反应，介导活化的效应性淋巴细胞凋亡，从而限制抗原特异性淋巴细胞的数量或收缩效应性淋巴细胞克隆容积，避免对自身组织的损伤。

已发现，*Fas* 和 *FasL* 基因发生突变的 *lpr* 和 *MRL/gld* 小鼠体内，Fas 介导的凋亡受阻，导致自身反应性淋巴细胞不能借助 AICD 而减少数量，引起淋巴结和脾大，可出现系统性红斑狼疮（SLE）样反应。在人类，类似的机制可导致自身反应性淋巴细胞增生综合征的发生。上述现象表明，适应性免疫应答过程中，效应性 T 细胞一旦被激活并发生克隆扩增，即为其自身凋亡创造了条件（图）。

（周光炎 孙兵 李斌）

tǐyè miǎnyì yìngdá

体液免疫应答（humoral immune response）

由特异性 B 细胞介导，主要通过产生特异性抗体而发挥免疫学效应的适应性免疫应答。因而，可通过转移含抗体的血清，使未接触过该抗原的个体获得针对该抗原的免疫学效应。针对胸腺依赖性抗原（TD-Ag）的应答由 B 细胞介导，有赖于抗原特异性 T 细胞辅助，可分为 3 个阶段（图）：

识别阶段 B 细胞受体（BCR）可直接识别特异性天然抗原表位，此作用无 MHC 限制性。BCR 识别并结合抗原后，通过内化而摄入抗原，在胞内将抗原降解为肽段，形成抗原肽-MHC II 类分子复合物，并向抗原特异性 Th 细胞提呈抗原，从而获得 Th 细胞辅助。

浆细胞产生的抗体，其特异性是由抗原所选择的 B 细胞克隆表面 BCR 的特异性所决定。体液

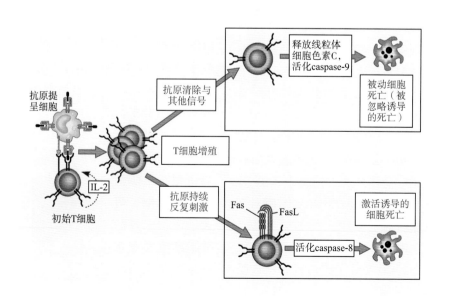

图 激活诱导的细胞死亡

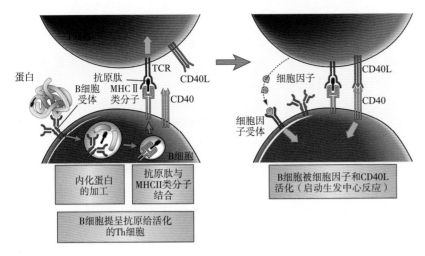

图　T 细胞辅助 B 细胞介导的体液免疫应答

免疫特异性形成的过程与细胞免疫应答一样：首先，有赖于体内存在 BCR 库（即表达各种特异性 BCR 的 B 细胞克隆库）的形成和发育；然后，TD-Ag 对克隆库中特定 B 细胞克隆进行选择。

增殖分化阶段　TD-Ag 所含 B 细胞表位与 BCR 结合，可向 B 细胞传递抗原识别信号，此为第一信号。与 BCR 结合为复合物的 Igα/Igβ 将抗原识别信号（第一信号）传入 B 细胞内。B 细胞表面 CD21、CD19 和 CD81 组成 BCR 共受体复合物，可使 B 细胞对抗原刺激的敏感性增强。

初始 B 细胞完全活化有赖于 CD4+Th 细胞辅助：Th 细胞和 B 细胞表面多种共刺激分子相互作用（如 CD40/CD40L、CD30/CD30L、4-1BB/4-BBL、B7RP/ICOS），向 B 细胞提供第二信号（共刺激信号）。获得第一信号和第二信号的 B 细胞进入生发中心，在局部微环境中与滤泡树突状细胞、滤泡辅助性 T 细胞（Tfh）相互作用，经历体细胞高频突变、亲和力成熟、抗体类别转换等一系列生发中心反应，逐渐分化为浆细胞，最终产生针对特定 TD-Ag 的特异

性抗体。生发中心反应在产生长寿命浆细胞的同时，分化出记忆性 B 细胞，介导记忆性体液免疫应答。

此外，APC 产生的 IL-1 和 Th2 细胞产生的 IL-4 等细胞因子也参与 B 细胞活化，而活化的 B 细胞依次表达细胞因子受体，对 Th 细胞分泌的细胞因子产生反应。Th 细胞产生的 IL-5 和 IL-6 还可促进 B 细胞后期活化。

效应阶段　B 细胞介导的体液免疫应答通过产生特异性抗体，可发挥中和毒素、调理吞噬、激活补体、抗体依赖细胞介导的细胞毒作用（ADCC）及局部阻止抗原入侵黏膜细胞（IgA）等作用，从而清除非己抗原或阻抑非己抗原对机体组织的损伤。

此外，B 细胞对胸腺非依赖性抗原（TI-Ag）的应答，不涉及抗原对 BCR 克隆库的选择，因此，一般无生发中心反应，也无抗体类别转换，主要产生 IgM 类抗体。

（周光炎）

chūjí línbā lǔpào

初级淋巴滤泡（primary lymphoid follicle）　外周淋巴组织内

围绕滤泡树突状细胞组成的区域，富含未受抗原刺激的初始 B 细胞，位于淋巴结被膜下，靠近浅皮质区。骨髓中发育成熟的初始 B 细胞随淋巴管进入外周淋巴器官，定居于初级淋巴滤泡内。初级淋巴滤泡主要由未被抗原活化的成熟 B 细胞及少量滤泡树突状细胞所组成，形成较为紧密的细胞集结，松散、平行地排布于淋巴结被膜下的皮质区或脾白髓的动脉周围。

（熊思东）

cìjí línbā lǔpào

次级淋巴滤泡（secondary lymphoid follicle）　在抗原刺激下，初级滤泡发生明显改变而演化成的结构。主要特征为出现生发中心，是受抗原刺激的 B 细胞发生增殖和分化的部位。进入淋巴组织的抗原与初级淋巴滤泡内 B 细胞相互作用，使特异性识别该抗原的 B 细胞被激活，并发生克隆增殖，数量迅速增多，形成生发中心。结构特征为：①暗区：含中心母细胞，即经抗原刺激而分裂并迅速增殖的 B 细胞。②明区：含中心细胞，即中心母细胞发生克隆扩增而形成的一群小淋巴细胞（滤泡 B 细胞）；中心细胞通过与明区的滤泡辅助性 T 细胞（Tfh）和滤泡树突状细胞相互作用，启动生发中心反应；反应过程中，大部分中心细胞发生凋亡，小部分最终分化为浆细胞或记忆性 B 细胞。③被膜区或外套层：位于滤泡外围，其他未被抗原激活的初始 B 细胞被推挤至此区。

（熊思东）

shēngfà zhōngxīn fǎnyìng

生发中心反应（germinal center reaction）　B 细胞在生发中心内针对胸腺依赖性抗原（TD-Ag）

产生的一系列反应。包括体细胞高频突变、抗原对 B 细胞克隆的选择、亲和力成熟及抗体类别转换等。B 细胞经历了生发中心反应后，最终分化为分泌高亲和力特异性抗体的浆细胞及抗原特异性记忆性 B 细胞。

（熊思东）

体细胞高频突变

tǐxìbāo gāopín tūbiàn

体细胞高频突变（somatic hypermutation）　在抗原诱导下，生发中心母细胞内免疫球蛋白轻链和重链 V 基因以很高频率发生点突变的现象，是形成 BCR（和抗体）多样性的重要机制之一。

特点　①大部分突变出现于经过重排的重链和轻链的 V 区基因。②主要是点突变。③突变率（1/1000 碱基突变/每次细胞分裂）比其他体细胞突变率高 1000 倍，即每次细胞分裂，1 个 B 细胞有 50% 机会使其抗原受体获得 1 个突变。④突变率可因抗原刺激的强度和次数上升而增高。

机制　抗原刺激使 B 细胞内激活诱导性胞苷脱氨酶（AID）；AID 可专一性结合单链 DNA 的胞嘧啶基团，通过脱氨作用，使胞嘧啶转变为尿嘧啶，形成单链 DNA 缺口；通过错配修复和碱基切除修复等机制，引起不同类型碱基替代和核苷酸插入，导致基因突变。AID 的作用特点：DNA 复制时双链会暂时解开而呈单链状态，故 AID 仅对转录中的基因发挥作用；AID 编码基因激活有赖于生发中心滤泡辅助性 T 细胞（Tfh）向 B 细胞传递信号并启动 B 细胞相关信号转导途径。

B 细胞 BCR 胞外区（V_H、V_C）的互补决定区（CDR）突变，可改变 BCR 特异性或亲和力，继而突变细胞经历阳性选择。机制为：每轮突变后，表达新的

BCR 的 B 细胞进入亮区，凡是BCR 不能结合原抗原表位或不能与高亲和力 BCR 竞争抗原表位者，则发生凋亡。由此，多数突变的细胞通过上述机制被清除。

意义　体细胞高频突变是生发中心反应中一个重要事件：发生突变的 BCR 与抗原结合的亲和力远高于未突变的 BCR，从而为选择高亲和力 B 细胞克隆和抗体亲和力成熟创造了条件。

（熊思东　孙　兵　周光炎）

亲和力成熟

qīnhélì chéngshú

亲和力成熟（affinity maturation）　通过体细胞高频突变和抗原选择，使 B 细胞受体（BCR）与该抗原结合的亲和力不断增强的现象，是一种生发中心反应。在抗原刺激下，生发中心 B 细胞 BCR［主要是互补决定区（CDR）］基因经诱导性胞苷脱氨酶（AID）作用而发生高频率基因突变，形成众多 BCR 亲和力不同的 B 细胞克隆。经抗原反复刺激，可从中选择出 BCR 可与该抗原高亲和力结合的 B 细胞克隆（此即突变细胞的阳性选择）。

阳性选择的机制为：每轮突变后 B 细胞表达新的 BCR，进入亮区；凡是其 BCR 不能结合原抗原表位或不能与高亲和力 BCR 竞争抗原表位者，则发生凋亡而被清除；仅极少数能与抗原高亲和力结合的 B 细胞才可与 Tfh 细胞相互作用，通过阳性选择而存活，再返回暗区，进入下一轮继续增殖、突变和选择，最终分化为产生高亲和力抗体的浆细胞。

亲和力成熟是生发中心反应中两个重要事件（即 BCR 体细胞高频突变及抗原的选择）相互作用的结果。同时，抗体亲和力成熟并非仅涉及抗体分子的变异和选择，而实际上是 BCR 亲和力成

熟的表现，涉及 BCR 及相应克隆水平。抗体亲和力成熟对增强抗体应答的特异性、免疫防御和维持自身耐受等均具有重要意义。

（熊思东　孙　兵　张晓明）

抗体类别转换

kàngtǐ lèibié zhuǎnhuàn

抗体类别转换（antibody class switch）　免疫球蛋白 DNA 重组导致已发生重排的重链 V 区基因与不同类别重链 C 区外显子相连接，从而使激活的 B 细胞产生的抗体可变区不变（即结合抗原的特异性不变）、但重链类别（恒定区）发生改变的现象。又称同种型转换或 S/S 转换（图）。

机制　类别转换可发生于滤泡外灶及生发中心。B 细胞接受抗原刺激后，主要依赖生发中心内的滤泡辅助性 T 细胞（Tfh）和 B 细胞表面共刺激分子间（CD40L/CD40）相互作用，同时借助 Tfh 细胞所分泌的细胞因子，通过激活 B 细胞内 NF-κB 等转录因子，使 B 细胞在初次 DNA 重排基础上（即形成功能性 V、D、J 基因片段后），重链恒定区基因片段发生重排，IgC 区基因可由 $C\mu$（表达 IgM）转换为 $C\gamma$、$C\alpha$ 或 $C\varepsilon$，从而表达 IgG、IgA 或 IgE 类抗体。抗体类别转换的确切机制尚未完全清楚，可能主要由 Ig 恒定区基因重组或重链 mRNA 的不同拼接所致：

DNA 水平重组　又称转换重组或 S-S 重组。S 区均有一段共同序列，对该同源序列的识别可能是重链转换的机制。B 细胞内含不同的类型特异性重组酶，能识别 $S\mu$ 区和即将发生转换的 C_H 基因 S 区序列，如由合成 IgM 转变为 IgG 时，V-D-J 与 $C\mu$ 基因连接转变为与 $C\gamma$ 基因连接，此时重组酶与 $S\mu$ 及 $S\gamma$ 区结合，并将 $S\mu$ 与 $S\gamma$ 间碱基序列切除，通过重组

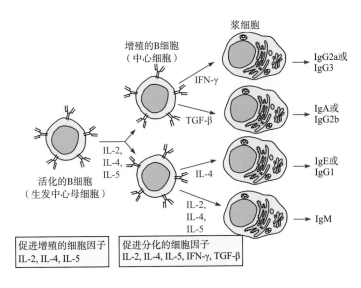

浆细胞

增殖的B细胞
（中心细胞）

IFN-γ → IgG2a或IgG3

TGF-β → IgA或IgG2b

IL-4 → IgE或IgG1

IL-2、IL-4、IL-5 → IgM

活化的B细胞
（生发中心母细胞）

IL-2、IL-4、IL-5

促进增殖的细胞因子
IL-2, IL-4, IL-5

促进分化的细胞因子
IL-2, IL-4, IL-5, IFN-γ, TGF-β

图 抗体类别转换

形式完成转换，$C\gamma$ 即与 V-D-J 连接；若重组酶识别 $S\mu$ 区与其他 S 区序列，则 B 细胞由合成 IgM 转变为合成其他类型抗体。

RNA 水平的类型转换 又称转录物加工转换。Ig 重链基因在核内转录为原始转录物，经不同剪接形式，形成不同类别 Ig 的 mRNA，也有可能利用不同终止信号，最后所形成 mRNA 与转换重组一样，其 V 区相同，但 C 区各不相同。

调控 Ig 类别转换主要发生于再次免疫应答，其受下列因素调控：

抗原的性质 可溶性抗原主要诱导人和小鼠产生 IgG1；多糖类抗原（如脂多糖）易诱导 IgM 产生，并可诱导成年人产生 IgG2，诱导小鼠产生 IgG3；IL-4 存在时，蠕虫类抗原易诱导 IgE 产生。

免疫途径 口服抗原主要诱导黏膜产生分泌型 IgA；皮内或皮下注射抗原主要诱导 IgG 产生。

免疫佐剂 弗氏佐剂主要诱导 IgG 产生；铝佐剂主要诱导 IgE 产生。

微环境细胞因子 蠕虫感染导致 Th2 型细胞因子（IL-4）分泌，促进抗体向 IgE 和 IgG1 转换；某些细菌和病毒感染促进 Th1 型细胞因子（IFN-γ）分泌，促进抗体向调理性和激活补体的抗体 IgG2a 和 IgG3 转换；黏膜细胞分泌 TGF-β，在共生菌或病原体作用下，促进 IgA 转换；IL-5 也可促进 IgA 产生。

某些情况下，抗体类别转换可在无明显诱因下自发产生。

（孙 兵 张纪岩 张晓明）

zhuǎnhuànqū

转换区（switch region） 参与抗体类别转换的特定 DNA 结构。抗体类别转换涉及重链 V 区 J 基因片段（J_H）与 C 区基因片段（C_H）间含数千碱基对的内含子序列，其每一个 C_H 片段上游 2~3kb 处有一段串联重复的 DNA 序列，长度 2~10kb，称为转换区或 S 区。不同 C_H 片段上游的 S 区发生回文互补后，其间的多余序列可因环出而被切除，形成 S-S 重组。

若发生类别转换，则 $S\mu$ 与 $S\gamma$ 发生回文互补粘连，其间的不同 C 基因序列形成环状分子而被切除，随即位于 $S\gamma$ 下游的 $C\gamma$ 基因得以与 V、D、J 基因连接，最终编码 IgG 抗体。若 $S\mu$ 与 $S\gamma$ 下游的 $S\varepsilon$ 通过回文作互补连接，再将其间的 C 基因环出，则 V、D、J 基因与 $C\varepsilon$ 基因连接，最终编码 IgE 抗体。

（熊思东）

miǎnyì fùhéwù bāobèi xiǎotǐ

免疫复合物包被小体（immune complex-coated body） 滞留于生发中心滤泡树突状细胞（FDC）表面的免疫复合物所形成的特殊结构。又称串珠状小体。其参与 B 细胞激活和免疫记忆。生发中心内的抗原通常不以游离方式存在，而是与抗体结合为免疫复合物（IC）。IC 可与补体片段 C3d 结合，通过与 FDC 表面 Fc 受体和 C3d 受体（CD21）结合而附着于 FDC 伸展的树突部位。多个 IC 簇集于 FDC 长的伪足（树突）表面，形似串珠。抗原可借助这种形式滞留数月甚至数年，并不断刺激生发中心的 B 细胞。B 细胞可内吞免疫复合物包被小体，经加工后将其中的 T 细胞抗原表位提呈给滤泡辅助性 T 细胞。

（熊思东）

liánhé shíbié

联合识别（linked recognition） 机体针对胸腺依赖性抗原（TD-Ag）产生适应性体液免疫应答过程中，特异性 B 细胞和 Th 细胞须分别识别同一抗原的 B 细胞表位和 T 细胞表位的现象。TD-Ag 通常含多个表位，包括分别供 T 细胞和 B 细胞识别的 T 表位和 B 表位。所谓联合识别，指 Th 细胞所识别的抗原肽来自被 B 细胞识别并内化的抗原，这是 B 细胞针对 TD-Ag 产生特异性应答的重要前提。

联合识别的机制为：B 细胞 BCR 识别并结合抗原的 B 细胞表

位，在获得第一激活信号的同时，B 细胞作为专职 APC 将抗原分子摄入胞内（内化），循内体-溶酶体途径降解抗原，形成多个携带 T 表位的抗原片段；后者与 MHCⅡ类分子结合，以抗原肽-MHCⅡ类分子复合物形式转运至 B 细胞表面，提呈给 CD4⁺ Th 细胞，使之上调共刺激分子（如 CD40L）表达并分泌大量细胞因子（如 IL-4）；初步激活的 B 细胞及 Th 细胞表面共刺激分子相互作用（如 CD40L-CD40），为 B 细胞提供共刺激信号（第二信号），使之充分激活（图）。

(熊思东)

B xìbāo gòngshòutǐ fùhéwù

B 细胞共受体复合物 (co-receptor complex of B lymphocyte) 表达于成熟 B 细胞表面、以非共价键结合而成的 CD19/CD21/CD81/CD225 复合物。又称 B 细胞信号转导复合物（图）。其作用类似于 T 细胞表面的辅助受体（CD4 或 CD8），其所启动的信号转导可明显增强 B 细胞对抗原应答的敏感性，使 B 细胞活化信号增强 1000 倍。已发现，*C3*、*CR2* 或 *CD19* 基因敲除小鼠可出现明显的抗体产生缺陷。

组成 ①CD21：即补体受体 2（CR2），其胞外区长，通过与补体片段 C3d 调理的免疫复合物抗原结合，介导 B 细胞对低浓度抗原产生应答；其胞质区无酪氨酸残基，不能传递胞内信号，但可作为共受体信号的增强子。②CD19：是酪氨酸激酶的底物，其胞质区含 9 个保守的酪氨酸残基，通过酪氨酸磷酸化而参与信号转导。③CD81：属 4 次跨膜超家族（TM4-SF），胞质区 N 端和 C 端均较短，是 CD19 表达所必需。④CD225：也是 BCR 共受体

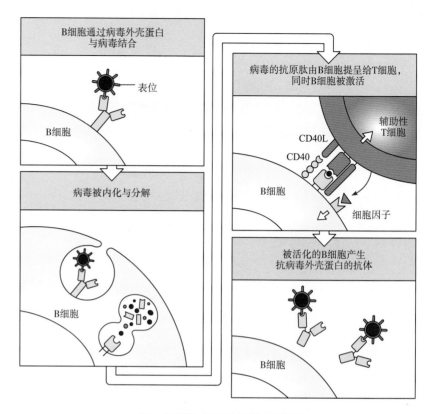

图 T 细胞-B 细胞的联合识别

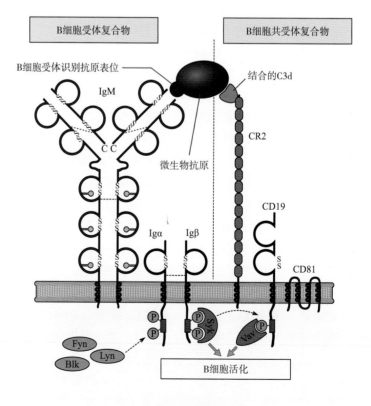

图 B 细胞共受体复合物

复合物的组分，其在复合物中的作用尚不清楚。

启动信号转导的机制 CD21胞外区与附着于抗原或抗原-抗体复合物的 C3d 结合，而抗原可与 BCR 结合，使 BCR 与 CD19/CD21/CD81/CD225 共受体复合物交联，激活胞质中与 CD19 胞内段相关的酪氨酸激酶，使 CD19 胞质区的酪氨酸残基磷酸化，磷酸化的酪氨酸残基可募集含 SH2 结构域的信号分子（如 Lyn、Fyn、Vav、Grb2、PI3K、PLC-γ 和 cAB1 等），从而加强膜信号转导。继而，Igα/Igβ 相关的酪氨酸激酶发生磷酸化，通过启动级联反应，促进相关基因表达，使 B 细胞激活和增殖。

CD81 作为共受体复合物的组分，可充当跨膜连接子，连接胞外区的相互作用蛋白和胞质尾部相互作用的信号蛋白（如 PI4K 和蛋白激酶 C），从而增强信号转导。此外，CD81 与 MHC Ⅱ 类分子相互作用，可使相互作用的膜蛋白聚集，从而增强与配体的亲和力及相互作用。

在静息 B 细胞，共受体复合物表达于细胞膜上脂筏的外面。脂筏是一种特殊的膜微结构域，作为跨膜信号转导的起始平台，在 BCR 信号转导过程中发挥重要作用。未被活化前，B 细胞膜的脂筏中仅有少量 BCR 复合物，一旦抗原被 BCR 识别并导致其交联，即与共受体复合物一起进入脂筏，被 Lyn 磷酸化。其他参与 B 细胞信号转导的蛋白质分子（如 Syk、Btk、Vav、SHIP、PLC-γ、PI3K 和接头蛋白 BLNK 等）也被募集至脂筏。这些信号分子集聚而形成信号分子复合体，有利于 BCR 复合物的细胞内结构域与大量胞内信号分子相互作用。脂筏中，

与 BCR 交联的共受体复合物还可降低 BCR 内化，并延长 BCR 相关刺激信号的作用时间。

（熊思东 孙 兵 张晓明）

B 细胞受体信号转导（B cell receptor-induced signal transduction） B 细胞受体（BCR）识别抗原后启动跨膜信号和胞内信号传递、使细胞核内基因发生转录激活的过程。

B 细胞抗原识别信号的跨膜转导，涉及如下环节：①两个以上 BCR 分子及与之偶联的异源二聚体 Igα/Igβ 分子间出现聚合，使膜型蛋白酪氨酸激酶活化。②Igα/Igβ 胞内段所含免疫受体酪氨酸激活基序（ITAM）和接头蛋白 BLNK 磷酸化，招募胞质中蛋白激酶 Syk、PI3K 及其他信号分子。③磷脂酶 Cγ（PLC-γ）链磷酸化，启动多条胞内信号转导途径，激活转录因子 NF-κB、NFAT 和 AP-1 并使之入核，通过与基因启动子区相应顺式作用元件结合，启动 B 细胞激活及抗体分泌相关的多种基因，使 B 细胞活化。

（熊思东）

抗体应答特异性（specificity of antibody response） B 细胞受体（BCR）识别抗原（B 细胞表位）以及体液免疫应答所产生抗体与相应抗原结合的专一性。特异性是 B 细胞所介导适应性体液免疫应答的重要特点。抗体应答的特异性由抗体分子可变区（V 区）抗原结合部位（即互补决定区，CDR）的结构所决定。CDR 由 2 条重链和 2 条轻链近氨基端各 3 个暴露于抗体结构最外端的肽环构成，每个环包括 8~10 个氨基酸残基，每条轻链的 3 个肽环和重链的 3 个肽环在空间上

彼此接近，形成簇形结构。该结构与特定抗原分子的 B 细胞表位呈结构互补，如同钥匙和锁的对应关系，构成抗体特异性识别抗原的分子基础。

抗体应答具有高度特异性的分子基础在于抗体多样性，本质上即 BCR 多样性。机制为：主要由于免疫球蛋白基因重排，使 BCR 具有极为丰富的多样性，形成容量巨大的 BCR 储备库；所谓特异性识别，实际上是特定抗原在 BCR 储备库中选择出结构与之互补的 BCR，从而诱导相应 B 细胞克隆应答并产生特异性抗体。BCR 库多样性的储备越丰富，则从中选择出可与特定抗原互补的特异性 B 细胞克隆的可能性越大。

（熊思东）

B 细胞受体多样性（BCR diversity） B 细胞受体（BCR）的抗原识别结构的异质性。又称为抗体（或免疫球蛋白）多样性。BCR 的特异性决定相应 B 细胞分化为浆细胞后，所产生抗体分子与抗原结合的特异性。同一个体内，BCR 多样性即抗体多样性，其幅度约为 5×10^{13}，从而形成容量巨大的 BCR 库，赋予个体识别各种抗原并产生多种特异性抗体的巨大潜能。与抗体多样性产生的机制相同，BCR 多样性的产生涉及编码 BCR 分子不同部分的胚系基因重排、组合，以及连接多样性、体细胞高频突变等机制。

（熊思东）

基因重排（gene rearrangement） BCR（抗体）或 TCR 基因座位中的片段通过重新组合而产生有功能可变区序列的过程。为 B 细胞和 T 细胞发育早期所发生的事件，是 BCR 和 TCR 多样性

产生的主要机制。其过程为：重组酶参与下，在 DNA 水平和 RNA 水平发生基因片段的重组、拼接，从而形成可编码完整功能性 BCR 或 TCR 肽链的基因组合（图）。

BCR 和 TCR 通过基因重排而形成多样性的机制为：在编码抗体重链的 V、D、J、C 基因片段簇中各选择 1 个片段，通过组合、拼接而形成编码抗体重链的基因；在编码抗体轻链的 V、J、C 基因片段簇中各选择 1 个片段，通过组合、拼接而形成编码抗体轻链的基因；由于 V、D、J、C 基因片段具有多数量性、选择随机性和排列组合多样性，使得由重排基因所编码、结构各异的 BCR 和 TCR 分子数量可能分别高达 1.9×10^6 和 5.8×10^6，是形成 BCR 和 TCR 多样性机制之一。

基因重排通常仅发生于中枢免疫器官（骨髓和胸腺）内的胚系 B 细胞和 T 细胞，属体细胞中不遗传的变异。以 BCR 基因重排为例：在胚系 DNA 水平，抗体重链基因重排先于轻链基因重排；首先进行 V 基因重组，重链 V 区基因由 1 个 D 基因片段与任一 J 基因片段连接成 D-J，然后 V 基因片段与 D-J 连接成 V-D-J，构成完整的重链 V 区编码基因；轻链 V 区基因由 1 个 V 基因片段和 1 个 J 基因片段连接而成；随后 DNA 转录为初始转录 RNA，在 RNA 水平，C 基因片段通过 RNA 剪切而与 V-J 或 V-D-J 基因连接；最后，重链和轻链 mRNA 翻译为重链和轻链蛋白，经翻译后修饰，轻、重链以二硫键连接为 BCR 或抗体分子。

（熊思东）

miǎnyì qiúdànbái jīyīn

免疫球蛋白基因（immunoglobulin gene）

免疫球蛋白（Ig）编码基因的总体构成。又称抗体基因。真核细胞内编码 BCR 重链、轻链的基因与编码一般蛋白质的基因不同，并非简单地由外显子和内含子直接构成，而是以基因簇形式存在。这些基因簇可分为 V、D（限于重链基因）、J、C 4 类（图）。

V 基因片段 一组编码 BCR 和 TCR 分子可变区（V 区）的基因片段，主要编码产物是 V 区的互补决定区 CDR1 和 CDR2。BCR 分子由通过二硫键相连的两条轻链（L 链）和两条重链（H 链）组成。重链及轻链均包括两个功能区：可变区（V 区）是抗体特异性结合抗原的区域，其氨基酸组成和序列变化极为丰富；恒定

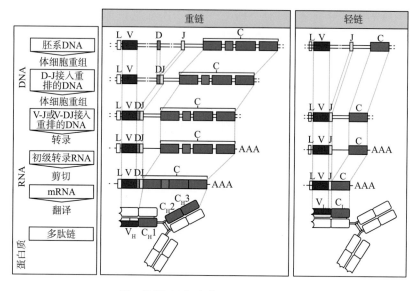

图 BCR 及免疫球蛋白的基因重排

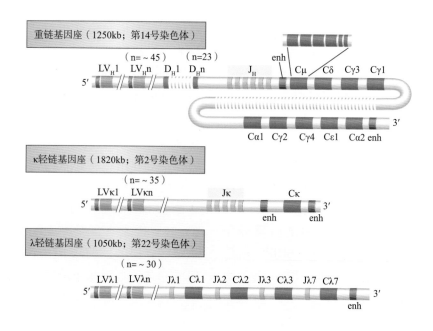

图 人免疫球蛋白重链和轻链胚系基因结构

区（C 区）其氨基酸序列相对恒定。与此类似，T 细胞抗原受体（TCR）也存在可变区和恒定区。

编码 BCR 和 TCR 可变区的基因称 V 基因。抗体分子结构中，V 基因编码 V 区接近 N 端的约 100 个氨基酸残基，包括互补决定区 CDR1 和 CDR2。组成 V 基因的片段数目较多，人重链、轻链 V 基因分别由 40 和 30 个片段组成。

D 基因片段 一组编码 BCR 和 TCR 可变区（V 区）的基因片段，其编码产物是 V 区大部分 CDR3 结构域。由于 CDR3 的变异度最为显著，故将相应的编码基因命名为 D（指多样性）基因。D 基因编码的产物仅存在于抗体（及 BCR）重链和 TCRβ、δ 链，不存在于抗体（及 BCR）轻链和 TCRα、γ 链。

J 基因片段 一组编码 BCR 和 TCR 可变区（V 区）的基因片段。J 基因片段可连接 V 基因片段和 C 基因片段，故得名，主要编码部分 CDR3 结构域和骨架区 4（FR4）。

C 基因片段 一组编码 BCR 和 TCR 恒定区（C 区）的基因片段。C 基因片段包括 9 种功能性基因，分别编码 5 类抗体（IgM、IgD、IgG、IgA、IgE）的恒定区。TCR 的 C 基因片段分别编码 α、β、γ、δ 链的恒定区结构。

B 细胞发育成熟过程中，上述 BCR 编码基因依序经历基因重排和体细胞高频突变等事件而得以表达，从而产生具有特定结构、可与相应抗原（表位）特异性结合的完整 BCR 分子。

（熊思东）

xiànzhìxìng qǔyòng

限制性取用（restricted usage）

抗原特异淋巴细胞 BCR/TCR 编码基因重排时，对基因片段非随机取用的现象。编码 BCR（抗体）和 TCR 的基因，其片段数量相当庞大。理论上，基因重排时对每一个基因中各个片段取用的概率应该相同。但实际上，某些情况下机体对编码 BCR/TCR 基因（如 V 区基因）片段的取用具有一定倾向性，其取用某些片段的频率较理论预测值更高，而对另一些片段的取用频率则低于平均水平，由此显示基因片段的限制性取用，如类风湿关节炎患者血清内存在针对类风湿因子的特异性抗体，其重链 V 区基因优先选取 $V_H3 \sim 33$ 片段；多发性硬化患者体内，针对自身抗原髓鞘碱性蛋白 84~102 位氨基酸残基的特异性 T 细胞，其 TCR 优先选用 TCR α 链 V 区基因片段 Vα21 和 β 链 V 区基因片段 Vβ 2、4、7、19。

（熊思东）

chóngzǔ xìnhào xùliè

重组信号序列（recombinant signal sequence，RSS）

可变区基因片段一侧的一段短链 DNA，可连接已发生重排的基因片段。其属侧翼特殊序列，存在于 V 基因片段的 3′端、J 基因的 5′侧翼、D 基因片段的两侧翼。RSS 依次由 3 部分组成：1 个高度保守的回文七核苷酸序列（CACAGTG）；中间是由 12 或 23 个碱基对构成的非保守间隔序列；1 个保守程度略低、富含腺嘌呤核苷的九核苷酸（ACAAAAACC）序列。上述序列构成两种 RSS，即"七核苷酸－12bp 间隔－九核苷酸"和"九核苷酸-23bp 间隔－七核苷酸"。RSS 通过彼此形成回文互补，可将 2 个基因片段粘连，随后被重组酶识别并进行基因剪切和重新拼接，从而介导 2 个不同基因片段的连接。

（熊思东）

chóngzǔ jīhuó jīyīn

重组激活基因（recombination activating gene，RAG）

编码产物可刺激 TCR 和 BCR 的 V、J、D 基因发生重排和重组的基因。RAG 基因的产物为重组酶 RAG-1 和 RAG-2，二者形成的复合物具有内切酶功能，可专一性识别重组信号序列（RSS）并切断七核苷酸一侧的基因片段，从而介导 V、D、J 基因片段重排。一旦 V、D、J 基因重排完成并进行转录和表达，RAG 表达即被抑制，基因重排不再发生。基质细胞及某些细胞因子（如 IL-3、IL-6 和 IL-7）可调控 RAG 表达。

RAG1 或 RAG2 基因缺失，可终止抗体（BCR）和 TCR 基因重排，T/B 细胞发育受阻，不能产生成熟 T/B 细胞，导致重度联合免疫缺陷病。此外，RAG 基因表达异常与某些白血病和淋巴瘤发生密切相关。在小鼠，胸腺 T 细胞 RAG 基因表达水平随年龄增长而显著下降。衰老的骨髓中，祖 T 细胞仍可保持经 TCR 重组而分化为 T 细胞的潜能，表明 RAG 表达下降是胸腺微环境（即胸腺基质细胞）变化所致。

（熊思东 吴长有）

VDJ jīyīn chóngzǔméi

VDJ 基因重组酶（recombinase of VDJ gene segment）

参与 V、D、J 基因片段重排的酶类。包括：① 重组激活基因（RAG）内切酶：可专一性识别 RSS 并切断七核苷酸一侧的基因片段，介导 V、D、J 基因片段重排。② 末端脱氧核苷酸转移酶（TdT）：其无需模板即可在剪切开的 DNA 单链末端随机插入核苷酸。③ 参与修复 DNA 双链断端的内切酶、外切酶。④ DNA 修复酶：可通过去除非配对核苷酸并合成新的互补

DNA，从而填补存在于 DNA 双链间的互补空缺。⑤DNA 连接酶：可重新连接断裂的 DNA。

（熊思东）

12/23 guīzé

12/23 规则（12/23 rule） 免疫球蛋白可变区基因重排和重组的规律，指重组仅发生于侧翼分别带有 12bp-RSS 和 23bp-RSS 的两个基因片段之间，从而保证基因重排的方向性和正确性。

以重链为例：其 *V* 基因片段 3′端的 RSS 和 *J* 片段 5′端的 RSS 序列均含 23bp 间隔序列，而 *D* 片段在 5′和 3′端的 RSS 均含 12bp 间隔序列；根据"12/23 原则"，重链 *V* 基因片段仅能与 *D* 基因片段发生重排，而不能与 *J* 基因片段发生重排；*D* 基因片段则与 *V*、*J* 基因片段均可发生连接。同理，轻链仅能发生 *V-J* 基因重排，其过程是：轻链重排过程中，若带有 12bp 和 23bp 侧翼 RSS 序列的 *V* 基因片段与 *J* 基因片段的七核苷酸序列和九核苷酸序列发生回文互补而使 *V*、*J* 基因彼此靠近，*V*、*J* 之间的其余序列形成 1 个环，在 DNA 重组酶作用下，*D*、*J* 片段间的 RSS 序列及其他序列成环状被剪切，而后 *V-J* 基因彼此连接，完成 *V-J* 重排，形成编码轻链的 *V* 区基因。

重链基因以相似机制依序完成 *D-J* 重排、*V-DJ* 重排，形成编码重链的 *V* 区基因，最后 *VDJ* 片段与下游的恒定区 *C* 基因片段拼接，形成完整重链。

（熊思东）

mòduān tuōyǎng hégānsuān zhuǎnyíméi

末端脱氧核苷酸转移酶（terminal deoxynucleotidyl transferase，TdT） DNA 基因重排中，不需要模板、以 dNTP 为底物催化脱氧核糖核苷酸依次加到 DNA 链（片段）3′-OH 端的酶。在剪切开的 DNA 单链末端，TdT 无需模板即可将核苷酸（即 N 核苷酸）随机插入至 DNA 单链末端，这是增加 BCR（抗体）和 TCR 多样性的机制之一。

（熊思东）

N hégānsuān

N 核苷酸（N nucleotide） 参与免疫球蛋白基因重排、非模板编码的核苷酸片段。基因重排过程中形成的基因片段单链，可被核酸外切酶去除其 DNA 末端的核苷酸，然后通过末端脱氧核苷酸转移酶（TdT）的作用，无需模板即可将核苷酸随机插入至 DNA 单链末端，这些由 TdT 介导而插入的核苷酸即为 N 核苷酸（N 指非模板编码），含 N 核苷酸的区域称为 N 区。N 核苷酸的插入可以增加抗体（BCR）和 TCR 的多样性。

（熊思东）

P hégānsuān

P 核苷酸（P nucleotide） 参与免疫球蛋白基因重排的核苷酸片段。基因重排过程中，*V*、*D*、*J* 基因片段末端连接的准确性较差，常可丢失或插入 1～10 个核苷酸。两个准备连接的基因片段通过环出机制而被切断后，片段断端形成缺口，随后通过碱基互补引入新的核苷酸将该缺口末端补齐，形成环状发卡结构。

在 RAG 酶作用下，该发卡结构被切开，继而单链 DNA 末端可随机引入新的核苷酸，以回文结构序列出现于 DNA 末端。其后，DNA 修复酶和连接酶对双链进行修复并将断裂处连接。上述以回文序列方式新引入的核苷酸即为 P 核苷酸（P 指回文序列），其最终保留于 *V* 区编码序列中，可增加抗体（BCR）和 TCR 的多样性。

（熊思东）

děngwèi jīyīn páichì

等位基因排斥（allelic exclusion） 免疫球蛋白（Ig）基因重排过程中的一种现象。一对同源染色体，一旦其中任一条染色体的 Ig 基因（包括重链和轻链）发生重排和表达，即排斥另一同源染色体上 Ig 基因的重排和表达；仅当一条染色体 Ig 基因重排无效时，才会出现另一条染色体 Ig 的基因重排。

所有体细胞均含编码 Ig 的胚系基因，但仅在 B 细胞内该胚系基因才发生基因重排并表达产物。等位基因排斥的机制为：已发生 Ig 基因有效重排的染色体可产生反馈抑制信号，抑制另一条同源染色体的 Ig 基因发生重排。由此导致每个 B 细胞仅可表达一种抗原特异性的 BCR/抗体。

（熊思东）

tóngzhǒngxíng páichì

同种型排斥（isotype exclusion） 免疫球蛋白轻链基因重排过程中，成熟 B 细胞通常仅能表达某一型轻链，而其他型轻链基因均处于静息状态的现象。κ 型轻链基因重排可抑制 λ 型轻链基因重排；仅当轻链 κ 基因重排失效，才会启动轻链 λ 基因重排，由此导致每个成熟 B 细胞仅表达一种型别的轻链。κ 和 λ 轻链表达的比例在小鼠约为 95∶5，在人为 65∶35。

（熊思东）

jīyīn zhuǎnhuàn

基因转换（gene conversion） 无活性 *V* 基因与有活性并经历重排的同源 *V* 基因交换基因短序列的现象。机制为：同源重组或异源双链 DNA 错配时，因为 DNA 修复错误，可将一条染色体上的基因片段（信息）单向转移至另一条染色体，使染色体上某座位的基因变为其等位基因。在鸟类和兔，基因转换可增加抗体的多样性。

（熊思东）

wúxiào chóngpái

无效重排（non-productive re-arrangement） 抗体（BCR）和TCR可变区基因重排过程中，由于基因片段连接部位发生碱基插入或缺失，导致移码和阅读框不正确，从而无法形成功能性的BCR和TCR编码基因。

（熊思东）

duōyàngxìng chǎnshēng

多样性产生（generation of diversity，GOD） BCR（抗体）基因重排过程中，通过片段间重组、核苷酸插入、末端核苷酸的替代或丢失、片段连接的不精确性以及体细胞高频突变等多种机制，所导致的淋巴细胞受体（及抗体）结构的多样性。产生的主要机制为：淋巴细胞胚系基因 V（可变区）、D（多样性）、J（连接）、C（恒定区）为连续排列，每一基因均含数个至数十个不同的基因片段；一个功能性 BCR/TCR 受体（及抗体）的产生，仅由单个淋巴细胞随机在众多基因片段中选择其一，进行重链 V-D-J-C 基因重排和轻链 V-D-J 基因重排；进而通过基因片段间组合的多样性、P 核苷酸和 N 核苷酸的插入、DNA 片段连接的不精确性、体细胞高频突变、受体编辑等机制，人体内可形成由约 5×10^{13} 种 BCR（抗体）分子所组成的 BCR 受体库（以及由约 10^{18} 种 TCR 分子组成的 TCR 受体库）。在机体的受体（抗体）库内，每一种受体（抗体）分子在形状、结构及功能上既相似又有差别，呈现极为复杂的异质性，由此导致 BCR（抗体）分子结构的多样性。这种多样性是适应性免疫应答具有抗原识别特异性的分子基础。

组合多样性 由于编码 BCR（抗体）和 TCR 的众多 V、D、J、C 基因片段随机排列组合而导致的多样性。组合多样性是 BCR 和 TCR 多样性产生的一种重要机制。以人抗体基因重排为例：重链 V 基因有 40 个功能性片段，D 基因有 25 个片段，J 基因有 6 个片段，经随机排列组合可产生 $40 \times 25 \times 6 = 6000$ 种重链 V 基因；人 κ 链 V 基因有 40 个片段，J 基因有 5 个片段，可形成 200 种不同 V_κ 基因；人 λ 链 V 基因有 30 个片段，J 基因有 4 个片段，组合后可形成 120 种 V_λ 基因，故轻链 V 区共可形成 320 种基因。

因此，若轻重链间自由组合，理论上可形成约 2×10^6 种抗体 V 区基因。实际上，由于并非所有基因片段均具有相同的取用频率，也并非所有重链 V 区基因均适合与轻链 V 区基因匹配，故可能产生的组合多样性较理论值为低。

连接多样性 由于基因片段之间的连接而导致的 BCR（抗体）和 TCR 多样性。其机制为：BCR（抗体）基因和 TCR 基因进行重排时，基因片段之间的连接往往不精确，可发生不同位点的连接；DNA 末端的连接中，会发生核苷酸的插入、替换和缺失，从而产生多种新的 DNA 序列。其中，轻链基因连接过程中出现 P 核苷酸和 N 核苷酸插入，是导致连接多样性的主要原因。

潜在多样性 多种机制产生 BCR（抗体）和 TCR 多样性的理论估算值，其形成机制包括不同基因片段的重组、核苷酸插入和丢失、轻-重链组合、体细胞高频突变等，由此估算出 BCR（抗体）和 TCR 的潜在多样性，分别为 5×10^{13} 和 10^{18}。

实际上，由于不同基因片段的取用频率不尽相同，BCR 重-轻链间和 TCR α-β 链间也并非均可通过有效配对而形成功能性受体，且核酸随机插入可能破坏原有编码序列的阅读框而导致无效重排，故人体内实际产生的淋巴细胞受体多样性为 $10^7 \sim 10^{11}$，低于推算的理论值。

（熊思东）

chūcì miǎnyì yìngdá

初次免疫应答（primary immune response） 机体免疫系统对初次接触的抗原（如病原体）所产生的适应性免疫应答。按照应答过程中抗体产生的动态变化，可分为 4 个阶段：①潜伏期：即可在体内检出抗体所需的时间，通常为 7 天~3 周。②对数期：抗体水平开始产生并呈指数增长。③平台期：抗体水平达到峰值并保持稳定。④下降期：抗体被降解或与抗原结合而被清除，抗体水平逐渐下降。

依抗原种类、机体状态等不同，上述 4 个阶段可有变化，但均具有如下基本特点：潜伏期较长；抗体峰值（抗体产生量）不高；平台期较短；早期仅分泌 IgM 类抗体，后期可产生少量 IgG，但仍以 IgM 抗体为主；抗体与抗原结合的亲和力较低。因此，初次免疫应答所产生的抗体，其清除抗原的能力有限（图）。

（熊思东）

zàicì miǎnyì yìngdá

再次免疫应答（secondary immune response） 免疫系统再次遭遇此前曾接触过的抗原（如病原体），所产生的增强性免疫应答。又称记忆应答。机制为：经

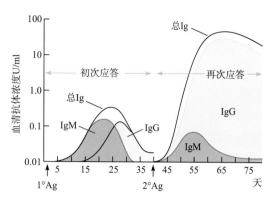

图 初次和再次免疫应答产生抗体的特征

初次应答，少量抗原特异性淋巴细胞分化为记忆性淋巴细胞，以克隆形式长期留存；记忆性淋巴细胞表面抗原受体（TCR/BCR）对同一抗原的亲和力显著增高，故再次遭遇相同抗原后，记忆性淋巴细胞可快速、强烈、持久地针对该抗原产生特异性抗体。

特点为：仅需少量抗原即可启动；应答速度快（潜伏期缩短为 3~5 天）；应答强度高（平台期抗体水平比初次应答高 10 倍以上）；抗体产生的持续时间长；主要产生 IgG 类抗体（以及其他类别抗体，如 IgA），抗体亲和力高（见初次免疫应答图）。

（熊思东）

miǎnyì nàishòu

免疫耐受（immune tolerance）

免疫系统接触某种抗原所形成的特异性无应答状态，但针对其他抗原仍可产生正常免疫应答。需抗原诱发，经历诱导期，并显示特异性和记忆性，又称负免疫应答。免疫耐受可天然获得（即自身耐受或天然耐受），也可人工诱导产生（即获得性耐受）。

免疫耐受不同于免疫缺陷和免疫抑制。免疫缺陷是由于遗传或疾病等因素造成机体免疫系统缺陷和功能障碍，导致对多种抗原物质的不应答或应答低下，可

表现为体液免疫功能缺陷、细胞免疫功能缺陷或联合免疫缺陷，一般不显示抗原特异性。免疫抑制主要是由免疫抑制剂或免疫抑制细胞所介导的免疫系统功能被抑制现象，导致免疫系统对多种抗原物质无应答或应答低下，无抗原特异性，停用抑制剂或消除免疫抑制细胞的影响，可使免疫应答恢复至相对正常的水平。

研究过程 发现免疫耐受现象并探讨其机制，已有百余年。

近代免疫学时期 20 世纪初，德国免疫学家保罗·埃尔利希（Paul Ehrlich）即提出机体免疫系统有可能发生偏差，从而攻击自身组织，导致一种其称为"自身中毒禁忌"（horror of auto-toxicus）的状态。1938 年，特劳布（Traub E）首先报道特异性免疫耐受现象，发现给小鼠宫内接种淋巴细胞性脉络丛脑膜炎病毒（LCMV），该小鼠长至成年后再受 LCMV 攻击，不能产生相应中和抗体。1945 年，美国免疫学家雷·欧文（Ray D. Owen）发现，由于共享胎盘血管，部分异卵双胎小牛体内存在来自另一个体的造血细胞，并对这些外来细胞呈现永久耐受，不会对相关红细胞抗原产生抗体应答。1957 年，英国免疫学家彼得·布莱恩·梅达沃（Peter Brian Medawar）通过对新生期小鼠注射同种异体细胞，成功诱导对同种异体皮肤移植物的免疫耐受，提示这种免疫无应答具有高度特异性。

以上述研究为基础，澳大利亚微生物学家弗兰克·麦克法兰·伯内特（Frank MacFarlane Burnet）提出克隆选择理论，认为抗原可从多样性的免疫细胞库中选择出相应 B 细胞或 T 细胞克隆：若个体出生后接受抗原刺激，可介导相应特异性淋巴细胞活化与增殖；若出生前接受抗原刺激，则相应特异性淋巴细胞转变为所谓"禁忌克隆"，从而被清除或被抑制。美国分子生物学家乔舒亚·莱德伯格（Joshua Lederberg）于 1959 年对该理论进行修正，认为淋巴细胞的成熟状态决定耐受的建立：未成熟淋巴细胞接触抗原，可致克隆丢失；成熟淋巴细胞接受抗原刺激，则可被激活；胚胎或新生期个体易诱导耐受，是因为此阶段多数免疫细胞处于未成熟期。

现代免疫学时期 1970 年，彼得·艾伦·布雷切尔（Peter Alan Bretscher）和梅尔文·科恩（Melvin Cohn）提出，活化或耐受取决于淋巴细胞除抗原信号外是否获得第二信号（即共刺激信号）。1983 年，凯文·约翰·拉弗蒂（Kevin John Lafferty）发现，从体外培养体系中去除胰岛组织的抗原提呈细胞（可提供共刺激信号），移植物可长期存活，但若给予表达移植物抗原的白细胞，则可触发排斥反应。

20 世纪 80 年代发现：T 细胞在胸腺分化过程中，双阳性胸腺细胞（DP）经历阳性选择，以筛选出那些与皮质上皮细胞（cTEC）表面 MHC 分子有一定亲和力的 TCR，否则细胞将因"忽略"而凋亡；进入胸腺髓质区的单阳性胸腺细胞（SP）经历阴性选择，若其 TCR 与髓质上皮细胞（mTEC）提呈的自身抗原高亲和力结合，所产生的信号将诱导细

胞发生凋亡，从而清除自身反应性细胞，由此建立 T 细胞的中枢耐受。

诱导耐受的条件 免疫耐受是某些特定情况下由抗原诱导的一种特异性负应答，其发生取决于抗原与机体两方面因素。

抗原相关的因素 可诱导机体产生免疫耐受的抗原称为耐受原。不同条件下，某一抗原物质既可是耐受原、也可是免疫原，主要取决于抗原的理化性质、剂量、进入途径、机体遗传背景等因素：①抗原性状：如小分子、可溶性、非聚合单体物质（包括非聚合血清蛋白、多糖、脂多糖等）常为耐受原；大分子、颗粒性及蛋白质聚合物（如血细胞、细菌及丙种球蛋白聚合物等）通常为良好的免疫原，易被吞噬细胞摄取、处理并提呈给淋巴细胞，从而诱导免疫应答。②抗原剂量：如免疫原性强的抗原大量注入能致耐，继续注入少量抗原，可延长耐受性。③抗原种类：如低剂量胸腺依赖性抗原（TD-Ag）仅诱导 T 细胞耐受（低带耐受），而高剂量 TD-Ag 可诱导 T 细胞和 B 细胞耐受（高带耐受）；胸腺非依赖性抗原（TI-Ag）需高剂量才能诱导 B 细胞耐受，而低剂量与高剂量 TD-Ag 均可诱导免疫耐受。④抗原进入机体的途径：如抗原经静脉注射最易诱导耐受，腹腔注射次之，皮下及肌内注射最难；某些半抗原经皮内注射能诱导抗体应答及迟发型超敏反应，但经口服则诱导耐受。⑤抗原不加佐剂易致耐，加佐剂则易诱导免疫应答。

机体相关的因素 ①免疫系统发育程度及个体年龄：胚胎期最易诱导，新生期次之，成年期不易诱导；未成熟免疫细胞较成熟者易诱导耐受。②动物种属和品系：大鼠和小鼠对诱导耐受较敏感，不论在胚胎期或新生期均易诱导成功；兔、有蹄类及灵长类动物仅在胚胎期较易诱导耐受；同一种属不同品系动物诱导耐受的难易程度各异。③淋巴细胞类型：T 细胞建立耐受所需抗原量较 B 细胞小 100~10 000 倍、发生快（24 小时内达高峰）、持续久（数月），而 B 细胞建立耐受所需抗原量大、发生缓慢（1~2 周）、持续时间短（数周）。④机体状态：成年个体单独应用抗原诱导耐受不易成功，但与免疫抑制剂联合则可诱导耐受；全身淋巴组织照射可破坏胸腺及次级淋巴器官中已成熟的淋巴细胞，造成类似新生期的状态，此时淋巴器官中重新形成、未发育成熟的淋巴细胞能被抗原诱导，建立持久的免疫耐受。

形成机制 按免疫耐受发生的部位，可分为中枢耐受及外周耐受，二者机制各异。

中枢免疫耐受 未成熟淋巴细胞在中枢免疫器官（胸腺或骨髓）遭遇抗原所形成的特异性免疫无应答，包括两类：①T 细胞中枢耐受：在胸腺髓质上皮细胞直接或间接参与下，未成熟 T 细胞在胸腺经历阴性选择而形成。②B 细胞中枢耐受：B 细胞在骨髓经历阴性选择、受体编辑、克隆失能等而形成。

外周免疫耐受 逃脱阴性选择的某些成熟淋巴细胞在外周组织遭遇（内源性或外源性）抗原所形成的特异性免疫无应答，也可分为两类：①T 细胞外周耐受：是通过 T 细胞失能、克隆清除、免疫忽视等机制，或在某些耐受性/抑制性免疫细胞（如耐受性 DC、Treg 细胞、髓系来源抑制细胞等）、抑制性细胞因子（TGF-β、IL-10）或代谢酶（如色氨酸代谢限速酶 IDO、胆红素代谢限速酶 HO-1）等诱导下而形成。②B 细胞外周耐受：由于 B 细胞失能、克隆清除、抑制性信号转导、受体编辑等机制而形成。

建立和终止 免疫耐受在某些条件下建立和维持，也可在某些条件下消失和终止。

免疫耐受的建立和维持 耐受原持续存在是维持免疫耐受的最重要因素。一旦耐受原在体内消失，已形成的免疫耐受可逐渐消退或终止，从而恢复对该抗原的特异性免疫应答。此外，免疫系统成熟程度、应用免疫抑制剂等，也可影响免疫耐受维持时间的长短。

中枢免疫耐受终止 ①特定型别 MHC 分子阻碍 T 细胞在胸腺的阴性选择，导致自身反应性 T 细胞不能被清除。②特定型别 MHC 分子使微生物抗原特异性 T 细胞通过阴性选择而发生凋亡，造成机体丧失清除该致病微生物的能力。③调节性 T 细胞不能通过阳性选择而存活，丧失对自身反应性 T 细胞的抑制性调节作用。④中枢免疫器官（胸腺）表达组织限制性抗原受自身免疫调节因子（AIRE）调控，该基因突变可导致中枢耐受紊乱。

外周免疫耐受终止 通过多种机制（如隐蔽性自身抗原释放、交叉抗原的作用、细胞因子产生异常、免疫调节功能紊乱、多克隆淋巴细胞激活、病原微生物长期感染导致自身抗原性质发生改变等），可导致外周自身耐受终止，并引发自身免疫病。

（秦志海　郑德先　孙卫民）

zhōngshū nàishòu

中枢耐受（central tolerance）

T 细胞和 B 细胞在中枢免疫器

官（胸腺和骨髓）发育过程中，通过阴性选择而使识别自身抗原的 T/B 细胞克隆被清除，由此所建立的自身耐受。形成的机制为：T/B 细胞发育至表达功能性抗原识别受体（TCR-CD3、BCR-Igα/Igβ）的阶段，凡其 TCR/BCR 可分别与自身抗原肽-MHC（Ⅰ/Ⅱ类）分子呈高亲和力结合的细胞克隆，均通过启动程序性死亡而被清除。因此，在中枢免疫器官经历阴性选择而发育成熟的 T/B 细胞，主要针对外来抗原而不对自身抗原产生应答，从而建立中枢自身耐受。

（秦志海）

T xìbāo zhōngshū nàishòu

T 细胞中枢耐受（central tolerance of T cell）　T 细胞在胸腺发育和成熟过程中所形成的免疫耐受。建立 T 细胞中枢耐受的过程为：在胸腺皮质区，双阴性胸腺细胞分化为双阳性细胞，通过阳性选择而分化为单阳性（SP）细胞；SP 细胞进入胸腺髓质，凡其 TCR 可与胸腺基质细胞表面自身肽-自身 MHC 分子复合物高亲和力结合者，即发生凋亡而被清除，由此建立 T 细胞对自身组织的耐受。

胸腺髓质上皮细胞（mTEC）在建立 T 细胞中枢耐受中发挥关键作用，机制为：mTEC 受自身免疫调节因子（AIRE）和表观遗传调控，可镜像表达与其功能无关的组织限制性抗原（TRA），如胰腺、腮腺等组织的自身抗原，并将此类异位抗原直接提呈给胸腺细胞。在胸腺髓质内，凡能识别并高亲和力结合 mTEC 所表达异位抗原-MHC 复合物的自身反应性 T 细胞，即发生凋亡而被清除。mTEC 还可有效诱导自然调节性 T 细胞（nTreg）分化，后者也参与阴性选择过程。

此外，胸腺髓质 DC 本身并不表达异位抗原，mTEC 可能通过外泌体转运、啮咬（即少量捕获其他细胞的胞质/细胞膜）或缝隙连接等抗原播散方式，将异位抗原转运给胸腺髓质 DC。自身反应性 T 细胞可通过识别 DC 表面的异位抗原-MHC 复合物而被清除。

（龚非力　雷萍）

zìshēn miǎnyì tiáojié yīnzǐ

自身免疫调节因子（autoimmune regulator，AIRE）　可调控胸腺髓质上皮细胞（mTEC）表达组织限制性抗原（TRA）的转录因子。AIRE 分子由 545 个氨基酸残基组成，主要表达于胸腺，编码基因定位于人类 21 号染色体 q23.3 区。AIRE 表达受到严格调控，仅限于终末分化的 CD80^{high} MHC Ⅱ^{high} mTEC 亚群。此外，外周淋巴器官也表达一定水平 AIRE，生物学意义尚不清楚。

2002 年，安德森（Anderson MS）发现，AIRE 可直接调控 mTEC 表达 TRA，从而在诱导中枢免疫耐受中发挥重要作用。AIRE 基因缺陷可致自身免疫性多内分泌病-念珠菌病-外胚层营养不良症（APECED）。后者是一种罕见的常染色体隐性遗传病，主要特征为多器官淋巴细胞浸润和产生各种组织特异性自身抗体。

（张毓）

wàizhōu nàishòu

外周耐受（peripheral tolerance）　外周免疫器官中成熟 T/B 细胞对特定抗原的免疫无应答状态。

T 细胞外周耐受　①自身反应性 T 细胞缺乏共刺激信号，或共抑制信号起主导作用，对自身抗原处于无应答的失能状态。②克隆清除：指自身反应性 T 细胞反复接触持续存在、较高浓度的自身抗原而持续被激活，可通过激活诱导的细胞死亡（AICD）而被清除。③抑制性免疫细胞亚群的作用：如耐受性 DC、Treg 细胞、髓源性抑制细胞（MDSC）等。④抑制性效应分子的作用：如某些细胞因子（如 TGF-β、IL-10 等）、代谢酶（如色氨酸代谢限速酶 IDO、胆红素代谢限速酶 HO-1）、脂类分子（如花生四烯酸代谢产物脂氧素等）可通过发挥免疫负调节作用而参与免疫耐受。⑤免疫忽视：指某些 T 细胞克隆与自身抗原的亲和力较低，由于被"忽视"而逃脱阴性选择。

B 细胞外周耐受　①B 细胞失能：如自身反应性 B 细胞仅表达对抗原刺激不敏感的 mIgD，或不表达、低表达共刺激分子；单体形式的可溶性（自身）抗原干扰 BCR 交联；自身抗原特异性 T 细胞失能，使 B 细胞应答缺失 T 细胞辅助作用。②克隆清除：如某些自身反应性 B 细胞高表达 Fas，通过细胞凋亡而被清除。③与自身抗原低亲和力结合的 B 细胞，可能由于多种抑制性受体的参与而导致免疫无应答。④受体编辑：使自身反应性 B 细胞丧失识别相应自身抗原的能力。

（秦志海）

réngōng yòudǎo miǎnyì nàishòu

人工诱导免疫耐受（artificial immune tolerance）　通过人工诱导手段使机体针对特异性抗原产生耐受。1953 年，英国免疫学家彼得·布莱恩·梅达沃（Peter Brian Medawar）发现，将黑鼠脾细胞注入胚胎期或新生期的另一品系白鼠体内，后者成长后可接受这种黑鼠的皮肤移植而不发生排斥反应，但仍可排斥其他品系小鼠的皮肤移植物。

人工诱导的免疫耐受显示抗原特异性，故抗原（涉及理化性状、剂量、免疫途径、是否联合应用佐剂等）是影响耐受形成的重要因素。另一方面，免疫耐受是机体对抗原所呈现的一种负应答，故机体的遗传背景、免疫状态、免疫系统发育的成熟程度等在很大程度上可影响免疫耐受的形成。建立耐受的方法：①给新生或成年动物注入可溶性蛋白抗原。②口服抗原致耐。③应用重组抗原肽，如某些"拮抗肽"可与 MHC 分子结合但不能有效启动 TCR 信号。④应用胸腺非依赖性抗原（TI-Ag），其在体内代谢缓慢，体内浓度达到一定水平时，可诱导 B 细胞长期耐受；高浓度 TI 还可封闭抗体形成细胞表面受体，阻断抗体产生。⑤转输静息 B 细胞（不表达 B7 等共刺激分子），可有效将抗原提呈给 T 细胞，但因缺乏共刺激信号而导致 T 细胞失能。⑥阻断共刺激信号。⑦免疫偏离：如通过诱导 Th2 细胞分化与功能，以干扰 Th1 细胞的效应。⑧过继输入 Treg 细胞。

人工诱导免疫耐受具有重要的理论与实践意义。动物实验中，人工诱导免疫耐受已用于治疗过敏性疾病、自身免疫病（如多发性硬化、关节炎、1 型糖尿病等）及移植排斥反应等。

（秦志海）

dīdài nàishòu hé gāodài nàishòu

低带耐受和高带耐受（low zone and high zone tolerance）

注射过低或过高剂量蛋白质抗原所引发的特异性免疫无应答或低应答现象。1964 年，米奇森（Mitchison）发现，注射适宜剂量的牛血清白蛋白（BSA）可诱导机体产生高水平抗体，但注射低剂量或高剂量 BSA 均不能诱导抗体产生，反而分别形成 T 细胞的低带耐受和 T/B 细胞同时参与的高带耐受。

以 T 细胞活化为例，二者的机制分别为：抗原提呈细胞表面须有 10～100 个相同的抗原肽－MHC 分子复合物，后者与相应数目特异性 TCR 结合，才能使 T 细胞活化，低于此数目则不足以激活 T 细胞；抗原剂量太高，可诱导特异性淋巴细胞凋亡或诱导调节性 T 细胞激活，从而抑制免疫应答并呈现特异性负应答状态。

（秦志海）

kǒufú nàishòu

口服耐受（oral tolerance）

口服可溶性蛋白抗原后，机体对该抗原产生免疫无应答或低应答的现象。抗原经胃肠道消化，通过与肠道上皮细胞和黏膜免疫系统接触而被摄取。口服抗原诱导的耐受通常为全身性，且机体对其他抗原仍可产生正常免疫应答。机制尚未完全阐明，可能为：①低剂量抗原可激活 Treg 细胞，从而抑制免疫应答。②大剂量口服抗原可诱导特异性 T 细胞克隆失能或克隆清除。③促进黏膜淋巴组织产生 TGF-β 等抑制性细胞因子，可诱导 Th2 细胞应答为主的效应（即免疫偏离），或作用于固有免疫（即旁路抑制）。④进入肠管的抗原与肠道共生菌的共同作用。

通过口服耐受而治疗自身免疫病，已在动物模型获得成功，为特异性治疗自身免疫病提供了新的途径和思路。

（秦志海）

miǎnyì jìyì

免疫记忆（immunological memory）

再次免疫同一抗原可引起比初次免疫更强免疫应答的现象。人们早已观察到免疫记忆现象，古希腊修昔底德（Thucydides）在其编年史《伯罗奔尼撒战争史》中即已记载，公元前 5 世纪伯罗奔尼撒战争中雅典暴发大瘟疫，人们发现曾经罹患瘟疫的幸存者似乎不会再感染该疾病；中国古代医者曾提出"以毒攻毒"，公元 3 世纪葛洪将狂犬脑敷于被犬咬伤者的伤口，以防治狂犬病；11 世纪印度及中国的医生从天花患者身上取材，随后接种给健康人以抵御天花发病。这些均提示，机体对曾经暴露过的疾病可能产生记忆，从而具有保护力，这成为免疫接种的理论指导。18 世纪后叶，英国医生爱德华·詹纳（Edward Jenner）观察到挤牛奶女工因接触患有牛痘的牛而被传染，在手臂皮肤长出类似的疱疹，但却不会感染天花，由此发明人工接种"牛痘"以预防天花。

免疫记忆是适应性免疫的重要特点之一，可见于适应性体液免疫或细胞免疫，其具有抗原特异性和长效性。初次抗原刺激机体后，针对该抗原的效应性淋巴细胞被激活和增殖，部分分化为免疫记忆细胞，包括记忆性 B 细胞及记忆性 T 细胞。机体再次接触相同抗原时，这些特异性记忆细胞会迅速激活和扩增，产生增强的二次应答，亦称记忆性反应。如机体对同一种胸腺依赖性抗原的再次体液免疫应答，所产生的抗体发生量与质的变化，表现为抗体效价明显上升，免疫球蛋白类别由 IgM 转换为 IgG，且抗体亲和力增强。

（秦志海　郑德先）

jìyìxìng xìbāo chángqī wéichí

记忆性细胞长期维持（long-term maintenance of memory cell）

记忆性淋巴细胞的一种特征，表现为：罹患烈性传染病并最终康复者，其保护性免疫持续时间可长达 60 余年，甚至终身免疫；接种疫苗（如天花疫苗）后，特异性抗体及记忆性细胞可维持数十年。

抗原特异性记忆性淋巴细胞克隆在体内可长期存活，其机制尚未完全阐明，已提出如下观点：①残存抗原的刺激：某些抗原（包括完整的病毒颗粒）可以免疫复合物形式在免疫组织特定部位长期滞留，如滤泡树突状细胞表面存在的免疫复合物包被小体。②交叉反应抗原的刺激：机体既往可能曾遭多种病原体感染，其中某些可能与初次刺激的抗原在结构上具有相似性，可通过交叉反应而为记忆细胞提供新的刺激。③记忆性细胞高表达抗凋亡分子（如 Bcl-2 和 Bcl-XL）：可提高线粒体结构稳定性，从而阻止因生存信号缺失所致细胞凋亡。④特定细胞因子的作用：如以共同 γ 链（γc）为受体的一类细胞因子（尤其是 IL-7 和 IL-15），在记忆性细胞维持中发挥关键作用。由于记忆性细胞可高表达相应细胞因子受体，通过启动相关信号转导通路，可促进抗凋亡蛋白表达并诱导记忆性细胞低水平增殖。

（秦志海）

kàngyuán yuánzuì

抗原原罪（original antigenic sin）

入侵的抗原与机体以往接触过的抗原含共同或相似表位时，针对该表位的免疫记忆细胞优先参与应答，同时抑制针对入侵抗原所含新表位的初次免疫应答现象。抗原原罪是一种免疫记忆，又称霍斯金斯（Hoskins）效应。由此，机体显著加速和增强针对入侵抗原的免疫应答，从而减少免疫系统能耗。常见于某些病毒（如流感病毒、登革热病毒和 HIV 等）感染。

1953 年，弗朗西斯（Francis T）首次提出抗原原罪的概念。由此提示：免疫记忆系统的基本记忆单位并非抗原而是表位。机体初次接触抗原，即可对该抗原所携带的全部表位产生记忆，一旦再次接触的抗原含有与此前保留记忆的相同或相似表位，即可有效激发再次免疫应答。如登革热病毒的 4 种类型（DENV 1~4）所含的抗原表位极为相似，即使机体初次仅接触其中一种类型，免疫细胞已记忆其全部表位，其后一旦其他类型登革热病毒入侵机体，即可被记忆细胞迅速识别和清除。

（龚非力 雷 萍）

miǎnyì tiáojié

免疫调节（immune regulation）

免疫系统感知和调节机体免疫应答的能力。使之产生有利于机体的适度应答，即排斥异物抗原，而对自身抗原产生耐受。

免疫系统的感知 感知指免疫系统获知免疫应答和机体自身成分改变的信息，并对所获信息进行加工、处理的过程。免疫系统感知是免疫调节发生的前提，所感知的信息包括：

免疫分子"量变" ①通过敏锐地感知抗原剂量的差异，抗原浓度过高或过低均不能诱导抗体产生，而出现低带耐受和高带耐受。②感知抗体（Ab1）浓度超过阈值，从而启动独特型-抗独特型抗体网络调节。

免疫细胞克隆"量变" 如 T 细胞应答中，免疫系统感知抗原特异性 T 细胞克隆扩增，通过上调激活的 T 细胞表达 FasL，可与自身或旁邻已激活 T 细胞表面 Fas 结合，从而介导细胞凋亡，此即激活诱导的细胞死亡（AICD），由此维持免疫自稳。

配体与受体间亲和力 ①T 细胞在胸腺发育过程中，TCR 与基质细胞表面 MHC 结合的亲和力过强或过弱，均可导致胸腺细胞凋亡。②外周淋巴器官生发中心内，BCR 与抗原的亲和力决定相应 B 细胞存活和成熟。③特定抗原肽与某一型别 MHC 等位基因产物的亲和力，决定该 MHC 分子能否有效提呈特定抗原肽。④IgE 通过与高亲和力 FcεRI 或低亲和力 FcεRII 结合，可分别介导 Ⅰ 型超敏反应或负调节 IgE 合成。⑤共抑制分子 CTLA-4 和共刺激分子 CD28 的配体均为 B7 分子，激活的 T 细胞高表达 CTLA-4，后者与 B7 的亲和力远高于 CD28，从而对激活的 T 细胞发挥负调节作用。⑥HLA-E 与 CD94/NKG2A（抑制型受体）结合的亲和力明显高于与 CD94/NKG2C（激活型受体）的亲和力，故 HLA-E 可负调节 CTL 和 NK 细胞的杀伤活性。

整体水平调节网络 免疫系统在感知的基础上，通过网络化模式进行免疫调节。从宏观至微观，免疫调节网络可分为不同的层次：

神经-内分泌-免疫网络 免疫系统受机体其他器官系统的调节和影响，尤以神经-内分泌系统的调节作用最为重要。应激状态、精神紧张、心理压力、内分泌失调等，均可通过介导神经递质、内分泌激素、细胞因子分泌而直接或间接影响免疫系统功能。

独特型-抗独特型细胞（或抗体）网络 抗原刺激机体产生特异性抗体，较高水平、结构均一的抗体分子的独特型又可作为抗原，在自身体内诱生抗独特型抗体；T 细胞、B 细胞表面特异性

TCR、BCR 分子的独特型，也可刺激机体产生相应抗独特型抗体。1974 年，丹麦免疫学家尼尔斯·卡伊·热尔纳（Niels Kaj Jerne）提出独特型网络学说，认为体内 T/B 细胞通过独特型（Id）和抗独特型（AId）相互识别，形成潜在的调节网络。

免疫细胞网络 包括以下几方面：

调节性免疫细胞 体内各种免疫细胞均存在具有负调节作用的功能亚群：调节性 T 细胞（Treg）、调节性 B 细胞（Breg）、调节性 DC（DCreg）、M2 型巨噬细胞、iNK T 细胞、髓源性抑制细胞（MDSC）等。这些功能亚群形成细胞网络，通过不同机制对免疫应答发挥负调节作用。

不同类别及亚群免疫细胞间的相互调节 如 Th1 细胞和 Th2 细胞互为抑制性细胞，二者平衡是维持机体自稳状态的重要机制；Treg 细胞及 Th17 细胞间存在相互作用，彼此进行调控及转化，从而发挥免疫调节作用。此外，M1/M2 细胞间、DCreg 和 Treg 间、DCreg 和 Breg 细胞间也存在相互调节。

免疫细胞表面调节性膜分子的调节 多种免疫细胞表面均表达具有调节作用的跨膜分子，其胞内段分别含免疫受体酪氨酸激活基序（ITAM）或免疫受体酪氨酸抑制基序（ITIM）。配体与相应受体结合，可使受体胞内段构型发生改变，导致 ITAM 或 ITIM 磷酸化，分别启动活化或抑制信号，从而激活或抑制相应免疫细胞功能，如 T 细胞表面存在共信号分子（包括共刺激分子和共抑制分子）调节网络；NK 细胞表面存在调节性受体（包括激活型受体和抑制型受体）调节网络。

细胞因子网络 细胞因子种类繁多，彼此形成相互作用的网络，从而调节免疫细胞分化、发育、活化与效应。细胞因子的免疫调节作用具有双向性，表现为不同细胞因子可分别发挥正、负调节作用；同一细胞因子作用于不同类别靶细胞，或处于不同微环境及机体不同病理生理状况下，可显示相反的调节作用。

机体也存在调控细胞因子的机制，如细胞因子信号转导抑制物（SOCS）可阻遏细胞因子相关的信号转导途径，通过有效调控细胞因子产生和功能，发挥免疫调节作用。

模式分子调节网络 固有免疫细胞表达的模式识别受体可识别病原相关模式分子（PAMP）及损伤相关模式分子（DAMP），从而启动免疫应答及炎症反应。同时，体内存在一类（炎症）消退相关模式分子（RAMP），可负调控固有免疫所致炎症反应，从而维持免疫自稳。

生物学意义 免疫调节是维持机体内环境稳定的关键自我保护机制，贯穿于免疫细胞发育、分化、成熟、识别、活化、效应发挥、凋亡的全过程，从而决定机体对特定抗原是否产生应答及应答的强弱。若免疫调节功能异常，可导致免疫应答紊乱并发生某些免疫病理过程，如机体对自身成分产生强烈免疫应答，可导致细胞凋亡、免疫功能异常，甚至发生自身免疫病；机体对外界病原微生物不能产生适度免疫应答，可导致病原微生物感染；机体对肿瘤抗原的应答减弱，可能发生肿瘤。

（郑德先）

miǎnyì wēihuánjìng

免疫微环境（immune microenvironment）

免疫细胞和细胞内外多种分子、离子、基团及细胞外基质共同构成的局部环境。是决定免疫细胞生存、增殖、应答和死亡的基本生态条件。正常情况下，机体的免疫微环境相对稳定，处于平衡状态，如免疫微环境中的多肽、蛋白质、细胞因子、趋化因子和细胞外基质等均有各自半衰期，处于合成、修饰或分解的平衡状态；免疫微环境中不同细胞因子间可形成相互作用的网络，维持免疫稳态。病理条件下，免疫微环境可出现很大变化，如炎症和肿瘤时，可形成酸性、低氧的分子生态。

（郑德先）

shénjīng-nèifēnmì-miǎnyì wǎngluò

神经-内分泌-免疫网络（neuro-endocrine-immune network）

机体在整体水平进行免疫调节的一种重要形式，指神经、内分泌和免疫系统既各司其职，又相互调节、相互影响和相互制约，由此构成复杂的调控网络。有赖于该网络的调节作用，得以保持机体各种生理功能的稳定，实现整合及自稳。

神经-内分泌-免疫网络的研究兴起于 20 世纪 60 年代末期，美国生物学家罗歇·夏尔·路易·吉耶曼（Roger Charles Louis Guillemin，1968 年）和安德鲁·维克托·沙利（Andrew Victor Schally，1971 年），分别从数十万只动物下丘脑中成功分离、纯化出两种下丘脑激素——促甲状腺激素释放激素（TRH）和促性腺激素释放激素（GnRH），证明了它们为参与神经系统-内分泌系统间联系的物质基础，从而于 1977 年获得诺贝尔生理学或医学奖。

神经-内分泌-免疫系统发挥功能的效应分子分别为神经递质/神经肽、激素及细胞因子。3

大系统彼此拥有相同结构的受体、介质和效应分子，从而实现各系统间的交叉反应和相互调节（图），表现为：①神经-内分泌系统对免疫系统的调节作用，如几乎所有类型免疫细胞表面均表达多种神经肽受体和激素受体，相应配体与之结合可发挥免疫调节作用；某些中枢神经-内分泌系统的组织细胞可产生细胞因子，从而调节免疫细胞功能。②免疫系统对神经、内分泌系统的调节作用，表现为免疫细胞可合成、分泌多种神经肽和内分泌激素，从而调节神经-内分泌系统的功能；中枢神经、内分泌系统组织细胞可表达某些细胞因子受体，免疫细胞所产生细胞因子与之结合，发挥调节作用。

（郑德先）

chāomǐn fǎnyìng

超敏反应 （hypersensitivity）

机体受抗原持续刺激同一抗原再次刺激所产生的异常高强度免疫应答。若由此导致机体出现生理功能紊乱和组织损伤，则称为超敏反应性疾病。诱发超敏反应的抗原或半抗原，多为正常人体可耐受而无直接损伤作用的物质（药物、食物、动植物成分等），也可以是被改变或修饰的自身成分。超敏反应的基本过程为：初次接触抗原，诱导机体产生免疫效应物质及特异性记忆性细胞，此为致敏阶段；再次接触相同抗原，即可诱发组织损伤或功能紊乱，此为发敏阶段。

研究过程 经历如下阶段：

提出过敏反应及变态反应概念 1902 年，法国生理学家夏尔·罗贝尔·里歇（Charles Robert Richet）因接触海葵而发生全身性荨麻疹，其随后提取了海葵毒素，并用犬进行试验。结果发现：首次注射毒素，犬未出现任何不良反应；再次注射小剂量毒素后数秒钟，犬出现喘息、烦躁不安、不能站立行走、腹泻、呕吐血性物等症状，继而昏迷，甚至引起突发性死亡。里歇遂将后一状况称为过敏反应。由于里歇在过敏反应研究中的杰出贡献，获得了 1913 年诺贝尔生理学或医学奖。此外，奥地利儿科医生克莱门斯·冯·皮尔凯（Clemens von Pirquet）通过临床观察发现，少部分创伤患者再次注射破伤风抗毒素血清时会出现严重不良反应，甚至死亡，遂将此现象称为变态反应。由此，超敏反应及其相关疾病受到广泛重视，其后相继发现多种由过敏反应引起的疾病，并逐渐形成一门新的学科——超敏反应学。

认识超敏反应性疾病 1819 年，英国医生约翰·博斯托克（John Bostock）描述了一种夏季发作、以呼吸道卡他性炎症为主要特征的疾病，将其命名为枯草热。1872 年，美国医生莫里尔·怀曼（Morrill Wyman）提出此病主要病因是吸入豚草花粉。1873 年，英国医生查尔斯·哈里森·布莱克利（Charles Harrison Blackley）采集花粉并制成浸液进行皮肤试验，首次证实枯草热发生与花粉过敏有关。1910 年，塞缪尔·梅尔策（Samuel Meltzer）确定支气管哮喘为一种变态反应性疾病。1923 年，美国免疫学家阿瑟·费尔南德斯·科卡（Arthur Fernandez Coca）和罗伯特·安德森·库克（Robert Anderson Cooke）将过敏性鼻炎、支气管哮喘、特应性皮炎和湿疹概括为特应性疾病，并提出此类疾病的特点为：遗传性；局限于小部分人群；临床表现为过敏性鼻炎和支气管哮喘；与速发性皮肤反应有关。20 世纪 40 年代前，过敏症常由抗毒素血清治疗所引起。其后，临床应用青霉素成为过敏反应的重要原因。

早期，根据变应原不同而将超敏反应分为过敏症、血清病、传染性超敏反应、食物和药物性超敏反应。其后发现同一抗原可引起症状完全不同的超敏反应，遂按照发生超敏反应的时间而分为两型：①速发型：发生于再次接触相同变应原数秒至数分钟后。②迟发型：发生于再次接触相同变应原 24~72 小时后，如结核菌素反应等。1963 年，罗伯特·库姆斯（Robert Coombs）和菲利普·盖尔（Philip Gell）根据反应速度、发病机制和临床特点将超敏反应分为 Ⅰ、Ⅱ、Ⅲ 和 Ⅳ 型，后被广泛采纳。

阐明超敏反应发生机制 1907 年，维克多·沃恩（Victor Vaughan）提出，超敏反应与免疫反应可能是机体通过相似途径所

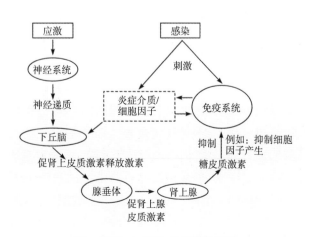

图 神经-内分泌-免疫调节网络

产生的不同后果。1910 年，梅尔策发现过敏性休克豚鼠其肺部的膨胀性改变与临床哮喘患者肺病理改变相似。1911 年，维尔纳·舒尔茨（Werner Schultz）和亨利·戴尔（Henry Dale）发现致敏动物离体子宫可释放组胺，给未经致敏的动物吸入或注射组胺可人为引发过敏性休克。1937 年，意大利人达尼埃·博韦（Daniel Bovet）首次用化学方法合成抗组胺药物，并证实其在体内外均具有抗过敏活性，并因此获得 1957 年诺贝尔生理学或医学奖。

1921 年，德国医生、细菌学家奥托·普劳斯尼茨（Otto Prausnitz）和妇产科医生海因茨·屈斯特纳（Heinz Küstner）发现皮肤过敏者血清中含某种可引起皮肤反应的成分，定名为反应素，并证明过敏反应是由抗原-抗体反应所致。1966 年，日本石阪夫妇（Kimishige Ishizaka，Teruko Ishizaka）从豚草过敏患者血清中分离出一类特殊的免疫球蛋白，命名为 IgE。其后证明 IgE 是参与 I 型超敏反应（又称过敏反应）的主要抗体，由此揭示了

反应素的化学本质，而刺激机体产生 IgE 类抗体的抗原物质被称为变应原。

1991 年，马丁·卡普森伯格（Martien Kapsenberg）证明，变应原特异性 Th2 细胞通过大量分泌 IL-4 可致患者血清中 IgE 含量显著增高；1994 年，汉斯·马林（Hans Malling）发现变应原能优先激活特应性患者 Th2 细胞，使之分泌 IL-3（可激活肥大细胞释放生物活性介质）、IL-4（可促 B 细胞合成 IgE）和 IL-5（可激活嗜酸性粒细胞、血小板和中性粒细胞），继而发现哮喘存在速发相和迟发相反应；1995 年，日本学者中川秀提出特应性皮炎的发生取决于 Th2 细胞的优势地位；1999 年，布丽吉特·哈兹尔登（Brigitte Haselden）等提出 IgE 非依赖性的晚期哮喘反应机制。

脱敏治疗 1911 年，英国医生莱昂纳德·努恩（Leonard Noon）和约翰·弗里曼（John Freeman）发现，给花粉症患者注射豚草花粉提取液可改善患者症状。1993 年，雅克·马希斯（Jacques Machiels）制备屋尘螨及

其相应抗体复合物，用于临床治疗特应性患者获得成功。1996 年，菲利普·诺曼（Philip Norman）应用 T 细胞表位肽对超敏反应动物进行脱敏治疗。2004 年，奥地利免疫学家韦雷娜·尼德伯格（Verena Niederberger）应用重组变应原进行脱敏治疗。2009 年，萨宾娜·拉克（Sabina Rak）应用重组低敏性变应原进行 III 期临床研究。

类型 超敏反应可分为 4 型（表）：① I 型：又称 IgE 介导型或速发型，是机体针对某些无害环境抗原（如花粉、食物和药物等）所产生的免疫应答，由 IgE 介导效应细胞释放活性介质所引发。② II 型：又称细胞毒型，是由针对细胞表面或基质抗原的 IgG 类抗体与靶细胞结合所引发。③ III 型：又称免疫复合物型，是 IgG 类抗体与相应可溶性抗原结合成抗原抗体复合物，沉积于小血管壁而引发血管炎性反应。④ IV 型：又称 T 细胞介导型或迟发型，包括由 Th1 细胞激活巨噬细胞所致炎症反应、由 Th2 细胞激活嗜酸性粒细胞所致炎症反应、由活

表 超敏反应的类型与特点

类型	参与反应的主要成分	发生机制	疾病
I 型	IgE（少数为 IgG4）类抗体 肥大细胞 嗜碱性粒细胞 嗜酸性粒细胞	IgE 类抗体致敏肥大细胞、嗜碱性粒细胞；再次进入的变应原与细胞表面 IgE 结合，导致细胞脱颗粒，释放生物活性介质，引起毛细血管扩张、通透性增加、平滑肌收缩、腺体分泌增强等病理变化	青霉素过敏性休克、过敏性哮喘、食物过敏症、荨麻疹等
II 型	IgG、IgM 类抗体 补体 巨噬细胞 NK 细胞	抗体与靶细胞表面抗原结合，在补体、吞噬细胞和 NK 细胞参与下裂解靶细胞	输血反应、新生儿溶血症、免疫性血细胞减少症
III 型	IgG、IgM、IgA 补体 中性粒细胞 肥大细胞 嗜碱性粒细胞 血小板	中等大小的免疫复合物沉积于血管基膜，激活补体，吸引中性粒细胞、肥大细胞、嗜碱性粒细胞、血小板等，引起炎症	免疫复合物型肾小球肾炎、血清病、类风湿关节炎等
IV 型	致敏 T 细胞 单核/巨噬细胞	致敏 T 细胞再次与抗原相遇，直接杀伤靶细胞或产生多种细胞因子，引起以单个核细胞浸润为主的炎症反应	接触性皮炎、传染性变态反应、急性移植物排斥反应

化的 CTL 直接杀伤靶细胞所致炎症反应。

相关概念及定义 ①早期曾将超敏反应与变态反应及过敏症视为等同的概念，但趋于一致的观点是：超敏反应可涵盖抗体或 T 细胞介导的、引发机体组织损伤与功能紊乱的免疫应答（包括Ⅰ～Ⅳ型），而变态反应或过敏症则特指Ⅰ型或 IgE 介导的超敏反应，故变应原也主要指诱发Ⅰ型超敏反应的抗原。②曾有文献将抗体介导的Ⅰ、Ⅱ及Ⅲ型超敏反应均定义为速发型反应（相对于T 细胞介导的迟发型反应），目前的共识是速发型仅指 IgE 介导的Ⅰ型超敏反应。③过敏样反应指并非由变应原及相应抗体介导，而是由其他因素引发生物活性介质释放，导致与超敏反应相似的临床表现及后果。

超敏反应性疾病 由超敏反应所引发的疾病种类繁多，发生机制十分复杂。

以某一型损伤为主的混合型 以Ⅰ型超敏反应性疾病为例：若血清中变应原与相应抗体结合成免疫复合物（IC），且 IC 分子大小适宜，则有可能沉积于血管壁，引发Ⅲ型超敏反应；若Ⅰ型超敏反应迟发相持续发展，也可演变为Ⅳ型超敏反应。

数种类型超敏反应损伤同时存在 以自身免疫病为例：患者血清中的自身抗体与相应自身抗原结合为 IC，可分别引发Ⅱ型或Ⅲ型超敏反应；机体针对自身细胞抗原产生相应致敏 T 细胞（$CD4^+Th1$ 细胞和 $CD8^+CTL$），可引发Ⅳ型超敏反应。

特定药物在不同个体或同一个体诱导不同类型超敏反应 以青霉素所致超敏反应为例：通常以过敏性休克、荨麻疹、哮喘等Ⅰ型超敏反应为主；亦可引起局部阿蒂斯（Arthus）反应和关节炎等Ⅲ型超敏反应；若长期大剂量静脉内注射，可引发由Ⅱ型超敏反应所致的溶血性贫血；若反复多次局部涂抹，可引起由Ⅳ型超敏反应所致的接触性皮炎。

同一疾病过程的组织损伤可能由不同类型超敏反应所致 以肾小球肾炎为例：95%的肾小球肾炎（如系统性红斑狼疮、血清病、疟疾、链球菌感染或某些病毒感染后的肾炎、某些肿瘤合并的肾炎等）是由Ⅲ型超敏反应引发组织损伤所致；约5%肾小球肾炎由Ⅱ型超敏反应引发的组织损伤所致。

（富 宁 吕昌龙）

Ⅰ xíng chāomǐn fǎnyìng

Ⅰ型超敏反应（type Ⅰ hypersensitivity） 由变应原刺激机体产生特异性 IgE 所介导的超敏反应。又称速发型超敏反应。主要特点为：由特异性 IgE 介导；发生快，消退亦快；以功能紊乱为主，较少出现严重的组织损伤；有明显个体差异和遗传背景。

机制 Ⅰ型超敏反应的发生包括两个阶段（图）：

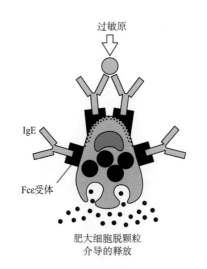

图 Ⅰ型超敏反应发生机制

过敏原

IgE

Fcε受体

肥大细胞脱颗粒介导的释放

致敏阶段 变应原刺激机体产生 IgE 类抗体，后者 Fc 段与效应细胞（肥大细胞、嗜碱性粒细胞等）表面高亲和力 FcεR I 结合，机体进入致敏状态，可持续数月之久。

发敏阶段 相同变应原再次进入体内，与已存在于细胞表面的 2 个（或 2 个以上）IgE 分子结合，使 FcεRI 发生构象改变而聚集（即桥联反应），通过启动信号转导通路，介导效应细胞内储存的颗粒物质或新合成的活性介质释放，导致以平滑肌收缩、毛细血管扩张和通透性增加、腺体分泌亢进等为特点的病理变化，由此引发过敏性休克、皮肤荨麻疹、哮喘及变应性鼻炎、过敏性胃肠炎等临床表现。

时相 根据Ⅰ型超敏反应发生的迅速程度，可分为两个时相：速发相反应于再次接触变应原后10 余分钟内发生，持续 30～60 分钟；迟发相反应于变应原刺激后2～4 小时内发生，持续 1～2 天或更长。迟发相反应实质上是由Th2 细胞介导、以嗜酸性粒细胞浸润为主的慢性变态反应性炎症，在 24 小时达高峰，随后逐渐消退。与速发相比较，迟发相反应的特点为：发生较迟但持续时间较长；致敏细胞结合抗原后所释放的生物活性介质主要为细胞因子（如 IL-5、TNF-α、IL-8 及 IL-17 等）和糜蛋白酶/胰蛋白酶等；可有嗜酸性粒细胞、中性粒细胞、单核/巨噬细胞参与；早期渗出性炎症后可导致增生性炎症乃至不可逆组织损伤。

效应细胞 有以下几种：

肥大细胞 广泛分布于皮肤、黏膜下层结缔组织微血管周围及内脏器官黏膜下。IgE Fc 段与肥大细胞表面 FcεRI 结合而触发细胞活化，生物学效应为：①脱颗粒：释放组胺、肝素、多种酶类及膜代谢相关的脂质介质（如PGD_2、5-羟色胺、LT等），引起速发相反应。②分泌细胞因子（IL-4、IL-13、TNF-α）和趋化因子（CCL11、CCL24、CCL26等）：上调血管内皮细胞VLA-4表达，募集嗜酸性粒细胞和单核细胞，启动迟发相反应。③表达CD40L：通过与B细胞和DC表面CD40相互作用，可促进肥大细胞分泌IL-4及IL-13，从而诱导IgE类别转换并上调局部IgE合成，形成I型超敏反应的正反馈环。

嗜碱性粒细胞　主要存在于血循环，可组成性表达FcεRI，通过与IgE Fc段结合而致敏，发挥如下功能：胞质内含嗜碱性颗粒，细胞活化后可脱颗粒，释放组胺、白三烯（LTC4、LTD4、LTB4）、血小板活化因子（PAF）及各种酶类，从而介导血管反应并造成组织损伤；分泌IL-4和IL-13，促进Th2细胞应答；表达CD40L，参与I型超敏反应的正反馈环。

嗜酸性粒细胞　主要分布于呼吸道、消化道和泌尿生殖道黏膜组织，通过如下机制参与I型超敏反应：①肥大细胞和Th2细胞来源的IL-5可促进骨髓中嗜酸性粒细胞生成，并能激活其脱颗粒。②Th2细胞来源的IL-4可促进血管内皮细胞表达黏附分子（E-选择素、VCAM-1）并分泌CCL11、CCL24和CCL26等趋化因子，从而募集嗜酸性粒细胞至迟发相炎症反应部位。③补体C5a、肥大细胞来源的PAF、LTB4等也可趋化嗜酸性粒细胞。④主要通过释放大量致炎介质（如LT、PAF）并合成多种毒性物质（如主要碱性蛋白、阳离子蛋白、神经毒素、嗜酸性粒细胞

过氧化物酶等），从而参与迟发相反应。

2型固有淋巴样细胞（ILC2）　是新定义的一群淋巴细胞。ILC2是参与I型超敏反应的重要效应细胞，作用机制为：上皮组织来源的IL-25、IL-33、胸腺基质淋巴细胞生成素（TSLP）和类花生酸等可刺激ILC2分泌多种Th2型细胞因子（如IL-4、IL-5、IL-9和IL-13等），从而诱导Th2细胞分化，并促进嗜酸性粒细胞、肥大细胞和嗜碱性粒细胞活化及脱颗粒。

其他炎症细胞　迟发相反应中，Th1细胞、Th17细胞、Th9细胞、中性粒细胞、单核/巨噬细胞等可浸润炎症灶局部，通过释放各种炎性因子、活性介质和酶类，引发炎症反应和组织损伤。

活性介质　肥大细胞和嗜碱性粒细胞产生的介质有两类：①颗粒内预先形成的储备介质（如组胺、激肽释放酶、嗜酸性粒细胞趋化因子等）：通常以复合物形式存在于颗粒内，当颗粒排至胞外后，可通过离子交换而被释放。②细胞内新合成的介质：主

要是细胞膜磷脂代谢产物，如LT、PG、PAF等。

此外，不同T细胞亚群所分泌的细胞因子（TNF、IL-1、IL-4、IL-5、IL-6、IL-9、IL-13、IL-17、IL-25、IL-33、TSLP、IL-3和GM-CSF）、趋化因子（CCL2、CCL4、CCL11、CCL24和CCL26等）也直接参与炎症反应，并可募集中性粒细胞、嗜酸性粒细胞、巨噬细胞等至炎症局部，参与迟发相反应。

易感性　不同个体对变应原的反应性不同，提示I型超敏反应有个体差异。机体易感I型超敏反应的倾向称特应性，其与遗传及环境因素相关。

遗传因素　过敏症是一种有家族背景、受多基因影响的疾病，尤其IgE应答与遗传因素密切相关。已发现多个与过敏症发病相关的候选易感基因（表），如高亲和力FcεR I β链基因内含子5、外显子6和7多态性可影响IgE应答；Th2型细胞因子基因多态性与机体IL-4表达水平和Th2细胞数量相关；TIM基因遗传变异与气道高反应性相关；p40（IL-12

表　哮喘易感性相关基因

基因	基因产物在超敏反应中的作用机制
IL-4、IL-5、IL-13基因族、CD14、$\beta2$肾上腺受体基因	IL-4和IL-13促IgE类别转换；IL-5促嗜酸性粒细胞生成和活化；CD14是LPS受体，与TLR4相互作用调控Th1和Th2细胞应答；$\beta2$肾上腺受体调节支气管平滑肌收缩
MHC II类基因	某些等位基因调节T细胞对变应原的应答
FcεR I β链基因	介导肥大细胞活化
SCF、IFN-γ、STAT6基因	SCF调节肥大细胞生长和分化；IFN-γ与IL-4作用相反；STAT6介导IL-4信号转导
IL-4Rα基因	IL-4和IL-13受体的共同亚单位
ADAM33基因	影响气管修复的金属蛋白酶
DPP10基因	调节细胞因子和趋化因子活性的肽酶
PHF11基因	参与B细胞克隆增殖和Ig表达的转录调节子
IL-1R样1基因	调节IL-1对T细胞效应的膜受体
磷酸二酯酶4D基因	降解cAMP和调节气道平滑肌收缩

的亚单位）基因变异可导致 IL-12 产生减少，加重哮喘症状；HLA-DRB1*1501 阳性者易对豚草属花粉过敏；HLA-DR4 和 HLA-DR7 阳性者易感遗传性过敏症；AD-AM33 金属蛋白酶（由支气管平滑肌细胞和肺纤维原细胞产生）基因多态性与哮喘和气道高反应性相关等。

环境因素 流行病学资料显示，发达国家过敏性疾病发病率高达 20%~37%，而发展中国家仅 2%~10%，提示环境卫生和个人卫生水平似乎与过敏性疾病发生呈负相关。据此，已提出 I 型超敏反应的卫生假说。

体内寄生菌的种类及数量也与超敏反应发生相关，如特定呼吸道寄生菌群可通过诱生 Treg 细胞而预防超敏反应性疾病发生；特应症患者肠道寄生菌群改变，参与超敏反应性炎症发生。另外，空气污染可增强过敏体质者对变应原的敏感性。

常见疾病 包括全身性过敏性反应（如急性荨麻疹、过敏性休克）、过敏性鼻炎和过敏性哮喘、过敏性哮喘、过敏性湿疹、食物过敏反应等。自然状态下，上述疾病的临床症状受多因素影响，如变应原特异性 IgE 产生水平、变应原剂量及进入机体途径、受累组织或器官屏障是否存在缺陷等。

防治原则 基本原则为：确定过敏原，过敏者避免与之接触；切断或干扰 I 型超敏反应发生、发展过程的某些环节。常用的防治策略为：

变应原特异性治疗 包括免疫血清脱敏治疗、变应原特异性免疫治疗（ASIT）等。细菌等原核生物 DNA 含 CpG 基序，可刺激机体产生较强 Th1 细胞应答。应用数个 CpG 序列充当佐剂与变应原共同免疫机体，可改变免疫应答格局，使 Th2 细胞应答转向 Th1 细胞应答，从而抑制 IgE 所介导的 I 型超敏反应。

变应原非特异性治疗 ①人源化抗 IgE 单抗：通过与细胞表面 FcεR I 竞争性结合循环中 IgE，可降低肥大细胞或嗜碱性粒细胞对 IgE 的敏感性，并下调 B 细胞合成 IgE，防止变态反应发生。②重组 IgE Fc 段：其保留与效应细胞表面 FcεR I 结合的特性，但缺乏与变应原结合的 Fab 段，故不能引发桥联反应，使脱颗粒和活性介质释放受阻。③细胞因子拮抗剂或抗细胞因子抗体：如 IFN-γ、IL-4 拮抗剂（IL-4 突变体、抗 IL-4 抗体和重组可溶性 IL-4 受体等）、CCR3 拮抗剂（抑制嗜酸性粒细胞趋化）、抗 IL-5 抗体等。④药物治疗：原理为阻止生物活性介质释放、拮抗生物活性介质的效应、改变效应器官反应性等。⑤基于肠道寄生菌的防治策略：如提倡母乳喂养、给予某些益生菌（如乳酸杆菌、双歧杆菌）、对益生菌进行修饰（如使其携带药物、抗微生物因子、疫苗及其他活性分子）等。

（富宁）

biànyìngyuán

变应原（allergen） 引发 I 型超敏反应的物质（抗原或半抗原），又称过敏原。通过激活 CD4⁺Th2 细胞和 B 细胞，可诱导机体产生特异性 IgE 类抗体。

种类 变应原来源广泛，如某些食物（如牛奶、鸡蛋、花生、豆子和海产品等）、屋内尘埃（含人与动物皮屑、真菌孢子和螨虫）、植物花粉、真菌、羽毛、昆虫、寄生虫、药物（如青霉素、普鲁卡因、阿司匹林等半抗原）及其他化学物质等。这些物质可通过吸入、食入、注射或直接接触而使机体致敏。主要变应原为：

吸入性变应原 是一类引起呼吸道过敏反应的变应原，主要包括植物（如豚草属、车前属、艾蒿属等）和树木（如桦木、梧桐、柳树等）的花粉、真菌孢子和菌丝、尘螨、粉尘、人和动物脱落的皮屑、羽毛等。

呼吸道过敏反应是发病率最高的过敏反应，主要表现为过敏性哮喘和过敏性鼻炎：①豚草：是一种一年生菊科草本植物，其花粉含变应原成分，是引起过敏性哮喘与过敏性鼻炎的主要变应原。②尘螨：是一种蛛形纲的微小节肢动物，包括屋尘螨、粉尘螨和宇尘螨等，尤其是存在于人类居所（易孳生于枕头、床垫及厨房）的屋尘螨，主要引起呼吸道过敏反应。

食物变应原 一类存在于食物中可诱发过敏反应的抗原，多为蛋白质含量较高的食物（如花生、牛奶、鸡蛋、海产品、蘑菇等）及某些食品添加剂。此类变应原多为耐热或耐酸的水溶性小分子糖蛋白，可抵抗蛋白水解酶的降解作用。

食物过敏症患者胃肠道蛋白水解酶缺乏，分泌性 IgA 水平明显低下，局部黏膜防御功能下降，导致食物中异种蛋白不能完全被分解而通过黏膜被吸收，或经损伤的胃肠道黏膜进入机体，由此致敏。食物过敏反应可在数分钟至两小时内发生，表现为消化道症状，如恶心、呕吐、腹痛及腹泻、口腔不适等。此外，食物过敏也可出现皮肤荨麻疹、呼吸道症状甚至过敏性休克。尤其儿童的食物过敏（如花生过敏）可发生窒息、休克，甚至危及生命。

作用特点 ①以极低剂量重复接触机体，如一年内持续接触微量（1μg）豚草属花粉，不激活巨噬细胞和DC，可致Th2细胞偏移。②多为小分子可溶性糖蛋白（5~70kD），化学性质稳定，分子量过大不易穿越呼吸道和消化道黏膜。③许多变应原本身具有酶活性，如室尘螨排泄物含半胱氨酸酶（Der P1），可通过酶解黏膜上皮紧密连接而进入黏膜下。④植物、药物、油漆及化妆品中某些化合物分子量过小，不能以多价方式介导两个相邻IgE抗体发生桥联，但可通过与血浆蛋白、组织及皮肤角蛋白结合形成完全抗原而使机体致敏，引发IgE和IgG介导的超敏反应及以细胞免疫为主的接触性皮炎。

作用机制 不同变应原的分子结构、化学特征及进入机体的量和途径各异，其引发Ⅰ型超敏反应的机制不尽相同。多数变应原具有免疫原性，可诱导机体产生Th2细胞应答偏移，从而引发Ⅰ型超敏反应。

某些变应原具有酶活性，如室尘螨排泄物含Der P1、德国小蠊变应原（Blag2）、烟曲霉菌的丝氨酸蛋白酶及枯草杆菌的蛋白酶等。此外，花生变应原Ara h2与一种胰蛋白酶抑制剂同源；豚草花粉含还原型辅酶Ⅱ的氧化酶，后者与PGE_2具有相似的结构。这些具有酶活性的变应原通过不同机制介导Ⅰ型超敏反应。以室尘螨为例：①Der P1：可损伤上皮细胞间紧密连接而进入表皮下，被DC摄取、处理并提呈，激发Th2细胞应答，从而介导过敏反应发生。②Der P2和Der F2：可模拟MD-2而与Toll样受体4（TLR4）和脂多糖（LPS）结合，从而启动MyD88和TRIF炎症信号通路。③Der P1和Der F1：可被DC摄取，与胞质内C型凝集素受体结合，从而激活DC并诱导Th2细胞应答。

迄今对变应原的本质及其引发超敏反应的机制仍存在诸多疑问：为何某些个体仅对猫的皮屑过敏，而对犬的皮屑不过敏；为何豚草属花粉较其他植物花粉更易使人致敏；为何某些变应原引起局部过敏症，而另一些可引起全身过敏症；为何某些变应原引发风疹，而另一些引发哮喘等。

多数个体接触变应原后可通过产生IgM、IgG或IgA类抗体而清除抗原，并不引起病理损伤和临床症状，甚至根本不产生抗体。仅少数过敏体质者接触变应原可产生IgE类抗体，引发Ⅰ型超敏反应。因此，某种抗原是否属变应原，除与其本身性质、进入机体的量和途径有关，还与机体遗传背景和环境因素等有关。

（富 宁）

biànyìngsù

变应素（allergin） 由过敏原诱导机体产生、可引发Ⅰ型超敏反应的IgE类嗜细胞抗体。又称反应素。

特点 IgE半衰期短（平均2.5天），正常人血清含量极微，许多过敏症患者或过敏症发作期间IgE水平增高，重症者可增加1000倍，但仍较其他抗体浓度低。IgE的重要生物学特点是具有同种组织细胞亲嗜性，即IgE与同种或亲缘关系相近的动物细胞具有亲和力，故被称为亲同种细胞性抗体。IgE由呼吸道（鼻咽、扁桃体、支气管）、胃肠黏膜等处固有层的浆细胞产生，这些也是过敏原入侵并引起过敏反应的好发部位。

产生机制 变应原进入机体后由树突状细胞（DC）摄取、加工、提呈给T细胞，诱导T细胞向Th2细胞分化，后者分泌的细胞因子（IL-4、IL-13等）可作用于变应原特异性B细胞，促进抗体类别转换，产生特异性IgE类抗体。转录因子STAT6在Th2细胞分化及IgE类别转换中发挥关键作用。

Th2细胞分化 变应原破坏黏膜屏障，上皮细胞分泌IL-25、IL-33、胸腺基质淋巴细胞生成素（TSLP）等细胞因子，从而诱导2型固有样淋巴细胞（ILC2）分泌IL-5、IL-9、IL-13等Th2型细胞因子。在此微环境下，DC摄取、加工、处理抗原，并提呈给Th0细胞，使之分化为Th2细胞。STAT6在Th2细胞分化中发挥如下作用：IL-4和IL-13可激活蛋白酪氨酸激酶Jak1和Jak3，导致T细胞内STAT6磷酸化，后者可启动GATA3表达，从而促进Th2细胞分化；STAT6与GATA3、c-maf、NFAT和AP-1联合作用，可诱导Th2细胞产生IL-4、IL-5和IL-13。

IgE类别转换 BCR识别变应原后，B细胞内STAT6活化，继而促进IgCε外显子（为IgE合成所必需）胚系基因转录，同时活化的Th2细胞向B细胞提供共刺激信号（CD40L）和IL-4，分别激活NF-κB和STAT6，进一步加强IgCε外显子胚系基因转录，促进IgE类别转换。

调控 机体通过严密的机制调控变应素产生。

正反馈调控 IgE一旦产生，即与肥大细胞和嗜碱性粒细胞表面FcεRⅠ结合，借助变应原而形成FcεRⅠ-IgE交联，使肥大细胞和嗜碱性粒细胞激活并表达CD40L和分泌IL-4，进一步促进B细胞的 IgE 类别转换。基于此，IgE 正反馈环路可作为临床干预策略的靶点。

负调控 ①Th1 细胞产生 IFN-γ 和 IL-12，可直接抑制 B 细胞产生 IgE。②NK 细胞与巨噬细胞分泌 IL-12 和 IL-18，可促进 Th1 细胞分化并分泌 IFN-γ，继而诱导 SOCS-1 表达，后者结合 Jak 蛋白并抑制 SATA6 活性。③转录抑制因子 Bcl-6 可与 SATA6 竞争性结合 Th2 相关基因启动子中的 SATA6 结合基序，从而抑制 IgE 产生。④IgE 合成还受其低亲和力受体 FcεRⅡ调控。

影响产生的因素 ①遗传因素：调查显示血清 IgE 浓度超过 450IU（1IU = 2.4ng）的人群中，95% 以上为特应症患者。②环境因素：尤其是可经呼吸道接触的变应原（如花粉、尘螨、呼吸道病毒及空气中柴油废气颗粒等），可有效促进 IgE 产生。③Th1 与 Th2 细胞失衡：Th2 细胞及其产生的 IL-4、IL-5、IL-6、IL-13 及 IL-23 均可促进 IgE 产生，而 Th1 细胞产生的 IFN-γ 和 IL-12 能拮抗 IL-4，巨噬细胞与 NK 细胞可分泌 IL-12 与 IL-18，进而促进 Th1 细胞分化并产生 IFN-γ。④调节性 T 细胞：可抑制 DC 活化及分泌 IL-10、TGF-β，从而下调 IgE 产生。

（富 宁）

zhìmǐn

致敏（sensitization） 变应原初次刺激机体所致的机体过敏状态。致敏的机体一旦再次接触相同变应原即可发生超敏反应。诱导 I 型超敏反应的变应原可刺激机体产生 IgE 类抗体，后者 Fc 段与肥大细胞、嗜碱性粒细胞表面高亲和力 Fc 受体 FcεRⅠ结合，使机体进入致敏状态，并可持续数月之久。一旦相同变应原再次进入机体，即进入过敏反应的效应阶段（即发敏阶段）。

（富 宁）

sùfāxiāng fǎnyìng

速发相反应（immediate phase reaction） 致敏的个体再次接触变应原后 10 余分钟内发生的反应。持续 30~60 分钟，能迅速消退。致敏的肥大细胞表面 2 个以上 IgE 分子结合同一双价或多价变应原分子后，FcεRⅠ发生构象改变而聚集（即桥联反应），进而激活与 FcεRⅠβ 链结合的 Lyn，导致 β 和 γ 链的免疫受体酪氨酸激活基序（ITAM）磷酸化，继而活化蛋白酪氨酸激酶（SyK），其后的信号转导途径与 B 细胞活化过程类似。上述信号转导通路所介导的共同效应是：促进肥大细胞内储存的颗粒物质释放，导致平滑肌收缩、黏液分泌、血压降低及组织损伤等；启动 I 型超敏反应相关的细胞因子、趋化因子、黏附分子等合成和分泌。

桥联反应是触发效应细胞脱颗粒的经典模式，但并非必要条件。多种刺激信号（如抗 FcεR 抗体、抗 IgE 同种型抗体、抗 IgE 独特型抗体、IgE 双聚体或植物凝集素等）均可直接作用于 FcεR 而介导活性介质释放。另外，体内亦存在某些 IgE-FcεR 非依赖性机制（如 C3a、C5a、吗啡、万古霉素和肾造影剂等与相应受体结合），可介导效应细胞释放活性介质，称为过敏样反应。

（富 宁）

chífāxiāng fǎnyìng

迟发相反应（late phase reaction） 发生于经典的速发相反应后（2~4 小时）、持续时间更长（1~2 天或更长）的反应过程。此外，迟发相反应也可发生于注射 IgE、抗 IgE 抗体或肥大细胞活化剂后。其实质上是由 Th2 细胞所介导、以嗜酸性粒细胞浸润为主的慢性变态反应性炎症，其在 24 小时达高峰，随后逐渐消退。其发生机制为：肥大细胞所分泌细胞因子（尤其是 TNF）可上调内皮细胞表达某些黏附分子（如 E-选择素、ICAM-1）及分泌趋化因子，从而募集 Th2 细胞、嗜酸性粒细胞和中性粒细胞，并介导慢性炎症。活化的 Th2 细胞所分泌 IL-4、IL-5 等可增强上述效应。例如：慢性支气管哮喘中，由于迟发相反应反复发作，Th2 细胞所分泌细胞因子和嗜酸性粒细胞所分泌效应分子可导致支气管持续水肿、气道狭窄、支气管平滑肌肥厚及增生等。

（富 宁）

tuōkēlì

脱颗粒（degranulation） 胞质内颗粒物质被释放至胞外的现象。是 I 型超敏反应发生过程中的重要环节。此外，杀伤细胞（CTL、NK 细胞等）杀伤靶细胞的过程也涉及脱颗粒。超敏反应中效应细胞发生脱颗粒的机制为：IgE 致敏的效应细胞（如肥大细胞、嗜碱性粒细胞等）结合多价抗原分子后，触发细胞膜一系列生物化学反应，使胞外 Ca²⁺流入胞内，导致效应细胞胞质内某些嗜碱染色颗粒释放至胞外。随之，这些颗粒中所含生物活性介质被释放，引发一系列生物学反应并表现出相应临床症状。

（富 宁）

tuōkēlì jièzhì

脱颗粒介质（mediator released from cell degranulation） 通过脱颗粒而被释放至细胞外的活性分子。I 型超敏反应中，IgE 抗体致敏的效应细胞（肥大细胞、嗜碱性粒细胞等）与相应变应原结合，可触发脱颗粒并释放多种生物活性介质（表）。脱颗粒过程所释放的介质包括两类：①细胞内已合成的介质：主要是组胺、趋化因子和酶类，如嗜酸性粒细胞趋化因子（ECF-A）、激肽酶原、类胰蛋白酶、糜蛋白酶、过氧化酶及羧肽酶等。②细胞活化过程中新合成的介质：属细胞膜磷脂代谢产物，主要包括白三烯（LT）、前列腺素 D_2（PGD_2）及血小板活化因子（PAF）等。此外，嗜酸性粒细胞活化也可释放生物活性介质，如 LTC4、LTD4、LTE4 和蛋白水解酶类。

组胺 组胺在细胞颗粒内通常与肝素、蛋白质结合而呈无活性状态，随脱颗粒而释放至胞外后，可通过与颗粒外 Na^+ 交换而被释放，是引发 I 型超敏反应速发相症状的主要介质。

游离的组胺与靶细胞表面组胺受体（H1、H2 和 H3）结合，可使小血管扩张、毛细血管通透性增加、（支气管、子宫和膀胱等器官）平滑肌收缩、黏膜腺体分泌增强。大量组胺释放可使全身组织毛细血管扩张、通透性增高，导致有效血容量急剧减少和血压下降，从而发生过敏性休克。组胺作用十分短暂（约 1 分钟），很快被血浆组胺-N-甲基转移酶和组胺酶灭活。

哮喘、变应性皮炎及过敏性鼻炎患者均可出现组胺水平增高。给予抗组胺药物是治疗速发相过敏反应的原则之一。

激肽释放酶 属一种丝氨酸蛋白酶，可诱导血浆中激肽原释放出多种激肽类物质，又称激肽原酶。包括两种类型，即血浆型激肽释放酶和组织型激肽释放酶。其诱导激肽原而释放的激肽类物质具有很强生理活性。尤其是 9 肽的缓激肽，可引起平滑肌（尤其是支气管平滑肌）缓慢收缩，强烈扩张血管和增加局部毛细血管通透性，吸引嗜酸性粒细胞和中性粒细胞，还可引起疼痛，是参与 I 型超敏反应迟发相的重要介质。

嗜酸性粒细胞趋化因子 为低分子量多肽，由肥大细胞释放，可趋化嗜酸性粒细胞，使之聚集于发生过敏反应的炎症部位。

白三烯 花生四烯酸经脂氧合酶（LOX）途径转化而生成、

表 参与 I 型超敏反应的主要颗粒介质及其活性

细胞类型	介质类型	介质名称	生物学活性
肥大细胞和嗜碱性粒细胞	胞质内预存颗粒所含介质	组胺	刺激平滑肌收缩，增加血管通透性
		酶类：类胰酶、组织蛋白酶 G、激肽原酶（将激肽原转变为缓激肽）	组织损伤/重塑* 降解微生物结构
		激肽释放酶	引起平滑肌缓慢收缩、强烈扩张血管并增加毛细血管通透性、引起疼痛
		嗜酸性粒细胞趋化因子	趋化嗜酸性粒细胞
	激活时产生的脂类介质	前列腺素 D_2	扩张血管、支气管收缩、中性粒细胞趋化
		LTC4、D4、E4	增加血管通透性、延长支气管收缩、黏膜分泌增加
		血小板活化因子	促进支气管收缩、增加血管通透性、白细胞趋化
	激活时产生的细胞因子	IL-3	促进肥大细胞增殖
		TNF-α、MIP-1α	促进迟发相反应
		IL-4、IL-13	促进 Th2 细胞分化
		IL-5	促进嗜酸性粒细胞产生与活化
嗜酸性粒细胞	胞质内预存颗粒所含介质	主要碱性蛋白 嗜酸性阳离子蛋白	对寄生虫、细菌及宿主细胞的毒性
		嗜酸性过氧化物酶、溶酶体水解酶、溶血磷脂酶	降解寄生虫或原虫细胞壁成分；引起组织损伤/重塑
	激活时产生的脂类介质	LTC4、D4、E4	增加血管通透性、延长支气管收缩、黏膜分泌增加
		脂氧素	促进炎症
	激活时产生的细胞因子	IL-3、IL-5、GM-CSF	促进嗜酸性粒细胞产生与活化
		IL-8、IL-10、MIP-1α、RANTES	趋化白细胞

*组织重塑指炎症部位上皮下胶原沉积，可导致炎症慢性化

具有多种生物学活性的脂类介质。于1938年被发现，曾称慢反应物质（SRS-A），1983年被命名为LT，主要有LTC4、LTD4和LTE4三种。LT主要来源于肥大细胞及嗜碱性粒细胞，是一种强致炎介质，功能为：①刺激平滑肌收缩，作用比组胺强100~1000倍，效应持续时间长，尤其可刺激支气管平滑肌强烈而持久性收缩，是引发迟发相反应时支气管哮喘的主要活性介质。②促进毛细血管和微静脉扩张及通透性增强，导致局部黏膜或组织水肿，以及表皮风团与潮红。③趋化、募集嗜酸性/嗜碱性粒细胞，参与和增强局部过敏反应。④趋化、募集中性粒细胞，使其活化并释放多种炎性介质和酶类物质，参与和增强局部炎症反应。

半胱胺酰白三烯拮抗剂可有效阻断上述效应。

前列腺素 D_2 是致敏肥大细胞活化过程中由环氧合酶作用而产生的花生四烯酸代谢产物。PGD_2 可与平滑肌细胞表面相应受体结合，使血管扩张、支气管收缩（尤其在气道过敏的早期反应中）。PGD_2 还是中性粒细胞的趋化因子，并可抑制血小板聚集。

血小板活化因子 一种脂类介质，是活化的致敏细胞膜磷脂的分解产物，可由嗜碱性粒细胞、肥大细胞以及组胺和白三烯刺激的血管内皮细胞产生，是引起全身或系统性过敏反应的重要介质。生物学活性为：直接刺激支气管收缩；诱导血小板聚集、活化并释放活性胺类（如组胺和5-羟色胺），引起毛细血管扩张和通透性增加，从而导致血压降低，皮肤潮红及肺阻力增高等；活化炎性白细胞，在迟发相反应中起重要作用；在非IgE介导的过敏反应

中发挥重要作用。

除上述直接作用于靶器官的活性介质，还发现肥大细胞可分泌 TNF-α、IL-3，嗜酸性粒细胞可分泌 IL-3、GM-CSF，可影响细胞增殖和炎症进程。

（富宁 田志刚 孙汭）

tèyìngxìng

特应性（atopy） 在遗传和环境因素作用下个体易对变应原产生Ⅰ型超敏反应的倾向。特应性变态反应的临床表现主要是过敏性鼻炎、过敏性哮喘、过敏性皮炎及食物过敏等。超敏反应性疾病有家族性，尤其是枯草热和哮喘具有明显遗传倾向。群体调查显示：父母一方过敏者其子女患过敏性疾病的概率约为30%，而父母双方均为过敏者其子女患病概率可高达50%；血清IgE浓度超过450IU（1IU=2.4ng）的人群中，95%以上为特应症患者。

特应性受多基因影响，如定位于染色体5q23-25的基因群与IL-3、IL-4、IL-5、IL-9、IL-13及GM-CSF编码基因存在连锁；定位于11q的一个基因座位与编码高亲和力IgEεRI的β链基因连锁；对豚草过敏与HLA DR2/Dw2相关联，而对黑麦草过敏与DR3/Dw3相关联；IgE产生水平与白三烯受体基因及 $β_2$ 肾上腺素受体基因的多态性相关等。

（富宁）

guòmǐnxìng xiūkè

过敏性休克（anaphylactic shock） 由过敏反应所引发的外周循环衰竭。是最严重的Ⅰ型超敏反应临床表现。过敏性休克通常为已致敏患者再次接触相同变应原后数分钟内出现，若不及时抢救可致死亡。发病机制为：变应原刺激机体，产生IgE抗体致敏的嗜碱性粒细胞与肥大细胞，机体一

旦再次接触变应原，后者通过与致敏细胞表面IgE结合而触发脱颗粒，大量活性介质（如组胺等）被释放，导致全身小静脉与毛细血管扩张及通透性增加，使有效循环血容量下降而致休克。

临床常见的过敏性休克包括两类：①药物过敏性休克：多发生于再次注射药物后数秒至数分钟内，最常见是青霉素所致过敏性休克。青霉素为小分子半抗原，无免疫原性，但其降解产物（青霉噻唑醛酸、青霉烯酸等）可与体内蛋白质结合成为完全抗原，刺激机体产生IgE抗体并与嗜碱性粒细胞和肥大细胞结合，再次接触青霉素时，致敏的效应细胞活化而释放生物活性介质。②血清过敏性休克：发生于被异种蛋白致敏的机体再次注射相同来源的抗体或血清制品，如用动物制备的破伤风抗毒素和白喉抗毒素血清可致部分患者出现局部及全身血清过敏症。应用异种血清进行治疗已极为少见，但多次应用单克隆抗体药物（主要是鼠源性或人-鼠嵌合型单抗）可诱导机体产生抗抗体，通过与相应治疗性抗体结合而引发过敏性休克。

（富宁）

fēimiǎnyì qiúdànbái E jièdǎo de guòmǐnxìng xiūkè

非免疫球蛋白 E 介导的过敏性休克（non-immunoglobulin E mediated anaphylactic shock） 不伴随IgE抗体水平升高的过敏性休克。属Ⅰ型超敏反应性疾病。有报道，静脉注射免疫球蛋白及治疗性单克隆抗体（如英夫利昔单抗，Infliximab）可引发过敏性休克，其发病可能与非IgE抗体及血小板活化因子相关。动物模型证实，IgG抗体（包括多克隆抗体与单克隆抗体）可介导主动

过敏与被动过敏性休克。

（富 宁）

xúnmázhěn

荨麻疹（urticaria） 以局部或全身性皮肤水肿风团及潮红为特点的渗出性病变。属 I 型超敏反应性疾病。患者除皮肤病变外，还普遍有痒感，甚至血压下降。荨麻疹主要病理变化是由肥大细胞脱颗粒释放炎性介质所致。该病诱发原因较复杂，包括药物（如阿司匹林、青霉素、磺胺类及布洛芬等）、食物（如贝类、鸡蛋及坚果等）、寄生虫感染（肝吸虫、蛔虫等）。荨麻疹发病多与 IgE 抗体有关，此外冷热刺激、日晒、运动、胆碱能神经兴奋性增高等也可诱发。

（富 宁）

guòmǐnxìng bíyán

过敏性鼻炎（anaphylactic rhinitis） 发生于鼻黏膜的 I 型超敏反应性疾病。多为过敏体质者吸入变应原所引发，属 IgE 介导的变态反应。发病机制为：变应原（如花粉等）所释放的可溶性蛋白弥散至鼻腔黏膜下，激活黏膜肥大细胞并使之释放组胺等介质，引起鼻腔痒、打喷嚏、流鼻涕、鼻塞等症状。类似反应若出现于眼结膜，即为变态反应性结膜炎。变态反应性鼻炎和眼结膜炎多由环境变应原（如花粉等）所引发，故又称花粉症或枯草热与季节有关，但由动物皮毛、室内尘螨等引发则无季节性。

（富 宁）

guòmǐnxìng zhīqìguǎn xiàochuǎn

过敏性支气管哮喘（allergic bronchial asthma） 由 IgE 介导的严重呼吸道超敏反应。属特应性 I 型超敏反应性疾病，是发病率最高的过敏反应性疾病。

病因 该病多由吸入性变应原（如花粉、真菌、尘螨、动物皮毛及粉尘等）或食物变应原所引发，机制为：变应原进入体内，诱导呼吸道黏膜下肥大细胞活化，可在数秒钟内引起气道过敏性炎症，表现为支气管平滑肌痉挛、黏液分泌增多，出现呼吸困难，严重时危及生命。发病早期以组胺等介质的作用为主，48 小时后白三烯、炎症细胞所释放细胞因子及其他炎症介质发挥作用，可致呼吸道上皮细胞损伤，从而加重临床症状。

过敏性哮喘初始阶段属典型的速发型超敏反应，但随后的慢性炎症似乎与变应原存在与否无关，为反复发生的速发相反应和迟发相反应的累积效应，是 Th2 细胞浸润为主的慢性炎症反应，又称 Th2 型迟发型超敏反应。

发病机制 支气管上皮细胞分泌 CCL5 和 CCL11 等趋化因子，持续募集表达 CCR3 的 Th2 细胞、嗜酸性粒细胞和嗜碱性粒细胞，导致气道重塑（气道平滑肌增生与肥大，进而纤维化），最终出现气道永久性狭窄。该病特征为：气道对非变应原（如吸烟、二氧化硫等）刺激呈高反应性，且轻度呼吸道病毒或细菌感染即可加重 Th2 细胞浸润为主的局部炎症反应。此外，其他 T 细胞亚群（如 Th17 和 Th9 细胞等）及 2 型固有淋巴样细胞（ILC2）也参与慢性炎症持续进展，但与肥大细胞活化无关。

临床上约 30% 的哮喘是由非变应原因素（如药物、寒冷、甚至运动）所引发。这些非特应性哮喘患者的气道病理改变与上述过敏性哮喘相似，提示可能是通过某些替代途径（如神经递质等）而激活效应细胞脱颗粒。

分类 根据临床特点及发病机制，将哮喘性炎症分两类：

嗜酸性粒细胞性哮喘 变应原刺激 Th2 细胞分泌 IL-5 和 IL-13，诱导和募集嗜酸性粒细胞，导致哮喘性炎症；非变应原因素刺激 ILC2，通过促进 Th2 细胞应答而致慢性炎症。

中性粒细胞性哮喘 多见于病情晚期和较严重的哮喘患者，Th17 细胞通过分泌 IL-17 而招募、激活中性粒细胞，导致哮喘性炎症。此类患者气道内 IL-17 还可来源于 γδ T 细胞、iNK 细胞及 ILC3 等，且患者血中 TNF-α 水平较高，对激素治疗不敏感。此外，Th1 细胞来源的 IFN-γ 也参与发病。

（富 宁）

guòmǐnxìng shīzhěn

过敏性湿疹（allergic eczema） 由多种内外因素引发的表皮及真皮浅层的皮肤炎症性反应。是 I 型超敏反应性皮肤疾病。发生于儿童期早期的慢性湿疹，通常由食物变应原（如牛奶）引发，属 IgE 介导的变态反应，又称过敏性皮炎。

过敏性湿疹患者支气管壁还可出现类似于哮喘的慢性炎症病理改变，如组织损伤与修复、纤维化等。机制为：皮肤组织浸润 Th2 细胞，高水平 IL-4、IL-13 可抑制角质细胞产生抗菌肽，从而增强皮肤对变应原的敏感性及对微生物的易感性。由此形成恶性循环，即湿疹使皮肤对微生物的易感性增强，而感染又进一步触发变态反应。参与此病的其他免疫学机制为：微生物组分〔病原相关模式分子（PAMP）〕通过上皮细胞表面模式识别受体（PRR），如 Toll 样受体（TLR）等使之激活，从而加重湿疹；T 细胞产生的 IFN-γ 和 TNF-α 可诱导角质细胞凋亡。

此外，约 1/3 的慢性湿疹是由非变应原（如化学刺激等）引发，称为非变态反应性湿疹。患者体内 IgE 水平并不升高，皮损部位出现 Th1 细胞浸润，属Ⅳ型超敏反应。

（尹丙姣）

shíwù guòmǐn fǎnyìng
食物过敏反应 （food allergy）

由食物变应原所引发的全身性超敏反应和胃肠道反应。包括两型：①特异质体质：患者对特殊食物产生异常反应，其表现类似过敏反应，但确切病因尚不清楚。②食物非耐受：主要因缺少某种代谢食物的酶所致（非免疫应答），如缺乏分解乳糖的酶，导致对牛奶不耐受。

食物变应原的重要特征是可抵抗胃蛋白酶消化，从而以完整变应原形式进入小肠。溃疡、胃酸反流患者服用抗酸剂可能影响潜在变应原的消化，导致食物过敏发生。IgE 介导的食物过敏表现各异：黏膜肥大细胞活化可致腹泻、呕吐等胃肠道局部症状；变应原进入血液可致荨麻疹或过敏性休克。

（龚非力 尹丙姣）

qīngméisù guòmǐn
青霉素过敏 （penicillin allergy）

由治疗用青霉素或其降解产物以及青霉素制剂中污染物所致的过敏症。发病机制涉及 4 种类型的超敏反应，但以 IgE 介导的速发型超敏反应最为危重，可引发严重的全身性反应，乃至休克和死亡。

青霉素过敏的主要变应原是青霉素代谢产物青霉噻唑酸盐和青霉吡唑酸盐，均为小分子半抗原。这些小分子与体内血浆或组织蛋白结合为完全抗原，可刺激机体产生 IgE 类抗体，后者 Fc 段与嗜碱性粒细胞、肥大细胞表面 FcεR 结合，使细胞致敏。一旦青霉素再次进入体内，通过与致敏细胞表面 IgE 类抗体结合，触发脱颗粒反应，可在数分钟内出现包括过敏性休克、窒息在内的严重症状，抢救不及时可导致死亡。

少数情况下，初次注射青霉素也可出现过敏反应，原因是机体此前使用过青霉素污染的注射器或其他器材，以及曾从空气中吸入青霉素降解产物或青霉菌孢子等。因此，注射青霉素前需接受严格皮肤试验，注射场所需备有急救药品。此外，青霉素还可诱发Ⅱ、Ⅲ、Ⅳ型超敏反应。

（富宁）

tuōmǐn liáofǎ
脱敏疗法 （desensitization therapy）

通过小量多次注射过敏原，防治皮肤试验阳性的过敏个体发生超敏反应的方法。常见于注射抗毒素血清，原理为：将少量变应原（如抗毒素血清）注入体内与致敏细胞表面 IgE 结合，通过触发致敏细胞脱颗粒而释放少量生物活性介质，但不足以引发明显临床症状；短时间内反复少量注射变应原，逐渐耗竭靶细胞内生物活性介质，使机体暂时脱敏，从而可承受较大剂量抗毒素血清药物注射，实现治疗目的。采用抗组胺药预处理，然后进行免疫疗法，也可取得较好的临床疗效。

（富宁）

biànyìngyuán tèyìxìng miǎnyì zhìliáo
变应原特异性免疫治疗 （allergen-specific immunotherapy, ASIT）

主要用于治疗Ⅰ型超敏反应性疾病的免疫学疗法。

治疗原理 对已检出而难以避免接触的变应原，少量、多次皮下注射（或舌下途径给予）该变应原抽提物或重组变应原，通过主动诱导机体免疫耐受或对免疫应答进行负调节，达到减敏目的。1911 年，英国医生莱昂纳德·努恩（Leonard Noon）和约翰·弗里曼（John Freeman）应用蒂莫西花粉治疗变应性鼻炎，标志着 ASIT 研究的开始。世界卫生组织于 1998 年认可 ASIT 是可能影响过敏反应性疾病自然进程的唯一疗法，现已成功研制出花粉、尘螨、豚草、蛰虫毒液等特异性变应原，用于防治过敏性哮喘、过敏性鼻炎、皮肤过敏等超敏反应性疾病，并获肯定疗效。

人工制备变应原的种类 有如下 3 类：

重组变应原 依据变应原分子的免疫学和生物学特性所制备的纯变应原，可模拟天然变应原，并可降低超敏反应性和（或）增强免疫原性。重组变应原制剂包括：①针对 T 细胞和 B 细胞表位的变应原制剂：其缺乏结合变应原特异性 IgE 及触发肥大细胞脱颗粒的能力，可诱导特异性 T 细胞耐受或克隆失能。②重组变应原混合物制剂：借助基因重组技术将多个变应原表位连接而形成表位融合蛋白。③阻断固有免疫应答的变应原制剂：如对可激活 Toll 样受体 4（TLR4）的变应原进行修饰，使之发挥拮抗剂作用。④变应原与免疫修饰剂融合制剂：基于 FcεRⅠ和 FcεRⅡb 的聚集作用可抑制 FcεRI 相关的信号转导，制备 FcεRⅡb 与变应原融合蛋白，可用于负调节下游的变应原特异性应答，从而抑制嗜碱性粒细胞和肥大细胞脱颗粒。⑤DNA 疫苗变应原制剂：即将编码变应原的 DNA 序列整合至特定载体，直接导入动物体内，通过动物自身转录翻译系统合成变应原蛋白，从而诱导宿主对该变应原产生免疫应答。

类变应原 用戊二醛或甲醛处理变应原使其变性，从而减少IgE抗体结合的表位，但保留T细胞表位。类变应原可发挥免疫调节作用，促使分泌IL-4的变应原特异性Th2细胞转化为Th1细胞，并下调IgE产生。

肽 应用人工合成、相当于已知变应原T细胞表位的肽段，以减弱变应原的免疫原性，降低肥大细胞表面变应原特异性IgE交联能力，从而诱导免疫耐受。

作用机制 尚未完全阐明，可能有以下几方面：

促进IgG4的同种型转换 ASIT早期，通过上调IL-4和IL-13表达，诱导IgG4表达增加，可抑制IgE依赖性超敏反应，机制为：①IgG4与抗原竞争性结合，减少IgE捕获变应原，并影响IgE与肥大细胞、嗜碱性粒细胞表面FcεR结合，抑制脱颗粒反应。②IgG4不与补体结合，仅结合少量FcγRⅡ和FcγRⅢ，且不形成免疫复合物，从而缓解过敏症状。③IgG4通过与FcγRⅡa、FcγRⅡb结合，可抑制嗜碱性粒细胞活化，并减少合成特异性IgE的记忆性B细胞数目。

诱生Treg细胞 ASIT可诱生变应原特异性Treg细胞，后者通过分泌IL-10而发挥作用，机制为：IL-10可通过蛋白酪氨酸磷酸酶SHP-1下调T细胞表达CD2和CD28，从而抑制T细胞活化；IL-10可抑制单核/巨噬细胞活化，并抑制DC表面共刺激分子表达，下调MHCⅡ类分子水平。

干扰效应细胞趋化和功能 ①提高肥大细胞和嗜碱性粒细胞活化的阈值，降低IgE介导的组胺释放。②所诱生的Treg表面OX40可与肥大细胞表面OX40L相互作用，直接抑制FcεRⅠ依赖的肥大细胞脱颗粒，显著缓解过敏症状。③抑制变应原激发的活化嗜酸性粒细胞和CD4⁺T细胞进入靶组织，并降低循环嗜碱性粒细胞活性和数量。④使肥大细胞和嗜碱性粒细胞内的炎症介质因多次释放而被耗竭，难以在短时间内引起全身性超敏反应，从而发挥保护作用。

由于ASIT可能引发严重副作用，使临床应用受到一定限制。为增强疗效并减少变态反应，已取得如下进展：①研制新型变应原：如T细胞反应肽、低变应性重组变应原、化学修饰的变应原等，并联合用单磷酰基脂质A等免疫调节剂或纳米化变应原以替代传统的免疫佐剂，已获较好疗效。②采用口服变应原诱导耐受：该途径所用变应原的量较大，但副作用小，适用于儿童。

（富 宁 吕昌龙）

wèishēng jiǎshuō

卫生假说（hygiene hypothesis）阐述Ⅰ型超敏反应性疾病发病机制的理论，认为儿童期感染机会减少与以哮喘与湿疹为代表的过敏性疾病发病率升高有关。

流行病学依据 卫生假说的提出是基于流行病学资料：①在发达国家或不发达国家，凡儿童期曾遭病原体感染者，其对过敏性疾病的抗性相对较强，如甲型肝炎病毒感染者不易患过敏性皮肤病和哮喘。②北美和欧洲人群曾广泛流行甲型肝炎，卫生条件改善后发病率显著下降，而过敏性疾病发病率却显著增高。③早期感染麻疹病毒者，不易感过敏性疾病。④处于生长期的儿童接触易遭感染的环境，可减少其患过敏性疾病的概率。⑤早期曾接受大量广谱抗生素和（或）疫苗的儿童，其患过敏性疾病的危险性明显增加。⑥德国统一后，随生活水平和卫生水平提高，当地人群过敏性疾病发病率显著增高。⑦发达国家人群哮喘等超敏反应性疾病发病率（20%～37%）显著高于发展中国家（2%～10%）。⑧同一国家城市居民过敏性疾病发病率高于农村等。

上述资料提示，环境卫生和个人卫生水平似乎与过敏性疾病发生呈负相关。换言之，在卫生条件相对差的环境中生活可降低过敏性疾病发生率，由此提出了卫生假说。

机制 尚未被阐明，已提出以下观点：

Th1细胞和Th2细胞失衡 人类胎盘构成独特的微环境，局部组织细胞主要分泌Th2型细胞因子，以有利于维持母胎耐受，故新生儿脐带血和婴儿期外周血中Th2细胞占优势。若儿童期个体经常暴露于病原体的环境中，可逐渐强化Th1细胞应答，最终形成有助于维持免疫自稳的Th1/Th2细胞平衡状态。但在缺乏病原体感染的环境中（或由于使用抗生素、疫苗），幼童体内难以启动针对胞内病原体感染的Th1细胞应答，从而持续存在Th2细胞偏移，并易患过敏性疾病。

某些实验和临床依据支持上述观点：①麻疹病毒感染、结核菌素皮肤试验等可介导Th1细胞应答，故对过敏症有保护作用。②甲型肝炎病毒以TIM-1（表达于Th1细胞表面）作为受体，可促进Th1细胞分化和功能，从而限制Th2细胞应答。③在儿童，早期感染呼吸道合胞病毒者，通常激发Th2细胞应答，日后更易患哮喘。

但 Th1/Th2 细胞失衡并不能圆满解释卫生学说，如个体感染蠕虫，虽能强烈诱导 Th2 细胞应答，并诱生 IgE 和嗜酸性粒细胞，但并不必然发生过敏性疾病；对曾感染蠕虫的儿童长期给予抗蠕虫治疗，能使其过敏症发病率显著提高；在发达国家，Th2 细胞相关的 I 型超敏反应发病率升高并未伴随 Th1 细胞相关的自身免疫病发病率降低。

Treg 细胞分化及功能下降 人类进化过程始终伴随与病原体的相互作用或共生，某些病原体（如肠道寄生菌与蠕虫）可被视为哺乳动物进化史的组成部分，免疫系统已视其为"自己"而耐受其存在。这些病原体可刺激 DC 表达某些模式识别受体（未成熟 DC 的表型），从而诱生 Treg 细胞，并抑制超敏反应发生。

现代工业化国家过于洁净的生活环境导致共生菌和蠕虫减少，从而下调 Treg 细胞分化及功能，通过影响免疫自稳而导致免疫失衡：①各种感染均可诱生 IL-10 和 TGF-β 等抑制性细胞因子，诱导 Treg 细胞分化，从而下调 Th1 和 Th2 应答，保护机体抵抗过敏症，而在卫生的环境中，儿童很少感染，导致抑制性细胞因子减少。②多种微生物组分［如脂多糖（LPS）、CpG DNA 等］或促炎细胞因子（IFN-γ 等），可刺激 DC 产生某些抑制性介质（如 IDO 等），从而抑制 Th2 细胞所致炎症反应并促进 Treg 细胞分化。

免疫应答基因的自然选择 如蠕虫对编码人类某些细胞因子及其受体的基因形成强大的选择压力。

体内寄生菌的作用 体内呼吸道、消化道定居的寄生菌种类及数量与超敏反应发生相关，如肠道寄生菌与超敏反应性疾病（如哮喘）发生相关，机制为：某些类别寄生菌可调节 Th1/Th2 间、Th17/Treg 间平衡及促进 Th17 细胞分化；肠道寄生菌可调控 B 细胞应答，包括促进分泌型 IgA 分泌和抗体类别转换，增强黏膜免疫，促进肠道上皮细胞产生胸腺基质淋巴细胞生成素和 IL-10 等细胞因子。临床资料也发现：婴儿口服广谱抗生素可使特应症发病率升高；特应症患者肠道寄生菌群改变，参与超敏反应性炎症的发生。

此外，还发现饮食成分及习惯可影响过敏性疾病发病率，如日本人群卫生条件良好，但过敏性疾病发生率并不高，而美国低收入人群感染率与过敏性疾病发病率均较高。上述现象可能与饮食结构差异有关：日本人日常所食的稻米、豆类及发酵和腌制食品富含短链脂肪酸，且喜食的鱼类含 ω-3 脂肪酸等，均有益于对抗炎症。

为深入阐明感染与环境、遗传背景、免疫失衡的关系，仍有待在分子水平揭示基因型/表型、宿主与微生物的相互作用规律，了解人类如何适应环境，以及环境变化对免疫应答及相关免疫病理的影响。

（富　宁）

Ⅱ xíng chāomǐn fǎnyìng

Ⅱ 型超敏反应（hypersensitivity type Ⅱ）

IgG 或 IgM 类抗体与靶细胞表面相应抗原或基质抗原结合，通过激活补体并在吞噬细胞、NK 细胞等参与下，所引起的以细胞裂解或组织损伤为主的病理性免疫应答。又称细胞裂解型或细胞毒型超敏反应。

Ⅱ 型超敏反应中被攻击的靶细胞包括正常组织细胞、已发生改变的自身组织细胞和被抗原或抗原表位结合修饰的自身组织细胞。表面的靶抗原主要为：①正常存在于血细胞表面的同种异型抗原：如 ABO 血型抗原、Rh 抗原和 HLA 抗原。②外源性抗原与正常组织细胞间具有的共同抗原：如链球菌胞壁成分与心脏瓣膜、关节组织间的共同抗原。③感染和理化因素等作用下发生改变的自身抗原。④结合于自身组织细胞表面的药物抗原或抗原-抗体复合物。

发病机制 参与 Ⅱ 型超敏反应的抗体主要是 IgG 和 IgM 类抗体。抗体与靶细胞表面相应抗原结合，杀伤靶细胞的机制如下：①IgG 或 IgM 与靶细胞表面抗原结合为复合物，通过经典途径激活补体而裂解靶细胞，并通过补体裂解片段的调理吞噬作用，介导吞噬细胞杀伤靶细胞。②IgG 的 Fab 段与靶细胞表面抗原特异性结合，IgG Fc 段与效应细胞表面相应 Fc 受体结合，通过调理吞噬和（或）抗体依赖细胞介导的细胞毒作用（ADCC），介导吞噬细胞（中性粒细胞、单核/巨噬细胞）或 NK 细胞杀伤靶细胞（图）。

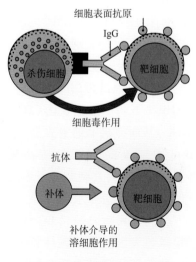

图　Ⅱ型超敏反应发生机制

Ⅱ型超敏反应性疾病 根据抗原性质、参与反应的成分和诱发超敏反应机制的不同，可分为下列几类：①同种异型抗原所致Ⅱ型超敏反应：如输血反应、新生儿溶血症等。②外来抗原或半抗原所致Ⅱ型超敏反应：主要见于药物过敏性血细胞减少症，如溶血性贫血、粒细胞减少症及血小板减少性紫癜等。③改变性质的自身抗原所致Ⅱ型超敏反应：如自身免疫性溶血性贫血、链球菌感染后肾小球肾炎等。④与自身成分有共同抗原的外来抗原所致Ⅱ型超敏反应：如肾小球肾炎、肺出血-肾炎综合征等。⑤免疫系统或免疫活性细胞异常所致Ⅱ型超敏反应：如机体对自身组织细胞产生抗体，后者与细胞表面抗原结合而介导组织损伤（如特发性血小板减少性紫癜），或封闭自身分子而干扰其功能（如重症肌无力）。⑥刺激型超敏反应：是一类特殊的Ⅱ型超敏反应性疾病，如甲状腺功能亢进症［格雷夫斯（Graves）病］。

（朱 迅 李 一）

shūxuè fǎnyìng

输血反应（transfusion reaction） 由输血或输入某些血液制品所引起的不良反应。包括发热反应、过敏反应、溶血反应等，属Ⅱ型超敏反应性疾病。

引起发热反应的原因为：输入致热原，如血液、保养液、输血用具被致热源污染；违反无菌技术操作原则，造成输血过程污染；多次输血后，受者血液中产生的抗白细胞抗体或抗血小板抗体与供者白细胞或血小板发生免疫反应，并在单核-吞噬细胞系统被破坏（主要在脾），也可引起发热。发生过敏反应的原因为：受者为过敏体质，血液制品所含异体蛋白质与受者体内蛋白质结合为完全抗原，导致过敏反应；供者在献血前摄取过可致敏的药物、食物等；受者多次输血，体内产生过敏性抗体，再次输血时，抗原和抗体相互作用。溶血反应多发生于ABO血型不符的输血。供者红细胞表面血型抗原与受者血清中天然抗体（IgM）结合，通过激活补体使红细胞溶解，导致溶血反应，为最严重的输血反应。

（朱 迅 李 一）

xīnshēng'ér róngxuèzhèng

新生儿溶血症（hemolytic disease of the newborn） 由于母婴血型不合，母血中抗体进入新生儿血循环并破坏新生儿红细胞，从而引发的溶血性贫血。属Ⅱ型超敏反应性疾病。主要表现为皮肤黄疸，严重者出生时即出现明显水肿、贫血。已发现的人类血型系统中，以ABO血型不合的新生儿溶血病最为常见，其次为Rh血型系统，MN溶血较为罕见。

抗ABO血型抗原的抗体主要是IgM类天然抗体。IgM分子量大，不能通过胎盘，故即使母体与胎儿血型不合，IgM类天然抗体一般不能通过胎盘到达胎儿体内，不会导致胎儿红细胞发生凝集破坏。若母体既往曾有外源性A或B型抗原进入体内并产生相应IgG类抗体，一旦母体与胎儿ABO血型不合，则母体内IgG类血型抗体可进入胎儿体内，导致胎儿红细胞破坏，发生新生儿溶血症，但一般症状较轻。

Rh血型不合所致溶血的病情远比ABO型不合所致溶血严重。Rh$^-$母亲由于输血、流产或分娩等而接受Rh$^+$红细胞刺激后，可产生抗Rh的IgG类抗体。再次妊娠且胎儿血型为Rh$^+$时，抗Rh抗体可通过胎盘进入胎儿体内，与胎儿红细胞表面Rh抗原结合，继而激活补体经典途径导致红细胞溶解，引起流产、死胎或新生儿溶血症。

（朱 迅 李 一）

yàowù guòmǐnxìng xuèxìbāo jiǎnshǎozhèng

药物过敏性血细胞减少症（drug anaphylactic pancytopenia） 因药物（半抗原）与血细胞膜分子结合而改变后者性质，从而诱导机体产生针对血细胞膜的抗体，导致血细胞减少的疾病。属Ⅱ型超敏反应性疾病。包括两型：①半抗原型：指药物半抗原（如青霉素、磺胺、奎尼丁和非那西汀等）与血细胞膜蛋白结合为复合物，使之获得免疫原性，刺激机体产生针对药物的特异性抗体，后者与附着于血细胞表面的药物结合，通过激活补体、调理吞噬及抗体依赖细胞介导的细胞毒作用（ADCC）作用等导致血细胞溶解，引起药物性溶血性贫血、粒细胞减少症或血小板减少性紫癜等。②自身抗原改变型：机制是某些药物可引起血细胞膜成分改变，通过诱生自身抗体而导致血细胞溶解。

（朱 迅 李 一）

zìshēn miǎnyìxìng róngxuèxìng pínxuè

自身免疫性溶血性贫血（autoimmune hemolytic anemia, AIHA） 因体内免疫功能紊乱而产生自身抗体，后者吸附于红细胞表面，通过抗原-抗体反应加速红细胞破坏而导致的溶血性贫血。属Ⅱ型超敏反应性疾病。根据作用于红细胞膜所需的最适温度，致病的自身抗体可分为两型：①温抗体型：37℃时作用最活跃，不凝集红细胞，属IgG类不完全抗体。②冷抗体型：在20℃以下作用活跃，低温下可直接凝集红细胞，为完全抗体，绝大多数为 IgM 类。温型抗体引起溶血的机制为：病毒、药物等使红细胞膜抗原变性，刺激机体产生相应自身抗体；某些微生物刺激机体产生的抗体，可与红细胞膜抗原发生交叉反应；机体免疫调节功能紊乱，将红细胞膜抗原识别为非己抗原而产生抗体。

导致溶血的冷型抗体（冷凝集素）均为 IgM 类，后者与红细胞膜抗原结合为复合物（IgM-抗原复合物），激活补体多停留于 C3b 阶段，表面附着 IgM、C3b 的红细胞通过肝，可被局部库普弗（Kupffer）细胞表面 C3b 受体识别并清除之。冷凝集素综合征患者的溶血通常不严重。

（朱 迅 李 一）

jíxìng liànqiújūn gǎnrǎn hòu shènxiǎoqiú shènyán

急性链球菌感染后肾小球肾炎 （acute poststreptococcal glomerulonephritis） 由咽峡、皮肤等部位感染链球菌所引发的肾炎。属 II 型超敏反应性疾病。临床表现为水肿、血尿、蛋白尿等，多发于小儿和青少年。发病机制为：A 型溶血性链球菌细胞壁 M 蛋白与人肾小球基膜抗原有相似表位，细菌感染刺激产生的特异性抗体，可与肾组织发生交叉反应，通过激活补体、调理吞噬及抗体依赖细胞介导的细胞毒作用，引发急性肾小球肾炎。

（朱 迅 李 一）

fèichūxuè-shènyán zōnghézhēng

肺出血-肾炎综合征 （pulmonary hemorrhage-nephritis syndrome） 由抗基膜 IV 型胶原自身抗体所引发、以肺出血和肾炎为主要表现的自身免疫病。又称肺-肾综合征，即古德帕斯丘（Goodpasture）综合征，属 II 型超

敏反应性疾病。发病机制为：IV 型胶原广泛分布于肺（尤其是肺泡壁）、肾和内耳的基膜。病毒（如 A2 型流感病毒）感染、吸入有机溶剂或某些药物等因素造成肺损害，使 IV 型胶原等肺组织抗原的免疫原性发生改变，诱导机体产生抗 IV 型胶原的自身抗体。后者与肺泡和肾小球基膜结合，通过激活补体或调理吞噬作用，导致肺出血和肾炎。

（朱 迅 李 一）

cìjīxíng chāomǐn fǎnyìng

刺激型超敏反应 （stimulatory hypersensitivity） 由抗细胞表面受体的自身抗体通过模拟配体或竞争性阻断配体而导致细胞和组织功能紊乱的反应。属一种特殊类型的 II 型超敏反应性疾病。以甲状腺功能亢进症［格雷夫斯（Graves）病］为例：患者体内产生抗促甲状腺激素（TSH）受体的 IgG 类自身抗体，又称长效甲状腺刺激素，可与甲状腺上皮细胞膜表面 TSH 受体高亲和力结合，模拟 TSH 效应，诱导甲状腺上皮细胞持续分泌过量甲状腺素，引起甲状腺功能亢进。

另外，慢性荨麻疹患者体内可产生抗 FcεRIα 链抗体和抗 IgE 抗体，二者分别与肥大细胞表面 FcεRIα 链或 IgE 结合，刺激肥大细胞脱颗粒，引发荨麻疹。

（朱 迅 李 一）

zhòngzhèng jīwúlì

重症肌无力 （myasthenia gravis，MG） 主要累及神经肌肉接头突触后膜表面乙酰胆碱受体（AChR）的自身免疫病。属 II 型超敏反应性疾病。发病机制为：患者体内产生抗 AChR 自身抗体，后者与相应受体结合，通过细胞免疫和激活补体，使突触后膜 AChR 被大量破坏，不能产生足够

的终板电位，导致突触后膜传递功能障碍而发生肌无力。

（朱 迅 李 一）

III xíng chāomǐn fǎnyìng

III 型超敏反应 （hypersensitivity type III） 由中等分子可溶性免疫复合物（IC）沉积于局部或全身多处毛细血管基膜，通过激活补体并在中性粒细胞、血小板、嗜碱性粒细胞等参与下，引起以充血水肿、局部坏死和中性粒细胞浸润为主要特征的炎性反应和组织损伤。又称免疫复合物型或血管炎型超敏反应。

发病机制 正常情况下，体内抗原-抗体结合所形成的 IC 一般被单核/巨噬细胞吞噬。某些情况下，循环中的 IC 不能被有效清除，可沉积于毛细血管基膜而引起炎症反应和组织损伤。

IC 沉积的条件为：①IC 本身的因素：包括大小、形成的量和抗原（或抗体）的理化特点，如中等分子（约 1000kD）IC，不易被吞噬，易于沉积；IC 的量过大、持续存在，机体不能有效将其清除；荷正电的抗原（DNA 抗原等）所形成的 IC 易与荷负电的肾小球基膜结合，形成持久组织损伤。②机体清除 IC 能力降低：见于吞噬细胞功能（调理作用）缺陷、免疫黏附作用（补体、补体受体缺陷）下降等，导致大量循环 IC 存留，有利于沉积。③组织学结构和血流动力学因素：IC 易沉积于血管内高压与涡流处，如肾小球基膜和关节滑膜等处毛细血管压较高，血流缓慢；动脉交叉口、脉络膜丛和眼睫状体等处易产生涡流，血管通透性增加，有助于 IC 沉积。

IC 沉积引起组织损伤的机制为（图）：①IC 通过经典途径激活补体，产生补体裂解片段 C3a

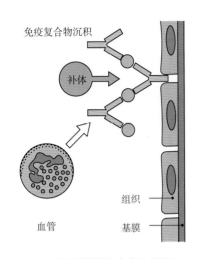

免疫复合物沉积

补体

组织

血管　　基膜

图　Ⅲ型超敏反应发生机制

和 C5a，与肥大细胞或嗜碱性粒细胞表面相应受体结合，使其释放组胺等活性介质，致局部毛细血管通透性增加，渗出增多，出现水肿，且 C3a 和 C5a 还可趋化中性粒细胞至沉积部位。②聚集的中性粒细胞在吞噬 IC 的同时，可释放多种溶酶体酶（如蛋白水解酶、胶原酶和弹性纤维酶等），水解血管及局部组织。③活化的肥大细胞或嗜碱性粒细胞释放的 PAF 以及组织损伤，均可使局部血小板集聚、激活，促进血栓形成，引起局部出血、坏死。此外，血小板活化还可释放血管活性胺类物质，进一步加重水肿。

常见Ⅲ型超敏反应性疾病

局部免疫复合物病，如实验性局部过敏反应［阿蒂斯（Arthus）反应］、人类局部过敏反应等；急性全身性免疫复合物病，如血清病、急性链球菌感染后肾小球肾炎（免疫复合物型肾炎）；慢性免疫复合物病，如系统性红斑狼疮、类风湿关节炎；过敏性休克。

（朱　迅　李　一）

xúnhuán miǎnyì fùhéwù

循环免疫复合物（circulating immune complex，CIC）　在抗

原量过剩时所形成、中等大小的可溶性抗原-抗体复合物。形成的先决条件是持续存在抗原，常见于：①持续感染过程中，微生物持续或间歇繁殖，血流中出现大量抗原，为 CIC 形成提供了条件。②自身免疫病（如类风湿关节炎等）患者体内出现变性 IgG，可持续刺激机体产生抗 IgG 的抗体（即类风湿因子），后者与变性 IgG 结合为 CIC。③进入机体的半抗原物质（如某些药物）与体内蛋白质结合成完全抗原，以及某些食物抗原，均可刺激机体产生相应抗体，进而形成 CIC。

CIC 不能被吞噬细胞清除，也不能通过肾小球排出，可较长时间游离于血液和体液中。在血管壁通透性增加的情况下，CIC 可随血流沉积于全身或局部血管基膜上并激活补体，在中性粒细胞、血小板、嗜碱性粒细胞等参与下，引起以充血水肿、局部坏死和中性粒细胞浸润为主要特征的炎性反应和组织损伤，由此所致疾病称为免疫复合物病。

（朱　迅　李　一）

júbù miǎnyìfùhéwùbìng

局部免疫复合物病（local immune complex disease）　在抗原进入部位形成免疫复合物（IC）所致的局部组织炎症性疾病。包括实验性局部过敏反应［阿蒂斯（Arthus）反应］和人类局部过敏反应，属Ⅲ型超敏反应性疾病。

实验性局部过敏反应：在家兔皮下反复注射马血清所致局部红肿、出血和坏死的现象，属Ⅲ型超敏反应。发生机制是：多次皮下注射异种蛋白刺激机体产生大量 IgG 类抗体，后者随血循环扩散至皮肤毛细血管外组织间隙，在局部再次注射相同抗原时，相对低剂量抗原与相应抗体形成 IC

后，通过与 FcγRⅢ结合而激活肥大细胞脱颗粒，还可激活补体产生 C5a，趋化中性粒细胞等，从而导致炎性损伤。

人类局部过敏反应：在人体发生、类似于动物实验性过敏反应的局部炎症反应，属Ⅲ型超敏反应性疾病。见于：①1 型糖尿病患者局部反复注射胰岛素，可刺激机体产生相应 IgG 类抗体，若再次注射胰岛素，注射局部可出现红肿、出血和坏死等类似 Arthus 反应的炎症反应。②收获季节农民反复多次吸入植物性蛋白质或真菌孢子，诱导机体产生 IgG 类抗体，所形成的免疫复合物沉积于肺泡壁，可引起变态反应性肺泡炎或间质性肺泡炎，又称农民肺。

（朱　迅　李　一）

jíxìng quánshēnxìng miǎnyìfùhéwùbìng

急性全身性免疫复合物病（acute systemic immune complex disease）　由免疫复合物（IC）在全身广泛、突发沉积所致的炎症性疾病（如血清病、链球菌感染后引起的肾小球肾炎等），属Ⅲ型超敏反应性疾病。

血清病：初次大量注射异种动物血清（如抗破伤风毒素、抗蛇毒血清）后 1~2 周，患者体内马血清尚未被完全清除即产生相应抗体，新产生的抗抗毒素抗体与尚未排除的抗毒素结合而形成大量中分子循环 IC，沉积于组织和器官，出现发热、皮疹、淋巴结肿大、关节肿痛和一过性蛋白尿等。血清病具有自限性，停止注射抗毒素后症状可自行消退。临床应用抗 TNF-α 单抗和大剂量青霉素、磺胺等药物也可引起血清病样反应。

链球菌感染后肾小球肾炎：一般发生于 A 族溶血性链球菌感

染后2~3周，机制为：体内产生的抗链球菌抗体与链球菌可溶性抗原（如 M 蛋白）结合，所形成的 IC 沉积于肾小球基膜，导致组织损伤。另外，其他病原体（如乙肝病毒、疟原虫等）感染所致免疫复合物型肾炎也属急性全身性免疫复合物病。

（朱 迅 李 一）

mànxìng miǎnyìfùhéwùbìng
慢性免疫复合物病（chronic immune complex disease）
由免疫复合物（IC）逐渐累积引发的全身性炎性疾病，属Ⅲ型超敏反应性疾病。以常见慢性免疫复合物病为例，发病机制为：①系统性红斑狼疮：患者体内持续存在变性 DNA 及抗 DNA 抗体形成的 IC，沉积于肾小球、肝、关节、皮肤等部位血管壁，通过激活补体和中性粒细胞而引起多脏器损伤。②类风湿关节炎：患者体内的变性 IgG 可作为自身抗原，持续刺激机体产生相应自身抗体（即类风湿因子，以 IgM 类为主），二者结合形成 IC，反复沉积于小关节滑膜，导致组织损伤。

（朱 迅 李 一）

guòmǐnyàng fǎnyìng
过敏样反应（anaphylactoid reaction）
与速发型超敏反应表现相似、但并非由变应原特异性抗体与抗原结合所诱发的反应。属Ⅲ型超敏反应性疾病。严重者可出现过敏样休克。许多成分可诱发过敏样反应，其机制各异。在无变应原存在情况下，某些因素（如体内短时间出现大量革兰阴性菌）激活补体并产生大量 C3a 与 C5a（过敏毒素），可致肥大细胞与嗜碱性粒细胞脱颗粒，通过释放生物活性介质而诱发休克。

花生诱导的过敏性反应中，除 IgE 的作用外，花生中某些成分可直接激活补体，从而导致过敏样休克。此外，寒冷、运动、皮肤刺激、胆碱能神经兴奋性增高等情况下，某些神经肽类（如 P 物质、生长激素释放抑制因子、血管活性肠肽、激肽等），可通过神经元作用于循环系统或改变局部微环境，从而引发过敏样反应。

（富 宁）

Ⅳ xíng chāomǐn fǎnyìng
Ⅳ型超敏反应（hypersensitivity type Ⅳ）
由致敏淋巴细胞再次接触相同抗原所致的超敏反应，以单个核细胞（单核细胞、淋巴细胞）浸润和组织损伤为主要特征。此型发生较慢，通常在再次接触抗原后 24~72 小时出现，又称迟发型超敏反应（DTH）。诱发Ⅳ型超敏反应的抗原主要为胞内寄生菌、病毒、寄生虫和某些化学物质等，它们由抗原提呈细胞（APC）摄取、加工后，提呈给 T 细胞识别，使之活化并分化为效应 T 细胞（即致敏 T 细胞），主要是 CD4+ Th1 细胞和 CD8+ CTL（以及 CD4+ Th2 和 Th17 细胞）。

致敏淋巴细胞介导Ⅳ型超敏反应的机制为（图）：①Th1 细胞释放多种细胞因子和趋化因子，介导炎症反应和组织损伤，如 MCP-1 可趋化单个核细胞到达抗原部位；TNF-α 和 LT-α 可上调局部血管内皮细胞黏附分子表达，使巨噬细胞和淋巴细胞聚集于抗原入侵的部位，导致组织损伤；IFN-γ 和 TNF-α 可激活巨噬细胞，使之释放促促炎细胞因子（IL-1、IL-6 等），加重炎症反应。②CTL 通过释放穿孔素、颗粒酶等颗粒物质，使靶细胞裂解或凋亡，或通过其表面 FasL 与靶细胞表面 Fas 结合，导致靶细胞凋亡。

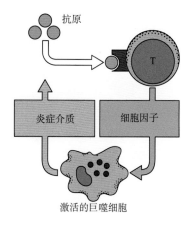

图 Ⅳ型超敏反应发生机制

此外，在长时间暴露于变应原的情况下，IgE 介导的速发型超敏反应可发展为慢性炎症，在炎症部位浸润大量 Th2 细胞和嗜酸性粒细胞，致使炎症加重并持续，此为 Th2 介导的Ⅳ型超敏反应。研究还发现，浸润至炎症部位的 Th17 细胞通过产生 IL-17，可趋化并激活单核细胞和中性粒细胞参与组织损伤。

常见的Ⅳ型超敏反应性疾病包括过敏性接触性皮炎、传染性超敏反应（如结核菌素型超敏反应、肉芽肿型超敏反应）等。另外，Ⅳ型超敏反应在同种移植排斥反应、1 型糖尿病、甲状腺炎、多发性硬化、多发性神经炎等疾病发生、发展中也起重要作用。

（朱 迅 李 一）

jiēchùxìng píyán
接触性皮炎（allergic contact dermatitis，ACD）
由于接触小分子半抗原物质（如油漆、染料、农药、化妆品和磺胺、青霉素等药物）或金属离子，如镍离子（Ni2+）等化学致敏原所引起的皮炎。属典型的接触性Ⅳ型超敏反应。发病机制为：①化学致敏原渗入皮肤，与组织蛋白结合形成半抗原-载体复合物。②皮肤树突状细胞（包括表皮朗格汉斯细胞和真皮内树突状细胞）摄取半抗原-载体复合物，迁移至局部淋巴结，激活 T 细胞。③活化的 Th1 和 CD8[+] CTL 等聚集至接触部位，杀伤结合有半抗原的靶细胞，并释放促炎细胞因子介导皮肤炎症损伤。

发病机制为：①丝聚蛋白基因与表皮细胞角质纤维结合，构成皮肤表面的物理屏障，从而阻止外界变应原侵入；该基因突变可致皮肤屏障缺陷，易丢失水分、皮肤干燥，小分子化学物质易渗入皮肤，从而易感 ACD。②化学致敏原可引发皮肤应激反应和固有免疫应答，如 Ni^{2+} 可直接与 Toll 样受体 4（TLR4）结合，三硝基氯苯及其他小分子化学物质可直接降解皮肤的透明质酸［属损伤相关模式分子（DAMP）］，均可通过 TLR2/4 途径等激活角质细胞和皮肤树突状细胞，通过释放促炎细胞因子（TNF-α、IL-1β、IL-18）及趋化因子，启动炎症反应和适应性免疫应答。③Th17 细胞可分泌 IL-17，从而募集中性粒细胞参与炎症损伤。

（朱 迅 李 一）

chuánrǎnxìng chífāxíng chāomǐn fǎnyìng

传染性迟发型超敏反应（infectious delayed type hypersensitivity）

由微生物（主要是胞内寄生微生物）或其代谢产物引发的 IV 型超敏反应。如结核菌素型超敏反应、肉芽肿型超敏反应等。发生机制为：感染过程中，机体主要通过产生适应性细胞免疫应答而清除胞内感染的病原体（如胞内寄生微生物、病毒、寄生虫和真菌），但在清除病原体或阻止病原体扩散的同时，可因发生迟发型超敏反应而致组织炎症损伤。

结核菌素型超敏反应 用结核菌素检测机体是否曾感染过结核分枝杆菌的皮肤试验，属迟发型超敏反应。

原理 曾感染过结核分枝杆菌的机体，会产生相应致敏淋巴细胞，具有识别该菌的能力；再次接触少量该菌或结核菌素，致敏 T 细胞可释放多种炎性细胞因子，导致血管通透性增加、巨噬细胞在局部集聚，48~72 小时局部出现红肿硬结，即阳性反应；若受试者未感染过结核分枝杆菌，则注射局部不发生反应。

方法 将一定量结核菌素注射于前臂掌侧皮内，48~72 小时后观察反应情况：若注射部位出现针眼大的红点或稍有红肿，硬结直径小于 0.5cm，则为阴性反应；若注射部位硬结直径达 0.5~1.5cm，为阳性反应；若注射部位反应较强烈或硬结直径超过 1.5cm，为强阳性反应。

结核菌素试验可为接种卡介苗及测定免疫效果提供依据：一般结核菌素试验阴性者应接种卡介苗，接种后若反应转为阳性，即表示接种已产生免疫效果。结核菌素试验还具有其他临床意义，如作为婴幼儿结核病诊断的参考；测定肿瘤患者非特异性细胞免疫功能；在未接触过卡介苗的人群中调查结核病流行情况。

肉芽肿型超敏反应 因胞内寄生性微生物（通常为结核分枝杆菌）持续存在于巨噬细胞内而又不能被清除灭活所致的慢性炎症反应，属迟发型超敏反应。

被结核分枝杆菌感染的巨噬细胞，在 Th1 细胞所释放 IFN-γ 作用下被活化，可将结核分枝杆菌杀死。另一方面，结核分枝杆菌也可抵抗巨噬细胞的杀伤效应，发展为慢性感染并形成肉芽肿。肉芽肿一般需 2 周后才出现反应，

4 周时反应达到高峰。参与肉芽肿形成的活化巨噬细胞其形态学类似皮肤上皮细胞，故称上皮样巨噬细胞，有时数个活化巨噬细胞融合为有多个核的巨细胞，后者融合、包绕于抗原（如分枝杆菌）周围，形成明显可触及的炎症性结节，此即肉芽肿。在缺氧和巨噬细胞胞毒作用下，肉芽肿中央可形成干酪样坏死。

（朱 迅 李 一）

gǎnrǎn miǎnyì

感染免疫（infection immunity）

病原体感染机体后免疫系统与病原体的相互作用、相关的免疫效应及转归。涉及宿主对病原体的易感性、抵抗力、病原体的免疫逃逸及其致病机制。机体接触病原体后可产生特异性免疫力，从而抵御病原生物及其有害产物以维持生理稳定。抗感染能力的强弱与遗传、年龄、机体营养状态及免疫功能等因素有关。

研究过程 历史上，人类不断遭受不同感染性疾病侵袭，天花、霍乱等瘟疫曾夺走无数人生命：整个 18 世纪，仅欧洲死于天花的总人数即超过 1.5 亿；1918 年主要发生于欧洲的流感导致 5000 万人死亡；1999 年霍乱在非洲流行，造成 8000 万人死亡。通过生活实践，人类早已认识感染免疫。公元前 431 年，《伯罗奔尼撒战争史》记载了同一患者不会再次感染鼠疫的现象，即患者首次感染时获得可抵御同样病原体再次感染的能力。免疫学的创立起源于对感染免疫的认识，对感染免疫的研究也直接推动了免疫学发展。

发明疫苗 在认识感染免疫现象的基础上，人类发明了疫苗：公元 10 世纪中国出现疫苗雏形，并于 17 世纪开始接种人痘疫苗；

18 世纪末，英国医生爱德华·詹纳（Edward Jenner）应用牛痘预防天花，并逐渐得到推广，成为了医学史上免疫学对人类健康做出的最辉煌贡献；其后，法国微生物学家、化学家路易·巴斯德（Louis Pasteur）又发明霍乱、狂犬及炭疽等疫苗。随着对感染免疫的认识不断深入，新的疫苗陆续被研制和应用，有效降低了传染病发病率。疫苗的出现开启了免疫学形成和发展之门。

发现抗毒素和创立体液免疫理论 1890 年，德国免疫学家埃米尔·阿道夫·冯·贝林（Emil Adolf von Behring）和日本免疫学家北里柴三郎（Kitasato Shibasaburo）用破伤风杆菌免疫家兔，将所获抗血清注射给感染破伤风杆菌的小鼠，发现具有免疫保护作用，从而提出抗毒素的概念。1891 年，贝林与保罗·埃尔利希（Paul Ehrlich）首次将抗白喉毒素血清用于临床，明显降低白喉患儿病死率。基于上述贡献，贝林获得首届诺贝尔生理学或医学奖。1900 年，埃尔利希提出抗体形成理论，并获 1908 年诺贝尔生理学或医学奖。

发现吞噬现象及创立细胞免疫理论 1862 年，德国动物学家恩斯特·黑克尔（Ernst Haeckel）首次发现放射线虫的白细胞可摄取染料颗粒。1865 年，俄国动物学家和细菌学家埃利·梅契尼科夫（Élie Metchnikoff）发现蛔虫的细胞内消化现象，以及高等动物具有与低等动物相似的吞噬现象，并察觉吞噬消化与机体防御功能相关，因此获 1908 年诺贝尔生理学或医学奖。

发现补体 比利时免疫学家朱尔斯·博尔代（Jules Bordet）于 1894 年报道血清可溶解外源血细胞，1890 年发现未灭活的血清可增强抗体的溶菌作用，并将血清中这一成分命名为补体。博尔代因此获 1919 年诺贝尔生理学或医学奖。

发现干扰素 1957 年，英国病毒学家阿利克·艾萨克斯（Alick Isaacs）和瑞士病毒学家让·林登曼（Jean Lindenmann）首次报道，用灭活流感病毒可诱生一种抑制病毒复制的蛋白，将其命名为干扰素（IFN），即 I 型干扰素。其后又陆续发现 II 型干扰素（1975 年）和 III 型干扰素（2003 年），并证实干扰素家族具有抗病毒、抗胞内菌、抗肿瘤及免疫调节等作用。发现干扰素的重要意义在于：I 型干扰素迄今仍是临床治疗多种病毒性感染（如 HBV、HCV）的一线药物；通过对干扰素的深入研究，得以阐明某些重要免疫学现象的机制；检测干扰素水平已成为评估免疫细胞活性、信号转导通路、免疫应答效应及某些药物效果的重要指标。

感染免疫与现代免疫学理论 20 世纪 50 年代，澳大利亚微生物学家弗兰克·麦克法兰·伯内特（Frank MacFarlane Burnet）提出克隆选择学说，认为免疫系统可识别包括感染因子在内的非己成分，此即"自己–非己"模式，是免疫学发展史上的里程碑事件。其后，美国免疫学家查尔斯·奥尔德森·詹韦（Charles Alderson Janeway）在克隆选择学说基础上，提出感染性非己模式，阐明了固有免疫细胞通过模式识别受体（PRR）识别病原相关模式分子（PAMP）。PAMP 不同于激发适应性免疫的特异性抗原，而是具有一定特征性结构的病原体成分〔如脂多糖（LPS）、磷壁酸等〕。模式识别理论的意义远超出感染免疫的范畴，其阐明了感染与非感染因素诱发的生理与病理应答。

类型 根据感染免疫的不同特点，可将其分为不同类型。

根据对病原体的识别特点、获得形式及效应机制 分为固有免疫和适应性免疫。固有免疫是机体在长期种系发育和进化过程中针对病原体感染所形成的防御体系，主要由组织屏障、固有免疫细胞和固有免疫分子组成。该系统在个体出生时即具备，可对入侵的病原体迅速产生应答，发挥非特异性抗感染效应，并参与启动适应性免疫应答。

适应性免疫是个体在生命过程中接受病原微生物（及其产物）等抗原性异物刺激所产生，仅对相应特定病原体发挥防御功能。适应性免疫包括黏膜免疫（局部）及系统免疫（全身）。根据所感染病原体种类不同，还可将适应性免疫分为抗细菌、抗病毒、抗寄生虫和抗真菌感染免疫。固有免疫和适应性免疫共同抵御病原体感染。

根据抗感染免疫效应的持续时间 分为牢固免疫和短暂免疫。牢固免疫指机体遭受病原微生物严重感染或全身感染痊愈后，体内持久存在特异性抗体及致敏淋巴细胞，能保护机体不会被同型病原体再次感染，这种较强的特异性免疫力甚至可维持终生。牢固免疫常见于伤寒、白喉、麻疹、腮腺炎、脑炎感染愈后。此外，多次接种破伤风或白喉类毒素疫苗，也可维持免疫力长达 10 年之久。短暂免疫见于机体受某型病原体局部感染或轻度感染，或病原体有多种型别（如感冒病毒、肠病毒、腺病毒、痢疾杆菌等），或病原体抗原易发生变异（如流感病毒）。因此，受感染的机体所产生的免疫力不是很强，仅可抵御该型病原微生物，而对同种异型或抗原特异性发生改变的病原体无防御作用，表现为免疫力短暂。如机体可多次罹患细菌性痢疾，也可反复发生流感及感冒。

根据病原体感染及免疫力产生的部位　分为全身免疫和局部免疫。全身免疫指机体遭受病原微生物全身性感染，或病原体在体内经血行散播、侵犯部位较广，或人工接种疫苗后，可产生较强的特异性免疫力，表现为体液中存在大量特异性抗体，大量特异性致敏淋巴细胞分布全身。全身免疫多见于伤寒、麻疹、脊髓灰质炎病愈后。

局部免疫指病原微生物仅感染机体局部，或病原体未经血流扩散，或经鼻接种或口服疫苗，从而仅在感染局部产生一定程度免疫力。局部免疫过程中，局部黏膜主要产生分泌型 IgA，也可产生少量 IgG、IgM 及特异性致敏淋巴细胞，这些效应分子和效应细胞一般局限于易感染的局部组织，也可防御相同病原体再次感染。

效应及结局　感染免疫的效应及结局极为复杂。

炎症反应和免疫应答　感染激发机体产生炎症反应和免疫应答，其效应具有双向性。适度的炎症反应和免疫应答是机体清除病原体所必需；但过强的炎症反应和免疫应答可导致对机体的损伤，如 HBV 诱发免疫应答可致急性肝损伤；SARS 病毒诱发免疫应答可致急性肺损伤。某些情况下，过度炎症反应可引发严重后果，临床表现为脓毒血症、全身性炎症反应综合征（SIRS）及器官特异性过度炎症反应等。此外，感染所致自身免疫病和癌变也与炎症反应密切相关。

免疫细胞凋亡及耗竭　急性感染过程中，病原体的某些组分（如 LPS、磷壁酸、肽聚糖、细菌超抗原及疟原虫某些成分等）可诱导免疫细胞产生大量促炎细胞因子（如 TNF、IL-1、IL-6、IL-8、IFN-γ 等），严重时称为细胞因子风暴，从而加重病情。脓毒血症早期以 Th1 型细胞因子和趋化因子介导的过度炎症反应为特征，引发急性致死性器官衰竭；晚期以免疫细胞凋亡及 Th2 型细胞因子导致的低炎症反应为特征，死亡原因主要为原发感染和再次感染。此外，某些慢性病毒感染［如 HIV、HBV、HCV 及巨细胞病毒（CMV）感染等］可导致 CD8$^+$T 细胞耗竭。

宿主免疫压力导致病原体基因突变或缺失　病原体基因突变可改变其免疫原性，并影响保护性免疫应答的产生，如群体免疫导致流感病毒血凝素与神经氨酸酶抗原表位变异，使机体对流感病毒缺失免疫力，成为疫苗设计与改进的难题；结核分枝杆菌临床分离株出现脂蛋白基因 *lpqS* 132、134、166、196 及 246 位缺失，影响编码产物的免疫原性。

病原体感染的转归　在机体免疫系统作用下，某些病原体可被完全清除。另外，少数病原体（如天花、麻疹、腮腺炎病毒、百日咳、白喉杆菌等）感染可诱导终身免疫。多数 DNA 病毒和胞内菌感染仅诱发短时记忆效应，临床表现为反复、慢性感染或隐性感染（即体内病原体不增殖且无明显临床表现）。

病原体免疫逃逸　机体通过长期进化形成了严密的防御机制，但在许多情况下并不能彻底清除病原体，从而导致感染性疾病发生。这不仅与机体免疫功能状态有关，也是病原体免疫逃逸的结果。病原体可通过藏匿、免疫抑制和改变免疫原性等机制逃避免疫系统的识别与清除，某些病原体甚至可攻击免疫系统。

病原体不能有效诱导抗感染免疫　①病原体藏匿和抗原屏蔽：如某些病毒［如单纯疱疹病毒 1（HSV-1）］可潜伏于免疫豁免区（如感觉神经元）；伤寒沙门菌可藏匿于胆囊内；结核分枝杆菌可被包裹于慢性非活动性结核灶内；数百种细菌可存在于牙斑中；弓形虫可经非吞噬方式躲藏于巨噬细胞内；曼氏血吸虫可以宿主红细胞血型抗原和 MHC 抗原作为伪装，逃避宿主识别；疟原虫可挟持肝细胞，逃避免疫细胞攻击。②抗原表达水平和免疫原性改变：如具有高侵袭力的梅毒螺旋体，其表面组分的免疫原性弱，难以有效刺激免疫系统产生应答；流感病毒与 HIV 出现抗原漂移或抗原转换，导致患者已建立的免疫保护力对病毒变异株无效；寄生虫（如疟原虫）生命周期复杂、表达产物多样，从而形成大量抗原表位；寄生虫（如阿米巴原虫）与宿主相互作用可修饰或改变抗原结构。③非蛋白抗原属性：如许多病原体（包括细菌、病毒）抗原为多糖或糖脂，属胸腺非依赖性抗原，不能诱导机体产生免疫记忆（再次免疫应答）。

病原体的免疫抑制效应 ①病原体及其代谢产物可直接损伤免疫细胞：如 HIV、麻疹病毒及人 T 细胞病毒可感染并损伤 T 细胞；EB 病毒（EBV）可感染并损伤 B 细胞；麻疹病毒与巨细胞病毒（CMV）可持续抑制固有免疫；结核分枝杆菌可诱导巨噬细胞凋亡；利什曼原虫可感染并抑制巨噬细胞。②病原体产生免疫抑制物质：如奈瑟淋球菌分泌孔蛋白，可抑制中性粒细胞吞噬作用并干扰补体激活；疱疹病毒等表达 Fc 受体及补体调控蛋白同源物，从而抑制抗体的中和活性及抗体依赖细胞介导的细胞毒作用（ADCC）；HBV、轮状病毒、流感病毒及多瘤病毒等可产生抑制 IFN-α/β 的物质；EBV 等可诱生抑制性细胞因子（如 IL-10 等）；某些病毒可产生 MHC Ⅰ 类分子类似物，干扰抗原提呈并抑制 CD8⁺ T 细胞功能；卡波西肉瘤病毒可编码近 30 种蛋白，分别抑制补体激活及 IFN、p53、HLA、BCR 表达。③干扰免疫细胞活性：如疱疹病毒及 CMV 可激活 NK 细胞抑制型受体，抑制 NK 细胞杀伤病毒的活性；水疱性口炎病毒（VSV）可上调巨噬细胞 Siglecg 基因表达，促进 RIG-1（属 RLR 家族）降解，导致病毒逃逸。

感染与免疫相关疾病 病原体感染可导致多种免疫相关疾病的发生、发展。

感染与肿瘤 流行病学调查表明，17.8% 肿瘤的发生与感染有关。EBV 诱发淋巴瘤、鼻咽癌；HBV、HCV 诱发肝癌、非霍奇金淋巴瘤；HIV 诱发卡波西肉瘤、非霍奇金淋巴瘤；HSV-8 诱发卡波西肉瘤；人乳头瘤病毒（HPV）诱发宫颈癌；人 T 细胞白血病病毒（HTLV-1）诱发白血病、淋巴瘤；幽门螺旋杆菌诱发胃癌、黏膜相关组织淋巴瘤；沙门菌诱发肝胆管癌；埃及血吸虫诱发膀胱癌、肝癌；日本血吸虫诱发结肠、直肠癌；肝吸虫诱发胆管癌。

1983～1984 年，德国病毒学家哈拉尔德·祖尔·豪森（Harald zur Hausen）在宫颈癌组织中检出 HPV16、HPV18。2007 年，HPV 疫苗开始用于宫颈癌预防。2008 年，豪森因此获诺贝尔生理学或医学奖。澳大利亚医生巴里·詹姆斯·马歇尔（Barry James Marshall）与罗宾·沃伦（Robin Warren）于 1984 证明幽门螺杆菌（*Hp*）可致胃炎和胃溃疡。1994 年，国际癌症研究机构宣布幽门螺杆菌为 Ⅰ 类致癌原。2005 年，马歇尔和沃伦获诺贝尔生理学或医学奖。

感染诱发肿瘤的机制可能为：①某些 DNA 致癌病毒所含双链 DNA 可与宿主细胞基因组 DNA 整合，通过病毒基因转化而诱导宿主细胞恶变；某些 RNA 致癌病毒在宿主细胞内持续复制、繁殖，可诱导宿主细胞转化和恶变。②长期慢性炎症可增加恶性肿瘤风险，如 HBV 感染所致慢性迁延性肝炎可引发肝硬化，进而发展为肝癌。

另一方面，急性感染也可能降低某些恶性肿瘤风险。临床资料显示：某些感染因子制剂〔如卡介苗（BCG）、短棒杆菌等〕可用于肿瘤辅助治疗；儿童伴有发热的急性感染可能降低日后发生黑色素瘤、卵巢癌等的风险；成年人急性感染可能会降低日后发生脑膜瘤、胶质瘤、黑色素瘤等的风险。上述现象的机制可能为：急性感染快速诱导足量的固有免疫细胞（尤其是 NK 细胞）的浸润及有效活化，有利于杀伤肿瘤细胞。

感染与自身免疫病 某些病原体感染是自身免疫病的重要诱因，如 HCV 可诱发重症肌无力、自身免疫性肝炎、冷球蛋白性血管炎及类风湿病；EBV 可诱发多发性硬化（MS）、系统性红斑狼疮（SLE）；柯萨奇病毒 B3、B4 可诱发自身免疫性心肌炎、舍格伦（Sjögren）综合征；轮状病毒、柯萨奇（Coxsackie）病毒 B、风疹病毒可诱发 1 型糖尿病；流感病毒可诱发吉兰-巴雷综合征、MS、1 型糖尿病、过敏性紫癜；HSV 诱发多发性硬化；HSV-1 可诱发间质性角膜炎；幽门螺杆菌可诱发自身免疫性胃炎；链球菌可诱发风湿性心脏病、急性风湿热；疏螺旋体可诱发神经系统、心血管系统、关节及肌肉等慢性自身免疫病；某些血清型空肠弯曲菌可诱发急性脱髓鞘性多发性神经炎综合征等。

感染诱发自身免疫病的机制可能为：①分子模拟，即病原体与机体自身抗原结构相似或有交叉表位。②感染破坏组织隔绝屏障，导致自身（隐蔽）抗原被释放。③感染导致正常组织细胞抗原被修饰，使宿主免疫系统将其视为"异己"。④某些病原体或其产物（如 LPS、超抗原等）可刺激多克隆淋巴细胞（包括自身反应性细胞克隆）激活。

感染与过敏症 某些病原体感染可引发并加重过敏症，如尘螨、真菌、蠕虫及尾蚴均可诱发局部或系统性过敏症（Ⅰ 型超敏反应）；某些细菌或病毒感染可加重哮喘；疟原虫感染可诱导 Ⅱ 型超敏反应。

20 世纪末人们开始从新的角度探讨感染与过敏性疾病易感性的关系，发现幼儿时期感染机会减少与过敏症发病率升高相关，并据此提出卫生学假说。该假说的机制尚未完全阐明，可能为幼年时期感染机会减少导致过度 Th2 细胞应答，从而易患过敏性疾病。

现状 随着人类对感染免疫的认识不断深入以及干预措施不

断完善，感染性疾病的病死率已明显下降。然而，由于世界范围内人群交往日益频繁及全球经济一体化，人类行为意识和生存环境均发生改变，从而对感染性疾病的发生和流行产生巨大影响。感染性疾病仍是严重威胁人群健康的公共卫生问题，主要表现为：

旧的感染性疾病远未得到有效控制　以前曾被很好控制的某些传染性疾病（如结核病）死灰复燃，重新对人类构成威胁。在中国，结核感染率居世界第二，活动性结核患者近 500 万例；HBV 感染人数为世界第一，慢性活动性乙肝患者约 3000 万例；狂犬病发病率为世界第二。

新的病原体和传染病不断出现　1981 年艾滋病（AIDS）的出现震惊全世界；其后，埃博拉病毒、西尼罗河病毒感染的扩散引发全球性恐慌；2003 年暴发的 SARS 冠状病毒；不定期出现的流感病毒、登革病毒及汉坦病毒感染等，对人群健康造成严重威胁。迄今，针对上述病毒感染的疫苗研制尚未取得突破性进展，病毒感染性疾病的流行已成为全世界关注的公共卫生事件。

（曹雪涛　王福生　田野苹）

miǎnyì fángyù

免疫防御（immunologic defence）

机体通过产生免疫应答，阻止病原体入侵、杀伤和清除已入侵的病原体、中和并清除病原体释放的毒素，从而抵御病原体感染的现象。是免疫系统的主要功能之一。但若免疫应答过于强烈，则在清除病原体的同时，也可造成组织损伤，即发生超敏反应（变态反应）；若免疫应答过低或缺如，则发生免疫缺陷病。

固有免疫防御机制在感染早期发挥重要作用：①人体表皮的上皮细胞构成一道天然屏障，除作为物理屏障外，还具有化学屏障作用，如表皮汗腺分泌的乳酸及黏液腺分泌物（泪液和唾液）所含溶菌酶均具有杀菌作用。②诸多固有免疫细胞（巨噬细胞、粒细胞、肥大细胞等）无需预先激活即可及时清除入侵的病原体，如中性粒细胞可直接吞噬并杀伤细菌，嗜酸性粒细胞和嗜碱性粒细胞可通过释放效应分子而攻击胞外病原菌及寄生虫。

固有免疫系统是人体抵御感染的第一道防线，若入侵的微生物无法被其有效阻挡和清除，适应性免疫系统即会被激活，通过产生特异性抗体和特异性效应细胞而对病原体发动攻击。

（王福生　徐若男）

jīhuìxìng gǎnrǎn

机会性感染（opportunistic infection）

机体免疫功能低下或临床滥用广谱抗生素等情况下，某些对正常人侵袭力较低、致病力较弱的病原体所引发的感染。此外，机体免疫功能低下的个体，体内正常寄生菌群改变寄居部位或出现菌群失调，由此引起的感染也称为机会性感染。

人体免疫功能低下可见于如下情况：①皮肤和黏膜的表面屏障作用遭破坏，存在于皮肤表面的细菌侵入人体引发感染。②先天性免疫缺陷：包括体液免疫缺陷、细胞免疫功能缺陷和重症联合免疫缺陷等。③继发性免疫缺陷：如晚期肿瘤、获得性免疫缺陷综合征患者，细胞免疫和体液免疫功能均明显减弱。

常见的机会性感染包括细菌性疾病（如结核病、细菌性肺炎等）、原虫性疾病（如弓形虫病、微孢子虫病、利什曼病等）、真菌性疾病（如肺孢子菌肺炎、念珠菌病、隐球菌病和马尔尼菲青霉病等）以及病毒类疾病（如巨细胞病毒、单纯疱疹、带状疱疹等）。以艾滋病为例，患者免疫功能低下，是机会性感染的高发人群，其受感染的器官广泛，并可能同时发生多种机会性感染（如肺孢子菌肺炎、隐球菌、念珠菌、分枝杆菌、鸟型分枝杆菌、弓形虫、巨细胞病毒、单纯疱疹病毒和水痘、带状疱疹病毒感染等）。艾滋病患者所罹患的机会性感染可分为 4 型：①肺型：约 70% 以上患者病程中会发生肺孢子菌肺炎。②中枢神经系统型：以弓形虫病最常见。③胃肠型：以隐孢子虫病最常见，其次为蓝氏贾第鞭毛虫病。④无名热型：主要与分枝杆菌感染有关。欧美人群最常见的机会性感染为肺孢子菌肺炎，非洲人群则以肺结核最常见。

（王福生　徐若男）

miǎnyì xuèqīng

免疫血清（immune serum）

从经特定抗原刺激的机体所采集、含特异性抗体的血清。主要有：①抗毒素：用类毒素多次免疫动物（常用马），采集其血清，经浓缩、纯化而制备，主要用于治疗细菌外毒素所致的疾病，如白喉抗毒素、破伤风抗毒素等。②抗菌血清：20 世纪 40 年代前，曾用抗菌血清治疗相关感染性疾病（如肺炎、百日咳、炭疽等），自磺胺类药物和抗生素问世后，已极少用于临床治疗，但对某些耐药菌株（如铜绿假单胞菌）所致感染，可用抗菌血清治疗。③抗病毒血清：采集用病毒免疫的动物血清而制成。虽然对病毒感染尚缺乏特效药物，但在某些病毒感染早期或潜伏期，可考虑用抗病毒血清治疗，如同时给予抗狂犬病毒血清和狂犬病疫苗，可用于防治狂犬病。此外，抗 Rh 血清可作用于 Rh 阳性红细胞，临床上常用提纯的抗 Rh 球蛋白预防 Rh 新生儿溶血症。

给机体注射特异性免疫血清，可使机体立即获得针对特定抗原的免疫力，从而达到治疗和紧急预防的目的。然而免疫血清是采集免疫的动物或已感染个体的血清制备而成，其内含针对多种抗原（及不同表位）的抗体，故特异性较差，并且存在引发超敏反应的风险。

（王福生　徐若男）

jíxìngqī dànbái

急性期蛋白 （acute phase protein，APP）

多种应激原（如感染、烧伤、大手术、烧伤、炎症、组织损伤等）刺激机体发生急性期反应所产生的蛋白质。急性期反应的表现为体温升高、血糖升高、分解代谢增强、负氮平衡及血浆中某些蛋白质浓度迅速变化等。APP 主要由肝产生，少数可来源于巨噬细胞、内皮细胞、成纤维细胞和多形核白细胞等。种类多，包括 C 反应蛋白（CRP）、蛋白酶抑制物（如 $\alpha 1$-抗胰蛋白酶、$\alpha 1$-抗糜蛋白酶、C_1 酯酶抑制因子、$\alpha 2$-抗纤溶酶）、$\alpha 2$-巨球蛋白（$\alpha 2$-M）、结合珠蛋白（HP）、纤维蛋白原、$\alpha 1$-抗胰蛋白酶（$\alpha 1$-AT）、某些补体成分、血浆铜蓝蛋白等。

APP 的功能为：抑制蛋白酶活化；清除异物和坏死组织；抑制自由基产生；促进细胞修复；诱导细胞趋化；促进吞噬等。

不同的 APP 组分血清浓度升高的水平各异，以炎症刺激为例：CRP、$\alpha 2$-M 等血清浓度可迅速增高达百倍；HP、纤维蛋白原、$\alpha 1$-AT 等血清水平提高 2～10 倍；补体成分与血浆铜蓝蛋白等血清水平中仅提高约 2 倍。此外，不同疾病以及同一疾病病程的不同时期，APP 产生的种类和水平也不同，临床多检测 C 反应蛋白水平。

炎症反应中，炎症部位单核/巨噬细胞所产生的促炎细胞因子（如 IL-6、IL-1β、TNF-α、IFN-γ、TGF-β、IL-8 等）是调节 APP 产生的主要因子，它们与相应可溶性受体、受体拮抗剂及激素等共同作用，以瀑布级联方式或网络方式调节 APP 产生。其中，以 IL-6 的作用尤为重要，其参与调节绝大多数 APP 产生。

（王福生　徐若男）

C fǎnyìng dànbái

C 反应蛋白 （C reactive protein，CRP）

能与肺炎球菌细胞壁 C-多糖发生特异性沉淀反应的蛋白质。属急性期蛋白。CPR 的发现及研究已历时数十年：蒂利特（Tillett）和弗朗西斯（Francis）于 1930 年首次在急性大叶性肺炎患者血清中发现 CRP；琼斯（Jones）于 1944 年将 CRP 作为临床诊断风湿热的次要指标之一；其后在非感染性疾病和感染性疾病患者急性期血清均测出 CRP，提示其为一种组织损伤相关的非特异性反应产物；进一步研究发现，感染、梗塞、免疫复合物沉积等因素均可导致组织损伤，在损伤急性期，肝合成的某些血浆蛋白显著增加，被统称为急性期蛋白，其中 CRP 是浓度变化最显著的一种。

正常人血清 CRP 含量极微，一旦组织遭受损伤、炎症、感染或肿瘤破坏时，CRP 水平在数小时内急剧上升数倍至数百倍，2～3 天达峰值，病情改善后逐渐下降，直至恢复正常。血清 CRP 由肝合成，IL-1β、IL-6 及 TNF 是调节其合成的重要因子。

CRP 已被广泛用于临床疾病的早期诊断和鉴别诊断：①辅助诊断组织损伤、感染、肿瘤、心肌梗死及多种急慢性炎症性疾病（如类风湿关节炎、全身性血管炎、风湿性多肌痛）等。②作为术后感染及并发症的检测指标：术后 CRP 升高，一般于 7～10 天后水平下降，若 CRP 不降低或再次升高，提示可能并发感染或血栓栓塞。③作为细菌性感染和病毒性感染的鉴别诊断指标：多数细菌性感染患者血清 CRP 升高，而病毒感染一般不升高。快速、简便、可靠的 CRP 检测技术的建立，拓展了 CRP 在临床中的应用领域。

（王福生　徐若男）

bìngyuántǐ de miǎnyì táoyì

病原体的免疫逃逸 （pathogen escape）

通过长期进化，入侵的病原体逃避机体对自身识别和清除的现象。机制为：①病原体抗原（表位）经常、持续性发生变异，从而逃逸机体所产生特异性抗体的中和作用，导致感染持续存在。②持续性感染导致胞内病原体隐匿于胞内呈休眠状态，可逃避细胞免疫和体液免疫攻击，从而长期存活并形成持续性感染。③病原体通过其结构和非结构产物，拮抗、阻断和抑制机体免疫应答。

以流感病毒为例，已形成多种机制以逃避宿主的免疫攻击：①抗原漂移：编码血凝素和神经氨酸酶的基因点突变，可改变抗体与表位结合部位的关键氨基酸残基，影响二者结合，使病毒突变株逃避抗体的中和作用，但由于抗原漂移所致抗原变异的幅度较小，机体仍可识别未改变的主要抗原表位，故不会引发流感大流行。②抗原转换：如宿主体内的流感病毒株 RNA 片段发生交换，使血凝素蛋白抗原发生较大变化，导致机体产生的抗体完全不能中和病毒，人群丧失对流感病毒的免疫力，可引起世界范围流感暴发。

宿主与病毒共同进化的数百万年内，机体已建立一套复杂而严密的免疫机制，以预防和清除病毒感染；同时，针对免疫应答的每一环节，病毒均发展了相应的免疫逃逸机制，以确保自身存活。深入探讨病毒免疫逃逸机制有助于阐明抗感染免疫应答的机制，并为疫苗开发、基因导入载体设计、探讨机体免疫调节机制等提供重要线索。

（王福生　徐若男）

xìjūn gǎnrǎn miǎnyì
细菌感染免疫 （bacterium infection immunity） 细菌感染机体后免疫系统与细菌的相互作用、相关的免疫效应及转归。涉及宿主对细菌的易感性、抵抗力、细菌的免疫逃逸及其致病机制。细菌侵入宿主体内后生长繁殖，与宿主细胞发生相互作用并产生毒性产物，导致宿主组织器官病理变化，此过程称为细菌感染。细菌按照感染机体的能力分为 3 类：病原菌，引起宿主感染的细菌；非致病菌，不能造成宿主感染的细菌；机会致病菌，正常情况不致病、但特殊情况下也可致病的细菌。

微生物群与宿主正常生理环境间通常形成一种微生态平衡，机体一般不易发生感染。一旦这种动态平衡紊乱或失调，宿主即发生感染性疾病。根据致病菌与宿主细胞的关系，分为胞外菌和胞内菌。胞内菌又分两类：兼性胞内菌主要在宿主细胞内寄居增殖，也可在体外无活细胞的适宜环境中生存；专性胞内菌仅可在活细胞内生长繁殖（无论在宿主体内或体外）。

机体通过固有免疫和适应性免疫抵御细菌感染。针对不同病原菌，作用机制各异：①粒细胞主要作用于化脓性细菌，其吞噬细菌后，借助氧依赖性或氧非依赖性机制杀死细菌。②激活的巨噬细胞可有效杀死胞内寄生菌，同时产生炎症反应，并可将抗原提呈给 CD4$^+$T 细胞。③细菌感染早期可激活补体旁路途径，抗原-抗体复合物形成后可激活经典途径，产生趋化因子和过敏毒素，对细菌发挥调理作用，与抗体协同杀死革兰阴性菌。④特异性抗体与细菌结合，可阻止细菌黏附、促进补体的溶菌作用，或中和细菌毒素。⑤Th2 细胞可促进抗体生成，而 Th1 细胞是参与清除胞内寄生菌的主要效应细胞。

（王福生　徐若男）

bāowàijūn gǎnrǎn miǎnyì
胞外菌感染免疫 （extracellular bacterium infection immunity） 胞外菌感染机体后免疫系统与胞外菌的相互作用、相关的免疫效应及转归。涉及宿主对胞外菌的易感性、抵抗力、胞外菌的免疫逃逸及其致病机制。

胞外菌指寄居于宿主细胞外的细菌，可在细胞间隙、血液、淋巴液、组织液等体液中生长繁殖，也可在体外无活细胞的人工培养基中生长。人类多数致病菌属胞外菌，如葡萄球菌、链球菌、白喉棒状杆菌、破伤风梭菌、百日咳鲍特菌、奈瑟菌、志贺菌、霍乱弧菌等。胞外菌通过产生外毒素、内毒素和侵袭性胞外酶，直接或间接导致组织细胞损伤或坏死，并引起局部化脓性炎症。

固有免疫 机体抵御胞外菌感染的固有免疫效应机制如下：

皮肤黏膜屏障 是机体抗感染的第一道防线，主要通过机械阻挡、分泌杀菌物质、正常菌群拮抗作用及黏膜局部分泌型 IgA（SIgA）等发挥抗感染作用。

吞噬细胞 细菌一旦突破皮肤或黏膜屏障侵入组织，吞噬细胞（首先是中性粒细胞）即发挥主要作用，机制为：细菌黏附和侵入过程中，宿主细胞产生的趋化因子可使中性粒细胞聚集至炎症部位；中性粒细胞通过产生溶菌酶、乳酸、乳铁蛋白、H_2O_2 和髓过氧化物酶等发挥杀菌作用。一般情况下细菌均可在入侵局部被吞噬消灭，仅毒力强、数量过多的细菌才能进入血液或其他器官，由血液、肝、脾等处吞噬细胞继续吞噬和杀灭。

感染初期，吞噬细胞一般借助于模式识别受体（PRR）识别病原体病原相关模式分子（PAMP），通过表面吞噬而发挥作用。补体激活或产生抗体后，可通过调理作用发挥更强的吞噬杀伤作用。单核/巨噬细胞在感染早期也参与识别、捕获、摄入和杀伤胞外菌，并可释放多种促炎细胞因子，有助于介导炎症反应而进一步清除胞外菌，同时启动适应性免疫应答。肝、脾巨噬细胞对快速清除血液中胞外菌起重要作用：未经免疫的动物，主要在脾内清除血中的细菌；经免疫的动物体内产生特异性抗体后，主要在肝内清除血中的细菌。

补体 感染早期，细菌胞壁成分（如革兰阴性菌胞壁脂多糖、革兰阳性菌胞壁的肽聚糖）可激活补体旁路途径。稍后，侵入机体的细菌被单核/巨噬细胞吞噬，可诱生多种促炎细胞因子，诱导肝细胞产生急性期蛋白〔如 C 反应蛋白（CRP）、甘露糖结合凝集素（MBL）］，进而激活凝集素途径。特异性 IgM 或 IgG 与相应细菌结合为复合物，可激活补体经典途径，同时凝聚的 IgA 还能激活补体旁路途径。补体 3 条激活途径在胞外菌感染不同时段发挥作用：旁路途径最早；MBL 途径在适应性应答产生之前；经典途径在适应性应答产生后与抗体协同发挥作用。

补体抗胞外菌感染的机制为：补体 3 条激活途径最终均形成攻膜复合物（MAC），直接发挥溶菌作用；补体激活过程产生 C3b、C4b，可发挥调理作用，增强吞噬细胞的吞噬杀菌效应；补体活性片段（C3a、C5a 等）介导炎症反应，促进病原菌的清除。

适应性免疫 若固有免疫防御机制难以彻底清除入侵的病原菌，则机体启动适应性免疫应答。抗体是清除胞外菌的主要效应分子，作用机制为（图）：①病原菌吸附至黏膜上皮细胞是导致感染的先决条件，存在于黏膜表面的 SIgA 与相应病原体结合，可阻断后者在黏膜上皮细胞表面黏附和定植。②机体产生针对胞外菌的 IgG、IgM，可与相应细菌结合而激活补体经典途径，从而发挥杀菌作用。③IgG 通过调理作用，促

进吞噬细胞吞噬病原体（尤其对有荚膜细菌）。④抗毒素抗体与外毒素结合，可封闭外毒素的毒性组分或阻止其吸附于敏感细胞，所形成的免疫复合物最终被吞噬细胞吞噬、清除。

另一方面，某些细菌诱生的抗体对机体无保护作用，反而促进细菌生长。如某些淋球菌感染时，机体可产生无效的封闭抗体，其可与功能性抗体竞争与淋球菌表面相应靶分子结合，从而抵消机体的杀菌作用。

免疫逃逸 侵入体内的细菌须繁殖达一定数量才能引起明显病理变化。细菌大量繁殖并致病的前提是所在组织生化环境适宜细菌生长，同时细菌可抵御宿主防御机制对其破坏及杀灭作用。胞外菌逃逸机体免疫攻击的主要机制为：

抗吞噬作用 无特异性免疫力的宿主体内，细菌荚膜、微荚膜或其类似结构（如化脓性链球菌 M 蛋白、肠道杆菌 O 抗原、伤寒沙门菌 Vi 抗原等）均可抵抗吞噬细胞吞噬和体液中杀菌物质的作用，使病原菌在宿主体内迅速繁殖：①将无荚膜的肺炎链球菌注射至小鼠腹腔，细菌易被吞噬、清除，而注入有荚膜菌株，则细菌大量繁殖，小鼠在 24 小时内死亡。②金黄色葡萄球菌产生的血浆凝固酶能加速血浆凝固，形成纤维蛋白的网状结构，阻止吞噬细胞接近和吞噬，同时使其免受抗体等体液因子的作用。③金黄色葡萄球菌和化脓性链球菌可产生

溶血素、杀白细胞素，有抑制粒细胞趋化及杀伤粒细胞的作用，对巨噬细胞也有毒性。④某些细菌（如淋病奈瑟菌）的菌毛具有抗吞噬作用。

抗调理作用 ①许多革兰阳性菌和阴性菌细胞荚膜含唾液酸残基，其与血清补体 H 因子有高亲和力，二者结合后 H 因子可解离旁路途径 C3 转化酶，并在细菌表面形成 Hf-C3b 复合物，阻止 C3 继续活化，从而阻断旁路途径正反馈效应及 C3b 的调理作用。②金黄色葡萄球菌 A 蛋白（SPA）与 IgG Fc 段结合，可使已受该抗体调理的细菌免遭吞噬。

细菌表面抗原基因变异 某些细菌（如淋球菌和大肠埃希菌）表面抗原的编码基因发生变异，使其产物的免疫反应性发生改变，从而逃脱特异性抗体的攻击。

其他机制 ①化脓性链球菌感染宿主后，可分泌针对抗链球菌抗体（IgG）的蛋白水解酶。②某些淋病奈瑟菌和变形杆菌菌株产生 IgA 蛋白酶，可裂解 SIgA。③某些葡萄球菌可产生过氧化氢酶，通过清除反应性氧中介物而抵抗免疫杀伤作用。

（王福生 徐若男 郑 芳）

xijūn kàngyuán

细菌抗原（bacterial antigen）细菌的抗原组分。一般是蛋白质，也可是多糖或糖类。包括荚膜抗原、O 抗原、H 抗原、纤毛抗原及外毒素和类毒素等。侵入机体的细菌若未进入细胞内，其抗原可直接被 B 细胞识别；进入细胞内的细菌可被巨噬细胞吞噬、降解，通过加工、处理形成抗原肽-MHC 复合物，进而被提呈给 T 细胞。

荚膜抗原 一种包围在细菌细胞壁外层的抗原，又称表面抗

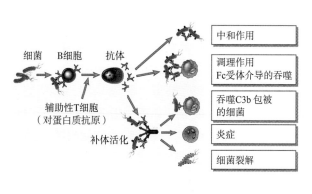

图 针对胞外菌的抗体反应

中和作用

调理作用
Fc受体介导的吞噬

吞噬C3b 包被的细菌

炎症

细菌裂解

细菌 B细胞 抗体

辅助性T细胞
（对蛋白质抗原）

补体活化

原，可干扰菌体抗原与相应抗体结合。根据菌种或其结构不同，表面抗原可分别称为荚膜抗原（肺炎球菌）、K抗原（大肠埃希菌、痢疾志贺菌）、Vi抗原（伤寒沙门菌）等。荚膜抗原主要包括荚膜或微荚膜抗原。荚膜在细菌抵御机体免疫攻击中发挥重要作用，可抵抗宿主吞噬细胞和体液中杀菌物质的作用，使致病菌得以在宿主体内大量繁殖和扩散。

O抗原　一种分布于革兰阴性菌（尤其是某些肠道革兰阴性菌）表面的脂多糖-蛋白抗原，又称O-特异链或O-多糖。

O抗原位于脂多糖最外层，由数十个相同的寡糖单位组成，可耐热、抗乙醇。O-特异链借助糖苷键与核心寡糖外核心相连，相当于革兰阳性菌的磷壁酸，覆盖于外膜（并非外膜完整性所必需），可决定脂多糖（LPS）的血清特征，并保护细菌免遭宿主细胞吞噬和补体介导的溶破作用。含O-特异链的LPS细菌称为S-型（S指在琼脂板生长的光滑菌落），天然缺乏O-特异链的细菌则称为粗糙菌落。

H抗原　一种参与构成细菌鞭毛的免疫原性组分，又称鞭毛抗原。在抗感染免疫范畴，H抗原通常指有动力的肠道杆菌（如伤寒沙门菌）的鞭毛抗原。此外，人红细胞主要血型抗原之一也称H抗原。H源自德文hauch，意指菌落可在培养基表面蔓延，表明其是有鞭毛、会运动的细菌。鞭毛抗原不耐热，56～80℃即可被破坏。鞭毛抗原的特异性较强，常作为血清学鉴定的依据之一。

纤毛抗原　纤毛是一种存在于许多革兰阴性菌和少数革兰阳性菌菌体表面、比鞭毛更细、更短的丝状物，亦称菌毛。菌毛由结构蛋白亚单位（菌毛蛋白）组成，呈螺旋状排列成圆柱体，新形成的菌毛蛋白分子插入菌毛基底部。菌毛根据其功能可分为普通菌毛和性菌毛。普通菌毛长0.2～2μm，直径3～8nm，遍布菌细胞表面，每菌可达数百根，是细菌的黏附结构，可与宿主细胞表面特异性受体结合，是细菌感染的第一步。

（王福生　徐若男）

xìjūn qīnxílì

细菌侵袭力（invasiveness）

致病菌突破宿主皮肤及黏膜生理屏障而进入机体，并在体内定植、繁殖扩散的能力。决定细菌侵袭力的因素为：①菌体表面结构（主要是荚膜）：可抵抗吞噬细胞吞噬及体液中杀菌物质的作用。②细菌表面有荚膜的类似物（如微荚膜、Vi抗原、K抗原等）：具有抗吞噬、抵抗抗体和补体的作用。③侵袭性酶：是细菌代谢过程产生、与致病性有关的胞外酶（如血浆凝固酶、链激酶、透明质酶和胶原酶等），分泌至菌体周围，可协助细菌抗吞噬或有利于细菌在体内扩散。主要的侵袭性酶有如下几种：

透明质酸酶（HAase）　能降低体内透明质酸的活性、提高组织中液体渗透能力的酶，是能使透明质酸产生低分子化作用的酶的总称。HAase可专一性分解细胞外基质的透明质酸（HA），从而协助细菌在组织内播散，是细菌致病的毒力因子之一，又称扩散因子。此外，HAase还可作用于细胞外基质，从而影响细胞增殖、分化及迁移，并参与胚胎发育和肿瘤的发生发展。HAase也在很多细菌（尤其是链球菌、葡萄球菌等革兰阳性菌）致病机制中起重要作用。

作为一种能水解透明质酸的酶，HAase是一种重要的药物扩散剂，可暂时降低细胞间质的黏性，促使皮下输液过程中局部储积的渗出液或血液快速扩散而利于吸收，也可用作药物渗透剂，加速药物吸收，促进手术及创伤后局部水肿或血肿消散。

链激酶（SK）　一种可催化血液中纤维蛋白酶原变为纤维蛋白酶的酶类。1933年，蒂利特（Tillett）发现，β-溶血性链球菌的培养滤液产生一种可溶解人血凝块的物质。1945年，克里斯坦森（Christensen）发现，该物质可激活纤维蛋白酶原，使之转变为纤维蛋白酶，故命名为链激酶（38kD），又称链球菌溶纤维蛋白酶。SK与葡激酶类似，能使血液中纤维蛋白酶原变为纤维蛋白酶，从而溶解血块或阻止血浆凝固，有利于病菌在组织中扩散。1959年，约翰逊用SK进行人体实验，证实其具有促进血栓溶解的作用。

重组链激酶制剂已被广泛应用于临床。某些情况下，链球菌感染（尤其是近期感染）可在体内诱生抗SK的抗体和针对SK的免疫记忆，此时应用SK治疗可能无效，并可能出现某些副作用。临床上对于曾使用SK的患者，一般须一年后才可再次使用，且要加大剂量。

胶原酶　能在生理pH和温度下特异性水解结缔组织中天然胶原蛋白的酶类，属蛋白质，对温度、pH和导致蛋白质变性的各种因素均十分敏感，极易受外界条件影响而改变其自身构象和性质。来自于梭菌的胶原酶，可切割胶原蛋白中甘氨酸残基的氨基端肽键；来自于纹皮蝇（*Hypoderma lineatum*）幼虫的胶原酶，可切割天然胶原蛋白丙氨酸残基的氨基端肽键。实验过程中，若拟消化的组织较硬、内含较多结缔组织或胶原成分时，用胰蛋白酶解离细胞的效果较差，此时可应用胶原酶解离细胞。

胶原酶按来源可分为两类：内源性胶原酶是人体自身所具有的胶原酶，存在于牙龈、触膜等上皮组织和关节滑膜、椎间盘内，在体内胶原蛋白分解中发挥重要作用；药用胶原酶是借助生物制药技术从溶组织梭状芽胞杆菌发酵液中提取、纯化、精制而获得，一般为无菌的冻干制剂。

(王福生　徐若男)

xìjūn dúsù

细菌毒素（bacterial toxin）

主要由胞外菌产生和释放、与细菌致病性密切相关的毒素。按来源、性质和作用特点不同，可分为两类：①外毒素：多为蛋白质，一般由细菌主动分泌至菌体外，某些情况下也由破坏的菌体释放。②结构性毒素：包括革兰阴性菌产生的内毒素（即细胞壁的脂多糖）及革兰阳性菌的肽聚糖-磷壁酸（细胞壁组分）。

(王福生　徐若男)

wàidúsù

外毒素（exotoxin）

主要由革兰阳性菌和少数革兰阴性菌合成、分泌的毒性蛋白质。其在细菌细胞内合成后被分泌至细胞外；某些外毒素存在于菌体内（如痢疾致贺菌和肠产毒素型大肠埃希菌），待细菌破坏后才被释放。

结构　多数外毒素为A-B型分子结构，即由A和B两种蛋白亚单位通过二硫键连接而成：A亚单位是外毒素的活性部分，决定其毒性效应；B亚单位无毒，但能与宿主靶细胞表面相应受体结合，介导A亚单位进入靶细胞。外毒素分子结构的完整性是其致病的必要条件，独立存在的A或B亚单位对宿主细胞无致病作用。

特性　化学本质多属蛋白质；毒性作用强，对组织器官有高度选择性；多不耐热；免疫原性强。借助人工化学方法（如0.4%甲醛液）去除A亚单位活性，可解除外毒素毒性，但保留其免疫原性（B亚单位结构不变），所制成的生物制品即为类毒素。注射类毒素可刺激机体产生具有中和外毒素作用的抗毒素抗体，从而通过人工主动免疫预防相应外毒素所致疾病。

分类　根据外毒素对宿主细胞的亲和性及作用靶点等，分为3类：

神经毒素　主要由革兰阳性菌和少数革兰阴性菌合成、分泌的毒性蛋白质，可选择性作用于神经引起功能紊乱，又称神经毒。神经毒素种类有限，但毒性强烈，可引发严重临床后果，如破伤风杆菌的痉挛毒素所致破伤风、肉毒梭菌肉毒毒素所致食物中毒等。

1935年，德国学者研制出速效的有机磷农药杀虫剂——塔崩，由于意外事故而导致研究者出现中毒症状，使人们意识到塔崩对人体有巨大毒性，并在第二次世界大战中被用于军事用途。其后，以塔崩分子作为基本结构，相继合成一系列神经毒剂，它们均可明显抑制乙酰胆碱酯酶活性，使乙酰胆碱在体内蓄积，导致中枢和外周胆碱能神经功能严重紊乱，出现周围神经髓鞘、脑、脊髓及其他组织病变。

细胞毒素　主要由革兰阳性菌和少数革兰阴性菌合成、分泌的毒性蛋白质，可作用于细胞代谢的特定环节，导致某些细胞的代谢障碍以至细胞凋亡，又称膜损伤毒素。不同细菌来源的细胞毒素均可直接损伤宿主细胞，但作用机制各异，如白喉毒素可抑制蛋白质合成；A型链球菌溶血素O、肺炎链球菌溶血素、大肠埃希菌溶血素、金黄色葡萄球菌α溶血素等可破坏红细胞膜而直接溶解细胞；产气荚膜梭菌α毒素可溶解组织细胞。

肠毒素　主要由革兰阳性菌合成及分泌、可引起食物中毒的蛋白质（分子量30kD），溶于水、耐热，食品中的肠毒素不因加工而被灭活，一般在肠道产生并仅作用于局部。葡萄球菌肠毒素是最常见的肠毒素，属超抗原，根据免疫原性可分为8个血清型（A~E、G~I），有类似丝裂原的作用，其刺激淋巴细胞增殖的能力比植物凝集素更强，可通过非特异性激活T细胞增殖并释放过量细胞因子而致病。除金黄色葡萄球菌外，肠毒素也可由其他细菌（如大肠埃希菌、产气荚膜梭菌、艰难梭菌、脆弱类杆菌及沙门菌的部分菌型）产生。

除葡萄球菌肠毒素（A、B、C、D、E）外，某些外毒素也属超抗原，如毒性休克综合征毒素-1（TSST-1）、化脓性链球菌致热外毒素（A、B和C）等，能激活多数T细胞克隆，使之产生大量的细胞因子，从而发挥毒性效应。

(王福生　徐若男　郑芳)

kàngdúsù

抗毒素（antitoxin）

抗细菌毒素（通常为外毒素）的抗体（或含此类抗体的免疫血清）。可中和相应外毒素的毒性作用。分泌外毒素的病原菌（如白喉、破伤风、气性坏疽等）一旦感染机体，即可诱导产生抗毒素。此外，外毒素经甲醛处理后可丧失其毒性但保留免疫原性，成为类毒素。临床上给患者注射类毒素，可诱导机体获得特异性免疫力，产生抗毒素，从而预防相关疾病。

实践中，常用细菌外毒素、类毒素或其他毒物（如蛇毒等）接种马，使之产生抗毒素，然后采集其血清，经浓缩提纯而制成抗毒素，不仅可提高效价，也可减轻副作用。人体应用动物来源的抗毒素血清，可产生两种效应：抗毒素抗体可中和体内相应外毒素，从而防治疾病；异种（马）蛋白可刺激人体产生抗马血清蛋白的抗体，患者日后再次被注入马血清，可能引发超敏反应。

应用胃蛋白水解酶水解已纯化的 IgG，尽可能清除其具有免疫原性的无关组分，仅提取 IgG 分子中具有抗体活性的 Fc 段，可明显提高效价，并减少超敏反应发生。接种抗毒素属被动免疫，主要用于治疗和紧急预防外毒素所致疾病，其效果不持久。

（王福生　徐若男）

nèidúsù

内毒素（endotoxin）

存在于大多数革兰阴性菌（如痢疾杆菌、伤寒沙门菌）细胞壁的脂多糖（LPS）。仅当菌体死亡裂解后，细胞壁才释放内毒素。此外，其他病原体（如螺旋体、衣原体、支原体、立克次体）也含类似的 LPS，具有内毒素活性。内毒素分子由 O 特异性多糖、非特异核心多糖和脂质 A 3 部分组成，脂质 A 是主要毒性成分。内毒素可激活单核/巨噬细胞、中性粒细胞并产生多种促炎细胞因子，继而刺激细胞产生前列腺素和白三烯，并激活补体和凝血系统。不同革兰阴性菌产生内毒素的致病作用基本相似，原因可能是其脂质 A 结构虽有差异，但基本相似。不同病原菌的内毒素引发的症状也

大致相同，如发热、血压下降（或休克）、酸中毒和组织损伤等。

内毒素特点为：①产生于革兰阴性菌细胞壁。②化学性质是 LPS。③对理化因素稳定，160℃加热 2～4 小时或用强酸、强碱、强氧化剂煮沸 30 分钟才被灭活，此性质具有重要临床意义，内毒素一旦污染注射液和药品，可引发不良后果。④毒性作用相对较弱，且对组织无选择性。⑤不能用甲醛液脱毒而成为类毒素。

此外，革兰阳性菌胞壁成分肽聚糖-磷壁酸和内毒素均属细菌的结构性毒素，前者也可触发炎症反应和休克，引起的链式激活反应与内毒素相似。

（王福生　徐若男）

zhìrèyuán

致热原（pyrogen）

由机体自身组织细胞产生或来源于某些病原体，作用于下丘脑而引起体温升高的物质。

内源性致热原　机体接受某些因素（即发热激活物）刺激、由自身组织细胞（即致热原产生细胞）产生和释放、引起体温升高的一类物质。内源性致热原作用于体温调节中枢，通过发热中枢调节介质而调节体温的升降，如 IL-1、肿瘤坏死因子（TNF）和干扰素（IFN）等可穿越血-脑脊液屏障，直接作用于体温调节中枢，使体温调定点（温阈）上升，体温调节中枢对体温重新调节并发出冲动，通过垂体内分泌而使产热大于散热，导致体温升高而引起发热。

外源性致热原　主要来源于细菌（及其毒素）、病毒、真菌、螺旋体等微生物、作用于下丘脑而引起体温升高的物质。内毒素（主要是其毒性组分脂质 A）是最常见的外源致热原，其具有高水

溶性、高耐热性，难以灭活及清除，有极强的致热效应，是血液制品和输液过程中的主要污染物。除各种微生物外，外源性致热原还有其他来源，如炎性渗出物及无菌性坏死组织、抗原-抗体复合物、某些类固醇物质（尤其是肾上腺皮质激素的代谢产物，如原胆烷醇酮）、多糖体成分及多核苷酸等。

外源性致热原多为大分子物质，不能穿越血脑屏障而直接作用于体温调节中枢，一般通过激活中性粒细胞、嗜酸性粒细胞和单核/巨噬细胞等，使之产生并释放内源性致热原，从而引起发热反应。

（王福生　徐若男）

bāonèijūn gǎnrǎn miǎnyì

胞内菌感染免疫（intracellular bacterium infection immunity）

胞内菌感染机体后免疫系统与胞内菌的相互作用、相关的免疫效应及转归。涉及宿主对胞内菌的易感性、抵抗力、胞内菌的免疫逃逸及其致病机制。胞内菌是一类主要在活细胞内生长、繁殖的细菌，分为两类：①兼性胞内菌：既可在宿主细胞内生长繁殖，也可在体外无活细胞的培养基中生长。②专性胞内菌：不论在体内体外，均需在活细胞内生长繁殖。可对人类致病的兼性胞内菌包括结核分枝杆菌、麻风分枝杆菌、伤寒沙门菌、李斯特菌等。

感染特点　具有与胞外菌不同的特点：①细胞内寄生，由此决定其致病性及免疫原性。②多数胞内菌自身毒性不强，病变主要由宿主对胞内菌产生免疫应答的病理性免疫损伤所致。③胞内菌可与宿主细胞长期共存，持续性感染与保护性免疫间形成动态平衡，导致胞内菌感染潜伏期长、

病程进展缓慢。④T 细胞是抗胞内菌感染的主要效应细胞，其并不直接对胞内菌发挥效应，而是作用于感染胞内菌的宿主细胞；仅当细胞免疫效应导致感染的靶细胞裂解，胞内菌释出胞外后，抗体才能与之直接接触而发挥辅助抗菌作用。⑤常引起组织肉芽肿形成，可阻挡细菌向四周扩散，发挥保护效应，但也在局部造成一定病理损害，一旦肉芽肿溃破后病菌播散，可致远处组织新病灶形成。⑥常伴迟发型超敏反应。

致病机制 胞内菌感染过程涉及对宿主细胞的黏附、入侵及在宿主细胞内生存。

黏附与入侵 胞内菌与靶细胞的黏附类似于胞外菌，均通过配体与受体结合。单核/巨噬细胞膜表面表达调理性受体（如 CR1、CR3、CR4、FcR、纤维连接蛋白受体）和非调理性受体（即植物凝集素样受体，包括甘露糖型、半乳糖型和单糖型），分别与不同细菌表面的相应配体（如 N-乙酰葡糖胺、甘露糖、葡萄糖和 L 单糖、N-乙酰半乳糖和半乳糖等）直接结合，从而发生黏附。

入侵机制十分复杂，主要为：①"拉链式"入侵机制：多数胞内菌可产生侵袭素，后者与靶细胞表面整合素或生长因子受体（如 EGF 受体）结合，在启动吞噬过程的同时介导胞内菌入侵。②"触发式"入侵机制：某些胞内菌（如肠沙门菌）与宿主细胞相互作用，在接触部位形成膜内陷，细菌借此进入宿主细胞。由于多数胞内菌经黏膜侵入机体，故分布于黏膜表面的分泌型 IgA（SIgA）对抵御胞内菌入侵发挥重要作用。

在宿主细胞内生存 胞内菌进入宿主体内，吞噬细胞可将其吞噬，但不能有效杀灭和消化，使其得以在胞内存活。机制可能为：①胞内菌可通过不同机制逃避吞噬溶酶体的杀伤作用：如某些胞内菌具有抗防御素功能（如鼠伤寒沙门菌 phoP 基因编码产物）；某些胞内菌感染可阻止吞噬体酸化和吞噬体与溶酶体融合（如分枝杆菌产生 NH_4^+，可中和吞噬体酸化，所产生的硫酸脑苷脂和某些糖脂能干扰吞噬体与溶酶体融合）；某些胞内菌（如单核细胞增生李斯特菌）可产生 SH（巯基）活化的细胞溶素（即李斯特菌溶素），使该菌能逃离吞噬体至胞质中，从而躲避吞噬溶酶体的杀伤。②某些胞内菌被吞噬的方式（如肺炎军团菌通过与靶细胞表面补体受体 CR1/CR3 结合而被吞噬）并不激发呼吸爆发，从而有利于维持胞内菌存活；某些胞内菌能产生超氧化物歧化酶（SOD）和过氧化氢酶，通过降解超氧离子（O_2^-）和过氧化氢（H_2O_2），得以避免吞噬细胞的氧依赖性杀伤作用。

此外，下列机制也有利于胞内菌存活：①入侵巨噬细胞的胞内菌（如分枝杆菌等）可抑制巨噬细胞活化，在抑制吞噬杀菌的同时，还下调 MHC Ⅱ类分子表达和细胞因子产生，从而减弱其作为抗原提呈细胞（APC）的功能。②胞内菌受到吞噬细胞所分泌毒性效应分子攻击时，可产生热休克蛋白（HSP），后者可减缓细胞内毒性分子阻抑细菌蛋白质折叠与合成的作用，从而有利于胞内菌生存。③胞内菌为逃避细胞外环境中影响自身生存的不利因素，采取细胞至细胞间的直接扩散。④胞内菌可寄居于内皮细胞、上皮细胞内，以避免被免疫细胞所分泌的多种杀菌物质所杀伤。

针对胞内菌的固有免疫效应 有如下类型细胞参与：

吞噬细胞 中性粒细胞可吞噬、杀伤入侵机体的胞内菌，尤其在感染早期能减少细菌负荷，但对胞内菌所致慢性感染作用有限。单核/巨噬细胞一旦识别、吞噬细菌后被活化，则可对胞内菌发挥强杀菌作用。

NK 细胞 是抗胞内菌感染的早期防线，胞内菌通过刺激被感染的细胞表达 NK 细胞激活型受体的配体，或刺激 DC 和巨噬细胞释放 IL-12、IL-15，可激活 NK 细胞。激活的 NK 细胞可产生 IFN-γ 等细胞因子，进一步激活巨噬细胞，形成正反馈激活环路，增强对胞内菌的应答。

γδ T 细胞 抗胞内菌的重要效应细胞，黏膜上皮组织的 γδ T 细胞能识别 CD1 分子提呈的分枝杆菌脂类抗原，或被 HSP65 及某些分枝杆菌组分（含磷酸盐的非蛋白抗原）直接激活。激活的 γδ T 细胞产生 IFN-γ 等细胞因子及颗粒酶样物质，杀伤靶细胞，或参与巨噬细胞和 NK 细胞的早期活化，间接发挥抗菌作用。

针对胞内菌的适应性免疫效应 胞内菌寄生于宿主细胞内，抗体和补体均难以发挥作用。宿主抗胞内菌感染的效应机制主要以适应性细胞免疫为主。

胞内菌被单核/巨噬细胞吞噬，经加工、处理而提呈给 CD4$^+$ T 细胞，由此激发 T 细胞应答。Th1 细胞是抗胞内菌的主要效应细胞，其通过表达 CD40 配体并分泌 IFN-γ 而激活巨噬细胞产生多种抗菌成分（如 ROS、NO 和溶酶体酶等），或通过分泌 IFN-γ 而激活 NK 细胞，促进其杀伤感染胞内菌的靶细胞，也可促进 CD8$^+$ T 细胞增殖和活性。

寄居于宿主细胞内的胞内菌，其可溶性抗原可从内体漏逸至胞质，通过内体－溶酶体途径与MHC Ⅰ类分子结合为复合物，被交叉提呈给$CD8^+$T细胞，激活的$CD8^+$CTL可杀伤胞内菌寄生的靶细胞，使胞内菌失去寄居场所。

T细胞及其他免疫细胞产生多种细胞因子，可介导白细胞募集、肉芽肿形成等。此外，多种细胞因子还通过激活巨噬细胞，在抗胞内菌感染中发挥重要作用，机制为：杀死易感胞内菌（李斯特菌等）；显著抑制结核杆菌在胞内生长；迅速产生IL-12，促进Th0向Th1细胞分化；产生IL-10，通过下调IL-12和IFN-γ分泌，防止过强免疫应答所致的组织损伤。

时相 ①早期阶段（微生物入侵机体后数分钟之内）：吞噬细胞被趋化因子和促炎细胞因子吸引至细菌感染部位并吞噬、杀伤病原菌，此阶段产生的细胞因子（主要是IL-12）可促进适应性免疫应答。②中期阶段：NK细胞和γδ T细胞是主要的效应细胞，二者均产生IFN-γ。③晚期阶段：Th1细胞是介导针对胞内菌感染的迟发型超敏反应的主要效应细胞，并与γδ T细胞共同参与胞内菌所致肉芽肿性病变（图）。

胞内菌的种类可显著影响各阶段的持续时间及其效应，如结核分枝杆菌分裂很慢，不易受早期应答效应的攻击；中期阶段，固有免疫和适应性免疫效应十分重要；晚期阶段，Th1细胞应答是决定结核分枝杆菌命运（消灭及清除、长期潜伏、全身播散）及疾病转归（恢复健康、亚疾病过程、严重疾病）的关键。

同一种胞内菌感染对不同个体所致后果各异。感染麻风杆菌可在不同个体产生不同的疾病表现：①结核型：患者体内存在高效价特异性抗体，但细胞免疫应答较弱，麻风杆菌生长和持续存在可致皮肤和皮下组织结构破坏。②结节型：患者体内细胞免疫效应强，但抗体效价低，围绕神经形成肉芽肿，出现外伤样皮损，但无组织损伤，病灶部位细菌很少。上述差异可能是微环境中细胞因子种类不同所致：结核型患者感染灶局部主要存在IFN-γ和IL-2；结节型感染灶局部IFN-γ水平低，IL-4和IL-10水平高。

（王福生　徐若男　郑　芳）

病毒感染免疫（virus infection immunity）　病毒感染机体后免疫系统与病毒的相互作用、相关的免疫效应及转归。涉及宿主对病毒的易感性、抵抗力、病毒的免疫逃逸及其致病机制。由于病毒结构特点及严格的胞内寄生性，其感染过程和所激发的免疫应答有显著特点。

致病作用及机制　病毒感染宿主后，通过与靶细胞表面相应受体结合而侵入易感细胞，导致细胞损伤及功能改变。结果取决于两方面因素：宿主因素，包括遗传背景、免疫状态、年龄及个体一般状况等；病毒因素，包括病毒种类、剂量、感染途径等与病毒毒力相关的因素。

病毒感染直接损伤宿主细胞　病毒致病的前提是侵入宿主细胞，继而借助宿主细胞的能量和代谢系统进行复制、增殖，可直接导致细胞结构受损和功能障碍。病毒入侵宿主细胞的过程为：①病毒表面蛋白与宿主细胞膜表面相应受体结合，通常不同病毒均有相应的特异性受体，某些病毒（如HIV）可结合一个以上受体。②病毒与细胞表面受体结合后，通过不同方式进入细胞，有包膜病毒多通过包膜与宿主细胞膜融合而进入细胞，然后将核衣壳释入胞质内；无包膜病毒一般通过细胞膜以胞饮方式进入细胞。

由于病毒通过与宿主细胞膜表面相应受体结合而感染靶细胞，但不同组织器官所表达病毒受体各异，故病毒感染具有对特定组织的亲嗜性。宿主细胞被病毒感染后，其转归取决于病毒和宿主

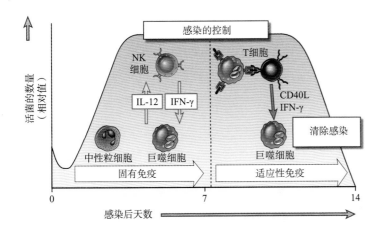

图　抗胞内菌免疫应答的时相

细胞的相互作用：病毒进入非容纳细胞，产生顿挫感染而终止感染过程；病毒进入容纳细胞，可通过不同机制损伤宿主细胞。

病毒导致宿主细胞病理改变的机制为：①病毒在宿主细胞内复制、成熟，以细胞裂解方式短时间内一次性释放大量子代病毒，此即溶细胞型感染（杀细胞效应）。②有包膜病毒（如流感病毒、疱疹病毒等）以出芽方式释放子代病毒，因其过程相对缓慢，所致病变也相对较轻，但经病毒长期增殖而多次释放子代病毒后，受感染细胞最终仍会死亡，此即稳定状态感染。③某些病毒感染宿主细胞后，可编码致凋亡蛋白，介导或宿主细胞凋亡。④病毒通过其编码产物促进宿主细胞增殖、转化。⑤病毒基因整合入宿主细胞染色体，通过激活某些癌基因，可诱导细胞恶变。⑥病毒颗粒或未装配的病毒成分组成包涵体，可破坏细胞正常结构和功能，导致细胞死亡。

病毒感染相关的免疫病理损伤 ①免疫细胞清除病毒过程中对宿主细胞的杀伤作用。②抗体依赖的"增强"作用，即抗病毒抗体可介导病毒感染 FcR 阳性细胞。③病毒与相应抗体结合为中分子复合物，易沉积于机体某些部位，通过激活补体而致相应组织损伤（如慢性 HBV 感染所致肝外损伤）。④病毒感染通过修饰自身抗原、隐蔽的自身抗原被暴露、分子模拟、免疫调节功能紊乱等机制，可诱导、促进或加剧异常的自身免疫应答。⑤病毒可抑制或损伤免疫细胞，如麻疹病毒可损伤巨噬细胞和 T/B 细胞；HIV 可感染并损伤 $CD4^+T$ 细胞；人巨细胞病毒（HCMV）的糖蛋白 UL40 可上调 HLA-E 表达，从而

抑制 NK 细胞活性。⑥病毒可拮抗细胞因子活性，如腺病毒至少表达 4 种可拮抗 TNF 活性的蛋白；痘病毒家族可编码可溶性细胞因子受体，从而阻断相应细胞因子活性；某些病毒可编码趋化因子样或趋化因子受体样分子，介导病毒的免疫逃逸。

抗病毒的固有免疫 病毒感染早期，固有免疫可干扰病毒复制、限制病毒扩散。

干扰素 主要通过阻断病毒复制而发挥抗病毒效应，从而阻断宿主细胞受感染并限制病毒扩散，且作用贯穿于病毒感染起始、扩散、恢复的全过程。各型干扰素均有抗病毒作用，IFN-α 及 IFN-β 的抗病毒作用强于 IFN-γ。机制为：病毒感染细胞产生 IFN-α/β，以旁分泌方式作用于邻近未感染细胞，通过与相应受体结合而启动信号转导，促进细胞合成多种抗病毒蛋白（如 2′-5′腺嘌呤核苷合成酶、磷酸二酯酶、蛋白激酶等），继而降解 mRNA 并抑制多肽链延伸和抑制转录、翻译，阻断病毒蛋白合成。

此外，3 种干扰素均能激活巨噬细胞和 NK 细胞，增强其抗病毒活性；IFN-γ 具有较强免疫调节作用；Ⅰ型和Ⅱ型干扰素还可分别诱导 MHC Ⅰ类和Ⅱ类分子表达，从而促进适应性免疫应答。

NK 细胞 其在机体早期抗病毒中发挥重要作用，机制为：①病毒诱生的内源性 IFN-α/β 可激活 NK 细胞，从而杀伤病毒感染的靶细胞。②病毒感染可降低感染细胞表面 MHC Ⅰ类分子表达，通过阻断抑制型受体的效应，促进 NK 细胞对感染细胞的杀伤作用。③NK 细胞产生 IFN-γ、TNF、GM-CSF 等细胞因子，发挥细胞毒效应。④体内产生抗病毒

抗体后，NK 细胞可借助抗体依赖细胞介导的细胞毒作用（ADCC）而杀伤病毒感染细胞。

巨噬细胞 ①激活的巨噬细胞可产生 TNF-α，或通过 iNOS 依赖性途径介导抗病毒作用。②激活的巨噬细胞可产生 IL-12、TNF-α、IL-1α 等细胞因子，发挥免疫调节作用。③巨噬细胞可加工、提呈病毒抗原给 T 细胞，启动适应性免疫应答。

抗病毒的适应性免疫 病毒胞膜蛋白、衣壳蛋白等均具有免疫原性，可激发机体产生适应性免疫应答：体液免疫主要针对游离病毒，通过抗体与抗原结合而阻止病毒扩散并被清除，在预防病毒感染及再感染中起重要作用；细胞免疫可杀伤病毒感染的靶细胞，阻断胞内病毒的复制并清除病毒，有助于感染的恢复。

病毒抗原的加工与提呈 ①病毒侵入宿主细胞后，病毒 DNA 可与宿主细胞基因组 DNA 整合，进而由宿主细胞表达相应产物，故病毒蛋白属内源性抗原，通常循 MHC Ⅰ类分子途径被提呈给 $CD8^+T$ 细胞。②细胞外病毒被吞噬细胞吞饮，而表达于细胞表面的病毒蛋白可被内吞，进入宿主细胞的病毒蛋白经溶酶体酶水解，可循 MHC Ⅱ类分子途径被提呈给 $CD4^+T$ 细胞。因此，病毒感染可诱导较强的 CTL 应答，也可以激发 Th 细胞应答和体液免疫应答。

抗病毒的体液免疫效应 体液免疫在抗病毒感染中作用有限，主要效应为：阻止病毒吸附及侵入易感细胞；限制病毒在组织细胞间及经血流播散；通过激活补体、调理作用、ADCC 等机制破坏病毒感染细胞。

一般而言，仅针对表达于病

毒或受染细胞表面糖蛋白的抗体（即中和抗体）才具有控制感染的作用。各类抗病毒抗体的作用为：①SIgA：由黏膜局部 B 细胞产生，主要功能是阻止病毒吸附于易感的黏膜细胞。②IgG：是主要的抗病毒抗体，病毒感染的不同阶段可诱生不同 IgG 亚类，如 HIV 感染静止期以 IgG1 为主，疾病进展时 IgG1 比例下降；HBV 感染急性阶段以 IgG1 和 IgG2 为主，慢性阶段以 IgG4 为主。③IgM：体外实验能有效中和病毒，使病毒颗粒凝集，减少感染性病毒颗粒并阻断病毒与相应细胞受体结合。

抗病毒的细胞免疫效应 CD8⁺T 细胞通过多种机制发挥抗病毒效应：①特异性杀伤病毒感染细胞。②HBV 感染患者 CD8⁺T 细胞可通过产生 TNF、IFN-γ，在无明显肝损伤的情况下彻底清除 HBV。③HIV 感染者 CD8⁺CTL 可产生 T 细胞抗病毒因子，发挥非杀伤性抗 HIV 效应。④CTL 释放的效应分子可激活靶细胞内核酸酶，通过破坏靶细胞 DNA 而杀死靶细胞，并阻止病毒复制。

此外，CD4⁺T 细胞也通过不同机制发挥抗病毒效应，如活化的 Th1 细胞可通过释放 TNF、IFN-γ 而募集、活化巨噬细胞，并促进 CTL 增殖、分化，发挥抗病毒作用；病毒特异性 CD4⁺CTL 可杀伤病毒感染的宿主细胞。

另一方面，侵入人体的病毒也可通过不同机制（如清除高亲和力 T 细胞、破坏抗原提呈细胞功能等）抑制宿主免疫应答，从而逃避免疫攻击。

时相 机体感染不同种类病毒，其抗病毒应答的动力学变化各异。以流感病毒、疱疹病毒等急性病毒感染为例：①感染后 4 小时出现 NK 细胞活化，并分泌

IFN-α/β，作用可维持 2～3 周，NK 细胞的杀伤作用于感染后第 3 天达高峰，第 5～6 天开始下降。②感染后 3 天 CTL 开始活化，8～9 天作用达高峰，2 周开始凋亡，3 周左右消失，但此时已建立 T 细胞记忆，能维持数月至数年。③感染后 4 天可检出特异性抗体，2 周达高峰，作用维持数月至数年。④感染后 4～5 天病毒滴度达高峰，第 6 天开始下降，第 10 天感染基本终止，病毒消失（图）。

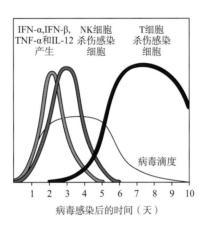

图 抗病毒免疫应答的时相

（王福生 徐若男 郑 芳）

bìngdú miǎnyì táoyì

病毒免疫逃逸（virus immune escape）

病毒与宿主免疫系统相互作用中，由于各种选择压力的作用，以及病毒生物学结构的易变性，导致病毒逃避机体免疫攻击的现象。是造成病毒持续感染及抗病毒应答无效的最主要原因。机制如下：

病毒抗原变异 病毒表面抗原变异可逃避抗体的中和或调理作用。以流感病毒抗原 HA 和 NA 为例，机制为：①抗原漂移：由基因点突变所致，变异幅度小，仅引起局部中小流行。②抗原转换：由病毒基因重组或重配所致，

变异幅度大，常导致全球大流行。

病毒抗原肽变异可干扰 CD8⁺或 CD4⁺T 细胞对病毒抗原的特异性识别，如 HBV 的 HBeAg18～27 位氨基酸残基为 HLA-A2 限制性 T 细胞表位，该区域变异后，HBeAg 虽能被加工并提呈给 CTL，但不能有效激活 CTL，还可与野生型 HBeAg 竞争 CTL 表面的 TCR 识别位点，从而干扰 T 细胞应答。

病毒基因整合及限制性表达 ①病毒基因整合：如某些反转录病毒可在反转录酶作用下合成中间 DNA，后者以一定方式整合入宿主细胞染色体 DNA 并在宿主细胞内长期保留，其在适当情况下（如机体免疫力低下）转录为病毒 mRNA，继而合成病毒结构蛋白和非结构蛋白，同时合成复制病毒的 RNA 基因组，以相对缓慢的速度增殖，产生病毒子代颗粒，释放至细胞外导致新的感染。②病毒基因限制性表达：如人单纯疱疹病毒（HSV）在神经元细胞内潜伏感染，基因组中除 1 个区转录外，其他病毒基因表达完全关闭，使感染的神经元细胞几乎不表达任何病毒蛋白，从而逃避免疫系统识别。

病毒潜伏于免疫豁免部位 病毒逃避免疫系统监视的常用策略是，潜伏于宿主免疫细胞不易接近的组织和细胞，如中枢神经系统（CNS）是多种病毒长期慢性感染或潜伏的器官，机制为：血脑屏障可限制淋巴细胞进入 CNS，且神经元不表达 MHC Ⅱ类分子，低表达或不表达 MHC Ⅰ类分子，难以启动针对病毒的适应性免疫应答。

此外，在角化过程中发生的病毒增殖〔如人乳头瘤病毒（HPV）增殖〕易被免疫系统忽视，其机制为：HPV 感染具有增

殖能力的基底细胞,而基膜能使感染细胞与宿主免疫系统隔离,在角质形成细胞的角化过程中,HPV 开始进行早期和晚期基因转录翻译,组装成病毒颗粒,并随皮屑脱落。

病毒干扰宿主细胞提呈抗原 某些病毒感染可通过影响抗原肽-MHC 复合物(pMHC)形成而干扰免疫应答:①HSV 早期蛋白(ICP47 及 CMV US6)能干扰抗原加工相关转运体(TAP)功能,从而阻断抗原肽合成和转运,使 pMHC 复合物合成受阻。②2 型腺病毒早期蛋白 E3 可与 MHC 分子结合为复合物,从而抑制 MHC 分子末端糖基化并干扰其正确加工和表达。③人巨细胞病毒(HCMV)的 gpm152 蛋白可使 MHC Ⅰ类分子滞留于高尔基体内,US 区域内的即刻早期基因则能编码内质网残基蛋白 US2 和 US11,通过介导新合成的 MHC Ⅰ类分子进入胞质并糖基化,使 MHC Ⅰ类分子迅速降解。

病毒干扰细胞因子表达与功能 许多病毒可通过影响 IFN 的效应而逃避杀伤,如 HBV 基因组中编码 HBcAg 的基因起始端 DR2 区核苷酸序列与干扰素应答基因上游一段序列有高度同源性。该同源序列使 HBV 易与肝细胞基因整合,导致 IFN 应答基因封闭,对 IFN 反应性下降。以 HPV 早期蛋白 E6 为例,其干扰 IFN 功能的机制为:①与干扰素调节因子 3(IRF3)结合,使 IFN-βmRNA 转录延迟和表达下降。②与细胞内信号转导接头蛋白 Tyk2 前 287 位氨基酸的 JH6 和 JH7 结构域结合,影响 Ⅰ型干扰素的跨膜信号转导。③与 IFN-γ 重要的诱导因子 IL-18 竞争 IL-18 受体 α 链,从而抑制 IL-18 诱生 IFN-γ 的效应。

此外,某些病毒蛋白还可干扰其他细胞因子的表达和效应:腺病毒早期蛋白 E3、E1B 能拮抗 TNF 裂解感染细胞的作用;痘病毒 T2 蛋白与 TNF 受体高度同源,其与 TNF 结合可阻止 TNF 的生物学效应;EBV 的 BCRF 蛋白与人 IL-10 有 84% 同源性,能干扰 IL-12 和 IFN-γ 合成。

病毒诱导免疫耐受和免疫抑制 机制为:①高复制状态的病毒可表达大量病毒抗原,抗原过度刺激可导致某些特异性 T 细胞凋亡,并诱导高带耐受或免疫漏逸(抗原量超过免疫系统清除能力),如 HBV 感染中,外周血大量 HBV 小球形颗粒和管型颗粒(主要含 HBsAg)可诱导免疫耐受。②病毒低复制状态导致病毒抗原表达低下,不能被抗原提呈细胞(APC)提呈并有效激活 T 细胞,从而诱导低带耐受或免疫忽视。③孕妇感染 HBV,胚胎期和新生儿期因接触 HBV 抗原而易被诱导中枢耐受,且免疫耐受不易被打破,这些儿童多数(>90%)终身携带 HBV。

此外,某些慢性病毒感染会启动 T 细胞抑制信号,如 HIV 感染可通过启动 PD-1 信号途径而抑制 T 细胞应答;HIV 感染还可直接杀伤或灭活免疫细胞(尤其是 CD4$^+$T 细胞),发生免疫逃逸。

(龚非力 郑 芳)

kàngyuán piāoyí

抗原漂移(antigenic drift) 病毒(尤其是流感病毒)抗原变异的现象。由点突变所致,与人群选择压力有关,变异幅度小。抗原漂移属于量变(程度较低的表位突变),即亚型内变异,变异幅度小或连续变异,通常由病毒基因点突变和人群免疫力选择性降低所致。以流感病毒为例,其表面抗原如血凝素(HA)和神经氨酸酶(NA)是主要的变异成分。由于相应编码基因一系列点突变的积累和人群免疫力的影响,导致 HA 或 NA 分子氨基酸残基被替换,往往置换 1 个氨基酸即可改变其免疫原性。流感病毒通过抗原偏移而逃脱机体免疫系统对其记忆、识别和清除,从而造成小规模流感流行。

(王福生 徐若男)

kàngyuán zhuǎnhuàn

抗原转换(antigenic shift) 病毒(尤其是流感病毒)抗原发生大幅度或彻底变异的现象。由于抗原编码基因重排(RNA 重新组合)所致,从而产生新的亚型。抗原转换为质的改变,常导致流感的世界大流行。在自然流行条件下,甲型流感病毒表面一种或两种抗原结构发生大幅度变异,或两种及两种以上甲型流感病毒感染同一细胞时发生基因重组,均可导致抗原转换,从而形成与前次流行株抗原结构不同的新亚型(如 H1N1 转变为 H2N2 等)。由于人群缺少对变异病毒株的免疫力,新亚型可引起人类流感大流行。此外,抗原转换也对研制防治相关病毒(如流感病毒、HIV)的疫苗造成严重困难。

(王福生 徐若男)

jìshēngchóng gǎnrǎn miǎnyì

寄生虫感染免疫(parasite infection immunity) 寄生虫感染机体后免疫系统与寄生虫的相互作用、相关的免疫效应及转归。涉及宿主对寄生虫的易感性、抵抗力、寄生虫的免疫逃逸及其致病机制。由于寄生虫结构特点及在体内特殊的生活史,其感染过程和所激发的免疫应答有显著特点。寄生现象是宿主与寄生虫在长期进化过程中相互适应而建立的一种生物学平衡关系，其表现为既能维持寄生，又不危及大多数宿主的生命。这种平衡很大程度上有赖于寄生虫和宿主相互作用的免疫学平衡，即适应宿主环境是寄生虫成功寄生的前提，逃避宿主免疫效应（免疫逃逸）则是维持寄生的关键因素。

对宿主的损伤作用 寄生虫对宿主的危害程度主要取决于寄生虫和宿主间相互关系。寄生虫寄居宿主的时间一般与其对宿主造成的损害呈负相关。此外，宿主遗传特征、饮食及营养状况等因素，也可影响寄生虫感染的后果。寄生虫对宿主的主要损伤作用为：

夺取营养 寄生虫在宿主体内生长、发育和繁殖，所需营养物质主要来源于宿主，肠道寄生虫除掠夺宿主营养成分外，还可损伤宿主肠道功能，影响对营养素的吸收，导致宿主营养不良。

机械性损伤 胞内寄生的原虫、移行中的蠕虫幼虫及成虫细胞、组织或腔道内的寄生虫等均可机械性损伤宿主细胞和组织。疟原虫破坏红细胞；利什曼原虫损伤单核/巨噬细胞；钩虫损伤小肠黏膜；蛔虫幼虫移行可穿破肺泡毛细血管。

毒性作用及免疫损伤 寄生虫的分泌物、排泄物和死亡虫体的分解物不仅对宿主有毒性作用，也作为异种抗原具有免疫原性，可诱导宿主产生病理性免疫应答。血吸虫卵内毛蚴分泌物在肝内引起虫卵肉芽肿；疟原虫抗原物质与相应抗体形成免疫复合物，沉积于肾小球毛细血管基膜，引起肾小球肾炎；棘球蚴囊壁破裂，使囊液进入腹腔，引起宿主发生过敏性休克，甚至死亡；某些寄生虫产生的毒性物质类似于内毒

素和超抗原，可激发机体产生强烈免疫应答和炎症反应，并造成组织损害。

抗寄生虫的固有免疫 机体首先启动固有免疫抵御感染。

天然屏障 如皮肤、黏膜、胎盘构成宿主抵御寄生虫入侵的第一道防线：从皮肤入侵的寄生虫（血吸虫尾蚴和钩虫丝状蚴），部分在皮肤内即被杀死；胃酸可消灭从口腔进入胃内的虫卵或包囊；肠黏膜构成阻止阿米巴侵袭肠壁组织的屏障，可捕获溶组织阿米巴滋养体，从而阻止阿米巴对结肠上皮细胞的黏附和胞溶。

固有免疫细胞的作用 ①巨噬细胞：可吞噬较小的寄生虫；分泌多种细胞毒性因子，直接杀死寄生虫；被细胞因子激活后，能杀死较大的血吸虫蚴虫；能借助特异性抗体发挥抗体依赖细胞介导的细胞毒作用（ADCC）。②中性粒细胞：通过呼吸爆发或非氧依赖性途径杀伤被吞噬的寄生虫；产生 H_2O_2，杀伤胞外寄生虫；分泌含强细胞毒性蛋白的颗粒，杀伤胞内寄生虫；也通过ADCC效应，杀死曼氏血吸虫幼虫。③嗜酸性粒细胞：吞噬作用比中性粒细胞弱，主要抵御形体较大、不易被吞噬的寄生虫；在体外可杀死经调理的曼氏裂体吸虫；抵抗各种蠕虫的组织迁移和幼虫阶段，此效应有赖于特异性IgE抗体参与。④$\gamma\delta$ T细胞：如人感染鼠弓形虫、恶性疟原虫或巴西钩虫（蠕虫）的急性阶段，外周血 $\gamma\delta$ T 细胞数量增加；疟原虫裂殖体可激活 $\gamma\delta$ T 细胞分泌IFN-γ 等细胞因子，在疟疾感染早期发挥作用。

寄生虫抗原 寄生虫结构和生活史的复杂性决定其抗原的复杂性。寄生虫抗原有不同分类法：

按其生活史可分为"期"抗原；按化学成分可分为蛋白抗原、多糖抗原、磷脂抗原等；按功能可分为诊断抗原、保护性抗原、变应原等。寄生虫抗原按其从虫体的来源分为 3 类：

表膜抗原 存在于虫体表面，可介导寄生虫与宿主相互作用，是宿主免疫系统识别并产生应答的主要靶点。血吸虫童虫中 28kD 表面蛋白可诱导机体产生保护性免疫；疟原虫孢子入侵肝细胞中起重要作用的环子孢子蛋白具有强免疫原性，其诱导机体产生的抗体可有效阻断环子孢子入侵肝细胞。

此外，处于生活史不同阶段的寄生虫除具有共同抗原外，还存在特异性抗原（即期特异性抗原），如疟原虫红外期特异性抗原（环子孢子蛋白、血凝素相关黏附蛋白）、红内期特异性抗原（裂殖子表面蛋白1、裂殖子顶端膜抗原1），这些抗原均是疟原虫候选疫苗的靶抗原。由于受免疫选择的压力，此类抗原易变异，有利于寄生虫逃避宿主免疫攻击。

分泌排泄抗原 又称代谢抗原，来自寄生虫腺体分泌物、消化道排泄物、幼虫蜕皮液及溶解的虫体等，存在于宿主寄生部位及血循环。血循环内代谢抗原具有强免疫原性，能诱导特异性抗体产生，但保护性不强。某些代谢抗原可致免疫病理损伤，如血吸虫卵内毛蚴分泌物可诱导组织肉芽肿形成。

虫体抗原 包括除上述两种抗原外的其他寄生虫抗原，成分复杂。提取此类抗原成分可用于寄生虫病的免疫学诊断。

抗寄生虫的适应性免疫 宿主适应性免疫应答在抗寄生虫感染中也发挥重要作用。不同种类

寄生虫其结构、生化特性和致病机制各异，故所触发的适应性免疫应答不尽相同。

抗寄生虫的体液免疫 主要针对细胞外寄生虫。不同寄生虫由不同部位的抗原提呈细胞（APC）摄取、加工和提呈。肠腔内寄生的蠕虫抗原由肠上皮细胞、巨噬细胞和 DC 提呈；细胞内寄生的原虫抗原由脾巨噬细胞加工、提呈。在 Th 细胞辅助下，B 细胞产生抗寄生虫抗原的抗体。一般在感染早期，IgM 水平升高，其后 IgG 水平升高，蠕虫感染常导致 IgE 升高。

特异性抗体发挥效应的机制为：①与寄生虫结合，使其丧失入侵宿主的能力，如疟原虫裂殖子与特异性抗体结合，可阻断裂殖子入侵红细胞。②与相应寄生虫（如非洲锥虫）抗原结合，通过激活补体而溶解寄生虫。③介导 ADCC 效应，主要针对某些幼虫（如血吸虫童虫、旋毛虫早期幼虫等）。④诱导单核细胞分泌细胞毒性因子，直接抑制或杀伤寄生虫。⑤IgE 介导 I 型超敏反应，所引起的局部炎症反应有利于排出肠道蠕虫。

抗寄生虫的细胞免疫 是抗细胞内寄生虫的主要效应机制：①胞内寄生虫通过内源性抗原提呈途径激活 CD8+ CTL，从而发挥特异性杀伤作用，如疟原虫肝内期（红外期）阶段，CTL 可直接裂解子孢子感染的肝细胞；CTL 对枯氏锥虫感染的纤维细胞和心肌细胞有一定杀伤作用。②胞外寄生虫抗原通过外源性抗原提呈途径激活 CD4+ Th 细胞，不同寄生虫感染还参与诱导 Th1 或 Th2 细胞偏移；Th1 细胞对多数原虫发挥细胞免疫效应；Th2 细胞可辅助 B 细胞产生抗体，参与针对

某些蠕虫的免疫效应。

取决于寄生虫种类以及宿主与寄生虫间相互作用的差异，适应性免疫可导致不同结局：①消除免疫：是寄生虫免疫中少见的类型（如皮肤利什曼病），指动物感染寄生虫并获得对该寄生虫的免疫力后，临床症状消失，虫体完全被消除，并对再感染产生长期的特异性抵抗力。②非消除性免疫：是寄生虫免疫中常见的类型，指机体对寄生虫感染产生的保护性免疫应答可在一定程度上抵抗再感染，但并不能清除体内已有的寄生虫，宿主保持低度感染状态。多数寄生虫感染所激发的免疫应答属此类。③缺少有效的适应性免疫：常见于消化道蠕虫感染，宿主对其仅产生有限的免疫应答，难以有效地消除虫体。

特点 寄生虫结构复杂、种类多样、寄生部位各异、可在宿主体内移行并具有复杂的生活史，寄生虫感染免疫具有如下特点：①伴随免疫：指蠕虫感染过程中，机体的保护性免疫虽可对再感染时的童虫产生部分杀伤作用，但不能清除体内已存在的成虫，从而形成慢性感染。血吸虫感染诱导的免疫即属此类。②带虫免疫：指免疫效应对宿主体内寄生的成虫和再感染时的童虫均有部分杀伤作用，但一旦通过药物治疗而清除感染，则此特异性免疫效应也将逐渐消退，如疟疾感染时形成的免疫；广义的伴随免疫也包括带虫免疫，二者均属于非消除性免疫。③针对寄生虫感染的病理性免疫应答，对宿主的损伤往往超过寄生虫本身的致病作用。此外，蠕虫感染常出现嗜酸性粒细胞的增多，且 IgE 类抗体参与应答。

寄生虫所致免疫病理 若宿

主处于严重免疫低下状态，不能有效控制寄生虫在体内生长、繁殖，即可形成寄生虫慢性感染，且多导致宿主产生免疫病理过程。

超敏反应 不同寄生虫引发超敏反应的类型各异，且某些寄生虫病可同时诱发多种类型超敏反应。曼氏血吸虫感染小鼠，尾蚴性皮炎属 I 型（早期）和 IV 型（晚期）超敏反应；血吸虫性肾小球肾炎主要属 III 型超敏反应；肝肉芽肿主要属 IV 型超敏反应；疟原虫抗原吸附于红细胞表面，特异性 IgG 或 IgM 与之结合，通过激活补体而导致红细胞溶解，属 II 型超敏反应；疟原虫感染引发的免疫复合物肾炎，属 III 型超敏反应。

免疫应答本身导致组织损伤 如疟原虫、非洲锥虫和内脏利什曼原虫所致的淋巴结肿大、肝脾大，以及丝虫性象皮肿等。

继发性免疫缺陷 宿主感染蠕虫或原虫，可抑制机体对异种抗原（细菌、病毒等）的免疫应答，出现继发性免疫缺陷。机制为：①某些寄生虫抗原属多克隆激活剂，可激活多数 B 细胞克隆，诱导宿主产生大量无保护作用的抗体，感染晚期因 B 细胞克隆耗竭而不能分泌抗体。②实验小鼠感染利什曼原虫、血吸虫等，可诱生、激活 Treg 细胞。③体内产生虫源性淋巴细胞毒性因子，如肝片形吸虫的分泌排泄物可使淋巴细胞凝集；曼氏血吸虫可产生一种热稳定糖蛋白，直接抑制 ADCC 效应。

（王福生　徐若男　郑　芳）

jìshēngchóng miǎnyì táoyì

寄生虫免疫逃逸（parasite immune escape） 寄生虫在生物长期进化中以及与宿主免疫系统相互作用中，由于各种选择压力，

形成对宿主及环境变化的适应性，获得某些独特的自我保护功能，从而可逃避宿主的免疫攻击并在宿主体内存活、发育和繁殖。寄生虫能通过以下种途径逃逸宿主免疫攻击：

虫体免疫原性改变 ①抗原变异：寄生虫通过改变自身抗原成分而逃避宿主免疫系统攻击，如某些血液内寄生原虫（如非洲锥虫）的表膜抗原表型易变，导致宿主体内特异性抗体不能与新的变异体发生反应。此外，某些肠道寄生虫在生活周期不同阶段其抗原免疫原性发生改变。②分子模拟和抗原伪装：前者指寄生虫可表达与宿主抗原相似的成分，后者指寄生虫将宿主抗原结合至虫体表面。上述两种情况均可干扰宿主免疫系统对寄生虫抗原的识别，如血吸虫肺期童虫可能借助此机制而逃避机体免疫系统攻击。此现象也是诱发机体产生免疫病理应答的重要原因。

解剖部位的隔离作用 指侵入机体免疫豁免区（包括胎儿、眼前房组织、脑、睾丸、胸腺等器官和组织）的寄生虫可能免遭免疫系统攻击，如细胞内寄生虫（红细胞内寄生的疟原虫、巨噬细胞内寄生的利什曼原虫、肌细胞内寄生的旋毛幼虫包囊等）与宿主免疫系统隔离，从而逃避宿主的免疫攻击；寄生于脑部的猪囊尾蚴可激发脑组织产生轻度反应，形成包膜包绕虫体，连同囊尾蚴体壁细胞分泌的 B 抗原，共同构建具有保护作用的微环境，阻断宿主免疫系统与囊体接触，使之逃避宿主免疫攻击。

产生免疫负调节分子 ①寄生虫释放某些可溶性抗原，或蠕虫虫体不断脱落抗原，从而中和或阻断特异性抗体的免疫保护作用。②诱导宿主产生封闭抗体，如感染曼氏血吸虫、丝虫和旋毛虫的宿主体内检出封闭抗体，后者与虫体结合，可阻断保护性抗体的作用。③释放某些抑制性因子而直接下调宿主免疫应答，如某些寄生虫虫体或分泌物（酶或毒素）具有抗补体作用，可降解补体、抑制补体激活或抵抗补体介导的溶破作用。

干扰信号转导通路 如利什曼原虫感染巨噬细胞后，可干扰巨噬细胞内信号转导，通过影响保护性免疫应答而有利于寄生虫存活；啮齿动物的丝状线虫棘唇线虫分泌一种含磷酸胆碱的糖蛋白（ES-62），干扰 T 细胞和 B 细胞内蛋白激酶（PK）C、Ras、丝裂原激活蛋白激酶（MAPK）和磷酸肌醇 3-激酶（PI3K）等信号转导途径。

（王福生　徐若男）

jìshēngchóng kàngyuán wěizhuāng

寄生虫抗原伪装（parasite antigen disguise）

寄生虫通过隐蔽其自身抗原而逃避宿主免疫识别、从而干扰宿主对其产生免疫应答的一种方式。机制为：虫体体表被宿主抗原包被；虫体体表表达宿主样分子（即抗原模拟）；某些寄生虫（如血吸虫）抗原其免疫原性极低，从而干扰宿主免疫系统识别。此外，已发现其他微生物也存在抗原伪装的现象，如 HIVgp120 的某些表位与人体某些蛋白片段在结构上相似，被视为 HIV 的抗原伪装；覆盖于 A 群链球菌的透明质酸囊对宿主无免疫原性，被视为该细菌的抗原伪装。

（王福生　徐若男）

zìshēn miǎnyìbìng

自身免疫病（autoimmune disease，AID）

机体免疫系统针对自身组织产生异常应答并造成自身组织损伤所引发的疾病。

研究过程 早在 1901 年德国免疫学家保罗·埃尔利希（Paul Ehrlich）即预测了自身抗体的存在，将其命名为"恐怖的自身毒素"，并提出自体毒性威胁理论。

发现病理性自身抗体 1904 年，尤利乌斯·多纳特（Julius Donath）和美国生理学家卡尔·兰德施泰纳（Karl Landsteiner）在阵发性血红蛋白尿症患者体内检出抗自身红细胞抗体，这是人体内首例被发现自身抗体；1940 年，瓦勒（Waaler E）观察到类风湿关节炎（RA）患者血清可使被兔抗羊红细胞抗体包被的绵羊红细胞发生凝集，并建立最早的类风湿因子检测方法，即瓦勒-罗斯（Waaler-Rose）试验；1956 年，英国免疫学家伊万·罗伊特（Ivan M. Roitt）在桥本甲状腺炎（慢性淋巴细胞性甲状腺炎）患者血清中检出高效价抗甲状腺球蛋白抗体（ATG）；霍尔曼（Holman H）在系统性红斑狼疮（SLE）中发现抗核抗体；1964 年，宁修斯（Nienhuis RL）和曼德玛（Mandema E）在 RA 患者血清中检出抗核周因子的抗体。

随着病理性自身抗体不断被发现，人们逐渐认识到病理性自身抗体是 AID 的重要启动因素，在 AID 发生发展中起重要作用。

发现自身抗原 1910 年，埃尔施林（Elschling H）首先提出葡萄膜色素是引起实验性自身免疫性葡萄膜炎的主要抗原物质。1964 年，拉希（Rahi AH）证明，接种此抗原的动物均发生不同程度眼内炎症，并证实视网膜组织中至少有两种相关的抗原成分，即可溶性 S 抗原和颗粒性抗原。1995 年，卡拉扬尼蒂斯（Carayanniotis G）用提取的促甲状腺激素受体（TSHR）胞外段免疫不同种属小鼠，在小鼠体内检出抗TSHR抗体。2004年，库图佐夫（Koutouzov S）发现核小体可能是SLE的始动抗原，抗核小体抗体是该病最先出现的自身抗体。继而发现，含核内小分子核糖核蛋白（snRNP）的Sm抗原也是SLE的重要抗原之一。其后，应用合成的Sm核心抗原B/B的主要线性表位肽免疫家兔，可诱导抗该线性表位的抗体产生，并产生抗Sm B/B其他表位及其他抗原的抗体，提示表位扩展可能是诱导SLE自身免疫应答和产生多种自身抗体的主要机制之一。

建立自身免疫病动物模型 验证自身免疫是否与疾病发生及损害有关，最直接的方法是开展相关的动物实验。建立自身免疫病动物模型的原理为：应用某些具有特定遗传背景的动物品系，通过注射自身组织或特定蛋白质短肽，同时注射含结核分枝杆菌的完全弗氏佐剂，直接诱导针对自身组织的适应性免疫应答。上述模型是在人为控制的特殊条件下建立，却相对真实地重复了人类自身免疫病的发病过程，从而提供了适用于研究自身免疫病的工具（表）。1925年，科里茨朔纳（Koritschoner R）和施魏伯格（Schweinburg FB）用正常人脊髓组织接种家兔皮下，14天后家兔出现体重下降、后肢软瘫、脊髓充血水肿、神经细胞退行性病变等症状，由此建立了最早的实验性自身免疫性脑脊髓炎（EAE）动物模型。1956年，罗斯（Rose NR）和维特斯基（Witebsky E）用含完全弗氏佐剂的兔甲状腺提取液免疫家兔，成功诱导抗甲状腺抗原的抗体产生，并引发甲状腺慢性炎症。

通过不断建立新的AID动物模型，证实联合注射自身抗原和弗氏完全佐剂可诱导实验动物产生自身免疫应答，并能诱发某些器官特异性AID，从而有效促进了对AID发病机制的研究。

自身免疫病临床试验 1956年，亚当斯（Adams DD）和珀维斯（Purves HD）分别发现，格雷夫斯（Graves）病患者血清存在一种长效甲状腺刺激素（LATS），具有类似促甲状腺激素（TSH）的作用，可刺激甲状腺合成、分泌甲状腺素，首次证实了Graves病的自身免疫性发病机制。1964年，克里斯（Kriss JP）进一步证实LATS为一种IgG类自身抗体，通过与甲状腺细胞表面TSH受体结合而发挥作用。

发现天然自身抗体 早在1927年，生理学家卡尔·兰德施泰纳即提出正常人血清存在抗RBC的凝集素，是一种天然自身抗体（NAA）。NAA指在无任何抗原主动免疫的情况下，正常机体所产生、针对自身抗原的抗体。斯蒂芬·博伊登（Stephen Boyden）和尼尔斯·卡伊·热尔纳（Niels Kaj Jerne）认为，NAA的基本功能是调控机体的正常自身免疫应答，维持免疫自稳。1996年，科恩（Cohen IR）提出NAA可防止AID发生的假说。1999年，林德伯格（Lindberg B）提出NAA对病理性自身抗体的产生具有抑制作用。1974年，热尔纳提出抗体分子的独特型-抗独特型免疫网络学说，为体内存在NAA及其生理意义提供了有力佐证。已证实，NAA在维护机体免疫平衡、调节生理功能、抵御感染、肿瘤监视等方面具有重要意义。

发现自身免疫病易感基因 AID的遗传倾向性早已被人们所认识，但直至20世纪70年代，才逐渐发现不同AID的易感基因：1973年，布鲁尔顿（Brewerton DA）和施洛斯坦（Schlosstein L）发现人类HLA-B27与强直性脊柱炎（AS）呈强相关性，AS患者

表　常用的自身免疫病动物模型

人类疾病	动物模型	模型建立
1型糖尿病	非肥胖性糖尿病（NOD）小鼠	自发患病
自身免疫性甲状腺炎	肥胖品系（OS）鸡	自发患病
强直性脊柱炎	HLA-B27转基因大鼠	自发患病
多发性硬化	实验性自身免疫性脑脊髓炎（EAE）小鼠	使用小鼠髓鞘抗原（如髓鞘碱性蛋白、髓鞘少突胶质糖蛋白及其多肽、髓鞘蛋白脂蛋白及其多肽等）免疫大鼠、小鼠或豚鼠
系统性红斑狼疮	MRL-lpr/lpr小鼠	自发患病
系统性红斑狼疮	NZB/NZW小鼠	NZB/NZW小鼠杂交1代可自发患病
类风湿关节炎	胶原或佐剂诱导类风湿关节炎小鼠	用II型胶原免疫大鼠、小鼠；向大鼠等动物关节腔直接注射佐剂
类风湿关节炎	SKG小鼠	自发患病
类风湿关节炎	IL-1Ra基因敲除小鼠	自发患病
舍格伦综合征	NOD. B10-H2^{b}小鼠	自发患病
重症肌无力	诱导产生AChR抗体/大量注射AChR	用AChR蛋白免疫大鼠或小鼠；直接注射抗AChR抗体

中 HLA-B27 阳性率高达 96% 以上，而正常人群仅为 4%～7%；1978 年，赖纳特森（Reinertsen JL）发现，高加索人种 SLE 患者 HLA-DR2 和 HLA-DR3 频率高，且 HLA-DQ1 和 HLA-DR52 频率也高；1999 年，克兰内（Cranney A）报道，HLA-DR4 阳性 RA 患者的关节慢性炎症及关节破坏程度较为严重；1997 年，Nagamine K 发现，自身免疫调节因子（AIRE）基因突变可导致自身免疫性多内分泌腺综合征；2000 年，克里斯蒂安森（Kristiansen OP）发现，CTLA4 基因 - 1722 多态性与多种 AID 相关。

全基因组关联研究（GWAS）为全面系统地研究复杂疾病的遗传因素奠定了基础。自 2006 年始，GWAS 被用于在全基因组水平分析 AID 的遗传特点及其在不同国家、不同人群的差异，从而鉴定和确认与 1 型糖尿病、RA、SLE、多发性硬化（MS）及克罗恩（Crohn）病、原发性胆汁性肝硬化等多种 AID 密切相关的等位基因位点，探明新的 AID 易感基因及染色体区域，为阐明 AID 的发病机制提供了更多线索。

分类 按自身免疫应答所针对的靶抗原及受损组织、器官的分布，分为以下两类：

器官特异性自身免疫病 一类病变仅局限于某一特定器官、由针对特定器官靶抗原的自身免疫应答所致的疾病。此类疾病组织器官的病理损害和功能障碍仅局限于自身抗体和（或）自身反应性淋巴细胞所针对的特定器官。此外，某些自身抗体可通过对靶器官的过度刺激或抑制而引发器官特异性功能异常型 AID，如 Graves 病、慢性淋巴细胞性甲状腺炎、1 型糖尿病、重症肌无力、MS 等。

器官非特异性自身免疫病 一类由针对多器官和组织靶抗原的自身免疫应答所致的疾病，亦称全身性/系统性自身免疫病。此类疾病的自身靶抗原为多器官、组织所共有（如染色质、双链 DNA、组蛋白和 RNA 等），病变可累及多个系统和器官（尤其是结缔组织），多属结缔组织病或胶原病。此类 AID 的典型疾病是：①SLE：受累器官包括皮肤、关节、肾、肺、心等，体内可检出抗多种细胞核成分（dsDNA、核小体等）的高效价自身抗体，病变累及多器官和组织（包括皮肤、肾、脑等）。②RA：受累器官包括全身关节、肺、心脏等多器官，患者体内可检出针对变性 IgG 的高效价自身抗体（即类风湿因子）。同时，即使器官特异性自身免疫病，患者体内通常也可能检出针对其他组织器官的自身抗体。

临床所见多数 AID 属器官非特异性，或介于器官特异性与系统性 AID 之间，通常以某个器官病变为主，同时不同程度影响其他器官。

此外，AID 也可按受累的组织器官系统（结缔组织、神经肌肉、内分泌系统、消化系统、泌尿系统、血液系统等）、与外因或其他疾病关联（继发性、原发性）、病程（急性、慢性）等进行分类。

基本特征 确定 AID 需具备如下 3 个基本特征：①患者血液中可检出高效价的自身抗体和（或）自身反应性淋巴细胞。②患者组织器官的病理特征为免疫性炎症，且损伤范围与自身抗体或自身反应性淋巴细胞所针对的抗原分布相对应。③应用相同抗原可在某些实验动物复制出相似的疾病模型，并能通过转输自身抗体或相应自身反应性淋巴细胞而使疾病在同系动物间转移。

此外，AID 通常还具有如下特点：病因多不明，常呈自发性或特发性，某些与病毒感染或服用某类药物有关；病程一般较长，多呈反复发作和慢性迁延的过程，病情严重程度与自身免疫应答强度呈平行关系；有遗传倾向，但多非单一基因作用的结果，HLA 基因在某些 AID 病理过程中起重要作用；女性发病多于男性，老年多于青少年；多数患者血清可检出抗核抗体；易伴发免疫缺陷病或恶性肿瘤。

发病机制 机体免疫系统具有识别"自己"和"非己"的能力，即对非己抗原产生有效免疫应答，保护机体抵御外来抗原（如病原体）侵袭，同时对自身组织产生免疫耐受，保持无应答或低应答状态，从而防止自身免疫病发生。迄今对 AID 发病机制的了解十分有限，原因为：①自然状态下，人类 AID 是自发获得，难以确定特定时间点以供观察，故以人作为研究对象具有较大局限性。②探讨自身抗体、自身反应性 T 细胞参与疾病发生的作用，一般仅涉及自身免疫损伤，而对产生异常自身免疫应答的始动机制，还知之甚少。

AID 发病的根本原因是机体免疫自稳状态被打破，针对自身组织产生异常免疫应答，形成大量针对自身抗原的自身抗体和自身反应性淋巴细胞，这些效应分子和效应细胞可通过各种途径引发表达相应自身抗原的组织发生免疫性炎症，导致机体组织损伤或功能异常，出现相应临床症状。一般认为，遗传因素和环境因素（毒素、药物和感染等）共同参与了 AID 的发生：①NOD 鼠一般均会患糖尿病，但不同个体患病的年龄各异；不同实验室的 NOD 鼠，其发病的动态曲线亦各异，某些环境因素作用下，部分 NOD 小鼠甚至可完全逃避患病。②在人类，同卵双生子患同一种 AID 的一致率也远未达到 100%。

诱因 多种诱因参与 AID 的发生：

隐蔽抗原释放 指某些组织成分由于其解剖位置的特殊性，正常情况下终生未与免疫系统接触，这些组织所表达的特异性蛋白称为隐蔽抗原（如眼晶状体、葡萄膜和精子等），导致机体不能建立对这些组织的免疫耐受。由于感染或外伤等原因（如交感性眼炎等）使隐蔽抗原被释放，则可诱导机体产生相应免疫应答，导致 AID 发生。

自身抗原性质改变 理化因素（如 X 射线、药物等）或生物（如病毒感染）因素可直接引起组织抗原变性，或改变细胞代谢过程相关基因表达，从而改变自身抗原的性质并激发自身免疫应答，导致 AID（如自身免疫性溶血性贫血、特发性血小板减少性过敏性紫癜等）。

交叉反应 某些外源性抗原（如病毒、微生物等）与人体某些组织抗原有相似或相同的抗原表位（称为共同抗原），机体免疫系统针对这些外源抗原而产生的特异性抗体和免疫效应细胞，可识别携带相同或相似表位的自身抗原，导致相应自身组织损伤。A 群溶血性链球菌与人心肌间质或肾小球基膜有共同抗原，故链球菌感染后易发生风湿性心脏病或肾小球肾炎。

遗传因素 先天易感性遗传因素（如特定型别的 HLA 抗原）与 AID 发生相关。

多克隆 B 细胞活化 某些外源或内源性 B 细胞激活剂（如细菌脂多糖、抗 Ig 抗体等），可直接活化多克隆 B 细胞（包括针对自身抗原的 B 细胞），产生自身免疫应答。

T/B 细胞旁路激活 病毒感染和器官移植等情况下，自身反应性 B 细胞在识别其他抗原的 T 细胞辅助下而被激活，产生高效价自身抗体并发生 AID。

免疫调节异常 机体免疫调节异常，打破自身耐受，使原本处于严格控制下的外周自身抗原特异性淋巴细胞可被重新激活，从而攻击自身组织并导致 AID。

微小 RNA 表达异常 微小 RNA（miRNA）是细胞内一类含 18～25 个碱基的非编码单链小 RNA 分子，其与特定的靶 mRNA 结合，可降解 mRNA 或抑制靶 mRNA 翻译，从而调控目的基因表达。miRNA 在免疫细胞分化发育、免疫调节中发挥重要作用。

已发现，miRNA 表达异常与 AID 发病相关。RA 患者外周血单个核细胞内 miR-146a 和 miR-16 表达增加，且与疾病的活动度相关；与骨关节炎相比，RA 关节滑液和成纤维细胞内 miR-155 表达增高，可能通过调节滑液成纤维细胞中基质金属蛋白酶 3（MMP-3）参与组织损伤（*MMP-3* 是 miR-155 的靶基因）。

防治原则 关键是维持或恢复机体对自身抗原的免疫耐受状态，如严格预防和控制病原体感染，能很大程度上防止由于隐蔽抗原释放、自身抗原性质改变和抗原间交叉反应等原因而产生大量自身抗原特异性淋巴细胞，从而预防 AID 发生。

常规治疗方法为：①抗炎疗法（如应用糖皮质激素等）：通过抑制炎症而缓解病情。②使用免疫抑制剂（如环孢素 A 等）：通过抑制淋巴细胞活化和增殖而缓解病情，但此类药物常造成免疫力低下，易并发感染。③抑制细胞代谢类药物（如甲氨蝶呤等）：通过抑制自身特异性淋巴细胞增殖和分化，达到缓解病情的目的，但此类药物也可杀伤正常细胞，常有很大毒副作用。④特异性抗体可特异性阻断参与免疫病理过程的某些炎性因子（如 TNF-α）或清除特定免疫细胞（如抗 CD20 抗体可清除 B 细胞）。⑤融合蛋白：可竞争性抑制炎性分子与相应受体结合，从而阻断其生物学效应，如 TNFRII-Ig 和 CTLA-4-Ig 等。⑥胸腺切除和血浆置换：通过阻断成熟 T 细胞来源（胸腺）和清除血浆中大量自身抗体、抗原抗体复合物，缓解、改善自身免疫病症状。

此外，已建立若干免疫干预疗法，如用细胞因子调节免疫功能、口服自身抗原或注射细胞而诱导免疫耐受等，但尚处于实验室或临床前阶段。

(高晓明 司传平)

mǐanyì zìwěn

免疫自稳（immune homeostasis） 机体免疫系统及其功能保持相对稳定的现象。机体维持免疫自稳，可及时清除体内损伤、衰老、变性的细胞和免疫复合物等，而对自身组织保持免疫耐受；该功能失调，则可出现生理功能紊乱或引发自身免疫病。

健康人体内，外源病原体入侵或致病自身抗原出现均可导致免疫失衡，免疫系统通过启动适度免疫应答，可使机体恢复至正常的健康状态。病原体通过皮肤、鼻腔或消化道侵入机体后，固有免疫细胞可快速产生某些抑菌和杀菌物质，清除大多数入侵者；然后，免疫细胞启动适应性免疫应答，进一步清除入侵的病原体及被其感染的细胞，使机体恢复至被感染前的状态，从而完成一个免疫自稳周期。

保持淋巴细胞数目恒定是机体维持免疫自稳的最重要机制，机体日常所接触的抗原（尤其是病原体）在此过程中发挥重要作用。这些抗原可诱导机体产生一定量记忆性淋巴细胞，一旦再次遭遇相同抗原，即快速启动免疫应答并清除病原体，从而使机体保持相对稳定的免疫平衡状态。免疫自稳对维持机体健康状态极为重要。免疫自稳一旦遭破坏，机体免疫系统功能即失衡：若免疫系统应答迟钝或效应低下，可能出现严重免疫性疾病，如免疫系统不能及时识别肿瘤细胞所发出的危险信号并清除之，可能导致癌症；若免疫系统处于亢奋、过度活跃状态，则可能产生异常自身免疫应答，导致自身免疫病发生。

（高晓明）

自身耐受（autologous tolerance）

机体免疫系统对自身抗原的特异性无应答状态。1945 年，美国免疫学家雷·欧文（Ray D. Owen）发现（图）：遗传背景不同的异卵双生小牛因共用 1 个胎盘（胎盘血管融合）可发生血液交流，呈天然联体共生。出生后，每一孪生个体体内均含对方不同血型的血细胞，但不发生排斥，称为血型嵌合体。孪生个体间彼此进行植皮也不发生排斥反应，但不能接受其他无关个体的皮肤移植。这种胚胎期形成的耐受称为天然自身免疫耐受。1952 年，

邓希福德（Dunsford）在 1 例献血者血液中，发现存在 2 种不同血型的红细胞，这是在人类确认的首例血型嵌合体。迄今国际上已报道 70 余例先天性血型嵌合体，体内均存在 2 种不同血型的红细胞群。

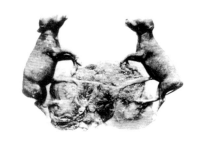

图　异卵双生小牛的血型嵌合体

自身耐受形成机制尚未被完全阐明，可能为：识别自身组织抗原的 T/B 细胞在中枢免疫器官通过阴性选择而被清除；成熟 T/B 细胞在外周遭遇自身抗原而导致克隆失能、克隆清除或免疫忽视。已提出如若干学说阐述自身耐受的机制，如禁忌克隆（克隆选择学说）、克隆清除、克隆失能、克隆流产、受体编辑等学说。

此外，其他因素（如调节性 T 细胞及某些细胞因子的抑制作用、相关信号转导障碍、免疫隔离等）也可能参与自身耐受形成。

（秦志海　郑德先）

禁忌克隆（forbidden clone）

由于胚胎期与相应抗原接触而被清除或失活的淋巴细胞克隆（通常为自身反应性淋巴细胞克隆）。禁忌克隆的概念是克隆选择学说要点之一：某一淋巴细胞克隆若在胚胎期识别相应自身抗原，即被破坏、清除或抑制；该个体出生后再接触同一抗原，即表现为对此抗原的无应答（即形成耐

受）。病理条件下，某些未被清除的禁忌克隆可对自身抗原产生应答，从而导致自身免疫病。

（秦志海　郑德先）

克隆清除（clone deletion）

T 细胞（在胸腺）、B 细胞（在骨髓）发育过程中，针对自身抗原的 T/B 细胞因凋亡而被清除的现象。是一种阐述自身耐受机制的学说，又称克隆丢失。人体内存在大量具有免疫活性的淋巴细胞克隆，每个克隆均表达可特异性识别相应抗原表位的受体（即 TCR 和 BCR）。T 细胞在胸腺内发育过程中，大量未成熟的自身反应性 T 细胞通过其 TCR 结合自身抗原而发生克隆清除（即阴性选择），这是机体维持自身耐受的有效机制。

但克隆清除不能解释某些免疫学现象：①机体已建立的免疫耐受可被破坏，从而对相应耐受原重新产生应答。②给已建立耐受的动物过继转移同品系正常动物的淋巴细胞，并不能使动物恢复对耐受原的免疫应答。③将已建立耐受动物的淋巴细胞转移至同品系正常动物体内，可使其产生对相同抗原的耐受性。④成年机体对大多数自身抗原虽表现为免疫耐受，但体内仍存在可针对自身抗原产生免疫应答的 T/B 细胞克隆。

另一方面，由于胸腺（或骨髓）功能障碍或微环境发生改变，自身反应性淋巴细胞可能逃避阴性选择，免于被排除，该克隆一旦进入外周，可对相应的自身抗原产生免疫应答，引起自身免疫病（AID）。自身免疫调节因子（AIRE）基因缺失导致外周组织抗原在胸腺上皮细胞表达受阻，使相应自身反应性 T 细胞逃避

阴性选择而进入外周，造成多个内分泌腺（如胰腺等）的受损，引起自身免疫性多内分泌病-念珠菌病-外胚层营养不良症（APECED）。

（秦志海 高晓明）

kèlóng shīnéng

克隆失能（clonal anergy）

T细胞、B细胞虽表达特异性受体（TCR 或 BCR），但对相应抗原处于特异性无应答或低应答的现象。又称克隆无应答性，是一种阐述自身耐受机制的学说。成熟 T 细胞活化需双信号刺激，即 TCR 识别抗原肽-MHC 复合物提供的第一信号，以及 T 细胞和抗原提呈细胞表面共刺激分子相互作用而提供的第二信号，若仅获得第一信号而缺乏第二信号，则该 T 细胞克隆不能被活化，而处于无应答（失能）状态；成熟 B 细胞 BCR 识别抗原而获得第一信号，若缺失辅助性 T 细胞与之相互作用而提供的第二信号，则该 B 细胞克隆也不能被活化，而处于失能状态。

（郑德先）

kèlóng liúchǎn

克隆流产（clonal abortion）

个体和淋巴细胞发育过程中，自身反应性淋巴细胞克隆可通过关闭或下调抗原受体表达而处于抑制状态，即发生克隆失活（即克隆流产），从而使机体产生自身耐受。克隆流产是阐述自身耐受机制的学说之一，1974 年由澳大利亚免疫学家古斯塔夫·诺萨尔（Gustav Nossal）提出。

（秦志海 郑德先）

shòutǐ biānjí

受体编辑（receptor editing）

自身反应性 B 细胞接受自身抗原刺激后可重新启动免疫球蛋白（Ig）基因重排，产生表达新 BCR

的 B 细胞克隆，不再对自身抗原产生应答，从而形成自身耐受，是一种阐述自身耐受机制的学说。机制为：自身反应性 B 细胞受抗原刺激后，可上调 RAG1 和 RAG2 表达，通过重排内源性 Ig 基因，产生新的重链或轻链（主要是后者）的 V 区（受体编辑主要发生在 V 区），从而改变 BCR 识别抗原的特异性，使之不再与自身抗原结合。正常情况下，由于骨髓微环境所提供的某种独特信号，使受体编辑仅发生于骨髓中未成熟 B 细胞。借助受体编辑，使 B 细胞有机会进行自我修正，从而避免阴性选择所致的凋亡，也有助于增加 BCR 多样性。

但通过受体编辑而改变 BCR 特异性，并不能删除此前已产生的自身反应性重链或轻链基因，导致 B 细胞可能具有不止一种抗原特异性，从而成为等位包容的 B 细胞。某些情况下，被沉默的自身反应性重链或轻链基因可能再次表达，从而引发自身免疫病。此外，受体编辑可能导致 DNA 断裂，若处于 B 细胞分裂过程中，将显著增加染色体易位和 B 细胞肿瘤发生的危险。

（张 毓）

zìshēn miǎnyì yìngdá

自身免疫应答（autoimmune response）

免疫系统识别自身抗原并针对自身抗原产生应答及发挥免疫效应的过程。可分为生理性自身免疫应答和病理性自身免疫应答。健康个体体内存在一定量自身反应性淋巴细胞和多种自身抗体（如抗独特型抗体、抗核抗体、抗线粒体抗体和类风湿因子等）。这种低水平的自身免疫应答及其产物对机体无害甚至有益，称为生理性自身免疫应答，如多数自身抗体效价较低，参与清除

衰老蜕变的自身成分，但并不足以引起自身组织损伤，亦称为生理性自身抗体。

与生理性自身免疫应答相反，病理性自身免疫应答的产物通常会导致自身组织病理性损伤甚至自身免疫病，通常发生于下列情况：①隐蔽抗原释放：此类抗原通常与免疫系统隔离，故被免疫系统视为"非己"抗原，从而对其产生应答并发动攻击。②免疫耐受被打破：通常由自身抗原性质改变、自身与外源抗原间交叉反应或机体免疫耐受失调所致。

由此可见，生理性自身免疫应答是受机体严格控制的低强度免疫应答过程，一旦过度，即可能转变为病理性自身免疫应答。两类自身免疫应答的产生，取决于自身抗原的类型，并受机体免疫系统调控，但机制尚不明。

（高晓明）

zìshēn kàngtǐ

自身抗体（autoantibody）

由于表位扩展、性质改变或隐蔽抗原释放等原因，自身抗原刺激机体所产生的针对自身细胞及细胞组分、组织、器官的抗体。健康机体内存在一定水平的自身抗体（如抗独特型抗体、抗核抗体、抗线粒体抗体等），效价较低，可参与清除衰老蜕变的自身成分，但不足以损伤自身组织，故称为生理性自身抗体。某些情况下，人体内可产生高水平、高亲和力的自身抗体。这些自身抗体会攻击机体自身细胞、组织、器官，引起炎症反应，导致自身组织损伤甚至自身免疫病，被称为病理性自身抗体。产生自身抗体的机制主要为：免疫耐受机制被打破；外来抗原与自身抗原具有相似或相同表位，导致交叉反应；隐蔽抗原释放；B 细胞旁路激活等。

血清中高水平自身抗体对某些自身免疫病的检测和临床诊疗具有重要价值，如血清中抗环瓜氨酸肽抗体是类风湿关节炎特异而敏感的早期诊断指标，且阳性者易出现或发展为严重的关节骨质破坏。

（高晓明）

lèifēngshī yīnzǐ
类风湿因子 （rheumatoid factor，RF）

抗变性 IgG 的自身抗体，因多出现于类风湿关节炎（RA）患者（血清或滑膜液）而得名。免疫应答所产生的 IgG 抗体与相应抗原结合可发生变性，此外炎症等病理条件下关节滑膜或其他部位也可产生不正常的 IgG。这些变性 IgG 作为新出现的自身抗原，刺激免疫系统产生相应抗体，即类风湿因子。通常为 IgM 类，但也存在 IgA、IgG 和 IgE 类的 RF。为 RA 的主要血清学标志之一，患者中阳性率约为 80%，RF 阳性人群罹患 RA 的风险升高 20~40 倍。RA 患者出现临床症状数月至数年可在体内检出 RF，持续高效价 RF 提示病情处于活跃期，且骨侵蚀发生率高，常伴有皮下结节或血管炎等全身并发症，提示预后不佳。

尽管 RF 是 RA 的敏感标志之一，但缺乏特异性，其他疾病（如系统性红斑狼疮及硬皮病）患者 RF 的阳性率为 20%~30%，甚至正常人体内也可检出。生理性 IgM 类 RF 具有免疫调节作用，可通过激活补体而清除致病微生物，或通过清除免疫复合物而使机体免受循环复合物的损伤。病理性 IgG 类 RF 与变性 IgG 结合可形成免疫复合物，沉积于关节滑膜等部位，通过激活补体，可导致慢性、渐进性免疫炎症性损伤。

（高晓明）

kàngshuānglián DNA kàngtǐ
抗双链 DNA 抗体 （anti-double strand DNA antibody）

抗核抗体的一种类型，可与 DNA 外围区的脱氧核糖磷酸框架结合而形成免疫复合物。又称抗天然 DNA 抗体。几乎全部系统性红斑狼疮（SLE）患者体内可检出抗双链 DNA 抗体升高。某些 SLE 患者体内，DNA 大分子可存在于循环血液或黏附于多种器官（如肾、肺和脑）微血管，通过与血液中抗双链 DNA 抗体结合而形成循环免疫复合物，导致组织损伤。抗双链 DNA 抗体效价通常与 SLE 病情呈正相关，是该病的一种病理性标志。此外，通常临床症状出现前（2.7~9.3 年）血清中即可检出抗双链 DNA 抗体，可作为 SLE 发病的一个预测指标。

（高晓明）

zìshēn fǎnyìngxìng línbāxìbāo
自身反应性淋巴细胞 （auto-reactive lymphocyte）

可识别自身抗原并发生克隆扩增的淋巴细胞群。此类细胞包括 T 细胞和 B 细胞，二者可分别通过表面受体（TCR 或 BCR）特异性识别自身抗原。B 细胞和 T 细胞分别在骨髓和胸腺发育过程中，通过阴性选择而清除绝大部分自身反应性淋巴细胞，由此建立中枢免疫耐受。极少数"侥幸"逃脱至外周免疫系统的自身反应性淋巴受体内多种机制调控而"失能"，不能对自身抗原产生有效免疫应答，此即外周免疫耐受。

自身反应性 T 细胞是一类具有自身免疫潜能、可识别自身抗原并发生克隆扩增的 T 细胞。T 细胞在胸腺中发育过程中经历阴性选择，多数自身抗原特异性 T 细胞被清除，但由于某些自身抗原在胸腺中并不表达，故相应的特异性 T 细胞克隆未被清除，它们在胸腺中发育成熟并进入外周，成为具有自身免疫潜能的 T 细胞。正常机体通过精密的调控机制，使这些 T 细胞处于活性封闭状态。一旦免疫耐受机制被打破，自身反应性 T 细胞即被激活和扩增，分化为自身攻击性 T 细胞，可识别、攻击表达相应自身抗原的组织细胞，导致组织损伤甚至自身免疫病（AID）。1 型糖尿病中，自身攻击性 CD8+T 细胞可识别胰腺 B 细胞，通过直接杀伤这些分泌胰岛素的细胞，导致 1 型糖尿病发生。

下述情况下，自身反应性淋巴细胞可在外周激活并发生克隆增殖：免疫耐受机制被打破，大量自身反应性淋巴细胞进入外周，或外周的自身反应性淋巴细胞重新激活；外来抗原与自身抗原间出现交叉反应；隐蔽抗原释放；淋巴细胞旁路激活等。

体内自身反应性淋巴细胞出现克隆增殖并产生效应分子（如自身抗体等），是 AID 的发病原因和标志，具有重要临床意义。但在多数 AID（如类风湿关节炎）中，自身反应性淋巴细胞所识别自身抗原的性质尚不清楚。

（高晓明）

yíchuán yìgǎnxìng
遗传易感性 （genetic susceptibility）

由于遗传因素而易患某种疾病或易出现某些症状的特性。自身免疫病（AID）具有家族遗传倾向，其易感性与遗传因素密切相关，如单卵双生子患同一 AID 的概率（12%~60%）明显高于异卵孪生子（5%）；同一家族不同成员可易感相同或不同的 AID；某些 AID 与性染色体相关；某些动物品系，如 NZB 小鼠、NZB/NZW F1 代杂交小鼠、非肥胖性糖尿病（NOD）小鼠、肥胖品系（OS）鸡等高发 AID。

个体遗传背景与 AID 易感性相关的机制是：①遗传因素可控制机体针对特定（自身）抗原产生应答以及应答的强度，其中尤以 MHC 基因的作用最为重要。②免疫应答和免疫耐受的建立有赖于多种免疫分子参与，若相关分子编码基因异常，可影响免疫耐受的维持，表现为对 AID 易感。

HLA 基因与 AID 易感性关联

在诸多遗传因素中，HLA 与 AID 关联引起广泛关注。大样本群体分析发现，携带某些 HLA 等位基因（尤其是 HLA Ⅱ类基因）或单体型的个体患特定 AID 的频率远高于正常人群。1 型糖尿病与 HLA-DR3、-DR4、-DQ2、-DQ8 关联；类风湿关节炎（RA）与 HLA-DR4 关联；高加索人群中，90%强直性脊柱炎（AS）与 HLA-B27 关联；携带 HLA-B8、-Dw3、-DR3 单体型的个体，其发生 AID 的危险远比携带其他单体型的个体高。

已发现，不同人群中 AID 与 HLA 关联的情况并非完全一致，如高加索人群中 RA 与 HLA-DRB1*04 紧密关联，而西班牙和非洲人群中并非如此；不同种族中，硬皮病（SD）与不同 HLA 等位基因关联；重症肌无力（MG）仅在亚洲人中与 HLA-B46 关联；早年发病的 MG 与 HLA-B8 和 HLA-DR3 关联，而晚年发病的 MG 与 HLA-B7 和 HLA-DR2 关联。另外，HLA 还可能与对特定 AID 的抗性关联，如携带 HLA-DQ6、HLA-DR2 等位基因者不易患 1 型糖尿病。

HLA 与 AID 易感性关联的机制尚不明。理论上，机体启动自身免疫应答的前提是，自身反应性 T 细胞识别自身抗原肽 - MHC 分子复合物而被激活。换言之，特定 MHC 等位基因产物能否有效提呈特定自身抗原肽，决定携带该 MHC 等位基因的个体是否易感某种 AID。有关 HLA 与 AID 易感性关联的机制已提出若干假说：①选择性假说：认为特定 HLA 等位基因产物与某些自身抗原肽结合的亲和力极低，致使相应自身反应性 T 细胞克隆逃避阴性选择而得以保存，中枢耐受机制发生障碍。②分子模拟假说：认为特定 HLA 等位基因产物能更有效地提呈与自身抗原相似的病原体抗原，以分子模拟方式引发自身免疫病。③基因连锁不平衡假说：认为某些 MHC 等位基因与 AID 致病基因呈连锁不平衡。

非 HLA 基因与 AID 易感性关联　与 AID 易感性关联的非 HLA 基因包括参与抗原清除（如参与清除免疫复合物的补体组分）和抗原提呈的基因、参与信号转导的基因、共刺激分子基因、凋亡基因和细胞因子基因等：①自身免疫调节因子单基因缺失者，其胸腺上皮细胞表达外周组织抗原受阻，使相应自身反应性 T 细胞在胸腺发育时逃避阴性选择而进入外周，导致多个内分泌腺（如胰腺）受损，可引起自身免疫性多内分泌病 - 念珠菌病 - 外胚层营养不良症（APECED）。②补体 C1q、C3 或 C4 纯合子基因缺陷者，由于免疫复合物清除障碍并沉积于血管壁，易患 SLE。③控制细胞凋亡的基因，如 *Fas/FasL* 基因缺陷者（包括小鼠品系 1pr、1prcg、gld），其激活诱导的细胞死亡（AICD）机制出现障碍，使自身反应性 T 细胞凋亡受阻，易发生自身反应性淋巴细胞增生综合征（ALPS）、SLE 等。④共抑

制分子（如 *CTLA-4*）基因异常参与糖尿病、乳糜泻和自身免疫性甲状腺炎发生。⑤*IL-2* 基因缺陷可导致自身免疫性肠炎或溶血性贫血。⑥DNA 酶基因缺陷的个体，由于清除凋亡颗粒的功能障碍，可能通过表位扩展等机制而易患 SLE。⑦某些 RA 和 SLE 患者存在 *IgVH* 基因缺失等。

对 AID 的遗传易感性已获得如下认识：①AID 易感性受多基因影响。②某些基因与多种 AID 易感性相关。③不同种属哺乳动物间，其 AID 易感基因存在相似之处。④易感基因可通过不同环节参与 AID 发生，如激活自身反应性淋巴细胞、减弱机体免疫负调节作用、影响 AID 受损组织定位及其严重程度等。

全基因组关联研究（GWAS）成为探讨 AID 相关遗传背景的重要手段，已鉴定、确认与多种自身免疫病（如 SLE、RA、原发性胆汁性肝硬化等）密切相关的基因或染色体区域，为阐明 AID 发病机制提供了重要线索。

携带某疾病易感基因并不意味该个体必然患此病，仅表示该个体患此病的概率高于整个人群的平均值。遗传因素仅是遗传易感性疾病发生发展的部分原因，其他因素（如环境因素、生活方式、易感基因表达水平及其他基因对其调控等）也发挥重要作用。借助现代基因检测技术，已能发现某些个体在基因组成上易于罹患某病，从而为疾病预测、诊断和防治提供有价值的信息。

（高晓明）

duōkèlóng línbāxìbāo jīhuó

多克隆淋巴细胞激活（poly-clonal lymphocyte activation）多克隆激活剂诱导多克隆 T 细胞或 B 细胞激活的现象。是自身免

疫病可能的发病机制之一。超抗原、免疫佐剂、病毒及细菌组分或产物、药物具有多克隆激活剂活性，可直接激活多克隆 T 细胞，或绕过耐受的特异性 Th 细胞，非特异性地直接激活多克隆 B 细胞，其中包括某些自身反应性 T/B 细胞克隆，从而导致自身免疫病（AID）发生。脂多糖为经典的多克隆 B 细胞激活剂，可非特异性活化大量 B 细胞（包括自身反应性 B 细胞），产生自身抗体；EB 病毒感染所致传染性单核细胞增多症，体内多克隆 B 细胞激活，产生抗平滑肌、抗核蛋白、抗淋巴细胞和抗红细胞等的自身抗体；金黄色葡萄球菌外毒素［毒性休克综合征毒素-1（TSST-1），肠毒素（SEA、SEB）等］超抗原，可激活大量 T 细胞（包括自身反应性 T 细胞）。

（高晓明）

T/B xìbāo pánglù jīhuó

T/B 细胞旁路激活 （bystander T/B cell activation）　T 细胞在不识别 B 细胞所捕获和提呈抗原肽的情况下辅助多克隆 B 细胞激活。适应性体液免疫应答过程中，特异性 T 细胞辅助特异性 B 细胞产生应答，其前提是 TCR 和 BCR 识别同一抗原的 T 细胞表位和 B 细胞表位，此即联合识别。

旁路激活中，T/B 细胞并非识别同一抗原所携带的表位，机制为：①细菌或病毒的超抗原（SAg）组分可同时与 B 细胞表面 MHC Ⅱ类分子及 T 细胞表面 TCR β 链结合，导致旁路激活。②某些因素诱导 B 细胞表达原本不表达的新蛋白（如应急蛋白或侵入宿主基因组的反转录病毒蛋白），T 细胞可识别 B 细胞表面这些与 BCR 特异性无关的新蛋白，从而激活 B 细胞。③化学物质、药物、

金属离子和氨基酸等能与 MHC 分子或其所提呈的抗原肽结合，使这些被"修饰"的 MHC 分子获得新表位（新的免疫原性），从而诱导特异性细胞应答。

T/B 细胞旁路激活是自身免疫病（AID）的重要发病机制之一。正常情况下，人外周淋巴器官内自身反应性 T 细胞处于免疫耐受状态，不能辅助自身反应性 B 细胞产生自身抗体。通过 T/B 细胞旁路激活途径，自身反应性 B 细胞可获得识别其他抗原的 T 细胞辅助，从而被激活并产生高效价自身抗体，导致 AID 发生。

临床上某些 AID 发生与上述机制有关：①链球菌可能与心脏瓣膜组织具有相似的 B 细胞表位，但具有不同的 T 细胞表位，链球菌可通过旁路途径（在识别其他抗原的 T 细胞辅助下）激活相应自身反应性 B 细胞，产生针对心脏组织的自身抗体，导致风湿性心脏病（图）。②某些药物可对机体组织细胞的胞膜抗原进行修饰，使胞膜表面形成新的 T 细胞表位，从而可通过旁路途径激活相应 Th 细胞（即绕过耐受的 Th 细胞），

继而辅助自身反应性 B 细胞（针对该细胞膜上 B 细胞表位）产生应答，并导致 AID。

（高晓明）

dútèxíng pánglù jīhuó

独特型旁路激活 （alternative pathway of idiotypic activation）

外来抗原或相应抗体与自身反应性 T/B 细胞表面抗原受体具有"公有独特型"，可激活相应独特型 T 细胞，使之辅助携带该"公有独特型"的自身反应性 B 细胞活化。

独特型旁路激活是自身免疫病发病机制之一：①针对某些外来抗原所产生的抗体，具有与自身正常细胞膜抗原相似或相同的表位，故该抗体激发机体所产生的抗独特型抗体能与自身正常细胞表面抗原结合，如小鼠针对外源胰岛素产生的抗胰岛素抗体，能进一步诱生抗独特型抗体，后者不仅能与抗胰岛素抗体结合，也能与胰岛素受体结合，导致胰岛素抵抗性糖尿病。②抗微生物抗体本身可能即是一种针对自身抗体的抗独特型抗体，它能激活具有该独特型表位的自身反应性

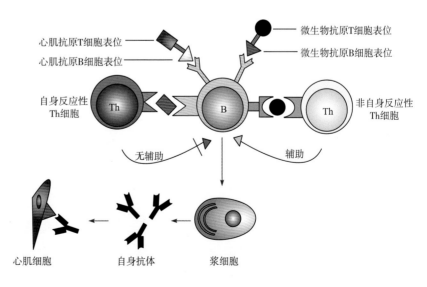

图　T/B 细胞旁路激活

B 细胞（图）。

（高晓明）

Toll yàng shòutǐ jīhuó tújìng

Toll 样受体激活途径 （Toll-like receptor activation pathway）

淋巴细胞旁路激活的形式，可能参与某些自身免疫病发病。已发现某些淋巴细胞的抗原识别受体（TCR、BCR）与自身抗原呈低亲和力结合，它们有可能逃避中枢免疫器官的阴性选择而进入外周。正常情况下，这些漏网的自身反应性淋巴细胞对自身抗原"忽视"而不产生免疫应答。一旦这种"忽视"被足够强的刺激所打破，即可能产生自身免疫应答。

以感染诱发系统性自身免疫病为例：非甲基化 CpG 序列（TLR9 的配体）是细菌 DNA 的组分，由于哺乳动物细胞内 CpG 水平极低，难以有效激活 TLR9；感染状态下，当大量细胞发生凋亡且所形成的碎片未能被及时清除时，凋亡细胞的染色质成分可与特异性 B 细胞的 BCR 结合而被内化，其中的 CpG 序列可与 B 细胞内 TLR9 结合而启动信号转导，并打破原有的"免疫忽视"状态，从而产生抗 DNA 抗体，并引发系统性自身免疫病（图）。

（高晓明）

línbāxìbāo yàqún shīhéng

淋巴细胞亚群失衡 （lymphocyte subset unbalance） 淋巴细胞功能亚群分化、功能出现偏移的现象。淋巴细胞（主要是 T 细胞）按功能（尤其是所分泌的细胞因子谱）差异可分为不同亚群，它们彼此相互影响和制约，形成严密而精巧的调节网络，共同维持机体免疫稳态。淋巴细胞功能亚群失衡的情况下，某些亚群分化及功能异常增强或减弱，可参

与某些免疫病理过程［包括自身免疫病（AID）］的发生和发展。

T 细胞亚群失衡 有以下 3 方面：

Th1 细胞/Th2 细胞失衡 Th1 细胞及 Th2 细胞可彼此负调节对方的分化及功能，若分化或功能失衡可参与免疫性疾病发生。机制为：①Th1 细胞偏移：通过分泌干扰素（IFN-γ）等介导迟发型超敏反应；Th2 细胞偏移，通过分泌 IL-4、IL-5、IL-10 及 IL-13 等，刺激 IgE 产生并介导 Ⅰ 型超敏反应发生。②Th1 细胞偏移

（功能亢进）：参与某些器官特异性 AID［如 1 型糖尿病、多发性硬化（MS）等］发生；Th2 细胞偏移，可参与全身性（器官非特异性）AID［如系统性红斑狼疮（SLE）］发生。

调节性 T 细胞（Treg）缺陷 Treg 细胞是体内最重要的免疫负调节细胞，Foxp3 是 Treg 细胞特征性转录因子，其表达直接影响 Treg 细胞分化。Treg 细胞在维持自身耐受中发挥关键作用，其分化或功能缺陷可导致 AID 发生：①X 染色体 *Foxp3* 基因突变：可

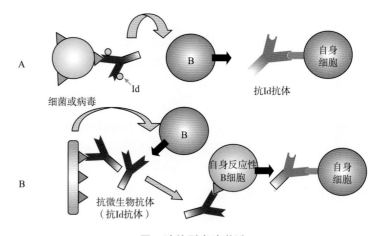

图 独特型旁路激活

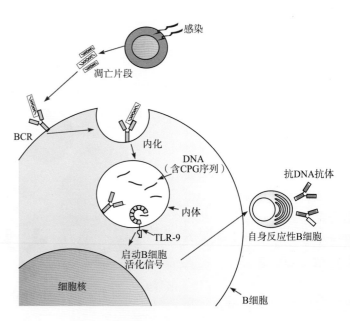

图 TLR 途径激活自身反应性 B 细胞

致 X 连锁多内分泌腺病、肠病伴免疫失调综合征（IPEX）。②小鼠和人 *Foxp3* 功能缺失：可导致早发性、致命性 T 细胞依赖性淋巴增生，造成多脏器炎症损伤，出现糖尿病、甲状腺炎、溶血性贫血、剥脱性皮炎、脾大、淋巴结病和细胞因子风暴等。③AID（如 MS、1 型糖尿病、银屑病和重症肌无力等）患者及 AID 动物模型：Treg 数量和功能（产生 TGF-β、IL-10）下降。④过继输入同品系小鼠 Treg 细胞：可抑制非肥胖型糖尿病（NOD）小鼠发生 1 型糖尿病。

CD4⁺Th17 细胞功能失衡 CD4⁺Th17 细胞是体内重要的效应细胞之一，广泛参与炎症反应和组织损伤。Th17 细胞与 AID 的发生发展密切相关，如类风湿关节炎（RA）患者血清及关节滑液 IL-I7 水平升高，关节滑液内 Th17 细胞及中性粒细胞聚集；MS 患者病灶 IL-17mRNA 水平及脑脊液 IL-17 蛋白升高；IL-17 基因敲除小鼠或抗 IL-17 治疗可部分缓解实验性自身免疫性脑脊髓炎（EAE）症状；AID 病灶局部出现大量 Th17 细胞浸润，且浸润程度与疾病严重程度呈正相关。

Th17 与 Treg 细胞偏移在 AID 发生中起重要作用，如原发性胆汁性肝硬化患者外周血 Th17 细胞数量、RORγt 表达及微环境 IL-6 水平均升高，而 Treg 数量和 Foxp3 表达则下降。因此，调节微环境细胞因子及 T 细胞内转录因子（Foxp3、RORγt）表达，可能成为干预 AID 发病的策略。

B 细胞亚群失衡 一类具有免疫负调节功能的调节性 B 细胞（Breg），主要通过产生 IL-10 而抑制 T 细胞活化及炎症反应。Breg 细胞分化和功能异常可参与某些自身免疫病（RA、MS 等）发生。

（高晓明 王 晶）

yǐnbì kàngyuán

隐蔽抗原（sequestered antigen） 由于特殊的解剖学屏障而与机体免疫系统隔绝的组织抗原。又称隔绝抗原。按照克隆选择学说，由于隐蔽抗原与免疫系统隔绝，故相应自身反应性淋巴细胞克隆在胚胎期（或出生后）因不能与该抗原接触而未被清除，一旦该抗原被释放，即可能激发自身免疫应答并引发自身免疫病。

在外伤、感染等情况下，若隔绝屏障被打破，这些隐蔽抗原可能释放入血或淋巴系统，激活相应自身反应性淋巴细胞，导致自身免疫病发生。施行输精管结扎术可能使精子（隐蔽抗原）释放入血，从而刺激机体产生抗自身精子抗体，并引发自身免疫性睾丸炎；眼外伤导致伤侧眼球的晶状体（隐蔽抗原）释放，可激发机体产生抗晶状体抗体或激活特异性淋巴细胞，从而导致健侧眼球发生交感性眼炎。

（龚非力 王 晶）

fēnzǐ mónǐ jiǎshuō

分子模拟假说（molecular mimicry hypothesis） 阐述自身免疫病发病机制的一种假说（图）。要点为：微生物抗原与人体自身抗原的部分氨基酸序列或某些局部分子构象相似或相同时，针对该自身抗原的自身反应性 T/B 细胞可被微生物抗原激活，并与宿主相应组织抗原发生交叉反应，从而引起自身免疫病。举例如下：①柯萨奇病毒感染激发的免疫应答可攻击胰岛 B 细胞，引发糖尿病。②EB 病毒等编码的蛋白抗原与髓鞘碱性蛋白有较高同源性，感染此类病毒可引发多发性硬化。③A 型溶血性链球菌胞壁 M 蛋白与人肾小球基膜、心肌间质和心瓣膜组织有相似表位，人体感染该菌所产生的特异性抗体，可与肾或心脏组织相应表位发生交叉反应，引发急性肾小球肾炎和风湿性心脏病。④大肠埃希菌 O14 与结肠黏膜有相似抗原表位，故 O14 株感染可致溃疡性结肠炎。⑤多种微生物热休克蛋白与人热休克蛋白及多种组织有共用的抗原表位，可引发自身免疫病，如肾小球肾炎、慢性活动性肝炎、类风湿关节炎、系统性红斑狼疮和心肌炎等（表）。

（高晓明）

biǎowèi kuòzhǎn

表位扩展（epitope spreading） 免疫系统在应答过程中不断扩大所识别抗原表位范围的现象，是自身免疫病（AID）发病机制之一。一个抗原可能有多种表位，根据抗原表位刺激机体免疫应答的强弱（即免疫原性强弱）将其分为两类：①优势表位：又称显性表位，具有强免疫原性，在抗原初始接触免疫系统时即可激发免疫应答。②隐蔽表位：隐藏于抗原分子内部或密度较低，免疫原性较弱，一般不能激发机体产生强应答，或在后续免疫应答中才能激活免疫细胞。

通常情况下，免疫系统首先针对抗原优势表位产生免疫应答，若未能及时清除抗原，随着免疫应答过程持续，免疫系统不断扩大所识别抗原表位的范围，可对隐蔽表位产生免疫应答。表位扩展参与 AID 发病的机制是：淋巴细胞发育过程中，针对自身抗原隐蔽表位的自身反应性 T 细胞、B 细胞克隆可能逃逸胸腺或骨髓中的阴性选择，从而出现于成熟淋巴细胞库中。某些病理过程损伤自身组织后，抗原提呈细胞可摄

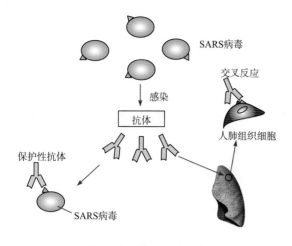

图　分子模拟假说示意

表　自身组织与微生物具有的交叉抗原

微生物抗原	自身抗原
链球菌 M 蛋白	心肌球蛋白
耶尔森（Yersinia）菌氧化酶	HLA-B27
反转录病毒 P30 GAG	U1 RNA
EB 病毒 GP110	HLA-Dw4
EB 病毒 EBNA-1	类风湿关节炎滑液细胞
EB 病毒 BBLF1 蛋白	HLA-DQw8
乙肝病毒多聚酶	髓鞘碱性蛋白
结核菌热休克蛋白（HSP）	人 HSP
细胞磷脂	DNA

取损伤的自身组织碎片，将已被暴露的自身抗原隐蔽表位提呈给相应自身反应性淋巴细胞克隆，从而诱发 AID（图）。

随着 AID 进程，组织受损过程中不断暴露新的隐藏表位，免疫系统不断扩大所识别自身抗原表位的范围，使更多自身抗原遭受攻击，导致疾病迁延不愈并不断加重。系统性红斑狼疮患者免疫系统首先对组蛋白 H1 产生免疫应答，继而出现对 DNA 的免疫应答；类风湿关节炎、多发性硬化和 1 型糖尿病等疾病过程中，也能观察到表位扩展现象。

（高晓明）

H1特异性辅助T细胞激活H1特异性B细胞，该B细胞可加工含有H1多肽的核小体并提呈H1多肽	激活的B细胞分化成分泌抗H1抗体的浆细胞

核小体　组蛋白　组蛋白H1　DNA　H1特异性T细胞　B细胞

H1特异性辅助T细胞激活DNA特异性B细胞，该B细胞可加工核小体并提呈H1多肽	激活的B细胞分化成分泌抗DNA抗体的浆细胞

H1特异性T细胞　B细胞

图　表位扩展介导自身免疫病机制
注：特异性 BCR 结合并内化核小体（内含 H1 组蛋白和 DNA）→H1 特异性 Th 细胞辅助（内化有核小体并向其提呈 H1 蛋白肽的）H1 特异性 B 细胞激活→产生抗 H1 抗体；H1 特异性 Th 细胞辅助（内化有核小体并向其提呈 H1 蛋白肽的）DNA 特异性 B 细胞激活→产生抗 DNA 抗体

xìtǒngxìng hóngbānlángchuāng

系统性红斑狼疮（systemic lupus erythematosus，SLE）　主要由免疫复合物沉积所引起的弥漫性、全身性自身免疫病。属Ⅲ型超敏反应。好发于女性（发病率为男性的 10～20 倍），主要累及皮肤、黏膜、骨骼、肌肉、肾、中枢神经系统，以及肺、心脏、血液等器官和系统，具有极为复杂的临床表现，血清可检出多种自身抗体和免疫学指标异常。

SLE 病因不清，并非单一因素所致。一般认为，在环境、性激素及感染等因素共同作用或参与下，导致具有特定遗传背景的个体出现免疫功能异常，激活某些自身反应性 T/B 细胞、产生自身抗体、形成免疫复合物并沉积于各组织，从而引发本病。SLE 属多基因病，已被发现与疾病相关的遗传因素包括 HLA-DR2/

HLA-DR3 及其亚型、纯合 C4a 遗传缺陷、C1q、C1r/s 和 C2 缺陷等。此外，感染是 SLE 的重要诱发因素，可通过分子模拟和干扰免疫调节而介导异常自身免疫应答。

SLE 患者体内持续存在变性 DNA 及抗 DNA 抗体，二者结合为免疫复合物，沉积于肾小球、肝、关节、皮肤、脑等部位小血管壁，通过激活补体和中性粒细胞而导致多脏器损伤。受损的组织细胞可释放核抗原物质，进一步刺激机体产生更多自身抗体，如此形成恶性循环，导致病情迁延和反复。此外，SLE 发病过程中，抗血细胞自身抗体与血细胞表面抗原结合，也可通过 Ⅱ 型超敏反应而损伤血细胞。

（高晓明 朱迅 李一）

xìtǒngxìng zìshēn miǎnyì zōnghézhēng
系统性自身免疫综合征（systemic autoimmune syndrome）

临床表现类似于系统性红斑狼疮的疾病。又称自身反应性淋巴细胞增生综合征（ALPS）。发病机制为：正常情况下，胸腺内少数自身反应性 T 细胞也可能逃避阴性选择而进入外周，但其识别自身抗原后，可通过激活诱导的细胞死亡（AICD）机制而被清除，此过程与 Fas/FasL 途径介导的细胞凋亡有关。若 *Fas/FasL* 基因突变而使该途径受阻，外周血中大量自身反应性 T 细胞得以逃避 AICD，即可能破坏自身耐受，导致自身免疫病发生。在动物模型中，已发现 MRL/*lpr*（*Fas* 基因突变）和 C3H/*gld* 小鼠（*FasL* 基因突变）易患 ALPS。

（高晓明）

lèifēngshī guānjiéyán
类风湿关节炎（rheumatoid arthritis，RA）

以慢性侵蚀性关节炎为特征的全身性自身免疫病，属 Ⅲ 型超敏反应性疾病。病理学特征为慢性滑膜炎症，造成关节软骨和骨质破坏，最终导致关节畸形。

发病机制 尚未完全阐明，已提出如下假说：

分子模拟假说 病原体某些组分与自身抗原有相似表位，故针对病原体的免疫应答可能与自身抗原发生交叉反应，导致自身组织损伤。

表位扩展假说 免疫应答早期，某些针对特定抗原表位的 T 细胞或 B 细胞，其 TCR/BCR 识别谱可能扩展至其他抗原（包括自身抗原）表位，并产生应答。临床试验发现：RA 发病的极早期阶段，体内仅可检出针对少数表位的抗体；随病情进展，可逐渐检出多种自身抗体。

模糊识别假说 HLA 分子与抗原肽的结合并非高度专一，同一抗原可被若干不同型别 HLA 分子所识别，而同一型别 HLA 分子也可与不同抗原分子结合。例如：由于 TCR 及 HLA-DRB1 间的模糊识别，使携带 HLA-DR4/1 或其他型别 HLA Ⅱ 类等位基因的个体易感 RA。

RA 患者体内可检出抗变性 IgG 的自身抗体（以 IgM 类为主），即类风湿因子。产生变性 IgG 的机制可能为：①溶血性链球菌、EB 病毒或支原体持续性感染，可改变自身 IgG 分子结构。②感染过程中，中性粒细胞吞噬细菌后释放溶酶体酶，使 IgG 分子结构发生改变。反复产生的自身抗体与变性 IgG 结合为 IC，沉积于关节滑膜，导致关节炎症。

治疗 多种生物制剂可有效控制 RA 炎症反应：①TNF-α 拮抗剂：包括依那西普（Etanercept）、英夫利西单抗（Infliximab）和阿达木单抗（Adalimumab），其特点是起效快、明显抑制骨破坏、患者总体耐受性好。②IL-6 拮抗剂：如托珠单抗（Tocilizumab），主要用于中重度类风湿关节炎，对 TNF-α 拮抗剂反应欠佳的患者可能有效。③IL-1 拮抗剂：如阿那白滞素（Anakinra），已被批准用于临床治疗 RA，其主要不良反应是与剂量相关的注射局部反应及可能增加感染率等。④抗 CD20 单抗：如利妥昔单抗（Rituximab），主要用于 TNF-α 拮抗剂疗效欠佳的活动性类风湿关节炎。⑤细胞毒性 T 细胞相关抗原 4-Fc 融合蛋白（CTLA-4-Ig）：如阿巴西普（Abatacept），用于病情较重或 TNF-α 拮抗剂疗效欠佳的患者。

（高晓明 尹丙姣）

zìshēn miǎnyìxìng xuèxiǎobǎn jiǎnshǎoxìng zǐdiàn
自身免疫性血小板减少性紫癜（autoimmune thrombocytopenic purpura，ATP）

体内产生抗血小板表面糖蛋白的自身抗体，主要通过 Ⅱ 型超敏反应损伤血小板而导致的出血性疾病。又称特发性血小板减少性紫癜。是临床最常见的血小板减少性疾病，发病机制为：机体针对血小板表面糖蛋白（如 gp Ⅰ b、gp Ⅱ b/Ⅲ a 等）产生自身抗体，后者与血小板结合，使血小板生存期缩短，以血小板减少、骨髓巨核细胞数正常但增殖及成熟受阻等为特征，导致凝血功能障碍。

临床一般首选糖皮质激素治疗，用药后 1 个月内无效者加用免疫抑制剂（如长春新碱、环磷酰胺、硫唑嘌呤），经多种药物治疗 4~6 个月仍不能控制症状或反复发作者，可考虑脾摘除。

（高晓明）

duōfāxìng yìnghuà

多发性硬化 （multiple sclerosis，MS）

以中枢神经系统白质炎性脱髓鞘病变为主要特点的自身免疫病。又称自身免疫性脑脊髓炎。最常累及的部位为脑室周围白质、视神经、脊髓、脑干和小脑，临床特点为中枢神经系统白质散在分布的多病灶，症状交替出现缓解和复发。实验性自身免疫性脑脊髓炎（EAE）小鼠的免疫学发病机制及病理改变与 MS 相似，机体针对自身髓鞘碱性蛋白（MBP）产生免疫应答和免疫攻击，导致中枢神经系统白质髓鞘脱失，出现各种神经功能障碍。

MS 的治疗为：①皮质类固醇：是治疗 MS 的主要药物，具有抗炎和免疫调节作用。②静脉注射免疫球蛋白：可降低 R-R 型患者复发。③血浆置换：主要用于对大剂量皮质类固醇治疗不敏感的患者，通过清除自身抗体而发挥疗效。④美国食品和药品管理局（FDA）批准复发缓解型 MS 稳定期的治疗药物：为干扰素、醋酸格拉替雷（人工合成的髓鞘碱性蛋白类似物，可促进 Th2 细胞偏移，诱导髓鞘反应性 T 细胞耐受）、那他珠单抗（Natalizumab，抗 α4 - 整合素单抗，可阻止激活的 T 细胞通过血脑屏障）、芬戈莫德（FTY270，在体内经磷酸化后与淋巴细胞表面 S1P 受体结合，减少淋巴细胞浸润中枢神经系统）。⑤其他免疫抑制剂（如甲氨蝶呤、环磷酰胺、环孢素 A 等）：可减缓症状，仅用于肾上腺糖皮质激素治疗无效者。⑥造血干细胞移植：通过免疫重建，使中枢神经系统产生免疫耐受。

（高晓明）

qiángzhíxìng jǐzhùyán

强直性脊柱炎 （ankylosing spondylitis，AS）

主要侵犯骶髂关节和脊柱的炎症性、遗传性疾病。属风湿病范畴。主要病理改变为脊柱强直和纤维化，并有不同程度眼、肺、肌肉、骨骼病变。该病病因尚不明确，一般认为是遗传、环境、感染及免疫因素等相互作用所致。该病存在自身免疫功能紊乱，亦属自身免疫病。

AS 与 HLA-B27 存在强关联，相关的临床及实验依据为：95% 患者 HLA-B27 阳性；携带 HLA-B27 基因型（或表型）的个体中，2%~10% 将发展为 AS；转染人 HLA-B27 基因的小鼠，暴露于某些环境因素（如细菌感染）后，可出现类似脊柱炎的症状。

HLA-B27 参与 AS 发病的机制尚未阐明，已提出如下解释：①分子模拟学说：HLA-B27 分子凹槽结构是与致病抗原结合之处。某些细菌如克雷伯菌、耶尔森菌、志贺菌，其抗原含有与 B27 分子凹槽相似的片段，使免疫细胞误将自身正常细胞表面的 B27 分子识别为入侵的细菌，从而引发异常自身免疫应答和 AS 发病。②致关节炎抗原学说：某些外来细菌侵入人体，其抗原片段或代谢产物可与关节等组织的 HLA-B27 分子结合，所形成的复合体可被免疫细胞识别和攻击，引发相应关节组织损伤及 AS 发病。

临床主要应用免疫抑制或抗炎药物（如柳氮磺胺吡啶、甲氨蝶呤、雷公藤、某些非甾体抗炎药和糖皮质激素等）治疗。

（高晓明）

yánxìng chángbìng

炎性肠病 （inflammatory bowel disease，IBD）

病因不清的慢性非特异性肠道炎性疾病。发病可能与遗传、环境、免疫等因素相关。机制尚未完全被阐明，可能为：致病性自身抗原（如结肠上皮的 40kD 蛋白质）或与自身抗原具有交叉反应的外来抗原刺激机体，产生异常免疫应答并导致相关组织损伤。

肠道黏膜免疫异常所致炎症反应在 IBD 发病中起重要作用，主要发病环节为：多种致病因素作用于易感者，可激发肠黏膜异常免疫应答和炎症反应，产生抗体、细胞因子及炎性介质，导致组织破坏和病变。其中促炎细胞因子与抑炎细胞因子平衡失调是参与 IBD 发病的重要机制。IBD 包括溃疡性结肠炎（UC）和克罗恩病（CD），二者病因、发病机制及临床表现均有相似之处，免疫学发病机制的差异为：CD 主要表现为 Th1 细胞介导的迟发型超敏反应性炎症；UC 主要表现为 Th2 细胞介导的炎症反应。

临床上对 IBD 尚无有效的根治疗法，主要采用对症治疗，一般应用抗炎药物（如氨基水杨酸类药物）联合免疫抑制剂。严重者可给予糖皮质激素类药物。另外，新型生物治疗剂（如抗 TNF-α 的单克隆抗体）也有一定疗效。

（高晓明）

mànxìng línbāxìbāoxìng jiǎzhuàngxiànyán

慢性淋巴细胞性甲状腺炎 （chronic lymphocytic thyroiditis）

机体免疫功能异常，产生针对甲状腺滤泡上皮细胞抗原组分（如甲状腺球蛋白、线粒体、过氧化物酶等）的自身抗体，导致甲状腺组织细胞损害及功能障碍的疾病。是最常见的自身免疫性甲状腺炎，又称桥本甲状腺炎，多见于中年女性，常有甲状腺疾病家族史，是造成甲状腺功能低下的最常见原因。发病机制尚未被完全阐明，一般认为是遗传和环境因素共同导致机体免疫功能紊乱。

患者出现 T 细胞功能异常，尤其是调节性 T 细胞分化和功能下降，促进 B 细胞介导的自身体液免疫应答，产生针对自身甲状腺滤泡上皮细胞抗原组分的特异性自身抗体，如抗甲状腺球蛋白抗体（TgAb）、抗甲状腺过氧化物酶抗体（TPOAb）和甲状腺刺激阻断性抗体（TSBAb）等，导致甲状腺组织损伤和功能障碍。TPOAb 可发挥抗体依赖细胞介导的细胞毒作用（ADCC）和补体依赖的细胞毒作用；TSBAb 可竞争性结合促甲状腺激素（TSH）受体，导致甲状腺萎缩和功能低下。此外，特异性细胞毒性 T 细胞（CTL）可直接杀伤甲状腺细胞，Th1 细胞、Th17 细胞所产生的促炎细胞因子也可介导甲状腺细胞损伤和凋亡。

（高晓明）

1 xíng tángniàobìng

1 型糖尿病（type 1 diabetes，T1D）　体内胰岛素分泌绝对不足，引起糖代谢紊乱和血糖浓度过高所致的慢性疾病。是胰岛细胞组织特异性的自身免疫病，又称胰岛素依赖型糖尿病或青少年糖尿病。其发病机制为：病毒感染等因素作用于遗传易感的个体，诱导自身反应性淋巴细胞识别自身抗原（胰岛素、谷氨酸羧酶、胰岛细胞膜蛋白等），进而被激活、大量增殖并浸润胰岛，通过释放细胞因子及发挥细胞毒作用，攻击胰岛细胞并使之凋亡，导致胰岛素分泌绝对不足及糖代谢的紊乱。

对 T1D 的常规治疗主要是饮食控制并给予胰岛素注射。应用免疫抑制剂（如环孢素 A、硫唑嘌呤、糖皮质激素等）抑制免疫系统异常活化，在 T1D 早期可有效控制病情。

（高晓明）

yínxièbìng

银屑病（psoriasis）　免疫异常所致的慢性炎症性增生性皮肤病。典型症状是皮肤出现边界清楚的红色斑块，上有银白色鳞屑，俗称牛皮癣。其病因不清，具有家族性，父母双方患银屑病，其子代发病率高达 50%。

发病机制十分复杂，可能是遗传因素及多种环境因素的作用下，导致机体固有免疫和适应性免疫紊乱。促炎细胞因子及其他炎性介质在银屑病发病中起重要作用，如 DC 激活并分泌 TGF-β 及 IL-23，可促进 Th17 细胞分化并分泌 IL-17A、IL-22，从而促进病灶部位角质形成细胞（KC）过度增殖及微血管扩张；Th1 细胞异常激活并分泌多种促炎细胞因子（IFN-γ、IL-2 等），也可促进 KC 过度增殖及异常分化；Th1 细胞和 DC 产生的某些趋化因子可诱导炎性细胞浸润；KC 所释放的抗菌肽等活性物质可通过正反馈方式激活 DC。在上述炎症细胞和炎症因子共同参与下，病灶部位炎症反应被不断放大，最终出现浸润性鳞屑性红斑。

治疗方法为：对较轻的患者主要通过局部涂抹糖皮质激素等抗炎药物，缓解局部炎症反应，若效果不佳则给予免疫抑制剂，如环孢素 A、环磷酰胺、他克莫司（FK506）、西罗莫司（雷帕霉素）等，以抑制 T 细胞过度活化；也可给予相关效应分子的拮抗剂，如抗促炎细胞因子（TNF-α、IL-2、IL-17、IL-23）的抗体等，以抑制效应性 T 细胞功能。

（高晓明）

miǎnyì quēxiànbìng

免疫缺陷病（immunodeficiency disease，IDD）　由于免疫系统发育缺陷或免疫应答障碍所导致的临床综合征。IDD 患者因免疫细胞发育、分化、增殖、调节和代谢异常，出现一系列临床表现，如反复或严重的感染（细菌、病毒、真菌）；某些肿瘤发生率增高；易感自身免疫病及超敏反应性疾病等。

分类　按病因分为两类：

原发性免疫缺陷病　是由遗传因素或先天性免疫系统发育不良造成免疫功能障碍所致的免疫缺陷病。20 世纪上半叶即已陆续报道某些免疫缺陷相关的疾病。20 世纪 50 年代初，美国儿科医生奥格登·卡尔·布鲁顿（Ogden Carr Bruton）首先报道一名血中丙种球蛋白缺乏症（即布鲁顿无丙种球蛋白血症）患儿，通过分析家族遗传史发现其存在先天性免疫功能缺陷，由此确立原发性免疫缺陷病（PIDD）的概念。

获得性免疫缺陷病　是由后天因素（如营养不良、感染、药物、放射线、肿瘤等）造成免疫功能障碍所导致的免疫缺陷病。1981 年，发现的获得性免疫缺陷综合征（艾滋病，AIDS），是获得性免疫缺陷病（AIDD）的代表性疾病。

临床特点　复杂多样，特点为：免疫系统不同组分缺陷可引发不同疾病，并可同时累及多系统、多器官，出现相应功能障碍和症状；不同患者罹患相同 IDD，其临床表现可能各异。但 IDD 也具有某些共同的临床表现。

感染　由于免疫防御功能下降或缺失，IDD 患者对病原体感染的易感性明显增加，呈反复发作、难以治愈，并成为主要死因。

所感染病原体的种类与免疫缺陷类型有关：体液免疫缺陷、吞噬细胞缺陷、补体缺陷者易发生化脓菌、无包膜病毒（如肠道病毒）感染；细胞免疫缺陷者易发生真菌、结核菌、疱疹类病毒及原虫感染。感染是免疫缺陷最主要、最严重的临床表现，尤其常见条件致病菌所致机会感染。

恶性肿瘤 由于免疫监视功能下降，IDD 患者恶性肿瘤的发病率明显升高。PIDD 患者多为儿童，肿瘤发生率高于正常人群 100～300 倍，尤以淋巴瘤和淋巴性白血病最为常见。AIDD 多见于成年人，肿瘤发生率也远高于正常人群，如晚期艾滋病患者肿瘤发生率可达 20%～30%，常见卡波西（Kaposi）肉瘤、B 细胞淋巴瘤、皮肤鳞癌等。

自身免疫病和过敏性疾病 IDD 患者免疫自稳功能紊乱，其自身免疫病和过敏性疾病发病率远高于正常人群。

遗传倾向和婴幼儿发病 PIDD 多有遗传倾向：常染色体遗传约占 1/3；X 性染色体隐性遗传约占 1/5，故以男性患儿多见（15 岁以下患儿 80% 以上为男性）。约 50% 以上 PIDD 从婴幼儿开始发病，发病年龄越小，病情越严重，病死率越高。

诊断 实验室检查是诊断 IDD 的重要依据：①常规血液学检测：包括各类白细胞总数和分类。②免疫学检测：包括体液免疫功能、细胞免疫功能、吞噬细胞功能、补体测定等。③活体组织检查：骨髓检查用于判断各类免疫细胞分化、发育、增殖状况，以及淋巴结活检、直肠黏膜活检（黏膜下固有层浆细胞）等。④基因检测：用于诊断基因和染色体异常（突变、缺失、插入、易位

和基因融合等）。

治疗原则 有以下几方面：

病因治疗 转基因治疗对单基因遗传性免疫缺陷病具有确定疗效，如转导腺苷酸脱氨酶（ADA）基因或 T 细胞特异性酪氨酸激酶 ZAP-70 基因用于治疗相关重度联合免疫缺陷病（SCID）；转导 CD18（β2 整合素）基因用于治疗白细胞黏附功能缺陷。另外，积极控制原发疾病和去除导致 IDD 的理化因素，是治疗 AIDD 的有效策略。

控制感染 IDD 患者常继发反复发作、难以治愈的感染，并成为患者主要死因，故抗感染是综合治疗的重要环节。

免疫重建和免疫增强 造血干细胞移植重建机体免疫系统，用于治疗 SCID、白细胞黏附功能缺陷等；移植胎儿胸腺治疗先天性胸腺发育不全；输入正常人丙种球蛋白治疗性联无丙球血症患儿；给予外源性 IFN-γ 与 TNF-α，通过激活单核/巨噬细胞还原型辅酶Ⅱ（NADPH）氧化酶，可促进细胞色素 b 基因转录，从而发挥杀菌作用并治疗慢性肉芽肿病。

（余 平 章晓联）

yuánfāxìng miǎnyì quēxiànbìng

原发性免疫缺陷病 (primary immunodeficiency disease，PIDD)

因免疫系统遗传缺陷或先天发育不全造成免疫系统组分（分子或细胞）缺失，导致机体免疫功能障碍的疾病。又称先天性免疫缺陷病。多为单基因遗传病，以常染色体隐性遗传多见，也可是常染色体显性遗传或 X 连锁隐性遗传（表），其病种极多，但人群中总发病率较低，多于幼年起病。半数以上致 PIDD 的突变基因序列已被克隆，突变位点和突变形式也已确定。

研究过程 PIDD 的发现经历了漫长的过程：1919 年，海勒姆·穆尔（Hiram D. Moore）在一豚鼠品系发现常染色体隐性遗传的补体缺陷，此为最早关于免疫缺陷的报道；1922 年，冯·舒尔茨（von Schultz）报道中性粒细胞减少症；1926 年，拉迪斯拉夫·西拉巴（Ladislav Syllaba）和卡米尔·亨纳（Kamil Henner）报告毛细血管扩张性共济失调；1929 年，发现黏膜皮肤白念珠菌病；1937 年，发现威斯科特-奥尔德里奇（Wiskott-Aldrich）综合征。其后数十年陆续有类似病例报道，但未认识到这些疾病实际上是免疫系统组分的遗传性缺陷所致。

20 世纪 50 年代初，美国儿科医生奥格登·卡尔·布鲁顿（Ogden Carr Bruton）接诊一名既往 4 年半内发作 18 次肺炎的男性患儿，但却未能在其体内检出丙种球蛋白（即抗体），通过分析患者家族遗传史，结合患儿血清蛋白电泳结果，提出该患儿可能存在先天性免疫功能缺陷，导致机体不能产生免疫球蛋白，从而出现反复肺部感染，通过给患儿注射丙种球蛋白，使感染得到有效控制。布鲁顿于 1952 年提出，这种血中丙种蛋白缺乏症（即布鲁顿无丙种球蛋白血症）是一种遗传性免疫缺陷病，由此确立 PIDD 的概念。其后，陆续发现多种免疫缺陷病：20 世纪 60～70 年代，确定人免疫球蛋白的类和亚类，继而发现 IgA 缺陷病；20 世纪 80 年代借助基因克隆和氨基酸序列分析技术，发现和鉴定了第一个免疫缺陷病基因——X 连锁慢性肉芽肿病致病基因 phox91，并阐明其发病的分子机制。

迄今为止，已发现 180 余种

PIDD，其研究可分为若干阶段：20世纪60年代，从器官组织水平发现免疫系统的发育障碍可导致PIDD；70年代早期，发现腺苷脱氨酶（ADA）、嘌呤核苷磷酸化酶（PNP）等多种酶类缺乏与PIDD密切相关，由此确定PIDD分类及命名原则；70年代后期，揭示免疫细胞调控网络异常参与PIDD发病；80年代，从细胞超微结构及基因水平发现PIDD致病新环节；90年代后，免疫治疗及基因治疗开始用于PIDD患者。

至21世纪，随着分子生物学和临床检验技术发展，越来越多的免疫缺陷基因被克隆鉴定，每年约发现20个新的免疫缺陷基因，使PIDD疾病谱不断扩展，且已报道遗传和环境因素共同作用可能导致新的免疫缺陷病，进一步拓宽了病因学研究领域。应用自发性免疫缺陷动物模型和人工建立的免疫缺陷小鼠模型，从基因、分子、细胞和整体水平探讨免疫缺陷病发病机制，进而深入阐释免疫系统功能，已成为研究PIDD的重要策略。

发病机制　PIDD可因免疫系统不同组分出现异常所致：

原发性B细胞缺陷　因B细胞发育、分化、增殖或活化障碍而致抗体合成或分泌缺陷，以体内免疫球蛋白水平降低或缺失为特征，T细胞数目正常。

原发性T细胞缺陷　如先天性胸腺发育不全导致T细胞数目减少，或某些酶、膜糖蛋白等缺乏而致T细胞功能障碍，患者细胞免疫功能低下，多数伴有体液免疫功能缺陷。

原发性联合免疫缺陷　因免疫系统遗传缺陷或先天发育缺陷，导致T细胞和B细胞均缺乏或功能紊乱，出现体液免疫和细胞免疫联合缺陷。

原发性吞噬细胞缺陷　因遗传或先天原因使吞噬细胞数量、迁徙和黏附、杀菌活性等异常。

原发性补体系统缺陷　因补体系统组分或调控蛋白发生遗传性缺陷所致。

病种与分类　PIDD病种极多，其命名原则及分类也几经变化：①早期：通常以病例被首次报告的地点或发现者的姓氏命名PIDD。②1970年：世界卫生组织（WHO）专家委员会提出按发病机制、病理生理学特点及遗传学特征命名PIDD，如布鲁顿无丙种球蛋白血症被改称为X连锁无丙种球蛋白血症（XLA）。③1999年之后：根据免疫系统受损的主要组分，将PIDD分为5类，即联合免疫缺陷、抗体缺陷为主的免疫缺陷、吞噬细胞缺陷、补体缺陷及"已明确定义的免疫缺陷"。④2004年：按PIDD疾病性质，增加免疫失调性疾病、固有免疫缺陷及自身炎症性疾病3类。⑤2011年：确定将PIDD分为8类，并增加人类孟德尔遗传联机系统（OMIM）序列号，研究者可通过OMIM数据库查询PIDD相关信息。⑥2013年：国际免疫学联合会（IUIS）大会将PIDD的分类更新为9大类，即联合免疫缺陷、具有相关或综合征特征的联合免疫缺陷（曾称已明确定义的免疫缺陷）、抗体占主导的缺陷、先天性吞噬细胞数量和（或）功能缺陷、补体缺陷、免疫失调性疾病、固有免疫缺陷、自身炎症性疾病及拟表型；瓦利德·赫茨（Waleed Al-Herz）对9类PIDD的病种进行归纳整理，于2014年在《免疫学前言进展》（《Frontiers in Immunology》）发表，2015年IUIS大会进行了补充和修改（表）。

治疗原则　①抗感染：用抗生素、抗真菌、抗原虫、抗支原

表　代表性的原发性免疫缺陷病

分类	代表性疾病
抗体（B细胞）免疫缺陷病	X连锁无丙种球蛋白血症、选择性IgA、IgM、IgG亚类缺陷病、X连锁高IgM综合征、Ig重链缺失、κ链缺陷、婴儿暂时性低丙种球蛋白血症、获得性无丙种球蛋白血症、抗体缺陷伴Ig正常、普通易变型免疫缺陷等
T细胞免疫缺陷病	迪格奥尔格（DiGeorge）综合征、慢性黏膜皮肤念珠菌病、原发性CD4$^+$T细胞缺乏症、原发性T细胞缺乏症、IL-2缺乏症、多种细胞因子缺乏症、艾滋病、信号转导缺陷、毛细血管扩张共济失调综合征、CD8分子缺陷等
联合免疫缺陷病	SCID、DiGeorge综合征、Wiskott-Aldrich综合征、ADA缺陷、PNP缺陷、T细胞缺陷伴膜糖蛋白缺陷、CD3γ或CD3ε缺陷、MHC I和（或）II类分子缺陷、移植物抗宿主病、网状组织发育不良等
吞噬细胞功能缺陷病	慢性肉芽肿病、G6PD缺陷症，髓过氧化物酶缺乏症、白细胞黏附功能缺陷、白细胞移动功能缺陷综合征、白细胞异常色素减退综合征（Chediak-Higashi综合征）、高免疫球蛋白E综合征（Job综合征）、中性粒细胞缺乏（减少）症、继发性粒细胞缺乏症、Fc受体缺陷
补体缺陷病	补体C1~C9缺乏、补体调控蛋白缺乏、补体受体缺陷

体和抗病毒药物控制和长期预防感染。②免疫制剂及酶替代疗法：通过长期输注 IgG 预防细菌感染。③免疫重建：根据不同类型 PIDD 和致病机制，进行胸腺、骨髓及干细胞移植以实现免疫重建，可达到长期甚至永久性治愈。④基因疗法：是治疗由淋巴细胞前体细胞基因缺陷所致 PIDD 的理想疗法，1990 年借助反转录病毒将 ADA 基因导入患者自身 T 细胞，继而回输治疗腺苷脱氨酶缺乏性重度联合免疫缺陷病（ADA-SCID），已被成功用于治疗 SCID-X1、ADA-SCID、慢性肉芽肿病（CGD）和 Wiskott-Aldrich 综合征。

(章晓联 余 平)

kàngtǐ wéizhǔ de miǎnyì quēxiànbìng

抗体为主的免疫缺陷病 (predominantly antibody deficiency)

因 B 细胞发育、分化、增殖或活化障碍所致抗体合成或分泌缺陷的疾病。又称原发性 B 细胞缺陷病。该病发病机制为：参与 B 细胞分化、发育、成熟过程的信号分子基因缺陷（包括 *Btk*、*TACI*、*λ5*、*Igα*、*Igβ*、*BLNK*、*ICOS*、*CD19*、*CD81*、*CD20*、*CD40*、*κ* 等），导致 B 细胞停留于分化发育的某个阶段，成熟 B 细胞数量减少或功能缺陷，以抗体生成及功能缺陷为特征。患者外周血 B 细胞减少或缺失，T 细胞数目正常，临床表现为反复

化脓性细菌感染及对某些病毒（如脊髓灰质炎病毒）的易感性增加。该病可分为 3 类，即全部 5 类免疫球蛋白均缺失或极度降低（如低/无丙种球蛋白血症）、某一类（或亚类）免疫球蛋白缺陷（如选择性 IgA 缺陷）、免疫球蛋白类别失衡（如伴 IgM 增多的 Ig 缺陷症）。此类疾病的治疗视疾病的类别不同而各异（表）。

(章晓联)

X liánsuǒ wú bǐngzhǒng qiúdànbái xuèzhèng

X 连锁无丙种球蛋白血症 (X-linked agammaglobulinemia, XLA)

因前 B 细胞分化为成熟 B 细胞发生障碍而致先天性免疫球

表　抗体缺陷为主的原发性免疫缺陷病

疾病名称	血清 Ig 水平	外周血 B 细胞	主要发病机制
丙种球蛋白缺乏			
X 连锁	各类 Ig 均缺乏	明显减少	Btk 基因突变、pre-B 受体检查点缺陷
常染色体隐性遗传	各类 Ig 均缺乏	明显减少	μ 链、λ5、Igα、BLNK 突变、pre-B 受体检查点缺陷
低丙种球蛋白血症/类别缺陷			
选择性 IgA 缺陷	IgA1 及 IgA2↓ 或缺乏	正常或不成熟	TACI 突变
选择性 IgG2 缺陷	IgG2↓ 或缺乏	正常或不成熟	IgHγ2 位点有缺失
普通变异型免疫缺陷	各类 Ig 均下降	正常或减少	ICOS 和 TACI 突变
ICF 综合征	各类 Ig 均下降	正常或减少	DNMT3B 缺陷
婴儿暂时性低丙种球蛋白血症	IgG 及 IgA↓	正常	分化缺陷或辅助功能缺陷
高 IgM 综合征			
X 连锁	IgM 及 IgD 增多，其他亚类减少或缺乏	正常	CD40L 基因突变；T 细胞介导的 B 细胞、巨噬细胞、DC 活化缺陷；体细胞突变、类别转换、生发中心形成缺陷；细胞免疫缺陷
常染色体隐性遗传细胞免疫缺陷	IgM 及 IgD 增多，其他亚类减少或缺乏	正常	CD40、NEMO 突变；T 细胞介导的 B 细胞、巨噬细胞、DC 活化缺陷；体细胞突变、类别转换、生发中心形成缺陷；细胞免疫缺陷
常染色体隐性遗传仅抗体缺陷	IgM 增多，其他亚类减少或缺乏	正常	AID、UNG 突变
其他			
Ig 重链缺失	G1、IgG2、IgG4 缺乏、IgE 及 IgA2↓	正常	14q32 染色体缺失
κ 链缺失	Igκ 链↓抗体反应↓	正常	2p11 点突变
抗体缺陷伴 Ig 正常	正常	正常	特异性抗体↓
CVID	多种亚类不同程度减少	正常或不成熟或减少	不详

注：X-LA. X-连锁丙种球蛋白缺乏；CVID. 普通易变型免疫缺陷病；AR. 常染色体隐性遗传；AD. 常染色体显性遗传；XL. X 连锁遗传（性连锁隐性遗传）；ICF 综合征（伴着丝粒不稳定和面部异常的免疫缺陷）

蛋白缺失或低下的 X 染色体连锁隐性遗传病。又称布鲁顿（Bruton）综合征或布鲁顿无丙种球蛋白血症，是最常见的先天性 B 细胞缺陷病。该病由 X 染色体上布鲁顿（Bruton）酪氨酸激酶基因（*Btk*）突变或缺失所致。正常情况下 *Btk* 表达于所有 B 细胞，与诱导 B 细胞发育分化的信号转导有关，该酶缺失可致 B 细胞分化和成熟发生障碍，停滞于前 B 细胞阶段，患者血液中缺乏成熟 B 细胞和浆细胞，免疫球蛋白合成障碍。

XLA 特点是血循环 B 细胞及各类免疫球蛋白减少或缺失，血清 IgG 低于 6g/L 为低丙种球蛋白血症，低于 2g/L 为无丙种球蛋白血症（正常成年人约 12.0g/L）。临床表现为：出生 4~6 个月后（来自母体 IgG 的保护作用消失）婴儿开始反复发生严重的化脓性细菌感染，尤其是呼吸道感染，但对毒素及真菌无特殊易感性；患儿淋巴结发育不良，扁桃体小或无，虽反复发生感染，但淋巴结及脾均不发生肿大。

治疗原则是替代疗法，通过周期性注射人血清免疫球蛋白，以补充患者不能产生的抗体。

（章晓联）

xuǎnzéxìng miǎnyì qiúdànbái A quēxiànbìng

选择性免疫球蛋白 A 缺陷病（selective immunoglobulin A deficiency disease）

血清免疫球蛋白 A 低于 0.05g/L 而 IgG 和 IgM 含量正常的疾病。属常染色体显性或隐性遗传病。该病可能并非 IgA 基因缺陷，而是非免疫球蛋白基因区的某个基因异常所致，患者常伴有自身免疫病和超敏反应性疾病。多数患者无临床症状，或仅表现为轻度呼吸道或胃肠道慢性感染，少数病例可伴有自身免疫病和超敏反应性疾病。该病患者表达跨膜 IgA 的 B 细胞成熟障碍，不能有效分泌 IgA，治疗中忌用 γ 球蛋白或血浆，以避免诱导机体产生抗 IgA 抗体或引发超敏反应。

（章晓联）

X liánsuǒ gāo miǎnyì qiúdànbái M zōnghézhēng

X 连锁高免疫球蛋白 M 综合征（X-linked hyper immunoglobulin M syndrome，XHIM）

以反复感染为特征，伴血清 IgG、IgA、IgE 水平降低，而 IgM 在总 Ig 中比例升高的免疫缺陷病。又称伴 IgM 增多的 Ig 缺陷症。多发生于男性婴幼儿期，机制为：*CD40L* 基因突变而致 CD40L 分子结构改变，不能有效暴露其与 CD40 结合的位点，或突变的 *CD40L* 蛋白疏水性增强，不能与 CD40 结合。由于 T 细胞表面突变的 *CD40L* 不能与 B 细胞表面 CD40 结合，导致记忆性 B 细胞分化障碍、IgM 类别转化为 IgG、IgA 或 IgE 障碍。患者针对胸腺依赖性抗原的再次免疫应答出现障碍，易发生细菌、肺孢子菌和隐孢子虫感染。

该病的治疗方案为：给予磺胺甲噁唑/甲氧苄啶（复方新诺明）进行预防性治疗，以防止发生肺孢子菌肺炎，在此基础上静脉输注丙种球蛋白（IVIG）；持续性中性粒细胞减少症可用非格司亭（G-CSF）治疗；并发淋巴细胞增生、关节炎或其他自身免疫病且对 IVIG 无反应的患儿，可采用激素治疗。

（章晓联）

yuánfāxìng T xìbāo quēxiànbìng

原发性 T 细胞缺陷病（primary T cell immunodeficiency disease）

由于先天性胸腺发育不全而致 T 细胞数目减少，或某些酶或膜蛋白缺乏而致 T 细胞功能障碍的免疫缺陷病。临床特点是：细胞免疫功能低下，同时伴有体液免疫功能缺陷；血清免疫球蛋白虽可正常，但不能针对抗原刺激产生特异性抗体；对病毒和真菌普遍易感；易发生移植物抗宿主反应；淋巴组织发育不良，淋巴细胞缺乏，易并发自身免疫病、过敏性疾病和恶性肿瘤。常见原发性 T 细胞缺陷病有先天性胸腺发育不良综合征、CD4+T 细胞减少症、CD8+T 细胞减少症、CD3γ 或 CD3 缺乏病、湿疹血小板减少伴免疫缺陷综合征［威斯科特-奥尔德里奇（Wiskott-Aldrich）综合征］、嘌呤核苷酸磷酸化酶缺陷症和慢性皮肤黏膜念珠菌病等（表）。

治疗原则为：免疫替代疗法，以补充 T 细胞和增强 T 细胞功能，如输注新鲜全血、注射转移因子、肌注胸腺素、干扰素（IFN-γ）、IL-2 等；必要时可进行造血干细胞移植、胸腺移植或过继输入淋巴细胞。

（章晓联）

liánhé miǎnyì quēxiànbìng

联合免疫缺陷病（combined immunodeficiency disease，CID）

因免疫系统遗传缺陷或先天发育障碍造成 T 细胞和 B 细胞缺乏或功能紊乱，导致体液免疫和细胞免疫联合缺陷的疾病。可为常染色体显性/隐性遗传或 X 连锁隐性遗传，患者均出现抗体产生和淋巴细胞功能异常。CID 发病机制复杂且尚未完全明确，T 细胞、B 细胞分化发育过程涉及多种基因，其中任一基因突变均可能引起 CID，包括 T⁻B⁺ 重度联合免疫缺陷病（T⁻B⁺SCID）、T⁻B⁻ SCID 等 22 种疾病，同一种疾病可由不同

表　原发性 T 细胞和（或）联合免疫缺陷病

疾病名称	血清 Ig 水平	外周血 B 细胞	外周血 T 细胞	发病机制
DiGeorge 综合征	正常或↓	正常	正常或↓	胚胎发育障碍，影响胸腺发育
CD4$^+$T 细胞缺陷	正常或↓	正常	CD4$^+$T 细胞↓	未知（无 HIV 感染）
CD8$^+$T 细胞缺陷	正常	正常	CD8$^+$T 细胞↓	ZAP-70 基因突变，T 细胞功能↓
CD3γ 或 CD3 缺乏	正常	正常	正常	CD3γ、CD3 转录缺陷，T 细胞活性↓
SCID				
X	减少	正常或↓	明显↓	IL-2、4、6、9、15 受体 γ 链突变
AR	减少	正常或↓	明显↓	T 细胞与 B 细胞成熟障碍
网状组织发育不良	减少	明显↓	明显↓	T 细胞、B 细胞及造血干细胞成熟障碍
ADA 缺陷	减少	逐渐减少		ADA↓→dATP 堆积→T/B 细胞受损
PNP 缺陷	正常或↓	正常	逐渐↓	PNP 缺乏→产生 dGTP→T 细胞受损
WAS	IgM 及针对多糖的特异性抗体↓	正常	逐渐减少	CD43 缺陷，免疫缺陷伴白细胞和血小板缺陷
AT	IgA、IgE 及 IgG 某些亚类↓，IgM 单体↑	正常	减少	普遍性 DNA 修复缺陷，细胞周期检查点紊乱
MHC Ⅱ类分子缺陷	正常或↓	正常	CD4$^+$细胞↓	CIITA 或 RFX-5 基因突变
MHC Ⅰ类分子缺陷	正常	正常	CD8$^+$细胞↓	TAP2 缺乏，CTL 及 NK 细胞活性降低

疾病名称	缺陷功能	缺陷机制
T 细胞活化缺陷		
MHC 表达缺陷		
裸淋巴细胞综合征	MHC Ⅱ类分子缺陷，CD4$^+$T 细胞缺陷；细胞免疫缺陷，T 细胞依赖的体液免疫缺陷	调控 MHC Ⅱ类分子表达的转录因子缺陷（如 CIITA、RFXANK、RFX5 和 RFXAP）
MHC Ⅰ类分子缺陷	MHC Ⅰ类分子水平下降，CD8$^+$T 细胞减少	TAP1、TAP2、TAPASIN 突变
T 细胞信号缺陷		
近似 TCR 信号缺陷	细胞免疫和 T 细胞依赖的体液免疫缺陷	CD3、CD45、STIMI、ORAI1 基因突变
Wiskott-Aldrich 综合征	T 细胞活化和白细胞移动缺陷	WASP 所致的 TCR 依赖的肌动蛋白-细胞骨架重组缺陷
家族性嗜血细胞性淋巴组织细胞增多症		
X 连锁淋巴增殖综合征	失控的 EBV 诱导的 B 细胞增殖，失控的巨噬细胞和 CTL 活化，NK 细胞和 CTL 功能缺陷	SAP 突变
穿孔素缺陷	失控的巨噬细胞和 CTL 活化，NK 细胞和 CTL 功能缺陷	穿孔素突变
颗粒融合	失控的巨噬细胞和 CTL 活化，NK 细胞和 CTL 功能缺陷	胞毒颗粒胞吐缺陷（RAB27A、MUNC13-4、SYNTAXIN、AP3 突变）

注：WAS. Wiskott-Aldrich 综合征；AT. 共济失调毛细血管扩张综合征

基因突变所致。

SCID 多见于新生儿和婴幼儿，已发现的能引起 SCID 的突变基因主要为 *IL-2RG*、*JAK3*、*IL-7Rα*、*RAG1*、*RAG2*、*DCLRE1C*、*Ligase4*、*DNA-PKcs*、*CD3δ*、*CD3ε*、*CD3εζ*、*ADA* 和 *CD45*，各突变基因所致表型改变及发生频率各异。

CID 多见于婴幼儿，表现为严重和持续的病毒及机会性感染，如口腔、皮肤的白假丝酵母菌感染、轮状病毒感染或肠道细菌感染所致顽固性腹泻、肺孢子菌感染所致肺炎等。患儿若接种麻疹、牛痘、卡介苗（BCG）等减毒活疫苗，可引起全身弥漫性感染而死亡。CID 的诊断、预防均仍存在诸多难题，应用抗生素、免疫抑制剂、输注免疫细胞、基因治疗等对某些 CID 可获较好效果（见原发性 T 细胞缺陷病表）。

（章晓联）

xiāntiānxìng xiōngxiàn fāyù bùliáng zōnghézhēng

先天性胸腺发育不良综合征

（congenital thymus dysplasia syndrome）　主要因染色体 22q11

区域缺失导致胚胎期第三咽囊、第四咽囊发育障碍，使胸腺和甲状旁腺缺如或发育不全，引起先天性末梢淋巴组织和血循环 T 细胞缺乏或功能障碍。又称迪格奥尔格（DiGeorge）综合征或第三和第四咽囊综合征、无胸腺症。

该病属多基因遗传性疾病，患者外周血淋巴细胞（尤其是 T 细胞）减少，B 细胞比例增高；细胞免疫功能明显降低，对病毒和真菌普遍易感；体液免疫功能不确定，血清 Ig 通常无明显下降；可伴有严重低钙和主动脉弓畸形。治疗原则为：对症处理和抗感染；免疫替补疗法，增加 T 细胞数量和增强 T 细胞功能；人胚胸腺移植对治疗该病有效。

（章晓联）

tèfāxìng CD4⁺ T xìbāo jiǎnshǎozhèng
特发性 CD4⁺T 细胞减少症

（idiopathic CD4⁺ T lymphocytopenia，ICL） CD4⁺T 细胞数量减少、无人类免疫缺陷病毒（HIV）感染和其他诱因、伴有细胞免疫缺陷的疾病。患者体内 CD4⁺T 细胞数量过低，临床表现类似获得性免疫缺陷综合征（艾滋病，AIDS），但未感染 HIV，又称 HIV 阴性 AIDS 样疾病或 HIV 阴性 AIDS 样综合征。

ICL 与感染性因素（如病毒）关系不大，通常认为是由多因素引发。CD4⁺T 细胞丢失可能是由于细胞程序性凋亡所致，且通过 T 细胞受体（TCR）交联而加速。ICL 诊断标准为：在 6 周以上时间内，两次或更多次检出 CD4⁺T 细胞减少（<300/μl）或 CD4⁺T 细胞占 T 细胞总数<20%；无 HIV 感染的实验室证据；难以对 CD4⁺T 细胞减少提出其他解释。该病尚无特效治疗，主要是治疗并发的细菌、真菌、病毒感染，并应用

调节免疫功能的药物（如 IFN-γ、IL-2、胸腺肽、胸腺素等）。

（章晓联）

zhòngdù liánhé miǎnyì quēxiànbìng
重度联合免疫缺陷病

（severe combined immunodeficiency disease，SCID） 由 T、B 细胞发育障碍所致、体液和细胞免疫同时严重缺陷的疾病，属原发性免疫缺陷病。SCID 患儿出生数月即发生一种或多种病原体的严重感染，甚至威胁生命。SCID 包括性联染色体和常染色体隐性遗传两种类型。最常见的 SCID 类型是 X 连锁重度联合免疫缺陷病（X-linked SCID，XSCID），属性染色体隐性遗传缺陷，约占 SCID 病种的 50%。发病机制为：IL-2 受体 γ 链基因突变，该基因产物参与组成 IL-2R，也是 IL-4R、IL-7R、IL-9R、IL-15R 的共有亚单位。IL-2、IL-4 和 IL-7 是 T、B 细胞发育过程中参与信号转导和调控分化的关键细胞因子，故 *IL-2Rγ* 链基因突变可导致 T 细胞、B 细胞发育、分化障碍。

治疗方法有：造血干细胞移植、输入人血清 γ 球蛋白、输入正常人血浆、增强 T 细胞功能等。

（章晓联）

IL-7Rα-γc liàn quēxiànzhèng
IL-7Rα - γc 链缺陷症

（interleukin-7 receptor alpha chain and common gamma chain deficiency） 因 IL-7Rα 链、γc 链基因突变而致的重度联合免疫缺陷病。该病 50% 以上患者是因 IL-2、IL-4、IL-7、IL-9 和 IL-15 等细胞因子受体的共同亚单位 γc 基因突变，同时影响 T/B 细胞发育所致，其中尤以 IL-7R 对淋巴细胞分化至关重要。IL-7Rα 链（特异识别白细胞介素）、γc 链（专司信号转导）基因突变及信号转导分子

JAK3 基因突变，均可导致相似的 SCID 临床表现。

（余 平）

xiāngānsuān tuō'ānméi quēxiànzhèng
腺苷酸脱氨酶缺陷症

（adenosine deaminase deficiency，ADD） 因腺苷酸脱氨酶（*ADA*）基因缺陷所致的原发性重度联合免疫缺陷综合征。属常染色体隐性遗传病。发病机制为：ADA 是参与核酸嘌呤代谢的关键酶，可将腺苷及脱氧腺苷分解为肌苷和脱氧肌苷，ADD 患者体内 *ADA* 基因缺陷或突变，致 ADA 表达缺乏，造成腺苷和脱氧腺苷分解代谢障碍，大部分脱氧腺苷与磷酸结合为脱氧腺苷三磷酸（dATP），后者在胞内大量蓄积，可阻碍淋巴细胞 DNA 复制，导致 T/B 细胞代谢和分化障碍。

ADD 的治疗原则为：①造血干细胞移植，实现免疫重建。②输注牛 ADA 与聚乙二醇的结合物：但需反复给药，耗费巨大，同时牛 ADA（异种蛋白）可能引发患者发生超敏反应。③基因治疗：用含重组 *ADA* 基因的病毒转染患者细胞，从而导入正常 *ADA* 基因。

（章晓联）

piàolìng hégānsuān línsuānhuàméi quēxiànzhèng
嘌呤核苷酸磷酸化酶缺陷症

（purine nucleoside phosphorylase deficiency） 因嘌呤核苷酸磷酸化酶（*PNP*）基因缺陷所致的原发性重度联合免疫缺陷综合征。属常染色体隐性遗传疾病。发病机制为：患者体内 *PNP* 基因突变，造成核苷酸代谢产物三磷酸鸟嘌呤脱氧核苷酸（dGTP）蓄积，对淋巴细胞产生毒性作用，导致细胞发育停滞及功能缺陷。由于 T 细胞对 PNP 缺乏比 B 细胞敏感，故患者以细胞免疫缺陷为

主，而 B 细胞功能可能正常。该病临床表现为反复感染，常在出生后第一年开始发生，易伴发神经系统病变（如中枢神经系统血管炎）、自身免疫病（如狼疮性关节炎和心包炎、特发性血小板减少性紫癜等）、生长障碍等。治疗首选造血干细胞移植。

（章晓联）

MHC Ⅰ/Ⅱ lèi fēnzǐ quēxiàn

MHC Ⅰ/Ⅱ类分子缺陷（deficiency of MHC class Ⅰ and Ⅱ molecule）

HLA 分子表达障碍所致的原发性免疫缺陷病。为常染色体隐性遗传疾病。又称裸淋巴细胞综合征（BLS）。该病分为两型。

Ⅰ类分子型裸淋巴细胞综合征：体内抗原加工相关转运蛋白基因突变，使内源性抗原肽转运受阻，影响 MHC Ⅰ类分子与抗原肽结合，未结合抗原肽的 MHC Ⅰ类分子在 T 细胞表面极不稳定。胸腺基质细胞表面 MHC Ⅰ类分子降低，可影响胸腺 T 细胞的阳性选择，使外周 CD8$^+$T 细胞数量减少和功能障碍。此型较为罕见，临床症状较重，患者表现为慢性呼吸道感染，多在 6 个月至 5 岁死亡。

Ⅱ类分子型裸淋巴细胞综合征：体内调控 MHC Ⅱ类分子表达的Ⅱ类反式激活因子（CⅡTA）编码基因（而非 MHC Ⅱ基因本身）突变，导致 MHC Ⅱ类分子表达缺陷。此型的临床特征为：所有骨髓来源的细胞均不表达 MHC Ⅱ类分子（DR、DP 和 DQ）和 HLA-DM；体内出现无功能的 T、B 细胞。通过一系列源于不同患者的体细胞融合实验发现，此型显示异质性，某些融合物能彼此互补，重新激活 HLA Ⅱ类基因表达，表明患者体内不同的反式调节基因存在缺陷，其中某些缺陷为与Ⅱ类基因启动子区结合的转录因子。据此可将此型分为 4 种亚型（A、B、C 和 D），其发生突变的基因分别为 CIITA、调控因子 X 盒锚重复区、RFX5 及 RFX。

BLS 的临床表现为：不同程度免疫缺陷状态，易感染多种病原体（细菌、病毒、真菌、原虫等），导致胃、肠、肺、上呼吸道和泌尿道功能异常。治疗的唯一方法是造血干细胞移植。

（章晓联 时玉舫 曹巍）

yuánfāxìng tūnshì xìbāo quēxiànbìng

原发性吞噬细胞缺陷病（congenital deficiency of phagocyte）

由于遗传或先天原因，吞噬细胞分化、运动、黏附或杀菌功能异常所致的原发性免疫缺陷病。此类疾病病种很多，包括先天性中性粒细胞减少症、慢性肉芽肿病、白细胞黏附缺陷症、周期性中性粒细胞减少症、科斯特曼（Kostmann）综合征、X 连锁中性粒细胞减少症、骨髓发育不良症、Ras 相关 C3 肉毒杆菌毒素底物 2（Rac2）缺陷、肌动蛋白缺陷、局限型幼年牙周炎、帕皮永-勒菲弗（Papillon-Lefevre）综合征、特异颗粒缺陷、施瓦茨曼-戴蒙德（Shwachman-Diamond）综合征、IL-12 和 IL-23 受体 β 链缺陷、IL-12p40 缺陷、IFN-γ 受体 1 缺陷、IFN-γ 受体 2 缺陷、信号传导与转录活化因子（STAT）1 缺陷等。近期将 7 种新的基因缺陷（p40 phox、gp91 phox、IRF8、TAZ、COH1、C16/f57、GATA2）所致疾病也归于此类。

该病常见临床表现为反复化脓性和真菌感染、易患肿瘤和自身免疫病。可通过外周血白细胞计数及形态学、四氮唑兰试验及 IgE 水平进行初筛，并检测细胞移动、趋化性、吞噬及杀菌功能，以及黏附分子、氧化代谢功能、黏附分子及基因突变分析等。治疗方法主要为造血干细胞移植、抗感染和对症治疗。

（章晓联）

xiāntiānxìng zhōngxìng lìxìbāo jiǎnshǎozhèng

先天性中性粒细胞减少症（congenital neutrocytopenia）

以中性粒细胞减少为特征的原发性免疫缺陷病。包括严重中性粒细胞减少症（SCN）、周期性中性粒细胞减少症、科斯特曼（Kostmann）综合征、X 连锁中性粒细胞减少症、p14 缺陷综合征和葡萄糖 6 磷酸酶催化亚基 3（G6PC3）缺陷综合征。其中，SCN 发生与中性粒细胞弹性蛋白酶基因（ELANE/ELA2）、线粒体上抗细胞凋亡蛋白编码基因 HAX1 及腺苷酸激酶 2（AK2）基因突变相关。

此类疾病共同的临床表现为：外周血中性粒细胞绝对计数低于 $0.5 \times 10^9/L$；伴威胁生命的严重细菌感染；骨髓中性粒前体细胞发育停滞于早/中幼粒阶段。临床治疗主要以造血干细胞移植及基因药物治疗，并预防感染。20 世纪 80 年代后期开始，临床应用粒细胞集落刺激因子（G-CSF）治疗，已明显改善该病预后。

（章晓联）

mànxìng ròuyázhǒngbìng

慢性肉芽肿病（chronic granulomatous disease，CGD）

皮肤、肺及淋巴结出现广泛肉芽肿损害的原发性吞噬细胞缺陷病。多为 X 连锁隐性遗传，发病机制为：由于巨噬细胞还原型辅酶Ⅱ氧化酶（NADPH）基因缺陷，导致呼吸爆发功能障碍，产生活性氧（如过氧化氢）能力减弱，对过氧化物酶阳性细菌及真菌的杀菌功能障碍，被吞噬的细菌随巨噬细胞周游全身，引起持续性慢性感染并形成多发性肉芽肿。

CGD 主要临床表现为反复发生全身各部位化脓性感染，受累器官内可见含色素脂类的组织细胞所形成的肉芽肿，严重者发生败血症而危及生命。治疗的重点是预防和治疗感染，适时给予广谱抗生素。输注白细胞及造血干细胞移植对此病有益。

（章晓联）

báixìbāo niánfù quēxiànzhèng
白细胞黏附缺陷症（leukocyte adhesion deficiency，LAD）
白细胞整合素 β2 亚家族（p150，95 和 LFA-1 等）成员表达缺陷所致的疾病。属常染色体隐性遗传性疾病。患者主要是婴幼儿，可出现巨噬细胞、中性粒细胞和淋巴细胞黏附、趋化和吞噬等功能障碍。该病可分为两型：

LAD-1：由于 CD18（β2 亚单位）基因突变或转录缺陷，使 β2 整合素组中所有成员 [如 LFA-1、CR3（Mac-1）、CR4（CD11c/CD18）] 等表达缺陷，患者吞噬细胞趋化、黏附和吞噬功能障碍，NK 细胞和 T 细胞趋化、激活和杀伤作用受损。临床表现为新生儿脐带脱落延迟，患儿皮肤黏膜反复发生细菌或真菌感染，常引发肺炎、牙周炎和中耳炎等感染。重症缺陷患儿 CD18 表达不足正常人的 10%，婴幼儿期常死于反复感染；中度缺陷患儿 CD18 表达为正常成年人的 25% ~ 30%，临床表现为反复软组织感染、慢性牙周炎和外周血白细胞数增多等。

LAD-2：由于岩藻糖转移酶基因突变，导致白细胞和血管内皮细胞表面唾液酸化的路易斯糖 x 表达缺陷，患者白细胞和血管内皮细胞表面缺乏能与选择素家族成员结合的唾液酸化的路易斯糖，从而影响白细胞与血管内皮细胞间黏附。LAD-2 患儿身材矮小、智力发育迟缓，其临床表现与 LAD-1 患儿基本相同，但感染程度相对较轻。

（安云庆）

Mèngdé'ěr yìgǎn fēnzhīgǎnjūnbìng
孟德尔易感分枝杆菌病（Mendelian susceptibility to mycobacterial disease，MSMD）
由 IL-12、IL-23、IFN-γ 等基因异常所致、罕见的常染色体隐性遗传性综合征。属原发性吞噬细胞缺陷病。已确定 6 种与 MSMD 发病相关的基因，即 IL-12p40（IL-12B）及其受体（IL-12RB1）、γ 干扰素受体亚单位（IFNRG1、IFNRG2）、IFNRG 信号伴侣 STAT1、NF-κB 调节子 Iκκγ（NEMO）的编码基因。

机体免疫系统主要依赖细胞免疫应答抵御分枝杆菌等胞内病原菌感染，机制为：树突状细胞（DC）和巨噬细胞通过其 Toll 样受体（TLR）识别分枝杆菌的病原相关模式分子（PAMP）而被活化，产生 IL-12、IL-23 等；这些细胞因子与 Th 细胞、NK 细胞表面相应受体结合，诱导产生多种促炎细胞因子（IFN-γ、IL-17 和 TNF-α 等），后者与巨噬细胞、DC 表面相应受体结合，可增强这些细胞对病原体杀伤、抗原提呈和启动适应性免疫应答的能力，如此形成 IL-12—IL-23—IFN-γ 反馈环路。

MSMD 患者参与上述环路的基因缺陷，导致巨噬细胞和 T 细胞对胞内病原菌的杀伤作用减弱甚至消失，从而易感染弱毒力分枝杆菌属（如卡介苗、非结核分枝杆菌、环境分枝杆菌）、结核分枝杆菌和沙门菌等胞内病原菌。

（章晓联）

yuánfāxìng bǔtǐ quēxiànbìng
原发性补体缺陷病（complement deficiency disease）
补体系统固有成分和调节蛋白遗传性缺陷所致的原发性免疫缺陷病。补体系统的几乎每一组分均可出现遗传缺陷。多数补体遗传缺陷属常染色体隐性遗传，少数为常染色体显性遗传（备解素缺陷则属 X 染色体连锁隐性遗传）。

补体组分表达和功能缺陷，可伴发多种免疫相关疾病（如系统性红斑狼疮样综合征、类风湿性疾病、膜增生性肾小球肾炎等）及反复细菌感染（如奈瑟菌感染、化脓菌感染等）。替补性治疗（转输纯化的缺陷成分）可改善临床症状，并发感染者可给予抗生素治疗。

（章晓联）

yíchuánxìng xuèguǎn shénjīngxìng shuǐzhǒng
遗传性血管神经性水肿（hereditary angioneurotic edema，HAE）
因 C1 抑制物（C1IHN）基因缺陷所致的常染色体显性遗传病。临床表现为周期性皮肤、黏膜组织局限性水肿。C1IHN 属丝氨酸蛋白酶抑制剂超家族，生理条件下能与活化的 C1 大分子复合物中 C1r2-C1s2 四聚体共价结合，使之与 C1q 解离从而导致 C1 大分子解聚失活。此外，C1 抑制物对凝血系统中 XIIa 因子和血管舒缓素（Kallikrein）（均属丝氨酸蛋白酶）也具有抑制作用。

发病机制为：①C1IHN 缺陷使 C1 活化失控，导致 C4、C2 持续过度裂解产生大量 C2b，后者可进一步裂解从而产生大量 C2 激肽。②C1IHN 缺陷使血管舒缓素产生失控，后者裂解激肽原可产生大量缓激肽。上述激肽类血管活性物质可使患者局部皮肤、黏膜组织发生水肿，重者可因会厌和咽喉水肿而窒息死亡。

(安云庆)

miǎnyì shītiáoxìng jíbìng

免疫失调性疾病 (disease of immune dysregulation)

由于免疫系统遗传缺陷，导致克隆增殖、活化的负调控机制失效所引发的原发性免疫缺陷病。免疫系统可感知因抗原刺激而大量扩增的特异性细胞克隆数量，并通过不同机制使已发生偏移的克隆库（即 TCR/BCR 受体库）回复至稳定的平衡状态，如抗原被清除后，机体可通过 Fas/FasL、TNF-α/TNFR 等途径诱导活化的淋巴细胞凋亡，从而控制活化的淋巴细胞克隆数量，发挥免疫自稳作用，此即激活诱导的细胞死亡。因此，Fas/FasL 途径或 TNF-α 信号转导途径相关的基因缺陷，均可导致克隆增生、激活的负调节失效，引起免疫失调性疾病。

此类免疫缺陷病可分为 7 组：①家族性嗜血细胞性淋巴组织细胞增多症（FHL）：其中伴色素减退的 FHL 包括白细胞异常色素减退综合征（Chediak-Higashi 综合征）、2 型格里塞利（Griscelli）综合征、2 型赫曼斯基-普德拉克（Hermansky-Pudlak）综合征，不伴色素减退的 FHL 包括穿孔素缺陷、Munc13-4 缺陷、突触融合蛋白11 缺陷、Munc18-2 缺陷。②淋巴组织增生综合征：包括 X 连锁淋巴组织增生综合征 1（XLP1）、SH2 域蛋白-1A（SH2D1A）缺陷；XLP2、X 连锁凋亡抑制因子（XIAP）缺陷；IL-2 诱导的 T 细胞激酶缺陷；CD27 缺陷。③调节性 T 细胞功能异常相关疾病：包括 X

连锁多内分泌腺病、肠病伴免疫失调综合征（IPEX）、CD25 缺陷、STAT5b 缺陷。④不伴淋巴细胞增生的自身免疫病：包括自身免疫性多内分泌腺综合征 I 型（APS I）、ITCH 缺陷。⑤自身反应性淋巴细胞增生综合征（ALPS）：除 FAS 基因突变所致疾病外，还包括与 FAS 凋亡途径相关基因缺陷（如 FASL、FADD、CASP8、CASP10、CARD11、PRKCD、TNFRSF6、TNFSF6、NRAS 等）。⑥合并结肠炎的免疫失调性疾病：包括 IL-10 相关的 IL-10、IL-10RA 和 IL-10RB 基因突变所导致的疾病。⑦ I 型干扰素异常病：包括 TREX1、NASEH2B、RNASEH2C、RNASEH2A、SAMHD1、ADAR1 及 ACP5 基因突变所致原发性免疫缺陷病，又称艾卡尔迪-古蒂埃斯（Aicardi-Goutières）综合征。

上述疾病中，SH2D1A、XIAP 基因突变所致淋巴组织增生综合征和 Foxp3 基因突变所致自身免疫综合征为 X 连锁遗传，其余为常染色体遗传。

(余 平 马婧薇)

gùyǒu miǎnyì quēxiànbìng

固有免疫缺陷病 (defect of intrinsic and innate immunity)

以固有免疫功能缺陷为特征的原发性免疫缺陷病。此类疾病包括无汗性外胚层发育不良伴免疫缺陷、IL-1 受体相关激酶 4（IRAK4）缺陷等。最新分类将 TRAF3 缺陷、IL-17F 缺陷、STAT1 功能缺陷、IL-17RA 缺陷等归入此类。

(余 平 郑 芳)

wúhànxìng wàipēicéng fāyùbùliáng bàn miǎnyì quēxiànbìng

无汗性外胚层发育不良伴免疫缺陷病 (anhidrotic ectodermal dysplasia with immunodeficiency，EDA-ID)

NF-κB 活

化关键调节因子（NEMO）基因突变所致的发育缺陷综合征。患者多为男性，主要临床表现为：少汗或无汗，对热的耐受性差；毛发稀疏；无牙或少牙，锥形切牙；反复发生严重感染，以化脓性细菌感染为主；偶见骨硬化症、淋巴水肿和血管瘤。

NEMO 基因位于 Xq28 染色体，参与转录因子 NF-κB 介导的信号转导。NF-κB 是参与外胚层发育、固有免疫和适应性免疫、肿瘤发生及细胞凋亡的关键核转录因子，其在静息状态下以无活性形式存在，接受上游信号刺激后，NF-κB 抑制蛋白（IκB）磷酸化并发生泛素化降解，促进 NF-κB 蛋白二聚体形成，后者进入细胞核，激活基因转录。NEMO 是调节 NF-κB 功能的关键因子，当发生错义突变后，NEMO 功能受损或部分缺失，IκB 不能发生磷酸化和泛素化，NF-κB 及其相关信号通路活化受阻，从而引起"经典型"无汗性外胚层发育不良伴免疫缺陷病。

几乎所有 EDA-ID 患者均存在不同类型和不同程度免疫缺陷：常见为低免疫球蛋白血症，以 IgG 降低为主，偶见 IgA、IgM 或 IgE 减少；对多糖抗原诱导产生抗体的应答障碍，如肺炎链球菌或脑膜炎球菌感染后，患者血清中不能检出相应抗体或抗体效价很低。大部分患者 T 细胞数量正常，但出现严重的 T 细胞功能缺陷，如记忆 T 细胞缺乏、CD3+ T 细胞应答功能缺陷等，少数患者出现 NK 细胞减少和细胞毒功能缺陷。

(余 平)

zìshēn yánzhèngxìng jíbìng

自身炎症性疾病 (autoinflammatory disorder)

由固有免疫介导、以异常增高的炎症反应为特征、具有明显宿主易感性的免疫性疾病的统称。此类疾病于 2013 年被国际免疫学联合会（IUIS）归于 9 类 PIDD 中的一种。

特征 自身炎症性疾病是近年新定义的一类疾病，其与自身免疫病具有某些相似的病理特征，如均由免疫功能异常而攻击自身组织所致，均引起炎症反应，但发病机制迥异。

此类疾病的特点是：①多属遗传性疾病，可出现单基因突变，包括参与 NF-κB 信号途径、细胞凋亡及 IL-1β 分泌的基因突变（如 *MEFV*、*MVK*、*CIAS1*、*NLRP12*、*TNFRSF1A*、*IL-10/IL-10R*、*PSTPIP1/C2BP1*、*NOD2*、*LPIN2*、*LPIN1* 基因等），引起信号转导紊乱而致病。②发病是由于固有免疫异常所致，表现为炎症因子过表达或清除异常，其并非由特异性抗原引发，与适应性免疫应答无关。③也可能继发于未知病原体的感染。④患者出现原因不明、反复发作、自限性炎症反应和发热，主要累及皮肤、眼、关节和浆膜，但不能检出高效价自身抗体和（抗原特异性）自身反应性 T 细胞。

分类与病种 根据发病是否与炎症小体相关，可将自身炎症性疾病分为两类：

炎症小体缺陷性疾病 包括家族性地中海热、甲羟戊酸激酶缺乏综合征（MKDS）或高 IgD 综合征、穆-韦（Muckle-Wells）综合征、家族性寒冷性自身炎症性综合征（FCAS）、新生儿发病的多系统炎性疾病（NOMID）或慢性婴儿神经皮肤关节综合征（CINCA）。

非炎症小体缺陷性疾病 包括 TNF 受体相关周期热综合征（TRAPS）、早期发病的炎性肠病、化脓性无菌性关节炎-坏疽性脓皮

病-痤疮综合征、布劳（Blau）综合征（BS）、慢性复发性多灶性骨髓炎（CRMO）、IL-1 受体拮抗剂缺陷、IL-36 受体拮抗剂缺陷、*SLC29A3* 突变、CARD14 介导的银屑病（CAMP）、巨颌症、非典型慢性中性粒细胞与脂肪代谢障碍性皮肤病和高温综合征（CANDLE）、HOIL1 缺陷和 PLCγ2 相关的抗体缺陷和免疫失调（PLAID）。

随着疾病谱不断拓宽，发现用免疫缺陷概念并不能完全解释自身炎症性疾病的特点。近年根据疾病的遗传方式、炎症信号通路、临床表现等，将此病分为如下类别：①IL-1β 激活紊乱：即前述的炎症小体缺陷性疾病。②NF-κB 活化综合征：包括克罗恩（Crohn）病、BS、变异型瓜德罗普（Guadeloupe）周期性发热综合征等。③蛋白质错误折叠疾病：包括 TRAPS、强直性脊柱炎。④补体调节性疾病：包括溶血性尿毒症综合征、老年性黄斑变性。⑤细胞因子信号紊乱：如家族性巨颌症。⑥巨噬细胞活化综合征：如原发性和继发性嗜血细胞淋巴组织细胞增生。

（余 平 马婧薇 王 晶）

jùyǒu xiāngguān huò zōnghézhēng tèzhēng de liánhé miǎnyì quēxiàn

具有相关或综合征特征的联合免疫缺陷（combined immunodeficiencies with associated or syndromic feature）

临床表现明确、具有相关或综合征特征，但基本发病机制尚不明确的原发性免疫缺陷病（PIDD），早期称"已定义明确的免疫缺陷"。此类 PIDD 种类众多，包括：①先天性血小板减少症：如威斯科特-奥尔德里奇（Wiskott-Aldrich）综合征（WAS）和 WIP 缺陷。②DNA 修

复缺陷：如共济失调毛细血管扩张症（AT）、Nijmegen 断裂综合征（NBS）、布卢姆（Bloom）综合征、伴着丝粒不稳定和面部异常的免疫缺陷（ICF）、PMS2 缺陷、RNF168 缺陷和 MCM4 缺陷等。③先天性胸腺发育不全：如迪格奥尔格（DiGeorge）综合征、CHARGE 综合征和 Winged helix 缺陷。④免疫-骨发育不良：如席姆克（Schimke）综合征和软骨-毛发发育不全（CHH）。⑤高 IgE 综合征：如 AD-HIES（Job 综合征）、科梅尔-内瑟顿（Comel-Netherton）综合征和 AR-HIES PGM3 缺陷。⑥先天性角化不良（DKC）：如 XL-DKC、AR-DKC 和 AD-DKC。⑦维生素 B12 和叶酸代谢缺陷：如 TCN2 缺陷、SLC46A1 缺陷和 MTHFD 缺陷。⑧其他：包括科梅尔-内瑟顿（Comel-Netherton）综合征、Winged helix 缺陷、ORAI-I 缺陷、STIM1 缺陷、STAT5b 缺陷、肝静脉闭塞伴免疫缺陷（VODI）、IKAROS 缺陷、FILS 综合征和多肠闭锁免疫缺陷等。

上述疾病中，WAS 和角化不良素基因（*DKC1*）突变引起的霍耶拉尔-赫里达尔松（Hoyeraal-Hreidarsson）综合征为 X 连锁遗传，其余均为常染色体遗传。导致此类疾病发生的突变基因为 *WASP*、*ATM*、*NBSI*、*PMS2*、*RMRP*、*STAT3*、*SP110*、*DKC1* 和 *IKAROS* 等。

（余 平 马婧薇）

shīzhěn xuèxiǎobǎn jiǎnshǎo bàn miǎnyì quēxiàn zōnghézhēng

湿疹血小板减少伴免疫缺陷综合征（eczema thrombocytopenia associated with immune deficiency syndrome）

T 细胞、B 细胞和血小板均受影响、X 连

锁隐性的原发性免疫缺陷病。又称威斯科特-奥尔德里奇综合征（Wiskott-Aldrich syndrome，WAS）。此病由编码 WAS 蛋白的基因突变所致。该基因位于 X 染色体短臂，编码多功能的胞质蛋白。因 WAS 蛋白缺陷，导致细胞骨架移动障碍，免疫细胞间相互作用受阻，出现 T 细胞数目的减少及功能的障碍，对多糖抗原的 B 细胞应答能力也降低。

患者多为男性，典型临床表现为免疫缺陷、湿疹和血小板减少三联征。新生儿、婴儿期即开始发病，表现为反复感染、湿疹、血小板减少、出血性皮疹并伴血清 IgM 减少、IgA 增加（另 IgE 可能增加）及同族血凝素缺乏，对多糖蛋白的抗体反应减弱。

最有效的治疗方法是造血干细胞移植；感染频发或严重感染时可静脉注射人免疫球蛋白，以维持血清 IgG 水平；出血顽固者可考虑脾切除，但可能导致对某些感染的易感性增加；确诊为 WAS 的胎儿，宜行剖宫产以避免分娩时可能出现的颅内出血。

(章晓联)

nǐbiǎoxíng yuánfāxìng miǎnyì quēxiànbìng

拟表型原发性免疫缺陷病（phenocopy of primary immunodeficiency disease）

临床表现类似于原发性免疫缺陷，但实际上是继发于体细胞突变或自身抗体的免疫缺陷病。在遗传学范畴，拟表型指生物体基因型并未发生突变，但因外界环境变化，其表型与突变体相似的现象，又称表型模拟。此类疾病分为 2 个亚类：①体细胞突变相关的拟表型：包括自身反应性淋巴细胞增生综合征、Ras 相关的自身免疫性白细胞增生病（RALD）和 Cryopyri-nopathy。②自身抗体相关的拟表型：包括慢性皮肤黏膜念珠菌病（CMC）、成年发病的免疫缺陷、复发性皮肤感染、肺泡蛋白沉积症、获得性血管性水肿等。

(龚非力　马婧薇)

huòdéxìng miǎnyì quēxiànbìng

获得性免疫缺陷病（acquired immune deficiency disease，AIDD）

因后天环境因素（如感染、肿瘤、药物等）造成免疫功能障碍（暂时或永久性）所致的免疫缺陷病。又称继发性免疫缺陷病（SIDD）。

研究过程　AIDD 研究起步较晚，1954 年，美国微生物学家罗伯特·艾伦·古德（Robert Alan Good）首先报道 1 例胸腺瘤及低丙种球蛋白血症患者存在免疫功能缺陷，此病被称为古德综合征（Good's syndrome，GS）。20 世纪 90 年代，发现 GS 患者 B 细胞分化障碍，T 细胞功能低下，患者发病年龄较晚且与胸腺肿瘤相关，提示患者免疫功能缺陷并非先天遗传性。其间陆续发现，恶性肿瘤、射线和药物等各种诱因均可导致 AIDD 发生。尤其是 20 世纪 80 年代初在美国新发现获得性免疫缺陷综合征（AIDS）后，此类疾病开始引起广泛关注。

致病因素　AIDD 可为暂时性（原发疾病治愈，免疫缺陷即恢复正常）或持久性，其主要致病因素为：

感染　是引起免疫功能低下的最常见原因，许多病毒、细菌、真菌及原虫感染常可引起机体免疫功能低下，导致机体防御功能受损，病情迁延且易合并其他病原体感染。如人类免疫缺陷病毒（HIV）、麻疹病毒、风疹病毒、巨细胞病毒、严重的结核分枝杆菌或麻风杆菌感染均可导致患者T 细胞功能下降；结节性麻风病和疟疾可导致淋巴循环受阻，后者还伴有巨噬细胞功能异常；先天性风疹综合征患儿，伴有 T 细胞、B 细胞免疫缺陷，血中 IgG、IgA 明显降低；麻疹病毒可与单核细胞表面 CD46 分子交联，导致 IL-12 产生减少而引起细胞免疫功能低下。在感染引发的 AIDD 中，HIV 感染所致的 AIDS 是其代表性疾病。

恶性肿瘤　尤其是免疫系统肿瘤（如霍奇金淋巴瘤、淋巴肉瘤、各类急、慢性白血病及骨髓瘤等），常可进行性抑制患者免疫功能，出现广泛转移的癌症患者通常伴有明显的细胞免疫与体液免疫功能低下，表现为：淋巴细胞增殖紊乱；低丙球蛋白血症和抗体反应低下；易发生化脓性细菌感染；对结核分枝杆菌、布鲁菌、隐球菌和带状疱疹病毒易感。其他系统肿瘤患者血清中存在高水平免疫抑制因子（如某些 α 球蛋白），同时抗肿瘤治疗、恶病质等也可减弱机体抵御病原体感染的能力。

蛋白质丧失、消耗过量或合成不足　可使免疫球蛋白减少，体液免疫功能减弱，如慢性肾小球炎、肾病综合征、急性及慢性消化道疾病及大面积烧伤或烫伤的患者，可大量丧失蛋白质（包括免疫球蛋白）；慢性消耗性疾病患者蛋白质消耗增加；消化道吸收不良和营养不足的患者，其蛋白质合成不足。

射线　机体接受射线照射后，吸收射线的能量，使体内分子或原子快速发生电离和激发，引起生物分子结构和性质变化，导致细胞、器官及整体水平的损伤。

以 X 线为例，其可明显抑制固有免疫和适应性免疫，表现为：

皮肤黏膜屏障破坏；炎症反应和吞噬功能障碍；淋巴细胞突变；免疫球蛋白降低；细胞免疫功能下降。多数淋巴细胞对射线十分敏感，全身主要淋巴组织经 X 线照射后，所导致的免疫功能低下、淋巴组织萎缩、外周淋巴细胞数减少及 T 细胞功能显著抑制等，可持续数年之久。

药物 许多细胞毒性药物和免疫抑制剂等会损伤机体免疫系统，尤其大剂量或长期应用可抑制机体免疫功能，导致免疫缺陷，增加机会性感染和肿瘤的发生：①皮质类固醇：是常用免疫抑制剂，可抑制多种免疫细胞功能，引起暂时性外周淋巴细胞（主要是 T 细胞）显著减少。②环孢素 A（CsA）：可与淋巴细胞内环孢亲和素结合，所形成的复合物与钙调磷酸酶结合并抑制其活性，使核转录因子 NFAT 不能移位入核，阻断 NFAT 调节的 *IL-2* 基因转录，从而抑制 IL-2 依赖性 T 细胞增殖和分化。③细胞毒药物（如环磷酰胺、硫唑嘌呤和甲氨蝶呤）：可分别抑制淋巴细胞（尤其是 B 细胞）和粒细胞。④抗生素类药物：如氯霉素类药物能抑制抗体生成，抑制 T 细胞对有丝分裂原刺激的增殖反应；四环素类药物能抑制脾细胞产生抗体和白细胞趋化；氨基糖苷类抗生素（如链霉素、卡那霉素、新霉素等）对 T/B 细胞有抑制作用。⑤某些药物：如苯妥英钠、普鲁卡因胺、胶体金等，可导致选择性 IgA 缺乏。

营养不良 如维生素 A、B₆、B₁₂ 及叶酸缺乏显著降低 T、B 细胞功能；维生素 B₁、维生素 B₂、维生素 H 和维生素 P 缺乏对 B 细胞功能有明显影响；锌、铁及硒缺乏对 T 细胞功能影响较大；维生素 B₁₂、维生素 B₆、铁、铜缺乏可抑制中性粒细胞和巨噬细胞的功能。

其他疾病 ①胸导管引流术是延长移植肾存活的有效措施之一，但所引流细胞中 80%～90% 是 T 细胞，可导致患者周围血淋巴细胞锐减，细胞免疫应答低下，血清 IgG 水平下降。②全身麻醉剂可抑制白细胞吞噬功能，减少周围血白细胞，并抑制淋巴细胞对抗原的应答。③大型手术后患者周围血淋巴细胞绝对数量减少，对抗原和有丝分裂原的增殖反应降低。

治疗原则 AIDD 较原发性免疫缺陷病（PIDD）更为常见，但无特征性病理变化。该病的重要性在于继发机会性感染可导致严重后果，故及时诊断和治疗十分重要。一般治疗为：①病因治疗：去除引起免疫缺陷的理化因子并逆转原发性疾病。②免疫增强和免疫替代：如免疫球蛋白缺陷者可输注免疫球蛋白；对营养不良者增强营养；补体缺陷者给予新鲜或冻藏血浆；对 T 细胞、吞噬细胞功能缺陷者，给予左旋咪唑、转移因子、胸腺肽等，必要时进行造血干细胞移植。③控制感染。④人文关怀：中国对该病患者开展"红丝带"活动。

（章晓联 余 平）

huòdéxìng miǎnyì quēxiàn zōnghézhēng

获得性免疫缺陷综合征（acquired immune deficiency syndrome，AIDS）

因感染人类免疫缺陷病毒（HIV）所引起的继发性免疫缺陷病。简称艾滋病。

研究过程 AIDS 被发现及其在世界范围内流行，是现代临床医学（传染病、性病、免疫相关疾病等）和免疫学、病毒学等发展史的重大事件。

1981 年 6 月至 1982 年 9 月，美国疾病预防控制中心收到 593 例多发性、特发性、出血性肉瘤和肺孢子菌肺炎病例的报告（即卡波西肉瘤和肺孢子菌肺炎），患者均为同性恋，伴发机会性感染和恶性肿瘤。实验室检查证实，患者外周血淋巴细胞数量下降、T 细胞对抗原应答下降或消失。这种严重致死性疾病在美国突然出现，并快速传播至欧洲大陆，引起国际医学界广泛关注。1982 年 9 月 24 日，美国疾病预防控制中心正式提出获得性免疫缺陷综合征概念，指出此病是一种细胞免疫缺陷所致卡波西肉瘤、肺孢子菌肺炎和其他严重机会性感染的综合征，病因不明。

1983 年，法国巴斯德研究所病毒学家吕克·安托万·蒙塔尼耶（Luc Antoine Montagnier）从一名艾滋病男同性恋患者淋巴结分离出一种新病毒，命名为淋巴结病相关病毒。1986 年国际微生物学会和病毒分类学会将这种新病毒命名为 HIV，即艾滋病病毒，并确认 AIDS 是由 HIV 感染所致。其后对 1959 年 1 例死因不明的刚果籍男子血液标本进行回顾性研究发现，该患者感染了 HIV-1 型病毒，故推测 HIV 可能在 1959 年前即开始感染人类，成为 HIV 感染的最早证据。蒙塔尼耶因首先发现 HIV 而获得 2008 年诺贝尔生理学或医学奖。

免疫学异常 主要表现为：CD4⁺T 细胞数量进行性减少、功能障碍，对抗原应答能力丧失，IL-2 分泌下降，出现 Th2 细胞偏移，抗原提呈细胞功能受损，后期也可出现 T 细胞的异常激活，高表达 CD69、CD38 和 HLA-DR 等免疫激活标志物。AIDS 患者易发生各种感染，伴发机会性感染、肿瘤及神经系统疾病。

发病机制 极为复杂。

HIV 侵入 CD4⁺细胞 CD4 是 HIV 糖蛋白的特异性受体，故 HIV 主要感染 CD4⁺T 细胞，亦能感染表达 CD4 分子的巨噬细胞、DC、B 细胞、脑小胶质细胞及 EB 病毒转化的 B 淋巴母细胞系等。

HIV 外膜蛋白 gp120 的第 4 恒定区与 CD4 的 MHC Ⅱ类分子结合部位（或其附近部位）结合，引起 gp120 构型改变，在其第 3 可变区（V3）发生蛋白分解，并通过细胞表面融合受体与跨膜蛋白 gp41 融合，使 gp41 暴露。由于 gp41 疏水性较强，其一端插入靶细胞胞膜中，使病毒包膜与靶细胞膜融合，病毒核心即可进入靶细胞。参与 HIV 侵入不同靶细胞的辅助受体各异：侵入 CD4⁺T 细胞依赖后者表面趋化因子受体 CXCR4；侵入 CD4⁺巨噬细胞依赖 CCR5（图）。

HIV 损伤 CD4⁺细胞 涉及如下机制：

抑制 CD4⁺细胞功能和生存 ①HIV 抑制 CD4⁺细胞分泌 IL-2 和表达 IL-2 受体，从而减弱 CD4⁺细胞对抗原刺激的应答能力。②HIV 诱导 CD4⁺细胞产生细胞毒性因子，并抑制正常细胞生长因子功能。③CD4⁺细胞表面 gp120 与未感染细胞表面 CD4 结合，导致细胞融合而形成多核巨细胞，明显缩短细胞寿命。

介导对 CD4⁺细胞的杀伤 HIV 可诱导机体产生特异性 CD8⁺ CTL，后者对 CD4⁺细胞发挥胞毒效应；机体还可产生抗 gp120 抗体，通过抗体依赖细胞介导的细胞毒作用（ADCC）或激活补体而杀伤 CD4⁺细胞。

此外，入侵机体的 HIV 可导致未被病毒感染的 CD4⁺T 细胞（即旁观细胞）死亡，此即旁观细胞杀伤效应。机制为：①受某些因素刺激，使未被 HIV 感染的 CD4⁺T 细胞高表达多种死亡受体。②HIV 感染的 CD4⁺T 细胞死亡引发炎症反应，激活未感染的 CD4⁺T 细胞，通过激活诱导的细胞死亡（AICD）而使这些旁观细胞死亡。③病毒感染的细胞或病毒颗粒所释放病毒蛋白可与周围未被感染的 CD4⁺T 细胞黏附，从而启动免疫系统对旁观细胞发挥杀伤效应。④HIVgp120 与 CD4 结合可诱生特异性 CD4⁺CTL，后者通过旁观杀伤效应杀伤旁邻未感染的 CD4⁺T 细胞。

诱导 CD4⁺细胞凋亡 ①可溶性 HIVgp120（或 HIV 感染的 DC 表面 gp120）与 CD4⁺细胞表面 CD4 交联，通过激活钙通道而使胞内 Ca²⁺浓度增高，导致细胞凋亡。②HIVgp120 与 CD4 交联，可促进 CD4⁺细胞表达 Fas，诱导靶细胞的凋亡。③HIV 基因编码 tat 蛋白等，可提高 CD4⁺细胞对 Fas 致凋亡作用的敏感性。④HIV 感染促进 IL-

4、IL-10 等分泌，可介导活化的 Th1 细胞凋亡。

HIV 介导免疫功能紊乱 涉及如下机制：

干扰 CD4⁺T 细胞识别抗原和激活 ①HIVgp120 与 CD4 结合，可阻断 CD4 的共受体作用，从而干扰特异性 CD4⁺T 细胞应答。②HIV 的 Vif 因子（属病毒感染因子）可与胞内载脂蛋白 B mRNA 编辑酶催化多肽样蛋白 3G（APOBEC3G）结合，使之快速降解和清除，从而干扰 CD4⁺T 细胞信号转导。

诱导自身免疫应答 ①机体产生抗 HIVgp120 抗体，可能与 MHC Ⅱ类分子（有共同表位）或 IL-2（有同源性）发生交叉反应，从而导致异常的自身免疫应答。②HIV 某些组分具有超抗原性质，可致多克隆 B 细胞激活，并产生多种自身抗体。

HIV 超抗原组分的病理效应 ①使表达某些型别 TCR Vβ 链的 CD4⁺T 细胞过度激活，导致细胞无反应性或细胞死亡。②激活多克隆 B 细胞，导致 B 细胞功能紊乱，抑制体液免疫应答。

诱导免疫抑制，如 HIV 感染可致免疫系统持续活化，从而加速免疫系统"老化"，导致免疫耗竭并发展为免疫缺陷，机制为：①CD4⁺和 CD8⁺T 细胞寿命仅为正常 T 细胞的 1/3。②CD8⁺T 细胞的端粒长度显著降低，从而降低 CD8⁺T 细胞增殖能力。③终末期分化细胞比例增加。

损伤其他免疫细胞 ①损伤骨髓造血干细胞，导致外周 CD4⁺T 细胞极度降低。②巨噬细胞被 HIV 感染而又不易被 HIV 杀死，成为 HIV 的庇护所，HIV 可随巨噬细胞游走而造成多脏器损害。③诱导巨噬细胞高分泌 IL-1 和

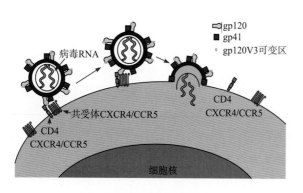

图 HIV 侵入靶细胞的机制

TNF-α，导致患者长期低热和恶病质。④HIV 感染单核/巨噬细胞可损伤其趋化、黏附和杀伤能力，同时抑制 MHC Ⅱ类分子表达，使其抗原提呈能力下降。

HIV 的免疫逃逸 HIV 可通过多种机制逃逸宿主免疫系统识别和攻击：①DC 表面 DC-SIGN 为 HIV 受体，能特异性、高亲和力与 gp120 结合，完整地包裹病毒颗粒，使之免于失活和被吞噬。②HIV 感染细胞后可进入潜伏状态，宿主细胞表面不表达 HIV 蛋白，有利于逃避机体免疫系统识别和攻击。③HIV 的 Nef 蛋白可下调细胞表面 CD4 和 MHC 分子表达，干扰 CTL 对感染细胞的识别。④HIV 包膜蛋白能通过糖基化和特殊构象而逃避特异性抗体与之结合。

AIDS 疫苗 HIV 被确认为 AIDS 病因后，人们致力于研制抗 HIV 疫苗，以期尽早攻克 AIDS。但从 HIV 被发现至今超过 30 年，结果却不尽如人意。HIV 感染仍对人类健康造成严重威胁。正在研制的 AIDS 疫苗：①HIV 灭活疫苗：其优点是完整的病毒颗粒可诱导较强体液免疫应答，但研制技术较困难。②HIV 减毒活疫苗：在艾滋病动物模型已显示明显保护效果，但 HIV 灭活或减毒疫苗均存在安全性隐患。③亚单位疫苗：所诱生的抗体不能中和 HIV-1 原始分离株。④DNA 疫苗：是将含编码抗原蛋白基因的双链 DNA 分子直接注入体内，通过表达抗原蛋白而诱导免疫应答。⑤活载体疫苗：是以不致病的病毒或细菌作为载体，借助基因工程技术加入编码 HIV 抗原的基因，刺激机体产生免疫应答。

由于 HIV 具有快速进化能力与多样性，上述疫苗中某些虽已在小鼠试验中显示效果，但均未能激发人体产生有效的保护效果。目前尝试的策略是，应用数种疫苗联合免疫，或设计优化基因序列而制备疫苗，以诱导机体产生可覆盖所有常见 HIV 亚型的保护反应。

治疗 高效抗反转录病毒疗法对此病具有确切疗效，包括核苷类反转录酶抑制剂、非核苷类反转录酶抑制剂、蛋白酶抑制剂、整合酶抑制剂（雷特格韦，Raltegravir）、融合酶抑制剂及 CCR5 抑制剂（马拉维若，Maraviroc）等，可最大限度抑制病毒复制，维持和恢复免疫功能，降低病死率及 HIV 相关性疾病发病率，提高患者生活质量，减少艾滋病传播，但需终生服药。除"药物治疗"，尚需"人文关怀"，如中国对该病患者开展的"红丝带"活动。

（郑　芳　章晓联）

liǎnyì zēngshēngbìng

免疫增生病（immunoproliferative disease，IPD）

免疫器官、组织或细胞（淋巴细胞和单核/巨噬细胞）异常增生所致的疾病。主要表现为免疫功能异常或免疫球蛋白水平增高。包括不同类型：①按疾病性质：可分为良性增生和恶性增生，以恶性增生多见。②按增殖细胞表面标志：可分为 5 类，即 T 细胞（多为血液疾病）、B 细胞（良性单克隆丙种球蛋白血症、多发性骨髓瘤、重链病、轻链病、淀粉样变性等）、裸细胞、单核细胞和其他细胞增生病。③按异常增高的 Ig 性质：可分为单克隆丙种球蛋白病和多克隆丙种球蛋白病。

免疫细胞的异常增殖可直接损害免疫系统，或通过分泌某些活性介质而损伤正常免疫细胞或其他组织细胞，如损伤骨髓细胞、抑制体液免疫及发生溶骨性病变等。

IPD 治疗原则为：选用抗生素治疗感染；对体液免疫缺陷者，补充免疫球蛋白；对细胞免疫缺陷者，可移植胎儿胸腺和胎肝，或注射胸腺素；造血干细胞移植。

（章晓联）

liángxìng dānkèlóng bǐngzhǒng qiúdànbái xuèzhèng

良性单克隆丙种球蛋白血症（benign monoclonal gammapathy，BMG）

浆细胞增殖相关的疾病。又称意义未明的单克隆丙种球蛋白血症（MGUS）。BMG 诊断标准为：血清单克隆蛋白（M 蛋白）< 3g/dl；骨髓浆细胞比值<10%；无任何多发性骨髓瘤、巨球蛋白血症、原发性淀粉样变性及其他相关浆细胞和淋巴细胞增殖性疾病的临床表现。

BMG 最初被认为是一种良性疾病，后发现部分患者（低于 20%）最终会发展为恶性增生性疾病。BMG 发生恶性转化的机制尚不十分清楚，M 蛋白水平、骨髓浆细胞浸润程度、检出 IgA 类 M 蛋白等可能是预测该病发生恶性转化的风险因素。

（章晓联）

duōfāxìng gǔsuǐliú

多发性骨髓瘤（multiple myeloma，MM）

B 细胞起源的浆细胞克隆性增殖性疾病。患者骨髓中存在大量恶性浆细胞，后者产生大量破骨活化因子，通过激活破骨细胞而导致溶骨性改变，同时恶性浆细胞还分泌大量单克隆免疫球蛋白（M 蛋白）。

本病病因与发病机制不清，可能与电离辐射、慢性抗原刺激、EB 病毒或卡波西肉瘤相关的疱疹病毒感染诱发 *C-myc*、*N-ras* 或 *H-ras* 等癌基因高表达有关，某些细胞因子可能参与发病，如 IL-6 是多发性骨髓瘤的生长因子。

常见的临床表现是贫血、感染、出血，可伴随骨痛（重者骨折）、蛋白尿（甚至尿毒症）、血液高凝状态或静脉血栓等。该病治疗原则为：无症状稳定期患者可定期随访而无须治疗；血或尿中 M 蛋白进行性升高或出现临床症状者，必须治疗；年龄小于 70 岁的患者，若条件允许可进行造血干细胞移植；对治疗有效的患者，M 蛋白等指标在一定时期内趋于稳定而进入平台期，可给予免疫治疗、动态观察等。

（章晓联）

běnzhōudànbái

本周蛋白（Bence-Jones protein，BJP） 免疫球蛋白轻链的单体或二聚体，是仅由轻链组成的异常免疫球蛋白。又称凝溶蛋白。特点为：在 pH（4.9±0.1）条件下加热至 40～60℃，发生凝固，温度升至 90～100℃时又可再溶解，而温度下降至 56℃ 左右，蛋白又凝固。BJP 可自由通过肾小球滤过膜，浓度增高超过近曲小管重吸收极限时，自尿中排出。尿 BJP 阳性的临床意义为：约 50% 多发性骨髓瘤患者尿中可检出 BJP；约 20% 巨球蛋白血症患者尿 BJP 为阳性；其他疾病（如肾淀粉样变、慢性肾盂肾炎、恶性淋巴瘤、系统性红斑狼疮等）患者也可出现尿 BJP 阳性。

（章晓联）

zhòngliànbìng

重链病（heavy chain disease，HCD） 以单克隆浆细胞恶性增殖并合成和分泌大量结构均一、分子结构不完整的单克隆免疫球蛋白为特征的浆细胞恶性肿瘤。该病患者体内产生大量截短的重链，其长短不一，但均无法形成二硫键而与轻链结合。依据重链免疫原性不同，HCD 可分为 5 类：常见 α-重链病、γ-重链病、μ-重链病；δ-重链病极为罕见；ε-重链病尚未见报道。HCD 病因尚未完全明确，治疗原则为：对尚无淋巴瘤证据的 α-重链病患者，可用抗生素治疗；对已有免疫增生性小肠病或伴有淋巴瘤的患者，应采用化疗；无症状的 γ-重链病患者可随诊观察，一旦出现症状即需化疗；μ-重链病尚无有效治疗方法。

（章晓联）

yízhí miǎnyì

移植免疫（transplantation immunity） 器官、组织和细胞移植所涉及的全部免疫学现象，包括介导移植排斥反应的抗原、免疫系统对移植抗原的识别和应答、不同类型移植排斥反应及其对机体的损伤效应、干预移植排斥反应的策略（免疫抑制和诱导移植耐受）等。

移植的概念 移植是将器官、组织、细胞从某一个体（或部位）植入另一个体（或部位）的过程，以置换病变的或功能缺损的器官、组织、细胞，维持和重建机体生理功能。被移植的细胞、组织或器官称为移植物，提供移植物的个体称为供者，接受移植物的个体称为受者或宿主。

早在 18 世纪末，已有开展皮肤移植的报道。1906 年最早成功实施人角膜移植；1908 年，法国医生亚历克西斯·卡雷尔（Alexis Carrel）建立了血管吻合术和体外培养活组织的方法，为开展器官移植术奠定了基础。其后进行了动物（猫）肾移植术，并证明异体肾移植物可在受者体内发挥功能。卡雷尔因此于 1912 年获诺贝尔生理学或医学奖。随着组织配型技术、器官保存技术和外科手术方法的不断改进，以及高效免疫抑制剂的陆续问世，移植术的应用范围日趋扩大，移植物存活率不断提高。移植术已成为临床治疗器官衰竭终末期患者的重要手段。

移植的类别 根据移植物的来源及遗传背景，可将移植分为自体移植、同系移植、同种（异体）移植和异种移植。

自体移植 将自身器官、组织、细胞重新植入的过程，主要见于自体造血干细胞（和其他自体干细胞）移植。由于移植物取自受者自身，不会发生排斥反应。其基本步骤为：自体造血干细胞动员、采集和冻存；合适时机进行自体移植；移植后维持治疗等。

同系移植 将某一个体的器官、组织、细胞植入遗传基因完全相同或基本近似的另一个体的过程，如同卵双生间移植或近交系动物间移植。此类移植，因供-受者间遗传背景及所表达抗原完全相同，故如同自体移植，不会发生移植排斥反应，亦无需应用免疫抑制剂。与其他类型移植相比，同系移植的疗效好，是同种异体移植最理想的供者，但此类移植的机会非常少，在人类仅限于同卵双生子女间的移植，故应用前景有限。

同种移植 同种内遗传基因不同的个体间进行的器官、组织、细胞移植。临床移植多属同种（异体）移植，术后一般均会发生排斥反应，需应用免疫抑制剂处理。同种异体移植排斥反应的类型，与受者或宿主的免疫功能状况、移植物性质等有密切关系。

根据移植物的性质及排斥反应所针对的对象，同种异体移植排斥反应可分为宿主抗移植物反应和移植物抗宿主反应；根据移植排斥反应发生的时间、机制及组织学特征，可分为超急性、急性及慢性排斥反应，或初次与二次排斥反应。

此外，根据移植物的类型，可分为器官移植、组织移植和细胞移植等。

移植排斥反应 排斥反应的本质是免疫应答，即由于供-受者间组织相容性不合，导致移植物（或宿主组织器官）遭受免疫攻击而损伤的现象。

移植排斥反应现象的发现 1932 年，医生帕吉特（Padgett EC）首次描述：用非亲属的皮肤覆盖烧伤患者创面，移植的皮肤均在短期内遭排斥；移植亲属皮肤，则移植物存活时间明显延长。第二次世界大战中（1937～1945 年），现代热武器造成大量伤员被严重烧伤，对皮肤移植的临床需求激增，促使英国动物学及免疫学家彼得·布莱恩·梅达沃（Peter Brian Medawar）等相继开展相关实验研究，探讨移植排斥发生的规律和机制，从而催生了现代移植免疫学。

移植排斥反应的免疫学本质 1943 年，梅达沃和吉布森（Gibson T）发现：用来源于同胞的皮肤治疗烧伤患者，移植的皮肤在 1 周后遭排斥；用患者自身皮肤进行移植，可长期存活；患者再次接受其同胞的皮肤移植，则排斥反应加速（2～3 天即被排斥）；病理组织学检测可见，发生排斥的皮肤组织浸润大量白细胞，其数量与排斥反应强度呈正相关，而自体皮肤移植物则未见类似改变。实验表明，受者对同种异体皮肤移植物的排斥反应符合典型的免疫应答特征，即具有"记忆"和"加速"现象。其后，梅达沃

等用近交系小鼠进行了一系列皮肤移植实验，发现某些规律性的现象，证明同种异体皮肤排斥的本质是机体免疫系统对移植物产生适应性免疫应答，由此开启移植免疫学先河。

1948 年，梅达沃等将取自移植物引流淋巴结的细胞转输给接受同一个供者皮肤移植物的小鼠，证明是细胞成分而非抗体介导移植排斥反应；1953 年，丹麦外科医生西蒙森（Simonson M）借助犬异体肾移植，获得与梅达沃完全相同的结论。由此，移植排斥的免疫学本质获医学界公认。

引发移植排斥反应的抗原 20 世纪初期和中期，法国免疫学家让·多塞（Jean Dausset）、美国免疫学家巴鲁赫·贝纳塞拉夫（Baruj Benacerraf）及乔治·戴维斯·斯内尔（George Davis Snell）等分别发现：导致移植排斥反应发生的物质基础是哺乳动物细胞表面的组织相容性抗原（小鼠 H 抗原，人 HLA 抗原）；这些抗原的编码基因是一组位于染色体特定区域的基因群，被称为主要组织相容性复合体（MHC），从而揭示 MHC 型别相同的个体间施行移植术才有望成功。3 位学者从免疫遗传学角度阐明了移植排斥反应的免疫学本质，并为临床开展同种异体移植术奠定了理论基础，并因此共同获得 1980 年诺贝尔生理学或医学奖。

临床移植术进展 早期由于移植排斥的机制尚未被阐明，临床移植术均以失败告终：1933 年，苏联外科医生沃罗诺伊（Voronoy YY）进行首例肾移植术，受者于 48 小时后死亡；1953 年，法国医生米雄（Michon F）进行母子间肾移植，肾仅存活 22 天。由于移植排斥反应的免疫学本质被阐明，

极大地推进了临床移植术的开展：1955 年，美国外科医生约瑟夫·爱德华·默里（Joseph Edward Murray）成功施行了首例孪生同胞间肾移植，患者获得长期存活；1956 年，美国医生爱德华·唐纳尔·托马斯（Edward Donnall Thomas）施行首例同卵双生间骨髓移植，成功治疗白血病。由于默里和托马斯在器官移植领域的杰出贡献，共同获得了 1990 年诺贝尔生理学或医学奖。

基于移植排斥的免疫学本质，近半个世纪来，免疫抑制药物研制和应用进展迅速，极大改善临床移植术预后：1962 年，默里应用硫唑嘌呤（细胞代谢抑制药），成功进行首例非亲属尸体肾移植（受者存活 1 年）；1972 年，发现环孢素 A（CsA）可抑制细胞免疫及体液免疫，且副作用小，1980 年获准用于临床治疗，成为迄今应用最广泛的免疫抑制药；1984 年，他克莫司（FK506）研制成功，其免疫抑制效应比 CsA 强 10～100 倍；1977 年，马特尔（Martel）发现西罗莫司（即雷帕霉素，大环酯抗生素）具有免疫抑制作用，为最有效的免疫抑制剂；1985 年和 2011 年，美国食品和药品管理局（FDA）先后批准抗 CD3 抗体（首个靶向 T 细胞的药物）和 CTLA-4 融合蛋白用于防治肾移植急性排斥。

器官移植已从肾移植扩展到肝、心、肺、骨髓等，世界各国每年施行 10 万余例各类移植术，成功率明显提高，成为临床多种疾病的重要治疗手段。

移植耐受 移植耐受指机体对移植抗原的特异性无应答和低应答。移植耐受现象的发现开启了免疫耐受研究领域，而诱导移植耐受被视为干预移植排斥反应

的最佳策略。

获得性免疫耐受的发现 美国免疫学家雷·欧文（Ray D. Owen）于1945年发现，胎盘融合的异卵双生小牛血液中同时存在自身红细胞和来自孪生同胞的红细胞，即形成血型嵌合体，由此提出免疫耐受概念。

1949年，澳大利亚微生物学家弗兰克·麦克法兰·伯内特（Frank MacFarlane Burnet）提出假说：胚胎期免疫系统遭遇任何抗原，均将其视为自身成分而产生免疫耐受。其后，梅达沃和唐纳德（Donald H）发现，孪生小牛间相互进行皮肤移植均不出现排斥，即形成免疫耐受。梅达沃进而通过人工诱导胚胎期免疫耐受，证明存在获得性免疫耐受，被视为免疫学理论研究的重大突破。伯内特和梅达沃由于在获得性免疫耐受和其他相关领域的重大贡献，共同获得1960年诺贝尔生理学或医学奖。

诱导移植耐受 免疫抑制药物具有广泛毒副作用，同时对慢性排斥反应基本无效。因此，建立针对移植物的特异性免疫耐受，成为免疫学和临床医学面临的重大挑战。迄今已探索诸多策略，如骨髓嵌合体、免疫细胞过继、肝肾或肝肺联合移植等。

研究意义 深入研究移植相关的免疫学现象，有助于阐明免疫应答的过程及其本质，如通过对小鼠皮肤移植排斥反应的研究，探讨移植排斥反应的遗传背景，从而发现组织相容性抗原和MHC；通过对移植排斥反应和移植耐受的研究，加深了对T细胞生物学功能、T细胞在胸腺发育过程及自身耐受机制等基本免疫学问题的认识。

移植免疫研究也具有重要临床意义：通过探索移植排斥反应的防治策略，极大促进免疫抑制药物的研制；通过探索诱导移植耐受的策略，推进了其他免疫相关疾病（如自身免疫病、超敏反应等）的临床和基础研究。

（赵 勇 张利宁）

tóngzhǒng yízhí páichì fǎnyìng

同种移植排斥反应 （allograft rejection） 同种内遗传基因不同的个体间进行细胞、组织、器官移植时，由于供、受者间组织相容性抗原存在差异，激发免疫应答而出现的排斥反应。又称同种异体排斥反应或同种异基因排斥反应。引起同种异体排斥反应的抗原包括主要组织相容性抗原（HLA）、次要组织相容性抗原（包括与性别相关的抗原、由常染色体编码的抗原等）、人类ABO血型抗原、组织特异性抗原等。产生同种移植排斥反应的根本原因是受者和供者间组织相容性抗原（尤其是HLA抗原）型别不相合，导致受者免疫系统对同种异型抗原产生应答。同种排斥反应的强弱与供、受者间遗传背景差异程度呈正相关。

临床上移植排斥反应多属同种移植排斥反应，包括宿主抗移植物反应和移植物抗宿主反应，均涉及体液免疫和细胞免疫，通常后者占主导地位。T细胞（尤其是CD4[+]T细胞）是介导同种异体排斥反应的关键效应细胞，受者同种反应性T细胞可通过直接、间接或半直接途径识别同种异型HLA抗原并产生应答。此外，固有免疫细胞（巨噬细胞、NK细胞等）及多种免疫效应分子（抗体、补体等）也参与对移植物的损伤和炎症反应。

移植排斥过程可人为分为3个阶段：①致敏（抗原识别）阶段：指受者淋巴细胞识别供者器官所表达的同种异型HLA抗原并被激活。②增殖分化阶段：指激活的淋巴细胞在引流淋巴组织及移植物内增殖、分化，表现为移植物局部引流淋巴结肿大，淋巴结滤泡内淋巴细胞（包括CD4[+]T细胞、CD8[+]T细胞、B细胞等）数量增多。③效应阶段：指增殖、分化的T细胞通过直接杀伤移植物细胞或分泌促炎细胞因子，活化的浆细胞通过产生细胞毒性抗体，从而导致移植物损伤。

（赵 勇）

yízhí kàngyuán

移植抗原（transplantation antigen） 可诱导移植排斥反应的抗原。又称组织相容性抗原。根据移植抗原诱导宿主产生排斥反应的强弱、快慢，将其分为两类：

主要组织相容性（MHC）抗原 能引起强烈排斥反应的移植抗原，在人类最重要者为HLA抗原。供、受者间HLA抗原型别差异是发生急性移植排斥反应的主要原因。此外，ABO血型抗原、某些组织特异性移植抗原（如皮肤特异性抗原、内皮细胞抗原）也属可引起强烈排斥反应的移植抗原。

ABO血型抗原 主要表达于人红细胞表面的糖蛋白或糖脂。ABO抗原型别不符的个体间进行输血可导致溶血反应。

ABO抗原由9号染色体长臂（9q34）的ABO基因编码，后者具有3个最主要的等位基因，即I^A（A）、I^B（B）和i（O）。I^A和I^B对i均为显性，其中I^A和I^B基因的编码产物具有酶活性，可分别催化A抗原和B抗原表达，而等位基因i的产物不具有酶活性，不能催化A、B抗原表达。根据红细胞膜表面是否表达A抗原和

B 抗原，可将人类红细胞分为 4 型：仅表达 A 抗原为 A 型；仅表达 B 抗原为 B 型；A、B 抗原均表达为 AB 型；A、B 抗原均不表达为 O 型。

此外，ABO 血型抗原也可表达于肝、肾等器官组织细胞和血管内皮细胞表面。同种异体器官移植中，若供–受者间 ABO 血型不符，受者体内针对 ABO 血型抗原的天然抗体可与供者移植物组织细胞及血管内皮细胞表面 ABO 抗原结合，通过激活补体而导致血管内皮细胞损伤和血管内凝血，引发超急性排斥反应。因此，同种异体实质器官移植中，供–受者间的 ABO 血型须符合临床输血标准。

组织特异性移植抗原 特异性表达于某一器官、组织或细胞表面的移植抗原。不同组织所表达的特异性抗原其免疫原性各异，这可能是导致不同类型同种异体器官移植排斥反应的强度出现差异的机制之一。两类组织特异性抗原为：①皮肤特异性抗原（SK 抗原）：其无同种差异性，以与 MHC 分子结合为复合物的形式存在；皮肤移植术后，供者 SK-MHC 复合物可通过直接提呈方式被受者 T 细胞识别，从而介导移植排斥反应。②内皮细胞抗原（VEC 抗原）：至少包括 6 种（VEC1～VEC6），其编码基因与 MHC 紧密相连，也可能是一类新的 MHC Ⅰ 类基因；VEC 抗原可激发受者产生强的细胞免疫应答，从而在急性及慢性排斥反应中起重要作用。

次要组织相容性（mH）抗原 可介导程度较轻、较迟缓移植排斥反应的同种异型抗原。

mH 抗原表达于机体组织细胞表面，由某些具有多态性的基因编码，可被 MHC 分子提呈。mH 抗原主要包括两类：①性别相关的 mH 抗原：是 Y 染色体基因编码产物（如雄性小鼠的 H-Y 抗原），主要表达于精子、表皮细胞及脑细胞表面。②常染色体编码的 mH 抗原（如人类 HA-1～HA-5 抗原等）：其中某些可表达于机体所有组织细胞，某些仅表达于造血细胞和白血病细胞。

单个 mH 抗原不符一般仅引发迟缓的移植排斥反应，但多个 mH 抗原不相符也可能引起类似于 MHC 不相符所致的快速排斥反应。在 HLA 全相同的供、受者间进行移植所发生的排斥反应（尤其是移植物抗宿主反应），主要由 mH 抗原所致。

（赵 勇）

guòkè báixìbāo

过客白细胞（passenger leuko-cyte）

定居于实质器官移植物或通过迁移而进入实质器官移植物内的骨髓源性细胞。主要为成熟的树突状细胞和巨噬细胞等抗原提呈细胞（APC）。移植物血管与受者血管接通后，移植物内的过客白细胞可进入受者血液循环或局部引流淋巴组织，通过与受者 T 细胞接触，直接将同种异型抗原提呈给后者，引发移植排斥反应。此外，过客白细胞也可迁移至受者胸腺，通过阴性选择导致受者同种反应性 T 细胞凋亡，从而诱导同种移植耐受。

（赵 勇）

tóngzhǒng fǎnyìngxìng T xìbāo

同种反应性 T 细胞（alloreac-tive T cell）

机体 T 细胞库中一类能识别同种异型抗原并产生免疫应答的 T 细胞克隆。特点为：①与普通抗原反应性 T 细胞识别外源肽–自身 MHC 分子复合物不同，受者体内大部分同种反应性

T 细胞可直接识别同种异体细胞表面的抗原肽–同种 MHC 分子复合物，而无需受者自身抗原提呈细胞（APC）处理。②受者 T 细胞库中，同种反应性 T 细胞前体的频率远高于识别其他普通抗原的 T 细胞前体，故 MHC 型别不同的供、受者间器官移植后，早期即可发生强烈而迅速的移植排斥反应。

（赵 勇）

zhíjiē shíbié

直接识别（direct recognition）

受者同种反应性 T 细胞可直接识别供者抗原提呈细胞（APC）表面外来肽/自身肽–同种异型 MHC Ⅱ 类分子复合物（pMHC Ⅱ），并产生应答，是同种移植中受者 T 细胞识别供者同种异型 MHC 抗原的一种模式。

直接识别模式中，同种异型抗原无须受者的 APC 处理，即可被受者体内的同种反应性 T 细胞识别。其具有如下特点：①直接识别省略了抗原的预处理过程，故所诱发的排斥反应发生速度快。②受者体内识别同种异型 MHC 抗原的 T 细胞克隆数（占 T 细胞库总数的 1/100～1/10）远高于识别普通抗原的 T 细胞克隆数（占 T 细胞库总数的 1/100 000～1/10 000），故同种异体移植排斥反应异常强烈。③由于移植物内 APC 数量有限，且供者 APC 进入受者血循环即迅速分布于全身，并随时间推移而逐渐消失，故直接识别主要在急性排斥反应早期发挥作用（图）。

按照经典的 MHC 限制性理论，TCR 须同时识别 APC 表面的抗原肽及与之结合的 MHC 分子（即识别 pMHC 复合物），且发生相互反应的 T 细胞和 APC 的 MHC 型别必须一致。由于人群中 MHC

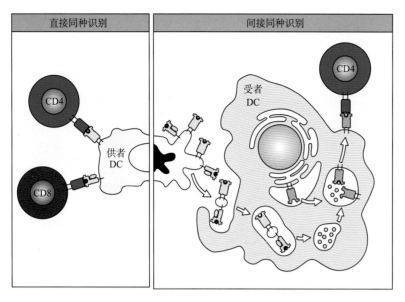

图　受者 T 细胞对同种异型抗原的直接识别和间接识别

（HLA）分子具有高度多态性，同种异体供者 APC 与受者 T 细胞间 MHC 型别一般均不相同，二者理论上不能发生相互作用，故直接识别与经典理论相悖。

直接识别的机制尚未完全阐明。已提出如下解释：TCR 识别靶分子并非绝对专一，同种反应性 T 细胞 TCR 可交叉识别多种抗原肽，MHC 抗原残基在此识别中起主导作用，而抗原肽仅发挥稳定 MHC 分子结构的作用；供者同种异型 MHC 分子与外来肽或自身肽结合所形成的构象表位，以及受者自身 MHC 分子与外来肽或自身肽结合所形成的构象表位，两者具有相似结构，可能出现高频交叉识别和反应。

（赵　勇）

jiànjiē shíbié

间接识别（indirect recognition）

供者同种异型抗原从移植物细胞脱落，被受者抗原提呈细胞（APC）摄取、处理、提呈，最后以同种异型抗原肽 - 受者 MHC 分子复合物的形式被受者 T 细胞识别，是受者同种反应性 T 细胞识别供者同种异型 MHC 抗原的一种模式。许多实验结果提供了体内存在间接识别途径的证据：①从人类及小鼠移植受者细胞表面 MHC Ⅱ类分子上洗脱下来的某些抗原肽，与供者 MHC 分子某些片段其氨基酸顺序相同。②同种异型 MHC 分子可从移植物脱落，并以可溶性分子形式迁移至区域淋巴结及脾。③根据特定 MHC 等位基因可变区顺序而制备合成肽，在同一个体来源 APC 存在的情况下，用这些合成肽刺激而产生的 T 细胞克隆，可识别该 MHC 等位基因所编码的同种异型抗原。

受者 CD4+Th 细胞通过间接途径识别同种异型抗原而被激活并分泌细胞因子，为 CTL 及 B 细胞增殖、成熟提供必需的信息，从而引发移植物排斥反应。间接识别途径的特点是：①间接识别有赖于受者 APC 对同种异型抗原的处理和加工，故诱发排斥反应发生的速度较慢，一般仅在急性排斥反应的中、后期发挥作用。②受者 APC 可能提呈多个同种异型抗原表位，从而激发较强烈的同种异型移植排斥反应。③针对单一同种异型抗原肽的 T 细胞前体频率很低，不致引起强烈的排斥反应，故在慢性排斥反应中起重要作用（见直接识别图）。

（赵　勇）

bànzhíjiē shíbié

半直接识别（semi-direct recognition）

受者同种反应性 CD8+T 细胞直接识别受者抗原提呈细胞（APC）表面的外来肽/自身肽-供者 MHC Ⅰ类分子，而受者同种反应性 CD4+T 细胞间接识别经受者 APC 加工、处理和提呈的供者 MHC 分子肽-受者 MHC Ⅱ类分子复合物。

半直接识别途径是新发现的受者同种反应性 T 细胞识别供者同种异型 MHC 抗原的一种模式，机制可能为：①受者同种反应性 CD8+T 细胞直接识别受者 APC 表面的外来肽/自身肽-供者 MHC Ⅰ类分子（图 A），指受者 APC 表面的外来肽/自身肽-供者 MHC Ⅰ类分子复合物的来源为供者 APC 通过细胞间直接接触，将其完整的细胞膜（包括同种异型 MHC）转移给受者 APC；供者 APC 所释放的分泌小体（含 pMHC）与受者 APC 胞膜融合，使后者获得完整的同种异型 pMHC。②受者同种反应性 CD4+T 细胞循间接途径识别经受者 APC 加工、处理和提呈的供者 MHC 分子肽-受者 MHC Ⅱ类分子复合物（图 B）。

此种半直接识别途径参与移植排斥反应的确切生物学意义及其作用特点尚待证实。有文献报道，半直接识别可能在移植排斥早期、晚期均发挥作用，具体机制尚不完全清楚。

（赵　勇）

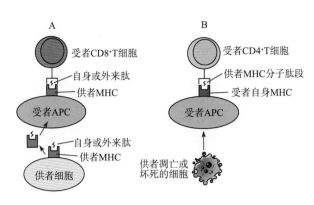

图 受者 T 细胞半直接识别同种异型抗原

sùzhǔ kàngyízhíwù fǎnyìng

宿主抗移植物反应（host versus graft reaction，HVGR）

受者对供者器官移植物产生的排斥反应。HVGR 中，受者体内致敏的同种异型抗原特异性淋巴细胞或特异性抗体对移植物发动攻击，使之被排斥。按照反应发生的速度和机制，HVGR 可分为超急性排斥反应、急性排斥和慢性排斥。

（赵 勇）

chāojíxìng páichì fǎnyìng

超急性排斥反应（hyperacute rejection，HAR）

移植器官在血循环建立后数分钟或数小时（也可能延迟至 2 天内）所发生的不可逆性体液排斥反应。常见于 ABO 血型不相合或既往曾接受同种移植术、多次接受输血及妊娠的受者，主要由存在于受者体内的 ABO 血型抗体或抗 MHC Ⅰ 类分子的抗体所引发。HAR 一旦发生，无有效方法治疗，必须立即摘除移植物。临床上通过术前进行 ABO 配型及 HLA 交叉配型，可排除不合适的器官供者，预防超急性排斥发生。临床实践发现，肝移植中少见此类排斥反应。

（赵 勇）

jíxìng páichì fǎnyìng

急性排斥反应（acute rejection）

通常发生于移植后 1 周至 3 个月、进展迅速的排斥反应，是同种器官移植中最常见的排斥反应类型。

病理特征：移植物实质和小血管壁出现以单个核细胞为主的细胞浸润、间质水肿与血管损害，后期大动脉壁可发生急性纤维素样炎症。急性排斥反应的缓急和严重程度，与供-受者间 HLA 型别匹配程度有关，相容性高则反应发生晚、症状轻，有些可迟至移植后 2 年才出现。

发生机制：①急性体液排斥反应：抗供者组织抗原的抗体可通过抗体依赖细胞介导的细胞毒作用，或形成抗原-抗体复合物而激活补体，导致急性血管炎，也可通过所产生的补体裂解产物（C5a 等）而加速、放大细胞免疫效应。②急性细胞排斥反应：主要由 CD8$^+$T 细胞、CD4$^+$T 细胞（尤其是 CD4$^+$Th1 细胞）、巨噬细胞等参与，通过特异性细胞毒性作用或分泌细胞因子等炎症介质，介导急性间质炎并损伤移植物组织细胞，最终使移植物丧失功能。一般认为，移植早期发生的急性排斥反应以细胞免疫为主，移植晚期的急性排斥反应则以体液免疫为主。

（赵 勇）

mànxìngpáichìfǎnyìng

慢性排斥反应（chronic rejection，CR）

通常发生于移植术后半年至数年、呈进行性发展的排斥反应。又称慢性移植物失功（CAD）。

病理特征 移植器官毛细血管床内皮细胞增生、动脉腔狭窄并逐渐纤维化，其发生机制为：①移植物中形成的抗原-抗体复合物可激活补体，造成移植物血管内皮细胞损伤及胶原暴露，从而诱导血小板聚集、活化及内源性凝血系统激活，最后导致血管内凝血及纤维蛋白形成。②血小板释放生长因子，引起血管平滑肌细胞增殖和收缩，导致移植物血管壁增厚、管腔变窄及阻塞，造成局部纤维化及坏死。③组织损伤和修复进行性交替发展，最终使移植器官丧失功能。

不同器官的移植术，其慢性排斥所导致的病理改变各不相同。例如：肝移植物表现为胆管消失，出现胆管消失综合征；肺移植物表现为小气道瘢痕组织积聚，出现闭塞性细支气管炎综合征（BOS）；心脏移植物表现为心脏血管病变。

病因及发病机制 尚不十分清楚，一般认为是由免疫学和非免疫学因素所导致的移植器官功能进行性衰退。

免疫学因素 是导致 CR 的主要机制。包括：①组织相容性：已发现移植肾长期存活（尤其 5 年以上）与 HLA-A、HLA-B 和 HLA-DRB1 等位基因型别的匹配情况直接相关。②急性排斥反应反复发作：是介导 CR 的最主要危险因素，可引起移植物血管内皮细胞持续性损伤并分泌多种生长因子（如胰岛素样生长因子、血小板源生长因子、转化生长因子等），导致血管平滑肌细胞增生、动脉硬化、血管壁炎性细胞（T 细胞、巨噬细胞）浸润等病理改变。③免疫抑制剂使用不当：过量使用可致严重毒副作用，用量不足则移植物内浸润大量活化的淋巴细胞和巨噬细胞，持续发挥致炎效应。④移植物组织"异化"为淋巴组织：指长期存活的移植物可能通过形成淋巴样组织而变成新的淋巴样器官，在这些移植物内，浸润的受者来源 DC 可通过间接途径识别和提呈同种异型抗原。⑤受者体内群体反应性抗体水平高：是移植后发生急性和慢性排斥反应的高危因素。⑥组织细胞受损而释放损伤相关模式分子：直接或间接介导移植物慢性炎症反应。

非免疫学因素 ①边缘性供者（器官存在部分功能性损害或高龄）器官勉强用于移植。②脑死亡供者：其受损脑组织可释放大量细胞因子进入血循环，激活某些免疫细胞（如巨噬细胞、T 细胞等）。③移植物缺血-再灌注损伤：可上调移植物表达 MHC Ⅱ 类分子、细胞因子、黏附分子、共刺激分子等，导致局部微环境紊乱，加剧炎症反应。④高血脂：可促进移植物动脉内膜增生。⑤高血压：可促进动脉粥样硬化，同时导致肾小球硬化、肾单位减少。⑥某些免疫抑制剂的毒性作用。⑦巨细胞病毒感染：可引发局部组织损伤和修复、炎症细胞浸润并产生细胞因子，从而直接损伤移植物内皮细胞。

防治 对慢性排斥反应尚无理想的防治措施。

（赵 勇）

jíxìng xuèguǎnxìng páichì fǎnyìng

急性血管性排斥反应（acute vascular rejection，AVR） 由体液免疫及细胞免疫共同参与、多发生于血管器官移植后数日或数周的排斥反应。多见于既往反复输血、多次妊娠、慢性感染性疾病、长期血液透析及接受再次移植的受者，其病情进展迅速，且对免疫抑制剂不敏感。此外，

异种移植过程中，移植物再灌注后 24 小时内也可发生 AVR，并在数天至数周内逐渐损伤移植物。

病理特征：毛细血管及小动脉血管内皮细胞肿胀；血管壁浸润大量单核细胞及中性粒细胞，形成所谓"着边现象"；血管内补体沉积及血管内纤维蛋白血栓形成。

AVR 主要是由预存或新生的抗同种 HLA 抗体介导的体液性或细胞性因素参与损伤。其发病机制为：受者体内抗供者组织抗原的抗体与移植物血管内皮细胞表面相应抗原结合，导致血管内皮细胞受损、屏障作用丧失、抗凝血作用降低；血管内皮细胞表达黏附分子（如 E-选择素、P-选择素等），导致与单核细胞、中性粒细胞等的黏附作用增强并使之活化，从而造成组织损伤。

此外，异种移植过程中，异种移植物血管内皮细胞活化和 NK 细胞、单核细胞介导的炎症反应也可导致 AVR，亦称迟发性异种移植物排斥反应。

（赵 勇）

jiāsù páichì fǎnyìng

加速排斥反应（accelerated rejection） 发生于移植术后 3~5 天、主要由抗体介导、剧烈而不可逆的排斥反应。病程进展快，临床表现为术后移植物功能立即恢复，但术后 2~5 天突然出现移植物功能迅速丧失，抗排斥治疗往往难以逆转。加速排斥反应本质上与超急性排斥反应类似，唯免疫攻击强度较弱，起病时间较迟，病程进展较缓，是介于超急性排斥反应与急性排斥反应之间的一种排斥反应。此类排斥反应临床上并非少见，常因认识不足而归于急性排斥反应。

加速排斥反应是一种较为典型的体液免疫应答，其机制可能

为：受者此前曾多次接受输血或血制品，或已做过一次或数次器官移植，体内已预存抗供者 HLA 或内皮细胞的低浓度、难以检出的抗体，后者可介导补体依赖性细胞毒作用、抗体依赖细胞介导的细胞毒（ADCC）作用等，导致移植物损伤。病理学形态改变以小血管炎症和血管壁纤维素样坏死为主，实质有出血或梗死。

（龚非力 陈 刚）

yízhíwù kàngsùzhǔ fǎnyìng

移植物抗宿主反应（graft versus host reaction，GVHR） 移植物内免疫细胞通过识别同种异体受者组织相容性抗原，直接或间接攻击受者靶组织所引发的排斥反应。由 GVHR 所致疾病称为移植物抗宿主病。主要见于造血干细胞移植后，是影响移植术成功的首要因素，也可见于胸腺、小肠、肝移植及免疫缺陷个体接受大量输血时。其发生条件为：①移植物与宿主间 HLA 型别不相配合。②移植物内含足够数量的同种反应性淋巴细胞（尤其是成熟的 T 细胞）。③宿主处于免疫无能或免疫缺陷状态。

GVHR 发生的机制为：随移植物植入的大量淋巴细胞对表达于宿主组织细胞表面的同种异型抗原产生应答。T 细胞在 GVHR 发生中起主要作用，其过程是：移植物内 T 细胞（包括 CTL、Th）识别同种异型抗原后被激活并分化、增殖，活化的 T 细胞可直接杀伤宿主靶细胞，也可通过产生具有细胞毒性作用的细胞因子（如 TNF）或激活其他免疫细胞（尤其是 NK 细胞和巨噬细胞）而损伤宿主靶细胞。

细胞因子网络失衡可能是造成 GVHR 组织损伤的重要原因。其机制为：①移植术前的预处理

（化疗、放疗）所致毒性作用、感染、受者原发疾病等，可导致细胞因子产生失衡。②造血干细胞内同种反应性 T 细胞被激活，分泌细胞因子并表达细胞因子受体，形成正反馈调节环路。过量产生的细胞因子（尤其是促炎细胞因子）具有强细胞毒性，并可激活 NK 细胞和 CTL 等效应细胞，对宿主组织细胞发挥杀伤作用。

（赵　勇）

jíxìng yízhíwù kàngsùzhǔbìng

急性移植物抗宿主病 （acute graft-versus-host disease, aGVHD）

造血干细胞移植术后数天至 2 个月内发生的移植物抗宿主病。发病机制为：①术前预处理（射线照射等）导致组织损伤，释放损伤相关模式分子。②预处理激活抗原提呈细胞（APC），尤其是受者血源性 APC、NK 细胞、中性粒细胞，介导炎症反应。③活化的 CD4$^+$T 细胞产生大量细胞因子，募集效应性 T 细胞和固有免疫细胞，促进炎症反应。④效应性 T 细胞（CTL、Th1、Th17 等）发挥胞毒作用及致炎作用。

（龚非力　方　敏）

mànxìng yízhíwù kàngsùzhǔbìng

慢性移植物抗宿主病 （chronic graft-versus-host disease, cGVHD）

造血干细胞移植术后 3 个月发生的移植物抗宿主病。发病机制尚未完全明了，可能为：①预处理或前期急性 GVHD 造成胸腺损伤，导致同种反应性 CD4$^+$T 细胞阴性选择障碍。②Th2 细胞偏移性激活，产生大量促炎细胞因子（IL4、IL5、IL11 等）及介导组织纤维化的细胞因子（如 IL2、IL10、TGF-β1）。③活化的巨噬细胞分泌血小板源生长因子（PDGF）及 TGF-β1，诱导成纤维细胞增殖、活化。④微环境中 B 细胞活化因子（BAF）增多，导致 B 细胞功能失调，自身反应性 B 细胞增多并产生自身抗体。上述作用的综合效应是引发自身免疫病样系统综合征，进而导致纤维增生性改变。

（龚非力　方　敏）

yízhíwù kàngbáixuèbìng fǎnyìng

移植物抗白血病反应 （graft versus leukemia reaction, GVLR）

患者接受造血干细胞移植后，移植物中淋巴细胞识别并杀伤宿主体内残存白血病细胞的作用。发生机制为：白血病患者接受造血干细胞移植（THSC）后，移植物中同种反应性淋巴细胞可识别宿主白血病细胞表面抗原肽-MHC 分子复合物并被激活，从而杀伤宿主体内残存的白血病细胞。GVLR 是造血干细胞移植治疗血液系统肿瘤的重要机制之一，GVLR 过弱可导致移植术后白血病复发。另一方面，GVLR 与 GVHR 存在密切联系，临床上希望获得的最佳结果是：既促进 GVLR，又不致激化移植物抗宿主病（GVHD）。

供者来源的 T 细胞及 NK 细胞是 GVLR 的主要效应细胞。机制为：同种反应性 CTL 或 NK 细胞通过细胞毒性作用杀伤白血病细胞；同种反应性 CD4$^+$T 细胞分泌 IFN-γ、TNF-α 等细胞因子直接抑制白血病细胞，并通过上调 MHC 分子及 Fas 表达，使白血病细胞更易被 CTL 杀伤；同种反应性 CD4$^+$T 细胞分泌 IL-2，通过招募 NK 细胞及 CTL 而杀伤白血病细胞，并放大抗肿瘤的细胞毒性作用。此外，白血病细胞的免疫原性是决定 GVLR 效应的决定因素之一。供者淋巴细胞输注（DLI）可在一定程度上诱导受者产生 GV-LR。机制为：①白血病细胞和正常细胞表型不同，受者接受 THSC 后进行 DLI 治疗，体内可出现特异性识别白血病细胞的供者 T 细胞克隆，特异性杀伤白血病细胞。②激活的供者淋巴细胞产生 IFN-γ 等细胞因子，可诱导白血病细胞高表达 Fas 抗原，通过 Fas/FasL 途径诱导细胞凋亡。

（赵　勇）

miǎnyì huòmiǎnqū

免疫豁免区 （immune privilege site）

机体一类特定的组织部位，在解剖上与免疫细胞隔绝或存在免疫抑制占优势的局部微环境，从而一般不对外来抗原（包括移植抗原）产生应答，若在此部位接种或移植具有免疫原性的细胞或组织，这些移植物可不被排斥而得以长期存活。又称免疫特惠区。已发现的免疫豁免区包括眼、脑、肝、某些内分泌器官等。胎盘亦可被视为免疫豁免区，故携带父亲遗传物质（MHC）的胎儿不被排斥而保证母体正常妊娠。

形成的机制为：①免疫豁免区被生理屏障所隔绝，使其内的组织细胞不能随意穿越屏障而进入淋巴循环及血液循环，而外周免疫细胞也不能随意进入免疫豁免区（但生理屏障并无绝对的隔离作用，如胎盘可作为屏障而分隔胎儿与孕妇，但仍有少量胎儿细胞进入母体，可诱导母体产生抗同种异型 MHC 抗原的抗体）。②豁免区组织细胞产生某些具有负调节作用的细胞因子，如 TGF-β 及 Th2 型细胞因子（IL-4、IL-10 等）可抑制 Th1 细胞激活及功能。③某些豁免区（如眼）组织细胞组成性表达 FasL，可诱导入侵的 Fas$^+$ 淋巴细胞凋亡，从而抑制后者的杀伤作用。

（赵　勇）

shìyìngxìng liúcún
适应性留存 (accommodation)

受者体内存在抗供者组织抗原的抗体和补体的情况下，移植物仍然被"接受"的现象。亚历山大 (Alexandre) 于 1985 年在 ABO 血型不合的同种异体肾移植受者中观察到适应现象。其后，将异种器官移植受者对超急性排斥反应和急性血管性排斥反应的抵抗状态也归为适应性留存。近年来，适应性留存的定义被扩展为受者对各种抗移植物抗体所致免疫损伤的抵抗状态。

适应现象的产生涉及移植物和宿主两方面因素：①一般情况下，血管内皮细胞遭抗体和补体攻击会产生促炎症反应，而适应性留存的移植物其血管内皮细胞通过上调保护性因子产生等机制，可防止移植物排斥反应发生。②宿主体内 Th2 细胞激活，从而促进保护性因子产生并抑制炎症反应。

适应性留存是移植物的一种自我保护机制，使之得以避免遭受抗体和补体的损害。此现象为一个动态过程，可能发展为免疫耐受，也可能最终发展为慢性排斥反应。因此，阐明适应现象发生、发展和转归的机制，对诱导免疫耐受、预防体液性排斥反应及拓宽移植物供者来源等均有现实意义。

(赵 勇)

rénlèi báixìbāo kàngyuán fēnxíng
人类白细胞抗原分型 [human leukocyte antigen (HLA) typing]

借助血清学、细胞学或分子生物学方法分析 HLA 抗原或等位基因型别的方法。HLA 是人体最复杂的遗传多态性系统，HLA 分型被广泛应用于医学、法医学、人类学等领域。作为临床检测指标，HLA 分型是器官移植（尤其是造血干细胞移植）过程中选择合适供者的主要依据。

通常情况下，供者和受者间 HLA 型别不相匹配（即 HLA 错配）越多，发生移植排斥反应的概率及强度越高、存活率越低、存活时间越短。临床资料已证明：HLA-A、HLA-B、HLA-DR 无错配或 HLA 氨基酸残基无错配的肾移植，移植肾存活期长。HLA 分型技术主要有 3 类：

血清学分型 是基于补体依赖性细胞毒试验的原理而设计。应用一系列针对特定型别 HLA 抗原的特异性标准分型血清（含相应特异性抗体）与待测淋巴细胞混合，阳性细胞表面 HLA 抗原可与相应抗体形成抗原-抗体复合物并激活补体，从而介导靶细胞裂解，由此确定待检细胞是否表达已知抗体所针对的 HLA 抗原型别。该方法操作简便，重复性好，无需特殊设备，但由于 HLA 等位基因序列具有高度同源性，可出现较多、较强的血清学交叉反应，从而影响结果准确性。

细胞学分型 是基于混合淋巴细胞培养的原理，用表达特定 HLA 型别的纯合子细胞作为分型细胞，与待测细胞混合培养，通过检测受试细胞增殖程度而鉴定其 HLA 型别。该法较血清学分型的敏感度高，但分型细胞来源困难，制备繁琐，实验周期较长，不适合常规使用。

分子生物学分型 是基于分子生物学技术的 HLA 基因分型技术，主要借助序列特异性寡核苷酸探针、序列特异性引物、指纹图谱、基因芯片、DNA 测序等，进行基于聚合酶链反应（PCR）的单链构象多态性（SSCP）分析、限制性片段长度多态性（RFLP）分析及单个核苷酸多态性（SNP）分析等，从而直接检测已知的 HLA 等位基因型别。

基因分型技术灵敏而精确，可检出的 HLA 型别数量远高于血清学和细胞学分型，具有高通量、高自动化和集成性等优点，已成为 HLA 分型的主流技术。

(高 扬)

jiāochā pèixíng
交叉配型 (cross-matching)

检测供、受者间组织相容性的诊断技术。目的是检出供、受者体内是否存在抗对方组织相容性抗原的抗体，以保证移植术成功。

检测方法为：①供者和受者淋巴细胞互为反应细胞，进行两组单向混合淋巴细胞培养，两组中任一组反应过强，均提示供者选择不当，对造血干细胞移植尤为重要。②取受者血清和供者淋巴细胞进行反应，检测受者体内是否预存抗供者 HLA 的细胞毒抗体，阳性反应预示供者移植物不适用于受者，可能发生超急性排斥反应。

(赵 勇)

qúntǐ fǎnyìngxìng kàngtǐ
群体反应性抗体 (panel reactive antibody，PRA)

针对存在于普遍人群体内、大部分 HLA 抗原型别的 IgG 类抗体混合物。既往输血、器官移植、妊娠等均可刺激机体产生 PRA，其血清水平反映移植受者的预致敏状态，与移植排斥反应发生和存活率密切相关，是移植术前筛选致敏受者的重要指标。

常用于检测 PRA 的技术有：①ELISA-PRA：用纯化的、含针对当地人群所携带绝大部分 HLA 抗原型别的抗体溶液包被酶标板，将待检血清加入并孵育，加入酶标记的抗人 IgG 或 IgM 的单克隆抗体，再加入底物显色，根据颜色深浅测定 PRA 效价。②CDC-PRA：用混合的淋巴细胞（表达当地人群绝大部分 HLA 抗原型别）包被微孔板，加入受者血清和补体，反应后染色，计数死细胞（染色细胞）百分率并判断结果（PRA ≤ 10% 为阴性；10% ≤ PRA<50% 为低致敏；PRA≥50% 为高致敏）。一般中度致敏者预示肾移植后发生排斥反应的概率高、肾长期存活率较低。

（赵　勇）

gōngzhě tèyìxìng kàngtǐ

供者特异性抗体（donor specific antibody，DSA）

受者接受器官/组织移植后所产生、针对供者组织抗原的特异性抗体。包括两类：即抗 HLA 抗体和非抗 HLA 抗体（如抗内皮细胞抗体、抗波形蛋白抗体、抗 MICA 抗体和抗 MICB 抗体等）。临床关注的重点主要集中于供者特异性抗 HLA 抗体，一般文献所指 DSA 多为抗 HLA 抗体。

经长期大样本临床和基础研究，寺崎（Terasaki PI）于 2003 年提出器官移植排斥反应的体液免疫理论，认为抗体（尤其是 DSA）是引起同种异体移植排斥的重要原因。DSA 损伤移植物的机制主要为：DSA 与移植物血管内皮细胞表面相应抗原结合，可通过激活补体等机制，导致血管内皮细胞损伤、移植物功能进行性减退直至完全失功。

移植术前进行供-受者交叉配型试验（即补体依赖性细胞毒试验，CDC），可检测受者血清是否含 DSA。临床已建立若干新的交叉配型技术，如抗人球蛋白-CDC（AHG-CDC）、流式细胞术交叉配型（FCXM）等，可提高检测灵敏度，确认受者体内是否存在抗供者 HLA 的 DSA。此外，移植术后常规监测患者外周血中供者特异性抗 HLA 抗体，有助于早期预测和诊断体液性排斥反应，并适时进行临床干预。

（赵　勇）

yízhí nàishòu

移植耐受（transplantation tolerance）

受者免疫系统对表达于同种异体器官、组织或细胞表面组织相容性抗原的特异性不应答现象。移植耐受一旦形成，移植物可在受者体内保持良好生理功能而不被排斥，同时受者对其他抗原刺激仍保持正常的应答能力。诱导移植耐受以阻断移植排斥反应发生，是移植免疫学关注的热点。已建立的诱导移植耐受的策略很多，机制各异，已进入临床前或临床试验阶段的方案为：①大剂量输入依据供者 HLA 分子多态区顺序而合成的多肽或可溶性 HLA 分子，以阻断特异性 T 细胞 TCR。②应用细胞毒性 T 细胞相关抗原 4（CTLA-4）融合蛋白，阻断 T 细胞和 APC 表面 CD80/CD86 与 CD28 相互作用，诱导 T 细胞失能。③阻断 CD40-CD154 等共刺激信号通路，以诱导 T 细胞失能。④建立混合骨髓嵌合体。

（赵　勇）

qiànhétǐ

嵌合体（chimera）

在遗传学范畴，嵌合体指由来自不同基因型的合子演变而来、两个或多个不同的细胞系混合构成的个体。在移植免疫学范畴，嵌合体指同一个体体内存在两种或两种以上不同基因型的细胞、且彼此耐受而不产生排斥反应，即相互间处于嵌合状态。

天然嵌合体形成可能是由于基因突变、染色体异常分离或移植所致。美国免疫学家雷·欧文（Ray D. Owen）于 1945 年即发现：异卵双生小牛的胎盘血管相互融合，血液自由交流，形成血型嵌合体，呈自然联体共生；出生后，两头孪生小牛均对彼此的同种异体组织抗原产生耐受，可相互进行皮肤移植而不被排斥。自 20 世纪 90 年代起，陆续开展了嵌合体相关的研究，以探讨移植耐受的机制并探索人工诱导移植耐受的策略。

完全造血嵌合　指通过对受者进行预处理后转输同种异体造血干细胞，使受者体内造血系统及血细胞（包括淋巴细胞）完全被同种异体造血干细胞取代的状态，即宿主体内非实质细胞完全来自遗传上与宿主不同的另一个体。完全造血嵌合多见于接受造血干细胞移植的受者，供者免疫细胞可在受者体内长期存活。建立完全嵌合体的方法是：移植术前给予大剂量（清髓剂量）放射线照射及免疫抑制剂，彻底摧毁受者自身的造血和免疫系统，然后进行同种异基因造血干细胞移植，以保证供者造血干细胞成功植入并取代受者造血干细胞。形成完全造血细胞嵌合的受者已建立免疫耐受，可接受同一供者任何组织器官移植而不发生排斥反应。

不完全造血嵌合　指通过对受者预处理后转输同种异体造血干细胞，使供者造血干细胞与受者造血干细胞共同存在于宿主体内的状态，又称混合造血嵌合。建立不完全造血嵌合的方法为：对受者给予大剂量免疫抑制剂、抗胸腺球蛋白、抗 CD154 抗体（阻断 T 细胞激活的共刺激通路）或胸腺照射等进行预处理，然后植入去除 T 细胞的异基因和同基因造血干细胞（后者采自同品系动物或受者自身）。一般认为，借助流式细胞术检测，受者外周血中供者来源细胞占细胞总数1%以上，即为嵌合状态。

已形成不完全嵌合的动物接受同一供者器官移植物也可不发生排斥，优点是：无需彻底摧毁受者造血系统（保留部分骨髓细胞），不良反应较小；形成嵌合后，可诱导针对供、受者双方的双重耐受；缓解移植物抗宿主病。

上述在移植受者体内建立的异基因造血嵌合体（完全嵌合及混合嵌合），亦称中枢嵌合体。其诱导移植耐受的机制是：供者来源的同种异基因造血干细胞在受者中枢免疫器官（胸腺和骨髓）经历阴性选择（清除针对供者同种异型HLA的特异性T细胞），使之被受者免疫系统识别为自我，导致受者体内同时存在来源于供者与受者的免疫细胞，并可接受同一供者组织器官移植而不发生排斥。由于供者干细胞可不断被更新，故这种嵌合体为永久性。因此，建立稳定的异基因造血嵌合体是诱导移植耐受的理想途径。

完全嵌合体和混合嵌合体可出现于造血干细胞移植后的不同时期，并可随病情变化和时间推移而相互转化。临床建立完全嵌合体的方法，是在非致死量全身照射或全淋巴照射联合免疫抑制剂治疗的基础上，移植供者造血干细胞。这种方法一般首先形成不完全嵌合，然后逐渐转变为完全嵌合。

（赵勇方敏）

wēiqiànhé

微嵌合 (microchimerism)

某些肝、肾移植而长期存活的受者皮肤、淋巴结、胸腺等组织中，存在供者来源的遗传物质或白细胞的现象。由于仅借助PCR或其他高灵敏度技术才可检出此现象，故称为微嵌合。

1992年，美国医生托马斯·厄尔·斯塔泽尔（Thomas Earl Starzl），在30例存活25～30年的肝移植或肾移植受者皮肤、淋巴结、肾、胸腺或血液中，发现供者来源的遗传物质或供者来源的白细胞，这些遗传物质和细胞在受者体内低水平长期存在（可达数十年），据此提出微嵌合的概念。其后，斯塔泽尔提出双向移植排斥模式阐述微嵌合产生的机制：移植早期，同种移植物中过客白细胞进入受者血循环，可诱导受者同种反应性T细胞激活、增殖，发生宿主抗移植物反应（HVGR）；另一方面，受者白细胞也可进入移植物内，诱导移植物中供者同种反应性T细胞激活、增殖，发生移植物抗宿主反应（GVHR）；在持续应用强效免疫抑制药物的情况下，HVGR和GVHR均被抑制，使受者体内同时存在不完全的双向排斥（GVH和HVG），最终达到无反应的平衡状态，形成供、受者白细胞共存的微嵌合体。

将已形成微嵌合的受者淋巴细胞与同一供者淋巴细胞在体外进行混合淋巴细胞培养，结果未出现增殖反应，表明受者已对供者组织抗原产生耐受。可采取多种策略建立微嵌合体，如供者特异性输血、供者造血干细胞输注、脾片联合器官移植等，以诱导针对移植器官的免疫耐受。

（赵勇）

gōngzhě tèyìxìng shūxuè

供者特异性输血 (donor specific transfusion，DST)

器官移植术前、术中或术后向受者输注供者的全血、血液成分或骨髓细胞、免疫细胞等，以延长同种移植物存活时间的一种干预策略。临床研究表明，DST可通过诱导免疫耐受而提高移植成功率，但其机制尚未完全阐明。已提出如下解释：①促进Th2细胞活化，抑制Th1细胞功能。②诱导受者产生抗供者组织抗原的特异性封闭抗体。③刺激机体产生抗同种反应性TCR的独特型抗体。④供者淋巴细胞在受者体内产生移植物抗宿主样反应，可杀伤受者同种反应性T细胞。

（赵勇）

yìzhǒng yízhí

异种移植 (xenotransplantation)

不同种属个体间进行的器官、组织、细胞移植（如从猪到灵长类动物）。器官移植是治疗器官衰竭终末期患者的有效手段，临床需求巨大，但由于移植物来源严重不足，制约了器官移植术应用和推广。为此，异种动物作为移植物来源受到人们关注。

早在1905年，法国医生普兰斯托（Princeteau）即进行了首例跨种系的异种移植，但受者迅速因排斥反应而死亡。1964年，雷姆茨马（Reemtsma）将黑猩猩肾移植到人体；随后托马斯·厄尔·斯塔泽尔（Thomas Earl Starzl）将狒狒肾移植给人，移植物可存活超过2个月，个别可达9个月。上述研究证明了异种移植物用于治疗人类疾病的可能性，但灵长类动物本身种群数量有限，将其作为供体来源也存在伦理学的障碍。随后25年间，对异种移植的研究报道甚少。

面对临床器官移植术的迫切需要，异种移植于20世纪90年代重新受到关注：1990年8月召开的第13届国际移植大会，开始设立单独的异种移植分会；1991

年 8 月召开第 1 届国际异种移植大会，象征异种移植已正式成为移植学的一个分支学科。其后，大量实验研究证明，对灵长类动物（包括人类）而言，猪是最佳的供者动物，其脏器的结构、大小、代谢和生理功能均与人类器官相近，故成为异种器官移植的主要研究对象。

异种移植存在两种类型：①协调的异种移植：指受者体内不存在抗异种抗原的天然抗体（如啮齿类动物间的异种移植），一般不发生超急性排斥反应。②非协调的异种移植：指受者体内预存抗异种抗原的天然抗体（如猪→灵长类动物的异种移植），可通过补体依赖的细胞毒作用等机制，迅速损伤移植物血管内皮细胞，引发超急性排斥反应。

异种移植为开拓移植器官来源提供了一种可能性，但也面临诸多挑战：①与同种移植相比，异种移植可引发更强烈的排斥反应，移植物往往在数分钟至数小时内出现血栓、水肿，并最终坏死。②异种移植排斥对免疫抑制药物不敏感。③存在受者感染畜类微生物的潜在威胁。④异种动物器官与人类宿主的生理学不相容性。⑤异种移植研究的动物模型有待建立和完善等。

（赵　勇）

yìzhǒng yízhí páichì fǎnyìng

异种移植排斥反应（xenotransplantation rejection）

异种动物个体间进行细胞、组织、器官移植时，由于供、受者之间组织相容性抗原存在差异，激发免疫应答而发生的排斥反应。异种移植排斥反应比同种移植更为强烈，其机制也更为复杂。

超急性排斥反应　1966 年，佩佩尔（Perper）在进行猪-犬间的异种肾移植时发现，受者体内预先存在抗供者的抗体，而种属相对接近的异种间不存在这种抗供者抗体，遂将此类抗体称为天然抗体。猪组织细胞表面广泛表达一种主要的异种抗原，即 α 半乳糖苷成分（半乳糖 α1, 3 半乳糖），而灵长类动物（包括人类）和其他某些种类动物体内存在抗 α 半乳糖苷的天然抗体（IgM 或 IgG 类）。猪→灵长类动物异种移植后，可出现由天然抗体所介导的超急性排斥反应，其临床表现与同种移植所致超急性排斥反应相同，导致移植失败。

超急性排斥反应的机制为：①灵长目动物血清中存在的抗 α 半乳糖苷天然抗体与猪血管内皮细胞表面 α 半乳糖组分结合，形成免疫复合物，通过激活补体经典途径而介导补体依赖的细胞毒性作用（CDC），引起移植物血管内皮细胞溶破、血栓形成以及炎症反应。②供者（猪）组织细胞表面的补体调节蛋白（如同源限制因子，HRF）与受者（人）补体成分不协同，不能抑制人补体激活及其溶细胞作用。

急性血管性排斥反应（AVR）　又称迟发性异种移植物排斥反应（DXR）。AVR 发生于异种移植术后数天至数月，其机制可能为：受者体内产生异种移植后反应性抗体（及低水平天然抗体），这些抗体与异种移植物内皮细胞结合，通过补体依赖性细胞毒（CDC）及抗体依赖细胞介导的细胞毒作用（ADCC）等，导致内皮细胞激活、血栓形成及血管收缩。此外，巨噬细胞、NK 细胞及中性粒细胞也参与 AVR 发生。

急性及慢性异种排斥反应　异种移植排斥主要由 T 细胞介导。由于异种供者和受者间 MHC 分子差异较大，且异种间细胞因子及其受体不匹配，难以通过直接识别途径激发免疫应答。因此，异种排斥反应主要通过间接识别途径而发生。在猪→灵长类动物异种移植实验中，为排除 α 半乳糖苷的影响而避免超急性排斥反应发生，已尝试如下策略：①借助基因工程技术修饰、剔除猪移植物的 α 半乳糖苷酶。②应用提纯的 α 半乳糖苷酶，在体外处理猪动脉内皮细胞，通过消除猪细胞表面 α 半乳糖苷，降低受者血清中天然抗体与供者猪血管内皮细胞结合率，缓解受者对猪移植物的排斥反应。

（赵　勇）

zhǒngliú miǎnyì

肿瘤免疫（tumor immunity）

机体免疫系统针对肿瘤（抗原）所产生的免疫应答。涉及肿瘤与机体免疫系统间复杂的相互作用：一方面，机体免疫系统具有监视功能，可识别肿瘤细胞所表达的新生抗原，通过产生抗肿瘤免疫应答（包括固有免疫和适应性免疫应答）而杀伤、清除恶变的肿瘤细胞；另一方面，肿瘤细胞也可通过多种机制抵抗或逃避免疫系统对肿瘤细胞的杀伤或清除。上述两方面作用相互影响、互为因果，其彼此消长可决定肿瘤的发生、发展及预后。

研究过程　肿瘤免疫的概念起源于 20 世纪初，1909 年，德国免疫学家保罗·埃尔利希（Paul Ehrlich）首先提出，免疫系统不仅具有抵御病原体感染的功能，也负责清除改变的自身组分，包括癌细胞等。其后，通过多年的临床观察及实验研究，发现机体免疫系统具有识别及清除肿瘤的功能，如某些人类自发肿瘤可以自愈；对不同病因导致死亡的病例进行病理解剖发现，某些死者体内存在自限性的肿瘤灶，但生前并未出现任何罹患肿瘤的临床表现；临床应用免疫抑制剂的患者及存在免疫缺陷的实验动物，其肿瘤发生率明显升高。

20世纪60年代，美国生物学家刘易斯·托马斯（Lewis Thomas）、澳大利亚微生物学家弗兰克·麦克法兰·伯内特（Frank MacFarlane Burnet）等提出免疫监视学说，其要点是：免疫系统具有完备的监视功能，可精确识别"自己"和"非己"成分；免疫系统不仅可清除侵入人体的微生物、排斥同种异体移植物，还能察觉并消灭体内突变的细胞，防止肿瘤生长。该学说奠定了肿瘤免疫学的理论基础。但长期的临床观察及动物实验发现，免疫监视理论具有一定局限性。

肿瘤抗原　肿瘤细胞尽管来源于宿主自身细胞，但仍可诱导机体产生免疫应答。这表明，细胞癌变过程中可能出现与正常组织细胞不同的新抗原。一般将此类新抗原以及肿瘤细胞异常或过度表达的抗原物质，统称为肿瘤抗原，它们是肿瘤免疫得以产生的物质基础。因此，探寻和获取肿瘤抗原，不仅有助于深入阐明免疫监视和肿瘤免疫的机制，也对肿瘤的免疫诊断、防治乃至预后判断具有重要价值。

20世纪50年代发现，化学致癌物及病毒诱发的肿瘤可表达肿瘤特异性移植抗原，其后又发现多种化学致癌物或致癌病毒诱发的动物肿瘤及动物自发性肿瘤均表达肿瘤相关抗原，证实肿瘤确能被宿主视为"非己"成分而产生特异性免疫排斥。肿瘤抗原可分为两类：①肿瘤特异性抗原（TSA）：于20世纪50年代通过化学致癌剂诱发的肉瘤在同系小鼠中移植与排斥的经典实验而被发现，又称为肿瘤特异性移植抗原（TSTA）或肿瘤排斥抗原（TRA）。②肿瘤相关抗原（TAA）：是肿瘤细胞和正常细胞均可表达的抗原，但细胞癌变时其表达水平明显升高，即此类抗原仅出现量的变化而无严格肿瘤特异性，如胚胎抗原等。

自20世纪80年代至今，随着免疫学及相关学科迅速发展和交叉渗透，对肿瘤抗原的性质、主要组织相容性复合体（MHC）分子在肿瘤抗原识别和提呈中的作用等获得了较深入了解，并借助现代生物学技术，陆续克隆了多种肿瘤特异性抗原的基因，发现和鉴定了某些人特异性肿瘤抗原表位，成功制备针对不同肿瘤抗原的基因工程抗体，分离和扩增出肿瘤特异性杀伤性T细胞。迄今已鉴定出3000余种可被T细胞识别的肿瘤抗原，其中部分已在肿瘤诊断和治疗中得到应用，如血清甲胎蛋白（AFP）异常增高作为肝癌的重要辅助诊断指标；前列腺特异抗原（PSA）用于前列腺癌的诊断和免疫治疗。

重组表达cDNA克隆的血清学分析（SEREX）技术是肿瘤抗原研究领域的重大进展，以该技术为基础，其后又建立了鉴定肿瘤抗原的噬菌体文库技术、基因差异筛选技术及蛋白质组技术等。

抗肿瘤免疫应答　由于肿瘤细胞类型、组织来源、发生方式、机体免疫功能状态、肿瘤微环境、肿瘤抗原的免疫原性等不同，导致机体针对肿瘤产生的免疫应答各异。机体针对肿瘤抗原可产生固有免疫和适应性免疫应答，免疫系统的多种组分参与肿瘤免疫应答。

免疫效应细胞　特异性和非特异性细胞免疫在机体抗肿瘤免疫中发挥关键作用，参与肿瘤免疫的效应细胞包括特异性细胞毒性T细胞、具有杀伤作用的固有免疫细胞（如NK细胞、巨噬细胞、γδ T细胞和NK T细胞等）。

免疫效应分子　包括抗体、细胞因子（如干扰素、肿瘤坏死因子等）、补体及某些酶类等，其效应通常具有双向性：①抗体：可通过激活补体、ADCC效应等杀伤肿瘤细胞，但某些肿瘤特异性抗体可能促进肿瘤发生和发展，如一些抗肿瘤抗体具有封闭抗体效应，通过与肿瘤细胞表面抗原结合，阻碍效应细胞识别和攻击肿瘤细胞，从而有利于肿瘤细胞持续生长；另一些抗肿瘤抗体可直接促进肿瘤生长，被称为增强抗体；还有一些可使肿瘤细胞黏附特性改变或丧失，从而促进肿瘤细胞转移。②补体：被抗体激活可发挥抗肿瘤效应，但某些补体调控蛋白（如CD59等）也可参与肿瘤免疫逃逸，成为肿瘤免疫治疗的靶点。③细胞因子（如IL-2、干扰素、CSF、TNF等）：可发挥直接杀伤作用或激发宿主对肿瘤的免疫应答，细胞因子联合化疗、放疗或手术可提高治疗肿瘤的效果；但某些细胞因子（如IL-6等），也可促进肿瘤生长；此外，多数细胞因子（如TNF等）在发挥抗肿瘤作用的同时，也具有严重的毒副作用。

肿瘤免疫逃逸　机体免疫监视对肿瘤发生具有一定控制作用，但许多肿瘤仍可在体内进行性生长，表明肿瘤细胞能逃避宿主免疫系统攻击，或通过某种机制使机体不能产生有效的抗肿瘤免疫应答。在确立肿瘤免疫监视概念的同时，20世纪70年代也提出了肿瘤免疫逃逸的概念，因机制十分复杂，涉及肿瘤细胞自身、肿瘤生长的微环境和宿主免疫系统等，尚未完全被阐明。

20世纪80年代中后期，美国免疫学家罗伯特·施赖伯（Robert D. Schreiber）提出肿瘤"免疫编辑理论"，这是迄今阐述肿瘤免疫逃逸机制的唯一系统性理论。该理论认为免疫系统和肿瘤相互作用经历3个阶段：①免疫监视阶段：免疫系统对早期肿瘤进行有效攻击。②免疫相持阶段：表现为免疫系统对肿瘤的杀伤作用及肿瘤生长处于动态平衡。③免疫逃逸阶段：表现为肿瘤借助不同机制逃避机体免疫系统攻击。

免疫编辑理论揭示，在肿瘤发生和发展的不同阶段，肿瘤与机体免疫系统之间存在复杂的相互作用。

肿瘤免疫诊断 迄今尚未能获得纯化的 TSA，故肿瘤免疫诊断主要限于检测 TAA。

血清肿瘤相关标志物检测 肿瘤标志物通常指由肿瘤组织自身产生、可反映肿瘤存在和生长的一类分子，包括肿瘤胚胎抗原、异常糖基化蛋白抗原、某些激素、酶（同工酶）以及癌基因产物等。应用单克隆抗体检测肿瘤标志物的临床意义为：早期发现和诊断肿瘤；鉴别良性或恶性肿瘤；提示肿瘤发生部位和严重程度，为确定治疗方案提供依据；评价抗肿瘤治疗效果；监测肿瘤复发。

此外，为有助于肿瘤诊断，临床通常联合检测数种肿瘤标志物进行综合分析，如联合测定 CA19-9、CA50 和 CEA 用于诊断胰腺癌；联合检测 HCG 和 AFP 用于诊断生殖系统恶性肿瘤。

免疫组织化学法辅助诊断肿瘤 借助免疫组化技术检测 TAA，可用于肿瘤辅助诊断：①检测相同组织来源癌细胞的共同肿瘤抗原：用于鉴别胃癌患者淋巴结中的微小转移灶，以及探寻腹腔渗出液中癌细胞。②检测细胞核抗原：以评估人类恶性黑色素瘤、乳腺癌和恶性霍奇金病等癌细胞增殖情况，用于辅助诊断和预后判断。③检测角蛋白：辅助诊断小细胞未分化癌、低分化癌。④检测上皮膜抗原：辅助诊断各种上皮性肿瘤、淋巴瘤。⑤检测波形蛋白：辅助诊断胸腺癌、甲状腺癌、肾癌、卵巢癌。⑥检测癌胚抗原和铁蛋白：辅助诊断肝癌相关疾病等等。

体内免疫成像诊断 应用抗肿瘤单抗-核素偶联物可将核素导向肿瘤局部，从而杀伤靶细胞，或对肿瘤进行体内定位诊断。将抗肿瘤单抗（或配体）-荧光素偶联物或其融合蛋白注入体内，采用低温荧光成像技术可对肿瘤进行体内诊断以及光敏治疗。

评估肿瘤患者免疫功能状态 肿瘤患者免疫功能状态并不能直接反映机体抗肿瘤免疫效应，但有助于判断肿瘤发展及预后。一般而言，免疫功能正常者预后较好；晚期肿瘤或已有广泛转移者其免疫功能常明显低下；白血病缓解期发生免疫功能骤然降低者，预示可能复发。常用免疫学检测指标包括 T 细胞及其亚群、巨噬细胞、NK 细胞等功能及血清中某些细胞因子水平。

肿瘤免疫疗法 是一种应用免疫生物制剂增强或恢复肿瘤患者免疫功能，以治疗肿瘤或减轻其他疗法不良反应的新型肿瘤治疗方法。基于肿瘤发生发展的免疫学机制，已提出多种防治肿瘤的新策略。但免疫疗法仍被视为一种辅助疗法，仅能清除少量或发生播散的肿瘤细胞，对晚期负荷较大的实体肿瘤疗效有限。临床上一般首先通过常规疗法（手术、化疗、放疗等）清扫大量肿瘤细胞，再借助免疫疗法清除残存的肿瘤细胞，以提高抗肿瘤效果及防止肿瘤复发、转移。

肿瘤防治的主要策略为：①主动免疫治疗和被动免疫治疗，其中某些免疫治疗策略既可激发宿主抗肿瘤免疫应答，又可通过转输外源性免疫效应物质而直接发挥抗肿瘤效应。②免疫调节剂（如卡介苗、短小棒状杆菌、酵母多糖、香菇多糖、OK432等），可非特异性增强宿主免疫功能，激活宿主产生抗肿瘤免疫应答。③某些病原体感染可直接诱发肿瘤，已有相应疫苗用于预防肿瘤，如广泛接种 HPV 疫苗用于预防宫颈癌。

抗体治疗 美国食品和药品管理局（FDA）于1997年批准首个抗肿瘤单抗（利妥昔单抗，Rituximab）上市。该药是一种人鼠嵌合的抗 CD20 单抗，通过与 B 细胞细胞表面 CD20 结合而发挥疗效，用于治疗 B 细胞非霍奇金淋巴瘤取得明显疗效。迄今已有400余种治疗性单抗进入临床研究，其中用于肿瘤治疗的制剂约占50%。尤其是全人源抗体制备技术的突破，为抗体治疗开拓了全新领域。

随着肿瘤免疫理论和临床医学进展，近年来免疫检查点抑制剂（多为抗体药物）用于治疗某些类型肿瘤，已取得令人满意的疗效。

免疫细胞过继治疗 通过向肿瘤患者转输具有抗肿瘤活性的特异性或非特异性免疫细胞，可直接杀伤肿瘤或通过其他机制发挥抗肿瘤效应。例如：将人体外

周血单个核细胞在体外经多种细胞因子刺激，可产生细胞因子诱导的杀伤细胞（CIK）。CIK对肿瘤患者骨髓净化、白血病治疗有一定疗效，对部分实体瘤的临床试验也获得令人鼓舞的结果。

调控肿瘤微环境　鉴于免疫负调节在肿瘤微环境占主导地位，参与肿瘤发生、发展，故调控或逆转微环境成为防治肿瘤的重要策略。已有若干针对微环境内某些免疫抑制细胞（如Treg细胞、TAM、MDSC等）或某些免疫抑制分子（如CTLA-4、PD-1等）的干预策略，如特异性和非特异性清除Treg细胞、调控Treg细胞数量和功能、靶向Treg细胞联合其他肿瘤生物治疗方法等。

治疗性肿瘤疫苗　半抗原二硝基氟苯（DNP）修饰的自身黑色素瘤细胞疫苗（M-Vax）、基于树突状细胞的疫苗、用于治疗晚期前列腺癌的疫苗Sipuleucel-T（Provenge）等，均已获准用于临床治疗。提高肿瘤疫苗疗效的策略是：激发抗肿瘤免疫的同时，不激发（甚至逆转）机体的免疫抑制状态。

建立个体化肿瘤免疫治疗方案　人群中个体间具有高度异质性，不同肿瘤患者其免疫功能状态、肿瘤免疫逃逸机制、对干预策略的反应性等各异。因此，为提高肿瘤免疫治疗的疗效，有待建立个体化治疗方案。

转输基因修饰的T细胞（尤其是TCR-T和CAR-T）及免疫检查点抑制剂用于治疗肿瘤，已取得确切疗效，预示肿瘤免疫治疗具有良好前景。

（曹雪涛　于益芝）

zhǒngliú kàngyuán

肿瘤抗原（tumor antigen）　细胞恶变过程中由于基因突变或正常静止基因被激活而产生的新抗原或过度表达的抗原。

产生机制　基因突变使所编码的蛋白产物结构发生改变；癌基因激活或抑癌基因失活；抗原加工、修饰等环节发生障碍，导致产生异常的蛋白降解物；正常情况下处于隐蔽状态的抗原表位暴露；胚胎抗原或分化抗原异常或异位表达；外源性基因（如病毒基因）激活和持续表达等。

类别　种类繁多，可分为肿瘤特异性抗原（TSA）和肿瘤相关抗原（TAA）。此外，根据肿瘤抗原的产生，可分为下列类别：

化学或物理因素诱发的肿瘤抗原　其特点是特异性高而免疫原性较弱，常表现出明显个体独特性，如用同一化学致癌剂或同一物理因素（如紫外线、X线等）诱发的肿瘤，在不同宿主体内，甚至在同一宿主不同部位，所诱发的肿瘤其免疫原性各异。因此，针对单一化学致癌物所诱发的不同组织类型肿瘤，难以研制出具有广谱疗效的单一抗癌疫苗。由于人类很少暴露于上述强烈化学、物理刺激的环境中，故多数人肿瘤抗原不属此类抗原。

病毒诱发的肿瘤抗原　前病毒基因整合至宿主细胞基因组中，病毒基因编码的蛋白以病毒肽-MHC Ⅰ类分子复合物形式表达于肿瘤细胞表面，可诱导机体产生特异性抗肿瘤免疫应答。同一种病毒所诱发的肿瘤，不管其组织来源或动物种属，均表达相同TSA，即无种属及组织特异性，可引起交叉反应。但由不同DNA或RNA病毒诱生的肿瘤抗原，其分子结构和生物学特性各异，即具有病毒特异性。

自发肿瘤抗原　某些无明确诱发因素的肿瘤抗原，多数人类肿瘤抗原属此类，如突变的癌基因和抗癌基因所编码蛋白质、转化病毒癌基因所编码蛋白质、体细胞突变所产生的独特型表位、黑色素瘤相关抗原、肿瘤-睾丸相关抗原（CT抗原）等。自发肿瘤抗原包括TAA和TSA。

胚胎抗原　胚胎发育期由胚胎组织产生的正常成分，其在胚胎后期表达下降，出生后逐渐消失，或仅存留极微量。细胞恶变时，此类抗原可重新合成。胚胎抗原多属肿瘤相关抗原。

肿瘤抗原在细胞内被降解所形成的抗原肽可在内质网中与MHC Ⅰ类分子结合，表达于肿瘤细胞表面，从而被CD8+ CTL识别，并激发机体产生抗肿瘤免疫应答。因此，肿瘤抗原可作为肿瘤靶向治疗的靶点，或作为肿瘤免疫诊断的标志物。但肿瘤抗原的免疫原性一般较弱。

（曹雪涛　王春梅）

zhǒngliú xiāngguān kàngyuán

肿瘤相关抗原（tumor-associated antigen，TAA）　并非肿瘤细胞所特有（也可存在于正常细胞和组织）、但细胞癌变时其含量明显增高的抗原。无肿瘤特异性，仅有量的变化。以胚胎性抗原（典型的肿瘤相关抗原）为例，它们是胚胎发育阶段由胚胎细胞产生的正常成分，出生后即逐渐消失或仅存极微量，但某些细胞癌变时会重新合成胚胎抗原，如肝癌患者血清可检出高水平甲胎蛋白（AFP），结肠癌患者血清可检出癌胚抗原（CEA）等。由于胚胎抗原在胚胎期已出现并与免疫系统接触，机体对其已产生免疫耐受，故不能诱导机体产生免疫应答，但可作为肿瘤标志物而用于某些肿瘤的诊断。

（曹雪涛　王春梅）

zhǒngliú tèyìxìng kàngyuán

肿瘤特异性抗原（tumor specific antigen，TSA） 仅表达于肿瘤细胞而不存在于正常组织细胞的新抗原。

研究过程 20 世纪 50 年代，格罗斯（Gross）通过近交系小鼠间肿瘤移植排斥实验首先发现 TSA，曾称肿瘤特异性移植抗原（TSTA）或肿瘤排斥抗原（TRA）。TSA 是机体产生肿瘤免疫的物质基础，其不仅在肿瘤发生、发展及诱导机体抗肿瘤免疫效应中起关键作用，亦可作为肿瘤免疫诊断和免疫治疗的靶点。但由于肿瘤病因不明、肿瘤细胞恶变机制尚不清楚、肿瘤抗原免疫原性较弱等原因，TSA 的筛选和鉴定一直是限制肿瘤免疫学发展的重要因素。

20 世纪 70 年代，单克隆抗体技术的问世曾为 TSA 研究带来契机。人们将化学物质诱导的肿瘤接种小鼠，再检测动物体内所产生的抗体，以期探寻相应的肿瘤抗原。但研究结果令人失望，通常很难检出抗肿瘤抗体，或所检出的抗体并非针对可供 T 细胞识别的 TSA。

筛选方法 随着分子生物学等学科和免疫学的交叉渗透，以及基因组学、蛋白质组学等发展，为研究 TSA 开拓了新局面。

建立肿瘤抗原特异性 T 细胞株 鉴于 TSA 主要诱导 T 细胞应答，且能被所诱生的特异性 CTL 识别，1990 年借助蛋白质纯化技术建立了发现 TSA 的新方法。其原理为：建立肿瘤抗原特异性 T 细胞株；纯化肿瘤细胞所表达的蛋白，将其与载体细胞结合；观察特异性 T 细胞株对载体细胞的杀伤作用，以此判断该蛋白是否为 TSA。

1992 年，比利时学者博恩（Boon T）结合分子生物学技术，建立了应用抗原特异性 CTL 克隆发现 TSA 的新方法，原理为：体外建立人黑色素瘤特异性 CTL 克隆；应用该克隆杀伤转染人黑色素瘤 cDNA 文库并表达 MHC I 类分子的靶细胞，从中筛选出可被 CTL 识别的人黑色素瘤特异性抗原。该抗原是首次被鉴定的、具有明确分子结构的 TSA，其为静止基因激活的产物，含 9 个氨基酸残基，可与 HLA-A1 分子共表达于某些黑色素瘤细胞表面，称为 MAGE-1。借助此法，已从不同肿瘤患者体内扩增出多种抗原特异性 CTL 克隆，并据此发现多种人类 TSA。

该法的缺点是须纯化肿瘤抗原并建立肿瘤特异性 T 细胞株，迄今通过此法发现的 TSA 尚不多。此外，1978 年建立自体分型技术用于探寻人类 TSA，其原理是：若肿瘤细胞表达 TSA，则患者血清中补体可介导针对肿瘤细胞的杀伤效应。但该法获得 TSA 的效率非常低，难以发现明确的肿瘤抗原。

借助重组表达 cDNA 克隆的血清学分析技术（SEREX） 1995 年，德国血清学家沙欣（Sahin U）建立 SEREX，是肿瘤抗原研究领域的重大进展。SEREX 原理为：建立肿瘤细胞 cDNA 的噬菌体文库；将噬菌体克隆转膜；应用患者血清筛选阳性克隆；通过测序，分析和鉴定肿瘤抗原。借助该技术，已发现两千余种肿瘤抗原。以该法为基础，2000 年建立了肿瘤抗原的噬菌体文库技术。此外，借助基因的差异筛选技术及蛋白质组技术，也发现了多种 TSA。

在实验体系中，TSA 实际上是肿瘤细胞来源的热休克蛋白（HSP）与肿瘤抗原多肽形成的复合物。正常组织来源的 HSP 不能诱导机体产生免疫应答，而肿瘤抗原（肽）-HSP 复合物可诱导机体产生特异性抗肿瘤免疫应答。若将该复合物中的抗原肽解离，则其诱导抗肿瘤免疫应答的作用也随之消失。基于此，已鉴定出多种肿瘤特异性抗原，发现不同类型肿瘤可表达同一种 TSA，同一类型肿瘤也可表达多种不同 TSA。

（于益芝　王春梅）

zhǒngliú biāozhìwù

肿瘤标志物（tumor marker，TM） 通常不存在于正常成年人组织、或仅见于胚胎组织、但可由肿瘤组织产生或异常高表达的物质。

检测意义 检测血液、尿液或组织中 TM 水平，可用于肿瘤的辅助诊断、预后监测或指导治疗。TM 多为肿瘤相关蛋白、酶或激素。研究发现某些突变的基因及其产物、肿瘤相关微小 RNA（miRNA）等也可作为 TM。肿瘤标志物出现或表达异常上调通常提示肿瘤发生，但某些生理过程或炎症性疾病也可上调 TM 水平，同时并非所有肿瘤患者均出现 TM 表达上调，故 TM 阴性并不能排除肿瘤。

类别 已在临床得到应用的 TM 有以下几种：

胚胎抗原 在胚胎发育过程中表达的蛋白，出生后其血清含量下降，一旦细胞发生癌变则可重新分泌：①甲胎蛋白（AFP）：由卵黄囊或胎肝产生，出生时下降，血清 AFP 水平是原发性肝癌较特异的指标，常用于肝癌筛查。②癌胚抗原（CEA）：由胎儿胃肠道上皮或肝细胞合成，出生时血清含量下降，其血清水平异常上升提示消化道肿瘤，此项指标特异性较低，一般不用于肿瘤筛查或诊断，动态监测血清 CEA 水平主要用于判断肿瘤疗效、预后或复发。

癌抗原（CA） 癌细胞表面异常表达的糖蛋白或糖脂，可用相应单克隆抗体进行鉴定。常用于临床诊断的有：①CA125：是卵巢癌相对特异的标志物，检测治疗前后血清 CA125 水平，可用于判断疗效。②CA242：可用于辅助诊断消化道恶性肿瘤（尤其是胰腺癌、结直肠癌）。③CA19-9：是消化道恶性肿瘤（如胰腺癌）相对特异的标志物，动态检测治疗前后血清 CA19-9 水平，可监测疗效、判断预后。④CA15-3、CA27-29：是乳腺癌相对特异的标志物，可监测疗效或提示治疗后是否复发。⑤CA72-4：可用于辅助诊断胃癌。⑥CA50：是胰腺和结直肠癌相对特异的标志物。

癌基因及其产物 癌基因是可引起细胞癌变的基因，某些癌基因及其产物可作为肿瘤标志物：①慢性髓细胞性白血病患者血液或骨髓中常可检出 Abl 基因与断裂点簇集区（Bcr）基因易位形成的 Bcr-abl 融合基因，后者编码的 Bcr-abl 融合蛋白可致 CML 细胞异常增殖。②胃肠道间质瘤患者肿瘤组织常可检出 c-kit 基因突变，其编码的酪氨酸激酶异常活化，可诱导细胞增殖。③肿瘤组织常可检出间变性淋巴瘤激酶（ALK）基因与 ML4 基因易位重排所形成的 EML4-ALK 融合基因。

miRNA 一组非编码小分子 RNA（长 21~24nt），其通过与靶基因 mRNA 互补结合，可抑制后者翻译或使之降解，从而参与调控个体生长、发育等，并与肿瘤发生、发展密切相关。已在多种肿瘤发现专一性 miRNA 表达谱，且 miRNA 表达与肿瘤分期、预后等密切相关，故 miRNA 已作为肿瘤诊断及预后判断的一种标志物。此外，外周血和唾液等分泌物中 miRNA 稳定，能耐受反复冻融、高温、酸碱等处理，通过检查外周血 miRNA 水平变化，也可用于辅助诊断肿瘤。例如：Burkitt 淋巴瘤患者外周血 miR-155 水平上调；前列腺癌异常高表达 miR-141；结肠癌 miR-143 和 miR-145 表达异常降低；B 细胞白血病 miR-142 表达缺失等。

外周血 miRNA 的功能及其与肿瘤的关系逐步被阐明，其用于肿瘤诊断和预后判断已初步展示前景。但外周血 miRNA 检测的敏感性和特异性有待进一步确证，且细胞表达的 miRNA 种类较多，单一 miRNA 对肿瘤的诊断价值可能不大，有必要深入探寻并检出肿瘤特异性 miRNA 表达谱，从而拓展其在肿瘤诊断中的应用。

（于益芝　徐红梅）

pēitāi kàngyuán

胚胎抗原 （embryonic antigen, EA）

胚胎发育阶段某些胚胎组织表达的正常成分（蛋白质、糖蛋白等），在胚胎后期减少，出生后逐渐消失或仅有极微量表达，但在某些情况下（如细胞癌变），此类抗原可重新合成而大量表达。分为两类：①分泌性抗原：由肿瘤细胞产生和释放，如肝细胞癌表达的甲胎蛋白（AFP）。②肿瘤细胞膜相关抗原：其疏松地结合于细胞膜表面，易脱落，如结肠癌细胞表达的癌胚抗原（CEA）、胚胎性硫糖蛋白抗原（FSA）、α_2-H 铁蛋白、胎盘碱性磷酸酶及神经外胚层衍生的癌胚抗原等。

一般情况下，宿主对胚胎抗原已产生耐受，故不对其产生免疫应答。胚胎抗原对异种动物具有强免疫原性，可借此制备抗体，用于检测血清中相应胚胎抗原（如 AFP、CEA）水平。不同胚胎组织或不同组织来源的肿瘤细胞可表达不同胚胎抗原，如肝癌细胞表达甲胎蛋白、结肠癌细胞表达癌胚抗原等。EA 属肿瘤相关抗原，临床上可作为肿瘤标志物，用于对肿瘤患者进行筛查或辅助诊断。此外，某些非癌变的情况下（如细胞再生旺盛或细胞去分化等），胚胎抗原表达也可升高。

（曹雪涛　安华章）

jiǎtāi dànbái

甲胎蛋白 （α-fetoprotein，α-FP，AFP）

肿瘤相关的胚胎抗原，正常情况下由卵黄囊和胚胎肝细胞产生，属类白蛋白超家族成员，是临床诊断原发性肝癌的常规辅助指标之一。1956 年首次在胎儿血清中检出 AFP；1963 年肝癌荷瘤小鼠血清可检出 AFP；1965 年在肝癌患者血清检出类似 AFP 的蛋白；此后发现，成年人肝细胞发生癌变时，可重新获得产生 AFP 的能力。

AFP（66~72kD）以单体、二聚体或三聚体形式存在，其功能为：结合及运输多种配体；作为信号分子参与细胞增殖、血管生成和细胞凋亡。胎儿 13 周 AFP 可占胎儿血浆蛋白总量的 1/3，妊娠 30 周达最高峰，以后逐渐下降。正常成年人血清甲胎蛋白含量一般低于 20μg/L。

约 80% 肝癌患者血清 AFP 升高，成为临床诊断原发性肝癌的相对特异性指标。此外，其他肿瘤（如胰腺癌、肺癌、生殖细胞肿瘤）及肝硬化等患者血清 AFP 水平亦可出现不同程度升高；胎儿发育过程中出现神经管缺损、脊柱裂、无脑儿等缺陷时，AFP可由开放的神经管进入羊水，故产妇羊水或母体血清 AFP 含量变化可用于胎儿产前监测。

（曹雪涛　安华章）

áipēi kàngyuán

癌胚抗原（carcinoembryonic antigen，CEA）

肿瘤相关的胚胎抗原，为一种糖蛋白，其既表达于胚胎也可表达于某些癌组织，故得名。

1965 年从胚胎结肠黏膜上皮细胞及结肠癌组织中发现 CEA。CEA 主要由胎儿胃肠道上皮组织、胰和肝细胞合成，通常妊娠前 6 个月内 CEA 含量增高，但出生后血清 CEA 含量显著降低，健康成年人 CEA 参与胃肠代谢，故血清 CEA 水平低于 5.0μg/L。消化道肿瘤（如结肠癌、大肠癌、胃癌、胰腺癌、肝癌）患者其 CEA 出现代谢障碍并反流入淋巴或血液，导致血清 CEA 异常升高。临床上，血清 CEA 水平高于 20 μg/L，提示可能罹患消化道肿瘤。

此外，血清 CEA 升高也可见于其他肿瘤（如小细胞肺癌、乳腺癌、膀胱癌、前列腺癌、子宫癌、甲状腺癌、胆管癌、甲状腺髓样癌等）、心血管疾病、糖尿病、某些良性消化道疾病（如肠梗阻、胆道梗阻、胰腺炎、肝硬化、结肠息肉、溃疡性结肠炎），以及吸烟者和老年人。因此，CEA 并非肿瘤诊断的特异性指标，仅具有辅助诊断价值。但对确诊的 CEA 阳性肿瘤患者，血清 CEA 水平与肿瘤分期、进展及术后复发、转移等显著相关：血清 CEA 水平与大肠癌分期显著相关，分期越晚，CEA 水平越高；肿瘤切除后，患者血清 CEA 水平逐渐下降并回复至正常水平，故手术前后动态监测患者血清 CEA 水平，可用于判断患者预后。

CEA 也具有某些生物学功能，如 CEA 通过与肝库普弗（Kupffer）细胞表面的异质性胞核核糖核蛋白（hnRNP M）结合，可激活 Kupffer 细胞产生大量细胞因子（IL-1、IL-10、IL-6、TNF-α 等），从而上调肝窦内皮细胞黏附分子表达，保护肿瘤细胞抵抗 NO、ROS 等细胞毒物质攻击，为肝转移的大肠癌细胞提供种植和生存的微环境。

（曹雪涛　安华章）

zhǒngliú-gāowán kàngyuán

肿瘤-睾丸抗原（cancer-testis antigen，CTA）

因最初发现仅表达于睾丸组织及肿瘤组织而得名的肿瘤相关抗原。

已发现，正常组织（如睾丸和卵巢）及多种肿瘤（如黑色素瘤、肝癌、肺癌、膀胱癌、乳腺癌、前列腺癌、白血病、卵巢癌等）均可表达 CTA。CTA 分子种类多达 250 余种，包括 MAGE、BAGE、GAGE、SSX、CT6～CT46 等多个家族。其在肿瘤组织的表达具有异质性，表现为不同肿瘤组织具有不同 CTA 表达谱，如某些肿瘤（如黑色素瘤、膀胱癌等）可表达数十种 CTA，而某些肿瘤（如肾癌和结肠癌）仅表达几种 CTA；同一肿瘤组织中不同 CTA 的表达水平各异，并随肿瘤进展其表达水平会发生改变。

编码基因　分为两大类：①X-CTA 基因：定位于 X 染色体，为多基因家族，包括 MAGE、GAGE、NY-ESO-1 等基因家族，其编码蛋白表达于精原细胞和多种肿瘤组织。②非 X-CTA 基因：包括 SCP-1、CT9、OY-TES1 等基因，它们分散定位于常染色体，多为非家族性基因，其编码蛋白表达于精母细胞和肿瘤组织。

肿瘤细胞 CTA 基因表达与表观遗传学修饰（启动子区域低甲基化、组蛋白去乙酰化）密切相关。DNA 甲基化转移酶抑制剂（decitabine，DAC）可上调肿瘤细胞 CTA 的表达（如 MAGE-A1、MAGE-A3、MAGE-A4、MAGE-A6）；组蛋白乙酰转移酶抑制剂（如 MS-275）可协同 DAC 进一步上调 CTA 表达，增强肿瘤细胞的免疫原性。

应用　CTA 的功能尚不清楚，可能通过调控 DNA 修复、基因转录等抑制细胞凋亡，从而参与肿瘤形成。由于 CTA 仅表达于睾丸或肿瘤组织，不表达于机体正常组织，且不同类型肿瘤或肿瘤不同进展阶段所表达的 CTA 各异，故 CTA 可作为某些肿瘤的特异性标志物，用于肿瘤诊断、防治及预后判断。临床上通过联合检测多种 CTA，已用于诊断黑素瘤、肝癌等。

CTA 的免疫原性较强，上调肿瘤细胞表面 CTA 表达，可增强肿瘤细胞免疫原性，激活 CTA 特异性免疫应答。由于 CTA 仅表达于肿瘤组织和睾丸等免疫豁免器官，故靶向 CTA 的治疗在杀伤肿瘤细胞的同时，不损伤正常组织，成为肿瘤免疫治疗的理想靶标。

已研制出多种基于 CTA 的抗肿瘤疫苗，如 CTA 抗原肽（如 NY-ESO-1 抗原肽）疫苗、CTA 基因修饰病毒疫苗（如 NY-ESO-1 基因牛痘疫苗）、CTA 基因（如 MAGE-A3 基因）修饰的淋巴细胞、负载 CTA 抗原肽（如 MAGE-A3 抗原肽）的 DC 疫苗、CTA 基因修饰的肿瘤疫苗等。

由于并非所有肿瘤均表达 CTA，且不同肿瘤所表达 CTA 存在异质性，使得单一 CTA 肿瘤疫苗的疗效受到限制。治疗方案为：

联合多种 CTA 疫苗并结合免疫佐剂；通过表观遗传学增强肿瘤表达 CTA；与其他抗肿瘤方案联合治疗。

（曹雪涛 徐红梅）

qiánlièxiàn tèyìxìng kàngyuán

前列腺特异性抗原 （prostate specific antigen，PSA） 由前列腺上皮细胞产生、具有前列腺器官特异性的丝氨酸蛋白酶。属肿瘤相关抗原。黑尔（Hare）于 20 世纪 60 年代末在人前列腺液及精液中发现一种分子量约 34kD 的特异性蛋白，并于 1979 年从前列腺组织中提取并纯化此蛋白。PSA 由 hKLK3 基因编码，为单链糖蛋白，正常情况下由前列腺上皮细胞合成并分泌至精液中。PSA 具有糜蛋白酶活性，可水解精液凝固蛋白 I 和 II，使精液液化。

正常男性精液中 PSA 含量较高（0.5～5.5mg/ml），但血清一般不能检出或仅可检出微量 PSA（0～4ng/ml）。一旦前列腺上皮细胞遭挤压或破坏，血清 PSA 浓度即可显著增高。血清 PSA 包括游离型和结合型，二者分别占血清 PSA 总浓度的 10%～30% 和 70%～90%。

血清 PSA 是前列腺癌最敏感的标志物之一，对其诊断的特异性高达 90%～97%。PSA 已被广泛用于人群前列腺癌的普查、临床诊断及治疗后监控。此外，在良性前列腺增生、前列腺按摩、前列腺炎、接受经尿道检查和射精等情况下，PSA 也会升高。还有一种特异性表达于前列腺上皮细胞表面的前列腺特异性膜抗原（PSMA），属 II 型跨膜蛋白，前列腺癌细胞的 PSMA 表达水平显著升高，亦被视为前列腺癌诊断和治疗的关键靶分子之一。

（曹雪涛 安华章）

miǎnyì jiānshì

免疫监视 （immune surveillance） 免疫系统可识别并清除体内畸变和突变的异常细胞，从而防止肿瘤发生的现象。是免疫系统的重要功能之一。德国免疫学家保罗·埃尔利希（Paul Ehrlich）于 20 世纪初首先提出：免疫系统可识别肿瘤细胞表面的突变抗原，并迅速消除肿瘤细胞；体内最终出现肿瘤，是因为肿瘤细胞通过各种机制而逃避机体的免疫监视。20 世纪 60 年代，美国生物学家刘易斯·托马斯（Lewis Thomas）、澳大利亚微生物学家弗兰克·麦克法兰·伯内特（Frank MacFarlane Burnet）提出免疫监视学说，其要点是：免疫系统具有完备的监视功能，可精确识别"自己"和"非己"成分；免疫系统不仅可清除侵入人体的微生物、排斥同种异体移植物，还能察觉并消灭体内突变的细胞，防止肿瘤生长。该学说奠定了肿瘤免疫学的理论基础。

诸多证据支持免疫监视理论，如器官移植受者长期应用免疫抑制剂，其淋巴瘤发生率显著增加；获得性免疫缺陷综合征患者中，卡波西（Kaposi）肉瘤发生率显著增加；Th1 细胞、CTL 或 NK 细胞功能缺陷的小鼠，对化学致癌物更加敏感，且自发肿瘤发生率增加；小量化学致癌物可诱导正常小鼠产生肿瘤细胞，但不能形成肿瘤，若用单克隆抗体阻断 T 细胞功能，则导致肿瘤发生。

临床及实验依据提示：正常情况下，肿瘤细胞受免疫系统监视和控制，而肿瘤发生则是其逃避免疫监视的结果，称为免疫逃逸。免疫监视失效的机制可能为：肿瘤抗原免疫原性低；肿瘤细胞表面 MHC I 类、II 类分子表达下降，以及 pMHC I、pMHC II 复合物装配受阻；肿瘤微环境浸润免疫抑制细胞（如 Treg 等）并分泌 TGF-β 等抑制性细胞因子等。

但免疫监视理论也面临挑战，如无胸腺裸鼠体内，肿瘤发病率并未显著增加；免疫功能正常的个体也能发生肿瘤。2002 年，在免疫监视理论的基础上，免疫编辑理论被提出。

（曹雪涛 蒋应明）

zhǒngliú miǎnyì biānjí

肿瘤免疫编辑 （cancer immunoediting） 阐述肿瘤细胞与免疫系统相互作用的学说。传统的肿瘤免疫监视学说认为，机体免疫系统可识别并清除"异己"细胞（肿瘤细胞），但在与宿主免疫系统相互作用过程中，肿瘤细胞往往能逃避机体免疫系统识别并"反攻"免疫系统。

2002 年，美国免疫学家罗伯特·施赖伯（Robert D. Schreiber）和加文·邓恩（Gavin P. Dunn）首次提出肿瘤编辑学说，认为免疫系统不但具有排除肿瘤细胞的能力，还具有促进肿瘤生长的作用（图）。肿瘤细胞在机体内发生、发展是免疫系统与癌细胞相互作用的动态过程。此过程中，免疫系统在清除某些肿瘤细胞的同时，也对另一些肿瘤细胞的生物学特性（如肿瘤的免疫原性）进行重塑，即所谓的"免疫编辑"。被免疫编辑过的肿瘤细胞其恶性程度越来越高，对免疫攻击的抵抗力越来越强，直至最终摧毁机体免疫系统，导致肿瘤细胞恶性生长并扩散。

肿瘤发生、发展过程中与机体免疫系统的相互作用，可分为 3 个阶段：①"清除"阶段：由于新生的肿瘤细胞免疫原性较强，易被免疫系统识别，进而启动机

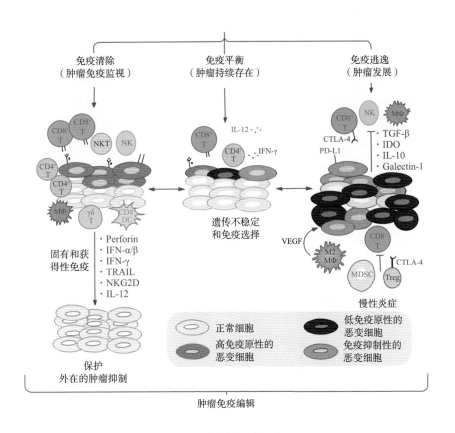

图 免疫编辑理论示意

体抗肿瘤的固有免疫和适应性免疫应答，若此阶段可彻底清除肿瘤，则免疫编辑终止，肿瘤消失，若此阶段肿瘤细胞未被全部清除，其免疫原性因与免疫细胞的相互作用而减弱，则不易被免疫细胞识别。②"平衡"阶段：肿瘤细胞通过自分泌方式促进自身生长，同时通过旁分泌和内分泌方式"驯化"机体免疫细胞，从而抑制机体抗肿瘤免疫应答的效应，使肿瘤和机体免疫系统处于共存状态，临床上往往表现为带瘤生存，但随肿瘤细胞不断增殖，微环境的致瘤作用加强，平衡可能被打破，向有利于肿瘤生长的方向发展。③"逃逸"阶段：肿瘤细胞及其营造的肿瘤微环境已占据主导地位，通过分泌大量细胞因子和趋化因子，募集大量抑制性免疫细胞，抑制机体抗肿瘤免疫应答，促进肿瘤出现一系列恶性表

型，并导致免疫系统对肿瘤产生耐受、肿瘤生长失控及机体最终死亡。

根据免疫编辑理论，免疫系统可识别和清除肿瘤细胞，另一方面肿瘤也通过各种机制影响免疫系统，使肿瘤细胞的某些生物学特性得到重塑，即发生免疫编辑。该学说不仅丰富了肿瘤免疫监视理论，也对肿瘤的免疫治疗具有重要指导意义。

（曹雪涛　刘秋燕）

zhǒngliú wēihuánjìng

肿瘤微环境（tumor microenvironment） 存在于肿瘤细胞和相邻正常组织之间、由浸润的免疫细胞、间质细胞及所分泌的活性介质等与肿瘤细胞共同构成的三维空间结构，是肿瘤细胞发生和生存的内环境。包括肿瘤细胞本身，也包括细胞外基质、微血管以及浸润其中的可溶性分子（如

细胞因子及其他活性介质）和细胞（如成纤维细胞、免疫细胞、胶质细胞等）。肿瘤细胞通过与周围细胞相互作用，可改变其生长微环境（如周围细胞的种类和性质、基质结构、pH 等）。肿瘤微环境可在相当程度上影响肿瘤细胞的恶性生物学行为（浸润、扩散、转移）及对治疗的反应性。

形成 100 余年前，英国外科医生斯蒂芬·佩吉特（Stephen Paget）基于对乳腺癌器官特异性转移的临床观察，提出"种子与土壤"的概念，用于描述肿瘤微环境。然而，这一假说并未受到足够重视，长时间内抗肿瘤治疗的思路仍局限于肿瘤细胞本身。近年证实，肿瘤与肿瘤微环境是不可分割的一个整体。肿瘤微环境如同一个小的生态环境，与其中的肿瘤细胞紧密联系。

肿瘤微环境的形成涉及如下过程：①肿瘤生长至 1~2mm，开始出现乏氧，导致促血管生成因子（如 VEGF）表达增加，后者作用于肿瘤周围小血管并使其通透性增加，从而促进血管内纤维蛋白原和其他凝血因子漏出，在组织因子作用下，凝血酶将纤维蛋白原水解为纤维蛋白。②纤溶系统同时被激活，活化的纤溶酶原激活因子将纤溶酶原水解为纤溶酶，后者水解纤维蛋白。③纤维蛋白及其水解片段进一步促进血管生成，并趋化炎症细胞，重塑局部组织结构。至此，肿瘤微环境的雏形形成。

特点 ①多种反馈控制机制（尤其是正反馈机制），有利于肿瘤生长和微环境的修复。②多条独特的代谢途径，其中某条代谢途径被抑制，即迅速启动其他途径予以替代或补偿。③组织结构的微单位化，形成多个亚微环境，

存在于不同亚微环境内的肿瘤细胞可能对同一治疗药物的敏感性各异，有利于非敏感亚微环境中肿瘤细胞增殖和转移。

已发现肿瘤微环境中浸润多种具有负调节作用的免疫细胞：

调节性 T 细胞（Treg） 尤其是 $CD4^+CD25^+$ Treg 细胞，来源为：①肿瘤微环境产生的趋化因子可通过与 CCR4 结合，将胸腺、骨髓、淋巴结及外周血内天然产生的 Treg 细胞（nTreg）趋化至肿瘤局部。②肿瘤微环境产生的 VEGF、TGF-β1、IL-10 等可影响 DC 分化，后者可诱导 Treg 产生。③肿瘤微环境的 DC 可诱导胸腺来源的 nTreg 细胞扩增。④肿瘤微环境内多种抑制性分子（包括 TGF-β、COX2、CD70、galectin-1、IDO 等）可诱导 $CD4^+$ T 细胞转化为 $CD4^+CD25^+$ Foxp3$^+$Treg 细胞。

肿瘤相关巨噬细胞（TAM） 即肿瘤组织内浸润的巨噬细胞，通过参与形成免疫抑制性的肿瘤微环境、促进肿瘤血管生成、重塑肿瘤微环境、促进肿瘤生长和转移等机制，介导肿瘤的发生、发展。

髓源性抑制细胞（MDSC） 荷瘤小鼠体内（脾、血液及肿瘤组织）或肿瘤患者外周血及肿瘤组织中，广泛存在一群骨髓来源、具有强免疫抑制功能的细胞群，即 MDSC。该群细胞的存在贯穿肿瘤生长全过程，其数量、比例与肿瘤大小、恶性程度有一定相关性。MDSC 促进肿瘤发展的机制为：①表达多种促血管形成因子，如 VEGF、碱性成纤维细胞生长因子（bFGF）和基质金属蛋白酶（MMP），从而直接促进肿瘤血管形成。②高表达精氨酸酶 1（ARG1）、诱导型一氧化氮合酶（iNOS）和产生活性氧

（ROS），抑制 T 细胞介导的特异性抗肿瘤免疫及 NK 细胞和巨噬细胞介导的非特异性抗肿瘤免疫。

肿瘤相关成纤维细胞（TAF） TAF 是肿瘤间质的主要细胞成分，来源于肿瘤组织间质成纤维细胞、骨髓来源间质干细胞、血管周细胞转分化、上皮细胞通过上皮-间质转化或内皮细胞通过内皮-间质转化等。参与肿瘤发生的机制为：①分泌多种活性因子（如 SDF-1、EGF、TCF-β、HGF、PDGF、VEGF、FGF、IGF-1、MMP 等），刺激肿瘤细胞增殖，促进肿瘤血管发生。②清除肿瘤细胞所产生毒性代谢产物，缓冲肿瘤细胞所产生酸性物质，从而促进肿瘤生长。③干扰免疫细胞与肿瘤细胞间信息交流，促进肿瘤细胞恶性生物学行为（如浸润和转移）。④调控肿瘤干细胞表型，影响肿瘤形成。

此外，肿瘤微环境中存在一类可分泌成纤维细胞激活蛋白 α（FAP-α）的基质细胞。此类基质细胞可抑制免疫细胞的抗肿瘤作用，从而促进肿瘤生长和维持。在 Lewis 肺癌小鼠模型，若清除小鼠体内表达 FAP-α 的细胞，可快速诱导肿瘤细胞和肿瘤基质细胞缺氧坏死。

理化性质 与人体正常内环境存在如下差异：

低氧 由于肿瘤细胞生长迅速、繁殖能力强，决定其对能量的高需求，氧气及葡萄糖等能量物质消耗远高于正常细胞，故恶性肿瘤组织微环境均存在缺氧状态，导致细胞坏死，从而促进肿瘤扩散和转移。

低 pH 肿瘤细胞在缺氧条件下主要通过糖酵解进行葡萄糖代谢，导致乳酸堆积及 pH 下降。此外，肿瘤细胞膜表面某些离子交

换体（如 V-ATP 酶）可将代谢中产生的大量 H^+ 转运至肿瘤细胞外，并随浓度梯度进入正常细胞组织内大量积聚，通过激活酶级联反应而导致细胞坏死或凋亡，有利于肿瘤扩散与转移。

高压 与正常组织血管相比，肿瘤血管具有形成分布不均匀、毛细血管间距变大、动静脉短路及基膜中断等特点，使肿瘤血管舒缩功能降低、管壁脆弱易损、血管阻力增大，导致血管内血液浓缩、血细胞外渗、间质内液体增多、黏性增大等血管高渗现象，最终形成肿瘤间质高压。

生理和病理意义 肿瘤微环境可趋化多种免疫细胞及炎症细胞，也可诱导产生细胞外基质（如胶原蛋白、纤黏连蛋白、层黏连蛋白）、多种酶分子（如 MMP、蛋白水解酶）、细胞因子、趋化因子及其他活性介质（如热休克蛋白、高迁移率族蛋白 B1、脂类介质等），它们共同构成肿瘤微环境中的细胞和分子组分，并处于动态变化过程，其最终结局是诱生大量免疫抑制细胞（如 MDSC、Treg 细胞、TAM 等）及分泌大量炎性介质（如 IL-6、IL-10、TGF-β、MMP 等），共同促进肿瘤的免疫逃逸、生长和转移。

炎症与肿瘤发生密切相关。慢性炎症过程可产生大量促进肿瘤生长的活性分子（如 CSF1、GM-CSF、TGF-β、VEGF、IL-2 和趋化因子等），形成有利于肿瘤发生、发展的微环境，显著增加肿瘤进展的风险，如慢性反流性食管炎是食管癌发病的高危因素；感染所致慢性炎症是某些恶性肿瘤发生的重要危险因素（如 HBV 及 HCV 感染与肝癌相关；幽门螺杆菌感染与胃癌相关；巨细胞病毒及 EB 病毒感染与血液系统恶性

肿瘤相关；HPV 感染与子宫颈癌相关等）；非特异性促炎物质（如脂多糖）可促进肿瘤生长、血管生成和转移；慢性炎症刺激能诱导肿瘤细胞释放多种直接促进肿瘤生长的因子。

免疫应答和炎症反应交错发生于肿瘤微环境，但相互关系尚不十分清楚。有如下假说：①早期：肿瘤生长诱发炎症反应，有助于机体产生抗肿瘤免疫应答，从而抑制肿瘤生长。②中期：肿瘤细胞恶性增殖，此时局部炎症反应加重，并募集免疫抑制细胞至肿瘤部位，可对炎症反应进行负调节，但也因此促进了肿瘤的免疫逃逸。③后期：肿瘤微环境形成复杂的免疫抑制机制，此时免疫应答已丧失抗肿瘤效应，而炎症反应则继续促进肿瘤生长。

肿瘤微环境对肿瘤发生及恶性生物学行为的影响，涉及低氧、低 pH、高压等对细胞代谢及免疫性炎症反应的影响，以及与生物力学的关系（如将机械力学原理和技术用于探讨肿瘤微环境中免疫性炎症反应的机制）。

（曹雪涛 吴艳峰）

zhǒngliú miǎnyì táoyì

肿瘤免疫逃逸（tumor immune escape）

肿瘤细胞通过多种机制逃避机体免疫系统识别和攻击，从而得以在体内生存和增殖的现象。其机制十分复杂，与肿瘤细胞本身、肿瘤生长的微环境和宿主免疫功能状态等有关。

肿瘤细胞表型特征 肿瘤细胞膜抗原的特点及表达异常，使其得以逃脱免疫监视。

肿瘤抗原特点 肿瘤抗原与机体正常组织蛋白差别很小，故免疫原性弱，且多数瘤细胞仅表达低水平肿瘤特异性抗原（TSA）或肿瘤相关抗原（TAA），导致难

以激发机体产生足够强度的抗肿瘤免疫应答。此外，免疫系统与肿瘤的相互作用可致肿瘤细胞表面抗原表达减少或丢失（即抗原调变），使肿瘤细胞不易被宿主免疫系统识别。

MHC 抗原表达异常 许多人类肿瘤细胞表面 MHC Ⅰ 类抗原表达降低或缺失，致使肿瘤细胞不能有效向 CD8$^+$ T 细胞提呈抗原，无法诱导 CTL 激活和杀伤肿瘤细胞。临床上 MHC Ⅰ 类抗原表达减少或缺失的肿瘤患者，其转移率较高、预后较差。此外，肿瘤细胞表面异常表达非经典 MHC Ⅰ 类分子（如 HLA-E、HLA-G 等），可被 NK 细胞表面调节性受体（KIR）识别，通过启动抑制性信号，抑制 NK 细胞的杀瘤作用。

共刺激分子表达异常 肿瘤细胞表面共刺激分子〔如 CD80、CD86、CD54（ICAM-1）、CD58（IFA-3）、CD106（VCAM-1）等〕表达下降或共抑制分子（如 PD-L1 等）表达上调，从而不能提供 T 细胞活化的第二信号，导致肿瘤特异性 T 细胞失能。

凋亡相关分子表达异常 ①肿瘤细胞高表达抗凋亡分子（如 Bcl-2），不表达或低表达 Fas 等致凋亡分子，从而抵抗 CTL 等的致凋亡效应。②多种肿瘤细胞（如肝癌、肺癌、乳腺癌、胃肠道肿瘤等）表面高表达 FasL，而活化的肿瘤特异性 T 细胞 Fas 表达增高，肿瘤细胞可通过 FasL/Fas 途径介导特异性 T 细胞凋亡。③肿瘤细胞内某些 Fas 信号转导分子发生获得性缺陷，可抵制 FasL/Fas 途径介导的细胞凋亡，从而逃避免疫攻击。

肿瘤细胞细胞学特征 肿瘤细胞具有的某些细胞学特征，使其得以逃避免疫监视。

肿瘤细胞逸漏 肿瘤发生早期其瘤细胞量少，不足以刺激机体免疫系统产生足够强的应答。肿瘤生长至一定程度并形成瘤细胞集团后，肿瘤抗原编码基因可能发生突变，从而干扰或逃避机体的免疫识别。

肿瘤抗原的加工、提呈障碍 某些人类肿瘤细胞内，参与抗原加工提呈的分子〔低分子量蛋白（LMP-1、LMP-2）、抗原加工相关转运体（TAP-1、TAP-2）〕mRNA 表达降低，导致肿瘤抗原加工和提呈障碍。尤其是转移性恶性肿瘤的遗传不稳定性较高，导致其细胞内 LMP 和 TAP 缺陷频率明显高于原位肿瘤。

肿瘤抗原诱导免疫耐受 肿瘤细胞在宿主体内长期存在并不断增长的过程中，其肿瘤抗原可作用于处在不同分化阶段的特异性淋巴细胞，其中幼稚阶段的淋巴细胞接触肿瘤抗原即可被诱导免疫耐受。以小鼠乳腺癌病毒诱发的肿瘤为例：新生期感染过该病毒的鼠，至成年期再感染此病毒时易诱发乳腺癌；若将该肿瘤移植给新生期未经感染过的同系小鼠，则可诱导宿主产生较强的抗肿瘤免疫应答。

肿瘤微环境的作用 微环境对肿瘤免疫逃逸有重要影响，其机制为：肿瘤微环境内既存在杀瘤效应细胞和细胞毒性细胞因子，也存在具有抑制作用的免疫细胞（如 Treg 细胞、TAM、MDSC 等），以及由这些细胞和肿瘤细胞自身所产生、具有免疫负调节作用的分子。肿瘤发生过程中，肿瘤微环境内免疫抑制性因素通常占据主导地位，从而保护肿瘤细胞免遭效应细胞等杀伤，并促进肿瘤细胞生长。

微环境中含肿瘤细胞本身或

浸润的免疫细胞所产生的多种抑制性因子：①免疫负调节的细胞因子，如膜结合型和分泌型 TGF-β、IL-10、IL-33 等。②前列腺素 E，可抑制肿瘤灶局部 T 细胞活性。③从肿瘤细胞表面脱落的游离肿瘤抗原，可在瘤细胞周围形成抗原屏障，阻碍致敏淋巴细胞或抗体与瘤细胞结合，使之逃避免疫攻击。④封闭因子，如某些针对肿瘤抗原的抗体（即封闭抗体）或肿瘤抗原-抗体复合物，可封闭肿瘤细胞表面相应肿瘤抗原表位或淋巴细胞表面的抗原识别受体（TCR、BCR），使肿瘤细胞不易被机体免疫系统识别，逃避致敏淋巴细胞攻击。⑤肿瘤细胞高表达黏多糖，或通过分泌刺激因子激活宿主凝血系统而产生纤维蛋白，通过覆盖肿瘤抗原或隔离肿瘤细胞，干扰免疫细胞识别和攻击。

宿主免疫功能状态　机体免疫功能状态也是决定肿瘤免疫逃逸的关键因素，其机制为：①恶性肿瘤通过侵犯免疫器官、释放免疫抑制因子或激活抑制性免疫细胞，可直接、间接抑制机体免疫功能。②多种因素（如长期服用免疫抑制剂、干预肿瘤的化学疗法和放射疗法、肿瘤患者营养不良及过度消耗等）导致机体出现继发性免疫缺陷。

（曹雪涛　于益芝）

zhǒngliú xìbāo lòuyì

肿瘤细胞漏逸（tumor cell sneaking through）　体内出现少量肿瘤细胞时，免疫系统未能对其识别并产生应答，一旦肿瘤迅速生长并形成肿瘤细胞团后，宿主已不能有效清除大量生长的肿瘤细胞，且瘤细胞可通过肿瘤抗原编码基因突变等机制，进一步逃避机体免疫识别和免疫清除，

最终导致肿瘤发生的现象。是肿瘤免疫逃逸的一种表现。

化学因素所致高免疫原性肿瘤的移植实验表明，接种大量或极少量肿瘤细胞，均可导致宿主体内发生肿瘤，而接种中等剂量肿瘤细胞则易被宿主排斥。其机制可能是：极少量肿瘤细胞不能激发宿主产生足够强的免疫应答，使肿瘤细胞得以在体内生长；一旦肿瘤细胞迅速生长，可能超越机体抗肿瘤能力，以致宿主不能有效清除之，或已形成的肿瘤通过产生某些负调节因子而抑制宿主免疫应答；接种中等剂量肿瘤细胞，可激发机体产生有效的免疫应答，使之全部被清除。

（曹雪涛　李　楠）

zhǒngliú xiāngguān jùshìxìbāo

肿瘤相关巨噬细胞（tumor-associated macrophage，TAM）　浸润于肿瘤微环境、与肿瘤发生、发展相关的巨噬细胞亚群。

分化　$CD34^+$ 骨髓造血干细胞在骨髓微环境中发育为前单核细胞及单核细胞，后者从骨髓释放至外周血；在肿瘤微环境趋化因子，如 CCL2（MCP-1）及 CCL5（RANTES）、CCL7（MCP-3）、CCL8（MCP-2）、CXCL12（SDF-$1\alpha/\beta$）等作用下，循环的单核细胞穿越肿瘤灶的血管内皮细胞而浸润至肿瘤组织；在微环境细胞因子（如 VEGF、PDGF 和 M-CSF 等）作用下，单核细胞分化发育为成熟的巨噬细胞（即 TAM），可驻留于肿瘤组织内、肿瘤间质和肿瘤坏死缺氧区域。此外，肿瘤微环境的抑制性因子（如 M-CSF、PGE_2、IL-6、IL-4、IL-13 和 IL-10 等）也参与诱导单核细胞穿越血管内皮进入肿瘤组织，继而分化为 TAM。

表型特征　与 M2 型巨噬细

胞具有相似的表型特征和功能特点，表现为：①低表达 MHC Ⅱ类分子，抗原提呈功能低下。②高分泌抑制性细胞因子（如 IL-10、TGF-β），低分泌促炎细胞因子（如 IL-12、IL-6、IL-1β 和 TNF-α 等），高表达 B7-H1、B7-H4 等共抑制分子，从而参与形成免疫抑制性的肿瘤微环境。③分泌 EGF、FGF、VEGF、PDGF 和 TGF-β 等细胞因子，促进肿瘤血管生成。④产生纤溶酶原激活因子和基质金属蛋白酶（MMP）等，重塑肿瘤微环境，促进肿瘤生长和转移。

功能　具有时相性和组织特异性，即在不同肿瘤组织、同一肿瘤的不同部位及不同发展阶段，其功能有所不同。例如：驻留于肿瘤组织内的 TAM，可通过细胞毒作用直接抑制肿瘤生长；位于肿瘤间质和肿瘤坏死缺氧区域内的 TAM，可通过分泌参与间质降解和生成的因子、前血管生成因子等，调节间质重构并促成新生血管形成，从而促进肿瘤转移。

TAM 并不能清除肿瘤，反而主动抑制机体免疫应答，对肿瘤发生、进展和转移起"帮凶"的作用，如低氧和坏死是多种肿瘤生长过程的特征，坏死细胞及缺氧的肿瘤细胞可释放大量趋化因子，招募 TAM 浸润至低氧部位，而低氧可进一步促进 TAM 释放 VEGF 等因子并上调缺氧诱导因子（HIF）表达，从而形成恶性循环。临床资料显示：乳腺癌和卵巢癌组织的低氧部位浸润 TAM，常与乳腺癌及子宫内膜癌预后不良相关；肺癌、乳腺癌等肿瘤组织中 TAM 浸润水平，与肿瘤进展显著相关。

应用　基于 TAM 的多重促瘤效应，已设计若干靶向 TAM 的肿瘤治疗策略：①阻抑单核细胞向

肿瘤组织募集或剔除肿瘤灶的 TAM：如阻断趋化因子/趋化因子受体通路（CCL2/MCP-1 和 SDF-1/CXCR4 通路等）。②阻抑 TAM 极化和活化：如联合应用 CpG 和抗 IL-10 受体的抗体，可促进 TAM 由 M2 表型转换为 M1 表型，激发机体抗肿瘤免疫效应。③阻抑 TAM 的促癌效应：TAM 可表达环加氧酶（COX2）及产生 PGE$_2$ 而发挥促癌作用，应用 COX2 抑制剂，可通过抑制 TAM 的作用而治疗肿瘤。

（曹雪涛 刘秋燕）

miǎnyì xuǎnzé

免疫选择（immunoselection）

表达强免疫原性肿瘤抗原的细胞可有效诱导机体产生抗肿瘤免疫应答，从而被清除；表达弱免疫原性肿瘤抗原的细胞则可逃脱免疫监视而增殖的现象。是肿瘤逃脱免疫监视的机制之一。多数肿瘤细胞仅表达低水平的肿瘤特异性抗原（TSA）或肿瘤相关抗原（TAA），且其免疫原性很弱，故肿瘤生长早期难以刺激机体产生足够强度的免疫应答，导致免疫逃逸。

（曹雪涛 刘秋燕）

kàngyuán tiáobiàn

抗原调变（antigen modulation）

宿主对肿瘤抗原的免疫应答导致肿瘤抗原表位减少或丢失，使肿瘤细胞不被免疫系统识别，得以逃避宿主的免疫攻击的现象。是肿瘤逃逸免疫监视的机制之一。抗原调变可降低肿瘤抗原免疫原性，导致肿瘤细胞缺乏激发机体免疫应答所必需的成分，从而实现免疫逃逸。

（曹雪涛 李 楠）

fēngbì yīnzǐ

封闭因子（blocking factor）

可封闭肿瘤抗原表位或封闭免疫细胞抗原识别受体、使肿瘤细胞逃脱免疫监视的血清成分。是肿瘤免疫逃逸的机制之一。封闭因子主要包括：①封闭抗体：可遮掩肿瘤细胞膜抗原，阻碍免疫细胞识别。②可溶性肿瘤抗原：可与肿瘤细胞膜抗原竞争性结合 T 细胞受体（TCR），干扰对肿瘤细胞的特异性杀伤效应。③抗原–抗体复合物：其抗体组分可与肿瘤细胞膜抗原结合，而抗原组分可封闭 T 细胞 TCR，从而阻遏 T 细胞对肿瘤的杀伤效应。

（曹雪涛 李 楠）

zhǒngliú miǎnyì shēngwù zhìliáo

肿瘤免疫生物治疗（tumor immuno-biotherapy）

通过激发机体免疫应答或增强机体抗肿瘤免疫效应，从而控制、杀伤肿瘤细胞的治疗策略。已成为与手术、化疗和放疗并列的肿瘤治疗模式，其优点是：特异性针对肿瘤细胞，一般不伤及正常组织细胞；副作用小；效果持久；对转移病灶有效。

主动免疫治疗 通过诱导或增强机体抗肿瘤免疫应答，达到治疗肿瘤的目的。

肿瘤疫苗 通过接种疫苗激发机体产生有效抗瘤免疫应答。肿瘤疫苗种类繁多，包括：①肿瘤细胞疫苗：指将自身或异体同种肿瘤细胞，经物理（照射、高温）、化学（酶解）及生物（病毒感染、基因转移等）手段处理，以改变或消除其致瘤性但保留其免疫原性。②肿瘤抗原疫苗：包括 TAA/TSA 疫苗、抗原多肽–MHC 分子复合疫苗、HSP–肽复合物疫苗、人工合成肿瘤肽疫苗等［如黑色素瘤相关抗原、人乳头瘤病毒（HPV）16E7 抗原及 P21-k-ras、P53 蛋白中特定序列多肽等］。③DC 疫苗：指体外诱生单核细胞来源 DC，并使之负载患者自身肿瘤抗原，接种后可激发机体特异性抗肿瘤免疫应答。④抗独特型抗体疫苗：可模拟肿瘤抗原而诱导机体产生免疫应答。⑤DNA 疫苗：指人工克隆编码肿瘤特异性抗原的 DNA，将质粒注入体内并由机体组织细胞有效表达蛋白产物。⑥抗肿瘤相关病毒的疫苗：如肝炎病毒（HBV、HCV）疫苗预防原发性肝癌、HPV 疫苗预防宫颈癌、EB 病毒疫苗预防鼻咽癌、人 T 细胞白血病病毒 1（HTLV-1）疫苗预防成人 T 细胞白血病等。

促进机体抗肿瘤免疫应答 ①细胞因子治疗：通过转输或体内诱生细胞因子（如 IL-2、TNF、IFN 及 GM-CSF 等），可促进肿瘤抗原特异性 T 细胞活化和增殖。②阻断共抑制信号，促进 T 细胞持续激活并延长活化 T 细胞的存活时间：如抗共抑制分子（CTLA-4、PD-1、PD-L1、B7-H3 等）的抗体已用于治疗晚期转移性黑色素瘤。③非特异性免疫增强剂：包括 Coley 毒素（一种细菌混合物，可激发机体产生强烈的免疫应答）、卡介苗（BCG，已常规用于膀胱癌治疗）、TLR 激动剂（如 TLR9 激动剂 CpG、TLR3 激动剂 polyI：C、TLR7/8 激动剂 R848/CL075 和 TLR1/2 激动剂 BLP）等。

被动免疫治疗 将生物制剂过继输入患者体内，以增强机体抗肿瘤免疫应答及其效应。

免疫细胞过继治疗 体外用肿瘤抗原或细胞因子刺激自体/同种异体免疫细胞，扩增出具有特异性抗肿瘤能力的效应细胞，如肿瘤浸润淋巴细胞（TIL）、细胞因子诱导的杀伤细胞（CIK）、DC-CIK、细胞毒性 T 细胞、肿瘤抗原特异性 TCR 转基因 T 细胞、嵌合抗原受体 T 细胞（CAR-T）等，将此类细胞重新回输肿瘤患者体内，并辅以合适的生长因子，可发挥杀瘤作用。

体外基因修饰的细胞过继 通过克隆具有抗瘤作用的目的基因，将其在体外转染受体细胞后回输体内，可增强机体抗肿瘤免疫应答。常用抗肿瘤基因为细胞因子（$IL-2 \sim 12$、IFN、TNF 和 CSF 等）基因、肿瘤抗原（$MAGE$、CEA 等）基因、MHC 基因、共刺激分子（$B7$、$CD54$、$LFA-3$ 等）基因、肿瘤自杀基因（如 TK、CD 等）及抑癌基因（如 Rb、$p53$ 等）。常用的受体细胞为 T 细胞、CIK、LAK、TIL、巨噬细胞、造血干细胞、成纤维细胞、肿瘤细胞等。

调控肿瘤微环境 鉴于肿瘤微环境中负调节作用占优势，通过抑制具有负调节作用的免疫细胞（如 Treg 细胞、TAM、MDSC 等）分化及其功能，并联合其他生物疗法，是具有应用前景的干预策略。

基于特异性抗体的生物治疗 ①抗肿瘤抗体：在体内可直接与肿瘤细胞结合，通过补体依赖的细胞毒作用（CDC）等机制发挥杀瘤作用。②生物导弹：是将抗肿瘤抗体与杀瘤效应分子（如抗肿瘤药物、生物毒素、细胞因子或同位素）偶联而制成，抗肿瘤抗体可将效应分子引导至肿瘤局部，发挥杀伤作用。常用杀伤效应分子为放射性核素（^{131}I）、抗肿瘤药物（甲氨蝶呤、多柔比星）、毒素（蓖麻毒素、白喉毒素、铜绿假单胞菌外毒素等）。

已有 200 余种抗肿瘤的治疗性单抗进入临床研究，其中抗 CD20 抗体以及抗 VEGFR 抗体等

已获明显疗效。

（龚非力 沈关心）

miǎnyì yùfáng

免疫预防（immunoprophylaxis）

通过人工刺激或诱导机体产生免疫应答（主动免疫）或通过直接输入免疫活性物质（被动免疫），从而特异性清除致病因子并增强机体特异性免疫功能，达到预防疾病目的的方法。属预防医学范畴，疫苗和抗体是用于免疫预防的两种主要生物制品。其中，疫苗是起步早、发展快、前沿理论技术与应用密切相关的领域，已成为防治疾病最有效、最有潜力的手段之一。

研究过程 历史上，多种烈性感染性疾病（如黄热病、鼠疫、霍乱、天花等）和造成大范围人群流行的感染性疾病（如流感）曾直接威胁人类的生存。如中世纪天花、鼠疫在欧亚大陆大流行，造成数千万人死亡。人类在与疾病斗争的过程中，逐步从感性上观察和认识到机体可对病原微生物产生抵抗力。早在公元前 430 年古希腊历史学家修昔底德（Thucydides）已描述，在雅典流行的瘟疫中，"患过病者可免于再患"，即认识到机体具有适应环境并抵抗其他生物侵害的能力。

在中国，明朝的《治痘十全》和清朝的《痘疹定论》中都记载："宋真宗时神医峨眉山人（约公元 10 世纪）善种痘术，可免小儿患天花之苦……"。史书还正式记载："明代（16 ~ 17 世纪）已应用人痘苗预防疾病，如将沾有疱浆的天花患者衣服给正常儿童穿戴；或将天花愈合后的皮肤痘痂磨碎成细粉，经鼻给正常儿童吸入（旱苗法）；或将干粉用水调和后塞入鼻孔（水苗法）"。这些措施均可造成预防性轻度感染，

从而预防天花（见医学免疫学图 1）。上述医学实践可视为人类认识机体免疫力的开端，也为其后牛痘苗和减毒疫苗的发明提供了宝贵经验，是中国传统医学对人类的伟大贡献。

疫苗研制及发展大致分为如下阶段：

发明牛痘疫苗 18 世纪末，英国乡村医生爱德华·詹纳（Edward Jenner）注意到挤奶女工感染牛痘后不易患天花，提示"牛痘可预防人痘（天花）"。1796 年，他在 8 岁小男孩菲普斯（Phipps J）身上进行人体实验，被认为是实验医学的经典方法，继而通过从牛痘中制备活疫苗用于预防天花并获得成功，成为真正意义上的"免疫"。詹纳把接种牛痘称为"vaccination"（拉丁文 vacca 为牛），于 1798 年发表了相关论文。接种牛痘苗是划时代的发明，被视为人工免疫预防人类感染病的先声。

人痘和牛痘的发明及其应用，激发、推动了对微生物致病及疫苗抗病机制的研究，成为免疫学发展的里程碑，由此形成免疫预防的概念。经百余年努力，世界卫生组织（WHO）于 1980 年 5 月正式宣布全世界已消灭了天花。这是人类首次借助免疫干预手段成功控制烈性感染病的实例，也是现代医学辉煌的成就之一。

发明细菌疫苗 自 19 世纪中叶始，法国微生物学家、化学家路易·巴斯德（Louis Pasteur）等先后发现多种病原菌，提出疾病病原学理论。1880 年，巴斯德借助物理、化学及生物学方法减低病原微生物的毒力，成功研制出鸡霍乱杆菌菌苗、炭疽杆菌减毒株及狂犬病毒疫苗等，从而极大促进了疫苗研制和使用。巴斯德通过与临床医生合作，将实验室

发现转化为疫苗，深刻影响了其后一个世纪疫苗的发展，使获得病原体纯培养成为疫苗发明最主要的驱动力。

现代疫苗学进展 1950年以后，随着病毒组织培养技术发展和成熟，促进了病毒疫苗发展。其后经历了1970～1985年的过渡期，疫苗与前沿免疫理论、生命科学技术融合，各类分子疫苗应运而生，它们更为特异和安全，并从预防感染性疾病拓展至非感染性疾病，从用于预防疾病拓展至治疗疾病。

方法 主要有两种：

人工主动免疫 将疫苗等抗原接种机体，使免疫系统产生相应特异性抗体和（或）致敏淋巴细胞，从而抵御外来致病原侵袭或将其有效清除。

人工被动免疫 将人工制备的特异性抗体注入体内，与相应抗原快速结合发挥中和、调理等作用、及时清除抗原，对机体产生免疫保护作用。如被锈蚀的钉子扎破后，立即注射破伤风抗体可发挥中和破伤风毒素作用，从而对已发生感染或存在极大感染可能性的个体进行应急预防。

（于永利）

miǎnyì jiēzhòng

免疫接种（immunization） 将疫苗等抗原引入机体，诱发或加强抗原特异性免疫应答，从而对机体产生保护作用的免疫预防方法。原理是：通过接种疫苗等抗原诱导机体产生抗原特异性的记忆性B细胞和（或）T细胞；一旦机体再次接触相同抗原或含相同表位的抗原后，这些记忆性细胞即可对其发动快速、强力的免疫应答，将其从体内清除。通过免疫接种可使机体获得抵抗微生物感染的能力，从而有效控制感染性疾病的发生和传播。

在现代医学领域，免疫接种对保障人类健康已做出无与伦比的贡献。自1796年英国医生爱德华·詹纳（Edward Jenner）首先通过注射牛痘病毒预防天花，历经近200年的推广和应用，在世界范围内根除了天花这种曾夺去亿万人生命的烈性感染性疾病。迄今，已有针对30种微生物的70多种疫苗被批准用于在人群进行免疫接种。以美国为例，在20世纪累计约有3900万人罹患脊髓灰质炎、麻疹、腮腺炎和风疹等感染性疾病，通过免疫接种，这些疾病已被基本控制。

虽然通过免疫接种已成功控制多种感染性疾病的发生和流行，但疫苗研制和应用尚不能满足社会需求，以致某些感染性疾病仍在严重威胁人类健康，其表现为：①受经济和社会等因素限制，疫苗接种及推广存在某些"盲区"，据全球疫苗免疫接种联盟（GAVI）公布的资料，世界范围内每年仍有150多万儿童（1例/3分钟）死于可用疫苗控制的感染性疾病。②对某些严重或"传统"的感染性疾病尚无有效或高效的疫苗，仅艾滋病、结核和疟疾3种疾病每年即导致400余万人死亡。③疫苗研制和生产仍远滞后于新病原体的出现，如已研制成功并用于临床的季节性流感疫苗尚不能诱导机体产生足够免疫力，以遏制新出现的流感病毒变异株；新的病原微生物（如西尼罗河病毒、埃博拉病毒）不断出现，尚未能研制出有效疫苗。

（于永利）

jìhuà miǎnyì

计划免疫（planed immunization） 根据感染性疾病的疫情监测和人群免疫状况分析，为预防和控制相关感染性疾病，对公众（尤其是儿童）接种多种疫苗所采取的方法和行动。

方案 许多国家都有各自的计划免疫方案，内容涉及疫苗的种类、覆盖的对象、接种的时间和次数等。2007年12月29日，中国卫生部颁布新的中国国家免疫计划，即《扩大国家免疫规划实施方案》，其中纳入了乙肝疫苗、卡介苗（结核病）、脊灰疫苗（脊髓灰质炎）、无细胞百白破疫苗（百日咳、白喉、破伤风）、麻疹疫苗、白破疫苗（白喉、破伤风）、甲肝疫苗、流脑疫苗（流行性脑脊髓膜炎）、乙脑疫苗（流行性乙型脑炎）、麻风腮疫苗（麻疹、风疹、流行性腮腺炎）。中国适龄儿童均须按照指定的方案接种上述疫苗，以预防相应感染性疾病。

程序 中国国家免疫计划疫苗对儿童的接种程序是：①乙肝疫苗：接种3剂次，即出生时、1个月龄、6个月龄各接种1剂次，第1剂在出生后24小时内尽早接种。②卡介苗：接种1剂次，出生时接种。③脊髓灰质炎疫苗：接种4剂次，2个月龄、3个月龄、4个月龄和4周岁各接种1剂次。④百白破疫苗：接种4剂次，3个月龄、4个月龄、5个月龄和18～24个月龄各接种1剂次，无细胞百白破疫苗免疫程序与百白破疫苗程序相同。⑤白破疫苗：接种1剂次，6周岁时接种。⑥麻风腮疫苗（麻风、麻腮、麻疹疫苗）：8个月龄接种1剂次，18～24个月龄接种1剂次。⑦流脑疫苗：接种4剂次，6～18个月龄接种2剂次A群流脑疫苗，3周岁、6周岁各接种1剂次A+C群流脑疫苗。⑧乙脑疫苗：乙脑减毒活疫苗接种2剂次，8个月龄和 2 周岁各接种 1 剂次；乙脑灭活疫苗接种 4 剂次，儿童 8 个月龄接种 2 剂次，2 周岁和 6 周岁各接种 1 剂次。⑨甲肝疫苗：甲肝减毒活疫苗接种 1 剂次，18 个月龄接种；甲肝灭活疫苗接种 2 剂次，18 个月龄和 24～30 个月龄各接种 1 剂次。

此外，中国对重点人群分别接种出血热双价纯化疫苗、炭疽减毒活疫苗、钩端螺旋体灭活疫苗，用于预防相应感染性疾病。

各国在计划免疫中所使用疫苗和接种的程序不尽相同，其中有可借鉴之处，如美国执行分年龄段的国家推荐免疫方案，包括 3 个年龄段：①出生～6 岁：推荐乙肝疫苗、轮状病毒疫苗、百白破疫苗、流感嗜血杆菌疫苗、肺炎球菌疫苗、灭活的脊髓灰质炎疫苗、流感疫苗、麻腮风疫苗、水痘疫苗、甲肝疫苗、脑膜炎球菌疫苗。②7～18 岁：推荐百白破疫苗、人乳头瘤病毒疫苗、流感疫苗、脑膜炎球菌疫苗、肺炎球菌疫苗、甲肝疫苗、乙肝疫苗、灭活的灰质炎疫苗、麻腮风疫苗、水痘疫苗。③成年人：推荐流感疫苗、百白破疫苗、水痘疫苗、人乳头瘤病毒疫苗、带状疱疹疫苗、麻腮风疫苗、肺炎球菌疫苗、脑膜炎球菌疫苗、甲肝疫苗和乙肝疫苗。3 个年龄段所推荐的免疫方案中，相同的疫苗是用于加强免疫，对先前按计划接种者一般无需重复应用。

以乙肝疫苗为例，于 1992 年被中国纳入预防免疫计划管理，2002 年纳入儿童免疫规划。该疫苗备受重视的主要原因是，全球超过 20 亿人群曾感染 HBV，其中约 3.6 亿为慢性感染，中国大陆有 9300 万乙肝表面抗原携带者，故从源头控制乙肝发生率，对遏制疾病发生及恶化极为重要。

中国多采用基因重组乙肝疫苗，根据免疫原性、效力及保护时效等进行评估，乙肝疫苗对保护未感染人群有良好效果，体内持续时间超过 15 年，或可终身免疫保护。但疫苗对已感染 HBV 的人群无保护效力。

（于永利）

qúntǐ miǎnyì

群体免疫（herd immunity） 群体中大部分个体对特定病原体所具有的免疫力。又称社区免疫。所谓群体，可小到一个幼儿园中的儿童、一个学校班级的同学、一个社区的人群，也可大到一个地区、一个国家，乃至全世界。群体免疫可通过罹患某一感染性疾病或接种针对该感染性疾病的疫苗而获得。若一种致病微生物仅能在人类个体间传播，易感个体周围人群对该病原体的免疫状态可决定其是否会感染。若周围的人均对该微生物有了保护性免疫，则该易感个体会受到保护。群体免疫水平由群体中所有个体对特定微生物所具有的免疫力而决定。

群体免疫是群体的抗感染屏障：一个群体中，对特定病原体具有免疫力的个体越多，个体被该病原体感染的机会就越小；预防接种的目的之一即是建立群体免疫。高覆盖的儿童预防接种可明显降低某些感染性疾病的发生率，形成很强的群体免疫。在对某些感染性疾病已形成强群体免疫的地区或国家，人们可能不再需要接种相关疫苗；但经历一段时间后，可因已形成的群体免疫逐渐减弱而使相关感染性疾病的发生率上升，甚至出现暴发流行。例如：某些发展中国家百日咳和麻疹发生率很低，许多人开始不愿接受这两种疫苗的预防接种，结果导致上述两种感染性疾病发生率升高。

（于永利）

shēngwù zhìpǐn

生物制品（biological product） 以微生物、细胞、动物和人的组织或体液、生物大分子等为原材料所制备，用于疾病诊断或防治的制剂。

生物制品种类繁多，包括疫苗、抗体类制剂、血液制剂和细胞因子等，广义上也包括诊断试剂：①疫苗：主要用于预防感染性疾病，也可用于预防和治疗某些非感染性疾病（如肿瘤）。②抗体和抗血清：可用于防治感染性疾病，也可被用于治疗非感染性疾病（如肿瘤）。③人或动物组织/体液的提取物：如从猪组织提取的胰岛素可用于治疗人糖尿病；从人血液提取的白蛋白和凝血因子可分别用于治疗水肿和出血性疾病。④重组蛋白：如重组干扰素 α（IFN-α）可用于治疗毛细胞白血病、病毒性肝炎和带状疱疹；重组干扰素 β（IFN-β）可延缓多发性硬化症进展；粒细胞-巨噬细胞集落刺激因子（GM-CSF）可治疗化疗所致粒细胞减少症；促红细胞生成素（EPO）对肾性贫血疗效显著；IL-11 用于肿瘤或化疗所致血小板减少症；重组可溶性 TNF 受体可治疗类风湿关节炎，缓解感染性休克；重组可溶性 IL-1 受体可抑制器官移植排斥反应；重组乙型肝炎表面抗原可用作乙型肝炎病毒预防用疫苗的抗原；重组人乳头瘤病毒（HPV）L1 蛋白可用作子宫颈癌预防用疫苗的抗原。

（于永利）

réngōng miǎnyì

人工免疫（artificial immunization） 通过接种抗原（如疫苗）或输注免疫分子（如抗体）、免疫细胞等而使机体获得相应免疫力的方法。包括两类，即人工主动免疫和人工被动免疫。

人工主动免疫 通过人工接种疫苗等抗原，使机体获得针对相应病原体等抗原的特异性免疫力的方法。主要目的是在个体接触某一病原体（主要是致病微生物）前，使其获得对该病原体的特异性免疫力。已获得免疫力的个体在接触相应病原体时能产生快速、强效的免疫应答，使上述病原体从体内清除。人工主动免疫是预防感染性疾病的主要手段。

人工被动免疫 通过输注抗体或免疫细胞使机体立即获得相应免疫力的方法。与人工主动免疫相比，人工被动免疫发挥作用持续期较短（1~6周）。被动免疫也可能自然发生，如母体通过胎盘将抗体转移给胎儿，此类母源抗体可使胎儿在出生前被动获得针对某些常见病原体的特异性免疫力，但也可能干扰相关疫苗等抗原对机体的刺激作用，使其免疫效果下降。

通过输注抗体对疾病（尤其是感染性疾病）进行预防或治疗的方法也称为抗体疗法或血清疗法，其机制为：抗细菌特异性抗体可中和细菌毒素、促进细菌被调理吞噬或介导细菌裂解；抗病毒特异性抗体可阻止病毒感染细胞、介导病毒颗粒的清除、通过抗体依赖细胞介导的细胞毒作用（ADCC）使病毒感染细胞受到NK细胞等的杀伤。用于人工被动免疫的抗体制剂主要有4类：

人免疫血清球蛋白（IG） 由多个健康人的混合血浆提制而成，含有抗多种病原体的抗体。

特异性人免疫血清球蛋白 是用特定抗原免疫的健康人血浆或特定病原体感染者的恢复期血浆提制而成，含有抗特定病原体的抗体，可用于治疗或预防相应感染性疾病。

动物血清 用细菌外毒素免疫动物可获得含有抗细菌外毒素抗体的动物血清，此类抗血清称为抗毒素，如破伤风抗毒素（用于预防破伤风）、白喉抗毒素（用于预防白喉）、抗蛇毒血清（治疗毒蛇咬伤）。

人源化单克隆抗体 已被用于肿瘤的被动免疫治疗，如靶向人类表皮生长因子受体-2（HER-2）的抗体（曲妥珠单抗，Herceptin）可用于治疗乳腺癌；靶向CD20的抗体（利妥昔单抗）可用于治疗B细胞淋巴瘤；靶向表皮生长因子受体（EGFR）的抗体（西妥昔单抗，Erbitux）可用于治疗转移性结直肠癌；靶向呼吸道合胞病毒的单克隆抗体可用于治疗呼吸道合胞病毒感染。

此外，全血、血浆、乳汁和动物初乳也可用于人工被动免疫。

临床上应用人工被动免疫制品防治疾病会产生某些副作用，例如：①应用人免疫血清球蛋白或特异性人免疫血清球蛋白的个体，约10%可能出现头痛、寒战、发热和乏力等症状，少见者如血栓形成、肾功能不全、无菌性脑膜炎和过敏等。②反复应用动物血清（如抗破伤风毒素马血清、抗白喉毒素马血清和抗肉毒杆菌毒素马血清）易发生超敏反应，严重者出现过敏性休克，甚至致人死亡。因此，应用此类动物血清前须进行过敏试验。

（于永利）

yìmiáo

疫苗（vaccine） 用减毒或杀死的病原微生物或其组分为抗原所制成、用于人工主动免疫的生物制品。其主要成分是抗原和佐剂。疫苗是人类医学发展史上的伟大发明，为人类健康做出了重大贡献，成为现代免疫学的核心内容之一。世界卫生组织（WHO）对基于免疫学原理而制备的疫苗作出如下评价："在生命科学尚无哪个领域对人类健康做出过如此重大的贡献，一些感染病被消灭或控制、改变了人类的疾病谱、延长了人类平均寿命。"

研究过程 疫苗是最早的免疫学实践，也是对抗原最早的应用。据记载，中国和古印度约在公元10世纪即有用"接种人痘预防天花"的实践探索。1796年，英国乡村医生爱德华·詹纳（Edward Jenner）发明"接种牛痘预防人痘"，人类首次获得了一种安全、有效的疫苗，并最终导致天花于1979年被消灭，成为历史上所消灭的第一个人类疾病。

疫苗学发展与免疫学、微生物学、材料学、生物化学与分子生物学等多学科理论和技术的进展密切相关。百余年来，疫苗的研制经历了3次技术革命：1880年，法国微生物学家路易·巴斯德（Louis Pasteur）发现体外培养细菌可以减毒，导致细菌疫苗的产生；1950年后建立并完善病毒组织培养技术，催生了病毒活疫苗和裂解疫苗问世；1985年现代分子生物学等技术逐渐成熟，从而成功研制亚单位疫苗、多肽疫苗等新型疫苗。

类型 疫苗的种类繁多，可从不同方面进行分类。

用于主动免疫的疫苗 按照制备疫苗所用抗原，分为4种基本类型：①活疫苗：所含抗原是毒力减弱的微生物，可在宿主细胞或感染细胞中复制而不致病。②灭活疫苗：所含抗原是被杀死的微生物，不能自我复制。③亚单位疫苗：所含抗原为病原体所含免疫原性组分，也不能自我复制。④核酸疫苗：所含核酸被机体细胞摄取后可指导抗原合成。

按照疫苗的制备技术分类 ①经典疫苗：是应用通过传统理化方法处理的病原体（病毒、细菌）所制备的疫苗。②重组疫苗：又称基因工程疫苗，是借助重组DNA技术所制备的疫苗，如重组蛋白疫苗（包括某些亚单位疫苗）、重组载体疫苗、核酸疫苗和基因修饰的减毒疫苗等。酵母表达的重组乙型肝炎表面抗原是人类首次成功制备的基因工程疫苗。

按照疫苗的用途分类 分为预防性疫苗及治疗性疫苗，或分为感染病疫苗和非感染病疫苗。此外，还有一类针对特定人群的疫苗：①国际旅行疫苗：是一类前往他国潜在疫区旅行前对旅客接种的疫苗，如前往非洲或南美某些国家前接种的黄热病疫苗，又称旅行相关疫苗。②医务工作者疫苗：是一类给医务工作者接种、针对经常接触的感染因子的疫苗。

根据疫苗进入机体的途径分类 分为注射用疫苗及口服疫苗。后者是一种通过口服方式用于预防感染性疾病的疫苗，如灭活全细胞霍乱口服疫苗、减毒脊髓灰质炎病毒口服疫苗和轮状病毒口服疫苗等。

根据制备疫苗所用生物材料的属性分类 分为蛋白疫苗、核酸疫苗和多糖疫苗等。

作用机制 接种疫苗的目的是诱导机体形成针对病原体的长效保护，疫苗刺激机体产生的免疫效应分子和（或）细胞执行此保护作用。主要的免疫效应分子是B细胞产生的抗体，它们可特异性结合毒素或病原体。

主要的免疫效应细胞有两类：①$CD8^+$ CTL：可特异性杀伤病原体感染细胞或分泌抗病原体的细胞因子，从而限制病原体播散。②$CD4^+$Th细胞：包括不同功能亚群，如Th2和Tfh细胞可辅助B细胞产生体液免疫应答，并通过不同机制发挥抗感染作用；Th17细胞可通过分泌IL-17等细胞因子而招募中性粒细胞，促进局部炎症反应，抵御胞外寄生菌感染。

已获准用于预防感染性疾病的疫苗多通过诱生特异性抗体而发挥作用，其效应取决于所诱生抗体的水平、亲和力、特异性和持续期。另外，卡介苗可通过激活T细胞和巨噬细胞，抑制、杀伤结核分枝杆菌。成功的疫苗接种可诱生特异性记忆性B细胞和T细胞，一旦机体再次接触相应病原体，记忆性B细胞可迅速产生高效价特异性抗体，有效抑制并清除体内的病原体。

应用 被批准使用的疫苗主要用于控制多种感染性疾病，包括天花、白喉、破伤风、黄热病、百日咳、流感嗜血杆菌感染、脊髓灰质炎、麻疹、腮腺炎、风疹、斑疹伤寒、狂犬病、轮状病毒和乙型肝炎。此外，某些疫苗可用于防治肿瘤，如人乳头瘤病毒（HPV）疫苗被用于预防子宫颈癌；用于治疗前列腺癌的疫苗（Sipuleucel-T）所含抗原是前列腺酸性磷酸酶（属肿瘤相关抗原）。

接种经检定合格的疫苗也可能出现某些副作用，通常表现为注射部位出现红肿、疼痛、局部淋巴结肿胀、发热和头痛等症状。一般在数天后消失。

疫苗剂型 剂型指疫苗应用前所处的状态及其所含的组分，如疫苗可制成含抗原、佐剂的冻干剂型，也可制成含抗原、佐剂、防腐剂、抗生素和稳定剂的水针剂型等。合适剂型对提高及稳定疫苗的效力至关重要。

疫苗接种途径 指接种疫苗的路径或方式，如注射、口服或吸入。多数疫苗经注射而接种，其途径有肌内、皮内和皮下。某些疫苗可口服应用，如减毒脊髓灰质炎疫苗和轮状病毒疫苗。经吸入应用的流感病毒疫苗可诱导局部及全身免疫。

佐剂 佐剂是疫苗的重要组成成分，大多数疫苗均含佐剂，但减毒活疫苗不含佐剂。疫苗中除抗原和佐剂外，还可含如下成分：①防腐剂或抗生素：其作用是抑制细菌生长。②稳定剂：包括蛋白质或其他有机化合物，其作用是延长疫苗有效期。③运载系统：其作用是携带、提呈抗原或保持抗原完整性和构象。

免疫接种风险 自疫苗被广泛应用以来，其安全性问题始终存在。人类免疫接种的历史中，已报道许多因接种疫苗而引发疾病的案例。免疫接种风险包括如下类型：

科学认知风险 产生于人类对疫苗认识的片面性和局限性。实例为：①早期狂犬病疫苗采用的抗原是由动物脑组织或脊索所制备的狂犬病毒，其后发现这种疫苗可引起癫痫、瘫痪和昏迷，发生率约为1/230。②美国1980年后所发生的脊髓灰质炎，均因接种口服脊髓灰质炎疫苗所致，发病率为1/240万。③1976年，美国多名接种流感疫苗的个体发生吉兰-巴雷（Guillain-Barré）综合征，发病率为5~9人/100万。④1999年，美国有15例接种轮状病毒疫苗的婴儿出现肠套叠，发病率为1/10 000。⑤2007年，美国接种麻疹、流行性腮腺炎、风疹和水痘联合疫苗后发生热性惊厥的病例略有增多（与单独接种风疹联合疫苗和水痘疫苗的儿童相比）。⑥已有接种全细胞百日咳疫苗引起急性脑病、接种风疹疫苗引起急性关节病和接种麻疹疫苗引起血小板减少的报道。

质量风险　典型的实例为：1942年，33万例接种黄热病疫苗的美国军事人员发生乙型病毒性肝炎，其中5万人患重症肝炎，62人死亡，其原因是疫苗所添加的人血清（疫苗稳定剂）受乙型肝炎病毒污染。1955年，由于灭活不全，美国一家公司生产的灭活脊髓灰质炎疫苗使12万例儿童感染脊髓灰质炎病毒，其中40 000名为轻度脊髓灰质炎，200例永久瘫痪，10例死亡，成为美国历史上最恶性的生物灾难。

注射风险　使用已污染病原体的注射器、针头进行接种疫苗，从而感染被接种者。为保障注射安全，应采用一次性注射器和针头，严禁使用消毒不彻底、重复应用的注射器和针头接种疫苗。

被接种者的自身风险　免疫功能低下的个体在接种质量合格的疫苗后也可能发生疫苗预防的疾病，因此，免疫缺陷个体不能接种活疫苗；HIV阳性婴儿不能接种卡介苗；老年个体不能接种黄热病疫苗。

过敏风险　接种任何一种疫苗均可能出现超敏反应，发生概率约为1/100万剂。最严重的超敏反应是过敏性休克，可短时间内致人死亡。

疫苗过敏多由疫苗中添加或残留的蛋白所引起：①明胶：是从猪或牛组织提取的明胶是多种疫苗（如麻风腮疫苗、水痘疫苗或日本脑炎病毒疫苗等）的稳定剂，故接种含明胶的疫苗前，须知晓被接种者是否有明胶过敏史；由于经消化道接触食物来源的明胶也可使人致敏，故从未接种过含明胶疫苗的个体，也可能对含明胶疫苗过敏。②卵蛋白：采用鸡胚生产的流感病毒抗原可能混杂卵蛋白，后者含量在成品苗中可达1.2~42μg/ml，故对卵蛋白过敏的个体使用上述流感病毒疫苗也可能发生过敏反应。

此外，其他物质也可引发更少见的疫苗过敏：①酵母蛋白：存在于借助酵母系统生产的乙肝疫苗和HPV疫苗内。②新霉素：存在于借助哺乳动物细胞生产的疫苗内。③乳胶：存在于装疫苗容器的乳胶瓶塞和注射器的柱塞。④硫柳汞：可作为许多疫苗的防腐剂。

为避免疫苗过敏发生，可采取如下措施：对被接种者（尤其有过敏史者）进行皮试；疫苗接种宜在医疗监控下进行，以防范疫苗过敏所致严重后果。

感染性疾病是严重威胁全球人群健康的公共卫生问题，接种针对各种病原体的疫苗仍然是预防相关疾病的重要或主要手段。理想的疫苗应符合如下标准：①安全：指无致病性和接种后异常反应。②有效：指可诱导多数人产生可靠的保护性免疫。③实用：指接种方式可被不同人群所接受，易于保存、运输且价格相对低廉。

（于永利）

yìmiáo jiégòu shèjì

疫苗结构设计（structure based vaccine design）

基于中和抗体的抗原识别位点的结构，寻找、确定抗原的中和表位，并根据这些信息确定疫苗中抗原结构的方法。现行的抗感染性疾病疫苗多通过诱导产生中和抗体而发挥作用。天然感染或预防接种均可刺激中和抗体产生，这些中和抗体的抗原结合位点是能诱生中和抗体的关键结构，也是疫苗中抗原的必要组分。基于结构生物学和生物信息学的疫苗结构设计，已被用于研制人类免疫缺陷病毒、流感病毒和丙型肝炎病毒疫苗。

2009年，H1N1流感病毒流行期间，发现某些人体内存在抗多亚型流感病毒的抗体。根据这一线索，瑞典科学家对8名曾感染H1N1流感病毒或接种过H1N1流感病毒灭活疫苗的志愿者，采集其B细胞进行单细胞基因表达分析，共筛查104 000个B细胞，发现一株B细胞所产生的抗体（F16）可识别所有16个A型流感病毒亚型的血凝素。根据F16抗体V区结构而确定的抗原结构所制备的抗原，可被用于研制广谱流感病毒疫苗。

（于永利）

fǎnxiàng yìmiáoxué

反向疫苗学（reverse vaccinology）

根据微生物全基因测序的数据，借助生物信息学技术预测可能成为候选抗原的基因序列，通过表达相应重组蛋白并进行相关动物实验，从而筛选疫苗抗原的理论。免疫学技术的传统认知模式是：首先发现功能蛋白质，然后克隆相关基因。反向免疫学技术的原理是：借助基因组学、转录组学、蛋白质组学和异种生物对比等方法，首先确定免疫相关的功能基因，再应用生物信息学方法预测蛋白质结构及功能，通过对所预测的蛋白质进行功能验证，即可实现功能蛋白质的临床应用与开发。

反向疫苗学是疫苗学发展史的一个里程碑。里诺·拉波利（Rino Rappuoli）首先借助反向疫苗学原理研制 B 组脑膜炎双球菌疫苗，其后成功应用于研制其他致病微生物疫苗。与传统疫苗学相比，反向疫苗学具有如下优势：①可获得编码病原微生物所有蛋白的序列，包括非培养条件下的抗原序列。②可获得所有单一的 T 细胞表位。③从分析微生物基因组序列开始研制疫苗，无需进行微生物分离、培养。④可全面分析可能具有免疫原性的蛋白，适用范围广泛。⑤可用于研制毒力较强的病原微生物疫苗。

反向免疫学技术可大大缩短实验室研究与实际应用间的距离。采用此方法对多种细菌约 600 多种疫苗候选抗原进行分析，结果发现 90 余种表面蛋白中有 30%可诱生杀菌抗体。随着对多种细菌病原体全基因组进行测序，已借助反向免疫学技术成功研制 B 型脑膜炎球菌疫苗。中国自行研制的治疗性多肽乙肝疫苗，已进入 Ⅱ b 期临床试验。但该技术仅适用于研制蛋白类疫苗，不能用于非蛋白类抗原的疫苗研发。

(吴玉章 郭 晟 于永利)

kàngyuánzǔxué fēnxī

抗原组学分析 (antigenome analysis)

以基因组学和蛋白质组学为基础，通过综合分析全抗原基因表达文库，从而筛选感染过程中具有免疫原性的抗原的方法。借助这种方法，可选定制备疫苗的抗原，然后通过动物实验和人体试验确定其免疫效力。以病原体抗原组学为例，其主要研究目标是：针对每一种微生物的蛋白质抗原集合体，评估其不同组分诱导机体产生免疫应答的能力（即免疫原性），筛选出具有高保护性的中和抗原作为候选疫苗的候选靶位。为此，可通过分析微生物全部抗原基因表达文库，鉴定针对病原生物全部抗原的抗体结合表位及其可能具有免疫原性的序列，以决定可能的疫苗候选抗原，进而绘制抗原指纹图谱。

抗原组学得以建立与发展，主要依赖于抗体库。获得抗体后，须开展一系列免疫学实验以鉴定抗原：①借助酶联免疫吸附试验（ELISA），应用抗全病原体成分抗体筛选抗原。②借助免疫印迹法，筛选与患者血清发生强阳性反应的抗原。③通过体外实验，对遭免疫攻击的实验动物进行保护试验，从而筛选保护性抗原。

为研制新型疫苗，从抗原组所筛选的候选抗原须符合如下条件：候选抗原最好存在于临床分离的病原株中；候选抗原须是表面展示抗原，即抗原位于细胞表面或为分泌性蛋白；以该抗原研制的新型疫苗，在体内试验中显示强免疫原性。

随着抗原组学发展，可望分离出病原体毒力相关蛋白、分泌性蛋白和膜表面结合蛋白，从而更加准确地分析候选抗原，极大提高疫苗抗原的分析效率。该策略已被用于肿瘤抗原及肿瘤疫苗的研究，被称为肿瘤抗原组学。

(吴玉章 邹丽云)

xìtǒngyìmiáoxué

系统疫苗学 (systems vaccinology)

通过系统分析微生物抗原及机体免疫细胞对这些抗原产生应答后的基因表达谱，筛选疫苗候选抗原的理论。理想的微生物候选疫苗抗原应能刺激机体产生保护性中和抗体和效应性 T 细胞。因此，在确定微生物的疫苗靶点的同时，也应分析机体对该靶点的保护性固有免疫应答和适应性免疫应答，以及相关的免疫生物标志物，从而更准确判定候选抗原的合适性。为系统分析对抗原产生应答的免疫细胞，可借助 DNA 芯片、高通量 DNA 测序、分子质谱、蛋白质组学、生物信息学和电子计算机数据集成等技术。系统疫苗学技术最初被用于研究黄热病疫苗免疫后机体早期固有免疫应答和疫苗免疫原性的相关性，其后被陆续用于 HIV 疫苗、流感疫苗和疟疾疫苗等研究。

(于永利)

kàngbìngdú yìmiáo

抗病毒疫苗 (antiviral vaccine)

预防病毒感染的疫苗。是含有完整病毒颗粒或某些病毒组分的生物制剂。接种抗病毒疫苗后，可刺激机体产生针对该病毒的特异性免疫应答，包括特异性细胞应答和抗体应答，从而有效防治病毒感染。

研究过程 1796 年，英国乡村医生爱德华·詹纳（Edward Jenner）发明预防天花的牛痘苗，这是最早的抗病毒疫苗。19 世纪末，法国微生物学家路易·巴斯德（Louis Pasteur）成功发明减毒疫苗，其借助兔脑传代方法获得狂犬病毒减毒株，经干燥处理而研制成狂犬病毒疫苗。1933 年，美国病理学家欧内斯特·威廉·古德帕斯丘（Ernest William Goodpasture）用鸡胚取代动物脏器，建立了培养、制造病毒疫苗的技术；1949 年，建立利用动物细胞培养病毒的技术，实现在无菌培养皿中培养病毒，使得抗病毒疫苗的研制变得更为简单、快速、安全且成本低廉。上述理论和技术的进展为日后成功研制脊髓灰质炎病毒疫苗、麻疹疫苗等抗病毒疫苗奠定了基础。

多数成功的抗病毒疫苗属预防性疫苗，接种健康人群后可激发机体产生保护性中和抗体或特异性 T 细胞，从而预防病毒感染。

近代的临床实践发现，由抗病毒疫苗激发的保护性免疫应答对已发生感染的个体具有一定治疗作用，利用病毒抗原激发或增强机体针对病毒的适应性细胞免疫应答，以达到阻止病毒复制、扩散，促进病毒清除的目的。

分类　主要分为如下类别：

死疫苗　又称灭活疫苗，指用理化方法将病毒杀死而制成的疫苗，其无感染性和致病力，但保留一定免疫原性，可激发针对病原微生物的适应性免疫应答。

减毒活疫苗　指用无毒或弱毒的活病毒直接作为疫苗，如麻疹病毒疫苗、卡介苗及脊髓灰质炎疫苗等。此类疫苗无明显毒性和致病力，但具有在体内生长和复制的能力，免疫原性强，仅单次免疫即可获得良好免疫效果。

重组亚单位疫苗　指将基因工程表达的病毒蛋白纯化后所制成的疫苗，如 20 世纪 80 年代研制成功的重组亚单位乙肝疫苗，以及在研的甲肝、丙肝、戊肝、出血热、血吸虫、艾滋病等重组亚单位病毒疫苗。此类疫苗特异性好、纯度高、免疫原性强、易于大量生产。同时，对于某些难于培养或有潜在致癌性及病理作用的病毒，研制相应重组亚单位疫苗是最佳选择。

DNA 疫苗　指借助基因工程技术，构建含有病毒抗原编码基因的重组真核表达载体（重组病毒或质粒 DNA），通过直接注入机体而在体内表达相应目的抗原，从而诱导机体产生抗病毒特异性免疫应答。

（吴玉章）

tiānhuā yìmiáo

天花疫苗（smallpox vaccine）

以活牛痘病毒为抗原的疫苗。又称痘苗，可用于预防天花。天花的病原体是天花病毒，属双链 DNA 病毒，仅以人为宿主，主要通过接触而传播。天花是一种曾肆虐全球的烈性感染性疾病。未接种疫苗的个体感染天花病毒后死亡率高达 30%，在 20 世纪共导致约 3.75 亿人死亡，幸存者多在面部和全身多处皮肤留下终生的凹陷性密布瘢痕。

天花疫苗的发明和天花的消灭历经 200 年的漫长过程。18 世纪的欧洲，人们已发现患过牛痘的人不再罹患天花。牛痘是由牛痘病毒所引起的牛感染性疾病，导致皮肤出现密布的皮肤破损，1774 年，杰斯蒂（Jesty）用牛痘皮损物质接种其妻子和 2 个儿子，结果 3 人在当地天花流行时均未得天花。1789 年，杰斯蒂的两个儿子被接种天花病毒，也均未发病。1796 年，英国乡村医生爱德华·詹纳（Edward Jenner）发现：给人接种牛痘病毒可引起化脓性皮损；经皮肤接种上述皮损物质可使受试者获得对天花的抵抗力。詹纳于 1798 年发表了他的实验结果，将所接种的物质称为 vaccine（疫苗），将应用疫苗的过程称为预防接种。

以詹纳的开拓性成果为基础，天花疫苗在欧洲被广泛制备和应用于预防天花，其制备方法是：将牛痘病毒接种小牛、绵羊或水牛皮肤，使其发生皮肤感染和病损；处死动物后，采集牛痘病毒将其制成冻干制剂。其后，天花疫苗逐渐被应用于全世界。世界卫生组织（WHO）于 1980 年宣告，天花病毒感染已在全世界被彻底控制，人类从此停止应用天花疫苗。

虽然自然界的天花病毒已被控制，但在 WHO 指定的实验室还保留天花病毒的毒种，若泄漏后被恶意扩散，将造成天花流行，故人类依然存在被天花病毒攻击的可能。因此，某些国家仍生产并储备了天花疫苗，如美国现有两种天花疫苗供应急之用，即 ACAM2000（冻干制剂）和 Wet Vax（液态剂型），二者均含有在 Vero 细胞扩增的病毒。

（于永利）

jiǎndú huóyìmiáo

减毒活疫苗（attenuated live vaccine）

用保留免疫原性的减毒微生物作为抗原所制成的疫苗。又称活疫苗。此类疫苗主要有减毒活细菌疫苗和减毒活病毒疫苗两种。采用非常规培养基培养，通过细胞和动物传代或生物技术操作，可消除或减弱微生物的致病活性，从而获得减毒活疫苗。

研究过程　活疫苗的发现可追溯到 1881 年，法国微生物学家、化学家路易·巴斯德（Louis Pasteur）观察到：在试验台搁置近一个月的巴斯德菌（Pasteurella multocida）培养物对鸡无致病性，但能使鸡获得抵抗新鲜巴斯德菌感染的能力。巴斯德据此提出假说：不利的环境因素（如升高温度、提供氧气、化学物）可使活病原体减毒，但保留其免疫原性，这种毒力减弱的病原体可能作为减毒活疫苗而得到应用。根据该假说，巴斯德采用 42~43℃ 的条件培养炭疽杆菌，获得减毒的炭疽杆菌，并证实接种这种减毒活细菌的牛、绵羊和山羊，在受到 B 型炭疽杆菌攻击后可免于发病。

在巴斯德所提出假说和实验的基础上，其后研制出多种减毒活疫苗，如用牛型结核分枝杆菌在人工培养基上长期传代，获得卡介苗；将脊髓灰质炎病毒在猴肾细胞中反复传代，获得减毒的脊髓灰质炎病毒。减毒活疫苗目前仍得到广泛应用，如卡介苗、麻疹病毒、脊髓灰质炎病毒、黄热病病毒、风疹病毒、腮腺炎病毒疫苗、甲型肝炎减毒活疫苗、水痘减毒活疫苗和乙型脑炎减毒活疫苗等。

优点 活疫苗是一种全病原体疫苗，具有如下优点：①可在宿主细胞内有限复制，类似病原体的隐性感染或轻症感染，从而诱导与天然感染相似的免疫应答。②可激发体液免疫和细胞免疫。③可经自然感染途径接种而诱导黏膜免疫。④病原体在体内有一定生长、繁殖能力，免疫效果良好、持久，仅需接种一次即可获得长期或终生的免疫力。⑤不仅可诱导特异性免疫力，并在一定程度上增强非特异性免疫力。

风险 接种活疫苗存在如下致病风险：①存在回复突变的危险（虽在实践中十分罕见），减毒的细菌或病毒有可能恢复其原有的致病能力，引起相关感染性疾病。②未发生回复突变的活疫苗在免疫缺陷个体（如艾滋病或肿瘤化疗患者）也可能引发相关感染性疾病，故免疫缺陷者和孕妇一般不宜接种减毒活疫苗。

（于永利）

jīngdiǎn bìngdú jiǎndú huóyìmiáo

经典病毒减毒活疫苗（classic virus attenuated vaccine） 采用经典病毒、即未经重组 DNA 技术改变的病毒减毒株为抗原所制成的活疫苗。经典病毒减毒活疫苗可通过下述途径获得：

细胞培养 野生型病毒在一种或多种细胞中连续传代培养后会发生突变，某些突变株保留免疫原性和复制能力而失去致病性，可被用作减毒活疫苗。口服脊髓灰质炎病毒活疫苗、麻疹疫苗、腮腺炎疫苗和水痘疫苗即通过这种方法而获得。

动物分离 某些动物病毒感染动物所致疾病与相关人类病毒所致人体疾病相似，这种动物病毒可被直接作为人用减毒活疫苗，典型例子是将牛痘病毒作为人用减毒活疫苗，用于预防天花。

基因重配 基因组由节段基因组成的 2 株病毒在 1 个细胞内可发生节段基因的交换，从而产生基因重配病毒。此种基因重配病毒有可能保持原有免疫原性和复制能力但丧失致病性，故可作为减毒活疫苗。

动物轮状病毒和人轮状病毒的基因组均由节段基因组成，二者感染同一细胞后可发生基因重配而形成多种基因重配病毒。其中可能出现由编码人轮状病毒表面蛋白的节段基因与动物轮状病毒其他节段基因重配而生成的病毒。此种节段基因重配病毒可能成为一种人用的减毒活疫苗，其特点是：其中的动物轮状病毒节段基因可赋予该重配病毒以减毒的表型；其中的人轮状病毒节段基因可赋予该重配病毒以诱生人轮状病毒中和抗体的活性。

流感病毒基因组也由节段基因组成，用致病性流感病毒和减毒流感病毒感染同一细胞可产生多种重配病毒。从这些重配的病毒中，有可能筛选出含致病性流感病毒编码表面糖蛋白（血凝素和神经氨酸酶）的节段基因与减毒流感病毒其他节段基因重配的病毒，后者可能用于制备流感病毒减毒活疫苗。

温度诱变 培养温度改变可诱导某些病毒发生突变，据此可筛选出温度敏感突变株。例如：对于"习惯"在人体生理温度（37℃）复制的病毒，将其在低于25℃或高于37℃条件下驯化培养，均可使之发生突变而成为温度驯化突变株。温度突变株可在人体内复制，但其复制能力显著降低，有可能成为减毒活疫苗。风疹减毒活疫苗即是采用低温所诱导的温度敏感株，已被用于制备麻风腮（MMR）三联疫苗。低温诱导的流感病毒减毒活疫苗在俄罗斯被广泛应用。

（于永利）

kǒufú jǐsuǐhuīzhìyán bìngdú huóyìmiáo

口服脊髓灰质炎病毒活疫苗（oral poliovirus live vaccine, OPV） 由 3 株减毒型脊髓灰质炎病毒（Ⅰ、Ⅱ和Ⅲ型）为抗原所制成的疫苗。又称萨宾（Sabin）疫苗，用于预防儿童脊髓灰质炎。

流行病学 脊髓灰质炎是一种古老的感染性疾病：公元前1403~1365 年一个著名的埃及石刻上即已出现一名单腿软瘫的男性患者；1916 年，美国东北部脊髓灰质炎流行曾使数千儿童瘫痪，美国总统富兰克林·罗斯福（Franklin Roosevelt）也是脊髓灰质炎患者；世界卫生组织于 1988年报告，每年约新发 35 万例出现瘫痪的脊髓灰质炎病例。

脊髓灰质炎病毒具有高传染性，未接种疫苗的个体均易感，亚热带国家的流行更为严重，感染者发生瘫痪的概率是 1%。该病毒有 3 个血清型，其中以Ⅰ型脊髓灰质炎病毒的神经毒性最强，多数流行和感染由此型所致，其次是Ⅲ型脊髓灰质炎病毒。感染和发病多发生于婴儿以及热带地区幼童和学龄儿童，另外老年人感染也可导致瘫痪。脊髓灰质炎病毒存在于粪便和唾液，主要通过粪-口和口-口途径传播，也可通过水和乳汁在人与人之间传播，感染后 3~6 天出现症状，7~21

天可发生瘫痪。暴露者多呈隐性感染；儿童感染者发生瘫痪的概率为 0.5%。黑猩猩、大猩猩和猩猩均对脊髓灰质炎病毒易感，并可发生瘫痪性疾病，在动物园和野生状态下均发生过流行。经口接种脊髓灰质炎病毒后，猴类多数品系不发生感染。

研究过程及应用 经历了漫长的过程：采用自小鼠获得的脊髓灰质炎病毒变异株制成 OPV，1950 年开始进行人体试验；美国医学家艾伯特·布鲁斯·萨宾（Albert Bruce Sabin）和苏联科学家合作，开展大规模临床试验；根据苏联临床试验的结果，1960 年 OPV 被命名为 萨宾疫苗，获美国食品和药品管理局（FDA）批准；加拿大和美国分别于 1962、1963 年开始在人群正式应用 OPV。OPV 采用猴肾细胞培养的变异脊髓灰质炎病毒制成，1990 年前是美国首推的脊髓灰质炎疫苗，欧洲（瑞典、芬兰和荷兰）则应用灭活的脊髓灰质炎病毒疫苗（IPV）。

三价活减毒口服脊髓灰质炎疫苗含 Ⅰ、Ⅱ 和 Ⅲ 型脊髓灰质炎病毒，其高度减毒，但三株病毒仍保留可在猴脊索细胞复制并摧毁该细胞的活性。经数十年推广和应用，发现美国和欧洲出现的瘫痪性脊髓灰质炎病例均源于 OPV 接种，这种由接种疫苗所引起的疾病被称为疫苗相关瘫痪性脊髓灰质炎（VAPP），其发病原因是病毒的回复变异。因此，美国于 2000 年停止应用 OPV，而全部改为 IPV。中国仍在应用糖丸剂型的 OPV。

（于永利）

mázhěn bìngdú huóyìmiáo

麻疹病毒活疫苗（measles virus live vaccine） 以减毒麻疹病毒为抗原所制备、用于预防麻疹的疫苗（冻干剂型）。麻疹病毒是单股负链 RNA 病毒，人是唯一宿主，对各年龄段未接种疫苗的个体均具有强传染性，主要通过呼吸道飞沫经空气人–人传播。应用疫苗前，美国每年约有 50 万人感染麻疹病毒，其中 500 人死亡；大规模应用疫苗后，全世界死于麻疹的患者从 2000 年的 535 300 例降至 2010 年的 139 300 例。

1954 年，采用组织培养方法分离出麻疹病毒。其后，被命名为埃德蒙斯顿（Edmonston）株的麻疹病毒被成功减毒，方法是将上述减毒病毒株在 35～36℃ 温度下连续传代培养，即在原代肾细胞传 24 次、原代人羊膜细胞传 28 次、鸡胚传 6 次后，在鸡胚细胞中传代扩增。以减毒 Edmonston 株病毒为抗原制备的麻疹病毒活疫苗于 1963 年获准使用。美国所应用的 Moraten 麻疹疫苗也来源于 Edmonston 株病毒，中国应用的麻疹病毒活疫苗是上海 191 和长-47 病毒株。

（于永利）

fēngzhěn jiǎndú yìmiáo

风疹减毒疫苗（rubella attenuated vaccine） 以减毒风疹病毒为抗原所制成、用于预防风疹的疫苗。风疹又称德国麻疹，由风疹病毒感染引起。风疹病毒是有包膜的单股正链 RNA 病毒，于 1962 年被首次分离，其经呼吸道传播，可感染鼻咽部并在该处复制。风疹发病潜伏期为 14～21 天，感染后第二周病毒可出现于血液，感染后期约 2/3 的感染者面颈部出现红色斑丘疹。风疹病毒感染的最大危害是通过孕妇感染胎儿，多发生于妊娠之初 12 周内，从而干扰胎儿器官形成，导致多器官发育异常（尤其是眼部、心脏和耳部）。风疹病变多种多样，由风疹病毒宫内感染所致胎儿和新生儿疾病被称为先天风疹综合征，患儿可出现耳聋、白内障、心脏病、脾大、血小板减少、脑炎、智力障碍等症状。

应用疫苗前风疹的发病率很高，约 15% 的皮疹疾病因风疹病毒所致，并曾于 1962～1963 年和 1964～1965 年分别在欧洲和美国大流行，导致数以千计孕妇流产或产下异常胎儿。欧洲和北美于 1969～1970 年开始应用风疹疫苗，用于制备疫苗的抗原是人二倍体细胞扩增减毒风疹病毒。

（于永利）

jiǎndú sāixiànyán yìmiáo

减毒腮腺炎疫苗（attenuated mumps vaccine） 用腮腺炎病毒减毒株接种鸡胚细胞，经培养和收获病毒液，加适宜稳定剂后冻干所制成、用于预防病毒性腮腺炎的疫苗。腮腺炎病毒是病毒性腮腺炎的病原体，为有包膜的负链 RNA 病毒，其有很强传染性。减毒腮腺炎疫苗问世前，美国半数以上 5～9 岁的儿童会因感染腮腺炎病毒而罹患腮腺炎。

列宁格勒 3（Leningrad-3）出现于 1956 年，是最早被广泛应用的减毒腮腺炎病毒疫苗，由前苏联研制生产。腮腺炎病毒从患儿的唾液或脑脊液分离，在鸡胚传代驯化后用于制备疫苗。1961 年，经鸡胚传代驯化的人腮腺炎病毒又继续在豚鼠肾细胞和鹌鹑胚胎成纤维细胞传代驯化，驯化后的减毒腮腺炎病毒在豚鼠肾细胞中生产。世界各国用作腮腺炎疫苗抗原的腮腺炎减毒株有多种。

（于永利）

jiǎxíng gānyán jiǎndú yìmiáo

甲型肝炎减毒疫苗（attenuated hepatitis A vaccine） 以减毒

甲型肝炎病毒为抗原制成、用于预防甲型肝炎的疫苗。甲型肝炎病毒（HAV）是引发甲型肝炎的病原体，为单链 RNA 病毒，其在肝复制，释放入胆汁，大量存在于粪便中，主要通过粪-口途径传播。许多发展中国家 80% 的青年人均感染过 HAV，美国每年有数千例甲型肝炎患者。HAV 疫苗包括两类：①减毒活疫苗：是将细胞培养驯化的减毒 HAV 在人的二倍体细胞中培养扩增，采集细胞培养液收集病毒，制备成冻干剂型。②灭活疫苗：包括贺福立适（HAVRIX，葛兰素史可公司研制）和维康特（VAQTA，默克公司研制），在美国、欧洲、加拿大和中国等国应用。

（于永利）

shuǐdòu jiǎndú huóyìmiáo

水痘减毒活疫苗（live attenuated varicella vaccine）

以减毒水痘病毒为抗原制成、用于预防水痘的疫苗。水痘的病原体是水痘-带状疱疹病毒（VZV），属双链 DNA 病毒，仅有 1 个血清型，只感染人和某些高等灵长类动物。VZV 初次感染儿童引起水痘，亦称鸡痘。VZA 可潜伏于人体内而不引起症状，但在受到某些刺激后可引发带状疱疹。在不使用水痘疫苗的温带气候地区，40 岁之前 100% 的个体均会感染水痘病毒。水痘减毒活疫苗于 1986 年和 1995 年分别在日本和美国获准应用，现已推广至全世界，用于健康儿童。美国于 2005 年批准将水痘减毒活疫苗和麻疹疫苗、腮腺炎疫苗和风疹疫苗组成联合疫苗应用。

（于永利）

huángrèbìng yìmiáo

黄热病疫苗（yellow fever vaccine）

以减毒黄热病病毒为抗原制成、用于预防黄热病的疫苗。

黄热病病原为黄热病病毒，是有包膜的单股正链 RNA 病毒，由蚊子和蜱传播给人。黄热病临床表现是高病毒血症、肝肾心肌损伤和出血等，15% 患者出现黄疸。

17D 疫苗于 1936 年被研制成功，该疫苗中的抗原是减毒的黄热病病毒，减毒的方法是将野生型黄热病病毒在小鼠胚胎组织、鸡胚组织、鸡胚和猴连续传代。17D 疫苗是唯一被批准用于预防黄热病的疫苗，于 1937 年在巴西大量生产，自 1938～1941 年超过 200 万巴西人应用了 17D 疫苗，目前仍被广泛用于流行地居民和赴南美和非洲的旅客。

（于永利）

lúnzhuàngbìngdú yìmiáo

轮状病毒疫苗（rotavirus vaccine）

以减毒轮状病毒或动物轮状病毒-人轮状病毒基因重配病毒为抗原制成的口服疫苗。轮状病毒是婴幼儿严重脱水腹泻的主要病因，几乎所有 2～3 岁的儿童均曾感染过轮状病毒，全世界每年有 527 000 名儿童死于由轮状病毒感染所引起的腹泻。人、家养动物、野生哺乳动物和禽类均可感染相应轮状病毒，动物轮状病毒可能被用作人减毒轮状病毒疫苗的抗原。

轮状病毒是双股 RNA 病毒，其基因组由 11 个基因节段组成，混合感染的轮状病毒可互相交换基因节段而产生基因重配的轮状病毒。这种轮状病毒可能成为人减毒轮状病毒而被用做疫苗。人轮状病毒外膜含 VP7 和 VP4 蛋白，二者携带型特异性抗原决定基，可诱导血清型特异性的保护性免疫应答，产生血清型特异性中和抗体。不同种属轮状病毒的 VP7 由基因节段 7 或 8 或 9 编码，由 VP7 决定的血清型称为 G 型，

已发现 14 种 G 型轮状病毒；VP4 由基因节段 4 编码，由 VP4 决定的血清型称为 P 型，已发现 26 种 P 型轮状病毒。

已被应用的人减毒轮状病毒疫苗有 3 类：①非人源轮状病毒疫苗：如兰州羊轮状病毒疫苗（LLR）是一种人用减毒口服疫苗，由中国兰州生物制品研究所研制，于 2000 年在中国获准用于 2～24 个月的儿童。②减毒人轮状病毒疫苗：如葛兰素史可（GSK）公司研制的以减毒人轮状病毒 G1P（8）为抗原的罗特律（Rotarix）口服疫苗，于 2006 年在欧洲和拉丁美洲获准应用，2010 年发现疫苗可污染圆环病毒-1 的 DNA 片段，被美国 FDA 叫停使用，但同年 5 月解除叫停。③动物-人基因重配轮状病毒：如默克（Merck）公司研制的轮达停（RotaTeq）重配轮状病毒口服疫苗。该疫苗以 5 种重配的轮状病毒为抗原：其中 4 种重配轮状病毒含表达人轮状病毒 VP7 蛋白（G1、G2、G3、G4）的基因节段和牛轮状病毒的其他基因节段；1 种重配轮状病毒含表达人轮状病毒 VP4 蛋白（P7）的基因节段和牛轮状病毒的其他基因节段。RotaTeq 重配轮状病毒口服疫苗于 2006 年在美国和加拿大获准使用。

（于永利）

chóngzǔ bìngdú yìmiáo

重组病毒疫苗（recombinant virus vaccine）

以重组 DNA 技术获得的减毒活病毒为抗原的疫苗。对病毒基因组进行特异性修饰或删切，可使病毒的毒力灭活而成为减毒活病毒。重组病毒疫苗与通过经典方法获得的减毒病毒相比，前者通过回复突变产生毒力的机会极小，而后者因仅发生点突变，故可通过回复突变而

产生毒力。

（于永利）

chóngzǔ bìngdú zǎitǐ yìmiáo

重组病毒载体疫苗（recombinant viral vector vaccine）

以携带其他抗原编码基因的减毒病毒（载体）为抗原制备的疫苗。

制备原理 某些病毒可携带外源基因而不影响其复制、包装，将编码目的抗原的基因插入这些减毒活病毒基因组，可构建具有复制活性的重组病毒；将这种重组病毒接种机体，可在一定程度上在体内进行复制，同时表达外源多肽抗原。用于携带外源多肽抗原编码基因的病毒被称为病毒疫苗载体。理论上，减毒活病毒均可能成为病毒疫苗载体，它们能在人细胞内有限繁殖，引起隐性感染，并能较长时间表达外源性多肽抗原。

已在实验研究中得到应用的病毒疫苗载体为：①牛痘病毒：其可承载大的外源基因片段，最先被用作病毒疫苗载体。②腺病毒：可高效感染多种细胞，是研究较多的病毒疫苗载体。③痘病毒：如安卡拉痘病毒、金丝雀痘病毒和鸡痘病毒等。

类别 根据重组病毒载体疫苗的用途，可分为两类：

预防性重组病毒载体疫苗病毒载体携带其他病原体抗原的编码基因，用于预防相应病原体感染。若病毒载体本身即为一种减毒活病毒疫苗，则该疫苗可用于预防两种病原体感染。例如，携带其他病原体外源多肽抗原编码基因的牛痘病毒既可预防天花，也可预防表达相应多肽抗原的病原体所引发的感染。

治疗性重组病毒载体疫苗病毒载体携带肿瘤抗原［如癌胚抗原（CEA）］、细胞因子、共刺激分子（B7-1、ICAM-1）等的编码基因，接种后，病毒的表达产物可诱发或促进机体产生针对肿瘤的免疫应答。20 世纪 80 年代初，痘苗病毒首次作为重组病毒载体而用于肿瘤治疗。小鼠实验中，转染携带 CEA、人黑色素瘤相关抗原（*p97*、*p53* 等）基因的重组病毒可成功诱导动物产生肿瘤抗原特异性细胞免疫和体液免疫，导致肿瘤消失并延长动物存活时间。但是，由于机体也可针对病毒载体产生免疫应答，导致疫苗功效被降低，尤其是人群已广泛接种牛痘，使重组牛痘疫苗的临床应用受到一定影响。

此外，减毒病毒载体感染的肿瘤细胞表面可表达相应病毒抗原，后者可增强肿瘤抗原的免疫原性，此效应被称为病毒对肿瘤相关抗原的放大作用或病毒佐剂作用。已有多种肿瘤抗原［如黑色素瘤的 GP97、CEA、*p53* 基因突变型、*p185*（*neu* 癌基因）及腺癌 Muc-1 的核心肽等］和不同病毒载体研制重组病毒载体疫苗，用于治疗肿瘤动物模型。

优点 与其他肿瘤生物治疗方法相比，重组病毒载体疫苗的优点为：安全性好；对患者生活质量的影响较小；给药容易。

（于永利 李殿俊）

jīngdiǎn xìjūn yìmiáo

经典细菌疫苗（classic bacteria vaccine）

采用经典细菌，即未经重组 DNA 技术改造的细菌减毒株为抗原制成的活疫苗。经典细菌减毒活疫苗可通过下述途径获得：①传代培养：即通过长期培养传代细菌而获得减毒的活细菌，如 20 世纪初，法国科学家卡尔梅特（Calmette）和卡米耶·介朗（Camille Guérin）经历 13 年时间，将致病性牛型结核分枝杆菌在体外连续培养 230 代，使其毒力减弱而获得减毒活疫苗，即卡介苗（BCG）。②诱变：即通过化学诱变方法筛选出毒力减弱的活细菌，用于作为减毒活细菌疫苗，如减毒的伤寒沙门菌活疫苗。

（于永利）

kǎjièmiáo

卡介苗（Bacillus Calmette-Guérin vaccine，BCG）

以减毒的牛型结核分枝杆菌作为抗原的疫苗。

研究过程 结核病的病原体是结核分枝杆菌，在公元前 4000～2000 年的埃及木乃伊即已发现脊柱结核，表明彼时结核分枝杆菌已在人类传播。其感染严重威胁人群健康和生命，19 世纪初，欧洲人群结核病年发生率为 700/10 万；19 世纪中叶，美国结核病患者年病死率为 400/10 万。

卡介苗的研制和临床应用经历了漫长的过程：德国细菌学家罗伯特·科赫（Robert Koch）于 1882 年证明结核分枝杆菌是人结核病的病原体；法国科学家卡尔梅特（Calmette）和卡米耶·介朗（Camille Guérin）于 1906 年采用甘油胆汁马铃薯培养基，开始培养驯化一株牛型结核分枝杆菌，经过 13 年 230 代连续培养，该菌被成功减毒，丧失对人类的致病能力，但仍保持有足够强的免疫原性。为纪念发明者，将这一预防结核病的疫苗以二人名字命名为 BCG（即卡介苗）。1921 年开始在儿童进行卡介苗临床试验，1927 年作为结核病预防疫苗被用于儿童的免疫接种。1960 年以来，全球卡介苗用量已超过 40 亿。

应用 卡介苗作为预防性或治疗性细菌疫苗，在实践中得到广泛应用。

预防性疫苗 用于预防儿童

结核病。作为人类历史上使用最为广泛的疫苗，卡介苗预防结核病的效果在近30年来也受到质疑，在不同国家和地区，卡介苗接种有效率的统计数据存在巨大差别。尽管卡介苗已在世界范围内被广泛应用，但全世界依然有近1/3人口感染过结核分枝杆菌；在广泛应用卡介苗数十年的印度和中国，结核病发病率并未因卡介苗的使用而下降，是可治疗的感染性疾病中病死率最高的疾病；另一方面，某些发达国家在结核病发病率下降之后，减少卡介苗预防接种，结核病发病率随之上升。

一般认为，卡介苗可有效预防婴幼儿的进行性原发性结核（如结核性脑膜炎和粟粒性肺结核等严重并发症）。因此，在结核病高度流行区，为新生儿接种卡介苗仍有其重要意义。世界卫生组织建议，结核病中高度流行区的新生儿应尽早接种卡介苗。

治疗性疫苗　卡介苗具有很强非特异性免疫刺激作用，已被美国食品和药品管理局（FDA）批准作为非特异性免疫增强剂用于肿瘤与感染的辅助治疗。卡介苗的有效成分是牛型结核分枝杆菌细胞壁的胞壁酰二肽，抗肿瘤作用的机制为：激活巨噬细胞；促进IL-1、IL-2、IL-4、TNF等细胞因子产生；增强NK细胞活性；促进MHC分子表达，增强T细胞对肿瘤的识别及细胞毒作用。

临床上卡介苗已被用于治疗肿瘤：①膀胱内灌注是治疗浅表性膀胱癌的首选疗法，可有效清除原位癌、术后残留癌细胞，从而预防肿瘤复发。②对上泌尿道原位癌采用经皮肾造口置管或逆行输尿管灌注卡介苗，其有效率达71%。③对恶性黑色素瘤患者术前应用卡介苗瘤内注射，可明显降低肿瘤复发率。④治疗肿瘤并发症，预防肿瘤发生。通过筛选而获得高效表达卡介苗的抗肿瘤菌株 *M. Kansaii*，从中提取卡介苗的抗癌活性成分，通过改进给药方案，已明显减轻卡介苗的毒副作用，在肿瘤治疗中取得可喜进展。

此外，卡介苗也可作为佐剂用于实验研究。

（于永利　沈关心）

tànjūgǎnjūn yìmiáo

炭疽杆菌疫苗 （bacillus anthracis vaccine）

用减毒炭疽杆菌活菌所制成、用于预防炭疽的活疫苗。炭疽为人畜共患疾病，病原体是炭疽杆菌，分为皮肤型、吸入型和胃肠型，若不予治疗，3型炭疽的病死率分别为20%、100%和25%~75%。炭疽杆菌感染在世界各国均有发生：1958年，全世界人炭疽病患者为（2~10）万例；1980~1990年每年发病例数降至2000人。目前世界各地散发的炭疽杆菌感染者主要是经常接触动物、动物制品的工农业生产人员和实验室工作人员。

炭疽杆菌属革兰阳性芽胞形成无动力杆菌。炭疽杆菌芽胞对环境因素有很强抵抗力，在某些土壤中可存活数十年并保持传染性，从而可能被用于制造生物武器。2001年美国"9·11"事件后，曾发生给美国国会议员邮寄含炭疽杆菌的信件。

1930年，研制的减毒炭疽疫苗，曾在世界范围内被用于免疫家畜。苏联研制的减毒炭疽疫苗被用于动物和人。1946年发现，以炭疽杆菌培养物中保护性抗原（PA）制备的疫苗是有效的炭疽疫苗。PA蛋白为炭疽毒素的细胞结合成分，是由炭疽杆菌质粒编码的一种毒素蛋白。美国应用的

人炭疽疫苗是以减毒炭疽杆菌培养物（含大量PA蛋白）的无菌滤过物为抗原而制成，并以氢氧化铝为佐剂。

（于永利）

chóngzǔ xìjūn yìmiáo

重组细菌疫苗 （recombinant bacteria vaccine）

以重组DNA技术改造细菌基因组所获减毒活细菌为抗原制成的疫苗。例如：将霍乱弧菌的霍乱毒素（CT）基因人工突变，可使其成为不能产生有活性CT的突变株，即减毒霍乱疫苗。

（于永利）

chóngzǔ xìjūn zǎitǐ yìmiáo

重组细菌载体疫苗 （recombinant bacterial vector vaccine）

以携带其他病原体外源多肽抗原编码基因的减毒细菌为抗原制备的疫苗。原理为：将其他病原体外源多肽抗原编码基因导入减毒活细菌的基因组，构建为重组细菌；将重组细菌接种机体，可在一定程度上复制，同时表达所携带的外源多肽抗原，从而诱导机体产生特异性免疫应答。

携带外源多肽抗原编码基因的细菌被称为细菌疫苗载体。已有多种细菌疫苗载体被用于研制重组细菌载体疫苗，如伤寒沙门菌、霍乱弧菌、弗氏志贺菌、单核细胞性李斯特菌、卡介苗（BCG）和戈登链球菌等。重组细菌载体疫苗可能是双特异性的疫苗，可诱导机体产生针对细菌疫苗载体本身及所表达外源抗原的免疫应答。

（于永利）

mièhuó yìmiáo

灭活疫苗 （inactivated vaccine）

以借助物理或化学方法杀死的病原微生物为抗原所制成的生物制品。又称死疫苗。灭活疫

苗采用全病原体为抗原，又称全病原体灭活疫苗，主要包括：①灭活细菌疫苗：是以灭活的全细菌为抗原所制备的疫苗。②灭活病毒疫苗：是以灭活的全病毒为抗原所制成的疫苗。通常采用物理加热法灭活细菌，采用甲醛溶液（福尔马林）灭活病毒；裂解病毒疫苗是用病毒的化学裂解物为抗原所制备的一种灭活病毒疫苗，可能含病毒的所有成分。

灭活疫苗也存在某些局限：①主要通过诱导机体产生特异性抗体而发挥作用，为维持体内血清抗体水平，常需多次接种，有时可能引发较严重的（注射）局部和全身性反应。②灭活的病原体不能进入宿主细胞内增殖，不能通过内源性抗原提呈途径诱生细胞毒性 T 细胞（CTL），从而限制其免疫效果。

（于永利）

mièhuó jǐsuǐhuīzhìyán bìngdú yìmiáo

灭活脊髓灰质炎病毒疫苗（inactivated poliovirus vaccine, IPV）

以 3 株灭活脊髓灰质炎病毒为抗原所制成、用于预防脊髓灰质炎的疫苗。又称索尔克（Salk）疫苗。脊髓灰质炎是一种由脊髓灰质炎病毒感染引起的感染性疾病，可导致单腿或双腿软瘫。关于脊髓灰质炎的记载，可追溯到公元前 1403～1365 年的古埃及，当时的石刻已展现患腿软瘫的男性脊髓灰质炎患者。1916 年发生于美国东北部的脊髓灰质炎病毒流行曾使数千儿童瘫痪，第二次世界大战期间任职的美国总统罗斯福也是脊髓灰质炎患者。

脊髓灰质炎病毒于 1908 年被首次分离，后发现该病毒有 3 个血清型，可用细胞培养的方法进行扩增，能诱导机体产生中和抗体。在上述发现的基础上，美国

病毒学家乔纳斯·爱德华·索尔克（Jonas Edward Salk）成功研制灭活的脊髓灰质炎疫苗（IPV），即索尔克（Salk）IPV。此种 IPV 是将 3 株脊髓灰质炎病毒在转瓶培养的猴睾丸细胞或猴肾细胞内复制扩增，再用甲醛溶液（福尔马林）将其灭活制备而成。

IPV 于 1955 年在美国被批准应用，但之后发生卡特（Cutter）事件，即卡特实验室生产的 IPV 使 145 名未被接种者发生瘫痪性脊髓灰质炎，导致 IPV 于 1960 年被停用。迄今经历 50 余年，一直在尝试改进 IPV 的质量。现采用无血清培养基培养的 Vero 细胞（非洲绿猴肾细胞）扩增脊髓灰质炎病毒。在美国，由于发现新发脊髓灰质炎病例均由口服脊髓灰质炎疫苗（OPV）所致，已停用 OPV 而应用改进的 IPV。

（于永利）

kuángquǎnbìng yìmiáo

狂犬病疫苗（rabies vaccine）

以灭活狂犬病病毒为抗原制成的、用于预防狂犬病的疫苗。狂犬病是由狂犬病毒引起的一种急性进行性病毒性脑炎。狂犬病病毒属有包膜的单股负链 RNA 病毒，可通过唾液在动物间以及从动物到人进行传播。狂犬病是人畜共患疾病，犬是狂犬病毒的主要宿主，狼、狐狸、猫和蝙蝠等哺乳动物也是狂犬病病毒的宿主。狂犬病毒感染动物通过撕咬或抓挠是人感染狂犬病毒的主要原因。世界卫生组织（WHO）报告，全球每年有 10 万人接受狂犬病疫苗的暴露后免疫；1997 年，全球狂犬病患者为 35 000～50 000 例，大部分在印度。法国微生物学家、化学家路易·巴斯德（Louis Pasteur）1885 年首次将感染狂犬病毒的动物神经组织用作疫苗接种

人体，挽救了一名被疯狗咬伤男孩的生命。此后曾出现多种用动物神经组织制备的狂犬病疫苗，但此类疫苗均因其所含神经组织组分可引发严重副作用而被停止使用。

已应用的狂犬病疫苗是在人二倍体细胞、Vero 细胞（非洲绿猴肾细胞）、鸡胚细胞、BHK-21 细胞（乳仓鼠肾细胞）中复制扩增后灭活的细胞培养狂犬病疫苗。狂犬病疫苗有两种应用方式：①暴露后免疫：用于被"可疑"动物撕咬过的个体。②暴露前免疫：用于狂犬病毒易接触者（如兽医）的预防性接种。

（于永利）

quánxìbāo bǎirìké yìmiáo

全细胞百日咳疫苗（whole-cell pertussis vaccine）

以灭活的百日咳杆菌为抗原所制备、用于预防百日咳的疫苗。百日咳是由革兰阴性百日咳杆菌引起的感染性疾病。百日咳杆菌通过由咳嗽和打喷嚏形成的呼吸道飞沫传播，对婴幼儿（出生后数月内）有很强的传染性，其典型症状是迁延数周的剧烈咳嗽。百日咳杆菌也可感染成年人，但可不表现症状。世界卫生组织（WHO）于 2008 年报告，全世界每年有 1600 万人患百日咳，死亡 195 000 例。百日咳杆菌于 1906 年被分离，其后成功研制全细胞百日咳灭活疫苗。此前美国每年有 270 万人感染百日咳，其中 1 万例死亡。广泛预防接种后百日咳被基本控制，1976 年，美国的百日咳患者仅 1010 例。其后，由于许多人不愿接种疫苗，2004 年美国的百日咳患者超过 25 000 例。

百日咳疫苗是世界范围内应用最广泛的疫苗，除全细胞百日咳疫苗外，还成功研制无细胞百

日咳疫苗，其所含抗原是从百日咳杆菌中提取纯化的多种亚单位成分（如 PT 和 FHA），副作用比全细胞百日咳疫苗显著减轻。

（于永利）

liúgǎn mièhuó bìngdú yìmiáo

流感灭活病毒疫苗 （inactivated influenza virus vaccine）

由接种于鸡胚的流感病毒经灭活、纯化而制成、用于预防流感的疫苗，包括全病毒体疫苗和裂解病毒疫苗。

流行病学 流感是由流感病毒引起的感染性疾病，严重威胁人类健康：世界范围内每年约有10 亿人感染季节性流感病毒，导致 25 万～50 万人死亡；1918 年，H1N1 型流感病毒（H1N1）在世界范围内暴发流行，造成约 5000万人死亡；1957～1968 年，H2N2感染在世界范围内致 100 万～400万人死亡；2009 年，H1N1 从猪感染人，并出现人–人传播，造成世界范围内流行；2013 年 3 月，中国大陆出现人感染禽 H7N9 流感病毒的病例，截至 2015 年 1 月10 日，全国已确诊 134 人感染，其中有 37 人死亡，感染者多有禽接触史。

病毒分型 流感病毒有多种型和亚型，其免疫原性持续发生漂变。除人类外，流感病毒有多种动物宿主。在同一宿主，2 株或 2 株以上流感病毒可感染同一细胞，并在复制过程中发生基因片段重配。重配的流感病毒可具有新的免疫原性和致病性，可能感染人类，并逃逸人群中已形成的群体免疫力。根据基因组成及其所编码产物，流感病毒可分为A、B、C 3 型。根据其血凝素（HA）和神经氨酸酶（NA）的免疫原性，A 型流感病毒被分为 16个 HA 亚型（H1～H16）和 9 个

NA 亚型（N1～N9）。A、B 型流感病毒均可感染人，但 A 型流感病毒也可感染多种动物，而 B 型流感病毒几乎不感染动物。人主要感染H1、H2 和 H3 亚型流感病毒。

从 20 世纪初至今，人类共经历 4 次 A 型流感病毒全球大流行，其共同原因是：A 型流感病毒在动物宿主发生重配后传染到人，并在人间传播。已有资料表明，若人群未建立免疫屏障，流感病毒在人群的传播速度惊人，很短时间内全世界 20%～40% 人口可能被感染。B 型流感病毒可引起人季节性流感，未曾引发过大流行。1918 年，禽 H1N1 感染人，继而在人际间传播，全世界约 5亿人（占当时世界人口的 1/3）被感染，其中约 5000 万人死亡，主要死因是重症肺炎。此次流感被称为西班牙流感，是人类历史上最严重的感染性疾病灾难。1957 年，禽 H2N2 和人 H1N1 发生重配，重配的病毒含 H2N2 的HA、NA 以及 PB1 基因节段和H1N1 的其余基因节段。这种H2N2 被称为亚洲流感病毒，其出现在中国南部，传播至相邻国家后造成世界范围流行，使 100 多万人死亡。1968 年，禽流感病毒的 *H3*、*PB1* 基因和 H2N2 的其他基因重配，形成 H3N2 香港流感病毒。该病毒出现在南亚，使 100万人丧生。2009 年，禽流感病毒的 *PB2*、*PA* 基因、人 H3N2 的*PB1* 基因和猪 H1N1 的 *HA*、*NP*和 *NS* 基因在猪发生重配，重配的H1N1 在猪流行，继而在北美感染人并获得人际间传播的能力，引起世界范围流行。多数感染者症状轻微，无需住院治疗。

防治 引起人季节性流感的是 H1、H3 A 型流感病毒和 B 型流感病毒。基于这种情况，预防

季节性流感的疫苗多以这 3 种流感病毒作为抗原。预防季节性流感的疫苗主要是三价灭活流感病毒疫苗（TIV），含 H1N1、H3N2和 B 型流感病毒抗原，制备步骤是：采用鸡胚扩增病毒，用非离子去污剂灭活扩增后的病毒，将灭活病毒按一定剂型配成疫苗。

（于永利）

liúxíngxìng yǐxíng nǎoyán mièhuó bìngdú yìmiáo

流行性乙型脑炎灭活病毒疫苗 （inactivated epidemic encephalitis B vaccine）

以灭活乙型脑炎病毒为抗原而制成、用于预防流行性乙型脑炎的疫苗。流行性乙型脑炎简称乙脑，又称日本脑炎（JE），是由流行性乙型脑炎病毒（乙脑病毒）引起的脑实质炎性疾病。乙脑病毒是单股正链 RNA 病毒，以蚊子为传播媒介，可感染猪，叮咬了乙脑病毒感染猪的蚊子可将乙脑病毒传播到人。乙脑在亚洲多发，每年夺取数以千计儿童的生命。

最早应用的乙脑疫苗，是以用小鼠脑组织生产乙脑病毒为抗原制成的灭活疫苗，该疫苗于2005 年被停止使用。在中国生产和应用的乙脑疫苗有两种：①以采用原代的仓鼠肾（PHK）细胞生产的乙脑病毒为抗原的灭活疫苗。②以乙脑减毒病毒（SA 14-14-2）为抗原的活疫苗。另外，日本和奥地利生产以用 Vero 细胞扩增的乙脑病毒为抗原的灭活疫苗；赛诺菲公司生产乙脑嵌合病毒（YF 17D-JE）为抗原的减毒疫苗。

（于永利）

sēnlín nǎoyán mièhuó bìngdú yìmiáo

森林脑炎灭活病毒疫苗 （inactivated tick-borne encephalitis virus vaccine）

以甲醛（福尔马林）灭活、鸡胚细胞扩增的森林

脑炎病毒为抗原而制成、用于预防森林脑炎的疫苗。蜱媒脑炎病毒（TBEV）是引发森林脑炎的病原体，属 RNA 病毒，有欧洲、远东和西伯利亚 3 个亚型。TBEV 经蜱向人传播，可通过毛细血管内皮细胞或神经纤维进入人脑组织。世界范围内，每年有 5 000～12 000 个森林脑炎病例。

（于永利）

shǔyì mièhuó yìmiáo
鼠疫灭活疫苗（plague inactivated vaccine）

以灭活耶尔森鼠疫杆菌为抗原而制成、用于预防鼠疫的疫苗。鼠疫是一种烈性感染病，有淋巴腺鼠疫、败血性鼠疫和肺鼠疫 3 种类型。肺鼠疫又称黑死病，未经治疗的患者病死率达 100%。鼠疫的病原体是革兰阴性鼠疫耶尔森菌，通过啮齿类动物－跳蚤－人、啮齿类动物－人、人－人途径传播。全世界曾经历 3 次有记载的鼠疫大流行：①公元 542～750 年，起源于中非，后传入地中海盆地。②14 世纪中叶的欧洲，致 2500 万人死亡，占当时欧洲人口的 25%～30%。③19 世纪中叶的亚洲，导致 1000 万印度人死亡。

据记载，全世界迄今共有约 2 亿人死于鼠疫。世界卫生组织（WHO）的资料显示，2005～2009 年，全世界共出现 12 500 例鼠疫患者，分布在 16 个国家，其中 8 个非洲国家占 97% 以上，其余出现在亚洲和美洲，病死率为 6.7%。2009 年，美国出现 27 例鼠疫患者，其中 5 人死亡；2009 年，中国青海省出现 12 例肺鼠疫患者，其中 3 人死亡。

（于永利）

huòluàn yìmiáo
霍乱疫苗（cholera vaccine）

以灭活（或减毒）的霍乱弧菌制备而成、用于预防霍乱的疫苗。霍乱的主要表现是伴有快速脱水的水样腹泻，因肠道感染霍乱弧菌引起。霍乱弧菌有 O1 和 O139 两种血清型，主要通过水和食物传播，感染者很快出现剧烈呕吐、腹痛、腹泻和重度脱水，重者可因此而丧生。霍乱传播迅速、波及广泛，在静脉和口服补液疗法出现前，霍乱病死率超过 40%。在发展中国家，霍乱依然严重威胁人群健康。

最早应用的霍乱疫苗是非口服的灭活全细胞霍乱疫苗，其效力不强。已有的口服霍乱疫苗包括：①灭活疫苗：其中一种以灭活的 O1 型霍乱弧菌与重组霍乱毒素 B 亚单位（CTB）为抗原，另一种以灭活的 O1 和 O139 霍乱弧菌为抗原。②减毒活疫苗：所含抗原是删除了霍乱毒素活性部位编码基因的 O1 型霍乱弧菌。

（于永利）

shānghán shāménjūn yìmiáo
伤寒沙门菌疫苗（Salmonella typhia vaccine）

以灭活（或减毒）的伤寒沙门菌或其多糖成分为抗原所制成、用于预防伤寒的疫苗。伤寒是一种急性感染病，累及小肠淋巴组织、单核吞噬细胞系统和胆囊。伤寒沙门菌是伤寒的病原体，通过污染人粪便的水经消化道感染人体。抗生素出现前，伤寒病死率高达 10%～20%。已获准应用的伤寒疫苗有多种，如非消化道应用的全细胞灭活疫苗、灭活的全细菌口服疫苗、减毒伤寒沙门菌口服疫苗、非消化道应用伤寒沙门菌 Vi 多糖亚单位疫苗、喷雾型伤寒沙门菌 Vi 亚单位疫苗、非消化道应用多糖－破伤风偶联疫苗、非消化道应用的纯化 Vi 多糖疫苗等。

（于永利）

yàdānwèi yìmiáo
亚单位疫苗（subunit vaccine）

以一种或多种微生物组份为抗原所制成的疫苗。如天然蛋白疫苗、无细胞疫苗、类毒素疫苗、重组蛋白疫苗、多糖疫苗、结合疫苗和多肽疫苗等。亚单位疫苗已去除病原体中与激发保护性免疫无关的成分，但保留有效免疫原成分，其不含微生物的基因，也无感染性，故比全微生物疫苗更为安全。制备亚单位疫苗抗原的方法为：①从感染病原微生物的个体中分离：如从乙型肝炎病毒携带者血浆中分离获得乙型肝炎病毒表面抗原。②从微生物培养物中提取：如从破伤风杆菌或白喉杆菌培养物中提取外毒素、从肺炎球菌或流感嗜血杆菌中提取多糖、从百日咳杆菌培养物中提取蛋白质混合物。③借助重组 DNA 技术在酵母、昆虫杆状病毒系统、细菌或哺乳动物细胞表达的重组微生物蛋白：如借助酵母表达乙型肝炎病毒表面抗原和人乳头瘤病毒（HPV）的 L1 蛋白，以重组微生物蛋白为抗原的疫苗亦称重组亚单位疫苗或重组抗原疫苗。④化学合成：如借助多肽合成仪合成表位肽。

重组抗原疫苗不含活的病原体或病毒核酸，安全有效，成本低廉。已获准使用的有重组乙肝病毒表面抗原疫苗、重组口蹄疫疫苗和重组莱姆病疫苗等。

（于永利）

jiéhé yìmiáo
结合疫苗（conjugate vaccine）

以细菌荚膜多糖结合其他抗原或类毒素为抗原制成的疫苗。细菌荚膜多糖属胸腺非依赖性抗原（TI 抗原），可无需 T 细胞辅助而直接刺激 B 细胞产生 IgM 类抗体，但对婴幼儿的免疫效果很差。结合疫苗是将细菌荚膜多糖连接于其他抗原或类毒素，为细菌荚膜多糖提供蛋白质载体而成为 TD 抗原。结合疫苗可介导 T/B 细胞的联合识别，诱导 B 细胞产生 IgG 类抗体，从而明显提高免疫效果。已获准使用的结合疫苗有 b 型流感杆菌疫苗、脑膜炎球菌疫苗和肺炎球菌疫苗等。

（储以薇）

天然蛋白疫苗

tiānrán dànbái yìmiáo

天然蛋白疫苗（natural protein-based vaccine） 以病原体天然产生的蛋白为抗原而制成的亚单位疫苗。最早应用的人乙型肝炎疫苗即为天然蛋白疫苗，所采用的抗原是从慢性乙型肝炎病毒感染者血浆中提取的乙型肝炎病毒表面抗原（HBsAg）。HBsAg由感染人肝细胞的乙型肝炎病毒所产生，是直径为 22nm 的脂蛋白颗粒抗原。

无细胞疫苗也属天然蛋白疫苗，所用抗原是从微生物培养物提取的蛋白质混合物，如无细胞百日咳疫苗的抗原是从百日咳杆菌培养物纯化的 PT 和 FHA 等的混合物。欧美国家多已采用无细胞百日咳疫苗代替全细胞百日咳疫苗进行常规的儿童免疫。此外，从炭疽杆菌培养物提取的蛋白混合物也可被用作制备炭疽疫苗的抗原。

（于永利）

类毒素疫苗

lèidúsù yìmiáo

类毒素疫苗（toxoid vaccine） 以化学灭活的细菌外毒素为抗原而制成的亚单位疫苗。属化学灭活的蛋白疫苗。许多细菌（如百日咳杆菌、破伤风梭菌和白喉棒状杆菌）均能产生致病性蛋白毒素，此种蛋白毒素存在于细菌培养物中，被称为外毒素。用甲醛溶液（福尔马林）或戊二醛处理外毒素，使其丧失毒性（致病性）而保留免疫原性，这种去除毒性的外毒素被称为类毒素。

以类毒素为抗原可制成类毒素疫苗，如破伤风类毒素疫苗和白喉类毒素疫苗。类毒素疫苗可诱导机体产生抗外毒素的中和抗体，此类抗体被称为抗毒素，具有中和细菌外毒素的免疫保护作用。采用外毒素免疫动物所获含抗毒素的血清是一类被动免疫生物制品，可用于预防/治疗某些感染性疾病，如含破伤风抗毒素的马血清可用于治疗和紧急预防破伤风。除化学灭活外，也可借助重组 DNA 技术制备类毒素，如将编码百日咳菌外毒素的基因进行两次突变而获得的突变细菌，可产生突变后丧失毒性作用而保留免疫原性的外毒素（即类毒素）。已采用此法生产白喉类毒素、霍乱类毒素和肠产毒性大肠埃希菌类毒素等。

（于永利）

白喉类毒素疫苗

báihóu lèidúsù yìmiáo

白喉类毒素疫苗（diftheria toxoid vaccine） 以化学灭活的白喉杆菌外毒素为抗原制备，用于预防白喉的疫苗。白喉是一种急性上呼吸道感染性疾病，由革兰阳性白喉杆菌引起，后者所分泌的外毒素是致病因子。临床特征是上呼吸道产生膜性炎症，通常出现于咽部，也可出现于后鼻道、喉部和气管，偶见皮肤。白喉类毒素疫苗问世前，白喉是儿童死亡的主要原因之一，目前某些发展中国家仍有白喉流行。

美国自 1914 年开始广泛应用白喉毒素-抗毒素疫苗，其保护率达 85%。20 世纪 20 年代发现，用福尔马林处理白喉毒素可使之丧失毒性但保留免疫原性，这种处理过的毒素被称为类毒素。其后，白喉类毒素逐渐取代白喉毒素-抗毒素疫苗中的白喉毒素。1926 年，发现白喉类毒素的铝沉淀物具有更强免疫原性，至 19 世纪 40 年代白喉类毒素与破伤风类毒素、全细胞百日咳杆菌组成三联疫苗（DTP），并添加铝盐为佐剂。近年来，白喉类毒素也用于与破伤风类毒素、无细胞百日咳杆菌成分组成三联疫苗（DTaP）。

（于永利）

破伤风类毒素疫苗

pòshāngfēng lèidúsù yìmiáo

破伤风类毒素疫苗（tetanus toxoid vaccine） 以破伤风梭菌类毒素为抗原制成、用于预防破伤风的疫苗。破伤风是由破伤风梭菌感染所致、以强制性痉挛为特征性临床表现的中枢神经系统疾病。与其他可用疫苗预防的疾病不同，破伤风无传染性。破伤风梭菌广泛存在于人类生活环境中（如土壤），包括人在内的许多动物体内均藏有、并排放破伤风梭菌及其芽胞。其在缺氧的创口组织深处大量繁殖并释放破伤风梭菌外毒素，后者作用于中枢神经系统引起破伤风。人和多种动物均可罹患破伤风。1924 年发现，破伤风梭菌外毒素经化学处理可丧失其神经毒性而保留免疫原性，这种失活的外毒素被称为类毒素。美国于 1938 年开始应用以破伤风梭菌类毒素为抗原而制成的疫苗，此后破伤风发病率显著下降。

（于永利）

重组蛋白疫苗

chóngzǔ dànbái yìmiáo

重组蛋白疫苗（recombinant protein vaccine） 以重组蛋白为抗原制备的疫苗。又称重组多肽疫苗。制备原理为：将编码病原体抗原蛋白的基因组装于表达载体（通常是质粒）而构建重组载体，将其转染细菌、酵母或哺乳动物细胞使之表达重组蛋白，并以该种重组蛋白为抗原制备相应疫苗。应用重组乙型肝炎表面抗原所制备的乙型肝炎预防性疫苗、应用重组人乳头瘤病毒 L1 蛋白为抗原所制备的人子宫颈癌预防用疫苗等，均属重组蛋白疫苗。另外，也可应用杆状病毒昆虫细胞系统获得由病原体抗原蛋白基因编码的重组蛋白。

（于永利）

bìngdúyàng kēlì yìmiáo

病毒样颗粒疫苗 ［virus-like particle（VLP）vaccine］ 以一种或多种重组病毒结构蛋白组装成的颗粒为抗原制备的重组多肽疫苗。具有与病毒颗粒相似的外部结构和免疫原性，但不含病毒基因。1978 年发现，在无病毒核酸的情况下，多瘤病毒的主要衣壳蛋白可自行组装成 VLP。其后陆续发现，多种病毒的结构蛋白也能自行组装成 VLP。

表达系统 自 20 世纪 80 年代以来，已有 174 种 VLP 通过不同系统被成功表达。

细菌系统 占 28%，单一衣壳蛋白可能在细菌系统表达并组装成 VLP。

酵母系统 占 20%，默克（Merck）公司研制的 HBV VLP 疫苗和 HPV VLP 疫苗（加卫苗，Gardasil），其 VLP 抗原均借助酵母系统表达。酵母表达系统的特点是：可对所表达的 VLP 组装蛋白进行翻译后修饰（如糖基化和磷酸化）；可表达多种亚单位蛋白并将其组装成 VLP，如同时表达 3 种轮状病毒结构蛋白，并将其组装成多层 VLP。

昆虫系统 占 28%，葛兰素史克（GSK）公司研制的 HPV VLP 疫苗（希瑞适，Cervarix），其借助昆虫细胞杆状病毒表达载体系统（BEVS）表达 VLP 抗原。

BEVS 中的昆虫细胞可在无血清培养基中大规模培养，且能对所表达的重组蛋白进行必要的翻译后加工修饰。常用的昆虫细胞是草地夜蛾（Sf9）细胞和 High Five（Trichoplusia ni）。此外，希瑞适中的 L1 蛋白是由 Hi-5 Rix4446 昆虫细胞生产。

BEVS 的特点是：其中的杆状病毒可载入长达 8kb 的重组蛋白编码基因；可表达单一衣壳蛋白（如 L1 蛋白），也可表达多种结构蛋白，后者可组装成复合病毒样颗粒（cVLP）。cVLP 是由 2 种或 2 种以上结构蛋白组成的 VLP，分为两类：①无包膜病毒 cVLP：不含宿主细胞膜成分，由多种相互作用的病毒衣壳蛋白组成，如脊髓灰质炎病毒、EV71 病毒、传染性法氏囊病病毒、蓝舌病病毒和轮状病毒、乳头瘤病毒、细小病毒、多瘤病毒和呼肠孤病毒的主要衣壳蛋白均可在 BEVS 中形成多层无包膜病毒 cVLP。②有包膜病毒 cVLP：由多种病毒结构蛋白和宿主细胞膜组成，如 HBV、丙型肝炎病毒（HCV）、SARS 病毒、人类免疫缺陷病毒（HIV）、A 型流感病毒和反转录病毒的结构蛋白等均可在 BEVS 中形成多层有包膜病毒 cVLP。有包膜病毒 cVLP 与无包膜病毒 cVLP 相比，其形状和结构均不规则，通常不能确切模拟天然病毒的结构。宿主细胞膜的嵌入对制备这种 cVLP 造成诸多技术挑战。

哺乳动物细胞系统 占 15%，借助哺乳动物细胞系统生产的 VLP 可发生正确的糖基化等翻译后修饰，其性状和天然病毒的衣壳相似，具有较好免疫原性。哺乳动物细胞系统可被用于表达 cVLP 和嵌合 VLP。

植物系统 占 9%，将编码

VLP 形成蛋白的基因导入植物细胞（如烟草、马铃薯、菠菜、稻种、玉米、蚕豆、生菜、苜蓿、拟南芥、草莓、西红柿、香蕉和水草等）中，也可生产 VLP 形成蛋白。

应用及优点 已有多种 VLP 疫苗获准用于人体，例如：

HBsAg 的 VLP 疫苗 《自然》杂志 1984 年报道：用酵母表达的重组 HBsAg（联合铝佐剂）刺激小鼠、猴和猩猩，可产生高效价抗 HBV 特异性抗体；接受免疫的猩猩可完全抵御通过静脉输入的人血清来源乙肝病毒的攻击。疫苗中的 HBsAg 是大小为 22nm 的 VLP，其形态与 HBV 感染者血清中 HBV 亚病毒颗粒高度相似。该 VLP 疫苗于 1986 年获准用于预防人 HBV 感染。葛兰素史克公司生产的 Engerix 和默克公司生产的 Recombivax HB 成为世界上首批 VLP 疫苗。

HPV 的 VLP 疫苗 葛兰素史克公司研制的希瑞适可预防子宫颈癌，并于 2007 年分别在澳大利亚、菲律宾和欧盟获准用于健康青少年女性。希瑞适中的抗原是由 16 型和 18 型 HPV L1 蛋白分别组装成的两种 VLP。L1 蛋白是 HPV 的主要衣壳蛋白，可组装成 5 聚体，72 个五聚体进一步组装成 HPV 的 VLP 疫苗。

希瑞适于 2009 年在美国获准应用，并在英国被列为国家计划免疫疫苗，适应人群是 12～13 岁和 17～18 岁的女性。默克公司研制的加卫苗于 2008 年在美国 41 个州获准用于预防宫颈癌，其后陆续在 120 个国家获准应用。加卫苗中的抗原是分别由 6、11、16 和 18 型 HPV L1 蛋白组装成的 VLP。

HEV 的 VLP 疫苗 厦门 Innovax Biotech 公司研制的预防戊型肝炎病毒（HEV）感染的 VLP 疫苗（Hecolin），于 2011 年在中国获准应用。

VLP 是制备病毒疫苗较为理想的重组蛋白抗原，具备如下优点：①不含病毒核酸，无减毒病毒疫苗或灭活病毒疫苗的感染风险。②与天然病毒的外部结构高度相似，故具有与病毒颗粒相近的免疫原性。③具有病原相关模式分子（PAMP）的活性，可激活固有免疫应答。④其形态和大小有利于被抗原提呈细胞（尤其是树突状细胞）摄取。⑤可由 MHC Ⅰ类和Ⅱ类分子提呈，分别激活 CD4$^+$Th 细胞和 CD8$^+$ CTL。⑥可诱导 B 细胞产生高效价抗体，也可以 T 细胞非依赖性方式诱导产生 IgM。⑦作为 VLP 呈现平台而呈现其他抗原。

（于永利）

chóngzǔ yǐxíng gānyán yìmiáo

重组乙型肝炎疫苗（recombinant hepatitis B vaccine）

以酵母或哺乳动物细胞表达的重组乙肝表面抗原（HBsAg）所形成的病毒样颗粒（VLP）为抗原而制成、用于预防乙型肝炎的疫苗。

乙型肝炎病毒（HBV）是引发乙型肝炎的病原体，世界范围内约有 20 亿人感染过 HBV。HBV 是诱发慢性肝炎的主要病因；HBV 慢性感染者约占世界人口的 6%，全世界每年有约 62 万 HBV 感染者死于慢性肝病；55% 的肝细胞癌由 HBV 感染引起。

HBV 是直径为 42nm 的 DNA 病毒。HBsAg 是 HBV 包膜的主要成分，可刺激机体产生抗 HBV 的中和抗体。HBsAg 包括以下 3 种：①小 HBsAg：由 S 基因编码，含量最大。②中 HBsAg：由 S 基因和前 S2 区编码。③大 HBsAg：由

S 基因-前 S1 区-前-S2 区共同编码。HBV 在肝细胞复制过程中通常会产生过量的 HBsAg，后者可形成直径为 22nm 的颗粒并释放入血。最初的 HBV 疫苗是以 HBV 慢性感染者血浆中提取的 HBsAg 颗粒为抗原，称为 HBV 血源疫苗。此类疫苗存在污染 HIV 等血源病原体的风险，已停止应用。目前应用的 HBV 疫苗抗原是采用重组 DNA 技术生产的含 3~40μg 的 HBsAg，以磷酸铝或氢氧化铝为佐剂。另一种重组 HBV 疫苗采用添加 MPL（减毒的细菌脂多糖）的铝佐剂，为 TLR4 激动剂。这种疫苗被用于成年个体或肾功能不全者。美国于 1999 年开始应用重组 HBV 疫苗免疫婴儿和儿童。在中国，重组 HBV 疫苗属婴幼儿国家计划免疫疫苗。

采用酵母细胞生产的重组 HBsAg 是主要 HBsAg 蛋白，其由 S 基因 3′端基因编码的 226 个氨基酸组成，无前 S 表位。采用哺乳细胞生产的重组 HBsAg 是含前 S1 蛋白和前 S2 蛋白的 HBsAg。采用这两种细胞表达的 HBsAg 可自行组装成直径为 22nm 的球形颗粒，颗粒的形状及免疫学性质与慢性 HBV 感染者血清中 HBsAg 颗粒相似，可有效刺激机体产生抗 HBV 的中和抗体。

（于永利）

rénrǔtóuliúbìngdú yìmiáo

人乳头瘤病毒疫苗（human papilloma virus vaccine）

由酵母或昆虫杆状病毒系统表达的重组 L1 蛋白形成病毒样颗粒（VLP）为抗原而制成、用于预防子宫颈癌的疫苗。人乳头瘤病毒（HPV）属 DNA 病毒，有 150 多个基因型，可感染皮肤和黏膜。多数 HPV 感染可致良性自限性疣样病变，但高危型 HPV 感染可引

起恶性肿瘤（如子宫颈癌）。全世界每年死于子宫颈癌的患者高达 49.3 万例；70% 的子宫颈癌由 16 型乳头瘤病毒（HPV16）和 18 型乳头瘤病毒（HPV18）感染所致。HPV 颗粒直径为 55nm，无包膜，有形成 20 面体的衣壳。HPV 编码两种衣壳蛋白：L1 是主要衣壳蛋白；L2 是次要衣壳蛋白。重组 L1 蛋白可自行组装成 VLP，后者可诱导机体产生抗 HPV 的中和抗体。

子宫颈癌预防用重组 HPV 疫苗有两种：①希瑞适（Cervarix，葛兰素史克公司研制），其抗原是由 16 型 HPV 和 18 型 HPV L1 蛋白分别组装成的两种 VLP，L1 组装成 5 聚体，72 个五聚体进一步组装成 HPV VLP。②加卫苗（Gardasil，默克公司研制），其抗原是分别由 6、11、16 和 18 型 HPV L1 蛋白组装成的 VLP。

（于永利）

Láimǔbìng chóngzǔ dànbái A yìmiáo

莱姆病重组蛋白 A 疫苗（Lyme disease recombinant OspA vaccine）

以重组伯氏疏螺旋体（Borrelia burgdorferi）外膜蛋白 A（OspA）为抗原所制成、用于预防莱姆病的疫苗。莱姆病的病原体是伯氏疏螺旋体，由硬蜱传播给人。伯氏疏螺旋体除引发皮肤扩展性皮损和移行性红斑外，还可引发神经系统、心脏和关节病变。葛兰素史克公司研制的 LYMErix 疫苗于 2002 年获准应用。该疫苗的抗原是大肠埃希菌表达的重组伯氏疏螺旋体 N 端被酯化修饰的外膜蛋白 A。

（于永利）

héchéngtài yìmiáo

合成肽疫苗（synthetic peptide vaccine）

以依据病原体蛋白序列人工合成的小肽为抗原所制成

的疫苗。属亚单位疫苗。病原微生物蛋白中存在的中和表位可刺激机体产生保护性抗体。根据中和表位的氨基酸序列，采用化学合成方法制备的抗原肽段通常分子量偏小，免疫原性较弱；将其与大分子载体蛋白颗粒偶联，可增强疫苗的免疫原性。

（于永利）

biǎowèi yìmiáo
表位疫苗（epitope-based vaccine）

以病原微生物蛋白的表位为抗原制备的疫苗。属亚单位疫苗，包括两类：①合成肽疫苗：是以合成肽为抗原制备的表位疫苗。②重组融合蛋白疫苗：是以重组融合蛋白为抗原制备的表位疫苗。采用携带多个表位的重组融合蛋白为抗原所制备的疫苗，也被称为多表位疫苗。

（于永利）

duōtáng yìmiáo
多糖疫苗（polysaccharide vaccine）

以病原微生物多糖为抗原制成的疫苗。多种细菌有外层多糖荚膜，某些荚膜多糖可诱导机体产生特异性保护性抗体。荚膜多糖属胸腺非依赖性抗原，主要诱生 IgM 类抗体且不能诱导免疫记忆。为提高其免疫原性，可将荚膜多糖与蛋白载体偶联而制成多糖偶联疫苗。用于制备多糖偶联疫苗的蛋白载体有破伤风类毒素、白喉类毒素和脑膜炎球菌的外膜蛋白等。已获准应用的多糖疫苗有肺炎球菌多糖疫苗、流感嗜血杆菌 b 多糖疫苗、脑膜炎球菌多糖疫苗和伤寒 Vi 多糖疫苗等。

（于永利）

fèiyán qiújūn duōtáng yìmiáo
肺炎球菌多糖疫苗（pneumococcal polysaccharide vaccine）

以肺炎球菌荚膜多糖为抗原而制成的疫苗。主要用于预防婴幼儿肺炎球菌疾病。肺炎球菌疾病是包括肺炎在内的症候群，由肺炎球菌感染引起。肺炎球菌有 93 个血清型，其中多个肺炎球菌血清型可引起肺炎球菌疾病。除巨猿外，人是肺炎球菌的唯一自然宿主。2008 年，全世界有约 82.6 万例 5 岁以下儿童死于因肺炎球菌感染所致的急性肺炎。

肺炎球菌多糖疫苗有两种，即荚膜多糖疫苗和荚膜多糖偶联疫苗。14 价荚膜多糖疫苗于 1977 年获批；23 价荚膜多糖疫苗于 1983 年获批，含血清型 1、2、3、4、5、6B、7F、8、9N、9V、10A、11A、12F、14、15B、17F、18C、19A、19F、20、22F、23F 和 33F。偶联肺炎球菌荚膜多糖疫苗于 2000 年开始用于预防婴幼儿肺炎球菌疾病。用于偶联的蛋白载体有脑膜炎球菌外膜蛋白、流感嗜血杆菌 D 蛋白、白喉类毒素或破伤风类毒素。目前应用的偶联肺炎球菌荚膜多糖疫苗通常是采用多个致病性肺炎球菌血清型的荚膜多糖和蛋白载体偶联而制成的多价偶联疫苗，如含 13 个肺炎球菌血清型荚膜多糖抗原的 13 价肺炎球菌多糖疫苗，可能预防 75%～90%肺炎球菌流行株所引起的肺炎球菌疾病。

（于永利）

liúgǎn shìxiěgǎnjūn b duōtáng yìmiáo
流感嗜血杆菌 b 多糖疫苗（hemophilus influenzae b polysaccharide）

以高度纯化的 b 型流感嗜血杆菌荚膜多糖为抗原制成的疫苗。用于某些高危人群中 18 个月～5 岁儿童的免疫接种。流感嗜血杆菌是一种非芽胞形成的革兰阴性球杆菌，5 岁以下儿童易感染，其中 95%的严重流感嗜血杆菌感染由 b 型流感嗜血杆菌（Hib）引起。世界卫生组织（WHO）报告，2000 年全世界有 800 万儿童严重感染 Hib，其中 37.1 万例死亡。WHO 于 2006 年建议，全世界对所有婴儿接种 Hib 疫苗。

第一个 Hib 疫苗是纯化荚膜多糖（PRP）疫苗。在此基础上又研制出 Hib 偶联疫苗，可有效预防 Hib 感染性疾病。美国获准使用的 Hib 偶联疫苗有 4 种：①PRP-D：其抗原是 PRP 和白喉类毒素的偶联物。②HbOC：其抗原是 PRP 寡糖和变异型白喉类毒素的偶联物。③PRP-OMP：其抗原是 PRP 和 B 型脑膜炎球菌外膜蛋白的偶联物。④PRP-T：其抗原是 PRP 和破伤风类毒素的偶联物。

（于永利）

nǎomóyán qiújūn duōtáng yìmiáo
脑膜炎球菌多糖疫苗（meningococcal polysaccharide vaccine）

以脑膜炎球菌大分子多糖为抗原而制成、用于预防脑膜炎球菌疾病的疫苗。脑膜炎球菌疾病在世界范围流行，非洲尤为严重，撒哈拉地区每 5～10 年即发生一次流行，发病率为 1%。抗生素出现前脑膜炎球菌疾病病死率为 70%～85%，接受抗生素治疗后病死率仍达 10%～15%。该病病原体是革兰阴性脑膜炎球菌，仅感染人类，有 13 血清型，其中 A、B、C、W135、X 或 Y 可引起几乎所有脑膜炎球菌疾病。

脑膜炎球菌培养物所提取的高分子量脑膜炎球菌多糖为胸腺非依赖性抗原，可诱导产生保护性免疫应答。此类疫苗通常为多价疫苗，即以两个或两个以上血清型脑膜炎球菌多糖为抗原，如 A+C 脑膜炎球菌多糖疫苗是以 A 型和 C 型脑膜炎球菌多糖为抗原的 2 价疫苗，另有 A+C+W135 脑膜炎球菌多糖 3 价疫苗和 A+C+W135+Y 脑膜炎球菌多糖 4 价疫苗。在此基础上，又研制成功脑膜炎球菌多糖偶联蛋白疫苗，所应用的蛋白载体为白喉类毒素和经改造的白喉类毒素或破伤风类毒素。此类疫苗可诱导更长时间的免疫保护。

（于永利）

hésuān yìmiáo
核酸疫苗 （nucleic acid vaccine）

用编码疾病相关抗原（如肿瘤抗原、病原体抗原）的真核表达质粒所构建重组体制成的疫苗。又称 DNA 疫苗、裸 DNA 疫苗或基因疫苗。广义的核酸疫苗也包括重组病毒载体疫苗。

1990 年偶然发现，给小鼠皮内或肌内注射携带外源基因的质粒，肌细胞可高水平表达外源基因，由此开启核酸疫苗的研究。其后证实，携带多种病原体蛋白抗原编码基因的真核细胞表达质粒均可成为核酸疫苗，它们被注入机体后可进入细胞内，通过转录、翻译并表达相应外源蛋白抗原，可诱导机体产生适应性免疫应答，从而发挥免疫保护作用。例如，携带 HIV 抗原编码基因的质粒可诱导机体产生 HIV 特异性体液和细胞免疫应答。

DNA 疫苗在宿主体内可持续表达，诱导体液免疫和细胞免疫，维持时间长，是疫苗发展的方向之一。

（于永利　储以薇）

hésuān-dànbái yìmiáo miǎnyì fāng'àn
核酸-蛋白疫苗免疫方案 （prime-boost vaccine regimen）

应用核酸疫苗进行初次免疫、再用相应蛋白疫苗进行加强免疫的接种方案。人类免疫缺陷病毒（HIV）和疟原虫疫苗的研制过程

采用此方案，即初次免疫注射表达目的蛋白抗原的质粒 DNA，再次免疫注射相应目的蛋白抗原以加强免疫。HIV 疫苗临床试验采用此方案进行接种，在部分受试者可诱导保护性免疫应答。

（于永利）

liánhé yìmiáo
联合疫苗 （combination vaccine）

将不同抗原进行物理混合制成的疫苗。包括两类：①多价疫苗：由同一种病原生物的多个血清型抗原所制成的疫苗。如 23 价肺炎多糖疫苗是由 23 个不同血清型肺炎球菌的多糖抗原组成，可预防多血清型肺炎球菌感染；4 价轮状病毒疫苗含 G1、G2、G3、G4 血清型轮状病毒抗原，可预防由 G1、G2、G3、G4 型轮状病毒所致感染。②多联疫苗：以两种或两种以上病原微生物为抗原制成的疫苗，可减少疫苗接种的次数。百白破多联疫苗可用于预防白喉、百日咳和破伤风 3 种不同的感染性疾病；麻疹、腮腺炎和风疹多联疫苗可用于预防麻疹、腮腺炎和风疹病毒感染；MMRV 联合疫苗可用于预防麻疹、腮腺炎、风疹和水痘病毒感染。

联合疫苗不同于同时应用疫苗，后者是经不同部位或途径同时接种两种或两种以上疫苗。

（于永利）

dútèxíng yìmiáo
独特型疫苗 （anti-idiotype vaccine）

应用独特型抗原制成的疫苗。独特型是免疫球蛋白分子独特型表位的统称。位于免疫球蛋白可变区的独特型表位可分为两类：①公有独特型：存在于免疫球蛋白骨架区。②私有独特型：存在于免疫球蛋白互补决定区，是表达免疫球蛋白的肿瘤细胞的特有标志，属肿瘤特异性抗原。

B 细胞瘤可表达 BCR，以 BCR 私有独特型表位为抗原，可制备针对该 B 细胞肿瘤细胞克隆的独特型疫苗。这种独特型疫苗是一种个体化的肿瘤疫苗，只能用于体内具有该 B 细胞肿瘤细胞克隆的个体。美国斯坦福大学科研人员于 20 多年前首次对 9 例滤泡性淋巴瘤患者分别采用各自的独特型表位制备了肿瘤疫苗，接种后在 7 例患者体内诱导产生了独特型特异性体液免疫应答。此研究已进入Ⅲ期临床试验。

（于永利）

fēigǎnrǎnbìng yìmiáo
非感染病疫苗 （noninfectious disease vaccine）

用于预防或治疗非感染性疾病的疫苗。传统疫苗主要用于预防感染性疾病，近年出现用于预防、治疗肿瘤及其他非感染性疾病的疫苗，如 HPV 疫苗用于预防子宫颈癌；Sipuleucel-T 用于治疗晚期前列腺癌。除肿瘤疫苗外，已有多种治疗非感染性疾病的疫苗进入早期临床试验阶段，如阿尔茨海默病疫苗、高血压疫苗、抗细胞因子疫苗、抗 IgE 疫苗、节育疫苗、抗过敏疫苗、抗自身免疫病疫苗、戒烟疫苗和戒毒疫苗等。

阿尔茨海默病疫苗 阿尔茨海默病（AD）为一种神经退行性变疾病，是导致老年痴呆的主要疾病，其特征性病理改变之一是 β 淀粉样蛋白聚集形成老年斑。AD 疫苗以 β 淀粉样蛋白 N 端肽段为抗原制成，可诱导机体产生抗 β 淀粉样蛋白的特异性抗体，后者可阻断 β 淀粉样蛋白在中枢神经系统积聚并促进吞噬细胞清除 β 淀粉样蛋白。为增强 β 淀粉样蛋白 N 端肽段的免疫原性，可将其与大分子蛋白载体（如白喉类毒素）偶联。

高血压疫苗 持续性高血压是心脑血管疾病的危险因素，成年人高血压发生率约30%。高血压疫苗以血管紧张素肽段为抗原制成，接种后可诱导机体产生抗血管紧张素的特异性抗体，后者通过干扰肾素-血管紧张素系统功能而发挥降血压作用。

抗细胞因子疫苗 以致病性细胞因子肽段为抗原制成，可通过诱生抗细胞因子抗体而封闭、干扰细胞因子的致病作用。如抗TNF-α疫苗可用于治疗克罗恩病、类风湿关节炎和银屑病；抗IL-1β疫苗可用于治疗痛风；抗IFN-α疫苗可用于治疗系统性红斑狼疮。

抗过敏反应及自身免疫病的疫苗 ①抗IgE疫苗：以IgE特异性肽段为抗原制成，可用于治疗IgE介导的疾病，如过敏性哮喘。②抗过敏疫苗：以过敏原为抗原所制成，可用于减轻过敏症状，如用重组尘螨过敏原多肽为抗原制成的疫苗。③抗自身免疫病疫苗：以自身抗原为抗原所制成、用于治疗自身免疫病，如以大肠埃希菌所表达胰岛素为抗原而制成的疫苗，可用于治疗儿童1型糖尿病。

其他 ①戒烟疫苗：以尼古丁的化学衍生物为抗原所制成，该疫苗诱生的抗尼古丁抗体可阻断尼古丁通过吸烟者血脑屏障，减少中枢神经系统内尼古丁含量，从而帮助吸烟者戒烟。②戒毒疫苗：是可诱生抗毒品抗体的疫苗，如以可卡因样分子为抗原制成的疫苗，可诱生抗可卡因特异性抗体，从而阻断可卡因进入中枢神经系统。③节育疫苗：以激素肽段为抗原所制成，用于避孕，如以人绒毛膜促性腺激素（hCG）肽段作为节育疫苗所诱生的抗体，可通过抑制hCG的生理活性而干扰妊娠过程。

（于永利）

shēngwù fángyù yìmiáo

生物防御疫苗（biodefense vaccine）

用于预防蓄意释放的病原微生物或其有害物质所致疾病的疫苗。人类历史上曾出现过多起蓄意释放病原微生物攻击人的事件：1754～1767年，发生通过散布天花患者用过的毯子攻击敌方军队的事件；2001年，美国"9·11"事件后出现故意播散炭疽芽胞的事件。用于攻击人并使其发生感染性疾病的病原体被称为生物武器，应用生物武器对人群攻击引发公众产生惧怕被称为生物恐怖。军事人员可能在战场上暴露于生物武器，平民也可能面临微生物或其毒素的恐怖攻击。接种疫苗是抵御生物武器攻击的有效方法，疫苗可被视为抵御生物武器的武器。

生物武器属大规模杀伤武器。美国疾病控制中心已列出4类最有可能被用作生物武器的病原微生物：①炭疽杆菌：属革兰阳性芽胞形成菌，其芽胞在环境中可存活数年并有很强传染性，炭疽芽胞可通过空气传播而使人发生炭疽。②埃博拉病毒（EBOV）和绿猴病毒（MARV）：二者在灵长类间通过密切接触或接触感染者体液和物品而传播，人感染后可出现重症出血热。③天花病毒：属痘病毒，可能被制成稳定的冻干吸入物。④委内瑞拉马脑炎病毒（VEEV）：主要通过吸血昆虫传播，感染后可使人发生脑炎，重者可在出现神经系统症状后数小时内死亡。

（于永利）

miǎnyì zuǒjì

免疫佐剂（immunologic adjuvant）

可促进机体对抗原产生适应性免疫应答（增强抗原的免疫原性、延缓作用时间、改变免疫应答类型）的物质。简称佐剂。

研究过程 始于1925年，法国免疫学家兼兽医加斯东·拉蒙（Gaston Ramon）用淀粉、植物提取物、鱼油与白喉类毒素一起免疫马，发现这些物质可增强白喉类毒素刺激抗体产生的效力。1926年，格伦尼（Glenny）发现硫酸铝钾（明矾）也具有同样作用，使铝盐很快成为多种人用疫苗的佐剂。但其后70余年，除铝盐外，尚无其他人用疫苗佐剂被广泛接受和认可，有关佐剂作用机制的研究也未能取得任何进展。

20世纪80～90年代，固有免疫领域取得重要进展，极大促进新型疫苗佐剂的研制。理论上，Toll样受体（TLR）所识别的病原相关模式分子（PAMP）或其类似物均可能作为佐剂，用于制备高效疫苗。

类型 常用佐剂包括4类：①无机佐剂：如氢氧化铝、明矾等。②有机佐剂：包括微生物及其产物，如分枝杆菌（卡介苗）、短小棒状杆菌、百日咳杆菌、内毒素、细菌提取物（胞壁酰二肽）、病毒颗粒及模式识别受体激动剂等。③合成佐剂：如人工合成的双链多聚核苷酸（双链多聚腺苷酸、尿苷酸）、异丙肌苷等。④油剂：如弗氏佐剂、花生油乳化佐剂、矿物油、植物油等。

弗氏佐剂主要用于动物实验，不适宜于人类使用，且动物多次注射后也常会发生佐剂病。人用佐剂主要是铝佐剂（即氢氧化铝、磷酸铝）。

作用及机制 应用佐剂可减少接种疫苗的剂量及次数，延长疫苗的免疫持续期，提高疫苗在免疫功能不全个体、新生儿及老

表 1　国际上已获批准人用疫苗佐剂的成分和相关免疫应答类型

名称	成分	反应类型				批准地
		Th1	Th2	B 细胞	CTL	
铝佐剂	矿物盐	+	+	+++	−	美国、欧盟
MF59	油/水乳化剂	+	−	+++		欧盟
脂质体佐剂	脂质小泡	+++	+/−	+	+	欧盟、中国
AS03	油/水乳化剂+维生素 E	+	++	+++		欧盟
AS04	MPL+铝佐剂	++	−	+++		欧盟
CT（B）	CT（B）突变体		++	−	−	中国

年人中的使用效果。

理想的免疫佐剂是：制备简单、来源丰富；能以冷冻干燥形式稳定储存，无毒性、无免疫原性；同时激发细胞免疫和体液免疫；同时增强原发性应答和继发性应答；与其他佐剂有协同作用；扩展交叉保护免疫应答等。

佐剂增强机体免疫应答的主要机制为：①促进抗原转运至淋巴结，被 T 细胞识别。②延长抗原在体内停留时间，延缓抗原降解和排除。③增强机体局部的免疫应答能力，在感染部位诱导炎症因子产生，招募炎症细胞和淋巴细胞。④通过 TLR 等模式识别受体，增强固有免疫应答。

进展　进入 21 世纪以来，随模式识别理论的发展，世界上首个含 TLR 激动剂佐剂的疫苗希瑞适（Cervarix）于 2007 年在澳大利亚、菲律宾和欧盟获准应用，并于 2009 年获准在美国应用。希瑞适是一种新型疫苗，含 AS04 佐剂及重组 16 和 18 型人乳头瘤病毒（HPV）L1 蛋白所形成的病毒样颗粒（VLP），可用于预防由 16 和 18 型 HPV 感染所致子宫颈癌、Ⅱ级或Ⅱ级以上宫颈上皮内瘤变和子宫颈原位腺癌，适应人群是 10~25 岁健康女性。

AS04 佐剂由 MPL 和铝盐颗粒组成，MPL 来源于经化学减毒的革兰阴性菌（明尼苏达沙门菌 R595 株）的脂多糖，可通过 TLR4 激活树突状细胞、B 细胞和 T 细胞，从而发挥佐剂效应。临床研究表明，希瑞适与单纯添加铝佐剂的 L1 蛋白 VLP 相比，其诱导抗体反应的持续期明显延长，免疫后 6 年体内抗 HPV16 和 HPV18 的特异性中和抗体仍维持在有保护力的水平。1100 名北美和巴西妇女参加的Ⅱ期临床试验结果表明，希瑞适对 16 和 18 型 HPV 感染的保护率为 100%。AS04 佐剂除被用于 HPV L1 蛋白外，也被用于 Fendrix，Fendrix 是由 AS40 和重组乙型肝炎表面抗原组成的乙型肝炎预防性疫苗，适应人群是肾功能不全的患者。此外，以 ASO4 为佐剂的 2 型单纯疱疹病毒疫苗也已进入Ⅲ期临床试验。

在人类疫苗中已使用的佐剂包括铝制剂、MPL、VLP、免疫重构的流感病毒颗粒（IRIV）等。已获批准或正在研发的佐剂（表 1，表 2）。

（于永利　曹雪涛　吴玉章）

wújī zuǒjì

无机佐剂（inorganic adjuvant）

化学组成为无机物的佐剂。此类佐剂主要成分是矿物盐，又称矿物盐佐剂，典型者如硫酸铝钾盐、钠盐和铵盐。最重要的为铝佐剂，以氢氧化铝或磷酸铝为主要成分，是第一个人用疫苗佐剂，至今仍是应用最广泛的人用疫苗佐剂。其作用为：吸附蛋白抗原并与之形成沉淀，增强其稳定性和免疫原性；促进抗原提呈细胞对抗原的吞噬；促进 Th2 细胞，增强体液免疫应答及抗体生成。缺点是：不能促进机体对大多数胞内病原菌感染的应答；皮下注射可诱发局部胞内病原菌参与的肉芽肿，故含铝盐佐剂的疫苗需肌内注射。

含铝佐剂的商品化疫苗包括白喉-破伤风联合疫苗（DT）、白喉-破伤风-无细胞百日咳联合疫

表 2　国际上正在研发的佐剂组合

名称	组分	来源	临床试验期
AS01	MPL+脂质体+QS21	GSK	Ⅱ
AS02	MPL+乳化剂+QS21	GSK	Ⅱ
RC-529	合成 MPL+铝佐剂	Dynavax	Ⅰ
ISCOM	皂素+胆固醇+磷脂	CSL	Ⅰ
CpG7909	寡聚核苷酸+铝佐剂	Pfizer，Novartis	Ⅰ
MF59+MTP-PE	乳化剂+胞壁酰二肽	Novartis	Ⅱ
PA44	脂质体+分子内棕榈酸	中国	Ⅱ

苗、b 型流感嗜血杆菌疫苗、白喉-破伤风-百日咳-b 型流感嗜血杆菌联合疫苗、重组乙型肝炎疫苗、乙型肝炎-流感嗜血杆菌联合疫苗、甲型肝炎疫苗、甲型肝炎-乙型肝炎联合疫苗、b 型流感嗜血杆菌、肺炎球菌偶联疫苗和人乳头瘤病毒疫苗等。其中，白喉-破伤风联合疫苗、白喉-破伤风-无细胞百日咳联合疫苗和白喉-破伤风-百日咳-b 型流感嗜血杆菌联合疫苗使用磷酸钾铝；b 型流感嗜血杆菌疫苗、重组乙型肝炎疫苗、乙型肝炎-流感嗜血杆菌联合疫苗和人乳头瘤病毒疫苗使用羟基磷酸硫酸铝；甲型肝炎-乙型肝炎联合疫苗使用氢氧化铝/磷酸铝；肺炎球菌偶联疫苗使用磷酸铝。

AS04 佐剂是一种吸附 MPL（减毒的细菌脂多糖）的磷酸铝佐剂。AS04 所含 MPL 是经化学减毒的革兰阴性菌脂多糖（LPS），为 Toll 样受体 4（TLR4）激动剂。AS04 在欧洲和美国被获准作为乙型肝炎疫苗和人乳头瘤病毒疫苗的佐剂。

（曹雪涛　陈建忠　于永利）

yǒujī zuǒjì

有机佐剂（organic adjuvant）

化学组成为有机物的佐剂，如角鲨烯和油类等。最早的油乳佐剂中油类物质是矿物油（如弗氏佐剂），不稳定且黏稠，毒副作用巨大，并且在体内不易代谢，仅适用于实验研究，但不能用于制备疫苗。其后，选择可代谢油取代传统的矿物油。

MF59 佐剂：一种油包水型乳化剂，所含油相是角鲨烯。角鲨烯存在于所有动植物细胞（鲨鱼肝富含角鲨烯），是一种可代谢的油类物质，也是合成胆固醇的前体物质。MF59 佐剂注射小鼠后，可诱导 Th2 细胞应答，产生大量高效价抗体和细胞因子，并刺激单核/巨噬细胞和粒细胞产生趋化因子。1997 年欧洲批准 MF59 作为佐剂用于灭活的裂解流感病毒疫苗，该疫苗适应者是老年个体。

AS03 佐剂：一种采用角鲨烯为油相的水包油佐剂（葛兰素史克公司研制）。AS03 与 MF59 佐剂不同点之一是，内含具有免疫刺激作用的维生素 E。1997 年 AS03 佐剂在欧洲被批准用于大流行流感病毒疫苗，可大幅度降低流感病毒疫苗的抗原用量。

polyoxidonium 佐剂：一种大分子化合物佐剂，是 N-氧化聚乙烯对二氮己环衍生物，可刺激多种促炎细胞因子分泌，在俄罗斯被获准用作流感疫苗的佐剂。

AF03 佐剂：一种采用角鲨烯为油相的水包油佐剂（赛诺菲巴斯德公司研制），被获准用于流感病毒疫苗。

随着乳化技术的发展，油乳佐剂中所含油成分逐渐降低，如法国赛比克（Seppic）公司研制的 Montanide ISA 系列佐剂等。

（曹雪涛　陈建忠　于永利）

héchéng zuǒjì

合成佐剂（synthesis adjuvant）

人工合成的佐剂，如双链多聚肌苷酸胞苷酸（poly I：C）、双链多聚腺苷酸尿苷酸（poly A：U）、人工合成的胞壁酰二肽（MDP）及非甲基化 CpG DNA 等。此类佐剂一般通过与模式识别受体结合而增强机体固有免疫应答。

多聚肌苷酸胞苷酸：一类由错配的双链 RNA 组成的多聚体，属合成佐剂，又称聚肌胞苷酸。poly I：C 的一条链为多聚肌苷酸，另一条链为多聚胞苷酸。poly I：C 可诱生低水平干扰素，具有一定抗病毒作用，主要促进机体固有免疫应答。

多聚腺苷酸尿苷酸：一种合成佐剂，属腺苷酸和尿苷酸共聚物，作用类似于 poly I：C，但诱生干扰素的作用较弱。

胞壁酰二肽：是分枝杆菌细胞骨架中具有免疫佐剂活性的最小结构单位，其组成为 N-乙酰胞壁酰-L-丙氨酰-D-异谷氨酰胺。作用为：①代替完全弗氏佐剂中所添加的分枝杆菌，通过 NOD2 受体而激活树突状细胞，启动固有免疫应答。②促进机体对外源性抗原的适应性免疫应答，包括增强天然疫苗及破伤风类毒素、铜绿假单胞菌类毒素、乙型肝炎表面抗原和恶性疟原虫及人工抗原的免疫效果。但大剂量多次接种 MDP 可导致免疫抑制。

（曹雪涛　陈建忠）

Fúshì zuǒjì

弗氏佐剂（Freund's adjuvant, FA）

动物实验中最常用的油包水乳剂，由矿物油、抗原的盐溶液加上乳化剂混合而成。根据是否加入死的结核分枝杆菌，FA 可分为两类：①不完全弗氏佐剂（IFA）：于 1940 年研制成功，是将抗原水溶液与矿物油（液体石蜡）等量混合，再加乳化剂（羊毛脂或吐温 80）所制成的油包水抗原乳化剂，不含卡介苗或死的结核分枝杆菌。IFA 可促进 Th2 细胞应答。②完全弗氏佐剂（CFA）：是添加结核分枝杆菌的弗氏佐剂。含多种病原体相关模式分子（PAMP），如胞壁酰二肽、海藻糖二霉菌酸酯、脂阿拉伯甘露聚糖、热休克蛋白、CpG 寡核苷酸等，可被免疫细胞的模式识别受体识别，从而刺激促炎细胞因子产生，促进 Th1 细胞应答。免疫动物时，通常先使用完全弗氏佐剂进行首次免疫，后用不完全弗氏佐剂进行加强免疫，二者使用前均需与抗原充分乳化。佐剂效应的产生因动物模型不同而异。

FA 佐剂活性来自油滴中免疫原被持续释放以及刺激局部免疫应答。FA 佐剂注射后易在局部出现肉芽肿和较严重组织损伤，故动物实验中也须采用肌肉或腹膜内注射。英国于 1960 年代曾批准 IFA 用作流感疫苗的佐剂，但因不良反应过大而很快被废止。

Montanide ISA 51 佐剂是一种以矿物油为油相的油包水乳化剂，属完全弗氏佐剂。在古巴，已被批准用于非小细胞性肺癌治疗性疫苗。

（曹雪涛　陈建忠　于永利）

nàmǐ zuǒjì

纳米佐剂（nanometer adjuvant）

用纳米材料制备的免疫佐剂。纳米粒子具有表面积大、表面活性中心多、反应活性高、吸附和催化能力强等特点，可携带数量远大于常规佐剂的免疫活性物质，易于被抗原提呈细胞摄取并有效增强免疫应答，较快产生抗体。因此，纳米佐剂通常具备常规佐剂不具有的优势。纳米佐剂主要有两类，即无机纳米佐剂（如氢氧化铝、磷酸钙等）和有机纳米佐剂（如壳聚糖及其衍生物、聚乙交酯丙交酯和蜂胶等）。

（曹雪涛　陈建忠）

bìngdú xiǎotǐ zuǒjì

病毒小体佐剂（virosome adjuvant）

在膜上嵌有病毒蛋白和脂类、可运载抗原的脂质体。运载抗原的病毒小体可与靶细胞融合而递送抗原。将福尔马林灭活的甲型肝炎病毒（HAV）组装于病毒小体而制成的甲肝疫苗已获准应用，可将常规甲肝疫苗对婴儿和儿童的血清保护率由 67.7% 提高至 100%。病毒小体也获准用于季节性流感疫苗，这种疫苗可将常规流感疫苗的血清保护率由 78.3% 提高至 88.8%。

（于永利）

miǎnyì zhìliáo

免疫治疗（immune therapy）

借助免疫学原理，应用免疫分子、免疫细胞或其他生物学手段，通过人为干预、调控机体免疫应答和免疫效应而治疗疾病的策略。又称免疫生物治疗。

研究过程　免疫治疗的研究历史可追溯至百年前，德国免疫学家埃米尔·阿道夫·冯·贝林（Emil Adolf von Behring）首先在血液中发现可中和白喉杆菌毒素的物质，将其命名为抗毒素，并认为这些物质可用于治疗白喉杆菌所引发的疾病。其后，应用血清中抗毒素治疗白喉等传染病获得成功，抗毒素被明确为抗体，贝林因此于 1901 年获首届诺贝尔生理学或医学奖。百余年来，免疫治疗已经历漫长的发展阶段，其间涉及许多重要事件。

19 世纪末，美国骨科医生威廉·布拉德利·科利（William Bradley Coley）在手术中发现，某些肿瘤患者伤口感染后出现肿瘤消退，由此萌发注射细菌毒素诱导炎症反应而治疗肿瘤的想法；他制成一种含死亡脓性链球菌和黏质沙雷菌的液体，命名为混合细菌毒素或科利（Coley）毒素，注入肿瘤部位后可激发机体产生很强免疫反应，从而治愈腹壁、膀胱和骨盆部位的恶性肉瘤患者。虽然后续临床实践表明，这种毒素的不良反应过大，且疗效并不理想，但科利是首先提出免疫系统抗癌理论并付诸实践的学者。1973 年，加拿大免疫学家拉尔夫·马文·斯坦曼（Ralph Marvin

Steinman）首先发现树突状细胞（DC），即体内最强的抗原提呈细胞，并提出以抗原提呈细胞荷载抗原，激发机体产生增强的适应性免疫应答，以治疗感染性疾病及肿瘤。其后，罹患胰腺癌的斯坦曼大胆进行试验，制备荷载胰腺癌抗原的自身 DC 疫苗治疗自身疾病，延长生命达 4.5 年。因为在 DC 领域的杰出贡献，斯坦曼于 2011 年获诺贝尔生理学与医学奖。DC 已成为重要的疫苗载体，广泛用于预防性和治疗性疫苗的研制及应用。

20 世纪 70 年代，英国/阿根廷生化学家塞萨尔·米尔斯坦（César Milstein）和德国生化学家乔治斯·让·弗朗茨·科勒（Georges Jean Franz Köhler）建立杂交瘤技术，成功制备具有专一特异性的单克隆抗体，这是免疫方法学的重大突破，在免疫学理论和应用领域开创了新纪元，并极大地推动了免疫治疗的发展，他们因此于 1984 年获诺贝尔生理学或医学奖。应用特异性抗体治疗疾病属人工被动免疫治疗，美国食品和药品管理局（FDA）已批准 40 余种单抗用于临床治疗，成为生物治疗的一线药物。1976 年，阿尔瓦罗·莫拉莱斯（Alvaro Morales）首次通过膀胱灌注和皮下注射卡介苗，用于治疗膀胱癌，并初步证实卡介苗等作为佐剂的协同疗效和安全性。1985 年，美国外科医生史蒂文·罗森伯格（Steven A. Rosenberg）应用自体淋巴因子激活的杀伤细胞（LAK）联合重组 IL-2，使常规治疗无效的某些晚期转移黑色素瘤、肠癌和肾细胞癌患者肿瘤转移灶明显缩小，其中 1 例黑色素瘤患者肿瘤完全消退，其后人们还尝试联合应用干扰素等细胞因子，也取得一定疗效。

20 世纪 90 年代，临床依据半相嵌合原理治疗白血病，再次证明免疫治疗的有效性和普适性，并迅速得到推广。2003 年，罗森伯格再次报告，放疗、化疗联合免疫重建，通过转输特异性杀伤性 T 细胞可使黑色素瘤消退及肝转移灶消失。已发现免疫负调节在肿瘤微环境占据主导地位，故靶向调节性 T 细胞及某些免疫抑制因子（如 PD-1、CTLA-4）的治疗策略受到重视，并在临床试验中取得显著疗效。2010 年美国 FDA 批准树突状细胞疫苗 Sipleu-cel-T（Provenge）用于晚期激素治疗不敏感性前列腺癌。

美国 FDA 于 1992 年将免疫生物治疗列为治疗肿瘤的基本疗法之一，被视为肿瘤治疗的发展方向。2002 年，世界卫生组织（WHO）基于外科、基因组学、免疫学研究成果而发布肿瘤治疗指导原则，即"快速提高免疫细胞数量和活性、清除癌细胞周围抑制免疫的活性物质、平衡癌细胞膜异常电位、撕破癌细胞的伪装保护层"。中国卫生部于 2009 年 3 月审核批准"自体免疫细胞（T 细胞、NK 细胞）治疗技术"用于肿瘤临床治疗，并颁布《医疗技术临床应用管理办法》，将自体免疫细胞治疗技术纳入第三类医疗技术进行管理，通过审批的医疗机构可开展临床应用。

免疫治疗逐渐在临床得到推广应用，已成为治疗某些疾病的重要策略。《科学》杂志将肿瘤免疫治疗列为 2013 年度十大科学突破之一。

原理 免疫治疗的策略众多，主要原理如下：

干预免疫细胞活化、分化和增殖 微环境中信号分子（如细胞因子等）是诱导细胞分化和增殖的关键因素，相关的干预策略为：调节免疫微环境中特定细胞因子和生长因子水平；干预特定细胞因子和生长因子所启动的信号转导途径；增强或抑制共刺激分子/共抑制分子表达，从而增强免疫应答或诱导免疫耐受。

干预免疫细胞迁移 免疫细胞的迁移性保证其趋向并抵达病灶局部，从而有效清除病原体或参与疾病发生、发展。免疫细胞迁移受趋化因子调节，相关的干预策略为：调控局部组织特定趋化因子水平及免疫细胞表面趋化因子受体表达。

负调节免疫应答 异常增强的免疫应答可导致某些免疫病理过程（如移植排斥反应、自身免疫病、免疫增生性疾病、过敏性疾病等）发生，负调节相关的干预策略为：①借助射线照射（如 X 线）、给予化学药物（如硫唑嘌呤、皮质类固醇等）、诱生或给予免疫负调节介质（如 IL-10、TGF-β），发挥免疫抑制作用。②通过改变抗原结构和数量、抗原进入途径、微环境中免疫因子（类型和数量）和免疫抑制细胞等，诱导免疫耐受。

干预免疫细胞内信号转导 免疫分子表达或免疫细胞激活、失活均受相关信号转导途径（如 NF-κB、MAPK、PI3K 及 JAK/STAT 等）调节。通过合成某些小分子化合物，可特异性阻断不同信号通路，从而对免疫细胞、免疫分子表达和功能进行调节。

干预免疫细胞凋亡 细胞生理性死亡（即程序性细胞死亡或凋亡）在免疫自稳（包括维持免疫细胞数量恒定、清除自身反应性 T/B 细胞等）、免疫防御和免疫监视中发挥极为重要的作用，免疫细胞凋亡紊乱参与多种免疫病理过程发生、发展。通过调控内（外）源性凋亡相关分子表达及相关信号转导途径，可干预免疫细胞凋亡。

种类 ①根据作用原理：分为主动免疫和被动免疫治疗。②根据治疗作用的是否针对特异性抗原：分为特异性免疫治疗和非特异性免疫治疗。③根据对机体免疫系统的调控作用：分为免疫抑制或诱导免疫耐受，以及免疫增强或逆转微环境免疫抑制状态。④对某些免疫缺陷病患者：可进行免疫重建或免疫替代疗法。⑤根据免疫治疗的主要策略：可分为基于抗体的治疗、基于细胞因子的治疗、基于树突状细胞的治疗、基于 T 细胞的治疗、基于造血干细胞的治疗、基于基因修饰的治疗等。

适应证 主要用于免疫异常所致的病理过程：

肿瘤 已对肿瘤的免疫生物治疗开展深入研究，细胞因子治疗、单克隆抗体治疗、肿瘤疫苗（肿瘤细胞疫苗、树突状细胞疫苗、肿瘤抗原肽疫苗等）等已在临床试验中得到广泛应用，并被视为与手术、化疗、放疗并列的第四种疗法。

免疫相关疾病 如输注具有免疫抑制作用的生物制剂（如抗炎细胞因子、促炎细胞因子拮抗剂等）、抑制性免疫细胞（如调节性 T 细胞、髓源性抑制细胞等）或诱导免疫耐受，用于治疗自身免疫病、移植排斥反应、过敏性疾病等。

病毒性疾病 如应用细胞因子、抗体、抗病毒治疗性疫苗及抗病毒基因治疗病毒性感染（HIV、HBV、HCV 等）。

评价 免疫治疗的优点是：

疗效较持久；副作用相对较少；适用于某些常规治疗无效的患者。已有众多免疫治疗的新策略和方法进入临床试验，仅治疗肿瘤的临床试验即已开展 4000 余项，某些已显示初步疗效。

但免疫治疗的总体治愈率尚不尽如人意，存在某些待改进之处：①许多疾病的病因及发病机制尚未明了，且往往由多因素、多基因参与所致，难以确定关键的分子靶标，同时患者对免疫治疗的反应性存在个体差异，从而影响其疗效。②相关的生物制剂及治疗策略均有一定毒副作用，或可出现耐受性。③受制于技术、工艺和材料等条件，生物工程产品成本较高、价格昂贵，使其应用和推广受到限制。

联合免疫治疗 为提高免疫治疗的疗效，临床已尝试将其与其他干预策略联合应用的治疗方法。以肿瘤治疗为例，以前曾认为，抗肿瘤的化疗和放疗可不同程度导致骨髓抑制和免疫功能受损。但大量临床观察表明，化、放疗与免疫治疗有序结合，可促进机体抗肿瘤免疫应答。

化疗药物发挥免疫增强作用的机制为：减轻肿瘤负荷；释放肿瘤相关抗原或上调其表达；提高肿瘤细胞对免疫效应细胞杀伤作用的敏感性；减少抑制性免疫细胞亚群；为效应细胞提供增殖空间；直接激活树突状细胞；促进交叉提呈和 T 细胞激活。

提高联合免疫治疗疗效的关键是：根据不同化疗药物特点及个体化因素（病情、免疫功能状态），选择合适的化疗药物和免疫治疗窗口，从而综合制订拟采用的免疫治疗方案。

现状 免疫治疗的应用前景相当程度上取决于建立标准化的疗效评估体系。以肿瘤的免疫生物治疗为例，临床上常依据实体瘤疗效评估标准（RECIST），其以瘤体大小变化（病灶缩减的百分比）作为主要指标，将临床疗效分为完全缓解（CR）、部分缓解（PR）、无变化（SD）和疾病进展（PD）。RECIST 评估体系尚存在如下不足：①主要基于临床症状及其他临床检查的综合指标而评估疗效，但未充分顾及机体免疫功能状态的改变。②主要反映近期疗效，未顾及患者总体生存时间和生存质量的改变，而机体抗肿瘤免疫应答效应的产生需要一定时间。③患者对免疫治疗的反应性存在个体差异，有待具体分析免疫学检测指标与临床效应间的关系。

为将免疫学指标与临床疗效紧密结合，已取得了某些进展：①建立新技术，定量检测病变组织局部特异性抗体/抗原水平及免疫细胞（杀伤性 T 细胞或抑制性 T 细胞）数量，以精准判断患者免疫功能状态，为制订合适的免疫治疗方案提供依据。②提出免疫学评价概念，在疾病进程中和治疗前后进行动态免疫学评分，以了解患者免疫功能状态、对免疫治疗的敏感性，并评估免疫治疗的疗效及患者预后。近期报道，在大样本结肠癌人群中检测基因表达谱及局部免疫组化，通过系统采集并分析免疫学指标（肿瘤浸润的淋巴细胞类型、密度等），有助于预测结肠癌肿瘤分期。

鉴于个体间基因、表观遗传及环境因素存在差异，免疫治疗取得预期疗效的关键是：合理评估个体的免疫功能状况；有效筛选靶向抗原；制订个体化治疗方案；免疫治疗与常规疗法（手术、放化疗等）相结合的综合治疗。

近年来，某些新的免疫治疗策略（如免疫检查点抑制剂、嵌合抗原受体修饰的 T 细胞等）已取得突破性进展，展示了令人鼓舞的应用前景，成为受到广泛关注的研究热点。

（吴玉章　倪兵　李殿俊）

tèyìxìng zhǔdòng miǎnyì zhìliáo
特异性主动免疫治疗（specific active immunotherapy, SAIT）
通过注射具有免疫原性的物质（如基因疫苗、免疫复合物疫苗、肿瘤相关抗原肽疫苗、细胞疫苗及类毒素等）诱导或增强机体免疫应答，用于治疗疾病的方法。

研究过程 主动免疫治疗的历史可追溯至 1880 年，巴斯德发现经干燥处理的狂犬病毒可治愈患狂犬病的小狗，遂于 1885 年首次通过注射狂犬疫苗而治愈一名被疯狗严重咬伤的男童，从而开创了主动免疫治疗时代。其后，类毒素研制成功，进一步推动主动免疫治疗发展。

分类 临床主要开展人工主动免疫治疗，即将人工制备的抗原性物质（如疫苗）输入患者体内，通过诱导或阻抑机体免疫应答，治疗相关疾病。人工主动免疫治疗主要包括两类。

激活增强性疫苗 ①肿瘤疫苗：应用经加工处理的肿瘤细胞（瘤苗）或抗原肽刺激机体，产生肿瘤特异性 CTL 或细胞毒性抗体，以杀伤肿瘤细胞，可用于治疗宫颈癌、黑色素瘤、淋巴瘤、白血病、前列腺癌、肺癌等。②治疗病毒性疾病的疫苗：传统的病毒疫苗制剂主要用于预防，近年开始研制治疗艾滋病和乙肝的疫苗，其关键之一是筛选、制备出可有效诱导抗病毒免疫应答、但不导致免疫损伤的疫苗候选抗原表位。

负调疫苗 ①治疗自身免疫病的疫苗：其作用原理是诱导免疫耐受，如口服Ⅱ型胶原治疗类风湿关节炎；应用针对自身抗原的多肽疫苗、DNA疫苗、抗原肽-MHC分子复合物等治疗1型糖尿病。②T细胞疫苗：由抗原活化的特异性T细胞经化学或物理方法灭活制备而成，如以髓鞘碱性蛋白（MBP）致敏的T细胞作为疫苗，通过诱导免疫耐而治疗多发性硬化症；应用同种异型抗原致敏的T细胞作为疫苗，诱导移植耐受。

人工主动免疫治疗作为一种特异性强、不良反应低、适用范围广的治疗方法有着重要的应用前景。治疗性疫苗（包括抗原-抗体复合物、DNA、多肽、树突状细胞等）的研制及应用标志着主动免疫治疗的新突破，已被用于治疗感染性疾病、肿瘤及自身免疫病等。此外，还可促进对保护性免疫、免疫耐受、免疫记忆、免疫识别、免疫效应等免疫学核心理论的深入认识。

（吴玉章 郭 晟 李殿俊）

zhìliáoxìng yìmiáo

治疗性疫苗（therapeutic vaccine） 通过诱导机体适应性免疫应答或免疫耐受而发挥治疗作用的疫苗。已有多种治疗性疫苗用于临床或临床试验：①肿瘤疫苗：给予经加工、处理的肿瘤细胞（瘤苗）以及用肿瘤抗原肽制备的疫苗，或抗原负载的抗原提呈细胞（如负载肿瘤抗原的DC），通过刺激机体产生肿瘤特异性CTL或细胞毒性抗体，发挥抗肿瘤效应。②病毒疫苗：筛选出可有效诱导抗病毒免疫应答、但不导致免疫损伤的病毒抗原表位，制备疫苗用于治疗感染性疾病（艾滋病、乙型肝炎和结核等）。③自身

免疫病疫苗：筛选自身免疫病的致病抗原，制备疫苗用于治疗自身免疫病，如应用髓鞘碱性蛋白（MBP）致敏的T细胞作为疫苗，治疗多发性硬化症；或通过口服Ⅱ型胶原治疗类风湿关节炎。④某些慢性病：如高血压的治疗性疫苗。

为增强治疗性疫苗疗效，可采取如下措施：对疫苗靶抗原进行改造和组合；设计单表位或多表位基因疫苗；模拟天然病原体感染；多水平基因修饰；不同疫苗交替免疫；研制新型疫苗、联合应用疫苗和基因治疗。

治疗性疫苗的特点是特异性强、毒性低，但仍存在许多亟待解决的问题，多处于实验室研究和临床试验观察阶段。

（吴玉章 邹丽云）

zhǒngliú yìmiáo

肿瘤疫苗（tumor vaccine） 应用致肿瘤的病毒成分或基因制备的疫苗，或用肿瘤特异性抗原（TSA）、肿瘤相关抗原（TAA）或抗原肽、编码基因等制备的疫苗。接种肿瘤疫苗可激发或增强机体抗肿瘤的免疫应答，通过抑制肿瘤生长、扩散和复发，达到预防肿瘤形成、控制甚至清除肿瘤的目的。

根据肿瘤疫苗的来源，可分为：①细胞疫苗：如灭活的肿瘤细胞疫苗，去除其致瘤性，保持免疫原性；基因修饰的肿瘤细胞疫苗，即向肿瘤细胞导入细胞因子（如IL-2、IL-4和GM-CSF等）或共刺激分子（如B7、CD40）的编码基因，以增强疫苗的免疫原性；树突状细胞-肿瘤细胞嵌合体疫苗；肿瘤抗原（肽）或基因修饰的DC疫苗等。②亚细胞疫苗：应用从肿瘤细胞裂解物中提取的成分所制备的疫苗，

包括重组肿瘤抗原疫苗、肿瘤抗原肽疫苗等。③基因疫苗：通过基因工程技术，用编码肿瘤抗原或相关分子的基因构建重组真核表达载体（重组病毒或质粒DNA），将其直接注入机体，借助载体本身和宿主自身基因表达系统而表达目的抗原，从而诱导机体产生抗肿瘤特异性免疫应答。

此外，某些肿瘤疫苗属预防性疫苗。此类疫苗是用某些肿瘤发生相关病毒或基因制备的疫苗，接种于具有遗传易感性的健康人群，可控制肿瘤发生。人乳头瘤病毒（HPV）疫苗是世界上首个获准用于临床的预防性肿瘤疫苗，可有效预防HPV感染所致宫颈癌及生殖器癌前病变。

治疗性肿瘤疫苗面临的巨大挑战是肿瘤的免疫逃逸，研究者已开始探寻相关的对策，如联合给予共刺激分子、促细胞免疫应答的细胞因子、Toll样受体的激动型配体或其他分子佐剂，以提高免疫效果；与手术及放、化疗结合，具有增强疗效、特异性强、不良反应小等优点，尤其对于中晚期（已发生转移）的恶性肿瘤显示明显疗效。

（吴玉章）

zìshēn miǎnyìbìng yìmiáo

自身免疫病疫苗（autoimmune disease vaccine） 通过免疫调节机制及诱导免疫耐受治疗自身免疫病的疫苗。自身免疫病（AID）是因机体自身耐受遭破坏而发生，临床常规应用的非特异性免疫抑制剂有明显毒副作用。理论上，抑制自身反应性淋巴细胞是防治AID的最佳方案，其中治疗性疫苗被视为最具发展前景的干预策略。此类疫苗亦称负性疫苗，其原理是：将含自身抗原（肽）或其类似成分的生物制剂，通过口

服、黏膜或静脉给药，诱导机体产生针对该自身抗原的免疫耐受，以达到防治疾病的目的。

AID 疫苗主要包括组织提取的混合抗原疫苗、可溶性蛋白疫苗、抗原肽疫苗及改造肽（APL）疫苗。与完整或大分子抗原相比，小分子肽疫苗更易诱导机体免疫耐受，并可大规模化学合成，易于纯化，使用也相对安全。研制 AID 肽疫苗的关键问题是筛选、鉴定致病自身抗原的 T 细胞表位。APL 可通过竞争效应，影响天然表位、MHC 分子和 TCR 形成的三分子结构，部分或完全阻断天然肽特异性 T 细胞克隆活化，或导致克隆清除，从而发挥特异性免疫负调节作用。

动物试验中，通过给予胰岛抗原或髓鞘碱性蛋白（MBP）诱导免疫耐受，分别用于治疗 1 型糖尿病和多发性硬化（MS）。临床上，自身抗原肽 MBP_{85-99} 类似物（格拉默 Copolymer-Ⅰ多肽）治疗 MS 获肯定疗效，已成为 AID 肽疫苗的成功范例。该药的作用机制为：诱导自身反应性 T 细胞向 Th2 细胞偏移，并可促进调节性 T 细胞分化。此外，应用负载自身抗原或抗原肽的耐受型树突状细胞作为 AID 的细胞疫苗，在重塑针对特定自身抗原的免疫耐受中已显示良好效果。

（吴玉章）

fēnzǐ yìmiáo

分子疫苗 （molecule vaccine）

以疾病相关抗原所制成、用于预防或治疗疾病的疫苗。已有多种分子疫苗进行动物实验或进入临床试验，包括疾病相关的抗原肽疫苗、免疫复合物疫苗、抗独特型抗体疫苗、重组病毒疫苗等。广义上，DNA 疫苗也可被视为一类特殊的分子疫苗。

在诸多分子疫苗中，肿瘤抗原肽疫苗得到最深入研究，包括癌基因产物分子疫苗、肿瘤相关病毒疫苗、HSP-肽复合物肿瘤疫苗、TAA/TSA 疫苗、抗原肽-MHC 分子复合物疫苗、HSP-肽复合物疫苗、人工合成肿瘤肽疫苗（如黑色素瘤相关抗原、HPV 的 16E7 抗原、P53 蛋白中特定序列多肽及 P21-k-ras）等。

人工合成的、含 8~12 个氨基酸残基的肿瘤抗原肽，可直接与 MHC Ⅰ类分子结合而激活特异性 CTL，从而在体内外特异性杀伤表达相似天然肽序列的肿瘤细胞；黑色素瘤相关抗原 gp100，Ⅲ期临床显示可明显延长患者无进展生存时间和总体生存时间。

（李殿俊 储以微）

réngōng héchéng de zhǒngliú duōtài yìmiáo

人工合成的肿瘤多肽疫苗 （synthetic tumor peptide vaccine）

用人工合成的肿瘤相关抗原（TAA）/肿瘤特异性抗原（TSA）多肽或构建表达 TAA/TSA 的重组病毒而制备的疫苗。

此类疫苗可模拟 T 细胞所识别的肿瘤抗原表位，不经加工处理即可直接与 MHC 分子结合，进而激活特异性 T 细胞，诱导 CTL 的抗肿瘤效应。例如：胃癌细胞通常过度表达异常的表皮细胞生长因子（EGF）受体，后者与 EGF 结合后不能正常解离，导致 EGF 通路持续激活，从而促进肿瘤细胞异常增殖；将重组的人 EGF 直接作为疫苗，联合佐剂，可诱导机体产生抗 EGF 抗体，从而阻断 EGF 与肿瘤

细胞表面 EGF 受体结合，该方案用于临床已取得初步疗效。

（李殿俊）

miǎnyì fùhéwù yìmiáo

免疫复合物疫苗 （immune complex vaccine）

用免疫复合物（IC）制备的蛋白疫苗。IC 被抗原提呈细胞（APC）摄取，可使抗原的处理和提呈更为有效，从而增强机体适应性免疫应答。例如：由埃博拉病毒表面糖蛋白和识别糖蛋白表位的单克隆抗体融合而成的埃博拉免疫复合物（EIC），注入机体后可被 APC 有效处理并提呈给 T 细胞，尤其当 EIC 和 Toll 样受体（TLR）联合使用时，可诱导机体产生高效价抗埃博拉病毒的中和抗体。

（李殿俊 储以微）

kàngdútèxíng kàngtǐ yìmiáo

抗独特型抗体疫苗 （anti-idiotype antibody vaccine）

用某些抗独特型抗体作为抗原制备的疫苗。

原理 某些抗独特型抗体是抗原内影像，具有较强免疫原性，可模拟抗原而作为疫苗（图）。根据耶尔纳（Jerne）免疫网络学说，机体受抗原刺激后可通过独特型（Id）和抗 Id 之间相互作用的网络而维持免疫自稳，其机制为：针对一个抗原表位而产生抗体 1（Ab1）；Ab1 的 V 区存在由 5~6 个个体特异性氨基酸残基形成的结构，称为独特位，后者也

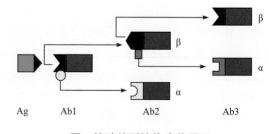

图 抗独特型抗体疫苗原理

可作为抗原表位诱导机体产生抗体（Ab2）；Ab2 的独特位与相应 Ab1 的抗原表位在结构上相似，被称为抗原的"内影像"，可发挥始动抗原的作用，从而诱生针对相应抗原的 Ab3；Ab3 的独特位的分子结构与 Ab1 的抗原表位相同或相似。

Id 一般为单克隆性，某些 Id 可存在于同种异体或异种个体间，称为公有性或交叉反应性独特型。后者在制备 Id 疫苗中具有实践意义。Id 不仅存在于抗体分子，也存在于 T/B 细胞表面的抗原受体（TCR、BCR）。

制备 以用于肿瘤治疗的抗独特型抗体疫苗为例：用肿瘤相关抗原免疫小鼠，产生抗肿瘤相关抗原（TAA）的抗体（Ab1）；将这些 Ab1 免疫其他小鼠，产生抗 Ab1 的抗体（Ab2），后者（Ab2）的独特位与 TAA 的某个表位相同或相似；通过大量扩增和纯化 Ab2，获得足够数量 TAA 内影像，辅以佐剂后回输给肿瘤患者，可激发有效的抗肿瘤应答。

优点 ①某些肿瘤抗原表达水平极低或免疫原性很弱，难以诱导机体产生有效的抗肿瘤免疫应答，而抗 Id 抗体疫苗可模拟肿瘤抗原并具有强免疫原性。②制备流程相对简单，无须预先分离或鉴别肿瘤抗原，可直接应用肿瘤抗原的抗体作为免疫原。③所获得的抗 Id 抗体混合物内，可能含某些未被机体识别的蛋白组分，有助于打破机体对肿瘤抗原的免疫耐受。④对某些分子结构尚不清楚的癌相关抗原，难以进行化学合成或 DNA 重组，抗 Id 抗体疫苗可避开这一难题。⑤通过改造抗独特型抗体分子结构，并与细胞因子重组成融合蛋白，可望进一步提高其抗肿瘤效应。

抗 Id 型抗体疫苗除可用于抗肿瘤，也可用于防治某些传染病和自身免疫病。

存在问题 制备抗 Id 抗体疫苗所面临的挑战在于，如何从大量抗 Id 抗体中鉴定并分离出与肿瘤抗原表位最相似的抗 Id 抗体。采取的主要策略为：传统的免疫血清制备技术，可获得抗 Id 的多克隆抗体，该法技术简单，但所获具有抗原内影像的抗 Id 抗体含量较低；单克隆抗体制备技术，其技术流程虽繁琐，但一旦获得内影像抗 Id 抗体，其产量可无限扩大。

（李殿俊）

áijīyīn chǎnwù fēnzǐ yìmiáo
癌基因产物分子疫苗 （oncogene product vaccine）

以癌基因编码的蛋白质为抗原制成的肿瘤疫苗。制备原理为：①体内外环境因素使原癌基因（或抑癌基因）出现点突变（如 $p21^{ras}$）或易位（如 $p210^{BCR-ABL}$）而被激活，相应基因产物表达异常，或由于癌基因扩增而过量表达（如 *HER-2/neu*），这些癌基因产物的氨基酸序列及空间构象已发生改变，或隐蔽的抗原表位被暴露，后者具有较强免疫原性，可诱导机体产生较强免疫应答。②从瘤组织分离癌基因表达产物，将其在体外与 DC 共同孵育，经 DC 摄取、加工、处理后，提呈给 $CD4^+T$ 细胞，使之活化并发挥抗肿瘤效应；或提呈给 $CD8^+T$ 细胞，产生特异性 CTL 而发挥抗肿瘤效应。

人工合成的 p53 突变肽、p21-K-Ras-125 突变肽，EGFRvIII 突变肽及 Her2/neu 肽等，均可被 APC 有效提呈并诱导肿瘤特异性 CTL 产生，从而延缓癌症进程，或增强其他抗肿瘤治疗的效应。

（李殿俊）

zhǒngliú xiāngguān bìngdú yìmiáo
肿瘤相关病毒疫苗 （tumor associated virus vaccine）

用致瘤病毒抗原制备的疫苗。某些病原体感染与肿瘤发生密切相关，如乙型肝炎病毒（HBV）、丙型肝炎病毒（HCV）感染与原发性肝细胞癌；EB 病毒（EBV）感染与鼻咽癌和 B 细胞淋巴瘤；人乳头状瘤病毒（HPV）感染与子宫颈癌及口腔癌等。因此，某些抗病毒疫苗被视为防治病毒感染所诱发肿瘤的重要策略。

肿瘤相关病毒疫苗已用于预防肿瘤：中国对婴幼儿连续 3 次（0、1 和 6 月）注射 HBV 疫苗，以预防 HBV 感染；EBV 在自然界普遍存在，感染者（尤其是儿童）无明显临床症状，该病毒感染与鼻咽癌、淋巴瘤及白血病发病明显相关，故对高危人群预防性接种 EBV 疫苗值得关注；对年轻未婚女性注射 HPV 预防性疫苗（主要针对病毒的衣壳蛋白），用于预防子宫颈癌。

针对未感染 HPV 高危人群的预防性 HPV 疫苗［加卫苗（Gardasil）和希瑞适（Cervarix）］已上市。针对已感染 HPV 的人群，研制重组 HPV 疫苗治疗子宫颈癌也取得进展：①HPV 基因产物（如 E6、E7）与病毒转化能力相关，且在癌细胞内持续表达。②诱导 E6/E7 特异性 CTL 应答的重组多肽、蛋白或载体疫苗，可望增强 T 细胞对子宫颈癌的靶向性攻击，在动物实验中已证实该策略的有效性。③含编码 E6、E7 蛋白的牛痘病毒可诱导机体产生特异性抗体。④联合输注 CTL 前体细胞及 E7 蛋白（以铝盐为佐剂），可诱导机体产生抗体及 T 细胞增殖。

此外，55% 的胃癌发生与幽

门螺杆菌（*Hp*）相关，针对 Hp 的治疗性疫苗可能对胃癌具有防治作用。

（李殿俊）

rèxiūkè dànbái-tàifùhéwù yìmiáo

热休克蛋白-肽复合物疫苗

（heat shock protein-peptide complex vaccine） 用从肿瘤细胞中提取的热休克蛋白（HSP）-抗原肽复合物制备的疫苗。

HSP 功能 是高度保守的可溶性应激蛋白，广泛存在于从原核生物到真核生物的细胞内，其特征为：主要发挥分子伴侣功能，可识别并结合新合成的、多肽折叠正确的蛋白质，防止后者错误折叠和聚集；压力（包括环境恶化）及某些病理生理状态（如病毒感染、恶性肿瘤、生长因子及细胞分化等）可诱导 HSP 表达增加，并在细胞内重新分布；一旦细胞坏死和裂解，HSP 可从细胞内释放至细胞外，作为损伤相关模式分子（DAMP）而发挥致炎作用。

HSP 与肿瘤免疫相关：早期发现，从肿瘤组织分离的 HSP 可促进抗肿瘤免疫应答；其后发现，发挥抗肿瘤效应的实际上是与多肽结合的 HSP（即 HSP-肽复合物），其诱导免疫应答的特异性取决于所结合多肽的特异性；近年证实，某些 HSP 家族成员（如 HSP70、HSP90、GP96）参与内源性抗原（包括肿瘤抗原）的加工和提呈，它们与多肽形成的复合物可发挥肿瘤疫苗的作用，从而用于防治肿瘤。

制备及原理 从切除的肿瘤组织提取 HSP-肽复合物；疫苗接种患者自身后，抗原提呈细胞（APC）摄取 HSP-肽复合物，经 MHC Ⅰ类分子途径提呈给 T 细胞，通过诱生特异性 CTL 而发挥杀瘤效应。

肿瘤抗原种类繁多，且同一类肿瘤的细胞表型可能存在差异，故仅针对单一或某几种肿瘤相关抗原的 HSP-肽复合物疫苗难以对所有肿瘤细胞均产生效应。已发现，HSP 可能具有"伴侣抗原肽"的作用，从肿瘤组织所提取的实际上是与不同抗原肽结合的 HSP，即 HSP-多种肿瘤相关肽复合物的混合物，免疫后可激活体内多个肿瘤抗原特异性 CTL 克隆，从而对同一肿瘤的所有细胞均产生杀伤效应。Ⅰ～Ⅲ期临床试验显示，纯化的自体 HSP-肽复合物（如 gp96-肽复合物疫苗）对不同类型肿瘤（胰腺癌、胃癌、结直肠癌、淋巴瘤、肾癌及黑色素瘤等）均显示一定疗效。

优点 ①与粗制肿瘤提取物相比，从肿瘤组织分离提取的 HSP-肽复合物不含具有免疫抑制作用的核酸或细胞因子。②制备流程相对简单，无需鉴定癌组织特异性抗原或另行分离肿瘤相关抗原肽。③与多种肿瘤抗原结合的 HSP-肽复合物可活化多个 CTL 克隆，从而可能杀伤一种肿瘤内所有肿瘤细胞。④HSP-肽复合物的效应无 MHC 限制性，可用于同种不同个体。⑤用 HSP-肽复合物免疫动物无需使用佐剂。⑥无须考虑肿瘤抗原调变。⑦从肿瘤组织中提取 HSP-肽复合物进行自体免疫，可打破已形成的免疫耐受，从而清除残存瘤组织，达到根除肿瘤的目的。

（李殿俊）

xìbāo yìmiáo

细胞疫苗

（cell vaccine） 用活细胞作为抗原载体而制备的疫苗。可通过诱导机体产生适应性免疫应答而发挥治疗作用。用于肿瘤治疗的研究最为深入，又称肿瘤细胞疫苗，通过接种经修饰的免疫细胞或肿瘤细胞，可激发机体产生抗肿瘤免疫应答。主要包括两类：①基因修饰的肿瘤细胞疫苗：原理为用免疫分子或肿瘤抗原的编码基因修饰肿瘤细胞，以改变瘤细胞遗传背景、降低其致瘤性、提高肿瘤抗原免疫原性。②肿瘤抗原肽或基因修饰的 DC 疫苗：原理为用肿瘤抗原（肽）刺激 DC、将肿瘤抗原 mRNA 导入 DC 或将肿瘤抗原 cDNA 转染 DC，亦可将瘤细胞与 DC 在体外融合，形成 DC-瘤细胞嵌合体，回输患者体内。

美国食品和药品管理局（FDA）于 2010 年批准针对晚期前列腺癌的 Sipuleucel-T（Provenge）疗法，应用自体细胞制备疫苗，属于个性化疫苗。其制备程序和原理为：采集晚期前列腺癌患者的外周血单个核细胞（PBMC）；体外培养 PBMC，并加入前列腺酸性磷酸酶（PAP，为前列腺癌相关抗原）和粒细胞-巨噬细胞集落刺激因子融合蛋白；将培养后的 PBMC 经静脉回输患者。PBMC 即为细胞疫苗，回输后可向细胞毒性 T 细胞（CTL）提呈前列腺酸性磷酸酶抗原肽，从而诱导产生特异性效应 CTL，后者可在体内杀伤表达 PAP 的前列腺癌细胞。与安慰剂组比较，Sipuleucel-T 治疗前列腺癌患者可延长存活时间 4.1 个月，3 年生存率提高 38%。鉴于此前 5 年所开展的细胞疫苗临床试验均未获成功，故 Sipuleucel-T 取得的初步疗效对癌症治疗性疫苗的研制和应用具有重要推动作用。

（于永利 李殿俊）

jīyīn xiūshì de zhǒngliú xìbāo yìmiáo

基因修饰的肿瘤细胞疫苗

（gene modified tumor cell vaccine） 将免疫分子（如细胞因

子、共刺激分子、MHC Ⅰ 类分子、细胞因子及其受体、黏附分子等）或肿瘤抗原的编码基因导入肿瘤细胞，继而将表达外源基因产物的肿瘤细胞灭活后制成的肿瘤治疗性疫苗。

自 20 世纪 90 年代起，研制基因修饰的肿瘤细胞疫苗已探索的策略为：①转染细胞因子（如 IL-2、IL-12、TNF、IFN、GM-CSF 等）基因，使肿瘤细胞表达相应产物，以发挥其免疫效应及调节功能，并避免全身应用细胞因子可能导致的不良反应。②转染 MHC 基因，上调肿瘤细胞 MHC 抗原表达，使之可被 CTL 识别，增强 CTL 特异性杀伤肿瘤细胞的效应。③转染突变的癌基因 ras、p53 或某些肿瘤相关抗原（如 CEA、AFP 等）的编码基因，以促进肿瘤抗原表达。④转染共刺激分子（如 B7-1、B7-2）的编码基因，促进 T 细胞激活并分泌 IL-2。⑤转染 GM-CSF/B7-1 双基因或 B7-1/IL-2/TNF-α 三基因，以增强免疫效果。⑥手术获得新鲜肿瘤组织并制备单细胞悬液，转染携带 GM-CSF 基因的重组腺病毒（Ad-GMCSF）后经皮内注射，已被美国食品和药品管理局（FDA）批准进入三期临床试验。

基因修饰的自体肿瘤疫苗受取材和细胞数量的影响，而基因修饰的异体肿瘤细胞疫苗可能具有某些优势，有助于扩大应用范围，并具备商品化开发的前景。

（李殿俊）

rónglíu bìngdú

溶瘤病毒（oncolytic virus） 具有复制能力、可杀伤肿瘤细胞、作为治疗性肿瘤疫苗载体的病毒。溶瘤病毒不仅具有免疫调节作用，且活的溶瘤病毒本身可直接溶解肿瘤，从而增强机体抗肿瘤效应。

以治疗黑色素瘤的新型溶瘤疫苗 OncoVEX 为例，其抗肿瘤作用与机制为：直接注入肿瘤，可在肿瘤细胞内复制、增殖，通过溶解肿瘤细胞而直接发挥抗肿瘤作用；疫苗抗原被 DC 摄取、处理并提呈给 T 细胞，可激发全身及肿瘤局部特异性免疫应答，发挥抗肿瘤效应；可下调调节性 T 细胞和骨髓来源的抑制细胞数量。

（储以微）

shùtūzhuàng xìbāo yìmiáo

树突状细胞疫苗（dendritic cell vaccine） 以负载肿瘤抗原肽或转染免疫分子编码基因的 DC 制成的疫苗。

原理 DC 是已知功能最强的、唯一能激活初始 T 细胞的专职抗原提呈细胞（APC），具有强大的激活 CD8$^+$ CTL 及 CD4$^+$ 辅助性 T 细胞的能力。已发现：肿瘤患者体内 DC 存在缺陷，表现为局部微环境浸润的 DC 数量减少，且黏附分子（B7）表达及抗原提呈功能降低，导致机体抗肿瘤免疫应答下降。

人工制备的 DC 疫苗可用于治疗肿瘤，原理为：从人外周血分离单核细胞，体外诱导分化为 DC；DC 负载患者自身肿瘤抗原或合成的肿瘤抗原肽，或转染的免疫分子编码基因，然后回输至患者体内，通过激发机体产生抗肿瘤的适应性免疫应答，发挥抗肿瘤效应。

制备 人体外周血 DC 数量稀少，难以分离并获得足够数量的 DC。获取 DC 的程序为：采集化疗后处于骨髓抑制恢复期的肿瘤患者的外周血单个核细胞（PBMC）；给予 GM-CSF 和 IL-4 与 PBMC 共培养，分别诱导 DC 扩增及抑制粒细胞、巨噬细胞产生，并使 DC 维持于未成熟状态，

从而获得具有典型表型和抗原提呈能力的 DC。此外，在 GM-CSF 和 TNF-α 中培养的脐血 CD34$^+$ 造血前体细胞中添加干细胞因子（c-kit 配体）或 flt-3 配体，也可诱导 DC 产生。

制备 DC 疫苗的优化策略为：①DC 对培养条件极其敏感，多种因素可影响其表型和功能，故选择最佳培养条件是获得功能性 DC 的关键。②肿瘤抗原的制备及其装载十分重要，由于可溶性肿瘤抗原含量极低，且难以分离和纯化，故多借助基因工程技术制备重组肿瘤抗原。③将肿瘤细胞与 DC 融合，所获得的杂交细胞既表达肿瘤抗原，也具有 DC 的抗原提呈功能。

优点 负载自体肿瘤抗原并转染免疫分子基因的 DC 疫苗已在肿瘤治疗中获得良好结果。其与肿瘤细胞疫苗相比具有如下优点：①转染细胞因子或 B7 基因的肿瘤细胞疫苗主要通过激活局部 DC 而间接激活 CTL，而 DC 疫苗的作用更为直接。②制备 DC 疫苗在技术上比基因修饰的肿瘤细胞疫苗更可行，通过应用 GM-CSF、IL-4、TNF-α 等细胞因子培养患者外周血或骨髓单个核细胞，即可获得大量 DC，肿瘤抗原可以基因、多肽、蛋白、甚至完整细胞的形式负荷给 DC。

临床应用 适应证为：对放疗、化疗不敏感或治疗失败的患者；肿瘤免疫原性较强的肿瘤，如小细胞肺癌、除鳞癌外的非小细胞肺癌、某些类型（性激素受体阴性）乳腺癌、转移性结直肠癌、卵巢癌、肾癌、前列腺癌、黑色素瘤等；手术切除后预防肿瘤转移及复发。

采用肿瘤抗原或某些特异性表位肽致敏的 DC 作为肿瘤治疗

性疫苗，已对前列腺癌、黑色素瘤、恶性淋巴瘤等患者取得较好疗效，是已知最有前景的肿瘤免疫治疗方案之一。自 1995 年迄今，已开展数百项 DC 疫苗临床试验，受试患者超过万例，发现可延长生存时间、改善自觉症状（如体力、食欲和睡眠等）、提高生活质量。主要副作用是寒战、发热、肌肉酸痛、皮肤瘙痒、一过性全身无力和自身抗体升高等，多为自限性。

美国 Dendroen 公司成功制备了表达 APC8015（前列腺酸性磷酸酶）和 GM-CSF 融合蛋白的（患者自体）DC 疫苗 Sipuleucel-T（Provenge），可诱导机体产生较强的细胞免疫应答，于 2010 年获美国食品和药品管理局（FDA）批准用于临床，已显示确切的抗肿瘤效应。

（李殿俊）

T xìbāo yìmiáo

T 细胞疫苗（T cell vaccine）

应用被致病抗原（如病原微生物抗原、肿瘤抗原、自身抗原、同种异型移植抗原）致敏、灭活的致病性 T 细胞系/T 细胞克隆或 T 细胞抗原受体（TCR）来源的肽所制备的疫苗。

应用　可用于治疗自身免疫病、同种移植排斥反应、感染性疾病（尤其是病毒）、肿瘤等疾病。以自身免疫病和同种器官移植排斥为例。

自身免疫病　1981 年，科恩（Cohen）发现，向小鼠接种经放射线照射、针对自身抗原成分（髓鞘碱性蛋白）的 T 细胞，可抑制实验性自身免疫性脑脊髓炎（EAE）发生。原理为：通过体外分离和扩增，获取大量针对致病自身抗原的特异性 T 细胞（即致病性 T 细胞克隆），其所表达的

TCR 可被视为一种新的独特型抗原；将经放射线照射而灭活的 T 细胞疫苗注入体内，可诱导机体产生针对该 TCR 的调节性 T 细胞，后者可特异性清除致病性 T 细胞克隆或抑制其功能。通过接种已灭活的自身反应性 T 细胞（无致病作用），用以诱生另一群 TCR 与之互补的治疗性 T 细胞，进而清除存在于患者体内、有致病作用的自身反应性 T 细胞。

同理，通过接种 TCR 多肽片段或编码特定 TCR 的 DNA，也可发挥类似于 T 细胞疫苗的效应。T 细胞疫苗可用于治疗多种自身免疫病（如多发性硬化、类风湿关节炎、红斑狼疮、1 型糖尿病等）动物模型。

同种移植排斥　体外用供者来源的同种异型抗原刺激受者同种反应性 T 细胞使之扩增，将其灭活后作为 T 细胞疫苗接种受者，可诱导机体产生针对同一供者移植物的免疫耐受。其机制可能是：诱导受者 B 细胞产生抗 T 细胞疫苗（TCR）的独特型抗体，并上调受者体内针对 TCR 独特型的 T 细胞，从而抑制受者体内同种反应性效应 T 细胞增殖和分化，发挥抗排斥反应的作用。

优点　与传统疫苗相比，T 细胞疫苗具有如下优势：①传统疫苗主要激发机体产生体液免疫应答和保护性抗体，而 T 细胞疫苗主要促进特异性细胞免疫应答，尤其是诱生针对致病抗原的特异性细胞毒性 T 细胞（CTL）。②传统疫苗诱生的中性抗体主要针对易发生突变的病毒表面抗原，而 T 细胞疫苗则针对隐藏于病毒内部、保守的抗原表位（尤其对可迅速变异的病毒）。③含肿瘤相关抗原（TAA）的传统疫苗通常不能激发有效的体液免疫应答，且

即使产生抗体也对表达于肿瘤细胞内部的 TAA 无效，而 T 细胞疫苗诱导的细胞免疫应答可有效清除肿瘤细胞。

T 细胞疫苗除用于治疗自身免疫病，在治疗人类获得性免疫缺陷综合征、克罗恩病及皮肤移植排斥反应等疾病方面，已进入临床试验阶段。

（吴玉章　秦志海　赵　勇）

bèidòng miǎnyì zhìliáo

被动免疫治疗（passive immunotherapy）

向患者体内转输免疫效应物质，通过被动增强机体免疫力而防治疾病的方法。临床上主要开展人工被动免疫治疗，即将人工制备的免疫效应物质（分子或细胞）过继输入患者体内，使之快速而短暂获得特异性免疫力。被动免疫治疗所输注的主要效应物质为抗体（包括抗毒素、含特异性抗体的人或动物血清/血浆、从被免疫或疾病康复的捐献者所获得的高效价免疫球蛋白、针对不用靶分子的单克隆抗体）、免疫效应分子（如细胞因子、趋化因子以及相应和拮抗剂）、体外扩增或基因修饰的自体或异体免疫细胞（如抗原特异性淋巴细胞、修饰的 T 细胞、NK 细胞、巨噬细胞、NK T 细胞、DC、造血干细胞等）。

以免疫分子（抗体或细胞因子）治疗为例，被动免疫具有如下特点：潜伏期短（或无），接种后即可发挥免疫效应；由于输注的免疫分子并非由接种者自身产生，缺乏主动补给的来源，故接种后免疫效应维持时间短暂，一般 2~3 周；若免疫分子（如抗体）为非人源化，则存在发生过敏反应和血清病的潜在危险，且其体内半衰期明显短于人源抗体。

被动免疫疗法可用于治疗感

染、炎症性疾病、自身免疫病、某些血液病与肿瘤等，也可用于应急治疗和预防。如未接种破伤风疫苗的个体若有严重污染的创口，须尽早注射破伤风抗毒素（抗体）作为紧急预防措施，而注射破伤风类毒素（抗原）的人工主动免疫产生效应约需 2 周。

（吴玉章　赵婷婷）

kàngtǐ zhìliáo

抗体治疗（antibody therapy）

应用特异性抗体（尤其是人源化抗体或其偶联物）治疗疾病的方法。抗原是激活免疫系统产生免疫应答的关键因素，针对抗原的特异性抗体在抗微生物感染、自身免疫病及肿瘤中发挥重要作用，尤其靶向肿瘤的单克隆抗体药物是有效的抗肿瘤免疫制剂。

研究过程　1890 年，德国免疫学家埃米尔·阿道夫·冯·贝林（Emil Adolf von Behring）与保罗·埃尔利希（Paul Ehrlich）成功制备抗白喉和破伤风毒素的抗血清，1891 年，将抗白喉毒素血清用于临床，首开抗体治疗先河，次年柏林儿童医院白喉患儿病死率从 48% 降至 13%。基于上述贡献，贝林于 1901 年荣获诺贝尔生理学或医学奖。

动物来源的抗血清用于早期治疗肺炎、白喉、麻疹等传染病显示了一定效果，但异源蛋白易产生过敏反应，加之磺胺类药物和抗生素先后问世，抗血清治疗逐渐被放弃。直至 1975 年单克隆抗体研制成功，其后人源化抗体的制备取得重大进展，被临床广泛用于治疗肿瘤、感染、器官移植排斥反应、血栓形成、自身免疫病等。

原理　抗体可特异性结合抗原分子，并通过中和作用、空间位阻、补体依赖的细胞毒作用（CDC）、抗体依赖细胞介导的细胞毒作用（ADCC）、启动或干扰细胞内信号转导等机制发挥治疗作用。抗体药物所针对的靶抗原，包括病原微生物及其毒素（细菌外毒素）、肿瘤相关抗原（如 Her2/neu、EGFR 等）、损伤相关模式分子（如 HMGB1、HSP 等）、模式识别受体（PRR）、细胞因子及其受体（如 TNF/TNFR、IL-6/IL-6R 等）、共刺激分子（如 CD80、CD86 等）、共抑制分子（CTLA-4、PD-1 等）。由于靶抗原不同，抗体药物发挥效应的机制也各异。

作用机制　①中和作用：使病原体或其产生的毒素丧失致病力，主要用于治疗感染性疾病。②示踪或导向作用：使与之相连的功能性分子（药物等）特异性地导向靶细胞或靶分子。③竞争性抑制作用：通过特异性结合内源性或外源性致病物质，阻止它们对机体的损伤作用。④ ADCC 及 CDC 作用。

适应证　抗体治疗的适应证极为广泛（表）。

肿瘤　①单克隆抗体靶向治疗：如人鼠嵌合的抗 CD20 单抗（利妥昔单抗，Rituximab）针对 B 细胞表面 CD20，可用于治疗非霍奇金淋巴瘤；人源化单抗（曲妥珠单抗，Trastuzumab）针对 Her-2 的 P185 糖蛋白，可用于防止 HER-2 阳性乳腺癌复发。②抗共抑制分子抗体：如针对 PD-1/PD-L1 及 CTLA-4 的抑制性抗体，对黑色素瘤、肺癌、肾癌等具有强大的抗肿瘤活性，抗 PD-1 药物纳武（Nivolumab，Opdivo）已于 2015 年在日本获准上市。③结合型单抗：即将杀瘤效应分子与抗肿瘤抗原的抗体偶联，用于靶向治疗，包括放射性核素与抗肿瘤抗体的偶联物、抗体/化学药物偶联物及抗体/生物毒素交联的免疫毒素等。

器官移植排斥　抗 CD3 单抗用于防治急性排斥反应；人源化抗 CD25 单抗可与 IL-2R 结合并阻断 CD25 亚单位的信号转导，从而抑制 T 细胞增殖，缓解急性排斥反应。

免疫相关疾病　①抗 TNF-α 单抗（英利昔单抗，Infliximab）和人源化抗 IL-6 单抗（Clazakizumab）被用于治疗多种免疫相关疾病，人源化抗 IL-6 受体抗体（托珠单抗，Tocilizumab）治疗类风湿关节炎。②人源化抗 CD11a 单抗（依法珠单抗，Efalizumab）可抑制 CD11a（LFA-1）与细胞间黏附分子的结合，通过干扰 T 细胞活化、黏附及向炎症灶迁移，缓解中、重度慢性斑块状银屑病患者的症状。③人源化抗 IgE 单抗（Omahzumab）可治疗过敏性哮喘。

此外，单链抗体酶具有亲和力高、免疫原性低、渗透能力强的优点，具有如下用途：①水解、清除血液中毒素，如用 CAb 15A10 催化可卡因分解，治疗可卡因成瘾。②替代酶催化药物在体内还原，有利于机体吸收，并降低药品不良反应。③切割病毒或恶性肿瘤，如用 HIV gp120 的抗体酶催化分解 gp120 蛋白，可抵御或延缓 HIV 感染。④直接治疗酶缺陷患者。⑤催化单分子氧和水，生成过氧化氢和臭氧类似物，直接杀伤细菌，并引起炎症反应。

应用　抗体疗法具有安全有效、特异性高等优点，已显示广阔的应用前景。2015 年，全球销售额前 10 名的治疗用生物制剂（TOP10 药品）中，有 6 种为抗体

表　已获美国 FDA 批准用于临床治疗的单克隆抗体药物（截至 2016.5）

单克隆抗体名称	靶向	应用疾病
Muromonab-CD3	TCR/CD3	移植排斥
Abciximab	糖蛋白 II b/ III a	心血管疾病
Daclizumab	IL-2 受体 α 链（CD25）	移植排斥、复发型多发性硬化症
Rituximab	CD20	非霍奇金淋巴瘤
Basiliximab	IL-2 受体 α 链（CD25）	移植排斥
Infliximab	TNF-α 信号	自身免疫病
Palivizumab	RSV F 蛋白	呼吸道合胞病毒
Trastuzumab	ErbB2	乳腺癌
Gemtuzumab	CD33	急性髓细胞性白血病
Alemtuzumab	CD52	慢性淋巴细胞性白血病
Adalimumab	TNF-α 信号	自身免疫病
Efalizumab	CD11a	银屑病
Ibritumomab tiuxetan	CD20	非霍奇金淋巴瘤
Tositumomab	CD20	非霍奇金淋巴瘤
Bevacizumab	血管内皮生长因子（VEGF）	直肠结肠癌
Cetuximab	表皮生长因子	直肠结肠癌
Omalizumab	IgE	变态原相关的哮喘
Natalizumab	α4 整合素	多发性硬化、克罗恩病
Panitumumab	表皮生长因子受体	直肠结肠癌
Ranibizumab	血管内皮生长因子-A（VEGF-A）	黄斑变性
Eculizumab	补体 C5	阵发性睡眠性血红蛋白尿症
Certolizumab pegol	TNF-α 信号	克罗恩病
Canakinumab	IL-1β	Cryopyrin 蛋白相关周期综合征
Golimumab	TNF-α	类风湿关节炎、强直性脊柱炎
Ofatumumab	CD20	慢性淋巴细胞性白血病
Denosumab	RANK 配体	绝经后骨质疏松症
Tocilizumab	IL-6R	类风湿关节炎
Belimumab	B 细胞活化因子	系统性红斑狼疮
Brentuximab vedotin	CD30	未分化大细胞淋巴瘤和霍奇金淋巴瘤
Ipilimumab（MDX-101）	CTLA-4	黑色素瘤
Ustekinumab	IL-12 和 IL-23 的 p40 亚单位	中重度鳞屑病
Ecukinumab	IL-17A 拮抗剂	斑块状银屑病
Alirocumab	CSK9 抑制剂	降低 LDL
Evolocumab	CSK9 抑制剂	降低 LDL
Idarucizumab	达比加群结合单克隆抗体片段	降低 LDL-C
Mepolizumab	IL-5 拮抗剂	重症嗜酸性粒细胞性哮喘
Daratumumab	CD-38 导向单克隆抗体	多发性骨髓瘤
Necitumumab	EGFR 拮抗剂	非小细胞肺癌（NSCLC）
Elotuzumab	LAMF7 导向单克隆抗体	多发性骨髓瘤
Nivolumab	PD-1	晚期肾癌，转移性鳞状非小细胞肺癌、黑色素瘤、霍奇金淋巴瘤
Pembrolizumab	PD-1	晚期黑色素瘤、非小细胞肺癌、尿路上皮癌
Ipilimumab	CTLA-4	不可切除的或转移性的黑色素瘤
Ixekizumab	IL-17A	中度至重度斑块状银屑病
Obiltoxaximab	炭疽杆菌毒素	吸入性炭疽热
Reslizumab	IL-5	重度哮喘

药物。但相关的临床研究也表明，单纯应用抗体存在诸多不足之处，如需给予大剂量抗体、价格昂贵、疗效有限等。

研制抗体与杀瘤效应分子（如化学药物、放射性核素和毒素/蛋白）的偶联物，是提高抗体药物疗效的重要策略。偶联物多用单克隆抗体，其作用靶点通常为肿瘤细胞表面特定抗原或受体。由于免疫偶联物可区分靶组织（肿瘤）和正常组织，故抗体靶向疗法与传统肿瘤治疗（化疗或放疗）相比，具有疗效强而毒副作用少等优点。

（吴玉章 赵婷婷 李殿俊）

kàngtǐ yàowù

抗体药物（antibody drug）

借助抗体工程（包括细胞工程和基因工程）技术所制备、用于疾病治疗的单克隆抗体。又称基于抗体的药物或单克隆抗体治疗剂。抗体药物特异性高、性质均一、针对特定靶点，可用于多种疾病（尤其是肿瘤，如非霍奇金淋巴瘤、乳腺癌、结直肠癌、头颈部肿瘤、消化道肿瘤、肺癌、肝癌等）的临床治疗，是生物药物研究的热点。美国食品和药品管理局（FDA）批准的抗体药物中，人源化及全人源抗体已占80%以上。

抗体药物包括3种组分，即抗体（或抗体片段）、抗体偶联物（即免疫偶联物）及融合蛋白。抗体药物具有如下特点：①特异性：在体内靶向性分布于病灶部位，可特异性结合并杀伤靶细胞，发挥较强疗效。②多样性：表现为靶抗原、抗体结构及作用机制的多样性。③定向性：即可针对特定分子靶点定向制备。

抗体药物在临床得到日益广泛应用，其研发重点涉及如下领域：①探寻新的分子靶点，功能基因组和蛋白质组研究进展为发现新靶点提供了可能。②探索新的研制策略，如抗体的人源化及全人源抗体、个体化药物、抗体药物高效化、抗体药物分子小型化等，从而制备新的分子靶向药物及具有抗体功能的融合蛋白的组装型药物。③天然药物（尤其是微生物药物），以期提供可与抗体"组装"的新的生物活性分子。④通过与组合化学、微生物组合生物合成研究结合，可望获得更多化学结构各异的生物活性分子，用于制备新的抗体药物。

随着单克隆抗体人源化程度提高及全人源抗体的研制、不良反应减少和疗效增强，抗体药物在疾病（尤其是肿瘤）治疗中的应用将不断被拓宽，具有良好发展前景。

（李殿俊）

dānkèlóng kàngtǐ bǎxiàng zhìliáo

单克隆抗体靶向治疗（monoclonal antibody targeting therapy）

给予外源性单克隆抗体、通过与特异性靶抗原结合而发挥靶向治疗作用的疗法。例如：①CD20表达于成熟B细胞及95%非霍奇金淋巴瘤细胞表面，应用人鼠嵌合抗CD20单抗（利妥昔单抗，Rituximab）与之结合，可通过介导抗体依赖细胞介导的细胞毒作用（ADCC）、补体依赖的细胞毒作用（CDC）效应而直接杀伤肿瘤细胞，并增强传统细胞毒性药物疗效。②人源化单抗（曲妥珠单抗，Trastuzumab）可选择性与Her-2分子P185糖蛋白结合，通过ADCC效应而抑制Her-2过表达的肿瘤细胞增殖，并提高肿瘤细胞对化疗敏感性，降低HER-2阳性乳腺癌复发。③免疫检查点抑制剂，多为抗体，可通过靶向T细胞表面某些共抑制分子等而发挥抗肿瘤作用。

（李殿俊）

miǎnyì jiǎnchádiǎn yìzhìjì

免疫检查点抑制剂（immune checkpoint inhibitor）

通过调节机体免疫应答关键监控点（检查点）分子或相关配体而发挥治疗作用的生物制剂。又称免疫系统反制点抑制剂。

释义 在细胞生物学范畴，checkpoint（检查点或关卡）指监控细胞周期发生、发展过程的控制点。细胞周期存在 G_1 期、G_2 期和中期关卡，由细胞所处的状态和环境决定细胞能否通过此关卡而进入下一阶段。在免疫学范畴，是指免疫应答的关卡：外源或内源性抗原被免疫系统识别后，机体在此关卡决定产生适应性免疫应答而发挥效应，抑或对致病抗原（如病原体或肿瘤）放弃抵抗。换言之，免疫检查点是适应性免疫应答的重要临界点（或分水岭）：若激活机制占优势，则机体可有效抵御病原体或恶变的组织细胞以保持健康状态；若抑制机制占优势，则病原体感染加重，肿瘤得以发生发展。一般所指的免疫检查点，主要涉及两类参与T细胞激活信号的分子：①刺激性免疫检查点分子：即共刺激分子，如TNF受体超家族的CD27、CD40、OX40、CD137 等，以及B7-CD28超家族的CD28和ICOS等。②抑制性免疫检查点分子：即共抑制分子，如CTLA-4、PD-1和TIM-3等。

原理 免疫检查点抑制剂主要用于抗肿瘤治疗。已证实，肿瘤在与机体相互作用的过程中，可通过复杂的逃逸机制而抑制或逃避免疫系统攻击。肿瘤免疫逃逸的重要机制之一是肿瘤微环境呈现免疫负调节优势，尤其是共抑制分子或其配体表达上调及活性增强，通过阻断 T 细胞激活所需的共刺激信号，造成 T 细胞失能并抑制其杀瘤效应，导致肿瘤发生发展。基于此，免疫检查点抑制剂主要针对共抑制分子，所谓"负负得正"，通过逆转具有免疫抑制特征的肿瘤微环境，重新启动并上调 T 细胞增殖、杀伤功能及向肿瘤局部的浸润活性，从而杀伤肿瘤细胞。

制剂　此类药物主要是单克隆抗体，已获美国食品和药品管理局（FDA）批准临床应用的制剂有以下两种：

CTLA-4 抑制剂　CTLA-4（CD152）是表达于 T 细胞表面的共抑制分子，其通过与抗原提呈细胞（APC）表面 CD80 和 CD86 结合，可阻断 T 细胞激活的共刺激信号。抗 CTLA-4 抗体通过逆转上述作用而促进 T 细胞激活。伊匹单抗（Ipilimumab）及 Tremelimumab 已用于临床治疗。

PD-1 抑制剂　程序性死亡蛋白-1（PD-1）是一种表达于 T 细胞和前 B 细胞表面的共抑制分子，其与 PD-L1（CD274）或 PD-L2（CD273）结合，可抑制 T 细胞激活。肿瘤微环境高表达 PD-L1 或 PD-L2，可持续激活 PD-1 信号通路，从而抑制 T 细胞功能，减弱对肿瘤细胞的杀伤效应。应用抗 PD-1/PD-L1 抗体，则可通过阻断 PD-1 与 PD-L1/PD-L2 结合，增强 T 细胞活性。

临床应用 PD-1 抑制剂派姆单抗（Pembrolizumab）、纳武单抗（Nivolumab）等治疗黑色素瘤、膀胱癌及非小细胞肺癌等均显示显著疗效。PD-1 抑制剂联合放化疗、靶向药物或其他免疫疗法（包括 CTLA-4 单抗，CAR-T 等），也显示明确疗效。

进展　免疫检查点抑制剂所针对的靶点逐渐扩展。

针对其他共抑制分子的抑制剂　①TIM-3 抑制剂：TIM-3 选择性表达于 Th1 细胞表面，可通过与 galectin-9 结合而抑制 Th1 细胞活性。②BTLA 抑制剂：BTLA（B 细胞和 T 细胞衰减蛋白）高表达于 B 细胞、T 细胞、成熟 DC 和巨噬细胞，通过与 HVEM 结合而抑制 T 细胞激活。③VISTA（含 IgV 结构域的 T 细胞激活抑制蛋白）抑制剂：又称 PD-1H，高表达于肿瘤浸润白细胞、髓源性抑制细胞（MDSC）、调节性 T 细胞（Treg）表面，参与肿瘤免疫逃逸。此外，针对 TIGIT（VSTM3）、OX40、4-1BB（CD137）、GITR 等免疫检查点分子的研究也已取得进展。

针对其他免疫调节分子的抑制剂　①淋巴细胞激活基因产物（LAG3）抑制剂：LAG3（CD223）表达于 Treg 细胞表面，参与 Treg 细胞对效应性 T 细胞的负调节作用，抑制 LAG3 可下调 Treg 细胞的免疫抑制活性。②NK 细胞抑制型受体抑制剂：如抗抑制型受体 KIRD2 的抗体（Lirilumab）可增强 NK 细胞杀瘤活性。③IDO（吲哚胺 2,3 双加氧酶）抑制剂：IDO 是色氨酸代谢限速酶，肿瘤微环境中过表达 IDO，导致色氨酸耗竭及毒性代谢产物集聚，使 T 细胞增殖和功能下降，有助于肿瘤细胞免疫逃逸，IDO 抑制剂（Epacadostat）可增强机体的抗肿瘤免疫应答。④CD39 抑制剂：CD39 表达于调节性 T 细胞及肿瘤细胞，通过将 ATP 降解为腺苷酸而导致免疫细胞功能异常和免疫抑制。

副作用　免疫检查点抑制剂的应用开拓了肿瘤免疫治疗的新领域，但仍存在不足之处，以 PD-1/PD-L1 抑制剂为例：①并非适用于所有类型的肿瘤患者，即使对同一类型肿瘤患者，其疗效也存在个体差异。②治疗引发的免疫相关毒副作用不容忽视，对肝、胃肠道等重要器官可造成严重损伤。③部分患者接受治疗后，可能出现"高度侵袭性"的临床表现，即肿瘤加速增长及转移。此外，治疗中可能出现"延迟有效"或"假性进展"。

有关免疫检查点抑制剂临床疗效受限及产生副作用的机制尚不清楚，但已提出若干解释：

肿瘤细胞生物学特征　①由于肿瘤的异质性，特异性 T 细胞难以清除全部癌细胞克隆。②肿瘤的突变负荷可能影响治疗效果，某些基因突变（如 *EGFR1*、*KRAS*）可上调 PD-L1 表达，抗 PD-1 单抗对 *KRAS* 突变患者疗效较好，而 *EGFR1* 突变患者则不然。

肿瘤微环境特征　①单克隆抗体调控的免疫监测点并非肿瘤微环境中起主导作用的因素。②由于肿瘤微环境影响，免疫效应细胞难以充分浸润肿瘤组织。③药物可能促进效应性 T 细胞或肿瘤细胞自身释放某些生长因子，诱导肿瘤细胞生长。④微环境缺氧及表达干扰素，可上调 PD-L1 表达，增强肿瘤细胞耐药性，而抗 PD-1 单抗可促进 IFN-γ 分泌，形成恶性循环。

免疫检查点分子及其配体表达和分布　免疫检查点分子及其配体可表达于多种细胞，包括不同亚群免疫细胞、肿瘤细胞及其他基质细胞，其疗效是多种调控机制加和的结果。以 PD-1/PD-L1 抑制剂为例：T 细胞不同功能亚群所表达 PD-1 分子的水平各异，阻断 PD-1/PD-L1 通路若促进效应性 T 细胞亚群（如 CTL）功能，有利于发挥抗肿瘤效应，若促进具有免疫负调节作用的 T 细胞亚群（如 Treg 细胞）功能，则难以发挥抗肿瘤效应。此外，免疫检查点分子并非仅选择性表达于肿瘤特异性 T 细胞表面，故被激活的效应性 T 细胞也可能损伤机体正常组织细胞。

机体因素　①患者携带某些突变基因，如突变的癌症驱动基因 *MDM2*、*MDM4* 或 *EGFR* 基因，此与肿瘤高度侵袭性相关。②肠道菌群不平衡可能影响免疫细胞功能。③免疫检查点抑制剂不能诱生记忆性 T 细胞，难以维持长期疗效。

应用免疫检查点抑制剂抗肿瘤，是现代肿瘤免疫治疗学领域的最重要进展。美国免疫学家詹姆斯·艾利森（James Allison）首先证实，阻断共抑制分子 CTLA-4 可激活 T 细胞的抗肿瘤应答；日本免疫学家本庶佑（Tasuku Honjo）则克隆了 PD-1，阻断 PD-1 通路迄今被认为是免疫检查点抑制剂治疗肿瘤的最重要靶点。两人因"发现了抑制免疫负调节的癌症疗法"共同获得 2018 年诺贝尔生理学或医学奖。

（龚非力　李卓娅　雷萍）

bǎxiàng zhǒngliú xuèguǎn zhìliáo

靶向肿瘤血管治疗（tumor blood vessel targeted therapy）　通过调控肿瘤血管（生长、通透性及黏附因子表达等）而治疗肿瘤的方法。恶性肿瘤发生、发展及转移与肿瘤新生血管形成密切相关。抗肿瘤药物（化学药物、药物靶向制剂、免疫调节剂等）治疗实体肿瘤，均受肿瘤血管系统屏障作用的限制，导致难以获得良好疗效。因此，靶向肿瘤血管治疗应运而生，其原理是：增加肿瘤血管通透性，促进药物在肿瘤组织蓄积；抑制肿瘤血管生成并阻断肿瘤供血，以减少或断绝氧气、营养供应，阻止肿瘤生长；调控肿瘤内皮细胞表达黏附分子，促进免疫效应细胞浸润而发挥杀瘤效应。

靶向肿瘤血管治疗给药的最佳靶点是肿瘤血管内皮细胞，已建立的干预策略为：①EN7/44 抗体可识别肿瘤毛细血管芽顶部内皮细胞表面的唾液酸蛋白（属肿瘤特异性抗原），从而携带血管活化剂靶向作用于肿瘤血管内皮，增强后者通透性。②某些激活剂可诱导内皮细胞表达黏附分子，促进免疫细胞黏附并穿越血管内皮细胞而浸润至肿瘤局部，如对黑色素瘤及肉瘤患者灌注 TNF-α，可诱导肿瘤内皮细胞表达 EUAM-1、VCAM-1 及 ICAM-1，促进免疫细胞在肿瘤血管内皮细胞表面滚动、黏附，浸润至肿瘤灶发挥效应。③通过破坏血管内皮层血栓形成或直接调节促凝剂活性，可干扰肿瘤血流并抑制肿瘤生长。④应用抗血管内皮细胞生长因子（如成纤维细胞生长因子、血管内皮细胞生长因子等）的抗体，可发挥明显抑瘤效应。

临床试验表明，应用双重靶向给药系统，即在干预肿瘤血管生成的同时，也促进免疫系统对肿瘤的杀伤作用，可望获得更好抗肿瘤疗效。

（李殿俊）

fàngshè miǎnyì dǎoxiàng shǒushù

放射免疫导向手术（radioimmunoguided surgery，RIGS）　在放射免疫显像特异性诊断肿瘤的基础上，使用 γ 探测仪在术中探测肿瘤及其转移灶的技术。RIGS 可在术中辅助判断肿瘤侵袭范围，从而决定手术切除范围和手术方案，使之更为合理和个体化。RIGS 系统包括 γ 探测仪、放射性核素和特异性抗体 3 部分，其原理为：放射性核素标记的抗肿瘤特异性抗体注入患者体内，随血液循环进入肿瘤灶并与相应肿瘤抗原结合（未结合的抗体经代谢后排出体外），借助 γ 探测仪对肿瘤进行精确定位。RIGS 主要用于肺癌、胃癌和结直肠癌。由于放射性核素可高浓度聚集于肝，从而影响肝癌定位效果，若改为肿瘤组织周围黏膜下少量给药，则也可用于肝癌。

RIGS 作为肿瘤辅助诊断和治疗方法，可在术中直接确定原发肿瘤灶及肿瘤侵袭、转移范围，甚至发现微小病灶，应用前景令人乐观。应用抗肺癌单克隆抗体 LC-1 进行 RIGS，可明显提高肿瘤定位准确性和灵敏性；联合应用抗 TAG-72 和 CEA 抗体进行 RIGS，可精确定位结直肠癌原发灶，并可准确探测复发灶和转移灶；应用抗 TAG-72 抗体和抗 MAb-3H11 抗体对胃癌患者进行 RIGS，可显著提高淋巴结或其他部位微小转移癌的检出率。

RIGS 的研发策略为：研制分子量小、亲和力高及特异性强的标记性抗体；针对不同类型肿瘤，选择合适的核素及剂量，并制订安全操作程序；提高放射免疫显像技术的分辨率。

（李殿俊）

shēngwù dǎodàn

生物导弹（biological missile）　将抗肿瘤抗体与抗肿瘤药物、生物毒素、细胞因子或放射性核素偶联而制成的药物。抗体将效应分子引至肿瘤局部，发挥杀伤作用。常用的效应分子为放射性核素、抗肿瘤药物、毒素。

（李殿俊）

kàngtǐ-yàowù ǒuliánwù zhìliáo
抗体-药物偶联物治疗 [antibody-drug conjugate (ADC) therapy]

应用重组抗体（或抗体片段）与细胞毒性物质（如放射性核素、毒素、药物或酶等）偶联形成的结合物治疗疾病的方法。

原理 基于抗体的免疫疗法与基于化学药物的化学疗法，一直是临床治疗癌症的两大策略。抗体可特异性识别并结合抗原，但其分子量大，直接用于抗肿瘤治疗的效果有限。化学药物渗透性好、细胞杀伤效力强，但其效应无靶向性，也可损伤正常细胞而导致严重毒副作用。ADC 治疗的优点：借助抗体与抗原特异性结合的性能，可将细胞毒性化学药物靶向输送至肿瘤组织，从而增强疗效，减少毒副作用，并扩大小分子抗肿瘤药物的安全窗。

抗体与药物偶联的方法有多种，如通过牢固的共价键结合，或采用较松散的离子键及疏水键结合。偶联方式须保证药物在靶部位以活性形式释放，故最好采用易解离的结合键，如离子键、疏水键及某些特殊的共价键（如酸性条件下易水解的羧腙键）。抗体可直接与药物交联，也可通过间隔臂或大分子与药物交联，目前多选择水溶性聚合物作为载体。ADC 进入细胞质前处于较稳定状态，药物的非特异性释放减少，进入胞质和溶酶体后，药物迅速解离，恢复其固有性质并发挥相应药效。

研制方法 以抗体与化学药物偶联物为例，ADC 研制涉及如下环节：筛选药物靶点，尽可能选择高表达于靶细胞表面的特征性标志物；制备重组抗体，用于 ADC 的抗体须具有高度特异性，且与细胞表面靶点结合后可有效介导 ADC 内化；优化高细胞毒性化合物，理想的化学药物应具有强细胞毒性、良好水溶性、稳定性及易于连接的功能基团，且与抗体结合后仍保持良好生物活性，多选用多柔比星、柔红霉素、平阳霉素、博来霉素、丝裂霉素、净司他丁、苯丁酸氮芥、苯丙氨酸氮芥、顺铂、长春碱衍生物等。

抗体与药物交联是研制 ADC 的关键之一：①适宜的交联剂：可提供条件稳定性，使 ADC 在血液中维持偶联状态，而进入细胞后可迅速解离，并以活性形式有效释放，交联剂解离步骤直接影响 ADC 药代动力学。②交联方法：可采取还原链间二硫键进行交联、利用抗体分子的赖氨酸进行交联、借助分子生物学技术在抗体特定部位引入半胱氨酸进行交联等，常用方法为通过二硫键对抗体与药物进行偶联。

此外，研发高效、低毒的 ADC，还须进行严格的临床前药理及毒理评估、临床药理及药代动力学研究等。

应用 ADC 治疗可增强细胞毒性物质的靶向性，提高抗体的效应功能，已显示良好的应用前景。国际上已有百余个在研项目，涉及肝癌、胃癌、结肠癌、乳癌、卵巢癌、脑胶质瘤、黑色素瘤、淋巴瘤和白血病等，其中 30 余种进入临床试验，5 个 ADC 已上市。2013 年美国食品和药品管理局（FDA）批准 TD-M1 用于临床。该药是 ADC 的典型代表：抗体为曲妥珠单抗（靶标是 HER2）；偶联的药物 DM1（一种美登素衍生物）是抗有丝分裂毒素，可有效抑制微管蛋白形成。目前研制的 ADC 主要靶向血液肿瘤，若能克服肿瘤屏障，则可望用于治疗实体瘤。

（李殿俊 沈倍奋）

chóngzǔ miǎnyì dúsù zhìliáo
重组免疫毒素治疗 (recombinant immunotoxin therapy)

应用重组抗体（或抗体片段）与细胞毒素的偶联物治疗疾病的方法。常用的毒素主要是细菌毒素和植物毒素，如蓖麻毒蛋白、红豆毒蛋白、假单胞菌外毒素、多花白树毒蛋白、皂草毒蛋白、白喉毒素、天花粉和商陆抗病毒蛋白等。

制备免疫毒素的方法主要有两种：①应用化学交联剂交联抗体与毒素，通常采用异型双功能偶联剂，如 N-琥珀亚胺-3（2-吡啶乙基）丙酸酯（SPDP）、N-羟基琥珀酰亚胺-间（N-马来酰亚胺基）苯甲酸酯（SMB）等。②借助基因重组技术，将抗体片段和经改造的毒素在宿主菌内进行重组表达而制备免疫毒素，此法可避免化学交联过程对抗体或毒素活性的影响。

针对肿瘤的免疫毒素，是将针对肿瘤抗原的特异性抗体与毒素蛋白通过化学交联而构建的一种杂交分子。作用原理为：抗体分子可特异性识别肿瘤细胞表面的靶抗原，从而将毒素靶向携带至肿瘤灶。毒素蛋白对肿瘤细胞具有强大杀伤能力（为其他抗癌药物的 1 万~10 万倍），仅 1 个毒素分子进入细胞即可导致该细胞死亡，且癌细胞一般不对毒素产生耐药性。

免疫毒素已被用于肿瘤治疗的临床试验：①吉妥珠单抗：是人鼠嵌合抗 CD33 单抗与卡奇霉素的复合物，治疗复发和耐药的急性髓细胞性白血病。②抗 CD22 单抗的 Fv 片段与铜绿假单胞菌外毒素片段构成的免疫毒素：治疗 B 细胞淋巴瘤及白血病。此外，免疫毒素用于治疗乳腺癌、肺癌、黑色素瘤及脑瘤等均取得一定疗效，其中以治疗膀胱癌的效果最佳。免疫毒素也用于骨髓移植后清除供者骨髓中成熟 T 细胞，以防治移植物抗宿主病。在实体瘤治疗中发现，进入血液的免疫毒素可刺激机体产生抗免疫毒素的抗体，后者通过中和作用使免疫毒素逐步失效，从而限制了免疫毒素的临床应用。

（李殿俊 吕明）

抗体-核素偶联物治疗

kàngtǐ-hésù ǒuliánwù zhìliáo

（antibody radionuclide conjugate therapy） 应用重组抗体（或抗体片段）与核素的偶联物治疗疾病的方法。抗体-核素偶联物的研制及应用始于 20 世纪 50 年代，其原理为：将针对肿瘤相关抗原（如 CEA、AFP、铁蛋白、EGFR 等）的特异性抗体作为核素载体，用可释放 β 或 α 射线的放射性核素（如 ^{131}I、^{125}I、^{90}Y、^{212}Bi 等）进行标记；核素标记的抗体注入体内，可与肿瘤细胞表面相应抗原特异性结合，使肿瘤灶集聚大量放射性核素并滞留较长时间；放射性核素衰变过程中释放 β 或 α 射线，通过辐射作用破坏肿瘤细胞结构或干扰其功能，从而抑制、杀伤或杀死肿瘤细胞。放射性核素并不进入细胞，故对不表达相应抗原或具有抗药性的肿瘤细胞也具有杀伤作用。

抗体-核素偶联物已用于临床治疗：①替伊莫单抗（Ibritumomab tiuxetan）：是结合 ^{90}Y 的鼠源性抗 CD20 单抗（IgG1κ），可用于治疗复发或难治性 B 细胞淋巴瘤。②托西莫单抗（Tositumomab）：是结合 ^{131}I 的鼠源性抗 CD20 单抗（IgG），可用于治疗利妥昔单抗（Rituximab）耐药或化疗后复发的

CD20$^+$ 滤泡型淋巴瘤。由于核素标记的单克隆抗体在肿瘤组织中的摄取量过低，一般难以达到杀伤肿瘤所需剂量，故对实体肿瘤的治疗效果欠佳。中国已成功研制了美图昔单抗（Metuximab）与 ^{131}I 的偶联物，可用于治疗原发性肝癌。

抗体-核素偶联物的优点是：标记简便；易显像，适用于定位、定量检测；可杀伤邻近未被单抗结合的肿瘤细胞。

（李殿俊）

双特异性抗体治疗

shuāngtèyìxìng kàngtǐ zhìliáo

（bispecific antibody therapy） 应用双特异性抗体治疗疾病的方法。双特异性抗体又称双功能抗体，是将 2 个不同抗体的抗原结合位点同时移植到 1 个抗体上所构建的人工抗体，其 2 个抗原结合部位可分别结合两种不同抗原表位。

原理 以肿瘤治疗为例：抗体的 1 个臂（Fab 段）识别并结合肿瘤细胞表面抗原，另 1 个臂（Fab 段）识别并结合效应细胞的特征性表面标志，从而成为连接肿瘤细胞和效应细胞的桥梁，并介导靶向性的抗肿瘤免疫效应。例如：抗 CD3 及肿瘤抗原表面标志的双特异性抗体，可连接效应性 T 细胞和肿瘤细胞，提高效靶比并增强细胞毒效应。

制备方法 有以下 3 种：

化学偶联法 即将 2 个不同抗体的 V_L-V_H 通过化学方法而交联，但由此制备的抗体其结合能力明显减弱甚至消失。

杂交瘤法 即将分泌两种抗体的杂交瘤细胞进行融合，制备成新的、可同时分泌两种抗体的杂交瘤细胞株。此过程中，两种抗体的轻链和重链可能随机结合而成为双特异性抗体，但效率很低（仅约 10% 的抗体被正确组装

并具有正确功能）且不易纯化。

基因工程技术 如对 2 个抗体的编码基因进行修饰，1 个抗体的 C_H3 区（如 T336Y）通过突变而形成 1 个"突起"，另 1 个抗体 C_H3 区（Y407T）突变而形成 1 个孔，由此实现钥匙与锁样匹配，保证 2 个不同抗体的肽链可正确组装成 1 个双特异性抗体分子（而非同源抗体），其正确率超过 90%。此外，可借助 CrossMab 方法，以保证相应轻链和相应重链的正确匹配。

已构建了两类双特异性抗体：①完整的 IgG 样抗体：其保留 Fc 段，仍具有与巨噬细胞和 NK 细胞表面 Fc 受体结合的能力，而 2 个 Fab 可分别结合 2 个不同位点，也称为三功能抗体。②双特异性抗体小分子：其 Fc 段被去除，仅保留抗体 V_L 和 V_H 部分，由于分子量较小，其穿透力更强。

应用 有 20 余种双特异性抗体进入临床试验，已显示比普通抗体更强的抗肿瘤效果，其中卡妥索单抗（Catumaxomab，Removab）已获准用于治疗 EpCAM 阳性肿瘤所致的恶性腹水。此外，双特异性抗体也可用于治疗感染性疾病（如艾滋病）和炎症性疾病，并可望用于基因特异性靶向治疗和疾病诊断。该疗法不足之处是，双特异性抗体具有免疫原性，其稳定性也有待提高。

（李殿俊）

抗体-超抗原偶联物治疗

kàngtǐ-chāokàngyuán ǒuliánwù zhìliáo

（antibody-superantigen conjugate therapy） 应用抗原特异性抗体和超抗原偶联物治疗疾病的方法。

超抗原主要是某些细菌毒素及反转录病毒基因产物，其无需抗原提呈细胞（APC）加工处理，

可以完整蛋白质形式直接与细胞表面 MHC 分子结合，通过被 TCR Vβ 片段识别而激活大量 CD4$^+$ 及 CD8$^+$T 细胞，使之分泌大量细胞因子，对靶细胞发挥强的细胞毒作用，即超抗原依赖性细胞介导的细胞毒作用（SDCC）。研究较多的超抗原是金黄色葡萄球菌肠毒素（SE）、中毒性休克综合征毒素（TSST-1）和 A 族链球菌致热外毒素（SPE）A～D 等。以肿瘤治疗为例：将超抗原与抗肿瘤抗原的特异性抗体融合，输注体内后超抗原可靶向聚集于肿瘤灶，通过激活肿瘤灶局部 T 细胞使之释放多种细胞因子，可促进肿瘤细胞表达 MHC 分子和黏附分子、增强 NK 细胞杀伤功能、促进炎症反应，从而发挥抗肿瘤效应。

单抗-超抗原融合蛋白是具有潜在应用价值的抗肿瘤生物制剂，研发策略为：筛选靶向性更强（针对肿瘤特异性抗原或多种肿瘤共有抗原）的抗肿瘤抗体；避免融合蛋白可能导致的肿瘤局部免疫耐受和抑制。

(李殿俊)

miǎnyì zhīzhìtǐ

免疫脂质体 （immunoliposome）

与特异性抗体偶联的脂质体。应用类似胞膜的双性磷脂制成脂质双分子层球形微囊，并使其包裹细胞毒性物质，即为脂质体。将脂质体与特异性抗体偶联，即成为免疫脂质体，其兼具脂质体特性和抗体的靶向性。

1965 年，英国学者亚历克·道格拉斯·班厄姆（Alec Douglas Bangham）和马尔科姆·斯坦迪什（Malcolm Standish）首先发现脂质体，并提出可将其作为研究生物膜的模型。1971 年，英国学者布伦达·伊迪丝·赖曼（Brenda Edith Ryman）将脂质体用作药物载体，拓宽了给药途径，使药剂学研究进入靶向给药领域。

原理 将载药脂质体与抗体共价结合，形成免疫脂质体；注入人体后，特异性抗体与靶细胞表面相应抗原或受体结合；免疫脂质体通过接触释放、吸附、吞噬、吞饮及融合等方式被摄入靶细胞内并释放出所包封的药物，从而特异性杀伤靶细胞。

免疫脂质体可作为化疗药物（如紫杉醇、长春新碱、甲氨蝶呤、柔红霉素、放线菌素 D、丝裂霉素、顺铂、阿糖胞苷、光敏剂等）、毒素（如白喉毒素、蓖麻毒素及其 A 链等）的载体，也可作为抗体导向酶解前药（AD-EPT）或细胞因子（如巨噬细胞激活因子、IL-2、TNF、干扰素等）基因的载体。

特点 具有靶向性，通过改变脂质体给药方式、给药部位和粒径，可调整其靶向性。将免疫脂质体与某些识别分子连接，通过后者与靶细胞表面相应受体特异性结合，可进一步促进靶向的专一性。免疫脂质体作为抗癌药物载体的优点是：特异性高，与癌细胞亲和力强；药物载量大，增加癌细胞对药物摄取量；减少用药剂量，杀瘤效应强；毒副作用小；可避免耐药性。

免疫脂质体的局限性为：脂质体的表面特性（大小、双层膜的流动性、表面电荷等）与其在体内的运转和代谢密切相关；单克隆抗体稳定性较差，如对 pH 变化敏感，对热不稳定，提纯过程中易变性等。

(李殿俊)

miǎnyì qiúdànbái tìdài liáofǎ

免疫球蛋白替代疗法 （immunoglobulin replacement therapy）

通过转输免疫球蛋白治疗疾病的疗法。主要用于治疗原发性和继发性体液免疫缺陷或体液免疫功能低下的患者，是免疫球蛋白或抗体最早用于治疗的疾病。此外，大剂量免疫球蛋白注射还广泛用于治疗炎症性疾病、自身免疫病、器官移植后感染、某些感染性疾病等。

(吴玉章 陈永文)

jīyú xìbāo yīnzǐ de zhìliáo

基于细胞因子的治疗 （cytokine-based therapy）

通过输注或诱生细胞因子，或以细胞因子（及其受体）为靶标治疗疾病的方法。细胞因子种类繁多，具有广泛的生物学作用并参与多种病理过程的发生发展，故该疗法被视为一类重要的免疫生物治疗策略。

输入外源性细胞因子 将重组细胞因子通过不同途径直接注入人体，已在治疗病毒感染、肿瘤、血液系统疾病中取得较好效果。IFN-α 治疗病毒性肝炎、慢性宫颈炎及血液系统肿瘤（如毛细胞白血病等）；IL-2 治疗肾细胞癌、黑色素瘤等；集落刺激因子（GM-CSF 和 G-CSF）治疗再生障碍性贫血、艾滋病，以及化疗、放疗所致的白细胞降低；IL-2、IFN-α 与化学药物联合治疗多种恶性肿瘤。为减轻副作用并增强疗效，除全身给药外，多倾向于局部注射（如介入疗法、瘤体内或周围直接注射），以使病灶局部保持较高细胞因子浓度。

肿瘤治疗中，已尝试改进细胞因子给药途径及方法：①借助免疫脂质体包载具有杀瘤效应的细胞因子（如 IL-2、IL-4、IL-6、IL-7、IFN-γ、TNF-α、GM-CSF 等）基因，将其靶向导入肿瘤细胞并持续获得表达，从而发挥杀瘤效应。②将细胞因子基因导入效应细胞（如 CTL）或载体细胞

（如成纤维细胞、内皮细胞、骨髓细胞等），再回输给患者。

阻断和拮抗细胞因子及其受体 某些细胞因子直接或间接参与疾病（如炎症、自身免疫病和移植排斥反应等）的发生发展，可通过抑制细胞因子及其受体的产生和表达、阻断细胞因子与相应受体结合、阻断细胞因子所启动的信号转导等，阻抑细胞因子发挥病理作用。细胞因子阻断和拮抗疗法的主要策略为：①抑制细胞因子合成、成熟或分泌，如秋水仙碱等细胞微管聚合抑制剂可抑制 TNF-α 合成，从而减缓 TNF-α 所致病理损害。②应用抗细胞因子抗体，中和细胞因子活性或促进机体清除细胞因子。③应用细胞因子结合多肽、细胞因子特异性拮抗剂、可溶性细胞因子受体、抗细胞因子受体的抗体及其偶联物、细胞因子特异性拮抗剂、无生物活性的细胞因子突变体等，阻断细胞因子与相应受体结合。④应用抑制剂下调细胞因子受体表达，从而抑制相应细胞因子活性。⑤应用信号分子抑制剂阻断细胞因子受体相关的信号转导，从而抑制细胞因子活性，如应用吉非替尼、厄洛替尼阻断表皮生长因子信号通路，可诱导肺癌细胞凋亡。⑥给予具有免疫负调节效应的细胞因子，如 IL-10 可抑制类风湿关节炎滑膜产生的 TNF-α 和 IL-1β，减轻炎性反应及组织损伤。

细胞因子阻断和拮抗策略已在临床试验中显示初步疗效：①应用重组可溶性 IL-1 受体抑制器官移植排斥反应。②给予重组可溶性 II 型 TGF-β 抗纤维化。③借助干扰策略下调 TGF-β 表达，逆转肿瘤细胞免疫逃逸，以提高肿瘤细胞疫苗的临床疗效。④应用抗 TNF 或 IL-6 单抗治疗活动性类风湿关节炎和克罗恩病等。

细胞因子导向 某些肿瘤细胞表面高表达特定细胞因子受体。将细胞因子与毒素、放射性核素或化疗药物偶联后制成生物导弹，定向聚集于表达相应细胞因子受体的肿瘤细胞，可有效发挥杀瘤作用。如制备 IL-2、IL-4、IL-6、成纤维细胞生长因子（FGF）等细胞因子与假单胞菌外毒素的融合蛋白，用于杀伤表达相应细胞因子受体的肿瘤细胞。

靶向趋化因子 趋化因子不仅介导细胞趋化，也参与炎症反应和调节肿瘤生长，因此，抑制某些趋化因子（尤其在炎症初期）的作用有助于阻断或减缓对机体有害的免疫应答。现已有多种抑制剂：①趋化因子受体的小分子抑制剂：如 BX47（小分子非多肽类物质）可特异性与 CCR1 结合，干扰 RANTES 与 CCR1 结合。②小分子物质乙酰胺：可选择性抑制 CCR3，抑制嗜酸性粒细胞趋化因子和 RANTES 介导的嗜酸性粒细胞内 Ca^{2+} 升高。③修饰的趋化因子或 N 端肽（如 IL-8、MCP-1 等 N 端的氨基酸缺失突变体），是有效的拮抗剂。④抗趋化因子或趋化因子受体的单克隆抗体。⑤将趋化因子（如 CCL20）基因导入肿瘤细胞，可增强宿主抗肿瘤免疫应答，抑制肿瘤生长。

临床试验显示，基于细胞因子的治疗对多种疾病（尤其是肿瘤）具有一定疗效，但存在副作用较大、失效快、病灶局部浓度低、疗效欠佳等缺点。

（储以微 李殿俊）

guòjìxìbāo miǎnyì zhìliáo

过继细胞免疫治疗（adoptive cellular immunotherapy，ACI；AIT）将免疫细胞在体外扩增或

修饰后过继输注给患者的被动免疫疗法。又称过继免疫疗法。

原理 采集异体或自体免疫细胞，在体外用致病抗原（如肿瘤抗原）和细胞因子使之激活和扩增，然后输注患者体内，同时辅以合适的生长因子，使过继的细胞在体内发挥治疗作用。

应用 1985 年，美国外科医生史蒂文·罗森伯格（Steven A. Rosenberg）首次报道淋巴因子激活的杀伤细胞（LAK）联合 IL-2 治疗恶性黑色素瘤的临床试验结果，由此开启 ACI 的实验和临床研究。用于 ACI 的免疫细胞包括肿瘤浸润淋巴细胞（TIL）、细胞因子诱导的杀伤细胞（CIK）、DC-CIK、细胞毒性 T 细胞、NK 细胞、巨噬细胞等，基于这些细胞的过继治疗已在临床上得到应用。NK 细胞的体外扩增技术已获突破，输注患者体内后，无须预先致敏即可直接杀伤靶细胞。该疗法对早中晚三期恶性胶质瘤、黑色素瘤和淋巴瘤和白血病等均已显示疗效。

ACI 主要用于治疗肿瘤，直接杀伤肿瘤或激发机体抗肿瘤免疫应答。ACI 可单独用于抗肿瘤治疗，但更适宜作为手术、放疗和化疗后的辅助疗法，以提高疗效及改善患者生存质量。此外，通过转输具有负调节作用的免疫细胞（如调节性 T 细胞），可治疗自身免疫病（1 型糖尿病、类风湿关节炎等）和移植排斥反应。

缺点 尽管过继细胞治疗已在临床得到应用，但尚存待改进之处：在体外依赖细胞因子而扩增的免疫细胞，输注体内后如何维持存活；回输的免疫细胞如何定向聚集至肿瘤部位；免疫细胞在体外扩增过程中，是否可能诱生出具有负向免疫调节阻抑的细

胞亚群等。

优化方法 为提高 ACI 的疗效，十余年来陆续开展了基因修饰免疫细胞的过继治疗。常用于修饰免疫细胞的目的基因为细胞因子（*IL-2 ~ 12*、*IFN*、*TNF* 和 *CSF* 等）基因、肿瘤抗原（*MAGE*、*CEA* 等）基因、*MHC* 基因、共刺激分子（*B7*、*CD54*、*LFA-3* 等）基因、肿瘤自杀基因（如 *TK*、*CD* 等）、抑癌基因（如 *Rb*、*p53* 等）等。常用的受体细胞为 T 细胞、LAK、TIL、巨噬细胞、造血干细胞、成纤维细胞等。

基因修饰的特异性 T 细胞过继治疗取得明显进展。T 细胞进行修饰的策略之一是抗原受体基因转染，包括嵌合抗原受体修饰的 T 细胞（CAR-T）和抗原特异性 TCR 修饰的 T 细胞（TCR-T）等。在体外将这种基因修饰的 T 细胞进行扩增，转输给患者，可快速提高体内特异性 T 细胞数量并增强其功能和活性，从而用于治疗肿瘤和感染。

（吴玉章 赵婷婷 沈关心）

línbā yīnzǐ jīhuó de shāshāng xìbāo
淋巴因子激活的杀伤细胞
（lymphokine-activated killer cell, LAK） 外周血单个核细胞在体外经 IL-2 诱生的一类非特异性杀伤细胞。其杀伤作用无需抗原致敏且无 MHC 限制性。1985 年，美国外科医生史蒂文·罗森伯格（Steven A. Rosenberg）应用 LAK 和重组 IL-2 进行联合治疗，发现可使某些常规治疗无效的晚期转移黑色素瘤、肠癌和肾细胞癌的肿瘤转移灶明显缩小。LAK 的前体细胞主要是 NK 细胞，其主要特征为：具有大颗粒淋巴细胞（LGL）形态学特征；可杀伤对 NK 细胞不敏感的实体瘤细胞，具有广谱抗肿瘤作用；仅可被 IL-2

等细胞因子诱生；对放射线敏感。

（龚非力 沈关心）

zhǒngliú jìnrùn línbāxìbāo
肿瘤浸润淋巴细胞
（tumor infiltrating lymphocyte, TIL） 从肿瘤组织分离并经体外扩增的淋巴细胞。1986 年，美国外科医生史蒂文·罗森伯格（Steven A. Rosenberg）首先从新鲜肿瘤组织分离出 TIL，其具有异质性，主要包括 CD3$^+$T 细胞、B 细胞、NK 细胞等。T 细胞是 TIL 中发挥抗肿瘤作用的主要效应细胞，不同类型肿瘤来源的 TIL 中，CD4$^+$T 细胞、CD8$^+$T 细胞比例各异，多以 CD8$^+$T 细胞为主。体外实验证实，从肿瘤局部分离 TIL，加入高剂量 IL-2 共培养，可使残存的肿瘤细胞于 7 ~ 13 天内全部死亡。经 IL-2 活化的 TIL 与来自外周血单个核细胞（PBMC）的 LAK 比较，具有如下特点：抗肿瘤效应增强 50 ~ 100 倍，且对 LAK 治疗无效的晚期肿瘤仍显示一定疗效；TIL 主要由 CD8$^+$细胞诱生而来，其杀瘤作用具有特异性；宿主抑制状态不影响 TIL 的杀伤效应；可从手术切除的肿瘤组织、肿瘤引流淋巴结、癌性胸腔积液和腹水中获取淋巴细胞，加入 IL-2 培养后，其生长、扩增能力强于 LAK。

已发现，TIL 体内应用中可出现自发或诱导性凋亡，原因可能为：T 细胞缺乏专职抗原提呈细胞和适宜的共刺激信号；肿瘤微环境中 T 细胞 TCR-CD3ζ 链表达减少或缺失；激活的 TIL 表面 FasL 和 Fas 表达水平均上调，通过 Fas-FasL 途径而发生自发凋亡。

TIL 过继治疗的临床疗效仍有待提高，为此已尝试如下策略：调整 TIL 激活通路；促进 TIL 向肿瘤灶局部浸润；干预肿瘤微环境，尤其是逆转局部微环境免疫

抑制状态；选择特异性 TIL 回输；TIL 与放疗、化疗、DC 疫苗或中药联合应用；向 TIL 转染外源基因等。

（李殿俊）

xìbāo yīnzǐ yòudǎo de shāshāng xìbāo
细胞因子诱导的杀伤细胞
（cytokine induced killer cell, CIK） 由人外周血单个核细胞（PBMC）在体外经某些细胞因子（如 IFN-γ、IL-2、IL-1 等）及抗 CD3 单抗作用诱生的异质性杀伤细胞。表达 T 细胞和 NK 细胞的双重表面标志，具有杀瘤活性高、杀瘤谱广、无 MHC 限制性等特点，可被用于多种实体瘤（如胃癌、肠癌、肝癌、肺癌等）及血液系统肿瘤（如白血病、淋巴瘤、骨髓瘤等）的辅助治疗。但 CIK 的疗效尚有待提高。

（李殿俊）

shùtūzhuàng xìbāo-xìbāo yīnzǐ yòudǎo de shāshāngxìbāo
树突状细胞-细胞因子诱导的杀伤细胞
（dendritic cell-cytokine induced killer cell, DC-CIK） 将肿瘤抗原刺激的树突状细胞（DC）与细胞因子诱导的杀伤细胞（CIK）共同培养而生成的杀伤性细胞群。适用于治疗不同病程阶段的实体瘤（如黑色素瘤、肺癌、肝癌、肾癌等）及血液系统肿瘤（如急/慢性白血病、B 细胞淋巴瘤等）。肿瘤患者术后进行 DC-CIK 治疗，可显著增强其免疫系统功能，有利于清除体内残留的癌细胞及微转移灶，降低局部复发和远处转移。肿瘤放疗和化疗间歇期间进行 DC-CIK 细胞治疗，有助于患者耐受放疗或化疗的毒副作用，并增强抵御肿瘤的能力，提高恶性肿瘤的综合治疗疗效。

（龚非力 沈关心）

qiànhé kàngyuán shòutǐ xiūshì de T xìbāo

嵌合抗原受体修饰的 T 细胞

（chimeric antigen receptor-modified T cell，CAR-T） 用编码单链抗体（抗原识别）、跨膜区及胞内信号转导结构域（CD3 和共刺激分子）融合蛋白的基因修饰的 T 细胞。1993 年，以色列免疫学家齐利格·伊萨哈（Zelig Eshhar）首先提出"嵌合抗原受体（CAR）基因转染 T 细胞"的概念，将体外扩增的 CAR-T 回输体内，可对肿瘤细胞发挥非 MHC 限制性杀伤作用。

原理 将针对肿瘤相关抗原（TAA）的单链抗体（scFv）和 T 细胞的活化序列（共刺激分子-免疫受体酪氨酸活化基序）在体外进行基因重组，转染至经纯化和大规模扩增的 T 细胞并获得表达，制备 CAR-T。

结构 T 细胞表面 CAR 分子包括 3 种结构域：①胞外抗原识别结构域：其主体是可识别肿瘤特异性抗原的单链抗体（scFv），由 1 条重链和 1 条轻链通过寡核苷酸接头连接而成，可与肿瘤抗原高亲和力结合，并跨越 MHC 限制性。②跨膜结构域：常用 CD28 和 CD8 分子的跨膜区，可连接胞内和胞外结构域，参与信号转导。③胞内信号转导结构域。

CAR-T 技术发展至今，其胞内信号转导结构域的设计已经历 3 代：①第一代：CAR 分子胞内段仅含 CD3-zeta 链胞内结构域。②第二代：CAR 胞内段增加共刺激分子（如 CD28、4-1BB、OX40 等）胞内结构域，可明显增强 CAR-T 激活、增殖及效应，从而突破肿瘤微环境的免疫抑制状态，延缓激活诱导的细胞死亡（AICD）。③第三代：在 CAR 二代胞内段再融合 1 个共刺激分子（如 4-1BB），从而在时间和空间上增强共刺激信号，使 T 细胞具有更好效应功能，并延长其在体内存活时间（图）。近年提出第四代 CAR 的概念，即在第三代基础上增加 IL-12、IL-15 等对 T 细胞具有正向调节功能的细胞因子，从而进一步增强 T 细胞增殖、杀伤及在体内存活的能力。

特点 与其他基于 T 细胞的治疗策略相比，过继输注 CAR-T 具有如下优势：①使用患者自体细胞，从而降低排斥反应风险。②鉴于很多肿瘤细胞可表达相同的肿瘤抗原，而 CAR-T 以单链抗体取代 TCR 识别抗原，故不仅跨越 MHC 限制性，且可克服肿瘤细胞 MHC 表达下调所致的免疫逃逸，从而具有较广泛抗瘤谱。③单链抗体既可识别肿瘤蛋白质抗原，也可识别糖脂类等非蛋白抗原，从而扩大肿瘤抗原靶点的范围。④具有免疫记忆功能，可在体内长期存活。

应用 CAR 克服了免疫细胞治疗肿瘤缺乏靶向性的难题，获得了令人鼓舞的结果。2008 年，美国贝勒（Baylor）大学医学院基因治疗中心教授马尔科姆·布伦纳（Malcolm K. Brenner）应用 GD2-CAR-T 治疗儿童神经母细胞瘤，获满意疗效；美国宾夕法尼亚大学教授卡尔·朱恩（Carl H. June）于 2011 年、2013 年应用 CD19 CAR-T 分别治疗慢性淋巴细胞白血病和急性淋巴细胞白血病，结果肿瘤完全消退。

CAR-T 主要用于治疗部分白血病，其短期疗效好，但易复发，且不良反应较大，最常见的是引发细胞因子风暴，严重者可致死亡。此外，CAR-T 细胞用于实体瘤的疗效欠佳，其原因可能与组织屏障和肿瘤组织的免疫抑制微环境相关。

（龚非力 沈关心 李卓娅）

kàngyuán tèyìxìng TCR xiūshì de T xìbāo

抗原特异性 TCR 修饰的 T 细胞

（antigen specific TCR gene-modified T cell，TCR-T） 用可识别特异性抗原的 TCR 基因修饰的 T 细胞。2006 年，摩根（Morgan）首先成功构建含肿瘤抗原特异性 TCR 基因的慢病毒载体，将后者转染 T 细胞并获得表达。将这些基因改造的 T 细胞回输给肿瘤患者，可在外周血中维持较高比例并长期存活，通过特异性杀伤肿瘤细胞，使部分患者肿瘤完全消退。进入临床试验的 TCR-T 主要针对肿瘤胚胎抗原、癌胚抗原和分化抗原等（一般受 HLA-A2 或 A1 限制），可用于治疗转移性黑色素瘤、结肠癌和滑膜肉瘤等，并已显示明确临床疗效。

TCR-T 过继治疗的主要不良反应是：①靶向毒性效应：其原因是特异性 TCR 所针对的靶抗原（属 TAA）不仅表达于肿瘤细胞，也可表达于正常细胞，如针对黑色素瘤抗原 MART-I/HLA-A2 的

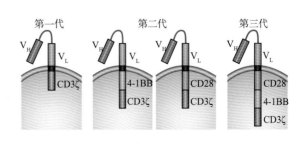

图 20-1 具有不同信号转导结构域的 CAR

TCR-T 治疗，可导致严重的眼、耳和皮肤炎症反应。②脱靶毒性效应：原因为 TCR 不仅识别靶抗原，还可识别表达于正常细胞的高度相似的抗原，如针对黑色素瘤相关抗原 MAGE-A3、A9/HLA-A2 的 TCR 可识别 MAGE-A12/HLA-A2 表位，导致神经毒性效应；针对 MAGE-A3/HLA-A1 的 TCR 可识别 Titin/HLA-A1 表位，导致心脏毒性反应。

改进 TCR-T 疗效的主要方法是：①探寻肿瘤特异性靶点：即正常组织不表达或低表达，且与其他分子的相似性小，以避免靶向性或脱靶性毒性反应。②用于修饰的 TCR 须是非耐受性并具有高亲和力：如为克服免疫抑制作用及与内源性 TCR 竞争 CD3，可将 TCR 与 CD3、CD28 相连，以增强 T 细胞功能并延长其在体内存活。③改善肿瘤微环境，提高肿瘤对 TCR-T 治疗的敏感性：如促进趋化因子和黏附分子表达；促进 T 细胞迁入肿瘤局部；抑制肿瘤微环境中具有负调节作用的免疫细胞（如 Treg 细胞、MDSC 等）功能；抑制肿瘤细胞表达共抑制分子；促进浸润肿瘤灶的 T 细胞活化等。

（龚非力　沈关心　李卓娅）

xìbāo yízhí

细胞移植 （cell transplantation）

将取自某一个体（或部位）的细胞植入另一个体（或部位）用于治疗相关疾病的方法。主要包括干细胞移植和成熟细胞（如胰岛细胞）移植，可使受者恢复相关细胞的数量和正常功能，也可用于组织或器官修复等。

干细胞移植　干细胞是一类具有自我复制能力的多潜能细胞，可分裂、增殖并转化为各种类型细胞。体内某种细胞出现数量或功能缺陷的情况下，可通过干细胞移植进行修复。干细胞包括不同类型：①按照分化潜能大小：分为全能性干细胞、多功能性细胞及单能干细胞（亦称专能干细胞）。②按照发生学来源：分为胚胎干细胞和成体干细胞。

临床上用于移植的干细胞主要有 3 类：①造血干细胞：来源于骨髓、外周血或脐带血，用于治疗造血系统恶性肿瘤（如白血病）和遗传性缺陷（如镰状细胞贫血）。②间充质干细胞：用于修复心脏、胰岛、神经系统、肝、四肢、皮肤、骨、关节等组织器官损伤和功能缺陷。③神经干细胞：用于治疗神经系统损伤（如脑卒中）、遗传性缺陷和退行性疾病（如帕金森病）。干细胞移植已用于治疗多个系统的疾病，如血液系统（白血病、镰状细胞贫血等）、自身免疫病（系统性红斑狼疮等）、免疫缺陷病（重症联合免疫缺陷病等）、神经系统（帕金森病等）、骨骼肌肉系统（骨质疏松、肌营养不良症等）、代谢性疾病（糖尿病等）、缺血性心肌损伤、肝衰竭等。

此外，基于胚胎干细胞和诱导多能干细胞研究进展，未来有可能从患者自身细胞诱生全能干细胞，并使之分化为所需的细胞、组织甚至器官，从而进行无免疫排斥的细胞或器官移植。

胰岛细胞移植　向宿主转输分离纯化的同种异体或异种胰岛细胞，以增加内源性胰岛素分泌并治疗糖尿病的过程。移植原理是：1 型糖尿病患者胰岛 B 细胞因遭免疫攻击而受损，不能正常分泌胰岛素以调节血液葡萄糖含量；通过移植胰岛细胞，恢复 1 型糖尿病患者的胰岛素分泌功能，从而有效调节血液葡萄糖含量。

受制于供者胰岛细胞来源、分离效率及免疫排斥等因素，胰岛细胞移植仍处于临床试验阶段。

细胞移植研究取得了重要进展，如采集患者细胞在体外进行修饰和改造，将功能改变的细胞移植至患者自身体内，用于治疗某些遗传性疾病和肿瘤等。

（赵　勇）

zàoxuè gànxìbāo yízhí

造血干细胞移植 （hematopoietic stem cell transplantation，HSCT）

向宿主转输分离纯化的自体、同种异体造血干细胞，以恢复患者造血功能并重建免疫系统的治疗方法。

原理　造血干细胞（HSC）具有分化为不同血细胞和免疫细胞（如红细胞、血小板、单核细胞、巨噬细胞、粒细胞、淋巴细胞等）的能力。HSCT 的基本程序和原理为：采集 HLA 型别相符的供者骨髓、外周或脐带血，分离 $CD34^+$ 干细胞；通过超剂量放（化）疗和免疫抑制预处理，以清除患者自身的病理性 HSC；静脉输注 HSC，通过自我更新和增殖，分化为各类血细胞、免疫细胞，重建正常造血和免疫功能。

类别　根据供-受者间亲缘关系，可将 HSCT 分为 3 类：

自体造血干细胞移植　与异基因移植相比，自体移植具有如下优点：移植并发症和移植相关死亡率低；移植术对生活质量的影响小；移植费用较低等。自体移植适用于治疗白血病、恶性淋巴瘤、多发性骨髓瘤等。但自体造血干细胞移植缺乏异基因移植所特有的移植物抗肿瘤细胞效应，故对某些恶性疾病（如急性白血病）的疗效不令人满意，复发率较高。为此，可采取如下对策：术前尽可能清除宿主体内肿瘤细胞；加强术后的维持治疗，如给予某些化学或生物制剂，调节机体免疫功能或直接杀伤残留的肿瘤细胞，以减少移植后复发。

同种异基因造血干细胞移植 是临床上开展的主要 HSCT 类型。移植术的供/受者间无亲缘关系，但 HLA 型别符合 HSCT 要求，多用于治疗血液系统恶性肿瘤、重症遗传性免疫缺陷病、某些自身免疫病等。

同基因造血干细胞移植 见于同卵双生子间移植，但此类供体的来源稀缺，且不适用于治疗遗传性疾病。

HSC 来源 主要有以下 3 个途径：

骨髓 骨髓中含大量干细胞，是理想的干细胞来源，可用于自体或同种移植。其缺点是：由骨髓采集 HSC 的过程较复杂，有一定风险；移植物抗宿主病（GVHD）的发生率较高。

外周血 外周血中的 HSC（CD34$^+$ 细胞）仅占白细胞总数 0.01%~0.09%，但其采集过程相对简单、安全。但采集前须用粒细胞集落刺激因子（G-CSF）等将 HSC 从骨髓动员至外周血，可能引起供者发热、骨痛、白细胞增多等一过性副作用。

脐带血 脐血中干细胞含量与骨髓相似（CD34$^+$ 细胞达 2.4%），且 HLA 表达水平低，免疫原性弱，GVHD 发病率较低，且来源方便，采集容易。

HSCT 常用于治疗血液系统恶性肿瘤（如骨髓瘤、白血病、淋巴瘤等）。此外，同种异体造血干细胞移植还可用于治疗血细胞数量或功能缺陷性疾病（如再生障碍性贫血、地中海贫血等）和某些自身免疫病。

（赵　勇）

Zhōngguó zàoxuègànxìbāo
juānxiànzhě zīliàokù

中国造血干细胞捐献者资料库（China hematopoietic stem cell donor database） 前身是 1992 年经卫生部批准建立的中国非血缘关系骨髓移植供者资料检索库。又称 中华骨髓库（CMDP）。中国红十字会于 2001 年重新启动资料库建设工作，并于同年 12 月成立中国造血干细胞捐献者资料库管理中心。2012 年，中华骨髓库成为世界骨髓库成员，服务于全球血液病患者。中国已建立 31 个省级分库，认定 29 个 HLA 组织配型实验室、7 个高分辨实验室和 1 个质量控制实验室。

中华骨髓库的职责为：统一管理和规范对志愿捐献者的宣传、组织、动员；进行 HLA（人类白细胞抗原）分型，并汇总和处理全部信息；为有需求的患者检索配型相合的捐献者，并提供与造血干细胞移植相关的服务。中华骨髓库的注册标志是由四颗红心围绕红十字组成，象征中华骨髓库由中国红十字会领导，充分体现红十字会保护人的生命和健康的人道宗旨，以及人人为我、我为人人的博爱特征，动员和呼唤全社会奉献爱心，拯救患者生命（图）。

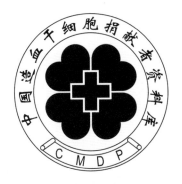

图　中国造血干细胞捐献者资料库注册标志

截至 2017 年 9 月底的资料：累计入库的志愿捐献者数据达 237 万人份，成为全球第四大骨髓库、最大华人骨髓库；与国内外百余家医院建立业务联系，提供检索服务逾 6 万余人次；累计为临床提供造血干细胞 6787 例，其中包括为境外 20 多个国家和地区提供造血干细胞 274 例，累计库容使用率为 0.286%；已向世界骨髓库提交超过 96 万人份志愿捐献者 HLA 分型数据。此外，中华骨髓库 HLA 配型实验室共发现 1429 个世界卫生组织命名的 HLA 新等位基因，为 HLA 领域的研究做出巨大贡献。

（赵　勇）

jiānchōngzhì gànxìbāo yízhí

间充质干细胞移植［mesenchymal stem cell（MSC）transplantation］ 通过向宿主转输分离纯化的同种异体间充质干细胞，用于修复受损组织细胞的治疗方法。MSC 具有分化为多种不同类型细胞（如脂肪细胞、骨细胞、软骨细胞、肝细胞、神经细胞、肌细胞、上皮细胞等）的能力。MSC 在体内分布广泛，用于移植的 MSC 主要来源于骨髓、脂肪组织和脐带血等。植入的 MSC 可在受者体内被诱导分化为不同类型的成熟细胞，从而修复受损的组织细胞。临床上 MSC 移植可用于修复心脏、胰岛、神经系统、肝、四肢、皮肤、骨、关节等组织器官损伤和功能缺陷。

（赵　勇）

jīyīn zhìliáo

基因治疗（gene therapy） 将特定功能基因导入靶细胞，以恢复、修饰或增强靶细胞功能，从而治疗疾病的方法。以针对肿瘤的基因治疗为例，其原理是：对正常或野生型基因进行修饰或置换致病基因，或导入有治疗作用的特定基因，以诱导机体产生有效的抗肿瘤免疫应答。作用机制为：增强机体对肿瘤的特异性识别；抑制和阻断肿瘤相关基因异常表达；增强肿瘤细胞对药物敏感性。导入的外源基因包括某些免疫分子编码基因、抗癌基因、反义核苷酸、肿瘤药物相关基因及病毒基因等。

（龚非力　沈关心）

miǎnyì jīyīn zhìliáo

免疫基因治疗 （immune gene therapy）

将免疫分子编码基因导入载体细胞，通过向体内转输载体细胞而治疗疾病的方法。常用的免疫分子基因包括细胞因子及其受体、MHC 分子、抗原、共刺激分子、抗体基因及 miRNA 等。常用的载体细胞为各类免疫细胞（如细胞毒性 T 细胞、调节性 T 细胞、NK 细胞、抗原提呈细胞）、干细胞（如基质干细胞、造血干细胞、脂肪干细胞）、肿瘤细胞等。

原理　将编码免疫分子的基因导入载体细胞（如肿瘤细胞或 DC），制成基因修饰的细胞疫苗，或将免疫分子与灭活病毒制成重组病毒疫苗；将上述疫苗免疫机体，通过诱导或增强机体适应性免疫应答而发挥治疗作用。

分类　分两类：①ex vivo：即离体操作后再进行体内应用，如回输或接种在体外转染基因的肿瘤浸润淋巴细胞（TIL）、瘤苗、成纤维细胞、抗原提呈细胞等，用于治疗肿瘤。②in vivo：即直接体内应用，如直接注射细胞因子或肿瘤抗原基因的表达载体（重组腺病毒载体、痘苗病毒载体等），或将 MHC 基因直接注入瘤体内。

免疫基因治疗常用的载体包括两类，即非病毒载体（如阳离子多聚物载体、纳米颗粒载体、脂质体、聚乙烯亚胺和生物相容性载体材料等）和病毒载体（如反转录病毒、腺病毒、腺相关病毒、痘苗病毒、疱疹病毒和慢病毒等）。反转录病毒应用最早，但存在某些缺陷，如制备困难、目的基因容量小、靶向特异性差、具有免疫原性、存在生物安全性问题等，影响了临床应用。此外，中国学者研制的溶瘤腺病毒在动物实验中已获良好疗效，显示出临床应用前景。

应用　截至 2017 年 9 月，全球已开展基因治疗的临床试验 2867 项，其中约 90% 以上（2716 项）属免疫基因治疗，适应证包括肿瘤、自身免疫病、器官移植排斥、感染性疾病等，尤其是肿瘤治疗。但免疫基因治疗仍然存在诸多有待改进的问题，如基因转染的靶向性、治疗基因的可控性、治疗载体的安全性及治疗效果不理想等。尤其是病毒类载体的安全性，已引起广泛关注，1999 年曾报道首例因使用腺病毒载体而致死的病例。

（李殿俊）

yì'ái jīyīn zhìliáo

抑癌基因治疗 （tumor suppressor gene therapy）

将正常抑癌基因导入肿瘤细胞而抑制肿瘤生长或逆转其恶变表型的治疗方法。抑癌基因存在于正常细胞内，对细胞发育、生长和分化具有重要调节作用，被激活后可抑制细胞增殖。有报道，约 50% 人类肿瘤存在抑癌基因缺陷或突变，导致肿瘤细胞恶性增殖。因此，抑癌基因治疗是重要的抗肿瘤策略，原理是：将正常抑癌基因导入肿瘤细胞，以补偿和代替突变或缺失的抑癌基因，从而抑制肿瘤生长或逆转其恶性表型。

迄今已发现恶性肿瘤相关的基因突变达 2500 种。p53 是研究最深入的抑癌基因，不同类型肿瘤患者中，已发现 P53 蛋白的 393 个氨基酸残基有 280 个发生突变，故基于 p53 治疗肿瘤的策略成为关注的热点。已证实：将 p53 基因导入不同类型肿瘤细胞（前列腺癌、乳腺癌、肺癌、肝癌、口腔癌、肺癌、头颈部肿瘤及乳腺癌等），均可抑制肿瘤细胞生长，但抑制作用的强弱各异。此外，导入 p53 基因还可增强癌细胞对化疗、放疗的敏感性，促进肿瘤细胞凋亡。

p16 也属抑癌基因，亦称多肿瘤抑制基因 1（MTS-1）或周期蛋白依赖性激酶抑制剂（INK4a），其可选择性调节细胞周期 G_1 期。正常情况下，P16 与细胞周期蛋白 D（cyclin D）竞争结合 CDK4、CDK6，并抑制二者活性，使其一系列底物如 Rb 蛋白［视网膜母细胞瘤基因（Rb 基因）产物］持续去磷酸化及保持高活性，不能解除去磷酸化 $p105^{Rb}$ 对转录因子 E2F 等的抑制，阻止细胞从 G_1 期进入 S 期，从而直接抑制细胞增殖。p16 基因异常（主要为缺失），可见于 80% 以上的肿瘤细胞且肿瘤谱较广，导致细胞增殖失控并发生癌变。p16 基因治疗的优点为：可特异性阻抑 CDK4 或 CDK6，对恶性肿瘤的靶向性较强；机制明确，主要通过影响细胞周期而直接发挥抑癌作用；分子量较小（仅为 p53 的 1/4），易于进行基因操作。

体内还存在其他抑癌基因（如 p21、p27、PTEN 和 BRCA1/2 等），但它们的抑癌作用均有一定局限性，表现为抑癌效应较弱、抑瘤谱较窄（如 BRCA1 仅是家族性乳腺癌和卵巢癌的遗传易感基因）等。

（李殿俊）

zìshā jīyīn zhìliáo
自杀基因治疗（suicide gene therapy）

将自杀基因（如某些病毒或细菌的基因）导入肿瘤细胞而发挥治疗作用的方法。自杀基因编码产物可催化原本无毒或低毒的药物前体转化为具有杀瘤作用的活性物质。常用的自杀基因为单纯疱疹病毒胸苷激酶（*HSK-TK*）基因、水痘-带状疱疹病毒胸苷激酶（*VZV-TK*）基因、大肠埃希菌胞嘧啶脱氨酶（*CD*）基因、黄嘌呤-鸟嘌呤磷酸核糖转移酶（*XGPRT*）基因、嘌呤核苷磷酸化酶（*PNP*）基因、细胞色素氧化酶 *P450* 基因、胞苷激酶（*CDK*）基因等。

自杀基因的产物（酶）通过作用于不同底物（前药）而发挥杀瘤效应，其机制各异：HSK-TK 可将无细胞毒性的原药丙氧鸟苷（GCV）磷酸化，对细胞产生毒性作用；将 *VZV-TK* 基因与 *AFP* 基因的调控区进行重组，构建反转录病毒载体导入体内，所产生的 TK 可催化 6-甲氧基嘌呤阿拉伯糖核苷（araM）磷酸化，形成具有细胞毒性的 6-甲氧基嘌呤阿拉伯糖三磷酸核苷（araATP），杀死肝癌细胞；CD 基因产物可将无毒的前药氟尿嘧啶（5-FU）转化为具有细胞毒性的氟尿嘧啶（图）。

自杀基因疗法主要用于治疗肿瘤，也可治疗感染性疾病，但多处于实验阶段。

（李殿俊）

dǎoxiàng méijiě qiányào zhìliáo
导向酶解前药治疗（directed enzyme prodrug therapy, DEPT）

将前药转换酶或其编码基因靶向导至靶部位发挥治疗作用的方法。主要用于治疗肿瘤。

原理　由导向分子将特定前药活化酶或其编码基因导至靶部位（并表达相应产物）；同时给予经化学修饰的前药，后者可被存在于靶部位的活化酶酶解，转化为活化型的细胞毒性物质，从而发挥杀伤作用。由于前药对正常细胞无毒性，故该疗法可明显提高化疗药物杀瘤作用的选择性。

导向酶解前药的组成为：①前药：其原型并无治疗活性或活性较低，须在体内经代谢而转化为活性型才显示药效，如氮芥、苯丙氨酸氮芥、鬼臼乙叉苷、去乙酰长春碱、多柔比星、丝裂霉素、甲氨蝶呤和毒素等。②前药转换酶基因：又称药物敏感基因或自杀基因，针对不同前药，可分别选用羧肽酶 G2 酶、青霉素酰胺酶、胞嘧啶脱氨酶、β-葡糖苷酸酶、β-葡糖苷酶、β-内酰胺

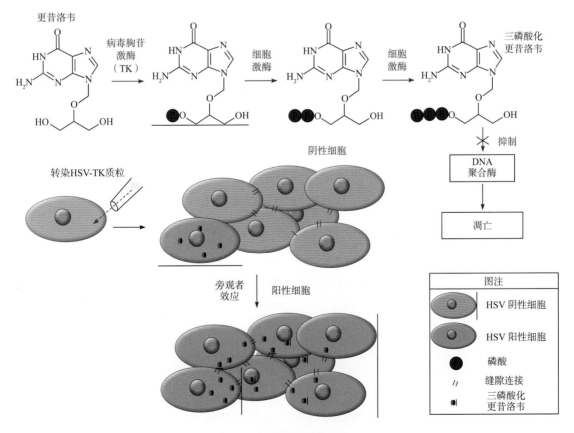

图　自杀基因治疗原理

酶、碱性磷酸酶、羟基肽酶、青霉素 V 或 G 酰氨酶和胸腺嘧啶核苷激酶（TK）等。③导向分子：一般为抗肿瘤抗原的特异性抗体或某些病毒（主要是反转录病毒）。

类别　按照导向酶解前药组分中导向分子的不同，可将 DEPT 分为两类：

抗体导向酶解前药治疗（ADEPT）　是一种借助抗体将前药转化酶靶向导入肿瘤细胞从而发挥治疗作用的方法。AEDPT 原理为：将针对肿瘤抗原的单克隆抗体与前药转化酶交联，制备单抗-酶偶联物；该偶联物进入机体后，偶联物中的单抗通过识别肿瘤细胞表面抗原而将酶导向至靶部位；酶可催化微环境中（无杀瘤活性或低活性的）前药，使之转化为细胞毒性药物，从而发挥较强的杀瘤效应。ADEPT 应用程序有两种：①二步系统：即首先向体内注入单克隆抗体-酶偶联物，间隔一定时间，待偶联物与肿瘤部位特异性结合，且游离的偶联物从循环中逐渐被清除后，注入前药，使后者在靶部位活化以杀伤肿瘤细胞。②三步系统：首先向体内注入单克隆抗体-酶偶联物，待单克隆抗体-酶定位于靶部位后，给予针对单克隆抗体-酶的抗体，进一步清除循环中可能残留的单克隆抗体-酶偶联物，然后注入前药。

病毒导向的酶解前药治疗（VDEPT）　是一种以病毒为载体，将前药转换酶基因（自杀基因）导入靶细胞而治疗疾病的方法。以肿瘤治疗为例：以病毒（如腺病毒、反转录病毒、腺相关病毒、单纯疱疹病毒）为载体，利用病毒载体的导向性将前药转换酶基因导入肿瘤细胞内并获得表达，其产物可将无毒性的前药代谢为毒性物质，从而选择性地杀伤转导自杀基因的肿瘤细胞。现已建立了单纯疱疹病毒胸苷激酶基因（HSV-TK）/丙氧鸟苷（GCV）、带状疱疹病毒胸苷激酶基因/6-甲氧基嘌呤阿拉伯糖核苷、大肠埃希菌胞嘧啶脱氨酶基因/氟胞嘧啶、大肠埃希菌尿嘧啶磷酸核糖转移酶基因/氟尿嘧啶等系统。

以 HSV-TK 基因疗法为例，其作用原理是：以病毒为载体，将编码 HSV-TK 的基因导入靶细胞，然后注入前药 GCV，转染自杀基因的肿瘤细胞可选择性使抗病毒药物 GCV 磷酸化，成为单磷酸化产物，在细胞内磷酸激酶作用下形成三磷酸产物，通过干扰、阻断 DNA 正常合成和细胞增殖，杀伤肿瘤细胞。

应用　DEPT 已获准开展临床试验。如 ADEPT 对多种肿瘤显示效果，其优点是：药物毒性显著降低；肿瘤局部药物浓度明显升高；可发挥旁观者效应；安全且应用范围广。此外，VDEPT 用于治疗胃癌（尤其是中晚期胃癌）也已取得确切疗效。但 ADEPT 也存在有待解决的问题，如药物的免疫原性；前药可能在肿瘤外组织被抗体-酶偶联物激活，影响其靶向性；活化酶在肿瘤部位选择性积聚等。

(李殿俊)

zhǒngliú nàiyào jīyīn zhìliáo
肿瘤耐药基因治疗（tumor drug resistance gene therapy）
通过抑制肿瘤细胞耐药基因表达和功能而治疗肿瘤的方法。影响肿瘤化疗临床疗效的重要因素是肿瘤细胞对化疗药物产生耐受，故消除肿瘤细胞耐药性是提高疗效的关键。肿瘤细胞多药耐药（MDR1）基因编码产物 P-糖蛋白（P-gp）过度表达，是导致肿瘤细胞多药耐药的重要原因。已建立多种干预策略，阻抑肿瘤细胞内 MDR 表达及其功能，包括针对 MDR1 基因的反义寡聚脱氧核糖核酸（AOD）、MDR1 基因的反义 RNA、切割 MD1 mRNA 的核酶、针对 MDR1 调节基因的基因治疗等。此外，还发现某些新的耐药基因，如突变的二氢叶酸还原酶基因、甲基鸟嘌呤甲基转移酶基因、谷胱甘肽-S-转移酶基因、醛脱氢酶基因等。

以针对 MDR1 调节基因的干预策略为例：①细胞因子与化学药物联合治疗，通过转染 TNF 和 IL-2 基因并表达相应产物，或给予外源性细胞因子，可逆转肿瘤细胞 MDR。②癌基因及抑癌基因治疗，应用突变型 p53 的反义基因或向细胞内导入野生型 p53 基因，也可逆转肿瘤细胞 MDR 基因表达和功能。

限制肿瘤化疗疗效的另一因素是药物引起的严重毒副作用，尤其是对骨髓造血细胞的损伤。因此，肿瘤耐药基因治疗还具有新的临床应用价值，其原理是：将 MDR 基因定向导入骨髓造血干细胞，从而提高机体造血系统对化疗药物的耐受性。

肿瘤耐药基因治疗的临床应用还有诸多有待解决的问题：阐明肿瘤耐药的调节因素及其机制；抗肿瘤药物对非造血组织的毒副作用；反转录病毒载体转染造血干细胞效率较低等。

(李殿俊)

fùzhì bìngdú zǎitǐ zhìliáo
复制病毒载体治疗（replicative virus vector therapy）
应用携带抗癌活性分子编码基因的病毒载体治疗肿瘤的方法。原理为：以选择性感染肿瘤细胞的病毒作为载体，将可表达抗癌活性蛋白的基因定向导入肿瘤细胞，并结合病毒增殖所致溶细胞作用，对肿瘤细胞发挥杀伤效应。

用病毒治疗肿瘤已有近百年历史。20 世纪 90 年代，通过改造某些病毒的基因组，使之具有如下特征：①可表达具有特异性识别功能的衣壳蛋白，从而增强其与所感染肿瘤细胞结合的亲和力。②基因组含肿瘤特异性启动子，从而选择性表达于肿瘤细胞内。

此类病毒感染肿瘤细胞后，通过复制、增殖，可溶解肿瘤细胞并释放病毒颗粒，进一步感染其他肿瘤细胞，从而有效抑制肿瘤进展。此类病毒亦称为肿瘤细胞增殖病毒，特点为：治疗肿瘤的作用机制有别于传统化疗及放疗；无交叉耐受性；疗效随时间推移而增强。肿瘤细胞增殖病毒载体治疗的疗效受某些因素限制：①肿瘤细胞增殖病毒感染肿瘤细胞仅具有相对靶向性。②由于肿瘤组织被纤维包裹及局部免疫微环境，使病毒感染肿瘤细胞的能力受到一定限制。③肿瘤发生机制极为复杂并具有高度异质性，单一病毒治疗不足以消灭所有癌细胞。

已建立若干基因治疗与病毒治疗相结合的策略：①在肿瘤细胞增殖病毒基因组中插入抑癌基因，借助该病毒在肿瘤细胞内选择性增殖及复制的特点，提高抑癌基因表达水平。②在肿瘤细胞增殖病毒基因组中插入自杀基因［如单纯疱疹病毒胸苷激酶（HSV-TK）、大肠埃希菌胞嘧啶脱氨酶及细胞色素 P450 等］，后者可催化相应前药转变为细胞毒性物质，通过旁观者效应而增强杀瘤作用。③在肿瘤细胞增殖病毒基因组中插入细胞因子基因（如 IL-2、IL-4、IL-12、TNF、干扰素等）并使之高表达，从而增强局部杀瘤效应并调节机体抗肿瘤免疫应答。④在肿瘤细胞增殖病毒基因组中插入无明显毒副作用的血管生成抑制因子基因，通过多途径发挥抗肿瘤效应。

（李殿俊）

基于信号转导的治疗 jīyú xìnhào zhuǎndǎo de zhìliáo （signal transduction-based therapy） 通过调控免疫细胞（或靶细胞）胞内信号转导途径而治疗疾病的方法。胞内信号转导是启动和调控免疫细胞功能的关键，故干预信号转导途径成为免疫生物治疗的重要策略和药物开发的重要靶标。该疗法分别针对配体、受体及信号转导途径重要元件而制订相应策略。

靶向免疫相关配体　包括以下几方面：

干预配体生成　通过调节基因表达可调控可溶性或跨膜配体分子表达水平，也可在表达后水平（如蛋白加工、释放等）干预配体生成。主要方法为：①降低配体水平：应用 IL-1 转化酶（ICE，即 caspase1）抑制剂，阻断 IL-1β 前体向活性形式转化，影响 IL-1β 产生、加工和释放，从而抑制 IL-1 信号转导。②通过导入配体基因、肽类物质或对配体进行修饰，以提高体内配体水平：将重组细胞因子与毒素偶联，或将重组细胞因子和受体分子与 IgG Fc 段或白蛋白融合，可延长效应分子在血浆中的半寿期。

干预配体与受体结合　①应用 IL-1 受体相关蛋白（IL-1RacP）和 IL-1 受体拮抗剂（IL-1Ra）阻断 IL-1 活性。②应用修饰肽配体（MPL）占据 TCR，使其不能启动信号转导，从而限制 T 细胞增殖和分化。③应用可溶性 CTLA-4-Ig 竞争性结合 B7，从而干扰相关共刺激信号通路，抑制 T 细胞增殖。

干预配体的清除　应用单克隆抗体阻断或中和细胞因子。该方法存在的问题是：生物制剂的组织分布及降解；外源蛋白可能激发宿主免疫应答；外源配体可能影响相应受体在细胞表面的表达水平。

靶向免疫细胞表面受体　有以下几方面：

调节受体表达　如调节受体生成和降解速度、受体隔离和内化：①使 G 蛋白偶联的受体被隔离，通过与 G 蛋白脱偶联而终止信号转导。②受体通过去磷酸化而恢复活性。③受体被重新转运至细胞膜表面，或经囊泡转运至胞内降解，或参与调控细胞内信号转导。此外，免疫细胞表面的激活型或抑制型受体可分别启动激动性或抑制性信号，通过分别或协同干预这两类受体，可有效调节免疫细胞功能。

干预受体信号转导　①CXCR4 是 HIV 感染靶细胞的共受体，其拮抗剂 AMD3100、T140 和 ALX40-4C 可被用于治疗 HIV 感染。②某些抗受体抗体可识别、结合相应受体，发挥激动剂样的刺激作用或遮盖拮抗剂的作用位点。③某些抗受体抗体与相应受体结合，可封闭受体的配体结合位点，发挥受体拮抗剂作用。

干预信号转导的其他方法为：某些 G 蛋白偶联的受体可在细胞膜形成同源或异源二聚体，构成模式信号转导复合物，从而决定"信号体"的选择性和效能。该过程有赖于某些结构蛋白和信号分子伴侣参与，主要通过干预寡聚化装配而发挥作用，是干预信号转导效率的新策略。

干预信号转导实例：①应用抗共刺激分子（如 CD80、CD86）抗体，通过干预共刺激信号通路而使抗原特异性 Th 细胞失能，诱导免疫耐受，该法已被用于维持母胎耐受及治疗移植排斥反应、自身免疫病等。②通过阻断 IL-6 与 IL-6R/gp130 结合、抑制 IL-6R 和（或）gp130 表达、阻断 gp130 介导的胞内信号转导，可拮抗 IL-6 的致炎作用。

靶向信号转导途径重要元件

有以下几方面：

针对激酶的干预策略 激酶在调控 DNA 复制、周期运转、能量代谢及细胞生长、分化中发挥至关重要的作用，被视为最重要的疾病干预靶点之一。

ATP 竞争性抑制剂具有亲和力高和作用位点明确的特点，是研究最多的激酶抑制剂。由于多数激酶的 ATP 结合部位高度保守，故 ATP 竞争性抑制剂一般特异性较低，因而研发选择性较高的激酶抑制剂成为重点。此外，非 ATP 竞争性抑制剂（包括底物竞争性抑制剂和变构抑制剂）也日益受到关注。此类抑制剂作用于激酶催化域以外的非保守位点，具有高度选择性。

针对磷酸酶的干预策略 抑制 MAPK 途径可有效调节免疫应答，但由于 MAPK 广泛表达于多种细胞，且存在复杂的细胞内信号交联和反馈机制，故体内应用 MAPK 抑制剂可能产生毒副作用。某些干预策略已取得初步进展：①双特异性磷酸酶（DUSP），可使苏氨酸/酪氨酸去磷酸化并影响其细胞内分布，从而抑制 MAPK 活性。②多种特异性 DUSP 抑制剂，可以细胞特异性方式抑制 MAPK 活性。③胞质 Ca^{2+} 浓度缓慢上升可激活钙调磷酸酶，后者通过使转录因子 NFAT 去磷酸化而被活化，此现象见于 TCR、BCR 和 FcR 等相关的信号转导，故可应用钙调磷酸酶抑制剂［如环孢素 A、他克莫司（FK506）］抑制 NFAT 的核转位及转录活性。

针对接头蛋白的干预策略 信号转导途径极为复杂，包括多个环节，如接头蛋白参与环节（SH2、SH3 结构域等）、受体与下游信号分子相互作用环节（如 TLR 与 MyD88 相结合的 TIR 结构域）等，涉及多种蛋白质间复杂的相互作用。参与蛋白质分子相互作用的结构域往往高度保守，针对这些保守结构而设计特异性阻断剂，可有效干预相关的信号转导，如含磷酸化酪氨酸的短肽可竞争性结合上述接头蛋白。

针对接头蛋白的干预策略尚存在不足：①透膜性差：可通过偶联透膜肽（如 TAT）而克服。②特异性差：可通过深入分析接头蛋白的结构特点，为发现特异性抑制剂提供线索，如晶体结构分析发现 Grb2 易于结合 poYxNx 基序（尤其是 poY+2 位的天冬酰胺和 β-转角结构），可借助计算机技术和数据库，研制特异性更强的抑制剂。此外，已发现蛋白质棕榈酰化是影响蛋白质相互作用的重要因素，而棕榈酰化和去棕榈化修饰受相应酰基转移酶和酰基硫酯酶活性调节，故相关酶类也被视为干预的靶标。

针对胞内信号分子的干预策略 如 NF-κB 是参与免疫应答多个环节的重要转录因子，相关干预策略为：①阻断 NF-κB 信号的上游途径：如给予蛋白酶抑制剂（PS-341、MG132 等）、IKK 抑制剂（NSAID、磺基水杨酸、三氧化二砷、姜黄色素和镇静剂等）、透细胞肽、抗氧化剂（如谷胱甘肽）等，或增强 IκBα 基因表达。②直接针对 NF-κB：如给予诱骗的脱氧核苷酸而阻断 NF-κB 与 DNA 结合；给予肾上腺皮质激素阻断 NF-κB 转录调节功能；借助反义核苷酸和干扰 RNA 影响 NF-κB 表达。

大环内酯类免疫抑制剂西罗莫司（雷帕霉素）是一种特异性 STAT3 抑制剂，作用机制为：STAT3 仅在其酪氨酸和丝氨酸残基均被磷酸化时才具有最大转录活性，可特异性阻断 STAT3 的丝氨酸磷酸化而抑制其活性。此外，中药姜黄素可阻断活化 T 细胞 JAK2、Tyk2、STAT1、STAT3、STAT4 及 MAPK（JNK）信号转导通路，也可抑制 NF-κB 和 AP-1 活化。

（龚非力 沈关心）

bǎxiàng miǎnyì wēihuánjìng de zhìliáo

靶向免疫微环境的治疗（immune microenvironment targeting therapy） 通过改善及优化免疫微环境功能状态而治疗疾病的方法。免疫微环境主要指宿主病变局部的细胞（基质细胞、浸润的免疫细胞、病原体感染的细胞等）、这些细胞表达或分泌的免疫分子（如细胞因子、黏附分子等）以及病原体等异物共同构成的微环境。免疫微环境功能状态可直接决定疾病发生、发展及转归。因此，改善及优化免疫微环境成为免疫治疗的重要措施。

治疗慢性持续性感染疾病：患者免疫微环境相当程度上处于抑制或耐受状态，如多数病毒（LCMV、CMV、HIV、HBV、HCV 和 HSV）感染可通过不同机制耗竭病毒特异性 T 细胞，干扰或逃避免疫应答，从而出现持续性感染，并继发相关的慢性并发症（如组织纤维化、肿瘤发生、免疫抑制、自身免疫病样综合征、选择性器官功能衰退等），以致单纯应用抗病毒药物不能有效治愈疾病。选择抗病毒治疗联合免疫治疗（如抗 PD-1 和 IL-10 的抗体），可促进抗病毒细胞因子产生，增强病毒特异性 T 细胞生成，明显降低体内病毒荷载量。

治疗肿瘤：免疫抑制或负调节在肿瘤微环境占据主导地位，从而导致机体抗肿瘤免疫应答低下以及肿瘤的免疫逃逸。因此，逆转肿瘤微环境的免疫抑制状态成为重要的干预策略。美国食品和药品管理局（FDA）已批准针对共抑制分子（如 CTLA-4 或 PD-1）的抗体药物（属免疫检查点抑制剂）用于临床，并在晚期黑色素瘤治疗中获显著疗效。

（龚非力 沈关心）

jīyú miǎnyì nàishòu de zhìliáo
基于免疫耐受的治疗（immune tolerance-based therapy）

通过诱导免疫耐受（对抗原刺激的特异性无应答或低应答）而治疗疾病的方法。某些病理过程是对特定抗原产生异常（或过强）免疫应答所致，诱导免疫耐受是治疗相关疾病的最佳措施。

诱导自身免疫耐受 诱导机体建立针对致病自身抗原的免疫耐受，是治疗自身免疫病（AID）的最佳方法。已在实验动物进行研究，但临床应用尚有待时日。

T 细胞疫苗 （小鼠）髓鞘碱性蛋白（MBP）特异性 T 细胞可作为疫苗，用于防治啮齿类动物实验性自身免疫性脑脊髓炎（EAE），其机制可能为：MBP 特异性 T 细胞可诱生针对其 TCR 独特型的调节性 T 细胞（Treg 细胞），从而抑制 EAE 发生。

治疗性肽疫苗 人软骨糖蛋白（HCgp-39）是类风湿关节炎（RA）的重要致病性自身抗原之一，输注来源于 HCgp-39、含 13 个氨基酸残基的短肽（AG4263），可诱导 RA 患者产生免疫耐受。耐受性肽疫苗的临床疗效取决于诸多因素，其中致病自身抗原表位的筛选和鉴定最为重要，也涉及免疫接种频率、免疫途径、剂量、机体免疫功能状态等。

口服自身抗原 已获准开展的临床试验有：口服重组胰岛素防治糖尿病；口服 II 型胶原防治 RA；口服相应致病自身抗原，用于治疗多发性硬化、眼葡萄膜炎。

模拟胸腺阴性选择 胸腺基质细胞异位表达机体其他自身组织特异性抗原，是免疫系统借助阴性选择而清除自身反应性 T 细胞的前提。通过诱导胸腺髓质 DC 表达特定自身组织抗原，可模拟阴性选择，如诱导胸腺 DC 表达蛋白脂质蛋白（PLP）或髓鞘少突胶质糖蛋白（MOG），可使 EAE 动物产生免疫耐受。

阻断 T 细胞激活 ①制备与 MHC 分子或 TCR 具有高亲和力的短肽，通过阻断 TCR 识别自身抗原肽-MHC 分子复合物，干预某些 AID：如应用致脑炎 MBP 的衍生肽，通过与 MHC 分子高亲和力结合，可阻止 EAE 动物发病；应用 Vβ8.2 TCR 短肽，阻断 MBP 与 TCR 结合，通过抑制特异性 T 细胞识别致病肽段而干预 EAE 进展。②阻断共刺激信号：如重组 CTLA-4-Ig 融合蛋白可与共刺激分子 B7-1、B7-2 高亲和力结合，从而阻止 B7 与 T 细胞表面 CD28 相互作用，导致 T 细胞失能，用于治疗某些自身免疫病［如多发性硬化（MS）、银屑病、系统性红斑狼疮（SLE）等］已取得良好疗效。

重建免疫系统 借助造血干细胞移植（HSCT）重建免疫系统，已用于治疗重症 AID（如 SLE、RA、MS），机制为：①通过免疫重建，机体对致病自身抗原重新建立免疫耐受。②免疫重建中，自身反应性 T/B 细胞克隆可发生凋亡而被清除。

此外，还尝试了移植其他类型干细胞以重建免疫系统：①骨髓间充质干细胞（BMSC）：是一类存在于骨髓基质内（或全身结缔组织和器官间质）、具有支持和调控造血功能的非造血干细胞，其对多种免疫细胞具有抑制作用，且对 T 细胞增殖的抑制作用不受 MHC 限制；HSC 与 BMSC 联合移植，通过形成稳定嵌合体并诱导针对自身抗原的免疫耐受，可用于治疗病情较重的晚期 AID 患者。②牙龈间充质干细胞（GMSC）：是一类存在于牙龈固有层、具有干细胞特性的细胞群，其表型、分化及功能与 BMSC 相似，但具有更长期、稳定的体外扩增能力，且性质均一、易于获取；GMSC 移植可降低促炎细胞因子水平，提高动物体内 Treg 细胞比例，对胶原诱导性关节炎动物具有良好治疗作用。

诱导移植耐受 同种异体器官移植所致的排斥反应，本质上是受者免疫系统识别同种异体移植抗原（HLA 抗原）所产生的病理性免疫应答。理论上，诱导受者产生针对供者 HLA 抗原的免疫耐受是最佳干预策略。

T 细胞疫苗 体内不同克隆的 TCR 可互相识别彼此的独特型表位，形成独特型-抗独特型调节网络，从而在维持自身耐受中发挥重要作用。体外用供者抗原刺激受者同种反应性 T 细胞使之扩增，将其作为疫苗接种受者，可诱导机体产生针对同一供者移植物的免疫耐受。其机制是：抑制受者体内同种反应性 T 细胞应答；促进受者 B 细胞产生抗 TCV 抗体；上调受者体内针对 TCV 独特型表位的 T 细胞。

移植术前给受者接种供者移植抗原 临床资料显示，借助供者特异性输血诱导耐受，可提高移植成功率，机制为：促进 Th2 细胞活化，从而抑制 Th1 细胞应答；诱导受者产生抗供者组织抗原的特异性封闭抗体；刺激机体产生抗同种反应性 TCR 的独特型抗体；异体淋巴细胞在受者体内介导移植物抗宿主样反应，杀伤受者体内的同种反应性 T 细胞。此外，动物实验证实，向受者胸腺或肝内注射供者组织成分（如脾细胞），也可诱导针对同一供者同种异体抗原的免疫耐受。

封闭或阻断 T 细胞激活的第一信号 ①应用模拟供者 MHC 分子优势肽的肽段，可封闭受者同种反应性 T 细胞 TCR。②应用人工合成的次要组织相容性抗原（如 HA-1 多肽）预处理 HSC，可封闭或干扰 HA-1 阴性供者体内特异性 TCR 的识别，诱导供者免疫细胞对受者 HA-1 抗原产生免疫耐受，从而防治异基因 HSCT 所致 GVHD。③应用针对同种反应性 T 细胞 TCR 的单克隆抗体或抗 TCR 独特型抗体，可封闭或清除同种反应性 T 细胞，建立同种移植耐受。

阻断 T 细胞激活的第二信号 通过干扰同种反应性 T 细胞或 APC 表面某些共刺激分子（或其配体）表达或功能，可阻断受者同种反应性 T 细胞的共刺激信号，并诱导相应 T 细胞失能而建立移植耐受。应用重组 CTLA-4-Ig 融合蛋白，通过有效阻断 CD28-B7 信号通路，可抑制同种反应性 T 细胞应答。

鉴于共刺激信号通路存在交叉与重叠，阻断单一信号通路难以有效诱导移植耐受。为此，开展相关研究：①CTLA-4-Ig 联合抗 CD40L 抗体，可明显延长小鼠胰岛移植物存活。②联合给予 CTLA-4-Ig 和 B/T 细胞衰减分子（BTLA），能使 MHC 完全不匹配的小鼠胰岛移植物长期存活。③为提高 CTLA-4-Ig 与 CD86 的亲和力，对 CTLA-4-Ig 进行 2 个氨基酸残基替换突变（L104E、A29Y），该突变体可更有效地诱导移植耐受。④干预诱导性共刺激分子（ICOS）信号途径联合应用抗 CD40L 抗体，同时进行供者特异性输血，能延长小鼠心脏移植物存活。

诱生或过继输注同种抗原特异性 Treg 同种抗原特异性 CD4$^+$CD25$^+$ Treg 细胞通过诱导移植物耐受，抑制 T 细胞介导的同种移植排斥反应。机制为：①Treg 细胞抑制同种反应性 CD8$^+$ T 细胞的胞毒作用。②Treg 细胞直接或间接下调 DC 表达共刺激分子或黏附分子，抑制同种反应性 T 细胞激活、增殖，并诱导其失能或凋亡。研究表明，从已产生移植耐受的小鼠采集 Treg 细胞，过继输入未建立耐受的同系动物体内，可使后者对同一供者移植物产生耐受，此即传染性耐受。

构建造血嵌合体 在移植免疫学范畴，嵌合体指来源于供者的同种异基因细胞在受者体内长期存在的状态。通过建立不同类型造血嵌合体，可诱导移植耐受。

(龚非力 王晶 方敏)

miǎnyì chóngjiàn liáofǎ

免疫重建疗法 （immune re-constitution therapy） 通过转输免疫细胞或改善免疫细胞状态以

重建机体免疫系统、恢复免疫功能的疗法。主要有：①造血干细胞移植：指供-受者 HLA 型别匹配的前提下转输供者造血干细胞，以重建受者免疫系统，用于治疗某些重症免疫缺陷、恶性血液病、自身免疫病等。②基因治疗：指针对染色体基因缺失或变异所致重度免疫缺陷患者，通过改造或修复相关基因而恢复机体正常免疫功能。③激素和生长因子治疗：转输性激素、生长激素、胰岛素样生长因子、角质细胞生长因子等，通过促进淋巴细胞发育而实现免疫重建。

(吴玉章 陈永文)

miǎnyì zēngqiángjì

免疫增强剂 （immunopotentiator） 非特异性增强机体免疫功能的药物。1925 年，法国免疫学家加斯东·拉蒙（Gaston Ramon）研究白喉和破伤风毒素疫苗时发现，在疫苗中加入某些与之无关的物质，可特异性增强机体对疫苗应答。此后，免疫增强剂在疫苗研究及临床医疗实践中的作用引起广泛关注，成为医学应用研究最活跃的领域之一。

特性 促进巨噬细胞功能；增强抗原物质免疫原性和稳定性；增强树突状细胞活性，促进抗原提呈；增强 B 细胞功能，促进抗体合成与分泌；刺激 T 细胞，增强机体适应性免疫应答。

分类 包括如下类别：

微生物及其产物 如卡介苗（BCG）、胞壁酰二肽（MDP）、短小棒状杆菌、溶血性链球菌 Su（OK-432）等微生物组分或其代谢产物，均可作为免疫佐剂。其中，BCG、短小棒状杆菌可激活巨噬细胞，增强其吞噬、杀伤能力，促进 IL-1、IL-2 等细胞因子释放，用于肿瘤和感染患者具有确切疗效。BCG 已获准用于治疗膀胱癌，膀胱灌注 BCG 可减少肿瘤复发风险、降低肿瘤远处转移和死亡率。

CpG DNA 又称 CpG 基序，是细菌 DNA 片段中具有免疫激活作用的特定碱基序列，可活化 NK 细胞、APC 及 T 细胞等，从而诱导较强特异性细胞免疫和体液免疫。CpG DNA 作为佐剂或 DNA 疫苗组分，可用于治疗非霍奇金淋巴瘤、黑色素瘤及肾癌等。

免疫相关分子 ①细胞因子：如 IFN、GM-CSF、IL-2 及 IL-12 等可分别用于治疗病毒感染、增强抗肿瘤疗效、促进化疗后造血及免疫功能恢复。②Toll 样受体激动剂：包括 CpG（TLR9 激动剂）、PolyI∶C（TLR3 激动剂）、R848/CL075（TLR7/8 激动剂）、BLP（TLR1/2 激动剂）等，如肿瘤内注射 TLR9 激动剂（PF-3512676）可增强机体抗肿瘤免疫应答。

化学合成药物 如左旋咪唑可激活巨噬细胞、增强 NK 细胞活性、促进 T 细胞产生细胞因子，从而明显增强机体免疫功能；西咪替丁、异丙肌苷等也可增强免疫功能，后者主要用于抗病毒的辅助治疗。

植物多糖 如云芝多糖、香菇多糖、枸杞多糖等，可促进淋巴细胞增殖并产生细胞因子，用于抗肿瘤和感染的辅助治疗。

中草药 如人参、黄芪、枸杞、刺五加、淫羊藿等可明显增强机体免疫功能。某些中药有效成分乃至单体（如人参皂苷、黄芪多糖等）已被分离鉴定，并显示双向、多效免疫调节作用。

其他 如某些维生素、氨基酸、激素或激素样物质、核酸制剂、矿物质等。

免疫增强剂是免疫治疗的重要策略之一，可用于治疗免疫功能低下相关的疾病（如感染、肿瘤、免疫缺陷病等）。

（吴玉章 李晋涛 储以微）

zhíwù duōtáng

植物多糖（plant polysaccharide）

由植物细胞代谢所产生、聚合度超过 10 的聚糖。又称植物多聚糖。是由许多相同或不同的单糖以 α- 或 β- 糖苷键所组成的化合物，普遍存在于自然界植物体内，包括淀粉、纤维素、多聚糖和果胶等。许多植物多糖具有重要生物活性，如免疫调节、抗肿瘤、降血糖、降血脂、抗辐射、抗菌抗病毒和保护肝等。多糖的免疫调节作用主要是通过激活免疫细胞（巨噬细胞、T 细胞、B 细胞等）、激活补体和促进细胞因子产生而实现。某些多糖可显著提高巨噬细胞吞噬指数及促进抗体产生，从而增强机体免疫功能。

大枣多糖、竹叶多糖、绞股蓝多糖、虫草多糖、黑豆粗多糖、无花果多糖、猴头菇多糖、中华猕猴桃多糖、白术多糖、防风多糖、地黄多糖、枸杞多糖、螺旋藻多糖、杜仲多糖和女贞子多糖等均可提高机体免疫力。多种菌类植物多糖（如云芝多糖、灵芝多糖、茯苓多糖、银耳多糖和香菇多糖等）已应用于临床，可增强细胞免疫功能。

（吴玉章 许桂莲）

zuǒxuán mīzuò

左旋咪唑（levamisole）

具有免疫增强作用的化学合成药物。原为一种广谱驱虫药，又称驱虫净。临床发现，左旋咪唑通过在体内裂解为苯丙咪唑啉，发挥免疫调节作用，表现为：刺激吞噬细胞的吞噬功能；增强机体细胞免疫，促进 T 细胞产生 IL-2 等细胞因子，但不影响体液免疫功能；增强 NK 细胞活性等。

左旋咪唑免疫调节的特点：①具有双向调节作用，如既可使因慢性乙肝病毒载量过高而被抑制的 T 细胞恢复功能，刺激其增殖、分化、分泌细胞因子等，也可负调控 I 型超敏反应性疾病，故该药被称为免疫调节剂或免疫正常化制剂。②对免疫缺陷或免疫抑制的宿主具有免疫增强作用，但对正常机体无明显作用。③本身并无抗微生物的效应，但可增强宿主对细菌及病毒感染的抵抗力。

左旋咪唑已试用于肺癌、乳腺癌术后或急性白血病、恶化淋巴瘤化疗后的辅助治疗，还可用于治疗某些自身免疫病（如类风湿关节炎、红斑狼疮）及上呼吸道感染、小儿呼吸道感染、肝炎、菌痢、疖、脓肿等。

（吴玉章 许桂莲）

duǎnxiǎo bàngzhuàng gǎnjūn

短小棒状杆菌（Corynebactrium Parvum）

具有免疫调节作用的革兰阳性厌氧杆菌。又称痤疮丙酸杆菌。其免疫调节作用表现为：刺激 IL-12、IL-18 和趋化因子分泌；激活巨噬细胞；诱导 Th1 细胞应答。短小棒状杆菌发挥免疫调节作用的有效成分及其作用机制尚不十分明确，已发现短小棒状杆菌可作为 TLR2 与 TLR9 的配体，促进 TNF-α 和 IFN-γ 产生。

灭活的短小棒状杆菌可被制成短棒菌苗、厌氧棒状杆菌菌苗、短小棒状杆菌制剂（可化舒、克派威等），用于治疗肿瘤及免疫性疾病，如结合手术，用于早、中期肺癌的辅助治疗；配合常规疗法，联合治疗乳腺癌、鼻咽癌、晚期肺癌、黑色素瘤及体表肿瘤转移灶；对银屑病、再生障碍性贫血、女阴白斑、感染性哮喘等有一定疗效。短小棒状杆菌制剂的毒副作用较严重，包括寒战、发热、转氨酶升高、血压波动等。

(吴玉章 郭 波)

róngxuèxìng liànqiújūn Su

溶血性链球菌 Su (hemolytic streptococcus Su)

溶血性链球菌 a 组 3 型低毒变异株 Su 株。即 OK-432。制备方法为：溶血性链球菌 a 组 3 型弱毒株接种于伯恩海默（Bernheimer）基础培养基，加入高浓度青霉素 G 钾培养，将孵育的菌体冷冻干燥，所得产物制备呈粉针剂，即 OK-432 (Picibanil)。它可非特异性激活机体免疫系统，诱导产生多种细胞因子（如 IL-1、IL-2、IL-6、IFN-γ、TNF-α、IL-8、G-CSF、GM-CSF、IL-12 和 IL-18 等）。其中 TNF-α 可诱导肿瘤细胞凋亡，改变细胞周期；G-CSF、GM-CSF 可诱导造血干细胞分化，提高粒细胞、单核细胞、血小板数量；IL-2、IFN-γ 和 IL-12 等可促进 DC 成熟、NK 细胞活性、Th1 细胞应答和 CTL 应答。此外，OK-432 还可通过 TLR4 促进 DC 成熟和功能。

OK-432 与化疗或放疗联合应用，可激活骨髓细胞功能，防止白细胞减少，增强对化疗或放疗的耐受性，从而明显改善肿瘤患者症状，延长生存期。OK-432 主要用作胃癌、肝癌、胆管癌、大肠癌、上颌癌、喉癌、舌癌、甲状腺癌、肺癌、胰腺癌、黑色素瘤和白血病等的辅助治疗。

(吴玉章 郭 波)

miǎnyì yìzhìjì

免疫抑制剂 (immunosuppressive agent)

可抑制免疫细胞分化发育、负调节免疫应答及免疫功能的制剂。

分类 种类众多，主要包括如下类型：

烷化剂 为一类人工合成的细胞生长抑制剂，包括环磷酰胺、氮芥、铂化合物等。环磷酰胺具较强的免疫抑制效应，小剂量环磷酰胺对治疗某些自身免疫病（如系统性红斑狼疮、自身免疫性溶血性疾病、韦氏肉芽肿病等）作用明显。

抗代谢药物 为一类人工合成的细胞生长抑制剂，包括叶酸类似物（如甲氨蝶呤）、嘌呤类似物（如硫唑嘌呤、6-巯基嘌呤）、嘧啶类似物及某些蛋白合成抑制剂等。甲氨蝶呤常用于治疗自身免疫病及器官移植排斥反应；硫唑嘌呤在体内可分解为 6-巯基嘌呤（一种嘌呤类似物），可抑制 DNA 合成及淋巴细胞生长、增殖，从而用于控制移植排斥反应。

肾上腺糖皮质激素 为经典的抗炎药物和免疫抑制剂（如可的松、泼尼松及地塞米松等）。其药效为：明确的抗炎作用，可抑制各种类型炎症反应；抑制细胞因子（如 IL-1、IL-2、IL-3、IL-4、IL-5、IL-6、IL-8 及 TNF-α 等）产生；抑制 T 细胞增殖；有效减少外周血 T/B 细胞数量；明显降低抗体水平（尤其对初次抗体应答）；抑制巨噬细胞活性。糖皮质激素是治疗严重 Ⅱ、Ⅲ、Ⅳ型超敏反应和自身免疫病的首选药物，也可用于防治移植排斥反应。

抗生素 如环孢素 A 是从真菌代谢产物中提取的药物，可阻断 T 细胞 IL-2 基因转录，抑制 IL-2 依赖的 T 细胞活化，从而选择性抑制 Th 细胞；西罗莫司（雷帕霉素）可阻断 IL-2 介导 T 细胞增殖的作用。某些细胞毒性抗生素（如放线菌素 D、蒽环类抗生素、丝裂霉素 C 等）可通过抑制细胞生长而抑制免疫应答。

抗体类药物 抗体类免疫抑制剂（如抗淋巴细胞抗体以及抗 CD3、CD4、CD25 抗体等）可用于防治移植排斥反应，并可作为靶向药物治疗淋巴组织增生及自身免疫病。早期的抗体抑制药物主要为异源多克隆抗体，如抗淋巴细胞抗体和抗胸腺细胞抗体等，常用于激素抵抗的进行排斥反应以及重症再生障碍性贫血。多克隆抗体临床应用存在如下问题：影响所有类型淋巴细胞功能，导致广泛的免疫抑制；作为异种蛋白，具有强免疫原性，可导致多种毒副作用，包括严重感染（如巨细胞病毒感染）、发热、过敏、血清病、免疫复合物性肾小球肾炎等，故其应用受到限制。

人源化单抗技术获得成功，极大促进了抗体抑制药物的研发及临床应用。

中草药 如雷公藤、青蒿素、苦参、汉防己、川芎等均具免疫抑制作用，尤以雷公藤及其组分（雷公藤多苷）的疗效最为确切，可用于治疗排斥反应和多种自身免疫病。

其他药物 ①罂粟碱：长期应用可抑制固有免疫及适应性免疫。②麦考酚酯：可抑制肌酐-5'-单磷酸脱氢酶，通过抑制淋巴细胞 DNA 合成而阻抑淋巴细胞增殖。③小分子生物制剂：如芬戈莫德（FTY720）等。

应用 临床上，主要用于治疗移植排斥反应、自身免疫病（如类风湿关节炎、多发性硬化、系统性红斑狼疮等）、顽固性过敏性哮喘、严重急慢性炎症反应等。免疫抑制剂的不良反应为引发感染、增加罹患肿瘤的风险、导致某些代谢障碍等，因此，须严格遵医嘱使用。

(吴玉章 何海洋)

miǎnyìshìsù

免疫嗜素（immunophilin） 可专一性与某些免疫抑制剂（如环孢素、FK506 和西罗莫司等）结合，从而抑制 T 细胞活化的胞质蛋白质。又称免疫亲和素或亲免素。包括亲环素家族、FK506 结合蛋白家族及微小菌素。多数免疫嗜素分子具有肽基-脯氨酰基异构酶活性。

亲环素（CYP） 最初被发现是一种可与环孢素结合的细胞蛋白，在哺乳动物细胞中已发现了 14 种亲环素分子（CYPA、CYPB、CYPC、CYP40、CYPD、CYPE、CYPG、CYPH、PPI-L1、PPI-L2、PPI-L3、PPI-L4、PPI-L5 及 RanBP2）。这些亲环素的细胞内定位各异：CYPA 主要定位于胞质，也可见于细胞核及分泌至胞外；CYPB、CYPD、CYPE、RanBP2 分别分布于内质网膜、线粒体、细胞核及核孔。

亲环素具有广泛的生物学作用：CYPA 与环孢素结合为复合物，可抑制钙调磷酸酶活化，阻止转录因子 NFAT 去磷酸化，从而抑制 IL-2 等细胞因子表达，最终抑制 T 细胞活化；CYPA 在某些病毒（如 HIV、HCV）感染中发挥重要作用，并与某些恶性肿瘤发生密切相关；CYPA 与细胞膜表面 CD147 结合，可启动胞内 ERK 信号途径，介导细胞趋化；CYPD 可参与线粒体膜上线粒体通透性转移孔的组装。

FK506 结合蛋白（FKBP） 具有肽基-脯氨酰基异构酶活性的分子，其氨基酸序列与亲环素不同，但功能相似。FKBP 最初被发现是一种可与 FK506 结合的蛋白，广泛表达于真核生物（从酵母到人）。在人类已发现 12 种 FKBP，根据分子量大小可分为大、中、小 3 类。

小 FKBP 以 FKBP12 为代表，其由 108 个氨基酸残基组成，含 1 个肽基-脯氨酰基异构酶结构域，可与钙调磷酸酶及 TGF-β 结合。FKBP12 与 FK506 形成的复合物可抑制钙调磷酸酶活化，阻止转录因子 NFAT 去磷酸化，最终抑制 T 细胞活化。FKBP12 也可与西罗莫司结合为复合物，后者不能抑制钙调磷酸酶活性，而是通过 mTOR 信号抑制免疫应答。

中 FKBP 以 FKBP38 为代表，其也含 1 个肽基-脯氨酰基异构酶结构域，但不能与免疫抑制剂结合，也不具有免疫抑制效应。

大 FKBP 以 FKBP51/52 为代表，其含 2 个肽基-脯氨酰基异构酶结构域、多个 TPR 重复序列以及 C 端 1 个钙调蛋白结合结构域。FKBP51/52 可与 HSP90、类固醇激素受体结合为复合物，参与相关信号转导。

微小菌素 是在大肠埃希菌中发现的一种蛋白质，由 92 个氨基酸残基组成，是已知具有肽基-脯氨酰基异构酶活性的最小蛋白质。微小菌素在序列上与亲环素及 FKBP 无同源性。真核细胞表达一种微小菌素同系物 Pin1。Pin1 对真核细胞从 G_2 期向 M 期转化至关重要，Pin1 活性缺失与阿尔茨海默病发生密切相关。在人类，除 Pin1 外还发现其他微小菌素基因，如染色体 Xq13 上的 Par14 和 Par17 基因。

（吴玉章　何海洋）

huánbāosù A

环孢素 A（cyclosporine A, CsA） 选择性作用于 T 细胞的大环内酯类强效免疫抑制剂。于 1969 年首次从土壤真菌多孢木霉菌（*Tolypocladium inflatum*）中被分离，是一种含 1 个 D-氨基酸、由 11 个氨基酸残基组成的环形非核糖体多肽。1972 年发现其具有免疫抑制作用，机制为：与 T 细胞内亲环素（属一种免疫嗜素）结合为复合物，后者可抑制钙调磷酸酶活性，从而阻止转录因子 NFAT 去磷酸化，最终抑制 IL-2 等细胞因子表达。

CsA 于 1983 年获准临床应用，此后被广泛应用于治疗器官移植排斥反应及移植物抗宿主病，也被用于治疗多种自身免疫病（如银屑病、特异性皮炎、坏疽性脓皮病、慢性自身免疫性荨麻疹、类风湿关节炎等）及对类固醇不敏感的急性溃疡性结肠炎。

临床应用 CsA 可能产生多种毒副作用，如牙龈增生、消化性溃疡、胰腺炎、发热、呕吐、腹泻、高胆固醇血症、呼吸困难、瘙痒、高血压、高血钾、肝肾功能异常、指尖灼热感、机会性感染等，以及致癌风险。

（吴玉章　何海洋）

xīluómòsī

西罗莫司（Sirolimus） 具有免疫抑制作用的大环内酯类抗生素。又称雷帕霉素（rapamycin, RAPA）。于 1975 年从南太平洋复活岛土壤吸水链霉菌（*Streptomyces hygroscopicus*）细菌产物中获得，最初被用作抗真菌药，后发现具有免疫抑制及抗增殖作用。发挥免疫抑制作用的机制为：与 FK506 结合蛋白 1（属免疫嗜素）结合形成 FKBP-RAPA 复合物，后者可阻遏 mTOR 信号转导途径，阻碍细胞周期由 G_1 期进入 S 期，从而阻止 T/B 细胞增殖及活化。此外，还可抑制其他细胞（如平滑肌细胞、内皮细胞、成纤维细胞等）增殖。

西罗莫司是一种疗效好、低毒（尤其是肾毒性低）的免疫抑制剂，常用于器官移植术后（尤其是肾移植）抗排斥反应。基于其抗增殖作用，还被用作冠状动脉支架涂层，以防止冠状动脉再狭窄。其对阿尔茨海默病也具有一定疗效。

副作用包括肺毒性、糖尿病样综合征、关节疼痛等，也可能增加感染和肿瘤发生概率。

（吴玉章　谢谭怡）

tākèmòsī
他克莫司（Tacrolimus）　具有免疫抑制作用的大环内酯类抗生素。又称 FK506。于 1984 年从日本土壤筑波链霉菌（Streptornyces tsukubaensis）中被分离，是继西罗莫司发现后的又一大环内酯类免疫抑制剂。其作用机制是：与免疫嗜素 FKBP12 结合为 FKBP-FK506 复合物，后者可抑制钙调磷酸酶依赖性转录因子 NFAT 活化，并抑制钙调磷酸酶非依赖性 JNK 和 p38 信号途径活化，从而抑制 T 细胞从 G_1 期向 S 期转化及 IL-2 等细胞因子基因转录，影响 T 细胞增殖与活化，也可抑制 B 细胞向浆细胞转化，降低抗体产生。

FK506 的免疫抑制作用与环孢素类似，但效应更强，同时还具有促进神经再生和神经保护的作用。临床上 FK506 主要用于器官移植排斥反应，也被用于治疗溃疡性结肠炎，其外用药可用于治疗特应性皮炎、骨髓移植术后严重难治性葡萄膜炎和白癜风等。其副作用包括心肌损伤、高血压、肝、肺及肾损伤等，也可增加感染和肿瘤发生概率。

（吴玉章　谢谭怡）

fēngēmòdé
芬戈莫德（fingolimod）　由冬虫夏草子囊菌亚门（赤僵菌）培养液提取物（多球壳菌素）改造而成的新型免疫抑制剂。又称 FTY720。主要通过选择性减少外周血循环中淋巴细胞数量而发挥免疫抑制作用，其机制可能为：①诱导淋巴细胞发生 Fas-FasL 非依赖性细胞凋亡。②调控淋巴细胞再循环，即促进外周学血淋巴细胞转移至外周淋巴器官（归巢），同时抑制效应性 T 细胞从胸腺和外周淋巴器官向外周血循环转移。③诱导调节性 T 细胞分化，抑制 Th1 细胞功能，介导 Th2 细胞偏移。

动物试验表明，FTY720 可明显延长移植器官存活，但对抗原处理、抗原提呈、淋巴细胞增殖及效应功能无直接影响，也不影响机体对病毒的免疫应答及免疫记忆。FTY720 与环孢素 A、他克莫司（FK506）等免疫抑制药物具有良好的协同作用，被视为一种免疫抑制效果更强、副作用更小的免疫抑制剂。

临床上，FTY720 可用于治疗器官移植排斥和多发性硬化，此外还可能用于治疗心衰和心律不齐。常见副作用是头痛、腹泻、疲劳及转氨酶升高等。

（吴玉章　谢谭怡）

miǎnyìxué jìshù
免疫学技术（immunological technology）　借助免疫技术或其他相关技术，从整体、细胞、分子和基因水平，在体内外检测、分析免疫应答（包括固有免疫、细胞免疫和体液免疫）相关细胞和分子的活性、数量变化，以反映机体免疫系统功能状态的检测方法。传统概念是指将免疫学中抗原与抗体结合的特异性和定量指示系统的敏感性、可测性有机结合在一起，所建立的检测分析方法。

免疫学检测经历百余年历史，逐渐形成从细胞到分子、从诊断到建立疾病模型的完整免疫学技术体系，可大致分为经典免疫学技术和现代免疫学技术两个阶段。由于早期免疫学属微生物学的分支学科，故所建立的免疫学技术与微生物学研究密切相关。从 19 世纪末至 20 世纪中叶，多以未经修饰的抗原、抗体及补体作为检测和研究目标，借助抗原-抗体反应所产生的肉眼可见现象（如沉淀物形成及扩散、细胞凝集、溶血等），从而判断实验结果（即待测样品中抗原或抗体的有无及含量）。经典免疫技术主要包括血清学检测技术和免疫化学方法。

血清学检测技术　早期的抗原-抗体反应，是将采自免疫动物的抗血清作为抗体（包括抗毒素、溶菌素、凝集素、沉淀素等）来源，在合适条件下，抗血清与相应抗原在体外发生特异性结合反应，并呈现某种可视的反应现象（如凝集、沉淀），此即血清学检测技术。

影响抗原-抗体反应的因素　①适当电解质的存在使抗原-抗体复合物失去电荷而凝聚，出现可见反应，故免疫学试验多用生理盐水或含盐缓冲液稀释抗原或抗体。②抗原-抗体反应的最适 pH 是 6~8，超出此范围可影响抗原、抗体理化性状，出现假阳性或假阴性。③适当的温度（一般为 37℃）可增加抗原与抗体分子碰撞机会，加快二者结合速度；某些抗原-抗体反应有其独特的最适温度，如冷凝集素在 4℃ 左右最易与红细胞结合，而 20℃ 以上反而解离。④抗体特异性和亲和力是决定抗原-抗体反应的关键因素，如单克隆抗体亲和力较低，一般不适用于低灵敏度的沉淀反应和凝集反应。

此外，抗原的理化性质、抗原表位多寡和种类、抗原和抗体浓度和比例、适当震荡或搅拌等均可影响抗原-抗体反应。

抗原-抗体反应检测方法 根据抗原性质、结合反应所出现的现象、参与反应的成分等因素，可将血清学检测方法分为3类：①凝集反应：指细菌、红细胞等颗粒性抗原（凝集原）与相应抗体（凝集素）结合，或可溶性抗原（或抗体）吸附于固相载体形成致敏颗粒后再与相应抗体（或抗原）结合，在一定条件下出现肉眼可见的凝集物，包括直接凝集试验、间接凝集试验、间接凝集抑制试验、协同凝集试验等。②沉淀反应：指可溶性抗原与相应抗体结合，在一定条件下出现肉眼可见的沉淀物，包括双向免疫扩散、免疫电泳、免疫比浊等。③补体参与的反应：指抗体与红细胞表面抗原结合，激活反应体系中的补体成分，根据溶血现象判定试验结果，包括补体结合试验等。

免疫化学 指借助蛋白质修饰、蛋白质层析及电泳等技术，研究抗原特异性、表位分析、抗体纯化和性质等。

免疫化学研究已经历百余年历史：1906年，弗里德里希·奥伯迈尔（Friedrich Obermeyer）和厄恩斯特·彼得·皮克（Ernst Peter Pick）发现化学处理可改变蛋白质抗原的免疫原性；1917年，美国生理学家卡尔·兰德施泰纳（Karl Landsteiner）应用人工合成的抗原证实抗原-抗体反应的特异性；1920年，兰德施泰纳建立半抗原抑制试验，用于分析抗原-抗体结合位点；1939年，阿尔内·蒂塞利乌斯（Arne Tiselius）和埃尔文·亚伯拉罕·卡巴特（Elvin Abraham Kabat）对全血清蛋白进行电泳分析，发现具有抗体活性的物质主要位于丙种（γ）球蛋白区，后成为临床诊断某些疾病（如白蛋白减少症等）的常规检测手段；1955年，格拉巴尔（Grabar P）和威廉姆斯（Williams CA）创建免疫电泳技术，借助电泳技术具有蛋白质高分辨率及加快蛋白质移动速度的优点，结合免疫扩散的抗原-抗体反应特异性，用于快速、多组分检测抗原-抗体反应。

现代免疫学检测技术 经典免疫学技术存在特异性差、灵敏度低（μg～10ng/ml）、所需样品量大、操作步骤繁琐、耗时较长等缺点，难以满足科研和临床实践的需要。近半个世纪来，已陆续建立了一系列高特异性、高敏感性的现代免疫学检测技术，可在不同水平检测和分析靶标。

免疫相关基因检测 即测定免疫相关分子的基因表达与调控、基因型别及遗传多态性等。

免疫分子检测 即检测可溶性或细胞膜表面免疫分子（如免疫球蛋白、补体、细胞因子、黏附分子等）及相应受体的表达水平和生物学活性。基本原理与经典免疫学技术相同，但在原有反应、检测体系中引入了敏感的示踪标记物、放大系统和自动检测系统，如将沉淀反应与光电比色技术和计算机结合而建立自动比浊分析技术；应用荧光物质、放射性核素、酶、化学发光物质等标记抗原或抗体，通过检测反应体系中的标志物而对样品进行分析。尤其免疫标记技术最具代表性，其灵敏度高、特异性强，可对不同生物样品进行定性、定量和定位，是应用最广泛的免疫学技术。

免疫细胞检测 即根据各类免疫细胞膜表面所表达的独特标志物及其生物学活性，在体内外检测免疫细胞及其亚群的数量和功能状态。早期建立了简单的吞噬试验、溶血空斑及淋巴细胞转化试验等，现有细胞增殖实验、流式细胞术、细胞毒及杀伤试验、MHC-多肽四聚体技术等。

整体水平的免疫学功能检测 由于缺乏人类试验对象以及伦理学的限制，体内试验主要依赖动物模型。近数十年间，模式生物研究不断取得突破，陆续建立基因敲除、敲入和转基因动物模型及活体成像技术，可在整体或单分子水平探讨免疫学现象及免疫性疾病发生发展的机制。

原理 ①基于抗原-抗体结合的特异性和可逆性，二者在适当的比例、温度和电解质条件下可形成抗原-抗体复合物，若浓度合适则出现肉眼可见、可测的反应。②依据细胞表面标志和免疫原性、配体结合特性及后续事件、细胞生物学活性（如对某些生长因子的依赖性）等，检测免疫细胞数量及功能。③应用示踪物质标记抗原或抗体，使微量的抗原-抗体反应由"不可见"转变为"可见"或可测知，从而显著增强特异性抗原或抗体检出的灵敏度。

特点 与其他生物学检测技术相比，具有如下特点：

高度特异性 是免疫学检测的核心。由于一种抗原通常仅能与由其诱导所产生的特异性抗体结合，故可精确区分物质间极微的差异，其物质基础是抗原表位与相应抗体高变区的抗原结合部位之间存在互补性，结合的亲和力取决于二者空间构型互补的程度。

可见性或可探测性 指抗原-抗体在合适浓度、比例和介质条件下形成复合物，出现肉眼可见或可探测的反应现象。其中，反应体系中抗原、抗体的最适比例是决定反应结果的关键因素。

可逆性 抗原与抗体结合是分子间的非共价结合，所形成的抗原-抗体复合物在一定条件下（如低 pH、高浓度盐、冻融等）可被解离，使抗原和抗体回复游离状态。一旦反应达到平衡，抗原、抗体和抗原-抗体复合物即形成一定量比关系。抗体与相应抗原的亲和力以及环境因素，均可影响抗原-抗体复合物的解离度。

现状 随着物理学、化学及生物学理论与技术（尤其是现代光学、电子学及计算机技术）迅猛发展，新的检测仪器不断问世，其性能和技术参数不断得到改进和完善，从而推进免疫学检测向个体化、集约化、高通量及可视化方向发展。

单细胞水平的功能分析 免疫细胞是高度异质性的群体，可分为不同类型和亚型，它们的功能各异。现已陆续建立了更为方便、实用的检测技术，可测定单一细胞的功能状态：①酶联免疫斑点（ELISPOT）技术：是迄今在体外检测抗原特异性淋巴细胞的最灵敏技术，可从（20～30）万细胞中检出 1 个分泌细胞因子或抗体的细胞（ASC）。②免疫活细胞成像：是将光电成像、荧光标记与荧光共聚焦显微镜相结合的新技术，通过可视化手段，实时观察和分析单一活细胞的生物学行为、分布及亚细胞器变化。③在体活细胞成像技术：可借助显微镜系统实时、连续观察特定细胞和细胞间的生物学事件。

免疫细胞化学定量分析 如流式组织细胞定量分析仪，其由荧光图像采集系统和流式定量分析系统构成，兼具荧光标记的高灵敏度和流式细胞术快速、高灵敏度的分析能力，可提供详尽的细胞特征及蛋白定量图像和数据。

快速、简便的检测技术 在保证检测结果准确性的前提下，临床疾病诊断需要快速性。但是，迄今的免疫标记技术及流式细胞术等，均存在检测步骤繁琐、耗时过长等缺点。为此，更快速的诊断技术（如速率散射比浊免疫测定法、胶体金快速诊断试纸等）不断问世，可在数分钟内显示临床样本测定结果。

高通量检测技术 一种一次可检测多个样品或对同一样品进行多种检测的技术。以芯片技术亦称微阵列技术为代表，包括核酸芯片、抗体（抗原）蛋白芯片、抗体芯片、细胞和组织芯片、酶联免疫吸附试验（ELISA）等。原理是：利用微加工技术在固相芯片载体表面以矩阵形式附着大量样本（核酸/蛋白），结合微电子技术分析系统，可对核酸（DNA/mRNA）、抗原（抗体）等进行快速、高敏感度、高特异性及大信息量检测和表达分析。此类技术已广泛应用于肿瘤标志物筛查、自身抗体检测等，从而对相关疾病诊断及发病机制研究提供重要信息。

免疫学检测已成为临床实践和生命科学研究不可或缺的重要工具，随相关理论和技术的发展，将不断开拓新的应用领域。

（高 扬 柳忠辉）

miǎnyìxué zhěnduàn

免疫学诊断 （immunological diagnosis）

借助免疫学方法、技术或通过检测免疫分子或细胞，确定疾病相关因子，以及评估机体免疫功能状态、监测疾病过程、判断疗效及预后的方法。基于抗原-抗体反应的免疫学诊断和辅助诊断已得到广泛应用。

疾病相关因子检测 有以下两方面：

用已知抗体检测未知抗原 ①鉴定和分析病原体及其抗原组分的属、型及血清型，用于诊断感染性疾病。②肿瘤标志物的定性、定量、定位检测，用于肿瘤诊断和辅助诊断，如检测白细胞表面 CD 分子用于白血病及淋巴瘤分型和分期；检测甲胎蛋白（AFP）用于原发性肝癌的辅助诊断；应用放射性核素标记抗体进行体内示踪及肿瘤组织定位；借助免疫组化技术进行肿瘤病理诊断。③用针对不同红细胞血型及亚型的单克隆抗体，准确鉴定红细胞型别，以确保输血安全性。④用已知抗体检测半抗原物质（如某些药物、激素和炎性介质等），监测人体血清中药物、违禁药品或毒物的水平等。

用已知抗原检测未知抗体 ①用已知细菌或病毒抗原检测血清中相应抗体（如抗 HIV 抗体等），诊断病原体感染。②应用不同变应原，体外检测血清总 IgE 及变应原特异性 IgE，以确定变应原；应用提取的变应原进行皮试，鉴定引起超敏反应的抗原。③检测抗核抗体、类风湿因子，用于诊断系统性红斑狼疮、类风湿关节炎。④交叉组织配型，即在移植术前将受者血清与供者淋巴细胞共同作用并加入补体，根据淋巴细胞死亡程度判断受者体内是否有预存的、针对移植物细胞的细胞毒抗体。

机体免疫功能状态检测 监测机体免疫功能改变，有助于疾病辅助诊断、病程监测、疗效观察及预后判断，并可能为阐明某些疾病发生机制和制订治疗方案提供依据。

体液免疫功能 ①检测血清免疫球蛋白类别、亚类和水平，用于诊断某些免疫缺陷病和免疫增生性疾病，如布鲁顿（Bruton）病患者出现低免疫球蛋白或无免疫球蛋白血症；多发性骨髓瘤和巨球蛋白血症患者血清免疫球蛋白水平异常增高；某些感染性疾病及自身免疫病患者血清免疫球蛋白水平增高；过敏体质患者血清 IgE 水平增高；检测针对疫苗或感染因子的特异性抗体水平，可较为准确地反映体液免疫功能状态。②检测 B 细胞总数与亚群，用于判断原发性或继发性免疫缺陷患者的体液免疫功能状态。

细胞免疫功能 ①检测 T 细胞总数（CD3⁺ T 细胞）及亚群，如 CD4⁺ 和 CD8⁺ T 细胞亚群、Th1 和 Th2 细胞、Th17 细胞和调节性 T 细胞等。②T 细胞特异性或非特异性增殖反应（淋巴细胞转化试验）、结核菌素试验（迟发型超敏反应）、CTL 杀伤活性、T 细胞产生的细胞因子等。

固有免疫功能 检测补体系统各组分、NK 细胞杀伤活性、巨噬细胞功能及其分泌产物（NO、溶菌酶等）、中性粒细胞趋化、吞噬和杀菌功能等。

免疫学监测 有以下几方面：

判断感染性疾病转归与预后 如监测乙型肝炎病毒抗原与抗体的消长，有助于判断乙型肝炎预后；动态检测 HIV 感染者 CD4⁺ T 细胞数目，有助于艾滋病的诊断、病情分析和疗效判断。

监测肿瘤发展并判断预后 如白血病缓解期免疫功能骤然下降，常预示复发；监测免疫细胞数量、功能或肿瘤标志物水平，

有助于评估疗效（尤其对接受放疗或化疗的患者），并为制订治疗方案提供依据。

器官移植 HLA 分型与交叉配型有助于选择合适的移植物供者；监测受者免疫学指标，有利于早期发现移植排斥反应，为选择免疫抑制剂种类、剂量、确定疗程、评估疗效等提供依据。

（龚非力 梁智辉）

miǎnyì xiāngguān jīyīn jiǎncè

免疫相关基因检测（immunity-associated genetic testing）

对免疫相关分子（细胞表面受体和可溶性免疫分子）编码基因、表达、遗传多态性及基因重排等进行检测的技术。

常用的检测有：①细胞因子基因组 DNA 或 mRNA 检测：主要方法包括 Northern 印迹杂交、原位杂交法、聚合酶链反应（PCR）扩增产物杂交分析，以及 RT-PCR、荧光定量 PCR、斑点杂交法、原位杂交与原位 PCR 等，也可借助生物芯片技术（如抗体芯片、基因芯片等）检测细胞因子基因。②BCR 及 TCR 克隆性基因重排分析：从原始的母细胞分化发育为成熟淋巴细胞，BCR 和 TCR 须经多次基因重排组合。每个特异性淋巴细胞抗原受体其编码基因均有独特结构，是由 V-D-J 基因重排而形成。若 T/B 细胞在其抗原受体基因重排的某一阶段出现单克隆性增生，即可能导致恶性增生性疾病。目前用于克隆性基因重排分析的方法主要为 Southern 印迹杂交和 PCR 扩增技术。③HLA 等位基因分型技术：HLA 具有极为复杂的多态性，分析其等位基因型别对选择器官移植供者具有重要意义，也应用于生命科学研究领域。

（龚非力 梁智辉）

miǎnyì fēnzǐ jiǎncè

免疫分子检测（immune molecule detection）

依据抗原-抗体反应及免疫分子的生物学特点，对免疫系统及参与免疫应答的分子进行定性、定量及定位检测的方法。免疫分子是各类免疫细胞所表达和分泌的蛋白质和（或）小分子多肽，它们参与免疫应答、免疫效应、免疫调节及与其他系统的相互作用，主要包括免疫球蛋白、补体系统、细胞因子、黏附分子、白细胞分化抗原及各种细胞膜表面受体等。

原理 借助现代生物学技术，可在整体、细胞、分子和基因水平检测免疫分子，主要原理为：

基于抗原-抗体反应的检测 可应用人工制备的特异性抗体（或抗原）检测相应抗原（或抗体），常用方法为酶联免疫吸附实验、放射免疫技术、免疫荧光标记技术等。

生物活性测定 如以细胞因子依赖性细胞株为靶细胞，分析样品对细胞株增殖的促进或抑制作用，从而判定细胞因子含量。

分子生物学检测 依据 DNA 扩增、RNA 转录、核酸分析原理而建立的检测技术，可对免疫分子表达过程中 mRNA 转录进行定量的差异分析。转基因、基因敲除或基因沉默技术是通过去除或沉默编码目标蛋白的基因，在整体和细胞水平分析免疫分子生物学功能的改变。

类别 免疫分子是机体产生免疫应答的重要物质基础，以及疾病诊断、疗效观察的重要指标。

免疫球蛋白测定 主要方法有：①检测 IgG、IgA、IgM 的传统方法为单向免疫扩散法、火箭免疫电泳法及免疫比浊法；目前使用免疫化学自动分析仪，可同

时测定血清中多种抗体、补体成分及其他血浆蛋白含量。②血清 IgE 和 IgD 含量很低，须用放射免疫测定（RIA）、酶联免疫吸附试验（ELISA）等灵敏度较高的方法测定，如过敏性疾病患者血清中特异性 IgE 可采用放射变应原吸附试验、ELISA 测定。

补体测定　方法为：①借助 50%溶血试验（CH50）检测血清总补体活性。②血清补体旁路途径活性测定。③补体各种成分测定：如借助免疫溶血法诊断某些补体成分（C4、C2 及 B 因子）缺乏，或诊断补体含量正常但溶血活性不足等先天性缺陷。④补体成分及其裂解产物定量测定：单向免疫扩散法、火箭免疫电泳法、免疫比浊法、ELISA 及 RIA 等。⑤补体裂解产物测定：免疫电泳、交叉免疫电泳、ELISA 及 RIA 等方法，测定血浆 $C3a$、$C3d$、$C5a$ 和补体终末复合物 $SC5b{\sim}9$ 水平，可反映补体活化程度，亦有助于某些疾病诊断和病情监测。⑥补体受体测定：EAC 花环试验、FBC（荧光素标记细菌–补体）花环试验、酵母多糖–补体花环试验、免疫标记技术等。

细胞因子及其受体检测　细胞因子种类繁多，且各种因子间存在复杂的网络调节，故常采用多种方法综合分析。主要有：①生物学活性检测法：包括细胞增殖或增殖抑制法、集落形成法、细胞毒活性测定法、细胞病变抑制法、趋化活性测定等。②免疫学检测法：包括 ELISA（双抗体夹心法或竞争法）、RIA 及免疫印迹法等。③单个细胞分泌细胞因子测定：包括反向溶血空斑试验、酶联免疫斑点试验等。④细胞内细胞因子检测：主要借助 FCM，从单细胞水平检测不同细胞亚群中的细胞因子。⑤分子生物学方法：主要借助于 DNA-RNA 杂交（Northern blot）或 DNA-DNA 杂交（Southern blot）技术，亦可在细胞或组织切片上进行原位杂交分析。⑥细胞因子受体检测：包括活细胞吸收试验、放射性受体分析、标记的抗细胞因子受体单克隆抗体检测、重组细胞因子与受体交联分析、受体 cDNA 分析及可溶性细胞因子受体检测等。

现代生命科学技术的进展极大地推动了免疫分子检测：①抗体工程和蛋白质工程进展，使得有可能制备所需的特异性抗体、单一蛋白或融合蛋白分子。②蛋白纯化和晶体学技术进展，使抗原、抗体、MHC 分子、TCR-pMHC 复合物的结构研究获得突破。③一系列蛋白分析与检测技术（如亲和印迹、免疫沉淀、蛋白质亲和层析、毛细管电泳、二维电泳–质谱分析、各种生物芯片、酵母双杂交、噬菌体展示技术、X 线冲击衍射、磁共振、蛋白质–生物信息、计算机分子模拟等）已被广泛应用于检测免疫分子。

意义　免疫分子是构成免疫微环境的重要物质，临床上通过检测免疫分子，可真实、准确地反映机体免疫系统功能状态，从而用于探讨疾病发病机制、临床诊断、疗效观察和预后判断。

（高　扬　梁智辉）

kàngtǐ qīnhélì cèdìng

抗体亲和力测定（antibody affinity measure）

1 个抗体分子和 1 个抗原表位发生反应能力的检测方法。是反映抗体特性的重要指标。其原理是：将平衡状态下的游离半抗原和结合半抗原分开，通过测定其摩尔浓度而计算亲和力。

方法　有以下几种：

平衡透析法　利用小分子抗原或半抗原能透过半透膜的特点，将一定量抗体、抗原或半抗原分别置于由半透膜隔开的透析室，使抗原或半抗原分子透入抗体室，与抗体发生结合反应，当 $[Ab]+[Ag] \Leftrightarrow [Ab-Ag]$ 反应达到平衡时，分别测定游离和结合抗原或半抗原的浓度，即可计算出抗体亲和力。

结合抗原沉淀法　$[Ab]+[Ag] \Leftrightarrow [Ab-Ag]$ 反应达到平衡时，将与抗体结合的抗原沉淀，从而使游离抗原和结合抗原分开，分别测定后即可计算出抗体亲和力。

酶联免疫测定法　将抗体与过量、已知量的抗原在溶液中共温育至达到平衡，将溶液移至包被同一抗原的聚苯乙烯板中，用间接酶联免疫吸附试验（ELISA）测定游离抗原量，由吸光度可直接计算亲和力。此法优点为：敏感度高，可测出 $10^9/mol$ 亲和力常数；可在融合早期测定杂交瘤培养上清或腹水的亲和力，决定取舍，以节省人力物力；无须标记抗原抗体，方便易行，且可防止因标记造成结构修饰所引起的测定误差。

放射免疫测定法　未标记抗原可与放射性标记的抗原竞争性与相应抗体结合，放射性标记抗原与抗体的结合比例与加入的未标记抗原量呈反比。通过固相吸附，测定平衡时 $[Ab-Ag^*]$ 的放射活性，根据斯卡查德（Scatchard）作图法作图，即可求出亲和力。

生物传感器测定法　生物传感器是一种实时监测生物大分子间相互作用的技术，可动态观察抗原-抗体结合与解离的平衡关系，较准确地测定抗体亲和力及识别抗原表位，有助于了解单克隆抗体特性，从而筛选出具有最佳应用潜力的单抗，此法较常规方法省时、省力，结果也更为客观可信。

原理 将抗原或抗体与葡聚糖相连，包被于传感片表面，当相应抗体或抗原与传感片表面的反应物结合时，会引起传感片表面介质折射率变化，利用表面等离子共振检测器监测传感片表面介质的折射率变化，并借助专用软件，即可计算抗体的亲和常数。由于这一变化仅与传感片表面所结合生物大分子的量成正比，不受溶液中分子的干扰，故具有特异性和敏感性。

特点 ①实时性：可在实验全过程跟踪、观察生物分子间的相互作用，直观反映抗体与相应抗原结合与解离速率。②高效性：检测一对生物大分子相互作用仅耗时 20 分钟，且同时测定多株抗体的亲和常数误差小，更具可比性。③客观性：实验结果受人为因素影响较小。④敏感性：检测的灵敏度为 10nmol/L。⑤简易性：检测中无须标记任何分子。

应用 多用于免疫学实验和临床研究中。

确定抗体用途 为保证免疫学实验灵敏度和可靠性，所用抗体的亲和力须高于一定阈值，才能使抗原-抗体结合不致因洗涤过程而破坏；解毒、抗毒和中和治疗时，需要高亲和力抗体，以保证疗效并减少毒副作用；采用免疫亲和层析纯化抗原时，为避免洗脱过程使抗原变性，一般须使用中亲和力抗体。

杂交瘤融合后早期预筛选 应用 ELISA 等简便方法，对杂交瘤融合后早期获得的培养上清或腹水进行亲和力评价，从而结合制备目的而决定取舍，以节省人力、物力。

验证 McAb 均一性 以 1/（结合抗原的摩尔数）对 1/（游离抗原的摩尔数）作图时，若抗体为亲和力均一的纯品，所得曲线为直线，否则不成直线。据此，可验证 McAb 的均一性。

（龚非力 梁智辉）

dānxiàng miǎnyì kuòsàn shìyàn

单向免疫扩散试验（single immunodiffusion test）

用于定量检测抗原含量的传统免疫沉淀技术。原理为：在不高于 56℃ 的半固体琼脂或琼脂糖凝胶内加入特异性抗体，待琼脂凝固后将可溶性抗原置于该琼脂凝胶的样品孔中扩散，抗原在扩散过程中浓度逐渐递减，在适当浓度区域内与特异性抗体比例合适处形成可见的沉淀环。沉淀环大小与抗原浓度呈正相关，一定范围内，沉淀环半径平方与抗原浓度呈直线关系。该方法在操作规范的情况下重复性及线性均好，主要用于检测血清免疫球蛋白（Ig）G、A、M 和补体成分，但由于灵敏度差，已被其他方法替代。

（高扬）

huǒjiàn miǎnyì diànyǒng

火箭免疫电泳（rocket immunoelectrophoresis，RIE）

在单向免疫扩散基础上结合区带电泳而建立的定量检测抗原的技术。原理为：用电泳替代抗原自然扩散过程，位于电场负极样品孔中的抗原向正极定向泳动，随着抗原量减少，抗原泳动的基底区及抗原与抗体分子所形成的沉淀线逐渐变窄，其免疫复合物沉淀峰形状犹如火箭状，故得名。沉淀峰高度与样品中抗原浓度呈正相关，以不同稀释度的标准抗原泳动后所形成的沉淀峰高度为纵坐标，抗原浓度为横坐标，通过绘制标准曲线即可计算出待测抗原含量。若将琼脂中抗原浓度固定，则可用于测定相应抗体含量，此即反向火箭免疫电泳。

该方法以电泳促进抗原定向移动，可提高区域内抗原浓度并加速抗原的扩散，从而缩短单向扩散试验的反应时间，使灵敏度提高。与单向琼脂扩散试验相比，该法操作简便省时，结果重复性好，灵敏度达 μg/ml 以上，可用于定量检测蛋白质样品，但须注意反应体系中抗原所带电荷对反应的影响及特异性抗血清的质量。

（高扬）

miǎnyì bǐzhuófǎ

免疫比浊法（immunonephelometry）

在一定量抗体中分别加入递增量的抗原，一定时间后形成抗原-抗体复合物，用浊度计测量反应液体的浊度，由此推算样品中的抗原含量的方法，是液相免疫沉淀检测技术的改良形式。该法在免疫沉淀技术中引入光电比浊和计算机自动分析记录系统，替代传统技术中通过肉眼观察和分析抗原抗体所形成可见沉淀物对液态的影响，从而极大提高方法的灵敏度和自动化程度，被广泛应用于定量分析血浆、体液样品中特定蛋白。

原理为：比例合适的抗原与特异性抗体在溶液中可形成较大免疫复合物微粒并自液相析出，使反应液出现可见的浊度变化，光线通过不同浊度溶液时会被吸收而使强度发生变化，光电比色计可将光信号转变为电信号，计算机计量系统可自动记录、分析微细的变化，在一定检测范围内，特异性抗原-抗体复合物与样品中抗原浓度呈正相关，即反应液浊度随待测样品中抗原浓度增加而增加，通过检测反应液的浊度并与系列标准品对照，即可计算出样品中待测抗原含量。

光电免疫分析仪基于该方法的基本原理，具有稳定性好、灵敏度高（可达 ng/L）、快速简便、易操作等优点，但由于敏感度极高、影响因素较多等原因，对设备稳定性、试剂和抗体的质量等要求较高。

（高 扬）

miǎnyì chéndiàn

免疫沉淀 （immunoprecipitation）

借助抗原-抗体特异性反应而分离、纯化、富集目的抗原的实验技术。原理为：基于葡萄球菌 A 蛋白/葡萄球菌 G 蛋白（SpA/G）可与多种哺乳动物抗体 Fc 段结合的特点，通过捕获抗原-抗体复合物，从混合物中（如细胞裂解物）对抗原进行初步分离。基本步骤为：用多克隆或单克隆抗体与细胞裂解物中的抗原结合为免疫复合物，然后加入交联 SpA/G 的琼脂糖珠（sepharose），通过与抗体 Fc 段结合而形成 SpA/G-sepharose-免疫复合物，将后者洗涤和离心，然后借助免疫印迹进行鉴定。

（高 扬）

miǎnyì gòngchéndiàn

免疫共沉淀 （co-immunoprecipitation，CoIP）

基于免疫沉淀技术、在体外鉴定两个蛋白质分子间是否发生结合反应的方法。原理为：用抗体捕获抗原-配体复合物，再用交联 SpA/G 的琼脂糖珠对其进行沉淀分离，其目的分子即为与抗原结合或相互作用的蛋白质（即特异性抗原的配体）。该法被广泛应用于研究蛋白质分子相互作用、寻找已知蛋白的配体等领域，是较酵母双杂交更为简便、直观、非细胞环境的体外鉴定方法。

（高 扬）

miǎnyì yìnjì

免疫印迹 （immunoblotting）

将蛋白质电泳分离和抗原-抗体反应特异性相结合、用于分析蛋白质性质的技术。可从组织或细胞匀浆中鉴定特定的蛋白质，该技术与检测 DNA 的印迹法（Southern blotting）有类似处，故又称蛋白质印迹法（Western blotting）。

1981 年，美国学者乔治·斯塔克（George Stark）在 DNA 杂交技术基础上建立了蛋白质印迹技术，其将聚丙烯酰胺凝胶电泳的高分辨率与免疫反应高特异性结合于一体，用于蛋白质分析。

经典的印迹实验包括 3 个步骤：①电泳：可根据分子量或等电点而分离蛋白质。②转印：指将电泳后凝胶上的蛋白质转移至硝酸纤维素膜或聚偏氟乙烯膜（PVDF）膜，并用非反应活性蛋白分子封闭膜上未吸附蛋白质区域。③免疫学检测：用特异性抗体与膜上已分离的蛋白条带反应，可将示踪物直接标记针对抗原的特异性抗体或标记抗抗体（即第二抗体），阳性信号显示可根据实验目的与条件进行选择，如辣根过氧化物酶-DAB 底物溶液、辣根过氧化物酶-化学发光底物、多色荧光抗体标记成像等。从结果可判断目的蛋白分子量及与抗体结合的特异性，但非变性电泳不能判断分子量。

优点：可同时检测蛋白的分子量及免疫原性，故检测结果具有更高可信度；敏感、特异、所需样品量小；可直接检测混合物中的抗原，无需事先纯化。该法是现代生命科学领域极为重要的免疫化学方法之一，被视为检测组织、细胞蛋白质表达的金标准。

（高 扬）

miǎnyì-jùhéméiliàn fǎnyìng

免疫-聚合酶链反应 （immuno-polymerase chain reaction）

应用 DNA 标记检测抗体、通过 PCR 扩增目的 DNA 而反映抗原-抗体结合的方法。日本学者佐野武（Sano Takeshi）于 1992 年创建该技术，其原理为：将 PCR 的高敏感性和抗原-抗体反应的特异性相结合，用于检测微量的可溶性抗原或细胞表面抗原。但该技术检测步骤过多，且结果还需进行 PCR 产物定量，现已极少应用。

（高 扬）

xuèqīng zǒngbǔtǐ huóxìng cèdìng

血清总补体活性测定 （serum total complement activity test）

基于补体激活所致溶细胞效应而建立的检测技术。主要反映补体（C1~C9）经典活化途径的活性。先天性缺失某些补体组分或调节因子可致相关疾病发生，以体液应答为主介导的疾病活动期则可出现补体消耗性减少，故临床上动态观察血清总补体溶血活性对疾病诊断、疗效观察具有重要意义。

原理为：在补体存在情况下，特异性抗体与靶细胞表面相应抗原结合可致靶细胞溶解。通常以新鲜羊红细胞为靶细胞，与抗羊红细胞特异性抗体结合而形成致敏红细胞，加入待测血清和标准血清后，若血清样本中存在补体，即可通过经典途径被激活而导致羊红细胞溶解。在致敏红细胞浓度恒定、反应系统稳定的情况下，溶血程度与补体活性形成 S 形曲线，该曲线在 30%~70% 间最陡，几乎呈直线，补体用量稍有变化即对溶血程度产生很大影响，故通常以 50% 溶血程度（CH50）作为判定反应终点的指标。将新鲜待测血清进行一系列稀释后，分别加入抗体致敏的红细胞进行反应并测定溶血程度，以50% 溶血时的最小血清量判定终点，可测知补体总溶血活性。

该方法快速、简便，但敏感性较低，结果易受多种因素（如反应温度、pH 和离子强度等）影响，主要用于测定补体经典激活途径的溶血功能，属定性与半定量检测方法，不能测定补体蛋白的绝对值。

（高 扬）

miǎnyì biāojì jìshù

免疫标记技术（immunolabeling technique）

应用示踪物质标记抗原或抗体，借助自动检测分析系统观察和测定微量的抗原-抗体反应，从而对抗原或抗体进行定性、定量或定位检测的技术。

原理为：用示踪物质（标记物或指示剂）标记抗体或抗原，与待检及标准抗原或抗体结合，然后去除未结合成份，借助不同检测体系观察测定示踪物质的存在和变化，从而对反应体系中待检抗原或抗体进行定性、定量及定位分析。用于微量或超微量检测的示踪物主要包括荧光素、放射性核素、酶、化学发光剂及电子致密物质等，相应的免疫标记技术分别称为荧光免疫技术、放射免疫技术、酶免疫技术、化学发光免疫技术和金免疫技术等。免疫标记技术的灵敏度远超过非标记技术，不同标记技术所用示踪物质及放大系统不同，导致灵敏度各异，其中以放射性核素为标记物的放射免疫分析技术灵敏度最高。

免疫标记技术将微量化、不可视的抗原-抗体反应转变为可视化的实验结果，极大地提高了检测的灵敏度，并可显著降低反应体系与待检物浓度，从而有效减少非特异性反应。随着抗体制备技术和标记物偶联技术不断发展成熟，免疫标记技术及相关设备得到不断改进，凸显其特异、灵敏、快速及高度集成的优点，被广泛用于免疫分子、细胞及组织的定性、定量、定位检测，成为医学研究、临床诊断及药物分析鉴定等的重要检测分析手段。

（高 扬）

miǎnyì yíngguāng jìshù

免疫荧光技术（immunofluorescence technique）

以荧光素标记特异性抗体（或抗原），通过与待检标本中相应抗原（或抗体）反应，进行定性、定位和定量检测的技术。1941 年，孔斯（Coons AH）首先创建免疫荧光技术。1955 年，孔斯、勒迪克（Leduc）和康诺利（Connolly）建立荧光抗体免疫组织化学染色技术。

原理 荧光物质吸收激发光后可从基态跃迁到激发态，当返回基态时可在特定波长发出荧光。用荧光素标记的特异性抗体或标记抗特异性抗体的抗体（二抗），这些标记抗体与组织切片和（或）细胞标本中待测抗原特异性结合，可形成抗原-抗体-荧光素或抗原-抗体-抗抗体-荧光素复合物，借助荧光检测仪器（如荧光显微镜或流式细胞仪）检测抗原-抗体复合物所标记荧光的强度，即可判断待测抗原表达情况。

类型 按其原理可分为如下类型：

直接免疫荧光法 即应用特异性荧光抗体直接检查标本中的相应抗原，其优点是特异性强，

但检查任一抗原均须制备相应荧光素标记抗体。

间接免疫荧光法 应用特异性抗体（或待测抗体）作为第一抗体，以荧光素标记的抗球蛋白抗体（标记的抗抗体）作为第二抗体，检测相应抗原或抗体，其优点是敏感度较高，且制备一种荧光素标记的第二抗体即可检测多种抗原，但非特异性反应较强。

补体结合免疫荧光法 此法是在间接法的第一步抗原-抗体反应中加入补体，使之与抗原-抗体复合物结合，再用荧光素标记的抗补体抗体进行示踪。

双标记法或多色标记 用异硫氰酸荧光素（FITC）及罗丹明（TRITC）或其他荧光素分别标记不同抗体，进行同一标本的荧光染色，若有两种或两种以上相应抗原存在，可同时见两种（橙红、黄绿）或两种以上的荧光。

应用 免疫荧光技术的主要优点是：通过标记的荧光物质，使以往肉眼不可见的抗原-抗体反应，可借助荧光显微镜等设备进行直接观察，从而用于组织细胞的抗原-抗体反应的定性、定位及定量检测。免疫荧光标记不仅局限于免疫组织化学染色，已不断衍生出更多的新技术，如荧光免疫测定（荧光偏振免疫测定、时间分辨荧光免疫测定、酶联荧光免疫测定等）、免疫荧光显微技术、流式细胞术（FCM）及相关技术（如液相芯片技术、图像流式细胞仪）等。这些新技术被广泛用于生命科学基础研究、医学临床诊断和预防等领域；借助荧光抗体免疫组织化学而建立的激光共聚焦显微镜技术，具有电镜级别的高分辨率，可进行亚细胞器定位检测；基于免疫荧光标记技术，应用荧光分光光度计等设

备，可直接定量检测可溶性抗原-抗体反应。

(高　扬)

yíngguāng miǎnyì cèdìng

荧光免疫测定 (fluorescence immunoassay，FIA)

利用荧光性物质（荧光探针）标记抗原或抗体，通过荧光检测跟踪抗原抗体反应，从而测定抗体或抗原含量的免疫检测技术。荧光物质与抗体形成稳定的、不改变抗体生物活性的荧光素标记抗体结合物，抗体决定反应的特异性，而荧光素使反应实现可见性。该方法特异性强、操作简单、结果判定直观性好，但实验结果易受血清成分、组织和仪器组件本底荧光干扰和激发光源等因素影响，从而影响灵敏度。基于荧光免疫测定的原理，已建立了荧光偏振免疫测定、时间分辨荧光免疫测定、酶联荧光免疫测定等新技术。

(高　扬)

yíngguāng piānzhèn miǎnyì cèdìng

荧光偏振免疫测定 (fluorescence polarization immunoassay，FPIA)

均相荧光免疫定量分析技术。原理为：荧光物质经单一波长偏振光照射后，可吸收光能跃入激发态，在恢复至基态时释放能量并发出单一波长偏振荧光。偏振荧光强度与荧光物质受激发时分子转动速度呈反比（大分子物质旋转慢，发出的偏振荧光强；小分子物质旋转快，其偏振荧光弱）。

FPIA 反应体系中，荧光标记抗原与特异性抗体结合而形成免疫复合物，后者分子显著增大，产生可检测的偏振光变化。该反应体系的工作模式为均相竞争法，标本中药物和荧光标记药物与一定量抗体竞争结合；反应平衡后，荧光标记药物-抗体复合物的量与标本中药物浓度的量呈反比，所测得的偏振荧光强度与标本中药物浓度亦呈反比。

FPIA 主要检测小分子药物和肽段，该法操作简单、重复性好、样品用量少、检测快速、易于自动化，但其灵敏度低于固相免疫测定法。

(高　扬)

shíjiān fēnbiàn yíngguāng miǎnyì cèdìng

时间分辨荧光免疫测定 (time resolved fluorescence immunoassay，TR-FIA)

依据标记抗原或抗体与样品背景荧光寿命不同，应用快速脉冲光源，借助门控检测系统检测背景荧光信号消失后的荧光信号，以实现免疫分析的技术。原理为：镧系元素中的铕、钐、铽、镝等可发射离子荧光，它们与适宜的紫外光吸收配位体形成螯合物，受紫外光等光源激发可发射荧光，具有发射最大波长发射位移、发射光谱缩窄、衰变时间延长、相对高的比活性等特征，由此可延长荧光测量时间，待短寿命的自发本底荧光完全衰变后再测定镧系元素螯合物的特异性荧光信号，从而有效降低非特异性本底荧光的干扰。

优点为：TR-FIA 克服一般荧光标记物淬灭快、寿命短的缺点，利用镧系元素标记抗原或抗体，在检测体系中先获得镧系元素标记的抗体-抗原复合物，然后解离复合物中镧系元素，形成新的镧系元素螯合物以显著增强信号，根据镧系元素螯合物的发光特点，应用时间分辨测定技术测定荧光强度，同时分析波长和时间信号，根据荧光强度计算抗原浓度。TR-FIA 可有效排除非特异荧光的干扰，极大提高灵敏度，且分析范围广、测量快速、无放射性污染，已被广泛用于检测激素、病毒性肝炎标志物、肿瘤相关抗原及小分子药物等。缺点是：易受环境、试剂影响和容器中镧系元素离子污染，使本底增高。

(高　扬)

méilián yíngguāng miǎnyì cèdìng

酶联荧光免疫测定 (enzyme-linked fluorescence immunoassay，ELFA)

基于普通的酶联免疫吸附试验、但用荧光底物替代普通显色性酶底物的免疫测定技术。原理为：在固相酶联免疫吸附试验反应体系中用酶荧光底物替代普通显色酶底物，使组织切片（或细胞标本）中待测抗原与特异性抗体结合，形成抗原-抗体-酶复合物，其中的酶可催化荧光底物生成稳定和高效的荧光物质，借助荧光计数仪测定荧光强度，可计算出待检抗原或抗体含量。ELISA 常用的辣根过氧化物酶、β-D-半乳糖苷酶、碱性磷酸酶等均有特异性荧光底物。

ELFA 的灵敏度和特异性均高于固相酶免疫分析方法，可用于检测细菌抗原、激素、肿瘤标志物等，并可扩大测量范围、减少样品及试剂用量，但血清和其他生物样品的背景荧光可能造成本底升高。

(高　扬)

miǎnyì yíngguāng xiǎnwēi jìshù

免疫荧光显微技术 (immunofluorescence microscopy)

基于免疫荧光标记的生物显微成像技术。原理为：以荧光素标记抗体与组织切片、细胞或细菌涂片上特异性抗原发生反应，借助荧光显微镜或共聚焦显微镜观察标本的荧光抗体染色结果，从而对待检抗原进行定性和定位。该技术操作简便、快速、直观，但易受非特异性荧光干扰，由于存在荧光猝灭现象，需照相记录以保存标本染色结果。

（高　扬）

liúshì xìbāoshù
流式细胞术（flow cytometry, FCM）

集激光、电子、流体力学、细胞化学与免疫学多学科理论和技术于一体，借助流式细胞仪对处于快速直线流动状态中的单列细胞或生物颗粒进行逐个、多参数、快速的定性、定量分析或分选的技术。流式细胞仪又称荧光激活细胞分选仪（FACS）。

1953年，美国人华莱士·库尔特（Wallace H. Coulter）首创血细胞分析仪（Model A），基于细胞生物学特征和标志物对细胞数量和体积进行自动分析，为其后建立多色流式细胞术、流式分选术奠定了基础。20世纪60~70年代流式细胞仪快速发展并逐渐定型。FACS已在生物学和医学诸多学科和领域得到广泛应用。

原理　流式细胞仪基本结构包括4大模块（流动室与液流系统、光源与光学系统、信号收集与信号转换系统、计算机与分析系统），具有分选功能的流式细胞仪还包括分选系统。FACS的原理为：在液流中悬浮的分散细胞依次单个通过测量区时产生电信号，以单细胞纵向轴流与激光光束交汇后产生前向散射光（FSC）、侧向散射光（SSC）和待测荧光信号，光电系统将这些包含细胞物理和化学信息的光学信号放大、转换为数字电信号，经计算机处理分析，获得参数图像及多种参数（如细胞的大小、粒度、表面面积、数量，以及各种待测荧光信号的荧光脉冲等），可供进一步定性、定量分析或从整个群体中分选出特定细胞亚群。

优点　FCM具有检测速度快、测量指标多、采集数据量大、分析全面、分选纯度高、方法灵活等特点。其突出的技术优势为：①实现对单列细胞或生物颗粒进行逐个检测：可用于分析单个细胞（如血液、骨髓、体液中的细胞、培养细胞，以及实体组织经处理而制成的单细胞悬液等）或生物颗粒。②实现高通量检测：只要标本中含足够数量的细胞或生物颗粒，流式细胞仪可以每秒钟数十、数百、数千个细胞的速率进行检测，所检测的细胞总数可达数千、数万乃至数百万个。③多参数、多色荧光分析：通过应用不同荧光素标记的不同单克隆抗体进行多色荧光染色，可同时检测单个细胞或生物颗粒的多种参数，从而更准确地识别细胞特性和进行计数。④可定性、定量分析单个细胞或生物颗粒的某些成分（如DNA含量、抗原或受体表达水平、Ca^{2+}浓度、酶活性等）及细胞功能。⑤细胞分选功能：可将具有特定性状或功能的细胞从混合细胞群中分离出来。

应用　极为广泛。

细胞表型分析　借助FCM可分析细胞的免疫表型，用于免疫细胞鉴定、计数和功能评价。细胞表型分析的关键在于确定特定细胞群的标志分子并选用合适的荧光标记抗体。由于淋巴细胞各亚群表面分子的表达谱常出现部分重叠，为提高亚群间的分辨率，常须进行多色荧光抗体标记。

细胞功能检测　①细胞功能状态：如借助ELISPOT或MACS分析细胞内细胞因子产生，间接检测Th细胞亚群数量和功能；检测T细胞表型改变，分析T细胞活化状态及数量。②细胞活化信号转导：如检测胞内钙离子浓度、蛋白磷酸化、蛋白激酶活性状态、信息转导相关蛋白表达及相互作用等。③细胞增殖：指应用活细胞染料羧基荧光素二乙酸盐琥珀酰亚胺酯（CFSE），借助FCM检测荧光强度，从而判断细胞增殖状态及相关的表型、功能变化。④细胞分化：指应用蛋白转运抑制剂，或应用透膜剂进行胞内染色，可在单细胞水平分析细胞分化、细胞因子产生及细胞表型。⑤胞毒效应和细胞凋亡等。⑥侧群（SP）细胞分析：SP细胞代表一种新的干细胞类型，广泛分布于多种成体组织、胚胎和某些肿瘤细胞系中，其高表达转运蛋白ABCG2，可高效外排DNA荧光染料Hoechst33342，从而能借助FCM而被分选，用于分析肿瘤干细胞、成体干细胞表型、分化和功能，以及探讨细胞代谢和细胞耐药机制等。

流式细胞分选　又称荧光激活细胞分选，原理为：基于不同亚群细胞其膜表面分子各异，在体外制备细胞样本后，用不同荧光素标记的相应抗体对细胞进行染色，并将染色细胞或颗粒制成细胞悬液，在鞘液包裹下，以单细胞形式通过流动室；在高能量激光激发下，由于不同细胞表面所结合的荧光素各异，被激发后所发射的荧光强度也各异；细胞散射光和发射荧光强度经转换，以二维坐标图形式在计算机上显示出来，散射光坐标图中FSC表示细胞相对大小及截面积大小，SSC表示细胞的颗粒性质及数量，图中每一个点表示一个细胞，在FSC-SSC图中圈出实验所需的细胞群；对该细胞群进一步分析，其发射荧光强度二维坐标图中X和Y轴分别表示两种不同表面分子的表达强度，根据对照而设置象限范围，获得双阳性细胞群、单阳性细胞群以及双阴性细胞群；可根据表面分子的不同而选择所需要的细胞群，对其进行分离及收集。

该法优点为：可高度自动化地对单个细胞进行多参数定量测定分析，并分选出特定细胞；可任意分离检测体系中任何指定一群或几群细胞及其亚群；分离速度快，灵敏度高；分离纯度高，达90%以上；回收率高；可保持无菌，不影响细胞结构和生物学活性。缺点为：需昂贵的分选型流式细胞仪；拟分离细胞在混合群体中含量过低时，须耗时较长才能获得所需数量细胞。

FCM 相关的新技术 基于FCM 的基本原理，已建立诸多新技术。

液相芯片技术 将生物芯片原理和 FCM 有机结合、用于定性或定量分析可溶性蛋白质的技术，如 LabMAP™ 技术和流式微球阵列分析技术（CBA）技术。

原理 将可溶性生物材料（核酸、蛋白质等）标记于携带不同荧光信号的微球体上，以荧光标记的微球体作为反应载体，在液相系统中进行生物学反应，并通过专用设备（LuminexTM100）或流式细胞仪进行检测。液相芯片技术已广泛应用于多个领域，如检测生物大分子（细胞因子、过敏原、病理性自身抗原、激素、病原体、SNP 等）、HLA 分型、高通量药物筛选等。

优点 ①可同时分析1个样本中多个待测分子，从而减少样品用量（仅需 50μl）并提高检测效率。应用范围广，其以微球体+探针+目的分子+报告分子为基本模式，微球体通过偶联蛋白质或

偶联核酸作为探针，可分别检测核酸、蛋白质及酶反应。③液相环境有利于探针与被检测物反应（耗时短），且可更好保持蛋白质天然构象与活性。④借助直接荧光标记，具有非特异性反应低、灵敏度高（达 2pg/ml）、重复性好等优点。⑤线性范围宽，可达4个数量级。⑥灵活性好，可自由调整待测分子种类及数量。

图像流式细胞仪 将流式多色检测技术和荧光显微图像显示技术结合于同一平台，借助荧光信号强度和细胞荧光图像等快速、大量分析细胞，通过对细胞内外信号定位而定性、定量分析细胞亚群。该技术优点为：既提供待测样本的细胞学参数及相关统计学数据，也提供丰富的细胞形态学信息。

（高扬 魏海明 梁智辉）

jīguāng sǎomiáo gòngjùjiāo xiǎnwēijìng

激光扫描共聚焦显微镜（laser scanning confocal microscope, LSCM） 在荧光显微镜成像基础上加装激光扫描装置，应用紫外光或可见光激光荧光探针，借助计算机进行图像处理，从而观察固定的细胞、组织切片，或对活细胞的结构、分子、离子进行实时动态观察和分析的显微镜。是先进的细胞生物医学分析仪器之一，通过实时、在体、定性、定量及多重标记检测，可提供定量荧光测定、定量图像分析等参数，用于研究细胞形态及定位、立体结构重组、动态变化过程等，广泛应用在形态学、生理学、免疫学、遗传学、分子细胞生物学领域。近期，多光子激发激光扫描显微镜（MPELSM）问世，可用于长时间动态检测胞内信号转导途径、活细胞内各种分

子之间相互作用、厚组织深度成像等。

（龚非力 梁智辉）

quánnèifǎnshè yíngguāng xiǎnwēijìng

全内反射荧光显微镜（total internal reflection fluorescence microscopy, TIRFM） 可直接探测单个荧光分子的超高分辨率荧光显微镜。原理为：利用全内反射产生的消逝波光，选择性照射和激发直接与载玻片紧密接触的样品，使其表面薄层（厚度约100nm）的荧光基团受到激发，从而获得无法比拟的高信噪比和对比度。普通荧光显微镜所观察样品表面的荧光可被淹没在表面区域外的强荧光背景中，而 TIRFM 借助高灵敏度和高时间分辨率的电荷耦合器件（CCD）捕捉荧光，并用计算机进行显像，所观察样品范围之外的荧光分子完全不受影响，可用于观察细胞膜表面单分子的荧光。

应用 TIRF 检测生物样品，具有其他成像技术无法比拟的高信噪比，细胞的光损伤和光漂白也很小。

（龚非力 梁智辉）

yíngguāng gòngzhèn néngliàng zhuǎnyí

荧光共振能量转移（fluorescence resonance energy transfer, FRET） 借助荧光共振能量转移（FRET 现象）而研究生理条件下生物大分子间相互作用的技术。FRET 是一种距离很近的2个荧光分子间产生的能量转移现象，原理为：当供体荧光分子的发射光谱与受体荧光分子的吸收光谱重叠，且2个分子间距离小于10nm 时，即会发生一种非放射性的能量转移（FRET），使供体的荧光强度远低于其单独存在时（荧光猝灭），而受体发射的荧光

却明显增强（敏化荧光）。

FRET 是检测活体内生物大分子纳米级距离及其变化的有效工具，可用于核酸检测、分析蛋白质结构和功能、免疫学分析和细胞器结构功能分析等。

（柳忠辉　梁智辉）

活细胞成像 （live cell imaging）

huóxìbāo chéngxiàng

将光电成像技术、荧光标记技术与荧光共聚焦显微镜相结合，通过可视化手段，实时观察和分析活细胞行为、分布及亚细胞结构变化的技术。此前已建立的相关细胞检测技术均存在某些不足：流式细胞术、酶联免疫斑点法（ELISPOT）等虽可在单一细胞水平进行分析，但均以细胞表达的蛋白作为指示系统，并非真正反映细胞形态学及相关的细胞行为（如活化、分化、增殖、凋亡等）；免疫细胞化学虽可观察细胞形态，但仅是某一特定时间点、经固定剂固定后的细胞形态，难以真实反映（不同病理生理状态下）细胞活动过程（增殖、分裂）中亚细胞器的动态改变。

该技术的优点为：可观察单个细胞在体外的动态变化，以及亚细胞器和相关蛋白在细胞内分布及聚集情况等（如用荧光标记线粒体膜蛋白，可观察到线粒体在细胞分裂过程中的行为变化）。但活细胞工作站观察的对象是体外培养细胞，与细胞在体内的实际行为仍有差距。

（柳忠辉）

huótǐ huóxìbāo chéngxiàng jìshù

活体活细胞成像技术 （live cell imaging in vivo）

借助显微镜系统、在活体内直接观察活细胞（在生理、病理状态下）行为，通过采集图像与视频信号而分析相关参数的技术。该技术最大优点是可实时、连续观察特定细胞和细胞间的生物学事件，且所观察的细胞更接近自然状态，从而提供更真实、可靠的信息，有助于更深入了解自然状态下的活细胞行为，如用荧光标记淋巴细胞，可借助活体活细胞成像技术观察炎症过程中淋巴细胞游走、募集及归巢等行为。

（柳忠辉）

lèiliúshì zǔzhīxìbāo dìngliàng fēnxī xìtǒng

类流式组织细胞定量分析系统 （FACS-like tissue cytometer analysis system）

基于流式细胞术和免疫荧光细胞化学原理的组织细胞定量分析技术。此前已建立的相关细胞检测技术均存在某些不足。免疫荧光细胞化学技术可直观确定表达该蛋白的细胞形态及组织定位等，但只能通过荧光强度作相对的表达对比分析，而不能进行定量；流式细胞术可极其敏感地在单细胞水平分析蛋白表达，也可精确定量分析蛋白表达，并确定其来源细胞，但不能检测细胞基本形态及在组织中的原始分布。

类流式组织细胞定量分析系统由荧光图像采集和流式定量分析系统构成，其优点为：借助荧光标记的高灵敏性，可捕捉每个细胞的影像，借助流式细胞术快速、高灵敏度分析能力，可将显微镜捕捉的完美画面与无与伦比的流式细胞术定量分析相结合，从而提供极其详尽的细胞特征和蛋白定量的图像及数据。

该系统将自动化分析引入免疫细胞化学研究，并借助流式细胞术多通道检测的特点，可同时观察多个目标蛋白的表达。该技术已应用于造血干细胞分化、细胞周期变化、孕妇血液中胎儿有核细胞产前诊断等领域。

（柳忠辉）

fàngshè miǎnyì cèdìng

放射免疫测定 （radioimmunoassay，RIA）

以放射性核素作为示踪物的免疫标记检测技术。广义的 RIA 指用放射性核素标记抗原或抗体，与相应待检抗体或抗原结合后，通过测定放射性核素而进行高度灵敏的定性、半定量或定量分析；狭义的 RIA 指用放射性核素标记抗原，与待检样品中抗原竞争性结合已知抗体，用于定量或半定量检测抗原。

在免疫标记技术建立之初，早期的免疫荧光技术主要用于检测组织细胞表面抗原，但大量的临床需求是检测体液（如外周血、尿液、脑脊液等）中的微量活性物质，而常规的抗原-抗体反应无法达到所需的敏感度。1960 年，美国医学物理学家罗莎琳·萨斯曼·亚洛（Rosalyn Sussman Yalow）和所罗门·阿龙·伯森（Solomon Aaron Berson）用放射性核素标记抗原，创建了放射免疫检测技术，用于检测血清胰岛素水平，极大地推动了免疫检测技术的临床应用。亚洛因建立 RIA 技术及在实验内分泌学领域的贡献，成为历史上第二位获得诺贝尔奖的女科学家。RIA 具有极高灵敏度（pg/ml 以下），几乎可检出所有已知蛋白质，且 RIA 采用竞争法，可分析仅含 1 个表位的半抗原（如甲状腺素 T3、T4 及类固醇激素）。

原理：放射性核素衰变过程中可释放特定波长射线，放射性核素标记的抗原与待检样品中非标记抗原竞争与相应特异性抗体结合，标记抗原-抗体复合物的量与待检抗原浓度呈负相关，即游离的待检抗原浓度越高，标记抗原-抗体复合物越少，所测得的抗原-抗体复合物中放射性核素脉冲数越低，用标准品测定制备标准曲线，可准确计算出待检抗原含量。若反应在固相载体进行，通过直接去除未与抗体结合的（标记或未标记）游离抗原，可简化操作过程。

优点：RIA 灵敏度高、特异性强、重复性好、样品用量少。缺点是：所用放射性核素多为 I^{125} 或 I^{131}，其半衰期短，费用较高；需借助专门设备进行检测；放射性核素标记有时会改变某些生物物质活性；放射性核素对人体存在危害及对环境造成污染，故须严格遵循操作规范。

（高　扬）

miǎnyì fàngshè cèdìng
免疫放射测定 （immunoradiometric assay，IRA）

用放射性核素标记抗体进行的免疫测定技术。可借助固相载体检测可溶性抗原，亦可用于检测细胞表面抗原。原理为：将放射性核素标记特异性抗体，用过量的标记抗体结合物分别与待测样品中抗原和不同浓度标准抗原反应。该反应在固相载体微孔板或检测管中进行，不能结合抗原的标记抗体可被洗去，检测反应孔或反应管的放射性核素脉冲数，并从标准抗原脉冲数制备的标准曲线上确定样本含量。若用标记抗体检测细胞抗原，则在反应结束后洗涤并离心细胞，以去除未结合的标记抗体，然后测定脉冲数。

与放射免疫测定相比，IRA 是标记抗体，多采用非竞争法，并可标记抗抗体（二抗），使应用范围扩大且灵敏度提高。同时，该法可避免放射免疫测定对抗原纯度的苛刻要求，从而简化操作程序。

（高　扬）

fàngshè biànyìngyuán xīfù shìyàn
放射变应原吸附试验 （radioallergosorbent test，RAST）

应用固相放射免疫分析方法在体外定量检测液相生物样品（如血清等）中变应原特异性 IgE 水平的技术。RAST 于 1974 年建立，具有特异性好、敏感性高、可避免体内试验诱发患者过敏性休克的危险等优点，已被广泛应用于过敏原诊断。

RAST 采用放射免疫分析技术的间接法，原理为：将纯化的变应原吸附于固相载体，加入待测血清及含有针对该变应原的抗血清标准品，经孵育后洗去未反应的其他血清成分，再加入放射性核素标记的抗 IgE 抗体结合物，在固相载体上建立变应原-特异性 IgE-放射性核素标记抗 IgE 结合物的反应链，最后测定固相载体上反应物放射性核素的脉冲数，通过参考标准血清制作的标准曲线，确定并计算待测血清中特异性 IgE 含量。

IgE 检测的体内试验可能诱发患者过敏性休克，为规避此风险而建立 RAST，可用于体外定量检测变应原特异性 IgE 水平，其最大优点是安全，尤其适用于高度敏感的儿童特应性患者。RAST 的其他优点是：使用离体血清和体液样品，便于运输和保存；以放射性核素作为二抗指示剂，其敏感性、特异性和重复性均极好。该法的缺点为：放射性核素价格昂贵、半衰期短、可能造成环境污染和损害人体，故对实验人员、操作环境和检测设备均有特殊要求，使其应用范围受到一定限制。

RAST 与支气管激发试验的符合率约 80%，与皮肤试验的符合率为 70%～80%，与白细胞组胺

释放试验的相关系数为 0.84，认为尚不能完全替代反映机体整体情况的体内试验。随着酶标记技术和化学发光标记技术日趋成熟和完善，已逐步取代 RAST，成为临床检测特异性 IgE 的主要方法。2010 年，美国国家过敏症和传染病研究所建议，灵敏度更高的荧光-酶标记试验可取代 RAST，用于检测变应原特异性 IgE。

（高　扬）

miǎnyìméi jìshù
免疫酶技术 （immunoenzyme technique）

将抗原-抗体反应的特异性和酶的高效催化作用相结合的免疫标记检测技术。放射免疫测定（RIA）技术的建立，极大地推进了免疫检测技术发展，但放射性核素对环境的污染限制了推广应用。20 世纪 60 年代末，施特恩贝格尔（Sternberger L）利用酶标记法建立了免疫酶技术（EIA），酶促反应为生化反应，具有较高灵敏度，且无环境污染。但 EIA 体系中，抗原-抗体反应发生于均质液相中，难以确定显色是源于标记的抗原-抗体反应还是游离的标记抗原或标记抗体。1971 年，恩瓦尔（Engvall E）和佩拉曼（Perlaman P）创建了非均相酶免疫技术——酶联免疫吸附试验（ELISA），极大简化了操作程序，并可直接观察反应结果，从而在实验研究和临床诊断中被广泛用于检测蛋白类物质。以检测细胞因子的双抗体夹心 ELISA 法为例，其敏感度已接近 RIA。但该法仅可检测含 2 个以上表位的抗原，且 2 个表位与相应抗体结合后不能互相干扰，故不适用于检测仅含 1 个抗原表位的简单分子或半抗原。

原理：应用交联剂使酶与抗原（抗体）结合，或应用酶-抗

酶抗体技术；此种标记的抗原（抗体）可与相应抗体（抗原）发生特异性反应，加入相应酶的底物，后者可被酶催化生成可溶性或不溶性呈色产物；借助肉眼或分光光度计测定呈色的深浅，可对待测抗原或抗体进行定性或定量分析。

根据应用目的，可将免疫酶技术分为两类：①酶免疫组织化学：其原理和操作程序与荧光抗体技术相似，但用酶代替荧光素作为标记物，并以底物被酶分解后的显色反应，对细胞和组织标本中的抗原抗体复合物进行示踪。②酶免疫测定：已建立非均相免疫测定和均相酶免疫测定等技术，可定性或定量检测体液内半抗原、抗原和抗体。

免疫酶技术具有免疫荧光和放射免疫方法的敏感、特异和精确等优点，且弥补了二者的不足。因此，虽问世较晚，但发展十分迅速，被广泛用于医学和生物学科各领域。

（高扬）

méi miǎnyì zǔzhī huàxué

酶免疫组织化学（enzyme im-munohistochemistry，EIH）

免疫酶标记技术的一种，借助酶标记抗体可与组织细胞相应特异性抗原结合并催化底物显色反应的特性，通过观察酶活性而检测相应抗原的技术。又称免疫酶组织化学。

原理：用酶标记抗体与切片或涂片上组织和细胞表达的抗原发生反应，不能结合抗原的标记抗体可被洗去，将不溶性底物溶液加于切片上，在抗原-抗体复合物中酶的作用下形成有色或具一定电子密度的颗粒，借助光学显微镜或电子显微镜观察、记录，即可对细胞表面或细胞内部的抗

原进行定位和定性分析，也可通过图像分析对待测指标进行半定量分析。常用的 EIH 技术包括亲和素-生物素化酶复合物（ABC）法、过氧化物酶-抗过氧化物酶（PAP）法、碱性磷酸酶-抗碱性磷酸酶（APAAP）法等。

优点：特异性好，可对组织与细胞表达的抗原进行定位、定性、半定量检测；普通酶免疫组化仅需光学显微镜进行观察，必要时用电子显微镜；标本可长期保存，尤其适用于临床病理检查。EIH 若结合化学染色法复染，效果更佳。该技术已广泛应用于生命科学研究、临床病理诊断等。但染色中须注意避免内源性酶活性的干扰。

（高扬）

qīnhésù-shēngwùsù-méifùhéwùfǎ

亲和素-生物素-酶复合物法〔avidin-biotin-enzyme complex（ABC）technique〕

通过在抗原-特异性抗体-酶反应链中加入亲和素-生物素放大系统，从而有效提高酶免疫试验灵敏度的方法。属固相酶联免疫吸附试验的放大或增敏技术。原理为：生物素系小分子杂环单羧酸，可标记抗体、酶、蛋白及多肽等，但并不影响其结合活性。亲和素属糖蛋白，含 4 个可与生物素结合的亚基，可与生物素标记抗体或蛋白发生不可逆结合。该法以亲和素为连接桥，按一定比例加入并形成生物素标记第二抗体-亲和素-生物

素标记酶复合物，将此复合物加入待检抗原-抗体反应系统，可形成多级放大体系（图）。

ABC 技术主要用于检测激素、受体、多肽、核酸、小分子药物等，以及酶免疫组织化学技术中检测组织切片和细胞表达的抗原。优点是：明显提高免疫检测灵敏度和特异性，且稳定性好、操作方便。制备可溶性亲和素-生物素化酶复合物时须注意控制亲和素与酶标生物素的反应浓度，以避免非特异性反应。

（高扬）

guòyǎnghuàwùméi-
kàng guòyǎnghuàwùméi fùhéwùfǎ

过氧化物酶-抗过氧化物酶复合物法（peroxidase anti-pero-xidase complex，PAP）

借助第二抗体使第一抗体与抗过氧化物酶抗体-酶结合物发生桥联，形成抗原-抗体-第二抗体-抗过氧化物酶抗体-过氧化物酶复合物的酶免疫组织化学法。是一种固相酶联免疫吸附试验改良的放大技术。原理为：在固相酶联免疫吸附试验体系中，用第二抗体、抗过氧化物酶抗体-过氧化物酶复合物替代第二抗体-酶复合物，所形成的抗原-抗体-第二抗体-抗过氧化物酶抗体-过氧化物酶复合物可结合多个过氧化物酶分子，从而有效提高灵敏度，并降低细胞内源性非特异性反应。

PAP 主要用于检测组织切片和细胞所表达抗原。该法敏感度

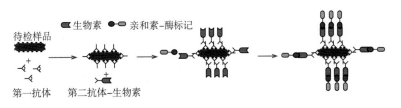

图　ABC 法

高、特异性好、反应系统稳定、操作简便。但是，该法要求抗过氧化物酶抗体与特异性第一抗体均来源于同一种属，从而对其应用范围造成一定限制。

（高扬）

jiǎnxìnglínsuānméi-kàng jiǎnxìnglínsuānméifǎ

碱性磷酸酶－抗碱性磷酸酶法

（alkaline phosphatase-anti-alkaline phosphatase，APAAP） 借助第二抗体使一抗与抗碱性磷酸酶抗体－酶结合物发生桥联，形成抗原－第一抗体－第二抗体－抗碱性磷酸酶抗体－碱性磷酸酶复合物的酶免疫组织化学法。是固相酶联免疫吸附试验改良的放大方法。原理为：在固相酶联免疫吸附试验体系中用第二抗体、抗碱性磷酸酶抗体－碱性磷酸酶复合物替代第二抗体－酶结合物，所形成的抗原－第一抗体－第二抗体－抗碱性磷酸酶抗体－碱性磷酸酶复合物可结合多个碱性磷酸酶分子，从而有效提高方法的灵敏度，并降低细胞内源性的非特异性反应。

APAAP 可用于检测组织切片和细胞所表达的抗原。该法敏感度高、特异性好、反应系统稳定、操作简便。但该法要求抗碱性磷酸酶抗体与特异性第一抗体均来源于同一种属，从而对其应用范围造成一定限制。

（高扬）

méi miǎnyì cèdìng

酶免疫测定

（enzyme immunoassay，EIA） 将酶催化反应的高效性、可见性与抗原抗体反应的特异性相结合、高灵敏度的免疫标记分析技术。原理为：酶可催化特定底物的化学反应，使反应加速 $10^8 \sim 10^{10}$ 倍，酶标记特异性抗体（抗原）所形成的酶标记物可保留抗体（抗原）的结合活性和酶的催化活性，复合物中标记的酶可催化底物的显色反应，其颜色深度与待测样品中抗原或抗体的量相关。

根据是否使用固相支持物作为吸附抗体（或抗原）的载体，以及检测过程中是否须将反应体系中已结合的标记物与游离标记物分离，可分为两类：①固相酶免疫测定：即非均相酶免疫测定，抗体与抗原结合所形成的复合物吸附于固相载体，未结合部分可通过洗涤去除，仅测定与抗原特异性结合的抗体－酶结合物作用于底物的呈色反应，经典方法是酶联免疫吸附试验（ELISA）。②均相酶免疫测定（HEI）：其仅需将待测样品、酶标试剂和底物溶液混合，待抗原－抗体反应完成即可直接测定结果，全过程均在液相进行。酶标记的半抗原与抗体结合后，导致酶分子发生变构并屏蔽其活性位点，反应体系中待检半抗原和酶标记的半抗原通过竞争结合抗体，可抑制抗体对酶活性位点的遮蔽，酶活性增强与样品中待测抗原的量呈负相关。

EIA 具有极高灵敏度和特异性，尤其固相酶免疫测定更为简便易行。EIA 借助酶催化的显色反应，可对抗原或抗体进行定位、定性或定量分析。已衍生出许多用于检测可溶性或组织样品的酶标记技术。

（高扬）

méilián miǎnyì xīfù shìyàn

酶联免疫吸附试验

（enzyme-linked immunosorbent assay，ELISA） 将抗原－抗体反应的特异性与酶促呈色反应相结合，在固相载体（如聚苯乙烯制品或 NC 膜）上进行的酶标记（主要是辣根过氧化物酶和碱性磷酸酶）检测技术。

已衍生出若干不同的 ELISA 技术：①直接法：指在固相微孔反应板上包被抗原，加入酶标记抗体后出现底物呈色反应，通过测定光密度值（OD 值），用于抗原的定性或半定量分析。②间接法：指用抗原包被固相载体，加入不同稀释度的待检抗体，洗涤后加入酶标记第二抗体，常规显色并测定 OD 值，从而判断反应终点并确定抗体效价，此法属半定量试验，用于测定抗体。③双抗体夹心法：指用抗体包被固相载体，加入待检抗原或不同浓度标准抗原，洗涤后加入针对同一抗原不同表位的酶标记抗体，常规显色并测定 OD 值，样品 OD 值与抗原浓度在一定范围内呈正相关。④双抗原夹心法：指用抗原包被固相载体，加入待检抗体及不同浓度标准抗体，洗涤后加入酶标记抗原，常规显色并测定 OD 值，该法用于检测抗体，其特异性优于间接法，但敏感度略低。

ELISA 主要用于血液、体液及配制溶液中可溶性蛋白抗原或抗体的定性、半定量及定量测定，具有灵敏、特异、简单、快速、稳定及易于自动化操作等优点，是得到最广泛应用的免疫学检测技术之一，也是商品化免疫学检测试剂盒普遍采用的形式。

（高扬）

méilián miǎnyì bāndiǎnfǎ

酶联免疫斑点法

（enzyme-linked immunospot，ELISPOT） 在单细胞水平检测细胞因子分泌与抗体分泌的方法。该法可检出分泌细胞因子的抗原特异性 T 细胞及分泌特异性抗体的 B 细胞的数量。

原理 分别如下（图）：

检测细胞因子 用已知抗细胞因子抗体包被固相载体，加入

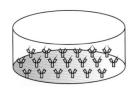

1. 细胞因子特异性抗体包被96孔板

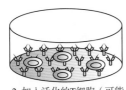

2. 加入活化的T细胞（可能发挥不同效应）

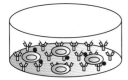

3. 包被抗体捕获T细胞释放的该细胞因子

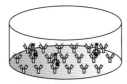

4. 加入识别该细胞因子其他表位的生物素标记的二抗

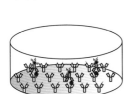

5. 加入酶标记的亲和素

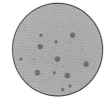

6. 加入底物孵育后显色

图　ELISPOT 原理

不同来源的待检细胞→细胞接受刺激而分泌细胞因子，后者可与包被的抗体结合，在细胞周围形成抗体-抗原（细胞因子）复合物→洗脱细胞后，加入酶标记的抗细胞因子抗体（其与包被抗体分别针对细胞因子的不同表位），可出现底物显色反应（形成着色的斑点）→借助 ELISPOT 分析系统，定量测定结合于固相载体上的细胞因子水平，并可在光镜下观察分泌细胞因子的细胞数目。

此法可用于检测效应细胞所分泌的单一细胞因子，避免生物活性测定法中多种具有相同生物学活性的细胞因子彼此干扰。

测定分泌特异性抗体的 B 细胞频率　用已知抗原包被固相载体，与待测的抗体产生细胞相互作用，可诱导后者分泌抗体→所分泌抗体与包被的抗原结合，在抗体分泌细胞周围形成抗原-抗体复合物，使细胞吸附于载体上→加入酶标记的第二抗体，与细胞

上的抗体结合，通过底物显色反应（形成着色的斑点）可测知生成的抗体量，并可在镜下计数着色的斑点形成细胞。此法优点为：稳定、特异，且抗原用量少；可同时定量检测不同抗原诱导的抗体分泌。此外，也可用此法检测组织切片中分泌抗体的单个细胞。

应用　ELISPOT 源自 ELISA 技术，突出的优点是：在单细胞水平上的功能检测，能从 20～30 万个细胞中检出 1 个分泌目标蛋白的细胞，理论上每个细胞均可形成 1 个独立的斑点；灵敏度高，较一般的 ELISA 方法至少提高 2 个数量级；操作简便，经济实用。

ELISPOT 已用于 T 细胞分型、疫苗免疫效果评价及临床疾病辅助诊断等。缺点是：仅可在体外检测细胞分泌能力，不能观察细胞形态，也不能直接评估细胞在体内的行为。

（高扬　魏海明）

jūnxiāng méi miǎnyì cèdìng

均相酶免疫测定（homogenous enzyme immunoassay, HEI）　反应全过程均在液相进行的酶免疫测定技术。原理为：将半抗原或小分子抗原与酶结合，制成酶标记物，酶与抗原（半抗原）结合后仍分别保留它们的活性→抗体与酶标记半抗原结合后，酶与抗体密切接触导致空间位阻效应，从而屏蔽酶活性位点，导

致酶活性下降→待检半抗原通过与酶标记半抗原竞争性结合抗体，使游离的酶标记半抗原增多，表现为酶活性增强。此外，可借助 DNA 重组技术，分别制备功能酶（如 β-D 半乳糖苷酶）分子的两个片段，大片段称酶受体（ER），小分子称酶供体（ED），二者单独均无酶活性，一定条件下结合形成四聚体才具有酶活性。酶供体免疫测定的反应模式为竞争法，原理为：标本中抗原和 ED 标记的抗原与特异性抗体竞争结合，形成两种抗原抗体复合物；ED 标记的抗原与抗体结合后由于空间位阻，不再能与 ER 结合；游离的 ED 标记的抗原，其 ED 可与 ER 结合，形成具有活性的酶；加入底物后，可通过直接测定底物溶液颜色而计算待测抗原的含量。

以酶放大免疫测定技术为例：酶与半抗原结合，继而与抗体结合；标记酶由于与抗体接触而产生空间位阻，活性被抑制；样品中待测半抗原和酶标半抗原竞争与抗体结合，使游离标志物增多，酶活性得以发挥，催化底物显色较深。酶活性增强与检品中待测半抗原的量呈负相关。辅基标记免疫测定法、酶肟活化（重组）免疫测定法（ARIA）、克隆酶供体免疫测定法等也属 HEI。

HEI 主要用于检测半抗原、小分子药物、多肽及激素。该技术无需分离去除未结合的酶标记物，其测定操作简便、快速、适合于自动化，但对反应条件要求严格，故应用范围相对局限。

（高扬）

wēilì bǔhuò méi miǎnyì fēnxī jìshù

微粒捕获酶免疫分析技术（microparticle enzyme immunoassay, MEIA）　与荧光检测相结

合的酶免疫分析技术。原理为：用已知特异性抗体致敏的免疫微粒与生物素–亲和素–酶放大系统结合，酶作用于荧光底物，通过检测荧光强度来判断未知抗原含量。MEIA 可用于检测肿瘤标志物、激素、抗病毒抗体等微量可溶性抗原。

（龚非力　梁智辉）

fāguāng miǎnyì cèdìng

发光免疫测定 （luminescence immunoassay，LIA）

以发光物质作为指示剂的固相免疫标记技术。1977 年，韦兰（Velan B）和哈尔曼（Halman M）建立化学发光免疫检测法（CLIA），其原理为：在催化剂作用下，发光物质分子或原子的电子可吸收能量，由较低能级跃迁至较高能级，一旦返回较低能级时，可通过发出特定波长的光波而释放能量。用发光剂直接标记抗原（或抗体），与待测标本中相应抗体（或抗原）反应，进而分离体系中结合状态和游离状态的发光剂标记物，加入发光促进剂进行发光反应，通过检测发光强度可推算待测标本中相应抗体（或抗原）含量。

LIA 的优点是：应用范围与酶免疫测定（EIA）相似，主要用于检测半抗原、多肽、小分子药物、激素，但 LIA 的灵敏度和稳定性明显提高；灵敏度与放射免疫测定（RIA）相近，但 LIA 不会对人体造成伤害，也无环境污染之虞。基于 LIA 原理，已建立化学发光免疫检测、生物发光免疫测定、化学发光酶免疫测定、电化学发光免疫测定等技术。此外，基于 RIA 竞争法原理建立的化学发光检测技术，也可检测仅含 1 个抗原表位的简单分子或半抗原。LIA 已逐步替代 RIA。

（高扬）

huàxué fāguāng miǎnyì jiǎncè

化学发光免疫检测 （chemiluminescence immunoassay，CLIA）

将抗原–抗体反应的特异性与化学发光反应的敏感性相结合的免疫标记技术。1977 年，韦兰（Velan B）和哈尔曼（Halmam）首先建立 CLIA，其原理为：化学发光指常温下伴随化学反应过程产生的光发射，发光剂或发光底物吸收化学反应过程的化学能后，其分子或反应中间态分子上升至电子激发态，当回复至基态时可以发射光子的形式释放能量。

CLIA 技术包括两类：①用化学发光剂（如鲁米诺、啶酯等）直接标记抗原或抗体，与待测标本中相应抗体或抗原结合后进行发光反应。②用发光剂作为酶标记免疫反应的底物，通过发光反应增强而检测敏感性。两种方式均可借助专门的化学发光免疫分析仪测定发光强度，从而精确定量样本中待检物质含量。

CLIA 具有灵敏度高、特异性强、检测范围宽、重复性好、标记物稳定性好、操作简便快速、无污染等优点，已广泛用于生物学、基础医学与临床科研与诊断。

（高扬）

shēngwù fāguāng miǎnyì cèdìng

生物发光免疫测定 （bioluminescence immunoassay，BLIA）

应用生物发光物质（如荧光素酶/萤火虫荧光素酶）或参与生物发光反应的辅助因子（如 ATP、NAD 等）作为标记示踪物的免疫标记技术。BLIA 用发光蛋白标记抗原或抗体，所形成的复合物可直接或间接发光，从而通过测定发光强度而计算样品中抗体或抗原含量。

生物发光指生物发光器中细胞或发光蛋白通过消耗能量物质而发生光能释放反应的现象，此过程仅消耗能量物质而不消耗发光物质。BLIA 原理为：应用发光蛋白标记的特异性抗体与生物样品中抗原发生反应，通过直接检测体系中发光强度，即可计算待测抗原含量。此外，亦可以生物发光蛋白作为反应底物。

BLIA 可对生物发光物质进行原位、动态和无损伤性观察，迄今已成功制备多种重组发光蛋白，使该技术在微生物学、肿瘤生物学、细胞学、分子生物学、卫生学、生物传感器、脂质过氧化检测和药物筛选等领域得到广泛应用。缺点为：需专用检测设备且价格昂贵。

（高扬）

huàxué fāguāng méi miǎnyì cèdìng

化学发光酶免疫测定 （chemiluminescence enzyme immunoassay，CLEIA）

将化学发光与固相酶联免疫吸附试验相结合的检测技术。原理为：应用可催化某一化学发光反应的酶标记抗体，与待测标本中相应抗原特异性结合，形成固相包被的抗体–待测抗原–酶标记抗体复合物，加入发光剂（底物）后，酶可催化底物发光，其发光强度与酶含量呈正比，通过检测光信号强度，可获待测抗原浓度。

CLEIA 以化学发光剂替代原有显色反应的酶底物，从而有效提高检测灵敏度和结果稳定性，具有特异性强、快速、准确及操作简便等优点，其应用范围与酶免疫测定（EIA）相似，主要用于各种测定多肽、激素、肿瘤标志物、药物等微量物质。常用发光剂为氨基邻苯二甲酰肼类的鲁米诺和环 1,2–二氧乙烷衍生物等。

（高扬）

diàn-huàxué fāguāng miǎnyì cèdìng

电化学发光免疫测定（electrochemiluminescence immunoassay，ECLIA）

用电化学发光剂作为示踪物的免疫标记技术。原理为：电化学发光是在电极表面由电化学作用引发的化学发光反应。在电场作用下，三联吡啶钌和电子供体在电极表面发生电子转移，获得激发能量，能量衰减过程中可发出特定波长光波，即包括电化学和化学发光两个过程。

用磁性微粒作为固相载体包被第一抗体，用电化学发光剂三联吡啶钌标记第二抗体，在反应体系内待测标本与相应抗体-标记物结合，形成磁性微粒包被抗体-待测抗原-三联吡啶钌标记抗体复合物，借助磁珠分离技术洗去未结合的标记抗体和标本，接通电场启动电化学发光反应，由检测器检测光信号，光强度与待测抗原/抗体浓度呈正相关。

ECLIA 将电化学发光技术与抗原-抗体反应的特异性相结合，可有效提高灵敏度（达 pg/ml 或 pmol 水平），并具有所需样本量少、试剂稳定、检测范围广、操作简便、重复性好、适于自动化高通量检测等优点，被广泛用于检测多肽、激素、肿瘤标志物、心血管病标志物等微量生物活性物质。此外，该技术也可用于 DNA/RNA 探针检测。

（高扬）

miǎnyì jīn biāojì jìshù

免疫金标记技术（immunogold labeling technique）

以金颗粒作为示踪标记物，应用于抗原抗体反应的免疫标记技术。可在免疫组化试验中用于检测组织切片或细胞表面抗原或受体，以及通过免疫渗滤层析测定可溶性蛋白、多肽、激素及小分子药物等。基于免疫金标记的基本原理，已建立了多种衍生的技术，如免疫胶体金技术、免疫金染色法、斑点免疫金染色、斑点免疫金渗滤试验、金免疫层析检测等。

（高扬）

miǎnyì jiāotǐ jīn jìshù

免疫胶体金技术（immune colloidal gold technique，ICT）

应用胶体金标记抗体或抗原、检测未知抗原或抗体的方法。

胶体金是氯金酸（$HAuCl_4$）在还原剂（如枸橼酸钠、鞣酸等）作用下聚合形成的特定大小的金颗粒，其由于静电作用而形成稳定胶体状态。具有如下特点：①在弱碱环境下带负电荷，可与蛋白质正电荷牢固结合，同时不影响所结合蛋白质的生物特性，可用于标记很多大分子物质（如白蛋白、免疫球蛋白、糖蛋白、激素等）。②具有较高电子密度，电子显微镜下呈黑色颗粒状（可用于抗原定位）；若胶体金颗粒直径大于 20nm 时呈砖红色，可借助光学显微镜直接观察；直径更大的胶体金颗粒聚集时，肉眼可直接观察到红色或粉红色斑点。

原理：胶体金颗粒与特异性抗体形成稳定的胶体金-抗体结合物，后者与待测抗原结合后，在局部形成胶体金颗粒聚集，可借助显微镜或肉眼观察反应结果。基于此原理，胶体金最初被用于免疫电镜检测，其后衍生出一系列相关的测定技术，如免疫金染色法、斑点免疫金染色、斑点免疫金渗滤试验等。此外在流式细胞术中，胶体金可作为细胞多参数分析和分选的有效标记物。

优点：胶体金制备简便；特异性与灵敏度高，重复性好；不使用放射性核素；可借助光镜或电镜观察结果。ICT 已被广泛应用于各种液相、固相免疫分析及流式细胞术等。

（高扬）

miǎnyì jīn rǎnsèfǎ

免疫金染色法（immunogold staining，IGS）

以金颗粒作为示踪标记物的免疫组化和免疫细胞标记技术。1971 年，福尔克（Faulk WP）和泰勒（Taylor GM）首先将胶体金引入免疫组织化学，建立了早期的免疫胶体金电子显微镜技术。该技术用胶体金标记特异性抗体，通过与组织切片或细胞所表达的相应抗原或受体结合，可借助透射电子显微镜和扫描电子显微镜进行观察。其后，胶体金也被用于光镜水平的免疫组化检测，所建立的胶体金快速斑点渗滤技术可进行临床快速诊断。

原理为：利用胶体金颗粒具有较高电子密度的特征，以胶体金颗粒标记第二抗体而制备胶体金-抗体结合物；在组织切片加入特异性第一抗体和金标记第二抗体，显微镜下观察、记录胶体金颗粒分布，从而确定抗原位置及分布。此外，免疫金染色法可通过使用不同大小的金颗粒而区分多种物质。

优点：灵敏度高、特异性强、重复性好。缺点：金颗粒距离第一抗体所在位置 15~30nm 处，故电镜下对目标分子定位欠精准；细胞成分的切片不能显示三维结构，可产生误导性图像。

（高扬）

bāndiǎn miǎnyì jīn rǎnsè

斑点免疫金染色（dot immunogold staining，Dot-IGS）

用胶体金标记抗体代替酶标记抗体的斑点免疫检测技术。原理为：蛋白质抗原通过直接点样而吸附于硝酸纤维素膜或其他微孔膜，抗原与特异性抗体反应后，再滴加胶体金标记的第二抗体，可在抗原-抗体反应部位发生金颗粒聚集，形成肉眼可见的红色斑点。此反应若用银显影液增强，即称为斑点金银染色法。Dot-IGS 主要用于检测多肽、蛋白和激素等小分子物质，具有快速、简单、经济、敏感性和特异性好等优点，但仅可用于定性或半定量分析。

(高扬)

bāndiǎn miǎnyì jīn shènlǜ shìyàn

斑点免疫金渗滤试验 (dot immunogold filtration assay, DIGFA)

斑点免疫金染色的改良技术。原理为：利用微孔滤膜的可滤过性，借助同一特殊渗滤装置，以液体渗滤过膜的方式迅速完成抗原-抗体反应和洗涤，从而加速反应速度。DIGFA 的步骤为：在固相载体硝酸纤维素膜上滴加第一抗体，制成抗体包被的微孔滤膜，贴置于吸水材料上；滴加于膜上的标本液体渗滤过膜时，标本中抗原被膜上的抗体捕获，其余无关蛋白等被滤出膜片；其后加入的胶体金标记结合物，可在渗滤过程中与已结合于膜上的抗原结合；抗原-抗体反应形成大分子胶体金复合物，胶体金本身呈红色，在膜上显示红色斑点，此为阳性结果。

DIGFA 于 20 世纪 80 年代建立，主要用于快速检测乙肝表面抗原 (HBsAg)、人绒毛膜促性腺激素 (HCG)、肿瘤标志物、心脏病标志物、小分子药物等。该技术在固相载体硝酸纤维素膜下面增加渗滤装置，从而加快反应速度，缩短实验时间，具有操作简便、快捷、结果直观、无需复杂仪器等优点，但灵敏度不及酶标法和酶发光免疫测定法。

(高扬)

jīn miǎnyì céngxī jiǎncè

金免疫层析检测 (gold immunochromatography assay, DICA)

将胶体金标记技术与蛋白质层析技术结合，以微孔滤膜为载体、快速的固相膜免疫分析技术。原理为：将第一抗体以线状涂布于固相载体硝酸纤维素膜（试纸条的特定区域），此即 T 线，并在邻近位置用抗免疫球蛋白抗体设置控制线，即 C 线；胶体金标记的特异性抗体等反应试剂固定于试纸条一端的结合垫处，将待测标本加于结合垫外侧的样品垫，通过渗滤作用，样品溶液在另一端吸水纸作用下在层析材料上泳动；样本中待测物与层析材料中抗体特异性结合，继而与金标记的第二抗体形成复合物，后者被富集或固定于层析条的特定区域，显示为红褐色条带。

DICA 可用于检测单份标本，优点为简单快速、结果清晰、可通过肉眼判定结果、无需复杂操作技巧和特殊设备、灵敏度较高，在临床与采样现场被广泛用于检测多肽、激素、疾病（肿瘤、寄生虫病、心脏病、感染性疾病等）标志物、毒物、药品等。但该法仅可进行定性或半定量，不适用于定量分析。

(高扬)

miǎnyì zǔzhīhuàxuéfǎ

免疫组织化学法 (immunohistochemistry, IHC)

将抗原抗体反应与组织化学显色反应相结合，借助显微镜（包括光学显微镜、荧光显微镜和电子显微镜）的显像和放大作用，对组织细胞所表达抗原进行定性、（相对）定量或定位测定的技术。又称免疫细胞化学法。兼具抗原抗体反应的高度特异性以及化学显色的可见性和放大性，从而可在显微镜下清晰观察待测抗原在组织细胞中的分布和含量。

常用的 IHC 为：①免疫荧光法：指在抗原抗体结合的基础上，用荧光素标记抗体，借助荧光显微镜观察，其灵敏度高、特异性强、快速简便，广泛用于临床病理诊断和科学研究。②免疫酶标法：指将酶标记抗体并加入酶的底物，生成不溶性有色物或高密度颗粒，通过光镜或电镜观察，可对细胞内和细胞表面抗原进行定性和定位分析，是最常用的免疫组织化学法。③免疫胶体金法：指以胶体金作为抗体标记物，胶体金是一种强吸附蛋白的金属颗粒，由于其电子密度高，能形成不同大小的红色颗粒，便于在电镜和光镜下观察，可对组织细胞的抗原进行定位、定性、甚至定量分析。

IHC 应用广泛，已成为生物学和医学众多分支学科的重要研究手段。

(魏海明)

xìbāo yīnzǐ jiǎncè

细胞因子检测 (cytokine detection)

检测细胞因子及其受体表达、水平和生物学活性的技术。细胞因子种类繁多，且各种因子间存在复杂的网络调节，故常采用多种检测方法综合分析。

生物学活性检测 根据细胞因子特定的生物学活性，采用相应指示系统（如各种依赖性细胞株或靶细胞），通过与标准品对比，可判断样品中细胞因子活性水平，一般以活性单位 (U/ml) 表示。此类检测的优点是灵敏度高 (pg 水平)，但结果可能受多种因素干扰，如不同细胞因子可能具有相同功能；某些抑制因子可降低细胞因子活性；某些细胞在分泌某种细胞因子的同时，也可表达相应细胞因子受体。

细胞增殖或增殖抑制法 应用对特定细胞因子发生反应的细胞或专一依赖某种细胞因子生长的细胞（即依赖性细胞株），在体外与细胞因子共同培养，通过测定细胞增殖，同时与相应标准品进行比较，可测知样品中某一细胞因子活性（U/ml）。此外，某些细胞因子具有抑制细胞生长的作用（如 IL-1 对黑色素瘤细胞 A352 株；TGF-β 对 Con A/IL-1 诱导的胸腺细胞等），可借助细胞增殖抑制法进行测定。细胞增殖或增殖抑制试验均可采用 ³H-TdR 掺入法或能量代谢测定法（MTT 比色法）。

集落形成法 应用集落刺激因子与骨髓干细胞体外半固体培养系统，可在显微镜下观察并计数细胞集落形成数，计算集落刺激活力。

细胞毒活性测定法 将不同稀释度待测样品或细胞因子标准品与培养的细胞株共培养一定时间，然后检测存活的靶细胞数，并与对照比较，求得溶细胞或抑制细胞生长的百分率；或以 OD 值对样品稀释度作图，绘制标准品剂量反应曲线，从曲线上求得引起相应反应的待测样品含量。

细胞病变抑制法 IFN 可抑制病毒复制，一般采用 VSV（水疱性口炎病毒）-WISH（人羊膜细胞传代株）试验系统，以能抑制 50% 细胞病变效应（CPEI50）的 IFN 最高稀释度作为 1 个 IFN 单位。

细胞运动 ①借助滤膜渗透法（Boyden 小室法）或琼脂糖平板法检测趋化活性。②借助琼脂糖小滴化学动力学试验检测化学增活现象。

定性及定量检测 有以下两类方法：

免疫学检测技术 常用方法为 ELISA（双抗体夹心法或竞争法）、放射免疫测定（RIA）及免疫印迹法等。另外，借助反向溶血空斑试验（RHPA）、酶联免疫斑点试验（ELISPOT）或流式细胞术，可在单细胞水平定量检测细胞因子含量。此类检测的优点是特异性强、方法简便、重复性好。缺点为：细胞因子水平与该因子生物活性并非必然呈正相关；不同单抗所识别的细胞因子表位和亲和力各异，导致结果可能出现差异。

分子生物学方法 可借助 DNA-RNA 杂交、DNA-DNA 杂交、原位杂交检测细胞因子基因。若同时结合免疫组化技术，还可鉴定表达细胞因子基因产物的细胞类型。此类方法优点是特异性高，可避免其他细胞因子的干扰。但此法仅能检测细胞因子基因表达，不能反映相应蛋白产物水平及生物学活性。

细胞因子受体检测 有以下几种：

活细胞吸收试验 将过量待测细胞与限量细胞因子反应，若胞膜表面表达相应受体，即可与细胞因子结合，检测所回收细胞因子生物活性的丧失情况，可确定受体是否存在。此法简便，适用于定性，但不适用于定量检测。

放射性核素标记重组细胞因子的放射性受体分析 此法是检测细胞因子受体分布及其特性的主要方法，可测定受体的数量及亲和力。步骤为：重组细胞因子体外标记放射性核素；利用 cDNA 转录获得足够量细胞因子 mRNA，注入非洲爪蟾卵母细胞内，在体外翻译的产物中加入放射性核素标记的氨基酸；通过生物合成的内标记所产生的重组细胞因子其功能不受影响，故适于检测某些稳定性较差的细胞因子。

抗细胞因子受体单克隆抗体测定法 单抗可封闭 CKR，抑制相应细胞因子活性；应用标记的单抗，可直接进行免疫放射受体分析或免疫沉淀试验。

重组细胞因子与受体交联分析 应用化学交联剂将放射性核素标记的重组细胞因子与膜受体结合，细胞裂解物经聚丙烯酰胺凝胶电泳后进行放射自显影，通过带型分析可确定细胞因子受体的分子量及其亚单位。

受体 cDNA 分析 ①对通过核苷酸序列推导的氨基酸顺序进行结构功能区分析，可用于探讨受体作用的机制。②将受体 cDNA 片段制作核酸探针，可用于研究受体基因的转录功能及表达调控。

（龚非力 梁智辉）

miǎnyì xìbāo jiǎncè

免疫细胞检测（immune cell detection）

在体内外对各种免疫细胞进行分离、纯化、鉴定、计数和功能测定的技术。可用于研究免疫细胞在免疫应答中的作用及细胞间相互关系，藉以了解机体免疫应答水平和免疫功能状态，并用于疾病诊断、监测病情进展、观察疗效及判断预后。检测技术包括免疫细胞采集、分离、纯化、培养及功能检测等。

自 20 世纪 50 年代以来，已逐步形成免疫细胞学检测体系。重要成果有：1964 年，贝恩（Bain B）创建混合淋巴细胞培养技术，证实免疫细胞可以增殖，并具有生物学功能；1966 年，布卢姆（Bloom B）和约翰（John D）发现，淋巴细胞可分泌蛋白质类活性物质（即淋巴因子），从而建立细胞因子生物活性分析法；

克拉曼（Claman HN）、特里普利特（Triplett RF）及 1968 年米切尔（Mitchell GF）、米勒（Miller JF）证实存在 T 细胞亚型，并确立相应分析技术的原理；70 年代初，加利利（Galili U）及罗伯特·库姆斯（Robert Coombs）建立 E 玫瑰花环形成试验和 EA 玫瑰花环形成试验，用以检测 T 细胞和 B 细胞数量；1975 年，塞萨尔·米尔斯坦（César Milstein）和乔治斯·让·弗朗茨·科勒（Georges Jean Franz Köhler）创建单克隆抗体技术；70 年代末借助现代计算机技术、激光技术、流体力学、免疫荧光技术的发展，流式细胞术出现，用于细胞特性分析和分选，成为免疫学和生命科学领域研究细胞发育、分化、凋亡、功能等的重要工具。

现代细胞分析技术极大促进了免疫学进展，陆续建立的新型细胞分离技术（如流式细胞分选、激光显微切割仪、免疫磁性微球等）、显微观察和分析技术（如流式细胞术、激光共聚焦显微镜、隧道扫描显微镜、计算机成像与图像分析技术等），为研究特定细胞群或单一细胞的生物学特征提供了工具。

（魏海明　柳忠辉　梁智辉）

miǎnyì xìbāo fēnlí

免疫细胞分离（immune cell separation）

根据细胞表面标记、理化性状及功能而分离、纯化特定类型免疫细胞的技术。是分析免疫细胞表型及进行生物学活性研究的基本步骤之一。免疫细胞表型、数量及活性的体外检测均须首先将目的细胞或待检细胞从血液或组织中分离出来，进行后续试验。外周血含多种血细胞（包括粒细胞、单核细胞、淋巴细胞、红细胞及血小板等），是用于实验研究的免疫细胞的主要来源。依据细胞独特的表面标志、理化性状及黏附和吞噬能力等的差异，已建立不同的细胞分离与纯化技术。

白细胞分离　血液中红细胞与白细胞比为（600～1000）∶1，两类细胞比重（密度）不同，沉降速度各异。据此建立不同的白细胞沉降法：①自然沉降法：采集外周抗凝静脉血后静置，红细胞沉降率较快，可使白细胞与之分离，此方法简便，但各分离层中的细胞种类多，纯度不高。②高分子聚合物加速沉降法：应用某些高分子聚合物（如明胶、右旋糖酐和甲基纤维素等），可使红细胞呈钱串状凝聚并加速沉降，使之更易与白细胞分离。但此法分离的细胞纯度不高。

此外，还可应用氯化铵分离法：0.83% 氯化铵可使红细胞破裂，从而可对淋巴细胞中混有的少量红细胞进行裂解，以排除红细胞的干扰。此法也适合分离制备大量粒细胞、淋巴细胞，在天然白细胞干扰素诱生和生产中已被广泛应用。但分离的细胞纯度低，且细胞活性受一定影响。

外周血单个核细胞分离　外周血单个核细胞（PBMC）主要包括淋巴细胞和单核细胞，是免疫学实验中最常用的细胞材料。人 PBMC 主要取自外周血，其取材方便，含量丰富；实验动物（大鼠、小鼠）大多从脾或淋巴结组织获得单个核细胞，用于体外实验。不同血细胞比重各异：红细胞和多核白细胞比重约 1.092；淋巴细胞和单核细胞为 1.075～1.090；血小板为 1.030～1.035。应用密度介于 1.075～1.092、接近等渗的溶液（分层液）进行密度梯度离心，可使不同类别血细胞按其比重而分布，并被分离。常用的密度梯度离心法有两种：①聚蔗糖-泛影葡胺（F-H）密度梯度离心法：即将聚蔗糖和泛影葡胺按适当比例配制成密度为 1.077 的分层液（即淋巴细胞分离液），可从抗凝全血中分离出 PBMC。②Percoll 分离法：Percoll 是一种经聚乙烯吡咯烷酮（PVP）处理的硅胶颗粒，对细胞无毒性；Percoll 液经高速离心，可形成连续的密度梯度，不同密度的细胞分别悬浮于各自不同的密度区带，从而被分离纯化；该法是进一步纯化分离淋巴细胞亚群的较好方法，可获高纯度细胞。此法除用于细胞分离外，还可用于亚细胞结构和病毒分离等。

单核/巨噬细胞分离和采集　单核细胞可从外周血获得，人巨噬细胞可取自胸腔积液、腹水、组织和透析液等，实验动物多从肺、脾和胸腔、腹腔获取。通过 Percoll 连续密度梯度离心法或平皿黏附法（阳性分选），可分离、纯化单核/巨噬细胞。

借助斑蝥敷贴法可获取来自人类皮下组织、较纯的巨噬细胞，无需进一步体外分离。方法为：用滤纸蘸取 10% 中药斑蝥酒精浸出液，贴敷在臂内侧皮肤表面，4～5 小时后皮肤局部充血，48 小时后局部形成水疱，吸取水疱内组织液，内含大量巨噬细胞。但此法对人皮肤有一定损伤，有时可引起局部感染，应慎用。借助腹腔诱生法获取小鼠、大鼠、豚鼠等小动物的巨噬细胞，方法为：向腹腔内注入少许刺激物（如无菌液体石蜡或灭菌巯基乙醇酸盐肉汤培养基），引起无菌性炎性渗出，3～4 天后冲洗出腹腔渗出液，所得细胞悬液中 70%～80% 为巨噬细胞。

淋巴细胞分离与纯化 为获得高纯度淋巴细胞，须进一步清除 PBMC 悬液中其他血细胞，方法为：①采用无菌蒸馏水低渗裂解法或 0.83% 氯化铵处理法去除红细胞。②借助离心洗涤，可去除 PBMC 中绝大部分混杂的血小板。③借助黏附法、玻璃纤维或葡聚糖凝胶 Sephadex G-10 柱，去除有黏附能力的单核细胞，或借助羰基铁粉吞噬法去除单核细胞。④借助苯丙氨酸甲酯法，溶解含溶酶体的单核细胞、粒细胞和成纤维细胞等。⑤早期常应用 E 花环分离法、尼龙棉柱分离法、亲和板结合分离法及补体细胞毒分离法等分离 T 细胞和 B 细胞。

淋巴细胞亚群分离 不同淋巴细胞亚群的表面标志、理化特性和功能等各异，据此可进行分离、纯化。

亲和板结合分离法 基于亲和层析和抗体固相包被原理，使相应抗体结合于塑料平板上，加入淋巴细胞悬液后，由于不同细胞亚群其表面抗原各异，抗原阳性的细胞与相应固相抗体结合，抗原阴性的细胞则存留于未吸附的细胞悬液中。同理，若用特异性抗原交联于塑料板上，则可分离表达特异性抗原受体的淋巴细胞。但淋巴细胞受体与特异抗原或抗体结合，有可能使细胞激活，故本法适用于细胞的阴性选择，即用于去除细胞悬液内某一细胞亚群。

补体依赖细胞毒分离法 抗体与细胞表面抗原结合而激活补体，可导致相应细胞溶解，如人 $CD4^+$ 和 $CD8^+$ T 细胞与相应鼠抗人单克隆抗体结合后，在补体参与下而被溶解，从而分离出另一种细胞亚群。此外，现代常用流式细胞分选法和磁性激活细胞分离器分离法。

（魏海明）

méiguīhuāhuán xíngchéng shìyàn

玫瑰花环形成试验 （rosette formation test） 借助玫瑰花状的环形物形成而对 T 细胞或 B 细胞进行分离、纯化和鉴定的技术。已建立不同技术，分别用于检测 T 细胞和 B 细胞。

红细胞花环形成试验 原理为：成熟的人 T 细胞表面表达绵羊红细胞（SRBC）受体，可与 SRBC 结合而形成红细胞（E）花环；经密度梯度离心，E 花环形成细胞因比重较大而沉积于管底，用低渗法裂解花环中的 SRBC，即可获得纯化的 T 细胞。此法简便易行，可大量分离 T 细胞，所获细胞纯度较高（95%～99%）。但 E 花环形成可能启动 T 细胞内信号转导，使 T 细胞活化。

红细胞-抗红细胞抗体-补体花环形成试验 原理为：红细胞（E）与抗红细胞抗体（A）结合而形成 EA 复合物，可通过经典途径激活补体而生成 C3b，继而形成红细胞（E）-抗体（A）-补体 C3b（C）复合物；大部分 B 细胞表面表达补体受体，可通过 C3b 与 EAC 复合物结合；结合的红细胞围绕于 B 细胞周围形似玫瑰花环，可供计数和鉴定 B 细胞。该法是早期用于 B 细胞计数、分离、鉴定的一种技术，具有操作简便、重复性较好、无需特殊仪器等优点。但该法借助人工计数而进行检测，精确性不高，且仅能检出补体受体阳性的 B 细胞，而不能检出全部 B 细胞。

荧光素标记细菌-补体花环试验 原理为：某些细菌、内毒素、酵母多糖及表面的甘露糖、岩藻糖等糖结构可通过旁路途径或凝集素途径激活补体，补体激活的裂解产物 C3b 可与细菌（的糖结构）结合为复合物，后者通过与 B 细胞膜表面 C3bR 结合而在 B 细胞周围形成花环；将荧光素标记菌体加入反应体系，可形成荧光素标记菌体-C3b-C3bR-B 细胞复合物，借助荧光显微镜观察染色细胞，用于计算 B 细胞数量。该法操作简便、结果直观，但灵敏度较低，易受反应体系中其他因素影响而出现假阳性结果。

酵母多糖-补体花环试验 原理为：酵母多糖可通过凝集素途径而激活补体，补体激活的裂解产物 C3b 可与酵母多糖结合为复合物，后者通过与 B 细胞膜表面 C3bR 结合而形成花环；以煌焦油蓝染液染色，光学显微镜下计数，作为判断 B 细胞数量的指标。该法操作简便，反应敏感，可省略制备抗体和荧光标记等繁琐步骤，但淋巴细胞纯度（如混杂血小板等）可影响结果判断。

（高 扬 魏海明）

cíxìng jīhuó xìbāo fēnlí

磁性激活细胞分离 （magnetic activated cell sorting，MACS） 应用免疫磁珠、将固化制剂特点与免疫学反应的高度特异性结合于一体的细胞分离技术。MACS 的主要材料和设备是免疫磁珠、分选柱和分选器。免疫磁珠（IMB）是一种偶联特异性抗体、直径约 50nm 的超顺磁化珠，后者由铁质（如四氧化三铁）微粒掺入聚苯乙烯（或聚氯乙烯）而制成。

原理为：分选柱内含细胞无毒涂料处理的球形磁铁，将其置于含永久性磁场的分选器中，可使磁力增强 1000 倍，从而滞留标记有微珠的细胞，通过用缓冲液冲洗分选柱，可洗脱并收集未标记的细胞，此即阴性分选；分选柱脱移出磁场后，与磁珠结合的细胞可被洗脱，从而筛选出目的细胞，此即阳性分选。

基于 IMB，已建立若干不同的 MACS 分离技术：①直接法：指将特异性抗体与磁性微粒交联而制成 IMB，其可与表达相应膜抗原的细胞结合，继而借助强磁场进行阴性或阳性分选。②间接法：指用羊（或兔）抗小鼠 IgG 抗体（第二抗体）包被磁性微珠，与已结合鼠源性单抗（一抗）的细胞发生反应，从而分离细胞。③生物素标记的单抗-亲和素/链霉亲和素-生物素结合磁珠（BAB 法）：借助生物素与亲和素间高亲和力及生物放大效应，可增强 IMB 与靶细胞特异性结合，进一步提高分离效率。

MACS 已被广泛用于免疫检测、细胞分离、生物大分子纯化和分子生物学等领域。MACS 分离效果可与流式细胞术相媲美，具有灵敏度高、特异性强、重复性好等优点，所获细胞纯度高（93% ~ 99%），获率达 90%，活细胞率>95%，同时具有省时、费用低、操作简单等优点。其缺点为：阳性分选过程中，抗体可激活细胞或致细胞凋亡；MACS 试剂及分选柱价格昂贵。

（魏海明 梁智辉）

jīguāng bǔhuò xiǎnwēi qiēgē jìshù
激光捕获显微切割技术 （laser capture microdissection, LCM）

在显微镜下利用微激光束，从冷冻或石蜡包埋组织切片中分离、纯化单一类型细胞群或单个细胞的技术。在不破坏组织结构、保存拟捕获的细胞且其周围组织形态完整的前提下，可从待检标本不同成分中获取纯净的细胞，甚至可从同一标本捕获不

同分化阶段和不同部位的细胞。

（梁智辉）

T xìbāo kèlóng jìshù
T 细胞克隆技术 （T cell cloning technique）

体外培养条件下、应用 T 细胞生长因子刺激抗原特异性 T 细胞长期生长、形成稳定细胞克隆的技术。T 细胞克隆建立涉及如下过程（图）：①分离 T 细胞及其亚群，体外用特定抗原和 T 细胞生长因子刺激及诱导培养（或从接种抗原动物的淋巴结、外周血或脾分离淋巴细胞，体外用相应抗原和 T 细胞生长因子诱导培养）。②采用有限稀释法，进行克隆化培养。③对所获 T 细胞克隆进行检测，包括细胞类型（四聚体技术检测特异性 T 细胞克隆）、细胞亚群（双荧光标记法检测 CD4$^+$Th1、CD4$^+$Th2 细胞）、功能鉴定（细胞增殖、细胞毒、分泌功能等）。

T 细胞克隆技术主要用于研究单一克隆 T 细胞的受体和生物学行为，以及不同 T 细胞克隆间、T 细胞与其他细胞间的相互作用。

（梁智辉）

línbāxìbāo gōngnéng jiǎncè
淋巴细胞功能检测 （determination of lymphocyte function）

淋巴细胞是一类最重要的免疫细胞，包括许多类别及亚群，且在不同发育阶段或状态具有不同表

面标志和生物学功能。据此已建立一系列方法，鉴别及评价淋巴细胞类别及功能，以反映机体免疫功能状态，并可用于免疫相关疾病（如肿瘤、免疫缺陷病、自身免疫病等）的诊断和预后监测。

淋巴细胞功能检测可分为两类：①体内实验：包括检测迟发型超敏反应的结核菌素皮肤试验、二硝基氯苯诱发接触性过敏、皮肤与器官移植实验、肿瘤接种等，以及利用基因缺陷小鼠、转基因小鼠、基因敲除小鼠建立人类疾病相关的动物模型等，其结果分析既可在整体水平上进行，更多是取材后在体外进行检测分析。②体外实验：是从人体内分离、纯化各类淋巴细胞，进行流式细胞术分析、细胞内信号分子鉴定、CTL 胞毒作用、细胞因子诱生及检测、抗原或有丝分裂原诱导淋巴细胞增殖、抗体分泌、细胞凋亡等。

采用流式细胞术、共聚焦免疫荧光、磁性激活细胞分离（MACS）分选、高通量基因芯片分析、细胞因子检测及体内成像等技术可更灵敏、简便、全面地检测淋巴细胞功能。

（魏海明）

línbāxìbāo jiàndìng
淋巴细胞鉴定 （lymphocyte identification）

依据细胞表面标

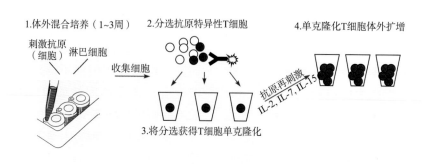

1.体外混合培养（1~3周）　2.分选抗原特异性T细胞　4.单克隆化T细胞体外扩增

刺激抗原（细胞）　淋巴细胞　收集细胞　抗原再刺激 IL-2, IL-7, IL-15

3.将分选获得T细胞单克隆化

图　T 细胞克隆流程

志的差异，对不同类别淋巴细胞进行鉴定和计数的技术。

T 细胞鉴定与计数 有以下 4 种方法：

间接免疫荧光法 应用抗 CD3 抗体与外周血单个核细胞（PBMC）结合，再加入荧光素标记的羊（或兔）抗小鼠 IgG 抗体（第二抗体），荧光显微镜下观察并计数。

免疫组织化学法 使用酶标记抗体与组织切片或细胞涂片反应，通过酶对相应底物的催化显色，检测细胞特征性表面标志，从而鉴定细胞种类或其亚群。常用方法为：①碱性磷酸酶-抗碱性磷酸酶免疫桥联染色法。②应用亲和素与辣根过氧化物酶标记生物素的复合物与生物素化特异性抗体（或第二抗体）结合，对细胞表面抗原进行检测。③用抗体致敏的胶体金进行免疫金银染色法。免疫酶染色的细胞标本可用普通光镜观察和计数，标本片并可长期保存。

葡萄球菌花环法 葡萄球菌 A 蛋白（SPA）可与多种动物 IgG Fc 段结合而不影响抗体活性。应用金黄色葡萄球菌结合单克隆抗体（直接法）或兔抗鼠 IgG 抗体（第二抗体，间接法），所形成的 SPA-IgG 复合物可与表达相应膜抗原的细胞结合，使金葡菌被动吸附于细胞周围形成花环状，油镜下观察结果。

微量细胞毒试验 借助补体依赖的细胞毒作用，导致表达特定表面抗原的细胞损伤，破坏胞膜完整性，应用染料（伊红-Y 或台盼蓝）渗入胞内，使之膨胀并着色。

B 细胞鉴定 膜表面免疫球蛋白（SmIg），即 B 细胞受体（BCR），是 B 细胞的特征性表面标志，也是鉴定 B 细胞的可靠指标。SmIg 检测多采用直接或间接免疫荧光法或酶免疫组化法，应用荧光素或酶标记的多价抗人 Ig 抗体，或针对不同类别 Ig（IgM、IgG 等）的抗血清，通过与 B 细胞 SmIg 结合，借助荧光显微镜进行检测。此外，免疫金银染色法、SPA 花环法也可用于检测 B 细胞 SmIg。

（魏海明）

hùnhé línbāxìbāo péiyǎng

混合淋巴细胞培养（mixed lymphocyte culture，MLC）

将同种异体淋巴细胞在体外共同培养的技术。包括两类：①双向混合淋巴细胞培养：指来自两个无关个体的正常淋巴细胞在体外混合培养时，由于 HLA 抗原型别不同，可互相刺激对方 T 细胞发生增殖。②单向混合淋巴细胞培养：指将一方（通常为供者）淋巴细胞预先用丝裂霉素 C 处理或 X 线照射而使之丧失增殖能力，但仍能刺激另一方淋巴细胞发生转化。

MLC 可用于器官移植术前供者的选择，通过检测细胞数量、形态学或 ^{3}H-TdR 掺入率而判断反应细胞增殖水平。同种个体之间组织相容性抗原（HLA）差异程度越大，MLC 反应越强烈。

（赵 勇）

T xìbāo gōngnéng jiǎncè

T 细胞功能检测（determination of T lymphocyte function）

在体内外检测 T 细胞功能的技术。

T 细胞增殖试验 T 细胞在体外受抗原或丝裂原刺激后，细胞代谢和形态发生变化，主要表现为胞内蛋白质和核酸合成增加，发生增殖反应并转变为淋巴母细胞。又称淋巴母细胞转化试验。体外诱导 T 细胞增殖的刺激物有两类：①丝裂原：如植物凝集素、伴刀豆球蛋白 A 和美洲商陆丝裂原。②特异性抗原：如破伤风类毒素、纯化蛋白衍生物和白色念珠菌等，此外同种异体组织抗原、自身非 T 细胞及抗 CD3 单抗等也可刺激 T 细胞增殖。检测 T 细胞增殖反应的方法为：

形态学观察 根据淋巴母细胞转化的形态学特征，借助光学显微镜进行检测，该法操作简单，无需特殊仪器设备，但依靠肉眼观察形态学变化，准确性较差。

放射性核素（^{3}H-TdR、^{125}I-UdR）掺入法 增殖的细胞需摄取核苷酸原料而合成 DNA，可应用核素标记的核苷酸参与反应，通过测定放射性强度反映淋巴细胞增殖水平。该法灵敏，可自动操作，但若操作不规范可影响实验结果重复性，且存在放射性核素污染。

CFSE 法 CFSE 即羧基荧光素二乙酸盐琥珀酰亚胺酯，可被动扩散进入细胞，与细胞内氨基反应，形成稳定的荧光偶联物，经细胞内酯酶去除乙酸盐基团而产生荧光，并随细胞分裂进入子代细胞，故借助流式细胞术图像可清晰呈现标记细胞的分裂次数，该方法无放射性核素，操作简便，结果判定直观，CFSE 标记物稳定性可达两周。

细胞能量代谢测定 采用 MTT 比色法，活细胞内有活性的线粒体作用于 MTT（四氮唑化合物），可生成蓝黑色甲䐺产物，其生成量与细胞代谢活跃程度呈正相关，由此可间接定量分析细胞增殖水平，此法敏感性与 ^{3}H-TdR 掺入法大致相同，且经济、简便、无放射性污染。

抗 TCR V 等位基因片段产物测定 应用抗 TCR V 等位基因片

段产物的单抗检测相应基因片段的取用频率，从而分析 T 细胞克隆扩增水平。

T 细胞介导的细胞毒试验 常用，尤其是用于判断肿瘤患者细胞毒性 T 细胞（CTL）杀伤肿瘤细胞的能力，作为评估预后和观察疗效的指标之一。原理为：致敏 T 细胞再次接触相应靶细胞，可导致靶细胞受损和溶解。该试验通常选择已建株的传代人肿瘤细胞（如肝癌、食管癌、胃癌等细胞株）作为靶细胞，经培养后制成单个细胞悬液，按一定比例与受检 T 细胞（相应细胞）混合，观察肿瘤细胞被杀伤情况。常用检测技术包括：

形态学检测 将淋巴细胞与肿瘤细胞混合孵育，以瑞氏染色，显微镜下计数残留的肿瘤细胞数，计算肿瘤细胞生长抑制率。

放射性核素法 一般采用^{125}I-UdR 掺入法或^{51}Cr 释放法，以细胞毒指数或^{51}Cr 释放率反映 T 细胞的胞毒活性。

集落抑制试验 体外验证免疫细胞对共培养的肿瘤细胞杀伤作用的方法，于 1965 年，由英厄耶德·赫尔斯特伦（Ingegerd Hellström）和舍格伦（Sjögren HO）建立。实验过程为：将淋巴细胞和肿瘤细胞按不同效靶比进行孵育，对肿瘤细胞所形成集落进行固定和染色后计算集落数目，按照公式［（对照组集落数-实验组集落数）/对照组集落数×100%］计算集落抑制率，据此测定肿瘤患者 T 细胞功能。缺点是操作较繁琐，实验周期较长。

T 细胞分泌功能检测 体外激活的 T 细胞分泌多种细胞因子，可借助流式细胞术、酶联免疫斑点法（ELISPOT）等检测细胞内细胞因子，也可借助不同免疫标记技术检测体液或实验体系溶液中的细胞因子水平及生物学活性，以反映 T 细胞功能。

T 细胞功能的体内检测 有以下几种：

接触性超敏反应 将半抗原物质涂抹于小鼠皮肤，其可与组织蛋白结合为完全抗原，使 T 细胞致敏，当再次接触同一种半抗原，活化的 CD4$^+$T 细胞可产生多种细胞因子，引发接触性皮炎。

移植物抗宿主反应 给异体骨髓受者小鼠皮下注射供者骨髓细胞，观察局部迟发型超敏反应，反映移植后移植物抗宿主反应水平，从而判断受者小鼠 T 细胞功能状况，并可评价抗排斥反应药物疗效。

迟发型超敏反应 应用旧结核菌素、链激酶-链道酶、毛癣菌素作为测试抗原，通过斑贴或皮内注射于已致敏机体，观察局部炎性反应及其强度。此外，该试验常用于某些传染性疾病（结核、麻风、布鲁菌病等）和免疫缺陷病的辅助诊断，并可作为肿瘤患者疗效观察及预后判断的指标。

抗原特异性 T 细胞检测 MHC-多肽四聚体技术，通过检测 T 细胞表面特异性 TCR，可反映抗原特异性 T 细胞数量变化。

（魏海明 梁智辉）

MHC-duōtàisìjùtǐ jìshù

MHC-多肽四聚体技术（MHC-peptide tetramer technique） 基于 MHC-抗原表位-TCR 三分子复合物识别模式而建立、用于检测和分析特异性 T 细胞的技术。于 1996 年由奥尔特曼（Altman JD）创建。可溶性 MHC-多肽四聚体是由 4 个荷载特定肽段的 MHC 分子所组成的聚合体，可用于鉴定和筛选抗原特异性的 T 细胞。

原理 在真核或原核生物中重组表达可溶性 MHC 分子重链和轻链，与特定抗原肽共孵育，使之折叠成正确构象，形成 MHC-多肽复合物；经纯化，借助半胱氨酸的巯基与生物素结合，使 1 个标记荧光的亲和素或链亲和素分子与 4 个生物素标记的 MHC-多肽复合物结合为四聚体；MHC-多肽四聚体可与特异性 T 细胞表面 TCR 结合，从而借助流式细胞仪进行检测（图）。

应用 ①体外筛选和扩增抗原（如病毒或肿瘤抗原）特异性 T 细胞。②体外去除移植物中的 T

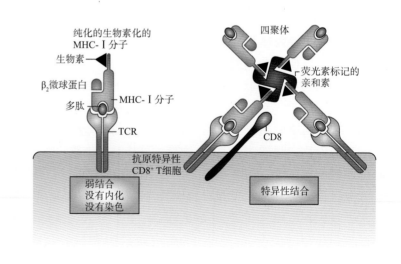

图 多肽-MHC 四聚体技术

细胞,或去除自身反应性 T 细胞。③检测 T 细胞对疫苗的应答水平。④检测特异性 T 细胞对病原体(如流感病毒、EB 病毒、巨细胞病毒、结核分枝杆菌、丙型肝炎病毒、HIV)的应答水平。MHC-多肽四聚体应用的实例如下:

探寻 T 细胞所识别的抗原表位　诺瓦克(Novak EJ)等探寻 CD4[+]T 细胞所识别的 Vp16 抗原表位。方法为:针对 Vp16 蛋白设计 60 个多肽(约含 20 个氨基酸残基),多肽间具有互相重叠序列;将 60 个多肽按其氨基酸序列分组,分别与相同的 MHC Ⅱ 类分子-多肽四聚体混合;再将 Vp16 蛋白阳性的外周血淋巴细胞与上述混合物孵育;借助流式细胞术分析快速确定 CD4[+]T 细胞所识别的 Vp16 抗原表位。

检测特异性 CTL　如通过检测黑色素瘤抗原(Melan-A/MART-1)免疫后体内特异性 CD8[+]T 细胞数量和比例,可为临床治疗提供有意义的数据。

依据类似原理,可构建 MHC-多肽二聚体,制备过程为:构建 MHC Ⅰ 类分子轻链、重链胞外区与 Ig 重链嵌合分子的体外表达载体,将纯化的 MHC/Ig 分子与特异性多肽共孵育形成 MHC-多肽复合物,继而与标记荧光或酶分子的抗 IgG-Fc 连接成二聚体。二聚体与特异性 T 细胞表面的 TCR 结合,借助流式细胞仪检测。

特点　MHC-多肽四聚体和二聚体技术敏感性高,克服了传统方法的局限性,可用于抗原特异性 T 细胞表型分析、分离和克隆化,并高效、快速、敏感地检测机体细胞免疫应答水平。与单体 MHC-多肽复合物相比,MHC-多肽四聚体可有效增强与 T 细胞的

结合效应。

(魏海明　梁智辉)

B xìbāo gōngnéng jiǎncè

B 细胞功能检测 (determination of B lymphocyte function)

在体内外检测 B 细胞功能的技术。

B 细胞增殖试验　该法原理与 T 细胞增殖试验相同,但刺激物为富含葡萄球菌 A 蛋白的金葡菌株(SPA)、细菌脂多糖(主要针对小鼠 B 细胞)、抗 IgM 抗体及 EB 病毒等。

B 细胞抗体生成功能检测　常用技术为:

溶血空斑形成试验　可用于体外检测分泌抗体的 B 细胞数量,以评估 B 细胞产生抗体的功能。方法为:将绵羊红细胞(SRBC)免疫的小鼠脾(或家兔淋巴结)制成单个细胞悬液,与 SRBC 在琼脂糖凝胶内混合后倾注于小平皿或玻片上;脾细胞中的抗体生成细胞分泌抗 SRBC 抗体,使其周围 SRBC 致敏,在补体参与下可裂解 SRBC,在 Ig 分泌细胞四周形成肉眼可见的溶血空斑。每一个空斑代表一个 B 细胞,空斑大小反映 B 细胞分泌抗体的能力,故也可据此评价机体产生抗体的功能。

定量溶血分光光度测定法　一定数量 B 细胞所分泌的抗体,在补体参与下裂解 SRBC,通过测定所释放的血红蛋白量(以 OD 值表示),可判定 B 细胞功能。

反向溶血空斑试验　是一种体外检测抗体分泌细胞的实验技术。借助 SPA 与 IgG Fc 非特异性结合的特点,制备 SPA-SRBC 复合物。将待测细胞(人外周血单个核细胞、脾细胞等)、SPA-SRBC、抗人 Ig 抗体和补体与琼脂糖凝胶混匀,注入小室内。

原理为:SPA 可与抗体的 Fc 段结合,且保留 Fab 段的特异结

合能力;当 SPA 致敏的绵羊红细胞与特异性抗 IgG 抗体 Fc 段结合后,若待测细胞分泌 IgG,则抗 IgG 抗体与 IgG 结合,在补体存在的条件下,可激活补体,导致 SPA-SRBC 溶解,在分泌 Ig 的细胞周围形成圆形的溶血区,此即溶血空斑。每个溶血空斑代表一个 Ig 分泌细胞,而空斑大小与细胞分泌抗体的量呈正比。本法可在单细胞水平检测抗体分泌情况,且具有特异性高、筛选力强、可直接观察等优点,故可作为判定免疫功能的指标,并可用于分析抗体种类及亚类。

酶联免疫斑点法　此法稳定、特异,且抗原用量少,可同时定量检测不同抗原诱导的抗体分泌细胞。

(魏海明　梁智辉)

zìrán shāshāng xìbāo gōngnéng jiǎncè

自然杀伤细胞功能检测 (determination of natural killer cell function)

在体内外检测 NK 细胞功能的技术。通常以 K562 细胞株(人源)或 YAC-1 细胞(小鼠)为靶细胞,用于检测 NK 细胞的杀伤活性。主要有以下几种方法:

形态学检查法　以人外周血单个核细胞或小鼠脾细胞作为效应细胞,与一定比例靶细胞相互作用,借助台盼蓝或伊红-Y 拒染试验,光镜下观察着色的死亡细胞,推算 NK 细胞杀伤活性。该法简便,无需特殊设备,易掌握,但人工操作的效率低,且肉眼观察结果可能造成实验误差。

放射性核素释放法　细胞分裂增殖过程中,需要各种核酸、蛋白质作为原料(前体),用于合成细胞分裂周期所需的 DNA、RNA 和蛋白质等。用标记放射性核素的前体物质掺入靶细胞,后

者被效应细胞杀伤后，所标记的放射性核素即被释放。用于标记靶细胞的放射性核素有多种，如标记于细胞质的^{51}Cr以及标记于细胞核的^{125}I-UdR和^{3}H-TdR等。

放射性核素标记靶细胞受效应细胞攻击后而被破坏，释出所标记的放射性核素，释放出的射线量与被杀伤靶细胞数目呈正相关。通过测定受损伤或死亡靶细胞释放至上清的放射性强度（脉冲数），即可计算出效应细胞的胞毒活性。该方法灵敏、准确、重复性好，适用于检测淋巴细胞杀伤活性。其缺点是：使用放射性核素，需特殊的测定仪器，以及严格的人员培训、安全防护与环境保护措施。

酶释放法 ①乳酸脱氢酶（LDH）释放法：LDH存在于细胞内，正常情况下不能透过细胞膜，一旦细胞受损即可从胞内释放至培养液中，所释放的LDH在催化乳酸生成丙酮酸的过程中，使氧化型辅酶I（NADI）转变为还原型辅酶（NADH），后者再通过递氢体-吩嗪二甲酯硫酸盐（PMS）还原碘硝基氯化氮唑蓝（INT）或硝基氯化四氮唑蓝（NBT），形成有色的甲基化合物，其颜色的测定值与裂解细胞的数目呈正相关。该法经济、快速、简便、可定量，缺点是LDH分子较大，须靶细胞膜严重破损时才被释出，故灵敏度较低。②NAG酶荧光比色法：NAG酶是存在于多种组织细胞质中的一种溶酶体酶，与其底物4Mu-NAG作用而生成荧光产物4Mu，可借助荧光分光光度计，用于检测多种组织细胞的胞毒活性、活细胞数目及相关淋巴因子的作用；该法灵敏度高，方法简单，结果稳定，重复性好，且可避免^{51}Cr释放法的放射性污染。

化学发光法 NK细胞杀伤靶细胞时发生呼吸爆发，所生成的活性氧产物可激发某些胞内物质发出光子，发光量与NK细胞活性呈正相关。

流式细胞术 碘化丙啶仅能渗透到死亡细胞内而与DNA和RNA结合，在488nm波长激发下产生红色荧光；NK细胞体积及光散射特性均不同于靶细胞（K562细胞）；用流式细胞术检测靶细胞死亡率，可反映NK细胞活性。

此外，二乙酸荧光素（FDA）在胞内受脂酶作用可产生荧光物质，并易滞留在活细胞内；当细胞被杀伤时染料可释出；据此可测定NK细胞、CTL等对靶细胞的杀伤效应。还可采用细胞光扫描法或双标记细胞毒法测定细胞毒性细胞的杀伤效应。

（魏海明　梁智辉）

tūnshì xìbāo gōngnéng jiǎncè

吞噬细胞功能检测 （determination of phagocyte function）

在体内和体外检测吞噬细胞功能的技术。

迁移/趋化功能检测 检测细胞迁移/趋化有助于阐明细胞发生、发展、分化和愈合伤口等细胞生物学现象，并探讨某些病理过程（如肿瘤细胞转移等）的机制。多借助滤膜渗透法［博伊登（Boyden）小室法］、细胞划痕实验、细胞隔离迁移实验、琼脂糖平板法实验和微流体技术等检测细胞迁移及趋化功能。

以趋化功能试验为例：白细胞在趋化因子诱导下，循趋化因子浓度梯度由低浓度向高浓度定向移动，从而实现趋化因子对白细胞的诱导募集和功能活化。通过微孔滤膜培养小室及双室联合培养系统（Transwell试验），应用具有微孔聚碳酸酯膜的培养小室，检测细胞趋化功能。由于聚碳酸酯膜有通透性，下层培养液中的成分可作用于上室中的细胞，使其穿过聚碳酸酯膜进入下室培养液，之后去除聚碳酸酯膜上室侧细胞，用结晶紫对膜下室侧迁移来的细胞进行染色，显微镜下计数染色细胞，即可反映下室成分对上室细胞的趋化能力。

Transwell试验可检测一种细胞分泌或代谢产生的物质对另一种细胞的趋化作用，也可检测某种趋化因子对细胞的趋化作用。该法适用于检测细胞共培养、细胞趋化、细胞迁移及细胞侵袭等，其耗费虽高于细胞划痕试验，但具有精确度和灵敏度高、操作简便、结果可重复性强等优点，目前得到广泛应用。

吞噬、杀菌功能检测 有以下3类：

显微镜检法 通过观察多形核白细胞对细菌的吞噬情况，计算其吞噬率和吞噬指数。

硝基蓝四氮唑还原试验 硝基蓝四氮唑（NBT）是一种水溶性淡黄色活性染料，可被中性粒细胞内的酶还原，生成不溶于水的蓝黑色甲䐶颗粒。中性粒细胞吞噬、杀菌过程中，能量消耗骤增，耗氧量增加，己糖磷酸旁路糖代谢活性增强，葡萄糖分解中间产物6-磷酸葡萄糖在氧化脱氢转变为戊糖过程中，所释放的氢可使吞噬体中的NBT染料被还原为蓝黑色点状或块状甲䐶颗粒，沉积于胞质内。

机体受细菌、真菌和寄生虫感染时，中性粒细胞吞噬能力明显增强，还原NBT的能力随之增高（非感染性疾病则不增高），故可将NBT还原试验用于全身性感染的辅助诊断，并作为判定中性粒细胞杀菌功能的指标，以诊断吞噬功能缺陷症。甲臜颗粒阳性细胞数超过 10% 为 NBT 试验阳性，见于结核分枝杆菌感染，或某些病毒感染、寄生虫感染、真菌感染或淋巴瘤；阳性细胞数低于 3% 可见于慢性肉芽肿病，某些药物（如糖皮质激素、某些抗生素和水杨酸类等）也使之降低。

化学发光测定法　吞噬细胞吞噬杀菌时出现呼吸爆发，产生多种具有杀菌功能的活性氧代谢产物（ROI），如超氧离子（O_2^-）、过氧化氢（H_2O_2）、游离羟基（HO^-）、单态氧（$^-O_2$）等。ROI极不稳定，分解过程中可激活鲁米诺（氨基苯二酰-肼）类物质而发出荧光，通过检测荧光强度及活性氧生成，可反映中性粒细胞杀菌能力。中性粒细胞产生ROI 与其细菌摄取率密切相关，杀菌能力亦与发光强度呈正相关。

临床上多以酵母多糖激活患者外周血中性粒细胞，应用鲁米诺作为发光剂。化学发光法可在生理温度和中性环境下进行检测，从而较准确反映生理条件下吞噬细胞的功能，具有准确、灵敏、样品用量少和简便快速等优点，其敏感性高于 NBT 还原试验。

（魏海明）

miǎnyìxué shíyàn dòngwù

免疫学实验动物 （immunological experimental animal）　用于免疫学基础和应用研究的实验动物。此类动物一般具有如下生物学特征：特定的遗传背景；对特定抗原可产生较强免疫应答；对某些免疫相关疾病具有较强易感性；天然缺失某些免疫相关基因；经转基因和基因敲除等改造；多表现为不同程度的免疫功能受损。

免疫学实验动物均为人工繁育或经人工改造、筛选而建立的实验动物品系，基本要求是遗传背景明确、生物学性状稳定、来源清楚、严格控制所携带的微生物。常用的实验动物为斑马鱼、果蝇、线虫、小鼠、大鼠、兔、豚鼠、羊、马和猪等。

免疫学实验动物的选择：①遗传背景、年龄、性别，不同种属和品系实验动物对特定抗原的免疫应答存在很大差异，年龄过小或过大均可降低实验动物的免疫应答能力，雌性动物易发自身免疫病。②动物饲养级别，不同饲养环境对感染因素的控制程度各异，可直接影响动物免疫功能状态和产生免疫应答的能力，免疫学研究所用实验动物至少应为清洁级，最好为无特定病原（SPF）级。③营养状况及药物、应激和免疫抑制剂使用等因素，也可影响动物的免疫应答。

实验动物在免疫学科研实践中具有重要价值，可在一定程度上替代人体试验：①基础免疫学领域：以正常动物和基因缺陷、转基因、基因敲除动物为模型，可探讨免疫细胞、免疫分子的生物学功能、免疫应答模式和信号转导通路。②免疫相关疾病研究领域：用易感动物或基因改造动物建立疾病动物模型，可模拟人类疾病过程，探讨疾病发病机制、病理生理过程及防治策略。③药品、食品、生物制品领域：可用于评价生物安全性、临床疗效、应用范围等。

（高扬）

luǒxiǎoshǔ

裸小鼠 （nude mouse）　自发缺失 Foxn1 基因而致胸腺衰退或缺失的小鼠。因 T 细胞大量减少而出现免疫功能缺陷，其表型为无毛、生存期 6 ~ 12 个月。裸小鼠于 1962 年由英国医生格里斯特

（Grist NR）首次发现，其命名几经更改：最初为 nu；其后发现突变基因为 HNF-3/forkhead 同源 11 基因，即更名为 Hfh11nu；2000 年，突变基因被证明是 Fox 基因家族成员，遂更名为 Foxn1nu。通过裸基因回交，已建立了不同的小鼠品系（NIH-nu、BALB/c-nu、$C_{57}BL/6$-nu、C_3H-nu 和 615/PBI 等），它们的遗传背景各异，细胞免疫缺陷和实验检测的指标也不相同。

裸小鼠 Foxn1 基因（位于 11 号染色体）发生断裂突变，导致胸腺发育障碍或缺失，出现如下免疫学异常：①无胸腺，仅有胸腺残迹或异常胸腺上皮，导致成熟 T 细胞缺乏，细胞免疫功能低下，表现为 $CD4^+$Th1 细胞介导的迟发型超敏反应障碍，$CD8^+$ CTL 介导的抗病毒感染或抗肿瘤作用障碍。②B 细胞功能基本正常，但胸腺依赖性抗原所诱导的 B 细胞应答障碍，不能产生特异性抗体。③成年裸小鼠（6~8 周）NK 细胞活性较高，但幼鼠（3~4 周）NK 细胞活性低下，粒细胞数较普通鼠低。

裸小鼠是用于研究哺乳动物免疫系统及其功能的重要工具，尤其是 T 细胞相关的基础和临床研究（如移植免疫、肿瘤免疫、病毒感染、结核病、自身免疫病、艾滋病和其他免疫缺陷病）。

（高扬）

luǒdàshǔ

裸大鼠 （nude rat）　因 rnu 基因退化性突变而致胸腺缺失的大鼠。属染色体隐性遗传。裸大鼠于 1953 年由英国罗伊特（Rowett）研究所发现，其毛色为白色、黑色或黑白相间，部分个体在发育不同阶段可出现有毛和无毛现象交替。裸大鼠免疫器官的组织学

改变及 T 细胞功能受损与裸小鼠基本相似，表现为：胸腺缺失导致缺乏成熟 T 细胞；胸腺和外周淋巴器官 T 细胞区呈现细胞群体衰竭；T 细胞应答及针对胸腺依赖性抗原的体液免疫应答均出现障碍。

裸大鼠体积明显大于裸小鼠，其作为实验动物的优点为：可供采集足够的血液及组织学样本，易于进行外科手术，被广泛用于肿瘤生物学、器官移植、药物反应与整形外科领域的研究。

(高 扬)

zhòngdù liánhé miǎnyì quēxiàn xiǎoshǔ

重度联合免疫缺陷小鼠（severe combined immunodeficiency mouse，SCID）

由于 T 细胞和 B 细胞成熟障碍而致体液免疫、细胞免疫及补体激活功能均显著低下的小鼠。其不能有效抵御感染，不能排斥移植物和肿瘤，在严格的无特定病原（SPF）环境中可存活一年以上。出现免疫功能缺陷的机制为：DNA 修复相关酶的编码基因（定位于 16 号染色体）发生隐性突变或缺陷，导致免疫球蛋白重链 V-D-J 基因重组酶活性异常，使 V-D-J 基因重排时其断裂端不能正常连接，以致重排后的 TCR/BCR 基因出现缺失和异常，T/B 细胞不能分化为功能性淋巴细胞。

小鼠特征：①外观与普通小鼠无异，体重、发育正常。②淋巴器官（胸腺、脾、淋巴结等）萎缩，重量不及正常小鼠 30%。③淋巴细胞显著缺乏，但骨髓结构正常。④外周白细胞数量降低。⑤缺乏携带前 B 细胞、B 细胞和 T 细胞表面标志的细胞，其 T、B 细胞功能检测均为阴性，细胞免疫和体液免疫功能均出现障碍。

⑥非淋巴性造血细胞分化不受突变基因影响，固有免疫细胞（巨噬细胞、粒细胞、红细胞、NK 细胞）数量和功能均正常。少数 SCID 小鼠可出现极小程度的免疫功能恢复（SCID 小鼠渗漏现象）。

SCID 小鼠可被成功接种不同品系和种属来源的正常组织和肿瘤细胞，真实反映其在体内的生物学行为，从而用于免疫系统生物学、器官和细胞移植、环境对免疫相关疾病影响等方面研究，以及评价新疫苗及新药对免疫功能不全个体的安全性。

(高 扬)

X liánsuǒ miǎnyì quēxiàn xiǎoshǔ

X 连锁免疫缺陷小鼠［X-linked immune deficiency（XID）mouse］

源于 CBA/N 品系、毛色为野鼠色、xid 基因（位于 X 染色体）缺陷的小鼠。其 B 细胞功能缺陷，表现为：①雌性纯合子与雄性杂合子对胸腺非依赖性 II 型抗原（如葡聚糖、肺炎球菌脂多糖、DNA）不产生体液免疫应答。②对 B 细胞活化、增殖、分化信号缺乏反应，分泌 IgM 和 IgG 的 B 细胞数量减少，血清 IgM 和 IgG 水平很低，但 T 细胞功能正常。③转输正常鼠骨髓可使其受损的 B 细胞功能得到恢复，但将 XID 鼠骨髓移植给受射线照射的同系正常宿主，受体动物可出现异常表型。

XID 小鼠主要用于 B 细胞发生、功能及异质性相关的实验研究，尤其是研究人类布鲁顿（Bruton）丙种球蛋白缺乏症和威斯科特 - 奥尔德里奇（Wiskott-Aldrich）综合征的理想模型。

(高 扬)

Beige xiǎoshǔ

Beige 小鼠［Beige（bg）mouse］

bg 基因（定位于 13 号染色体）隐性突变而致 NK 细胞功能缺陷的小鼠。又称米色小鼠。小鼠特征为：纯合小鼠被毛完整，但毛色变浅，耳郭及尾尖色素减少，出生时眼睛颜色很淡，表型特征与人白细胞异常色素减退综合征（Chediak-Higashi syndrome）相似；NK 细胞功能缺陷，纯合 bg 基因缺陷同时表现为细胞毒性 T 细胞功能受损，粒细胞趋化和杀菌活性降低，巨噬细胞杀瘤效应下降；由于溶酶体发生受阻而致溶酶体膜缺损，溶酶体增大及功能缺陷，对化脓性细菌极为敏感，须饲养于 SPF 环境。

Beige（bg）小鼠主要用于 NK 细胞发生、功能和异质性相关的基础和临床实验，也是研究色素缺乏易感性增高综合征的理想模型。

(高 扬)

xiāntiānxìng liánhé miǎnyì quēxiàn xiǎoshǔ

先天性联合免疫缺陷小鼠（congenital SCID mouse）

将 Beige 小鼠、X 连锁免疫缺陷小鼠和裸小鼠进行杂交、筛选而培育成的 T、B、NK 细胞三联免疫缺陷的 Beige-nude-xid 小鼠。该小鼠是人为建立的动物模型，携带 3 种小鼠的 3 个隐性突变基因（NK 细胞缺陷的 bg 基因、T 细胞缺陷的 nu 基因及 B 细胞缺陷的 xid 基因），其免疫功能异常表现为：胸腺发育障碍，T 细胞缺失，细胞免疫功能缺失；B 细胞成熟障碍，体液免疫功能低下；NK 细胞识别障碍，细胞毒功能缺乏；巨噬细胞和中性粒细胞吞噬和杀菌功能降低。

该小鼠主要用于某些免疫病理过程（移植、肿瘤）研究及药物安全性评价。由于其固有免疫及适应性免疫应答均出现障碍，极易发生严重感染、肿瘤和自身免疫病，须饲养于无特定病原（SPF）环境。

（高 扬）

jiāoyuán yòufā guānjiéyán dòngwù móxíng

胶原诱发关节炎动物模型

[collagen-induced arthritis（CIA）model] 用于类风湿关节炎实验研究的动物模型。1977年，特伦特姆（Trentham DE）通过用Ⅱ型胶原免疫大鼠，首次诱导产生实验性关节炎（CIA）；1980年，考特尼（Courtenay JS）建立小鼠CIA模型。CIA动物的主要特征为多发性关节炎，与人类类风湿关节炎（RA）在许多方面存在相似性，如发病均与性别相关，雌性（女性）易患，且妊娠可缓解疾病症状；均与MHC密切相关，不同种系动物CIA发病率各异；血清可检出高水平抗Ⅱ型胶原抗体。CIA模型是研究人RA发病机制和筛选治疗药物的理想动物模型。

（柳忠辉）

shíyànxìng zìshēn miǎnyìxìng nǎo-jǐsuǐyán móxíng

实验性自身免疫性脑脊髓炎模型

[experimental autoimmune encephalomyelitis（EAE）model] 人工诱导、由CD4$^+$T细胞介导的自身免疫病动物模型。其一定程度上模拟人类免疫相关的脱髓鞘疾病，主要是多发性硬化（MS）。EAE定位髓鞘损伤，是由特异性淋巴细胞或抗体针对髓鞘或少突胶质细胞的直接攻击所致，与MS病理变化极其相似。常用于制备EAE模型的致病抗原主要为髓鞘碱性蛋白、髓鞘蛋白脂质蛋白、髓鞘少突胶质细胞糖蛋白（MOG）等。已发现，不同抗原诱导的不同动物EAE模型，其疾病发生发展过程、神经病理

改变等存在差异。其中，MOG表达于少突胶质细胞表面，是构成髓鞘的重要成分，具有较强免疫原性，是唯一既能通过抗体引起脱髓鞘反应、又能激活效应性细胞导致中枢神经系统髓鞘损伤的蛋白。

利宁顿（Linington C）于1988年应用MOG18-8C5免疫Lewis大鼠，建立以MOG单表位免疫诱导中枢神经系统脱髓鞘性改变的EAE模型。之后，也常通过注射MOG33-55蛋白来免疫C57BL/6J小鼠而建立EAE模型。后一模型的特点是炎症反应轻、脱髓鞘和轴突损伤明显、疾病进程缓慢等，是更理想的研究MS的动物模型。

制备原理 给实验动物注射来源于神经系统或其组分的抗原，所诱生的抗原特异性CD4$^+$T细胞可浸润至中枢神经系统，从而引发中枢神经系统局部炎症反应，产生神经元脱髓鞘效应，导致实验动物出现四肢瘫痪等症状。

病理过程 分为两个时相：①诱导相：给予髓鞘蛋白或相应肽段，联合应用完全弗氏佐剂，激活髓鞘抗原特异性CD4$^+$T细胞。②效应相：抗原特异性CD4$^+$T细胞进入中枢神经系统；CD4$^+$T细胞分泌细胞因子、趋化因子，招募炎性细胞浸润中枢神经系统；激活中枢神经系统小胶质细胞；细胞因子及细胞毒性T细胞破坏神经元髓鞘。

EAE实验动物可以是小鼠、大鼠、猴、兔等（以小鼠及大鼠较常用），但不同动物、不同品系对接种抗原的敏感性及建立模型的难易度存在较大差异。动物发病初始出现体重急剧下降，随后尾巴及四肢瘫痪无力甚至萎缩，最终体力耗竭而死亡。由于所用

致敏原及实验动物种类不同，可表现为急性、慢性及反复性（进展性）发作等特征，适用于不同实验需求。此外，通过将抗原特异性CD4$^+$T细胞转输正常动物体内，也可诱导相同的病理改变。

意义 EAE动物模型为研究人类免疫性脱髓鞘病提供了重要工具，对阐明多发性硬化的病理过程、发病机制及观察药物疗效发挥了重要作用。

（高晓明 柳忠辉）

fēiféipàngxìng tángniàobìng xiǎoshǔ

非肥胖性糖尿病小鼠（nonobese diabetic mice，NOD mice）

基因背景清楚的近交小鼠品系，其自发易感T细胞介导的自身免疫性1型糖尿病（T1D）。NOD小鼠是日本学者牧野于1980年对远交系Jc1∶ICR鼠近交培育第6代时，从白内障易感亚系中分离出的非肥胖糖尿病品系，近交第20代时发现NOD小鼠可自发罹患T1D。雌性NOD小鼠自发糖尿病概率为60%～80%，多在12～14个周龄发病；雄性小鼠自发糖尿病概率仅为20%～30%，发病时间稍晚。

通过分析NOD小鼠遗传背景，发现其糖尿病易感性受多基因控制，主要为MHC单体型H-2^{g7}。NOD小鼠MHC单体型缺乏E基因座而不表达IE分子，且I-A分子β链57位丝氨酸替换为天冬氨酸，使其可提呈某些不易被正常MHC分子提呈的肽，从而对自身抗原产生免疫应答。此外，环境因素（尤其是饮食及接触病原体的程度）可影响NOD小鼠多基因的外显率。例如，在受病原体感染的情况下，NOD小鼠免疫功能趋于正常而不出现T1D症状。因此，繁殖及实验过程中须将NOD小鼠持续饲养于无特定病原

（SPF）环境中，以维持 NOD 小鼠自发罹患 T1D 的特性。

NOD 小鼠的特征为：发病后短期内出现尿频、多饮、高血糖等症状，饮水量剧增，大量排尿，体重迅速下降，最后昏迷而死亡；病理学检查发现，3~4 个周鼠龄时有少量单核细胞浸润胰岛，12 个周起自发严重的 T1D，病灶多浸润 T 细胞（以及 NK 细胞、B 细胞、DC 及巨噬细胞）；将 NOD 小鼠 T 细胞过继转移给正常小鼠，可使之发生糖尿病。此外，NOD 小鼠还可针对多器官（如唾液腺、泪腺、甲状腺、甲状旁腺等）产生异常自身免疫应答。

NOD 小鼠被公认为研究人类 T1D 的最佳模型，为探索 T1D 易感基因及探讨自发性自身免疫病发病机制提供了重要工具，并可用于评价 T1D 治疗药物的疗效。

（高晓明　柳忠辉）

bàn dāodòuqiúdànbái A yòudǎo de gānsǔnshāng xiǎoshǔ

伴刀豆球蛋白 A 诱导的肝损伤小鼠（Con A induced mice model of liver injury）

通过尾静脉注射伴刀豆球蛋白 A（Con A）所致的小鼠急性肝损伤模型。该模型是蒂格斯（Tiegs G）于 1992 年建立，可模拟人类病毒性肝炎及自身免疫性肝病。注入小鼠体内的 Con A 富集于肝部位，可激活肝内 NK T 细胞，促进其分泌 IL-4、IL-5、IFN-γ、TNF-α 等促炎细胞因子并高表达 FasL、TRAIL 等，从而诱导肝细胞凋亡，损伤肝组织。Con A 也可与中性粒细胞表面的甘露糖受体等结合，激活并诱导中性粒细胞浸润肝，还可趋化 CD4$^+$T 细胞浸润至肝组织并释放炎症因子，进一步损伤肝细胞。此外，巨噬细胞及嗜酸性粒细胞也参与了 Con A 所致的

急性肝损伤。

该模型的特点是：①发病快速，肝损伤明显，注射 Con A 后 2 小时即可检出血浆丙氨酸氨基转移酶（ALT）、天冬氨酸氨基转移酶（AST）升高，8 小时后升高显著，24 小时后肝几乎完全水肿坏死，组织切片显示肝内（尤其在汇管区）浸润大量淋巴细胞，肝窦内红细胞淤积，可见大量肝细胞核破裂，出现凋亡小体等。②造模简易，可复制性和安全性高，致病特点及发病机制类似于人自身免疫性肝病或病毒性肝炎，为研究人类肝炎（尤其是急性肝炎和暴发性肝衰竭）及筛选治疗药物提供了良好工具。

（高晓明）

MRL/gld xiǎoshǔ

MRL/gld 小鼠（MRL/gld mice）

基因突变小鼠品系。其 FasL 基因点突变，不能表达可与 Fas 结合的正常 FasL 分子，导致淋巴细胞异常增殖，常用于建立系统性红斑狼疮（SLE）模型。Gld 基因是在 C3H/HeJ 品系近交过程中自发突变而形成的基因，可导致小鼠淋巴细胞过度增殖等自身免疫紊乱表型。Gld 突变位于小鼠 1# 染色体长臂，接近 At-3 RFLP 基因，导致邻近的 FasL 基因突变，所编码的 FasL 蛋白不能与 Fas 结合，使 FasL/Fas 通路介导"激活诱导的细胞死亡"等负调节机制受阻，自身反应性 T、B 细胞大量扩增，血液中出现高水平自身抗体。

Gld 突变小鼠在 3~5 个月时出现淋巴结肿大、轻微脾大并发高丙种球蛋白血症（以 IgG2a 亚类为主），血清可检出大量抗核抗体（如双链 DNA 抗体）。与 lpr 突变小鼠不同，肾小球系膜可检出免疫球蛋白沉积，但并无肾小球肾炎的症状。

MRL/gld 小鼠可出现类似人 SLE 的症状，且发病速度快，可用于探讨人 SLE 发病机制，并用于探索与 FasL/Fas 通路相关的 SLE 治疗策略。由于人 SLE 发病受多因素影响，故开展相关研究应联合应用多种狼疮小鼠模型，以更全面地进行评价。

（高晓明）

MRL/lpr xiǎoshǔ

MRL/lpr 小鼠（MRL/lpr mice）

基因突变小鼠品系（lpr 是淋巴细胞增殖的缩写）。其反转座子插入 Fas 基因内含子，导致 Fas 转录表达异常而不能诱导凋亡，从而使淋巴细胞增殖失控，常用于建立系统性红斑狼疮（SLE）模型。MRL/lpr 小鼠由美国杰克逊（Jackson）实验室的墨菲（Murphy）和罗思（Roths）于 1978 年通过对 LG/J、AKR/J、C3H/D 及 C57BL/6 品系小鼠进行 12 代杂交所获得。MRL/lpr 小鼠 Fas 基因发生突变，该基因逆转座子早期可转录成分 ETn 插入 Fas 基因第二内含子，导致基因转录异常，使淋巴细胞（包括自身反应淋巴细胞）因凋亡受阻而过度增殖，破坏免疫耐受，外周血出现大量活化的自身反应性 T/B 细胞，血清可检出大量自身抗体。

MRL/lpr 小鼠饲养 12~14 周开始出现与人 SLE 相似的表现，包括高效价血清自身抗体（主要为抗 DNA、抗 Sm、抗 Su、抗核苷 P 抗体）、高效价抗核抗体、高丙种球蛋白血症、半数出现类风湿因子（RF）、肾损害为亚急性增生性肾小球肾炎，轻中度蛋白尿，侵蚀性关节炎以及血管炎等。与人类不同的是，MRL/lpr 小鼠发病无性别差异，其半数死亡率发生于第 5 个月。MRL/lpr 小鼠发病速度快，且与其他 LE 小鼠模

型相比，其血管炎症状与人 SLE 更为相似，是良好的动物模型。

（高晓明）

féipàngpǐnxìjī

肥胖品系鸡（obese strain chicken，OS chicken）

与人自身免疫性甲状腺疾病类似的动物模型。其甲状腺上皮细胞对 IFN-γ 诱导 MHC Ⅱ 类分子表达的反应阈值明显降低。

（高晓明）

rényuánhuà xiǎoshǔ móxíng

人源化小鼠模型（humanized mouse model）

携带人类功能基因、具有人类组织器官或细胞、"类似人类"的小鼠模型。可采取多种策略建立携带人类特定基因（或表达人类基于产物）的人源化小鼠模型，如同源基因重组或转基因；用人类功能基因替代小鼠相应基因；在小鼠体内额外表达人类基因产物；向 X 线全身照射所致的免疫缺陷鼠或重度联合免疫缺陷小鼠转输人造血干细胞、脐带血细胞或胎儿细胞。

人源化小鼠模型的体内环境更接近人类，可用于研究人类疾病发生机制，以及探索疾病的干预策略，包括人类病毒感染性疾病（如 HIV、HBV、HCV）、器官移植排斥反应、肿瘤（如白血病）等。此外，人源化小鼠还可用于制备人源化单克隆抗体。

（柳忠辉）

zhuǎnjīyīn dòngwù

转基因动物（transgenic animal）

通过基因转移技术而获得、整合有外源基因并表达相应性状的动物模型。

原理 将已修饰的目的基因（或基因组片段、人工染色体）导入供体动物受精卵（或早期胚胎细胞），将此卵/胚胎细胞植入代孕母体动物输卵管或子宫中，继而发育为携带外源基因并表达相应产物的转基因动物。

关键技术 建立转基因动物涉及如下关键技术：外源目的基因的获得和构建（含人工染色体）；将外源目的基因有效导入生殖细胞或胚胎干细胞；利用合适宿主动物或体外培养系统，使转基因胚胎发育；鉴定、筛选理想的转基因动物品系。

特点 机体所有细胞基因组均稳定整合有人工导入的外源基因；可表达正常性状并遗传给后代。凡是仅有部分组织细胞基因组中整合有外源基因的动物，称为嵌合体动物。

应用 有以下几方面：

免疫学基础及应用研究 T/B 细胞个体发育、细胞因子及其受体功能、抗原提呈、抗体产生、免疫应答、自身免疫应答、免疫耐受机制和抗感染机制等领域。

探讨人类疾病病因、发病机制及防治策略 ①病毒与宿主相互作用，尤其是某些流行性强、危害大、宿主范围窄的病毒性疾病。②通过随机突变，定点整合及直接插入基因等方法建立转基因动物，可快速、准确地培育遗传性疾病动物模型，用于研究单个基因在发病中的作用，或研究药物干预后的反应及其机制。③组织特异性启动子调控的特异表达，用于探讨肿瘤发生机制。④对单基因缺陷的遗传性疾病进行基因治疗。

作为生物反应器 用于大量制备各种天然蛋白（如抗体、疫苗、激素、血液组分蛋白、细胞因子等），如同活体的生物工厂，故称为生物反应器。其优点是：成本低、产量大、纯度高；可进行翻译后修饰与加工，使产品具有天然生物活性，且生产程序简化；尤其适于制备某些需要量大、结构复杂、其他方法不易获得的稀有、昂贵蛋白类物质；不受来源限制、无污染。

农业畜牧业 用于动物品种改良，如提高生长速度及畜产品质量、抗致病微生物感染等。

缺点 转基因动物技术的缺点：效率低，成本高；定点整合和可控表达等关键技术尚未完全过关；安全性问题，如转病毒基因的动物是否会表达某有害基因产物（对环境或动物本身可能造成的负面影响），以及所制备的基因产物用于人体的毒副作用（如人畜共患病或诱发过敏症等）；公众对转基因动物及其产品的顾虑、恐惧、偏见及伦理问题等。

（龚非力 梁智辉）

jīyīn qiāochú xiǎoshǔ

基因敲除小鼠（gene knockout mice）

基于 DNA 同源重组原理、通过外源基因的定点整合、替换特定基因的重要外显子或功能区域、使全身（或某些）组织细胞不表达该基因产物的小鼠模型。

美国遗传学家马里奥·兰贝格·卡佩基（Mario Ramberg Capecchi）和奥利弗·史密斯（Oliver Smithies）于 1987 年建立基因敲除技术，并因此获 2007 年诺贝尔生理学或医学奖。借助相同原理，已分别建立常规基因敲除、条件性基因敲除、基因敲入小鼠等。

基因敲除技术应用于：①免疫学基础研究：对免疫系统各种分子进行功能分析，研究特定基因的体内功能，如通过制备 RAG 缺失嵌合鼠和 IL-6 缺失鼠动物模型，分别研究淋巴细胞功能及基因缺失鼠的抗感染能力。②探讨免疫性疾病发病机制：诸多免疫性疾病与某个或某些基因缺陷有关，借助基因敲除技术使小鼠或其他哺乳动物特定基因定点突变或缺失，可作为该基因缺失或突变所致遗传性疾病的动物模型，用于探讨相关疾病的病理、生理、生化特性，并探寻有效的药物和治疗手段。③评价治疗药物和治疗方案：将外源正常目的基因导入靶细胞，弥补致病基因缺陷的功能，可作为药物筛选和评价治疗方案的模型。④生物大分子的生物反应器：如借助基因打靶和取代法或转基因技术，培育产生嵌合抗体的小鼠或产生人源性抗体的小鼠；借助转基因、基因缺失及杂交和选择等技术，获得双转染基因（人 H、κ 链基因）的纯合小鼠，其脾、淋巴结、骨髓中 B 细胞可表达人 κ 链。

由于小鼠和人的种系差异，以基因敲除小鼠作为模型所获信息并非完全适用于人，且动物体内众多基因间存在复杂的相互作用，故对小鼠模型的实验结果应予全面分析。30 余年来，转基因动物和基因敲除小鼠技术发展迅速，在包括免疫学在内的生命科学研究领域得到广泛应用，并逐渐从实验室规模的基础研究转向商业模式，已成为高度标准化的新兴产业。

（龚非力　梁智辉）

索 引

条目标题汉字笔画索引

说 明

一、本索引供读者按条目标题的汉字笔画查检条目。

二、条目标题按第一字的笔画由少到多的顺序排列，按画数和起笔笔形横（一）、竖（丨）、撇（丿）、点（、）、折（乛，包括丁乚乀等）的顺序排列。笔画数和起笔笔形相同的字，按字形结构排列，先左右形字，再上下形字，后整体字。第一字相同的，依次按后面各字的笔画数和起笔笔形顺序排列。

三、以拉丁字母、希腊字母和阿拉伯数字、罗马数字开头的条目标题，依次排在汉字条目标题的后面。

五 画

七　画

八　画

九　画

十　画

十 三 画

十 四 画

十 五 画

十 六 画

十 七 画

十 八 画

二十一 画

拉丁字母

希腊字母

阿拉伯数字

罗马数字

条 目 外 文 标 题 索 引

D

E

U

V

内 容 索 引

说 明

一、本索引是本卷条目和条目内容的主题分析索引。索引款目按汉语拼音字母顺序并辅以汉字笔画、起笔笔形顺序排列。同音时，按汉字笔画由少到多的顺序排列，笔画数相同的按起笔笔形横（一）、竖（丨）、撇（丿）、点（丶）、折（乛，包括丁𠃊等）的顺序排列。第一字相同时，按第二字，余类推。索引标目中夹有拉丁字母、希腊字母、阿拉伯数字和罗马数字的，依次排在相应的汉字索引款目之后。标点符号不作为排序单元。

二、设有条目的款目用黑体字，未设条目的款目用宋体字。

三、不同概念（含人物）具有同一标目名称时，分别设置索引款目；未设条目的同名索引标目后括注简单说明或所属类别，以利检索。

四、索引标目之后的阿拉伯数字是标目内容所在的页码，数字之后的小写拉丁字母表示索引内容所在的版面区域。本书正文的版面区域划分如右图。

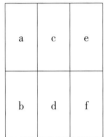

a	c	e
b	d	f

H

K

R

W

X

拉丁字母

希腊字母

本卷主要编辑、出版人员

执行总编　谢　阳

编　　审　张之生

责任编辑　孙文欣

索引编辑　张　安

名词术语编辑　李元君

汉语拼音编辑　王　颖

外文编辑　景黎明

参见编辑　王　霞

绘　　图　北京全心合文化有限公司

责任校对　李爱平

责任印制　陈　楠

装帧设计　雅昌设计中心·北京